Praxis der Zahnheilkunde
Band 14

Praxis der Zahnheilkunde

Begründet von
D. Haunfelder, L. Hupfauf, W. Ketterl und G. Schmuth

Herausgegeben von
P. Diedrich, Aachen, D. Heidemann, Frankfurt,
H.-H. Horch, München, und
B. Koeck, Bonn

Band 1	Zahnärztliche Untersuchung und Prophylaxe
Band 2	Kariologie und Füllungstherapie
Band 3	Endodontie
Band 4	Parodontologie
Band 5	Kronen- und Brückenprothetik
Band 6	Teilprothetik
Band 7	Totalprothetik
Band 8	Funktionsstörungen des Kauorgans
Band 9	Zahnärztliche Chirurgie
Band 10/I	Mund-Kiefer-Gesichtschirurgie I
Band 10/II	Mund-Kiefer-Gesichtschirurgie II
Band 11/I	Kieferorthopädie I – Orofaziale Entwicklung und Diagnostik
Band 11/II	Kieferorthopädie II – Therapie
Band 12	Kieferorthopädie III – Interdisziplinäre Aufgaben
Band 13	Implantologie (Koeck/Wagner)
Band 14	Kinderzahnheilkunde (Einwag/Pieper)

2. Auflage
Urban & Fischer • München • Jena

Kinderzahnheilkunde

Herausgegeben von
J. Einwag und K. Pieper

Mit Beiträgen von
J. Becker, C. Lee Butz, P. Cichon, M. Danzl, J. Einwag,
R. Frankenberger, C. Gleissner, W.-D. Grimm, G. Hetzer, H.-H. Horch,
M. Hülsmann, B. Kahl-Nieke, N. Krämer, T. Krafft, A. Maag,
A. Petschelt, K. Pieper, A. Pistorius, R. J. Radlanski, R. Sader,
A. Schmidt-Westhausen, A. Schulte, V. Stachniss
und B. Willershausen-Zönnchen

Mit 74 Zeichnungen und 480 Fotos

URBAN & FISCHER
München • Jena 2002

Anschriften der Herausgeber

Prof. Dr. J. Einwag
Landeszahnärztekammer Baden-Württemberg
Zahnärztliches Fortbildungszentrum
Herdweg 50, 70174 Stuttgart

Prof. Dr. K. Pieper
Medizinisches Zentrum für Zahn-, Mund-
und Kieferheilkunde der Universität
Georg-Voigt-Straße 3, 35039 Marburg

Die Deutsche Bibliothek – CIP-Einheitsaufnahme

Kinderzahnheilkunde / hrsg. von J. Einwag und K. Pieper. – München ; Jena : Urban und Fischer (Praxis der Zahnheilkunde ; ...) mit Beitr. von J. Becker ... – 2. Aufl. – 2002
(Praxis der Zahnheilkunde ; Bd. 14)
ISBN 3-437-05250-0

Um den Textfluss nicht zu stören, wurde bei Patienten und Berufsbezeichnungen i.d.R. die grammatikalisch maskuline Form gewählt. Selbstverständlich sind in diesen Fällen immer Frauen und Männer gemeint.

Programmplanung: Hans Reuter, München
Projektleitung: Dr. Beatrix Naton, München
Lektorat: Ulrike Kriegel, München
Herstellung: Renate Hausdorf, München
Satz: Elisabeth Schimmer, Ergoldsbach
Gesamtherstellung: Kösel, Kempten
Zeichnungen: Henriette Rintelen, Velbert
Umschlaggestaltung: prepress ulm GmbH, Ulm
Titelfoto: Prof. Dr. Klaus Pieper

Aktuelle Informationen sowie das komplette Literaturverzeichnis dieses Bandes finden Sie im Internet unter der Adresse:
Urban & Fischer: http://www.urbanfischer.de

ISBN 3-437-05250-0

Vorwort zur 2. Auflage

Fünf Jahre nach der Erstausgabe präsentieren wir Ihnen nun die zweite, in mehrfacher Hinsicht gründlich überarbeitete Auflage der „Kinderzahnheilkunde":

Die „Kinderzahnheilkunde des Jahres 2002" enthält zum einen die aktuellen Erkenntnisse der Grundlagenforschung (z.B. im Bereich der Chemoprävention, der Fluoridprophylaxe ...) und der Materialforschung (vor allem im Bereich der Füllungsmaterialien) – das ist selbstverständlich und Voraussetzung für jedes moderne Lehrbuch.

Zum anderen berücksichtigt sie die neuen, aktuell gültigen gesetzlichen Rahmenbedingungen (z.B. die Röntgenverordnung) und gibt Tipps zur Patientenführung, zur Praxisorganisation und zu den rechtlichen Grundlagen – das ist Voraussetzung für die praktische Tätigkeit.

Die „Kinderzahnheilkunde 2002" reagiert in noch stärkerem Maße als bisher auf die unterschiedliche Ausgangssituation der Leser: Umfangreiche Literaturnachweise, die z.B. die Mehrzahl der niedergelassenen Kollegen lediglich beim Lesefluss stören, sind verschwunden – allerdings nur in der gedruckten Version; der wissenschaftlich Interessierte findet sie vollständig im Internet.

Die „Kinderzahnheilkunde" erfüllt schließlich – so hoffen zumindest Verlag und Herausgeber – auch die Anforderung an ein modernes, ansprechendes „Outfit", das die Lebendigkeit des Faches auch nach außen dokumentiert.

Zur großen Freude der Herausgeber hat sich nämlich in den letzten Jahren eine in dieser Geschwindigkeit kaum zu erwartende positive Weiterentwicklung des Fachgebiets vollzogen (der im Vorwort der Erstausgabe geäußerte „vorsichtige Optimismus" war offensichtlich mehr als berechtigt). Diese positive Entwicklung wird durch die wachsende Zahl von Kolleginnen und Kollegen dokumentiert, die sich in Zahnarztpraxen speziell für Kinder niederlassen. Die vom Bundesverfassungsgericht im vergangenen Jahr eröffnete Möglichkeit der Ausweisung von Tätigkeitsschwerpunkten (wie z.B. Kinderzahnheilkunde) sowie die Option auf eine Qualifikation als „Spezialist für Kinderzahnheilkunde" durch die Fachgesellschaft wird diesen Trend mit Sicherheit noch weiter fördern.

Wir hoffen, dass wir mit der vorliegenden Neuauflage einen weiteren Beitrag für die positive Entwicklung der Kinderzahnheilkunde leisten können.

J. Einwag, Stuttgart
K. Pieper, Marburg

Vorwort zur 1. Auflage

Obwohl die systematische zahnmedizinische Versorgung von Kindern und Jugendlichen in Deutschland begründet wurde (im Jahre 1902 eröffnete Jessen in Straßburg die erste Schulzahnklinik), spielt die Kinderzahnheilkunde heute in der Bundesrepublik Deutschland eine eher bescheidene Rolle.

Zwar ist in den letzten Jahren eine Wende zum Besseren eingetreten, über die Stabilität dieses Trends kann allerdings nur spekuliert werden. Derartige Phasen waren in der Vergangenheit meist nur von kurzer Dauer, ihre Auswirkungen regional begrenzt und auf das Engagement einiger weniger Persönlichkeiten zurückzuführen. Dabei wurde die Kinderzahnheilkunde mehr als einmal zum Spielball sowohl der Hochschul- als auch der Standespolitik. Ein Beispiel aus der jüngeren Vergangenheit: Im Zuge der Wiedervereinigung wurden in den neuen Bundesländern einige Abteilungen für Kinderzahnheilkunde aufgelöst und die Weiterbildungsmöglichkeit zum Fachzahnarzt für Kinderzahnheilkunde abgeschafft!

Die aktuelle Entwicklung gibt dennoch Anlass zu vorsichtigem Optimismus: Seit dem Jahre 1993 ist die Kinderzahnheilkunde – erstmalig für den Bereich der alten Bundesländer – als Prüfungsfach in der zahnmedizinischen Approbationsordnung verankert. Der letzte Entwurf der Vereinigung der Hochschullehrer für Zahn-, Mund- und Kieferheilkunde für die neue Approbationsordnung für Zahnärzte sieht u.a. vor, dass die Kinderzahnheilkunde mit einer Semesterwochenstunde im zweiten klinischen Semester gelesen werden soll, d.h. mit 12 bis 14 Stunden während des gesamten Studiums. Dieser Umfang reicht zwar bei weitem nicht aus, um einen echten Einblick in die Komplexität des Fachgebiets zu geben, aber immerhin ist ein erster wichtiger Schritt in die richtige Richtung getan.

Die Besonderheit des Fachgebiets liegt dabei weniger in der Tatsache begründet, dass vom Erwachsenen bekannte Therapiekonzepte modifiziert werden (Kinder sind nun einmal keine „kleinen" Erwachsenen), als vielmehr darin, dass in einen Organismus eingegriffen wird, der sich noch in der Entwicklung befindet. Fehler und Versäumnisse in diesem Lebensabschnitt wirken sich oft lebenslang aus. Dies gilt nicht nur spezifisch für die Entwicklung des Kauorgans, sondern selbstverständlich auch für die Entwicklung des Gesamtorganismus in physischer und psychischer Hinsicht.

Es ist deshalb auch nicht sehr sinnvoll, sich das zur erfolgreichen Kinderzahnbehandlung notwendige Wissen unter den Kapiteln „Modifikationen" oder „Sonstiges" entsprechender Fachbücher für präventive Zahnheilkunde, Zahnerhaltung, Kieferorthopädie, Chirurgie, Prothetik usw. zusammenzusuchen. Benötigt wird eine synoptische Darstellung des Querschnittsfaches Kinderzahnheilkunde „in einem Guss", die nicht nur die rein fachliche, sondern auch die „menschliche" Dimension berücksichtigt.

In diesem Zusammenhang gebührt dem Verlag Urban & Schwarzenberg Dank für die Möglichkeit, ein derartiges Konzept in qualitativ herausragender Manier zu realisieren. Dank nicht zuletzt auch für die Geduld und das Verständnis, die benötigt werden, wenn die Herausgeber beispielsweise angesichts der Entwicklung im Bereich der Füllungstherapie ihre ursprüngliche Konzeption mehrfach änderten, um schließlich ein weitgehend „amalgamfreies" Konzept der modernen Kinder- und Jugendzahnheilkunde präsentieren zu können.

Dank gilt schließlich auch den 18 Koautoren, denen wir zumuten mussten, ihre eingereichten Manuskripte teilweise mehrfach umzuschreiben, um für den Leser unnötige Überschneidungen zu vermeiden.

Wenn – zusätzlich zur Sach- und Fachinformation – nur ein Teil der Begeisterung für die Kinderzahnheilkunde, die Herausgeber und Autoren bei der Realisierung dieses Projektes beflügelt hat, auch auf den Leser überspringt, hat dieses Buch seinen Sinn erfüllt.

J. Einwag, Stuttgart
K. Pieper, Marburg

Inhalt

Autorenverzeichnis

Univ.-Prof. Dr. Jürgen Becker
Kieferklinik/Zahnärztliche Ambulanz
der Universität
Moorenstraße 5
40225 Düsseldorf

Dr. Cheryl Lee Butz
Marschallstraße 11
80802 München

Prof. Dr. Peter Cichon
Abt. für Parodontologie und
Funktionsbereich „Special Care"
Zahnklinik der Universität
Witten-Herdecke
Fakultät für ZMK
Alfred-Herrhausen-Straße 50
58445 Witten

PD Dr. Manfred Danzl
Mooslohstraße 107
92637 Weiden

Prof. Dr. Johannes Einwag
Landeszahnärztekammer
Baden-Württemberg
Zahnärztliches Fortbildungszentrum
Herdweg 50
70174 Stuttgart

Dr. Dr. Christiane Gleissner
Klinik und Poliklinik für Zahn-, Mund-
und Kieferkrankheiten
Poliklinik für Zahnerhaltungskunde und
Parodontologie
Langenbeckstr. 1
55131 Mainz

PD Dr. Roland Frankenberger
Poliklinik für Zahnerhaltung
und Parodontologie der Universität
Glückstraße 11
91054 Erlangen

Prof. Dr. Wolf-Dieter Grimm
Abt. für Parodontologie und
Funktionsbereich „Special Care"
Zahnklinik der Universität
Witten-Herdecke
Fakultät für ZMK
Alfred-Herrhausen-Straße 50
58445 Witten

Prof. Dr. Gisela Hetzer
Universitätsklinikum Carl Gustav Carus
Zentrum für ZMK
Abt. für Kinderzahnheilkunde
Fetscherstraße 74
01307 Dresden

Prof. Dr. Dr. Dr. h.c. Hans-Henning Horch
Klinikum rechts der Isar
Klinik u. Poliklinik f. Mund-Kiefer-
Gesichtschirurgie der TU-München
Ismaninger Straße 22
81675 München

PD Dr. Michael Hülsmann
Zentrum für Zahn-, Mund- und
Kieferheilkunde
Abt. Zahnerhaltung
Robert-Koch-Straße 40
37075 Göttingen

Prof. Dr. Bärbel Kahl-Nieke
Klinik für Zahn-, Mund- und Kieferheilkunde
Abteilung für Kieferorthopädie, Pavillon 27
Universitätsklinik Eppendorf
Martinistraße 52
20246 Hamburg

PD Dr. Dr. Tim Krafft
Türlgasse 9
92637 Weiden

PD Dr. Norbert Krämer
Poliklinik für Zahnerhaltung und Parodontologie der Universität
Glückstraße 11
91054 Erlangen

RA Axel Maag
Landeszahnärztekammer Baden-Württemberg
Herdweg 59
70174 Stuttgart

Prof. Dr. Anselm Petschelt
Poliklinik für Zahnerhaltung und Parodontologie der Universität
Glückstr. 11
91054 Erlangen

Prof. Dr. Klaus Pieper
Medizinisches Zentrum für Zahn-, Mund- u. Kieferheilkunde d. Universität
Georg-Voigt-Str. 3
35039 Marburg

Dr. Alexander Pistorius
Klinik und Poliklinik für Zahn-, Mund- und Kieferkrankheiten
Poliklinik für Zahnerhaltungskunde und Parodontologie
Langenbeckstr. 1
55131 Mainz

Prof. Dr. Ralf J. Radlanski
Universitätsklinikum Benjamin Franklin
Klinik und Polikliniken für ZMK (WE 32)
Abt. Experimentelle ZMK
Aßmannshauser Str. 4-6
14197 Berlin

PD Dr. Dr. Robert Sader
Klinikum rechts der Isar
Klinik und Poliklinik für Mund-, Kiefer- u. Gesichtschirurgie der TU-München
Ismaninger Str. 22
81675 München

Dr. Andrea Schmidt-Westhausen
Universitätsklinikum Charité
Zentrum für Zahnmedizin
Oralchirurgie und zahnärztliche Röntgenologie
Föhrer Str. 15
13353 Berlin

PD Dr. Andreas Schulte
Universitätsklinik für Mund-, Zahn- und Kieferkrankheiten
Poliklinik für Zahnerhaltungskunde
Im Neuenheimer-Feld 400
69120 Heidelberg

Prof. Dr. Vitus Stachniss
Medizinisches Zentrum für ZMK
Abt. für Zahnerhaltungskunde der Universität
Georg-Voigt-Str. 3
35039 Marburg

Prof. Dr. Brita Willershausen-Zönnchen
Klinikum f. Zahnerhaltung und Parodontologie
der Johannes Gutenberg-Universität Mainz
Augustusplatz 2
55131 Mainz

1 Wachstum und Entwicklung

von Ralf J. Radlanski

Inhaltsübersicht

1.1 Pränatale Entwicklung

1.1.1 Embryonalentwicklung des Kopfes

Embryonale Gestaltentwicklung ist das Ergebnis von lokal verschieden starkem Zellwachstum und unterschiedlicher Zelldifferenzierung.

Auf diese Weise ist von der befruchteten Eizelle über das Embryonalstadium bis zur Geburt und darüber hinaus während des weiteren Wachstums der Vorgang der Größenzunahme immer mit einem **Gestaltwandel** verbunden.

Die Entstehung des menschlichen Gesichts ist eine Folge der anfangs überproportional großen Hirnanlage [2, 3, 6]. Durch das starke Wachstum des Neurektoderms werden die Zellmassen im anterioren Bereich der Kopfanlage gegen den auch schon sehr großen Herzwulst zusammengepresst und aufgefaltet. Auf diese Weise entsteht das Hoch- und Tiefrelief des Maxillarwulstes und der Viszeralbögen [6]. In jedem Viszeralbogen bildet sich im Inneren eine Knorpelspange, an der entlang Nerven und Gefäße verlaufen. Das Mesenchym steht zur Bildung des Weichgewebes wie z.B. Muskulatur und zur nachfolgenden Knochenbildung zur Verfügung. Aus dem ersten Viszeralbogen entwickeln sich die Mandibula sowie Malleus und Incus, der zweite bleibt im Wachstum weit zurück und bietet das Material zur Bildung des kleineren Anteils des Zungenbeins, des Proc. styloideus und des Stapes. Die weiteren Viszeralbögen bilden die Grundlage zur Entwicklung der Strukturen im Bereich des Zungenbeins und des Kehlkopfes [2, 3, 6, 7, 13].

1.1.2 Oberkiefer

In dem Bereich unterhalb der Augen und seitlich der knorpeligen Nasenkapsel entsteht beim Embryo von etwa 16 mm SSL (Scheitel-Steiß-Länge) auf jeder Seite eine **Mesenchymalverdichtung mit Verknöcherung.** Sie nimmt zunächst eine kompakte Gestalt an (Abb. 1-1), mit Ausläufern, die sich später nach medial und kranial zwischen Augen und Nasenkapsel (Proc. frontalis), nach anterior und posterior sowie nach lateral in Richtung des späteren Arcus zygomaticus ausdehnen (Abb. 1-2). Später fusionieren die beiden Anlagen der Maxilla, wobei die Sutura palatina mediana bei der Geburt noch offen ist und noch lange bis ins jugendliche Alter nicht verknöchert.

Die Kieferhöhlen entstehen erst mit zwei bis drei Jahren durch Einsenkung des Nasenepithels im Bereich unterhalb der Concha nasalis media.

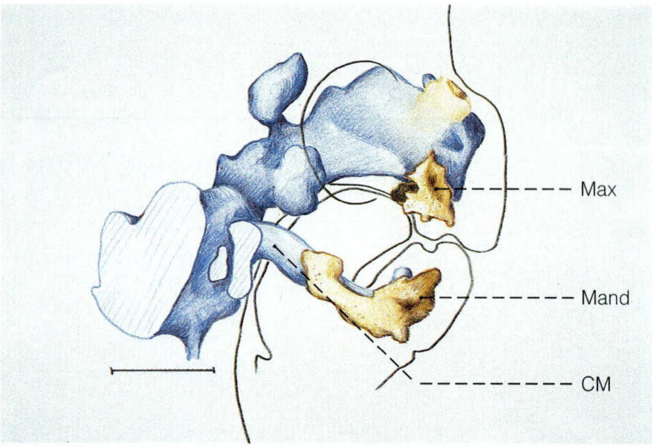

Abb. 1-1 Das Gesichtsskelett eines menschlichen Embryos von 20 mm SSL in der Ansicht von lateral. Die Maxilla (Max) entsteht in jeder Gesichtshälfte zunächst als jeweils einzelne Verknöcherung. Lateral vom Meckel-Knorpel (CM) entsteht die Verknöcherung der Mandibula (Mand). Das übrige Gesichtsskelett besteht zu dieser Zeit noch im Wesentlichen aus knorpeligen Vorformen. Die schwarzen Linien geben die Konturen des Gesichts, der Mundhöhle mit Zunge in der Mittsagittalen und das Auge an (Maßstabsmarke: 1 mm).

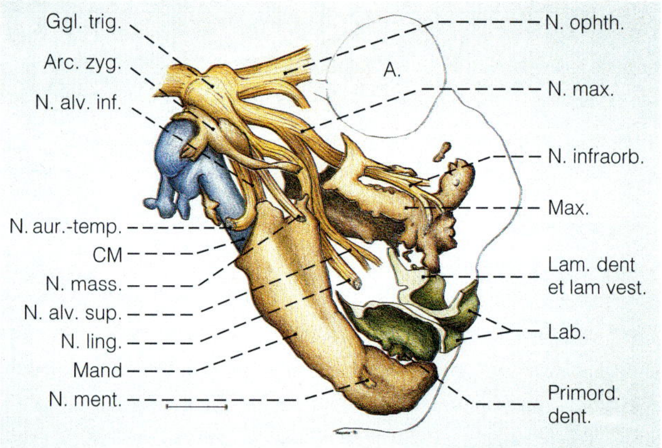

Abb. 1-2 Das Gesichtsskelett eines menschlichen Embryos von 53 mm SSL in der Ansicht von lateral. In der Maxilla beginnt bereits die Bildung des Foramen infraorbitale, anterior ist der Proc. frontalis zu erkennen, und nach lateral und dorsal hin steht die Maxilla kurz vor der Verbindung mit dem Arcus zygomaticus. Am kranio-dorsalen Ende der Mandibula sind bereits die Proc. coronoideus und condylaris zu erkennen (Maßstabsmarke: 1 mm).

A = Auge; Arc. zyg. = Arcus zygomaticus; CM = Meckel-Knorpel; Max = Maxilla; Mand = Mandibula; Ggl. trig. = Ganglion trigeminale; N. alv. inf. = N. alveolaris inferior; Nn. alv. sup. = Nn. alveolares superiores; N. aur.-temp. = N. auriculotemporalis; N. infraorb. = N. infraorbitalis; N. ling. = N. lingualis; N. mass. = N. massetericus; N. max. = N. maxillaris; N. ment. = N. mentalis; N. ophth. = N. ophthalmicus; Primord. dent. = Zahnanlagen im Unterkiefer; Proc. cond. = Proc. condylaris; Proc. coron. = Proc. coronoideus; Lam. dent. et lam. vest. = Zahnleiste und Vestibularleiste im OK; Lab. = Lippen.

1.1.3 Unterkiefer

Lateral vom Meckel-Knorpel entsteht durch Scherbewegung [3] zwischen der Gesichtshaut und dem wachsenden Knorpel im Embryo von etwa 16 bis 18 mm SSL die erste Knochenanlage im Bereich des späteren **Foramen mentale** (s. Abb. 1-1). Durch weiteres Knochenwachstum wird der N. alveolaris inferior von kaudal her eingefasst und auf diese Weise das Foramen mentale gebildet. Außerdem dehnt sich die Knochenanlage nach anterior und nach posterior aus (s. Abb. 1-2), wobei im Bereich der Symphysis mentalis bis zur Geburt keine feste Verknöcherung erfolgt.

Am dorsalen Ende der Mandibula werden etwa mit 25 mm SSL der Processus coronoideus und der Processus condylaris erkennbar. Weiterhin wird der Meckel-Knorpel von kaudal her von Knochen umwachsen, und es entsteht eine Rinne, in der der N. alveolaris inferior und seine Begleitgefäße verlaufen. Anfangs ist diese Knochenrinne noch sehr weit, so dass sich auch die Zahnanlagen hier hineinsenken, bevor mit etwa 65 mm SSL der Beginn der knöchernen Kompartimentierung und die Bildung der frühen Alveolen zu beobachten sind. Vom Meckel-Knorpel bleibt nur sein dorsales Ende in Form des Malleus und Incus erhalten, ansonsten wird er resorbiert und durch Knochen ersetzt. Dieser Vorgang beginnt etwa mit 60 mm SSL im Bereich unterhalb der Frontzahnanlagen [10].

1.1.4 Kiefergelenk

Die Mandibula wächst nach dorsal und kranial (s. Abb. 1-2), um sich mit dem Processus coronoideus am Unterrand des Os temporale gelenkig anzulagern.

Die knöchernen Bereiche des Processus coronoideus enthalten nicht immer knorpelige Anteile. Im Gelenkfortsatz der Mandibula (Processus condylaris) finden wir aber spätestens im Embryo von 65 mm SSL ein knorpeliges Zentrum. Zu dieser Zeit werden schon Bewegungen der Mandibula, die über den Meckel-Knorpel im Bereich des Innenohrs gelenkig mit dem Schädel verbunden ist, festgestellt.

Der **untere Gelenkspalt** entsteht vor dem oberen (65 mm SSL). Dabei ist er zu Beginn stark kompartimentiert, und die einzelnen Hohlräume verschmelzen erst später. Er liegt dem kondylären Blastem eng an.

Der **obere Gelenkspalt** entsteht etwas später, mit etwa 70 mm SSL, und dehnt sich weit nach dorsal und medial, über den Meckel-Knorpel hinweg, entsprechend der Kontur der späteren Fossa aus. Aus dem verdichteten Mesenchym zwischen den Spalträumen entwickelt sich der faserknorpelige Diskus. Seine bikonkave Form ist schon zu Beginn zu erkennen und wird später noch deutlicher ausgeprägt [13].

Der M. pterygoideus lateralis nimmt schon früh seinen typischen Verlauf und inseriert mit seinen Fasern im Diskus und im kondylären Blastem. Bei der Geburt ist die Fossa articularis noch sehr flach, was den eher sagittal ausgerichteten Bewegungen der Mandibula des Säuglings entspricht. Mit zunehmender Bezahnung vertieft sich die Fossa im Lauf des Kindesalters.

1.1.5 Muskulatur

Wenn man die Anordnung der Muskulatur betrachtet, so fällt auf, dass die Faserrichtung die embryonalen Wachstumsbewegungen der skelettalen Anteile widerspiegelt [2, 3].

So verlaufen die Fasern des M. mylohyoideus transversal, was der Breitenentwicklung der Mandibula entspricht, ihr sagittales Wachstum ist erkennbar am Verlauf der darunter und darüber verlaufenden Mm. geniohyoideus und genioglossus. Die sagittale Vergrößerung des Mundraums wird deutlich am Faserverlauf des M. buccinator, dessen Fasern kontinuierlich in den M. orbicularis oris hinüberkreuzen. Der Verlauf der Mm. risorii und levator anguli oris nach schräg vorn unten entspricht dem Wachstum des Untergesichts in die gleiche Richtung. Auch der M. temporalis, dessen Fasern weit gefächert ausstrahlen, repräsentiert letztlich die Ausdehnungsrichtung des darunter liegenden Hirnschädels. Der M. masseter und der medial verlaufende M. pterygoideus medialis lassen in ihrer Verlaufsrichtung die Entstehung des Kieferwinkels und des aufsteigenden Astes erkennen. Auch die Ausrichtung des M. pterygoideus lateralis lässt sich mit Entwicklungsbewegungen des nach dorsolateral wachsenden Kondylus und Diskus erklären.

Diese Feststellungen legen den Schluss nahe, dass Muskulatur als Folge der Dehnung des Mesenchyms entsteht [3]. Hervorgerufen wird die Dehnung durch Wachstum und Verlagerung der skelettalen Anteile, in die die Muskeln inserieren. Schon im Embryo von 15 mm SSL sind die einzelnen Muskeln in ihrer Anlage und Ausrichtung erkennbar.

1.1.6 Zahnentwicklung

Als Folge der Einrollbewegung der wachsenden Lippen entsteht etwa in der sechsten Woche eine **Verdickung des embryonalen Mundhöhlenepithels** etwa in dem Bereich, in dem später auch die Zähne stehen werden. Aufgrund der rapiden Zellvermehrung wächst dieser Zellwulst in die Tiefe und teilt sich in

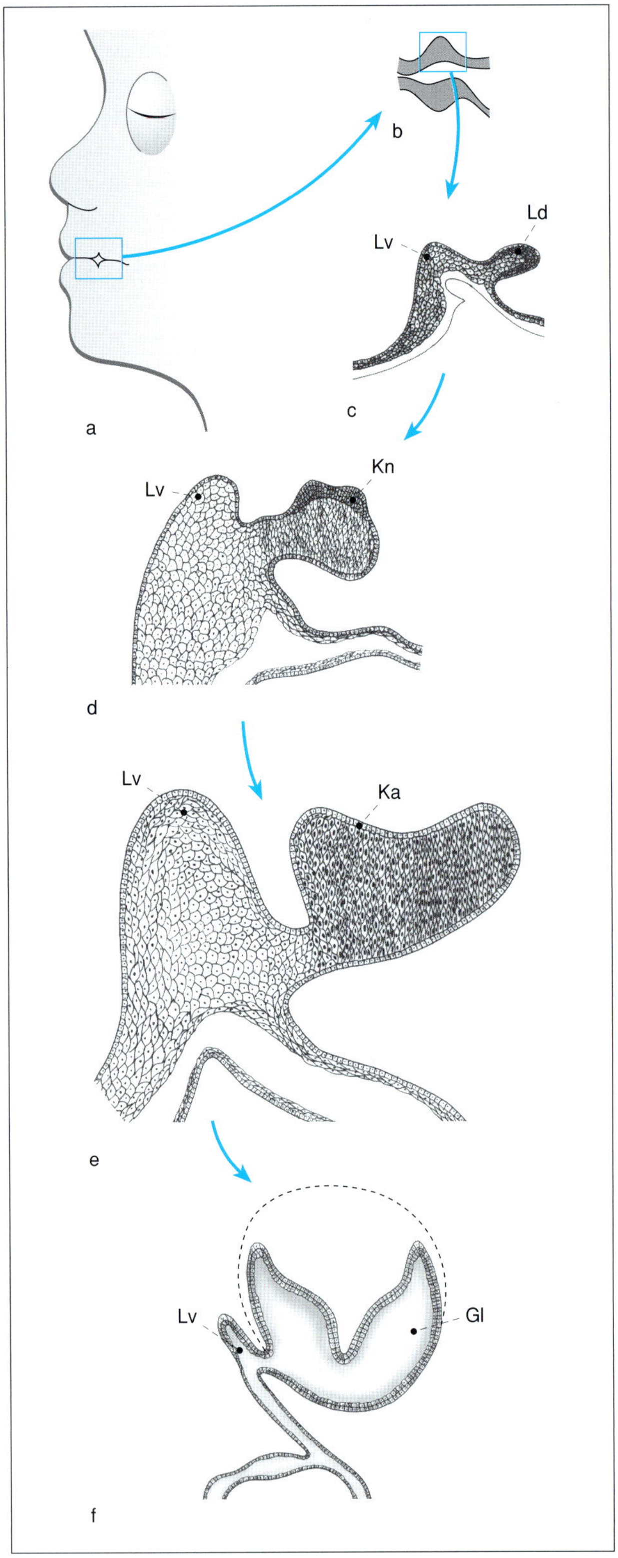

Abb. 1-3 Schematische Darstellung der Zahnentwicklung.
a) Übersicht.
b) Erste Einsenkung von Vestibular (Lv)- und Zahnleiste (Ld).
c) Trennung von Zahn- und Vestibularleiste.
d) Zahnanlage im Knospenstadium (Kn).
e) Zahnanlagen im Kappenstadium (Ka).
f) Zahnanlage im Glockenstadium (Gl) mit Zahnsäckchen.

eine Vestibularleiste und eine Zahnleiste (Abb. 1-3b und c).

Aus der Vestibularleiste entsteht später der Mundvorhof. An der epithelialen Zahnleiste entsteht für jeden Milchzahn je eine runde Verdickung, die **epitheliale Zahnknospe** (Abb. 1-3d, 1-4 und 1-5). Mit zunehmender Größe wächst die Zahnanlage an ihren Rändern, dellt sich an ihrer Unterseite ein und erreicht so das Stadium der Kappe (Abb. 1-3e). Sie wächst weiter, bis die Form der **Zahnglocke** entstanden ist (Abb. 1-3f, 1-6, 1-7 und 1-8).

Jede Zahnglocke entspricht bereits der Form des Zahnes, der später aus ihr hervorgehen wird [10].

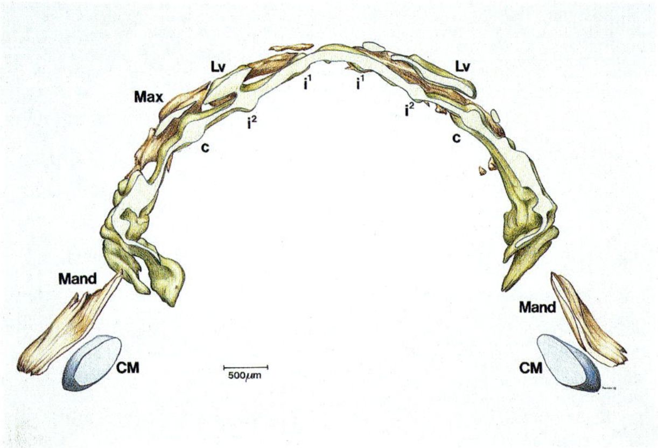

Abb. 1-4 Übersichtsdarstellung von Teilen der Vestibularleiste (Lv) und der Zahnanlagen (Knospenstadium) der ersten Dentition des Oberkiefers eines menschlichen Embryos von 21 mm SSL in der Ansicht von kaudal. Dorsal stößt die Zahnleiste an nach kranial ragende Anteile der Mandibula (Mand) und des Meckel-Knorpels (CM). Außerdem im Bild: Anteile der Maxilla (Max).

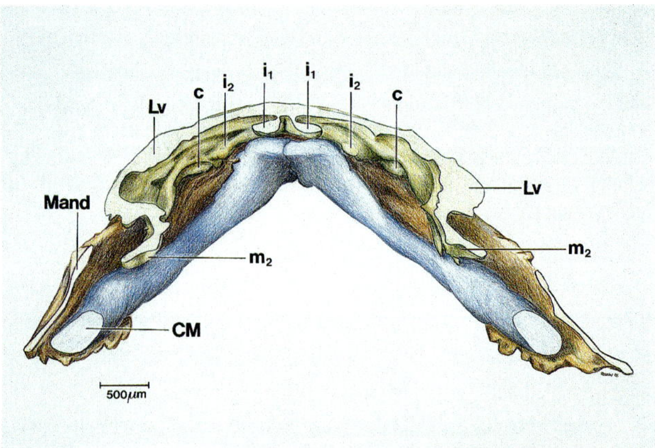

Abb. 1-5 Übersichtsdarstellung der Lagebeziehung von Teilen der Vestibularleiste (Lv), der Zahnleiste (Knospenstadium, Anlagen m_1 verdeckt) der Mandibula (Mand) und des Meckel-Knorpels (CM) eines menschlichen Embryos von 21 mm SSL in der Ansicht von kranial.

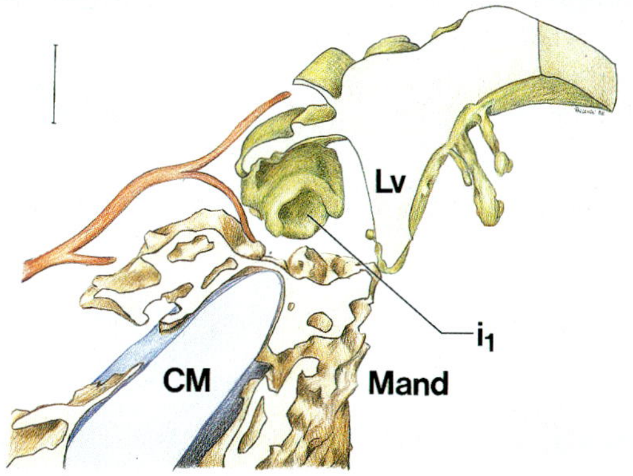

Abb. 1-6 Darstellung der Zahnglocke des rechten i1 mit der Vestibularleiste (Lv) und dem darunter liegenden Meckel-Knorpel (CM) mit Mandibula (Mand) eines menschlichen Embryos von 64 mm SSL in der Ansicht von lateral (Maßstabsmarke: 250 µm).

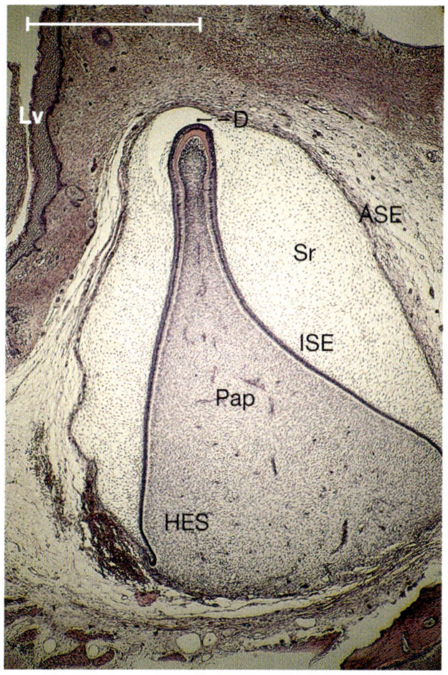

Abb. 1-7 Sagittalschnitt (Färbung HE) durch die Frontzahnanlage i1 im sezernierenden Glockenstadium bei einem Fetus von 250 mm SSL. Die Schmelzbildung und die Dentinbildung haben begonnen. Die Vestibularleiste (Lv) ist tief eingerissen. (ISE: inneres Schmelzepithel; ÄSE: äußeres Schmelzepithel; Sr: Stratum reticulare; Pap: Papille; D: Dentin mit Schmelzauflagerung; HES: Hertwig-Epithelscheide) (Maßstabsmarke: 1 mm).

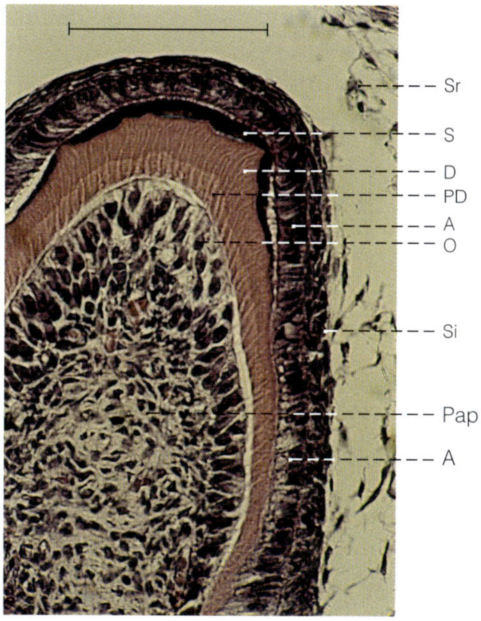

Abb. 1-8 Ausschnitt aus Abbildung 1-7: Sr: Stratum reticulare (teilweise artifiziell eingerissen), Si: Stratum intermedium, A: Ameloblasten, S: Zahnschmelz, D: Dentin, PD: Prädentin, O: Odontoblasten, Pap: Papille (Maßstabsmarke: 250 µm).

Bevor Hartsubstanz abgelagert wird [12, 14], sind die Frontzahnanlagen schon entsprechend den späteren Schneidekanten flach. Nach distal hin erhalten die Zahnanlagen mehr Raum zur Einsenkung. Je größer die Molarenanlagen werden, desto mehr Einfaltungen entwickeln sich im Glockenstadium zur Bildung des Höcker-Fissurenreliefs [10].

Die Zellen an der Innenseite der Zahnglocke wandeln sich um in Ameloblasten, die den Zahnschmelz bilden. Hierzu nehmen sie längliche Gestalt an und werden in ihrem Zusammenhang als **inneres Schmelzepithel** bezeichnet. Zunächst produzieren die Ameloblasten die glykoproteinreiche Schmelzmatrix, die später durch Einlagerung von Kalzium und Phosphat mineralisiert wird. Die Zellen im Inneren der Zahnglocke bilden ein lockeres Netzwerk (Stratum reticulare), in dessen Interstitium sich stoffwechselrelevante Verbindungen für die Schmelzbildung befinden.

An den Rändern der Zahnglocke führt heftige Mitoseaktivität einerseits zum Nachschub für die Ameloblasten, andererseits werden durch Tiefenwachstum die Ränder verlängert und damit die **Hertwig-Epithelscheide** gebildet (s. Abb. 1-7). Auf diese Weise wird die Form für die Wurzelbildung der Zähne vorgegeben. Der Bereich des Mesenchyms, das von der Zahnglocke umgriffen wird, verdichtet sich und wird von da an als Zahnpapille bezeichnet.

Die äußersten Zellen der Zahnpapille wandeln sich in Odontoblasten um, die Dentin produzieren. Sie liegen zunächst den Ameloblasten gegenüber und entfernen sich von der Schmelz-Dentingrenze mit zunehmender Produktion von Dentin. Im Gegensatz zu Schmelz kann Dentin zeitlebens nachgebildet werden, sodass die Pulpahöhle nach und nach kleiner wird [1, 12, 14].

Ins Innere der Zahnpapille ziehen Gefäße und Nerven, und es bildet sich die **Pulpa.** Die Zellen rund um die Zahnanlage herum bilden ein festes Geflecht, das die wachsende Zahnanlage einhüllt und als Zahnsäckchen bezeichnet wird. Später gehen aus ihr die Fibroblasten zur Bildung des Desmodonts hervor [12].

Im Embryo von 180 mm SSL (etwa im vierten bis fünften Monat) beginnt die Bildung der **Zahnhartsubstanzen.** Nachdem eine initiale Dentinschicht abgelagert ist, wird die Schmelzmatrix sezerniert. So, wie die Zahnglocke wächst, schichtet sich Zahn-

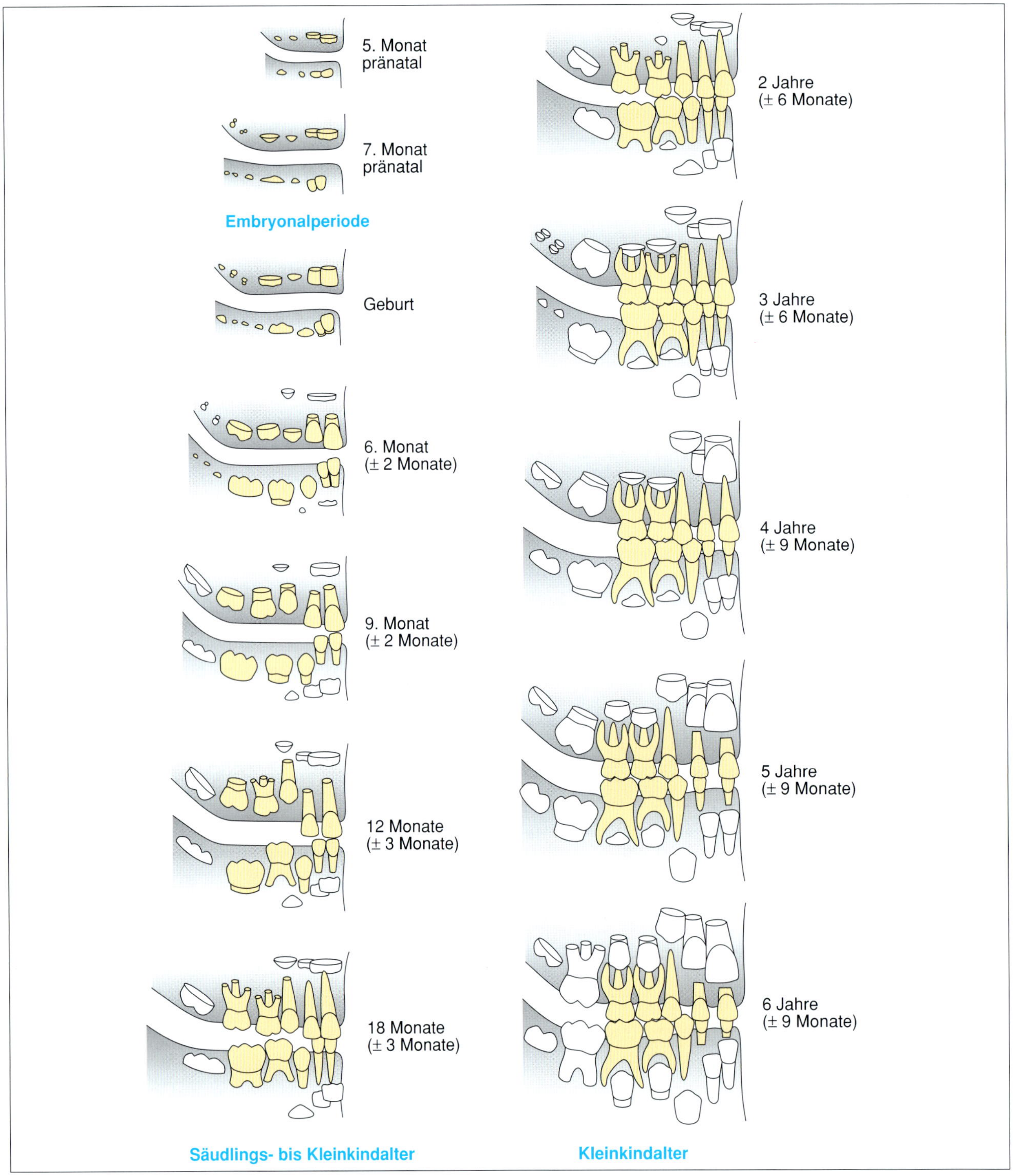

Abb. 1-9 Schematische Darstellung der Zahnentwicklung des Menschen vom fünften Fetalmonat bis zum 35. Lebensjahr. Nach Schour und Massler. Die Zähne der ersten Dentition sind hell dargestellt, die der zweiten Dentition dunkel. Die Zeitangaben sind nur grobe Anhaltswerte, die aufgrund der interindividuellen Variation erheblich stärker streuen können als angegeben (aus: Kahl-Nieke, B.: Einführung in die Kieferorthopädie. Urban & Fischer, München–Jena 2001).

schmelz von innen nach außen auf, was im Inneren des Schmelzmantels in Form von Zuwachslinien (Retzius-Streifen) und an der zervikalen Schmelzoberfläche in Form von Perikymatien sichtbar wird [1, 12]. Dagegen wird Dentin von außen nach innen abgelagert, sodass die Pulpahöhle nach und nach kleiner wird.

Nachdem die Zahnentwicklung für die Milchzähne so weit fortgeschritten ist, dass sich ihre Verbindungen zur generellen Zahnleiste auflösen, bilden

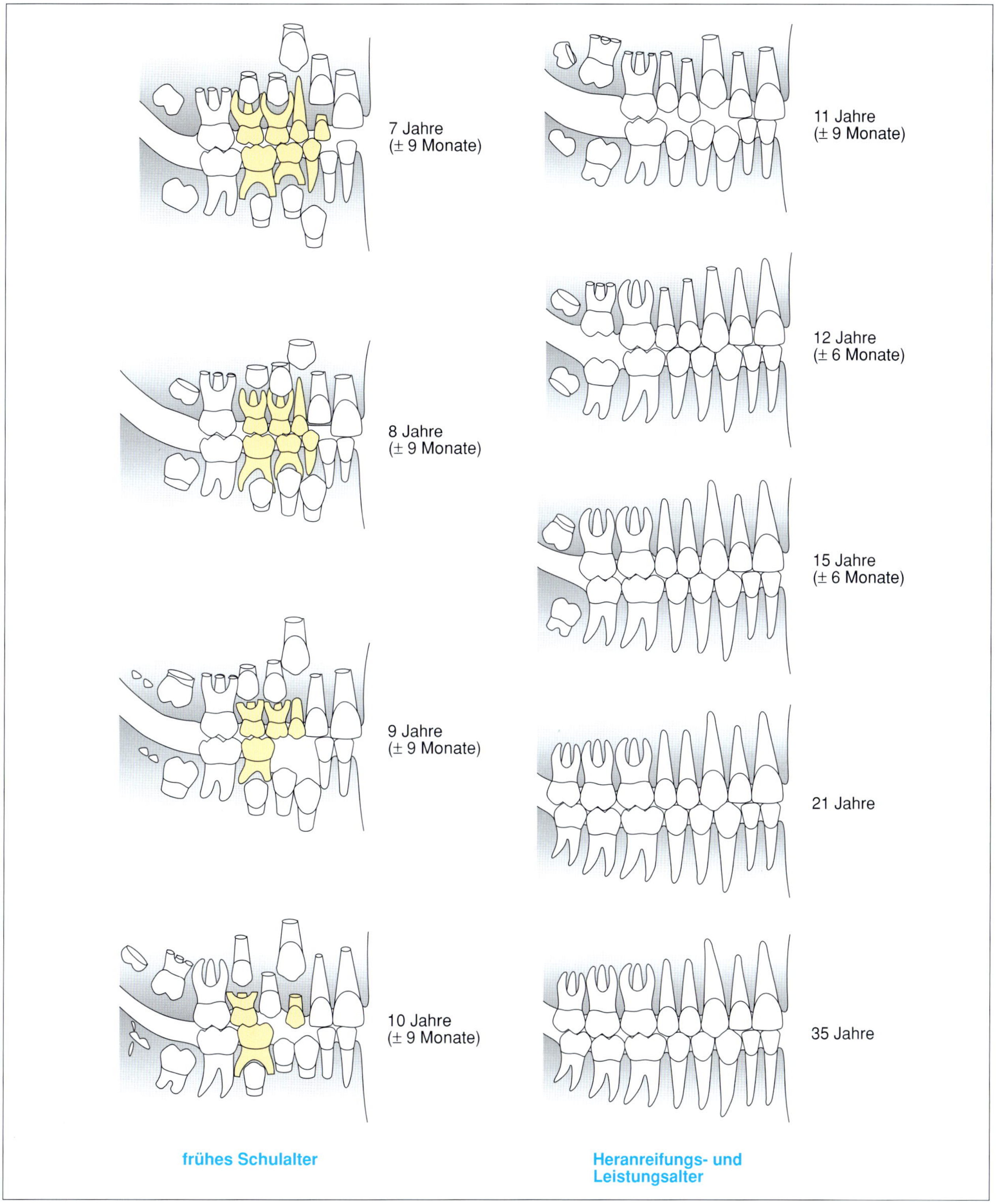

Abb. 1-9 Fortsetzung.

sich etwa im fünften Embryonalmonat die **Ersatzzahnanlagen für die bleibenden Zähne.** Ihre Knospen entstehen lingual von den jeweiligen Milchzahnanlagen, und sie entwickeln sich im Prinzip ähnlich wie die Milchzähne. Am distalen Ende der Milchzahnleiste entstehen die Zahnanlagen für die bleibenden Molaren, die keinen Milchzahnvorgänger haben. Sie werden als Zuwachszähne bezeichnet. Etwa zur Zeit der Geburt ist von den bleibenden Schneidezähnen und ersten Molaren bereits der dentinnahe Schmelz der Höcker und der Schneidekanten mineralisiert [11, 12].

Abbildung 1-9 gibt den jeweiligen Zustand der Zahnentwicklung im Lauf der Zeit wieder. Allerdings muss berücksichtigt werden, dass die Zeitangaben in der Literatur sehr variabel sind [11, 12, 16], und die klinische Erfahrung zeigt, dass sie mit zunehmendem Lebensalter des Kindes immer mehr streuen.

> Angesichts der unterschiedlichen Durchbruchszeiten wird klar, dass sich der Prozess der Zahnentwicklung keineswegs nur auf die Zeit der menschlichen Fetalentwicklung beschränkt, sondern bis zur Fertigstellung der Weisheitszähne während der ersten beiden Lebensjahrzehnte andauert (s. Abb. 1-9).

1.2 Postnatale Entwicklung

1.2.1 Allgemeine Zunahme der Körpergröße

> Wachstum ist keineswegs ein gleichmäßig fortschreitender Prozess, sondern verläuft je nach Lebensalter, Gewebetyp und Region individuell unterschiedlich [5, 8, 15].

Vor der Geburt ist die Wachstumsgeschwindigkeit viel größer als in der Zeit nach der Geburt. Die Kurve der Wachstumsgeschwindigkeit (Abb. 1-10) flacht nach der Geburt zunächst ab, um dann zur Zeit der Vorpubertät noch einmal anzusteigen. Dieser **präpuberale Wachstumsspurt** erfolgt bei Mädchen mit elf Jahren etwas früher als bei Jungen, bei denen er zuweilen erst mit 14 Jahren erreicht wird (Abb. 1-11). Die Phase des präpuberalen Wachstumsspurts wirkt sich auch auf das Wachstum des Gesichts aus, und in der Kieferorthopädie wird diese Zeit besonders zum Ausgleich von skelettal bedingten Dysgnathien, vor allem der Angle-Klasse II (Distalbiss), ausgenutzt [15].

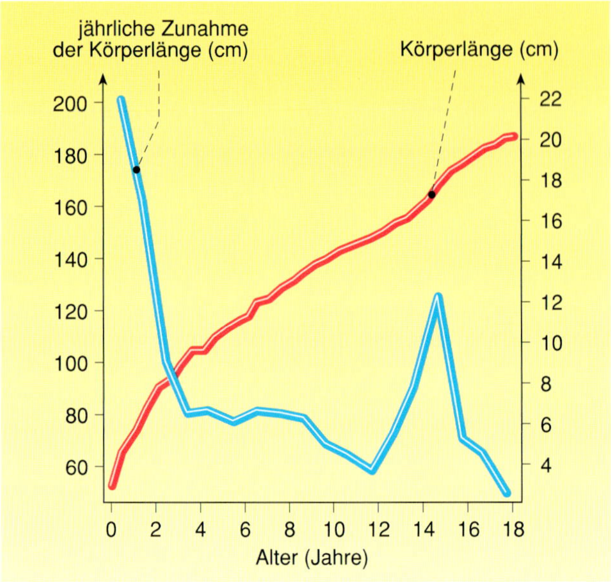

Abb. 1-10a und b Die Zunahme der Körpergröße des Sohnes von de Montbeillard (1759–1777) von der Geburt bis zum Alter von 18 Jahren (nach [8]).

a) Zunahme der Körpergröße pro Jahr.
b) Jährliche Zunahme der Körpergröße.

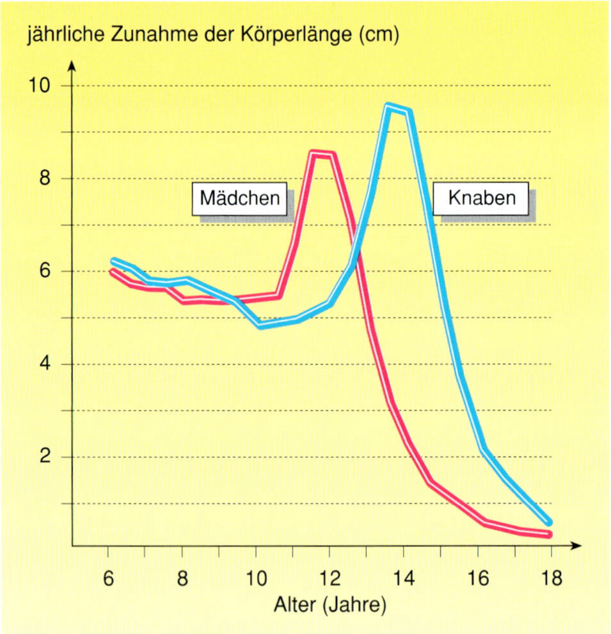

Abb. 1-11 Bei Mädchen erfolgt der präpuberale Wachstumsspurt etwa zwei Jahre früher als bei Jungen (nach [8]).

1.2.2 Gesichtswachstum

Abgesehen von der allgemeinen Größenzunahme ist mit dem Gesichtswachstum auch eine Veränderung der Gesichtsproportionen verbunden (Abb. 1-12). Dabei ergibt es sich aus der typischen Gestalt der einzelnen Knochen des Gesichtsskeletts, dass Wachs-

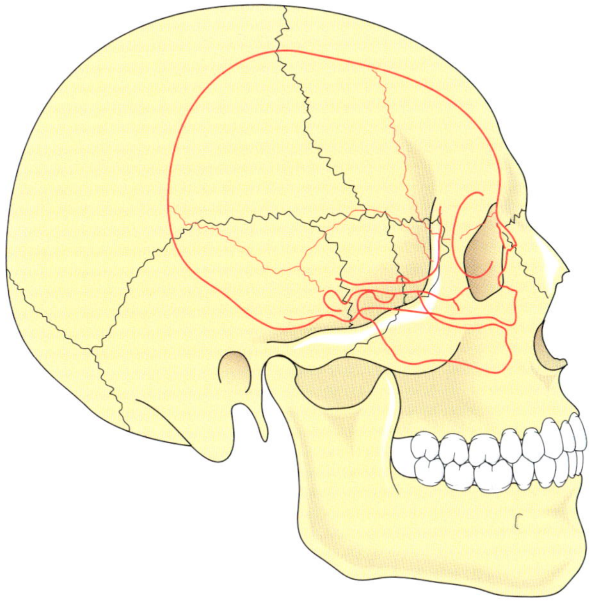

Abb. 1-12 Darstellung der Proportionsunterschiede des Schädels eines Erwachsenen im Vergleich zum Schädel eines Neugeborenen. Die Überlagerung erfolgt im Bereich des N-Punktes (anteriore Region der Sutura nasofrontalis) (nach [5]).

tum nicht einfach nur ein Aufschichten von Knochensubstanz ist, sondern ein regional und zeitlich unterschiedlich balanciertes Wechselspiel zwischen Abbau und Aufbau von Knochen **(Remodelling)** darstellt. Nur so kann eine Größenzunahme bei gleichzeitiger Erhaltung der Grundgestalt erfolgen. Den Abbildungen 1-13 und 1-14 liegt eine große Anzahl von Dünnschliffpräparaten zu Grunde, anhand derer die Relation von Osteoblasten und Osteoklasten für jeden Bereich des Gesichtsskeletts ermittelt wurde [4].

Im Bereich der Schädelbasis erfolgt relativ weniger Wachstum als im Gesichtsbereich. Die Remodellations- und Wachstumsvorgänge führen zu einer Verlagerung der Kinnspitze nach schräg vorn unten [5, 9]. Je nach individuellem Wachstumsmuster kann dabei die mehr vertikale oder die mehr horizontale Komponente überwiegen, aber immer wird eine Proportionsveränderung des Gesichts durch eine **Zunahme der Vertikaldimension des Viszerokraniums** beobachtet.

Neben den rein skelettalen Veränderungen ist der Zahndurchbruch und die damit verbundene Bisshebung ein wesentlicher Faktor für die Veränderung der Gesichtsproportionen [9, 16]. Auch in transversaler und sagittaler Richtung trägt der Durchbruch der Zähne zur Vergrößerung der Zahnbögen und Veränderung der Gesichtsproportionen bei.

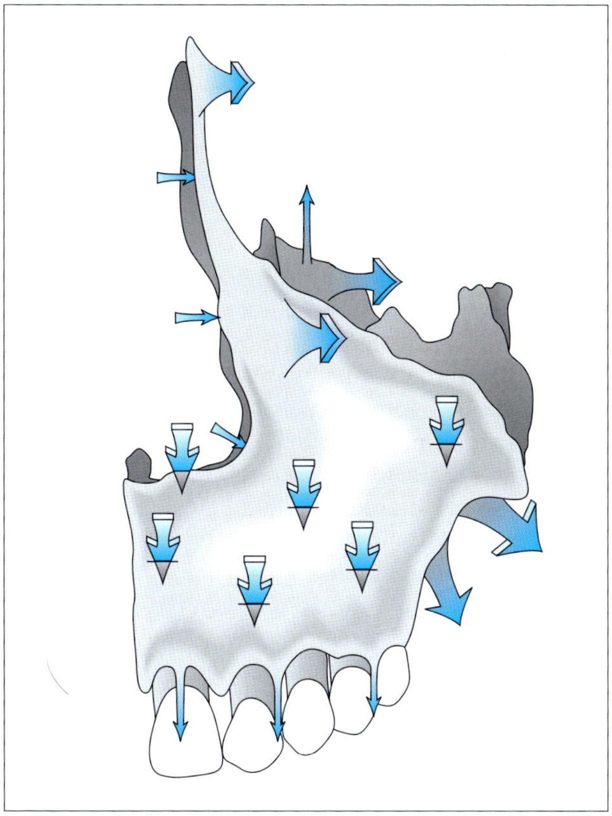

Abb. 1-13 Darstellung der Remodellationsvorgänge während des Wachstums der Maxilla. Resorption ist durch Pfeile dargestellt, die in den Knochen eindringen, Apposition durch Pfeile, die vom Knochen ausgehen. Linke Hälfte der Maxilla in der Ansicht von anterior (nach [5]).

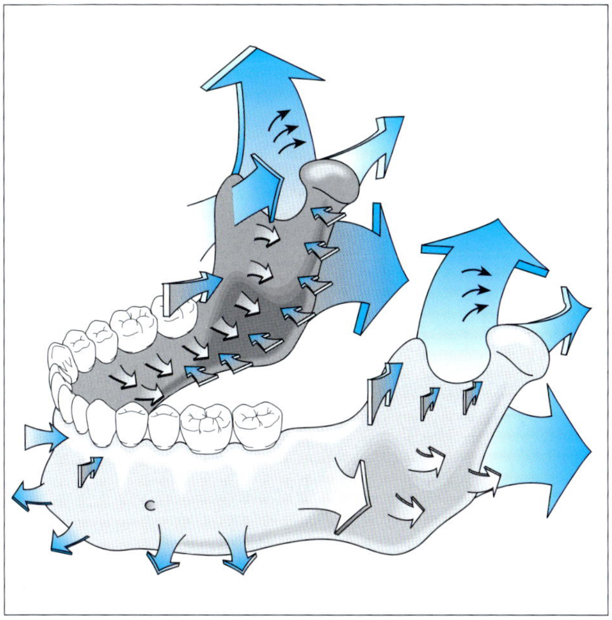

Abb. 1-14 Darstellung der Remodellationsvorgänge während des Wachstums der Mandibula. Resorption ist durch Pfeile dargestellt, die in den Knochen eindringen, Apposition durch Pfeile, die vom Knochen ausgehen (nach [5]).

1.2.3 Zahndurchbruch, Zahnwechsel

Die zeitliche Abfolge des Zahndurchbruchs ist in Abbildung 1-9 wiedergegeben. Dabei ist zu bedenken, dass aufgrund der interindividuellen Variation klinisch **Abweichungen von bis zu eineinhalb Jahren** beobachtet werden können, die noch als normal bezeichnet werden. Dentitio praecox bzw. Dentitio tarda wären pathologische Zustände eines zu früh bzw. zu spät erfolgenden Zahndurchbruchs.

Auch die **Reihenfolge** des Durchbruchs einzelner Zähne kann individuell variieren. Normalerweise beginnt der Zahndurchbruch der Milchzähne im Unterkiefer im Frontzahnbereich, kurz danach werden die oberen Frontzähne erwartet. Mit zwei Jahren sollten die ersten Milchmolaren und die Milcheckzähne durchgebrochen sein, und mit spätestens vier Jahren sollte das Milchgebiss komplett sein [8, 9, 11, 16].

Die bleibenden **Frontzahnanlagen** entwickeln sich zunächst lingual bzw. palatinal von ihren Vorgängern (Abb. 1-15). Dabei nehmen sie zunächst eine verschachtelte Lagebeziehung zueinander ein, aber das weitere Wachstum der Zahnanlagen für die bleibenden Zähne führt zu einer entsprechenden Größenzunahme des Zahnbogens vor allem in der Breite [8, 9, 16]. Auch das Wachstum der Zunge nimmt Einfluss auf diesen Prozess. Auf diese Weise kommt es zu einer Lückenbildung im Milchgebiss.

Da das Kieferwachstum zeitlich und regional unterschiedlich stattfindet, ändern sich die Interkuspidationsverhältnisse, und es wird eine zunehmende Abrasion im Milchgebiss beobachtet. Bei einer mangelhaften oder fehlenden Abrasion im Milchgebiss, vor allem im Bereich der Eckzähne, besteht die Gefahr, dass ein Kreuzbiss mit lateralem Zwangsbiss der Mandibula resultiert, der sich ohne rechtzeitiges Eingreifen (z.B. Abschleifen der Milchzahnhöckerspitzen, transversale Erweiterung der Mandibula) meist ins bleibende Gebiss überträgt und bis hin zu einer skelettalen Manifestation führen kann. Im lateralen Bereich der Zahnbögen liegen die bleibenden Zahnanlagen mehr apikal bzw. im interradikulären Raum der weit gespreizten Wurzeln ihrer Vorgänger (s. Abb. 1-15).

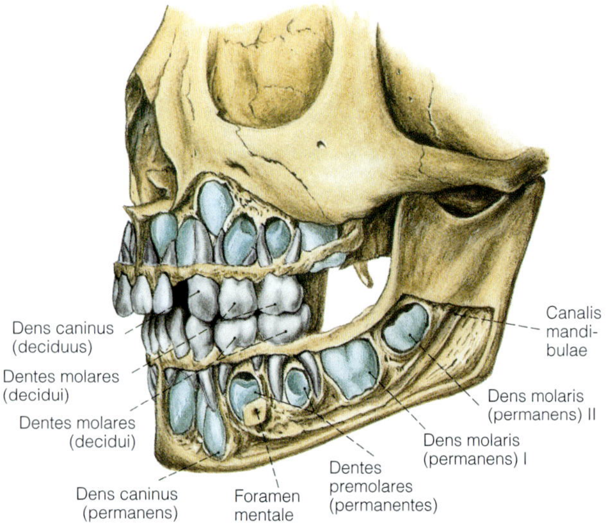

Abb. 1-15 Darstellung der Lagebeziehungen zwischen den Zahnanlagen der bleibenden Zähne und den Milchzähnen. Die Schneidezähne, Eckzähne und Prämolaren der zweiten Dentition sind Ersatzzähne, die ersten bis dritten Molaren der zweiten Dentition sind Zuwachszähne (aus: Sobotta, J.: Atlas der Anatomie des Menschen. Bd. 1, 21., neu bearb. Aufl. Urban & Fischer, München – Jena 2000).

Mit etwa sechs Jahren ist der Durchbruch des ersten Molaren zu erwarten. Kurz danach beginnt der Zahnwechsel der zentralen Incisivi, zuerst meist im Unterkiefer. Der Bereich zwischen der distalen Kante des lateralen Incisivus und der mesialen Fläche des ersten Molaren wird in der Kieferorthopädie als **Stützzone** bezeichnet. Bis ins Alter von etwa neun Jahren bleiben hier noch die Milcheckzähne und die Milchmolaren stehen. Ihre Ausdehnung in mesiodistaler Richtung ist stets größer als der erwartete Platzbedarf der bleibenden Nachfolger. Zwar ist der bleibende Eckzahn deutlich größer als sein Milchvorgänger, aber die Prämolaren sind regelmäßig kleiner als die entsprechenden Milchmolaren. Diese Platzreserve wird als **Leeway** bezeichnet und beträgt im Oberkiefer etwa 1,8 mm, im Unterkiefer etwa 2,3 mm.

Inzwischen werden von den nachfolgenden bleibenden Zähnen in dieser Region die Milchzahnwurzeln resorbiert, und mit etwa neun Jahren beginnt der Verlust der ersten Milchmolaren und der Milcheckzähne. Die zweiten Milchmolaren können bis ins zwölfte Lebensjahr oder länger erhalten bleiben, bis auch sie herausfallen. Bis dahin muss unbedingt darauf geachtet werden, dass die Milchzähne ihre Platzhalterfunktion erfüllen können.

Stützzonenverlust durch ausgedehnte Karies oder gar frühzeitigen Milchzahnverlust muss durch rechtzeitige Prophylaxe- oder Restaurationsmaßnahmen oder den Einsatz von Lückenhaltern vermieden werden.

Bevor die Prämolaren und die bleibenden Eckzähne durchbrechen, muss dafür gesorgt werden, dass die bleibenden Frontzähne regelrecht verzahnt sind. Da die Leitkante für den Durchbruch der permanenten Eckzähne die distale Fläche der zweiten Schneidezähne ist, sollten Engstände im Frontzahnbereich ausgeglichen werden, bevor sie durch den Durchbruch der Eckzähne und der nachfolgenden Prämolaren nur noch schwer therapierbar werden.

Isolierte Kreuzbissrelationen im Molarenbereich sollten ebenso rechtzeitig korrigiert werden wie eine eventuelle Abweichung in sagittaler Richtung, bevor sich diese Okklusion definitiv falsch verschlüsselt und sich eine Malokklusion auf weitere Teile des Zahnbogens ausdehnt [9].

Im Alter von etwa elf bis 13 Jahren erfolgt der Durchbruch des zweiten Molaren, und mit 17 bis 21 Jahren sind die Weisheitszähne zu erwarten. Sie brechen aber nicht in jedem Fall zeitgerecht durch, aufgrund ihrer Lage können sie sich erheblich verspäten, bleiben zuweilen lebenslang retiniert oder sind gar nicht angelegt. Aber auch andere Zähne können von Retention oder Aplasie betroffen sein, insbesondere Prämolaren und laterale Incisivi im Oberkiefer [8, 9, 12] (s. S. 285 ff.).

Die Mechanismen des Zahndurchbruchs sind bis heute nicht schlüssig geklärt. Weder die Wurzelbildung noch die desmodontale Verankerung, möglicherweise aber das Zahnsäckchen ist verantwortlich für den Ablauf des Zahndurchbruchs [12].

Der Durchbruch der Zähne hat entscheidenden Anteil an der Vergrößerung der Vertikaldimension des Gesichts.

Schon im Zusammenhang mit dem Durchbruch der Milchmolaren spricht man von der **ersten physiologischen Bisshebung.** Die **zweite Bisshebung** erfolgt mit dem Durchbruch der ersten bleibenden Molaren, und jeder weitere durchbrechende Molar bewirkt eine nochmalige Hebung des Bisses.

In dem Maß, wie die Vertikaldimension im Bereich der Kiefer zunimmt, vertieft sich auch die Ausprägung der Fossa articularis im Kiefergelenk.

Literatur

[1] Berkovitz, B. K. B., Boyde, A., Frank, R. M., Höhling, H. J., Moxham, B. J., Nalbandian, J., Tonge, C. H.: Teeth. In: Oksche, A., Vollrath L. (Hrsg.): Handbook of Microscopic Anatomy, Vol. V/6. Springer, Berlin 1989.
[2] Blechschmidt, E.: The Stages of Human Development before Birth. Karger, Basel 1960.
[3] Blechschmidt, E.: Anatomie und Ontogenese des Menschen. Quelle und Meyer, Heidelberg 1978.
[4] Broadbent, B. H. Sr., Broadbent, B. H. Jr., Golden, W. H.: Bolton Standards of Dentofacial Developmental Growth. Mosby, St. Louis 1975.
[5] Enlow, D.: Facial Growth. Saunders, Philadelphia 1990.
[6] Hinrichsen, K.: The Early Development of Morphology and Patterns of the Face in the Human Embryo. Advances in Anatomy, Embryology and Cell Biology 98, 1 (1985).
[7] Hinrichsen, K. (Hrsg.): Humanembryologie. Springer, Berlin 1990.
[8] Hotz, R. P.: Zahnmedizin bei Kindern und Jugendlichen. Thieme, Stuttgart 1976.
[9] Nanda, S.: The Developmental Basis of Occlusion and Malocclusion. Quintessence, Chicago 1983.
[10] Radlanski, R. J.: Contributions to the Development of Human Deciduous Tooth Primordia. Quintessence, Chicago 1993.
[11] Schour, I., Massler, M.: Studies in the tooth development: The growth pattern of human teeth. J. Amer. dent. Ass. 27, 1918 (1949).
[12] Schroeder, H. E.: Orale Strukturbiologie. Thieme, Stuttgart 2000.
[13] Sperber, G. H.: Craniofacial Embryology. Wright, London 1989.
[14] Suga, S. (Hrsg.): Mechanisms of Tooth Enamel Formation. Quintessence, Tokyo 1983.
[15] van der Linden, F. P. G. M.: Gesichtswachstum und faziale Orthopädie. Quintessenz, Berlin 1984.
[16] van der Linden, F. P. G. M., Duterloo, H. S.: Die Entwicklung des menschlichen Gebisses. Quintessenz, Berlin 1980.

2 Epidemiologie der Gebisserkrankungen

von KLAUS PIEPER

Inhaltsübersicht

2.1 Einleitung

Allgemein befasst sich die Epidemiologie mit der Verteilung und Ausbreitung von Erkrankungen innerhalb der Bevölkerung. Epidemiologische Untersuchungen zur Mundgesundheit liefern wichtige Grundlagen für die Planung der zahnmedizinischen Versorgung. Dies gilt auch für präventive und therapeutische Konzepte bei Kindern.

Deshalb sollen im Folgenden die wichtigsten Ergebnisse epidemiologischer Studien aus Deutschland, die sich mit der Verbreitung von Zahnkaries, Parodontopathien und Stellungsanomalien befassten, dargestellt werden.

2.2 Epidemiologie der Zahnkaries

Da in der Kinderzahnheilkunde überwiegend kariesbedingte Schäden der Zähne zu behandeln sind, wird im Folgenden zunächst die Epidemiologie der Zahnkaries behandelt.

2.2.1 Zur Dynamik der Kariesentwicklung

Kariöse Läsionen können nur dort entstehen, wo sich Plaque entwickelt. Deshalb treten kariöse Defekte bevorzugt an Zahnoberflächen auf, die habituell nicht sauber sind. Die Sauberkeit einer Zahnoberfläche hängt entscheidend von makromorphologischen Faktoren ab. Da sich vor allem an Fissuren verstärkt Plaque anlagert, entstehen kariöse Läsionen häufig an diesen Prädilektionsstellen.

Prinzipiell spiegelt die Zahl der befallenen Zähne, die in einem bestimmten Alter festgestellt wird, die Schwere der kariösen Angriffe in der Vergangenheit wider. Fissuren erkranken – wenn überhaupt – bevorzugt in den ersten drei Jahren nach dem Zahndurchbruch.
Generell lässt sich feststellen, dass die unteren Molaren kariesanfälliger sind als die oberen und dass die Sechsjahrmolaren häufiger an Karies erkranken als die Zwölfjahrmolaren, sofern keine gezielten Prophylaxemaßnahmen eingesetzt werden.

Aus diesem epidemiologischen Bild ergeben sich beispielsweise Konsequenzen für die Planung von Versiegelungsmaßnahmen.

Wie ältere Studien zeigten, sind die zweiten Prämolaren hinsichtlich ihres Kariesrisikos ähnlich einzuschätzen wie die zweiten Molaren. Die unteren ersten Prämolaren weisen wesentlich seltener Karies auf als die oberen ersten Prämolaren. Ähnliches gilt für die Schneide- und Eckzähne [14].

Die geringere Kariesanfälligkeit der unteren Schneidezähne wird vor allem auf die anatomischen Gegebenheiten zurückgeführt: Da sich in ihrer unmittelbaren Nähe die Ausführungsgänge der Glandulae sublinguales befinden, profitieren sie am ehesten von den Schutzsystemen des Speichels.

Auf der Basis von Flächentypen ist die Situation etwas schwieriger zu beschreiben: Ist das Mundmilieu entsprechend kariogen, entstehen im **bleibenden Gebiss**, sofern die Fissuren nicht versiegelt sind, nach der Fissurenkaries approximale Läsionen an Molaren (da hier die Tiefe des Approximalraums am größten ist), danach an Frontzähnen und oberen Prämolaren. Dabei werden i.d.R. mehrere Jahre bis zur Entwicklung einer Dentinläsion benötigt, nur in Ausnahmefällen – bei Kindern mit extrem hohem Kariesrisiko – können sich an Approximalflächen manifeste Dentinläsionen innerhalb eines Jahres nach dem Zahndurchbruch entwickeln.

Entwickelt sich Karies an freien Glattflächen, so ist dies immer als Zeichen dafür zu werten, dass bei dem betreffenden Patienten ein hohes Kariesrisiko vorliegt.

An **Milchmolaren** war in den letzten Jahren immer häufiger zu beobachten, dass als Folge einer günstigen Kauflächenmorphologie zunächst keine Fissurenkaries entsteht, dafür aber später (im Alter von fünf bis sechs Jahren) kariöse Läsionen an den Approximalflächen, die bei der Untersuchung mit Spiegel und Sonde nur schwer zu entdecken sind. Deshalb sollte bereits bei Vorschulkindern die zahnmedizinische Untersuchung durch eine Inspektion mit der Kaltlichtsonde (s. S. 54) oder Bissflügel-Röntgenbilder (s. S. 44) ergänzt werden.

2.2.2 Der DMF-T/S-Index als Maß für den Kariesbefall

Epidemiologische Studien können nur dann sinnvoll ausgewertet werden, wenn der Zustand der Zähne/Gebisse quantitativ erfasst wird. Deshalb wurden für Kariesstudien verschiedene Indizes entwickelt. Will man registrieren, welche Kariesschäden ein Individuum im Laufe der Zeit kumuliert hat (**„life time caries experience“**), so muss man die aktiven, die inaktiven und die behandelten Läsionen erfassen.

Bei der Entwicklung eines brauchbaren Kariesindex wurden verschiedene Modelle diskutiert. Üblicherweise wird für Kariesprävalenzstudien heute der DMF-Index verwendet, der sich im bleibenden Gebiss auf 28 Zähne bezieht. Die Weisheitszähne bleiben meist unberücksichtigt. Die Buchstaben „DMF" stehen als Abkürzungen für **D = decayed** (kariös), **M = missing** (wegen Karies fehlend), **F = filled** (gefüllt). D + M + F entspricht somit der Summe der nicht (mehr) naturgesunden Zähne. Da der einzelne Zahn als kleinste Beurteilungseinheit häufig ein zu grobes Raster darstellt, wurde, um genauere Aussagen zu ermöglichen, die Bewertung der einzelnen Zahnflächen eingeführt. Somit wird an bleibenden Zähnen zwischen dem DMF-T (**T = teeth** [Zähne]) und dem DMF-S (**S = Surfaces** [Flächen]) unterschieden.

Dieser Index gilt abgewandelt auch für das **Milchgebiss.** Zur Kennzeichnung werden dabei kleine Buchstaben verwendet: **dmf-t** bzw. **dmf-s.**

2.2.3 Ergebnisse epidemiologischer Studien in Deutschland

Um allen Ländern einen Anreiz zu geben, speziell bei Kindern für eine Verbesserung der Mundgesundheit zu sorgen, verabschiedete die Vollversammlung der WHO im Jahre 1979 eine Resolution, in der Gesundheitsziele für das Jahr 2000 definiert wurden [22]. Auf dem Sektor der Zahngesundheit wurde in diesem Zusammenhang ein erstrebenswerter Richtwert von 3 DMF-Zähnen bei Zwölfjährigen vorgeschlagen. Ein Jahr später ergänzte die Fédération Dentaire Internationale (FDI) diesen Vorschlag um weitere Punkte und veröffentlichte folgende „Global goals for oral health in the year 2000" [6].

Bezogen auf Kinder und Jugendliche lauteten die **Forderungen:**

- 50% der Fünfjährigen sollen naturgesunde Gebisse haben.
- Der mittlere DMF-T bei den Zwölfjährigen soll nicht mehr als 3 betragen. Für Europa wurde diese Forderung inzwischen auf 2 DMF-Zähne reduziert.
- Bei 85% der 18-Jährigen soll noch kein Zahn wegen Karies extrahiert worden sein.

In den letzten Jahren wurde in vielen westlichen Staaten bei Kindern und Jugendlichen ein Kariesrückgang beobachtet. Dabei nahm die Glattflächenkaries stärker ab als die Fissurenkaries. STEINER [20] publizierte eine Übersicht zur Entwicklung des Kariesbefalls von Kindern aus Zürich: Waren 1970 bei jedem Schüler im Mittel noch 9,8 Zahnflächen gefüllt oder kariös, so waren es 1993 nur noch 2,3 Flächen. 1970 entfielen 60% der kariösen Flächen auf Fissuren und Grübchen, während dieser Anteil 23 Jahre später bei 84% lag.

Parallel zu diesem allgemeinen Kariesrückgang berichteten Forscher zusätzlich über ein **verändertes Erscheinungsbild der Okklusalkaries:** Unter Fissuren, die klinisch gesund oder nur leicht verfärbt erscheinen, verbergen sich zum Teil ausgedehnte Kavitäten (Abb. 2-1). Aus verschiedenen Studien lässt sich ablesen, dass der Anteil von klinisch als gesund eingestuften Molaren, bei denen jedoch röntgenologisch eine okklusale Dentinkaries festgestellt wurde, im Verlauf der letzten Jahre anstieg. Dieser Anteil erhöhte sich von 3,6 auf 10,6%, bei gleichzeitiger Abnahme des Kariesbefalls an Molaren um mehr als die Hälfte [10].

Obwohl in Deutschland bereits seit mehr als 20 Jahren epidemiologische Studien zur Kariesverbreitung durchgeführt werden, liegen erst seit eini-

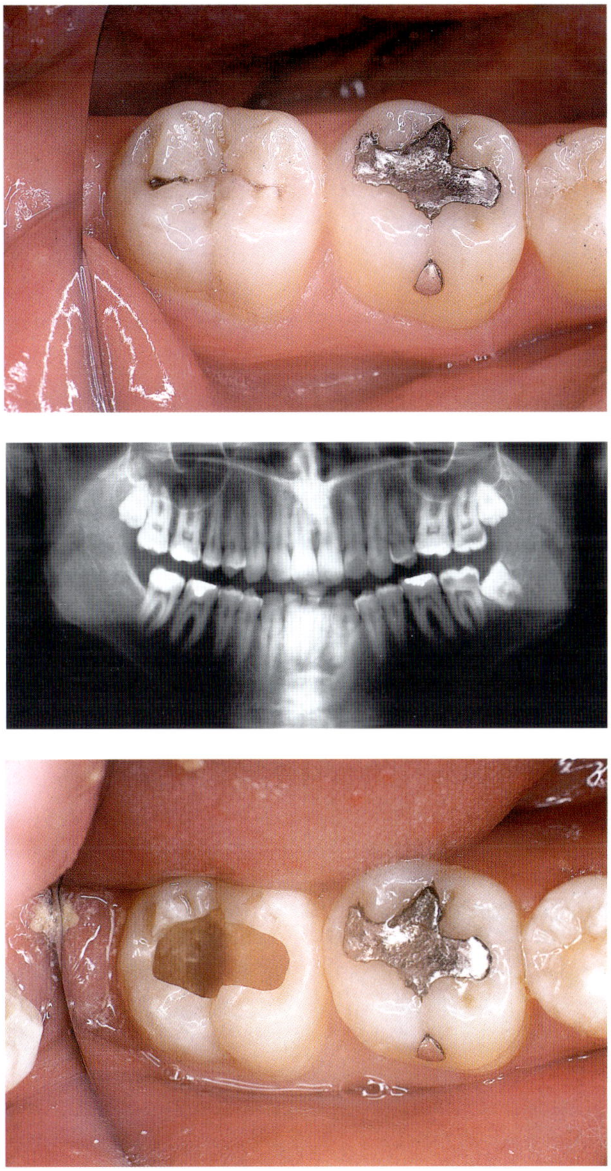

a

b

c

Abb. 2-1

a) Fissurenkaries am Zahn 37 bei einem 21-jährigen Patienten.
b) Die Röntgenaufnahme zeigt eine Caries profunda am Zahn 37 mit weitgehender Zerstörung des Dentinkerns.
c) Darstellung des Defekts nach Teilexkavierung.

gen Jahren repräsentative Daten für Schulkinder vor. Bei Kindern bis zum Vorschulalter wurden bisher keine Untersuchungen durchgeführt, die den für repräsentative Erhebungen geforderten methodischen Standards genügen.

Eine breite Bestandsaufnahme zur Kariesverbreitung lieferten die bundesweiten bevölkerungsrepräsentativen Studien, die durch das Institut der Deutschen Zahnärzte (IDZ) in den Jahren 1989 (Deutschland West) [3] und 1992 (Deutschland Ost) [5] durchgeführt wurden.

Im Jahr 1997 führte das IDZ erstmalig eine gesamtdeutsche Studie durch, die Dritte Deutsche Mundgesundheitsstudie (DMS III). Auf Landesebene repräsentative Daten an Schulkindern (Sechs-/Sieben-, Neun- und Zwölfjährige) liegen für 13 Bundesländer vor. Nicht beteiligt waren Bayern, Sachsen und das Saarland. Diese Erhebungen wurden auf Initiative der DAJ (Deutsche Arbeitsgemeinschaft für Jugendzahnpflege) in den Jahren 1994/1995, 1997 und 2000 durchgeführt [17, 18, 19].

Im Folgenden wird die epidemiologische Situation für die verschiedenen Altersgruppen dargestellt und geschildert, welche spezifischen Probleme sich daraus ergeben.

Kleinkinder

Generell lässt sich in dieser Altersgruppe ein eindeutiger Trend des **Kariesrückganges** erkennen. Er wird besonders deutlich, wenn man die Zahlen betrachtet, die in bestimmten Gebieten zu unterschiedlichen Zeiten ermittelt wurden [7, 8, 16]. Bei **Dreijährigen** weisen in einigen Regionen bereits mehr als 80% der untersuchten Kinder naturgesunde Gebisse auf. Bei den Kleinkindern bereitet das gehäufte Auftreten des **„Baby-Bottle-Syndroms“**, an dem etwa 3–7% der Dreijährigen leiden, besondere Probleme. Dieses Krankheitsbild ist auf elterliches Fehlverhalten bei der Ernährung (cave: verlängerte Zufuhr zucker- und/oder säurehaltiger Getränke über Saugerflaschen) zurückzuführen.
Aus diesem epidemiologischen Bild ergibt sich hinsichtlich der zahnärztlichen Versorgung, dass bei der Mehrheit der Kleinkinder die **Primärprophylaxe** im Vordergrund stehen muss. Allerdings sind – bedingt durch die katastrophalen Auswirkungen der Fläschchenkaries – bei einer kleinen Gruppe von Kleinkindern bereits komplexe Sanierungsmaßnahmen (multiple Extraktionen, Füllungen, Kronen, Kinderprothesen) erforderlich.

Vorschulkinder

Bei einer Durchsicht der Literatur zeigt sich, dass für die **Vier- bis Fünfjährigen** in Deutschland keine repräsentativen Daten auf nationaler oder Länderebene erhoben wurden. Allerdings lässt sich aus verschiedenen Regionalstudien ein eindeutiger **Trend zum Kariesrückgang** ableiten. Das Ziel der WHO für das Jahr 2000 – Kariesfreiheit bei 50% der Fünfjährigen – ist in den meisten Regionen heute erreicht [9]. Auch hier gilt, dass die meisten Patienten nur präventive oder kleine restaurative Maßnahmen benötigen. Lediglich eine kleine Gruppe, die 15–20% der Kinder umfasst, bedarf umfangreicher Sanierungsmaßnahmen.

Sechs- bis Siebenjährige

Wie die DAJ-Studien zeigten, war bei Sechs- bis Siebenjährigen in der Bundesrepublik Deutschland zwischen 1994 und 2000 ein moderater Kariesrückgang von 23,5% zu verzeichnen (Abb. 2-2) [19]. In dieser Altersgruppe liegen keine repräsentativen Daten aus der Zeit vor 1994 vor, man kann die Ergebnisse aber in Relation zu älteren Regionalstudien setzen. GÜLZOW [7] beobachtete 1978 bei Sechsjährigen in Hamburger Kindergärten mittlere dmf-t-Werte von 7,45. 1985 stellten wir bei Erstklässlern im Landkreis Osnabrück mittlere dmf-t-Werte zwischen 5,0 und 6,2 fest [15]. In Göttingen lag der mittlere dmf-t bei sechsjährigen Kindergartenkindern zum selben Zeitpunkt bei 3,8 [16]. In Weil am Rhein ermittelte BÜTTNER [2] einen mittleren dmf-t von 3,8.

Die DAJ-Studie 2000 zeigte, dass zwischen 36,2% (Mecklenburg-Vorpommern) und 59,1% (Schleswig-Holstein) der Sechs- bis Siebenjährigen naturgesunde Gebisse hatten [19]. Das heißt, ein relativ **großer Prozentsatz** der Schulanfänger benötigt noch **keine restaurativen Maßnahmen,** sodass eine gute präventive Betreuung ausreicht.

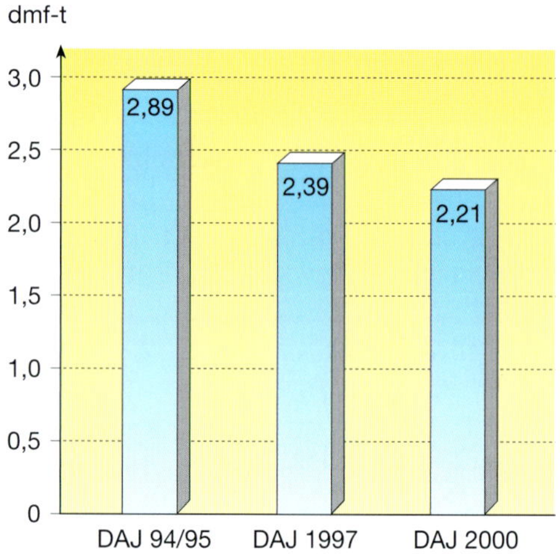

Abb. 2-2 Mittlere dmf-t-Werte bei Sechs- bis Siebenjährigen in den Jahren 1994 bis 2000.

Umso größer ist der Behandlungsbedarf bei den übrigen Kindern, denn der Anteil unbehandelter Milchzahnkaries lag zwischen 48,7% (Thüringen) und 64,6% (Rheinland-Pfalz) (Abb. 2-3). Diese Daten unterstreichen die Notwendigkeit einer verstärkten Milchzahnbehandlung.

Neunjährige

Bei den Neunjährigen war, wie die DAJ-Studien zeigten, zwischen 1994 und 2000 ein deutlicher Kariesrückgang zu verzeichnen. Betrug der mittlere DMF-T 1994 noch 0,98, so lag er im Jahr 2000 nur noch bei 0,45.
Diese positive Entwicklung der Mundgesundheit ist vermutlich auf die weite Verbreitung der Fissurenversiegelung zurückzuführen. So waren im Jahr 2000 in dieser Altersgruppe im Mittel 1,8 bleibende Zähne mit einer Fissurenversiegelung geschützt [19].

In dieser Altersgruppe stehen erfreulicherweise repräsentative Daten älteren Datums zur Verfügung, die allerdings durchweg an Acht- bis Neunjährigen ermittelt wurden (Abb. 2-4).

Im Rahmen der ICS-I-Studie wurde 1973 in Hannover ein mittlerer DMF-T von 3,3 ermittelt [21]. Zehn Jahre später war anhand der Daten der Studie A 5 der DGZMK ein mittlerer DMF-T von 2,3 festzustellen [4].

Neuere Vergleichsdaten stammen aus der IDZ-Studie von 1989, in der ein DMF-T von 1,5 beobachtet wurde [3]. Der Anteil der Kinder mit naturgesunden Gebissen betrug 21%, der Sanierungsgrad der bleibenden Zähne lag bei 46,5%.

Da bei der WHO-Studie, der IDZ-Studie und den DAJ-Erhebungen dieselben Befundungskriterien angewendet wurden, dürfte der Kariesrückgang in dieser Altersgruppe in den letzten 20 Jahren ca. 85% betragen haben.

Bei der IDZ-Studie zeigte sich – ähnlich wie bei den DAJ-Studien – die **Ungleichheit der Kariesverteilung** sehr deutlich: 9% der Kinder hatten 50% und 35% der Kinder 93% aller kariösen Flächen. Der für die Milchzähne beobachtete Trend zur Polarisierung der Karies innerhalb der beobachteten Gruppe wurde bei den bleibenden Zähnen noch deutlicher. 10% der

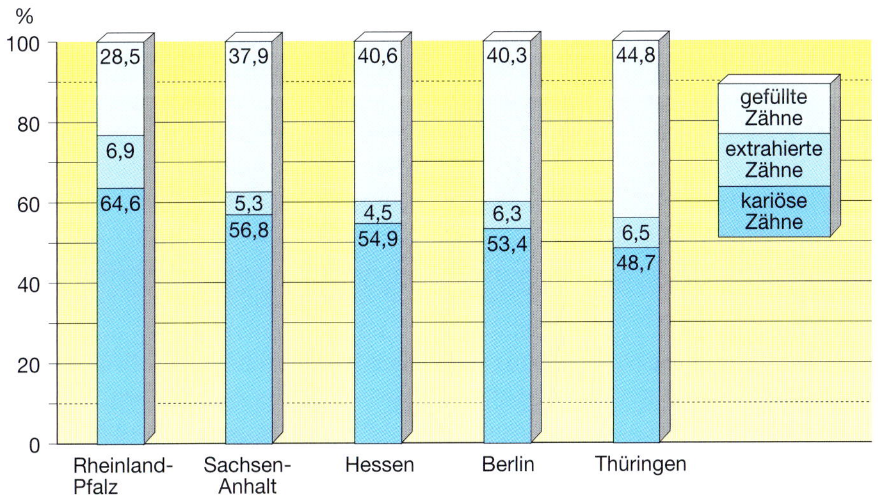

Abb. 2-3 Sanierungsgrade an Milchzähnen Sechs- bis Siebenjähriger in ausgewählten Bundesländern.

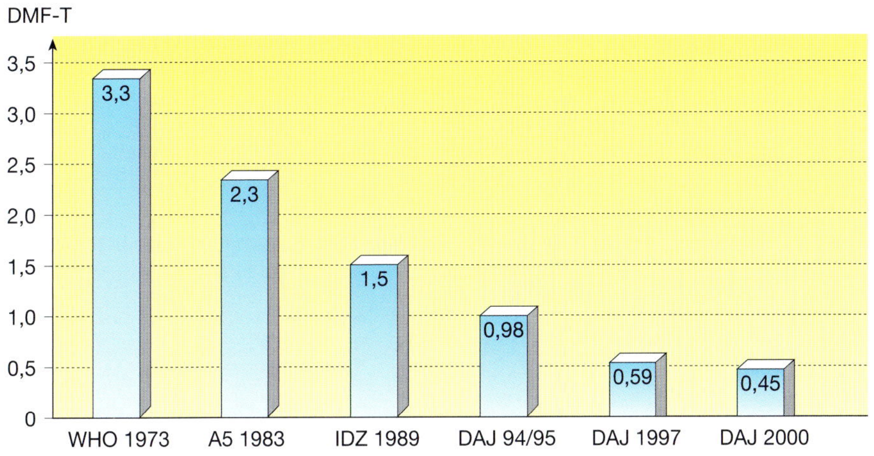

Abb. 2-4 Mittlere DMF-T-Werte bei Neunjährigen in den Jahren 1973 bis 2000.

Kinder wiesen mehr als die Hälfte aller kariösen Zähne und Flächen auf.

Insbesondere bei Kindern und Jugendlichen kommt diesem sozialmedizinischen Befund eine erhebliche präventions- und versorgungspolitische Bedeutung zu, zumal Kinder und Jugendliche der unteren Sozialschichten überproportional von diesem Problem betroffen sind. Eine Segmentationsanalyse im Rahmen der IDZ-Studie zeigte auf, dass die **Kariesfrequenz** bei denjenigen Jugendlichen **besonders groß** ist,

- die keine Kontrollbesuche beim Zahnarzt durchführen
- die sich seltener als zweimal täglich nach dem Essen die Zähne putzen
- denen noch nie vom Zahnarzt gezeigt wurde, wie man die Zähne putzt [11].

Betrachtet man die Verteilung der DMF-T-Werte in verschiedenen sozialen Schichten, so fällt auf, dass Kinder und Jugendliche der Unterschicht doppelt so viele DMF-Zähne aufweisen wie Kinder und Jugendliche der Oberschicht.

Aus diesen Daten lässt sich auf das Vorhandensein ausgeprägter Kariesrisikogruppen zumindest bei Kindern schließen. Darunter versteht man den Teil der Bevölkerung, der einem Kariesangriff offenbar in extremem Ausmaß unterliegt.

Aus diesen Feststellungen ergibt sich, dass ein Sanierungskonzept für Kinder sorgfältig auf das jeweilige Kariesrisiko abgestimmt werden muss. Dazu gehören neben einer exakt durchgeführten Zahnsanierung auch Maßnahmen der Intensivprophylaxe (s. S. 114).

Zwölfjährige

In der Zeit vor 1994 wurden in der Bundesrepublik Deutschland keine repräsentativen Erhebungen an Zwölfjährigen durchgeführt. Somit liegen nur die Ergebnisse der DAJ-Erhebungen 1994/95, 1997 und 2000 sowie die Ergebnisse der DMS-III-Studie vor, die 1997 durchgeführt wurde (Abb. 2-5). Dabei zeigten die DAJ-Studien, dass der mittlere DMF-T der Zwölfjährigen im Jahr 2000 mit 1,21 um 50,4% niedriger lag als 1994/95 (DMF-T-Mittelwert: 2,44). Auch in dieser Altersgruppe ist die positive Entwicklung vermutlich auf die weite Verbreitung der Fissurenversiegelung zurückzuführen. Die mittlere Zahl versiegelter Zähne im Jahr 2000 betrug bei Zwölfährigen 2,23.

Der ausgeprägte Rückgang der mittleren DMF-T-Werte, bei deren Berechnung nur Dentinläsionen berücksichtigt wurden, darf aber nicht darüber hinwegtäuschen, dass bei Jugendlichen zusätzlich eine relativ große Zahl von Schmelzläsionen festzustellen ist. So zeigte die DMS-III-Studie im Jahr 1997, dass

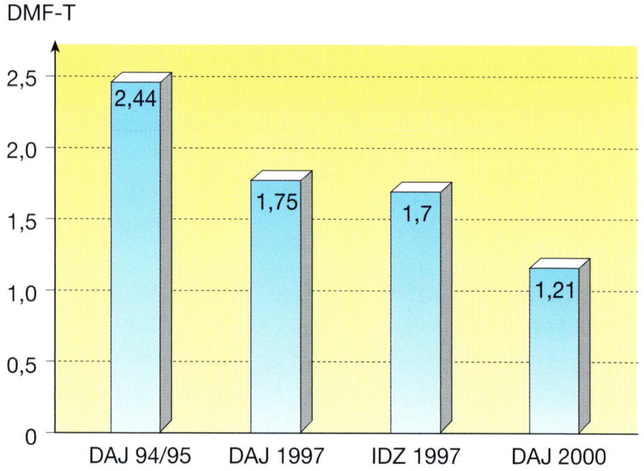

Abb. 2-5 Mittlere DMF-T-Werte bei Zwölfjährigen in den Jahren 1994 bis 2000.

jeder Jugendliche durchschnittlich drei Zähne mit Initial- oder Schmelzkaries aufwies [12]. Ohne geeignete Präventionsmaßnahmen entwickeln sich diese Läsionen innerhalb weniger Jahre zu bis in das Dentin reichenden Defekten weiter. Deshalb sollten bedarfsgerechte Prophylaxeprogramme darauf abzielen, initiale Kariesläsionen zu remineralisieren (s. Kap. 8 *Füllung oder Remineralisation*).

Dreizehn- bis Vierzehnjährige

Im Rahmen der DMS-I- und der DMS-II-Studie wurde in dieser Altersgruppe ein mittlerer DMF-T von 5,1 (West) bzw. 4,3 (Ost) ermittelt, 12,4% der Jugendlichen im Westen hatten ein naturgesundes Gebiss. Der Sanierungsgrad lag bei 59,8%. Der bei den Kindern feststellbare Trend zur Polarisierung der Kariesverteilung ist bei den Jugendlichen, wenn auch in abgeschwächter Form, ebenfalls zu beobachten. Hier haben ein Drittel der Untersuchten drei Viertel der Karies.

Vergleicht man diese Ergebnisse mit den nationalen Studien A5 (1978) und A10 (1990) der Deutschen Gesellschaft für Zahn-, Mund- und Kieferheilkunde (DGZMK) [4], so wird der **rückläufige Trend der Karies** bestätigt.

2.3 Epidemiologie der Parodontopathien

Die quantitative Erfassung des Zustandes von Gingiva und Parodont erfolgt mit Indizes wie dem „Papillary Bleeding Index"/PBI [13] und dem „Community Periodontal Index"(CPI) [1].

Eine größere Zahl epidemiologischer Studien zeigt, dass viele Kinder bereits im Vorschulalter von Gingivitis befallen sind.

Repräsentative Daten zur Verbreitung von Parodontalerkrankungen bei Kindern in Deutschland konnten erstmals im Rahmen der DMS-I-Studie ermittelt werden: Bei den **Acht- bis Neunjährigen** zeigte sich, dass nur 27,8% keine gingivale Entzündung aufwiesen. Geringe Blutungen (Grad 1 und 2) waren dagegen relativ häufig mit 36,6 respektive 23,7%. Stärkere Blutungen kamen bei 10% der Kinder vor. Bei den Kindern dieser Altersgruppe wurden beim CPI nur die Grade 0–2 erfasst. Am häufigsten traten gingivale Entzündungen (Grad 1) als Maximalwert mit 53,5% auf. Relativ selten waren Zahnstein oder überstehende Füllungsränder (mit knapp 11%).

Gesunde gingivale Verhältnisse waren bei Probanden aus der Oberschicht häufiger als bei Kindern aus anderen Schichten.

Im Rahmen der DMS-III Studie zeigte sich 1997, dass nur 22,2% der Zwölfjährigen völlig entzündungsfreie gingivale Verhältnisse hatten. Schwere gingivale Entzündungen (PBI-Grad 3 und 4) waren bei 36,1% der Jugendlichen zu verzeichnen. Bei der Bestimmung des CPI zeigte sich, dass rund 6% der untersuchten Jugendlichen Zahnstein aufwiesen. Bei kontrollorientierten Jugendlichen traten höhere PBI-Werte deutlich seltener auf als bei den Jugendlichen, die nur bei Beschwerden einen Zahnarzt aufsuchen.

2.4 Zur Prävalenz von Zahnfehlstellungen

Auch die Prävalenz von Zahnfehlstellungen wurde im Rahmen der DMS-I-Studie untersucht [11]. Zunächst einmal gab fast die Hälfte der acht-/neunjährigen Mädchen an, dass eine Behandlung bereits begonnen worden war bzw. in Planung sei, während dies nur bei 36% der Jungen der Fall war. Kinder, bei denen bereits im Alter von acht/neun Jahren eine kieferorthopädische Behandlung geplant oder im Gang war, wiesen häufiger umfangreiche Fehlbildungen auf. 57% der 13-/14-Jährigen befanden sich noch in **kieferorthopädischer Behandlung,** oder die Behandlung war bereits beendet.

Betrachtet man die verschiedenen Stellungsanomalien im Einzelnen, so zeigt sich, dass 63% der Acht-/Neunjährigen und 58% der 13-/14-Jährigen Engstände im Ober- oder Unterkiefer aufwiesen, Lückenstellungen kamen bei 44% der Kinder und 41% der Jugendlichen vor.

Ein **Kreuzbiss** im Bereich der Schneidezähne, der als Leitsymptom des „progenen Formenkreises" gilt, konnte in der genannten Studie bei nur 2% der Acht- u. Neunjährigen festgestellt werden, in der Gruppe der Jugendlichen war dies bei 1% der Probanden der Fall. Ein seitlicher Kreuzbiss an mindestens einem Antagonistenpaar lag bei 15% der Kinder und 12% der Jugendlichen vor.

Bei 48% der Acht-/Neunjährigen und 40% der 13-/14-Jährigen lagen **distale Okklusionsverhältnisse** an den Eckzähnen bzw. ersten Molaren vor.

Insgesamt zeigte sich im Rahmen der IDZ-Studie, dass eugnathe Gebisse nur bei 1% der Kinder bzw. 3% der Jugendlichen vorkamen. Mehrere bzw. umfangreiche Fehlbildungen lagen bei 30% der Kinder bzw. 22% der Jugendlichen vor.

2.5 Zusammenfassung und künftige Perspektiven

Der Gebisszustand der Kinder und Jugendlichen in Deutschland hat sich in den letzten Jahren offensichtlich deutlich gebessert.

Als Konsequenz aus den epidemiologischen Ergebnissen sollten die Bemühungen um die zahnmedizinische Prophylaxe bei Kindern intensiviert werden, wobei insbesondere für eine bedarfsgerechte präventive Betreuung der Personen mit erhöhter Kariesaktivität zu sorgen ist.

Angesichts der schlechten Sanierungsgrade bei Vorschulkindern und Schulanfängern muss insbesondere der Sanierung der Milchzähne verstärkte Aufmerksamkeit geschenkt werden.

Ausgewählte Literatur

Das vollständige Literaturverzeichnis finden Sie auf unserer Homepage www.urbanfischer.de/Zahnmedizin/Kinderzahnheilkunde.

[3] Dünninger, P., Pieper, K.: Ergebnisse zur Prävalenz von Karies und Dentalfluorose. In: Micheelis, W., Bauch, J.: Mundgesundheitszustand und -verhalten in der Bundesrepublik Deutschland. Deutscher Ärzte-Verlag, Köln 1991.

[4] Dünninger, P., Uhl, Th., Einwag, J., Naujoks, R.: Die Veränderung der Mundgesundheit in der Bundesrepublik Deutschland – das Projekt A10. Dtsch. zahnärztl. Z. 50, 40 (1995).

[9] Gülzow, H.-J., Farshi, H.: Die Zahngesundheit Hamburger Kindergartenkinder 1977-1998. Dtsch. Zahnärztl. Z. 55, 11 (2000).

[12] Micheelis, W., Reich, E.: Dritte Deutsche Mundgesundheitsstudie (DMS III). Ergebnisse, Trends und Problemanalysen auf der Grundlage bevölkerungsrepräsentativer Stichproben in Deutschland 1997. Deutscher Ärzte-Verlag, Köln 1999.

[19] Pieper, K.: Epidemiologische Begleituntersuchungen zur Gruppenprophylaxe 2000. Deutsche Arbeitsgemeinschaft für Jugendzahnpflege, Bonn 2001.

[22] World Health Organisation: Formulating strategies for health for all by the year 2000. Genf 1979.

3 Anamnese und allgemeine Untersuchung

von Gisela Hetzer

Inhaltsübersicht

3.1 Einleitung

Die sorgfältig erhobene Anamnese, eine gründliche Untersuchung des Kindes und die richtige Bewertung aller Angaben und Befunde sind wesentliche Voraussetzungen für eine korrekte Diagnose und adäquate Therapie. Allgemeine Richtlinien zahnärztlicher Untersuchung gelten dabei sowohl für den erwachsenen Patienten als auch für das Kind. Aufgrund seiner entwicklungsbedingten physischen und psychischen Besonderheiten ist das Kind jedoch nicht einfach ein verkleinertes Abbild des Erwachsenen. Bei der zahnärztlichen Untersuchung sind deshalb einige spezifische Gesichtspunkte und Vorgehensweisen zu beachten:

- Abhängig von Alter und Entwicklungsstand kann ein Kind keine oder nur begrenzt verwertbare **anamnestische Angaben** machen. Um dennoch brauchbare Auskünfte zu erhalten, müssen die Fragen für das Kind verständlich sein. Suggestivfragen sind zu vermeiden. Aus den Antworten oder Reaktionen des Kindes kann man sich meist sehr rasch ein Bild von der Persönlichkeit des Kindes machen und seine voraussichtliche Mitarbeit und Belastbarkeit einschätzen. Insofern ist die Anamneseerhebung und Untersuchung auch der erste wichtige Kommunikationsschritt zwischen Zahnarzt und Kind. Vor allem bei Kleinkindern müssen von vornherein die Eltern oder andere Begleitpersonen zur Vorgeschichte befragt werden.
- Die Einschätzung des Standes und weiteren Fortgangs der **Gebissentwicklung** gehört unverzichtbar zur zahnärztlichen Untersuchung des Kindes. Damit können abwegige Entwicklungen rechtzeitig erkannt, steuernd beeinflusst und zum optimalen Zeitpunkt behandelt werden.
- **Allgemeine Erkrankungen,** die das Risiko einer zahnärztlichen Behandlung beeinflussen, kommen in der Regel seltener vor als beim Erwachsenen. Trotzdem sollte sich der Zahnarzt bei Neuaufnahme eines Kindes routinemäßig nach dem allgemeinen Gesundheitszustand des kleinen Patienten erkundigen.

Die Anamnese und zahnärztliche Untersuchung des Kindes umfasst im Einzelnen:

- spezielle zahnmedizinische Anamnese,
- allgemeinmedizinische Anamnese,
- extraorale Untersuchung,
- intraorale Untersuchung,
- röntgenographische Untersuchung,
- ergänzende Untersuchungen (bei entsprechender Indikation): Modellanalysen, Fotodokumentationen, Speicheluntersuchungen, Resistenzbestimmungen und Biopsien.

Alle wesentlichen anamnestischen Daten und klinischen Befunde sind in geeigneter Weise zu dokumentieren.

3.2 Zahnmedizinische Anamnese

Die Erhebung der Anamnese beginnt zweckmäßigerweise mit der Frage nach Beschwerden bzw. nach dem aktuellen Anlass für den Zahnarztbesuch. Dieses Vorgehen entspricht auch den Erwartungen der Eltern und des Kindes. Noch vor Beginn dieses Gesprächs ergeben sich bereits aus der Art und Weise, wie ein Kind das Sprechzimmer betritt, Hinweise zu seiner voraussichtlichen Behandlungsbereitschaft und Mitarbeit. Ein Kind, das sich aus eigenem Antrieb auf den Behandlungsstuhl setzt, lässt sich voraussichtlich besser behandeln als ein Kind ohne eine derartige Bereitschaft.

Wenn irgend möglich, sollte das Kind bei der Anamneseerhebung selbst zu Wort kommen, sodass die Eltern die Angaben lediglich präzisieren oder ergänzen müssen. Das Kind wird z.B. aufgefordert, mit seinem Finger den schmerzenden Zahn oder die schmerzende Stelle selbst zu zeigen.

> Subjektive Angaben zu Schmerzqualität und -dauer sind nur in sehr eingeschränktem Maße verwertbar. Ein Kind wird vorhandene Beschwerden eher bagatellisieren als dramatisieren, so dass solchen Angaben auf jeden Fall nachgegangen werden muss.

Bei **Zahntraumen** sind Unfallhergang und Begleitumstände zu erfragen und exakt zu dokumentieren, da sich daraus häufig versicherungsrechtliche und gutachterliche Konsequenzen ergeben. Ferner sollte das Kind ggf. über vorangegangene Besuche beim Zahnarzt berichten. Auf diesem Weg erfährt der behandelnde Zahnarzt, ob bereits negative Erfahrungen vorliegen (siehe auch Kap. 18 *Das Frontzahntrauma bei Kindern und Jugendlichen*).

Verlässliche Angaben zu **Mundhygiene- und Ernährungsgewohnheiten** wird man allenfalls von den Eltern und nicht vom Kind erhalten (Ernährungs- und Mundhygienebogen, Anhang 3-1). Das betrifft auch Fragen nach **Parafunktionen (Lutschen)**, die als ätiologische Faktoren für Gebissanomalien in Betracht kommen.

Für die Ermittlung anamnestischer Daten und die Erstuntersuchung ist folglich die **Anwesenheit eines Elternteils** im Sprechzimmer unverzichtbar. Die Frage, ob die Eltern während der nachfolgenden Behandlung anwesend sein sollten oder nicht, hängt

weitgehend vom Alter des Kindes und vom Verhalten und Erziehungsstil der Eltern ab. Ältere Kinder dürfen darüber selbst entscheiden.
Für die Anwesenheit der Eltern spricht:
- das Alter des Kindes (Kleinkind- oder Vorschulalter),
- die Möglichkeit der gleichzeitigen Beeinflussung von Eltern und Kind,
- störungsfreier Behandlungsverlauf durch Instruktion der Eltern.

Gegen die Anwesenheit der Eltern spricht:
- die Tatsache, dass Eltern selbst Angst haben,
- dass ein Kind bei Anwesenheit eines Elternteils eher seinen Emotionen freien Lauf lässt [6].

3.3 Allgemeinmedizinische Anamnese

Die Information des Zahnarztes über bestehende Allgemeinerkrankungen dient dazu, ein mögliches Behandlungsrisiko für das Kind zu erkennen und andererseits Ansteckungsgefahren für den Zahnarzt und sein Team zu vermindern [1, 4].

Dabei ist das Spektrum zu erwartender Allgemeinerkrankungen weniger breit als beim Erwachsenen, und man wird häufiger einen unbeeinträchtigten Gesundheitszustand finden.

Das Ausfüllen eines standardisierten **Informations- und Anamnesebogens** (Anhang 3-2) bringt den Vorteil, dass keine wesentlichen Aspekte zur Anamnese vergessen werden. Werden von den Eltern einzelne Fragen als zutreffend angekreuzt, besteht für den Zahnarzt ohnehin die Pflicht, nachzufragen, um das tatsächliche Risiko, z.B. im Fall einer Lokalanästhesie oder eines chirurgischen Eingriffs, abschätzen zu können.

Wenn kein standardisierter Fragebogen benutzt wird, sind von den Eltern insbesondere folgende Informationen einzuholen:
- Ist das Kind ständig in ärztlicher Behandlung und wenn ja, aus welchem Grund?
- Nimmt das Kind ständig Medikamente ein?
- Hat das Kind angeborene Herzfehler, Blutungsübel, Diabetes, Anfallsleiden, ansteckende Krankheiten?

Bestehen Zweifel an der Verlässlichkeit der Angaben der Eltern, dann muss ggf. auch der jeweilige Hausarzt konsultiert werden.

Aus der **Familienanamnese** ergeben sich in bestimmten Fällen wichtige differentialdiagnostische Hinweise, vor allem bei Form-, Oberflächen- und Farbveränderungen der Zähne, bei einigen dentofazialen Anomalien und auch bei Systemerkrankungen mit oraler Symptomatik. Bei der Beratung der Eltern über karies- und parodontalprophylaktische Maßnahmen sowie zur Gesamteinschätzung der Persönlichkeit des Kindes ist schließlich auch das **soziale Umfeld** von Interesse. Anhaltspunkte dazu geben Informationen über Geschwisterzahl, die familiäre Situation oder besondere Interessen und Neigungen des Kindes.

3.4 Extraorale Untersuchung

Die äußere Untersuchung des Kindes erfolgt mittels Inspektion und Palpation. Dabei sollte man dem Kind möglichst keine Unannehmlichkeiten bereiten und vorsichtig und nur mit geringem Druck palpieren.

Inspektion. Der Untersucher achtet zunächst auf Asymmetrien des Gesichts, Weichteilschwellungen, Fisteln, Verletzungen, Effloreszenzen der Haut, die Durchblutung der Haut sowie auf auffällige Befunde am Auge. Blässe der Haut kann sowohl psychisch bedingt als auch Symptom innerer Erkrankungen sein. Eine übermäßige Hautrötung findet sich bei erhöhter Körpertemperatur, bei Exanthemen oder in abgegrenzter Form bei akuten entzündlichen Prozessen (Abb. 3-1).

Fehlender Lippenschluss, Mundatmung und Spannungen der Muskulatur gestatten Rückschlüsse auf die unzureichende Funktion der Mundweichteile. Ferner ist auf Lutschangewohnheiten und andere

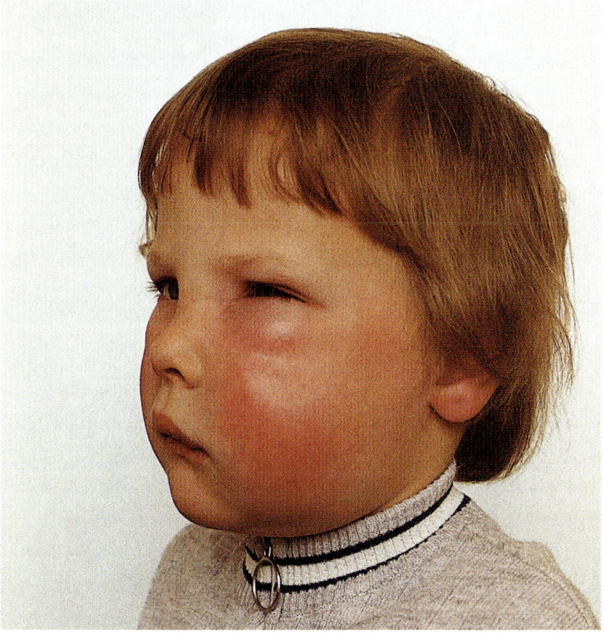

Abb. 3-1 Alveolärer Abszess im linken Oberkiefer, ausgehend von Zahn 64.

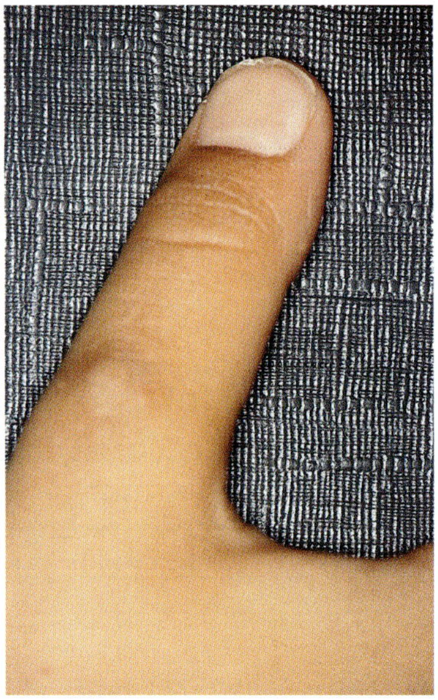

Abb. 3-2 Schwielige Verdickung am Lutschdaumen.

Parafunktionen (Lippen-, Zungen- oder Wangensaugen bzw. -pressen) zu achten. Das gelingt am besten, wenn sich das Kind in dieser Hinsicht unbeobachtet fühlt. Lutschangewohnheiten sind mitunter auch an den entsprechenden Fingern erkennbar (Abb. 3-2).

Palpation. Durch bimanuelle Palpation wird die Anschwellung, Größe, Konsistenz und Verschieblichkeit auffälliger Befunde genauer bestimmt. Dabei erfolgt stets der Vergleich mit der Gegenseite.

Nach Unfällen ist der knöcherne Gesichtsschädel zu palpieren. Es werden der Orbitarand, der Jochbogen, die Nase, der Unterkieferrand, Kieferwinkel und Kieferast auf Stufenbildungen oder abnorme Beweglichkeit hin abgetastet.

Nach traumatischen Einwirkungen auf das Kiefergelenk wird geprüft, ob sich in Ruheschwebe durch einen sanften Stoß auf das Kinn ein Stauchungsschmerz auslösen lässt. Außerdem wird bei Palpation der Kiefergelenke auf Seitendifferenzen geachtet.

Bei „Ohrenschmerzen" ist beim Kind sowohl eine otogene als auch eine dentogene Ursache in Betracht zu ziehen. Die Berührungsempfindlichkeit des Tragus und seiner Umgebung weist auf eine akute Otitis media.

Die submandibulären, submentalen und zervikalen Lymphknoten müssen bei entzündlichen Erkrankungen im Kiefer-Gesichts-Bereich oder bei Verdacht auf eine Neubildung auf Schmerzhaftigkeit und auf Vergrößerung geprüft werden [4]. Schwellungen der retroaurikulären Lymphknoten treten fast ausschließlich bei krankhaften Veränderungen im Ohrbereich auf. Lymphknotenschwellungen im Hinterhaupt- und Nackenbereich gelten als bedeutsamer diagnostischer Hinweis für eine Rötelninfektion.

Schließlich sind bei der extraoralen Untersuchung durch den Zahnarzt auch Innervationsstörungen einzelner Hirnnerven zu erfassen. Beim Kind können sich solche Störungen vornehmlich nach Traumen oder iatrogenen Einflüssen (intraoperative Verletzungen) ergeben.

3.5 Intraorale Untersuchung

Bei der intraoralen Untersuchung sollte man sich zunächst einen Überblick über die Gesamtsituation in der Mundhöhle verschaffen, auch wenn das Hauptaugenmerk auf dem Zahn- und Kiefersystem liegt. Eine routinemäßig durchgeführte kurze Inspektion der gesamten Mundhöhle erfordert nur wenig Zeit, stellt jedoch sicher, dass keine schwerwiegenden Befunde übersehen werden.

Die intraorale Untersuchung erstreckt sich beim Kind insbesondere auf:
- Schleimhäute, Weichgewebe und Kieferknochen,
- Speichel und Mundhygiene,
- Stand der Gebissentwicklung und dentofaziale Anomalien,
- Kariesdiagnostik,
- Attritionen, Abrasionen, Erosionen,
- Form-, Zahl- und Strukturanomalien der Zähne,
- Gingiva- und Zahnhalteapparat.

Falls das Kind mit dem zahnärztlichen Instrumentarium noch nicht vertraut ist, werden ihm zunächst die wichtigsten Hilfsmittel für die intraorale Untersuchung (Mundspiegel, zahnärztliche Sonde, Wasserspray und Druckluft) gezeigt, auf altersentsprechende Weise erklärt und vorgeführt.

3.5.1 Schleimhäute, Weichgewebe und Kieferknochen

Die Untersuchung der Mundhöhle beginnt im obengenannten Sinn mit der Inspektion der **Mundschleimhäute.** Dabei ist auf Pigmentierungen, Enantheme, Blasen, Ulzerationen, Leukoplakien oder Hyperkeratosen sowie auf Blutungen zu achten [4]. Vermutete oder sichtbare Schwellungen werden abgetastet.

Gelegentlich markieren sich **Blutungen** in den Perikoronarraum eines Zahnkeimes als blaurot verfärbte, indolente, weiche und fluktuierende Schleimhautschwellungen (Abb. 3-3). Als Ursache kommt z.B. der Einbiss der Antagonisten in Betracht. Dieser harmlose Befund wird mitunter mit einem Tumor (Hämangiom) verwechselt (siehe auch Kap. 20 „Mund-Kiefer-Gesichtskrankheiten").

Multiple weißliche Knötchen im Bereich des Kieferkammes Neugeborener **(Bohn-Knötchen)** werden

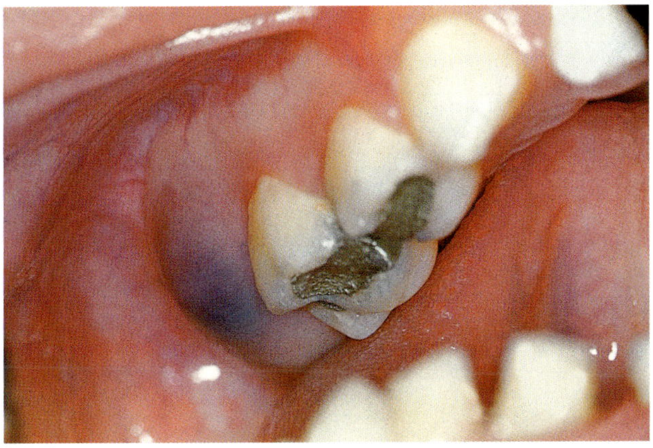

Abb. 3-3 Blutung in den Perikoronarraum des durchbrechenden oberen ersten bleibenden Molaren.

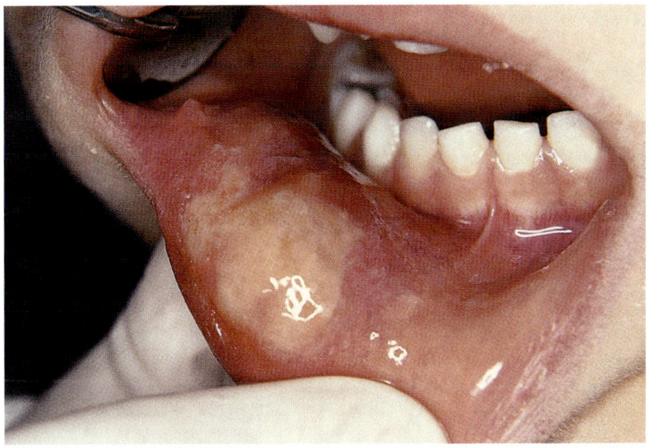

Abb. 3-5 Bissverletzung nach Leitungsanästhesie im rechten Unterkiefer.

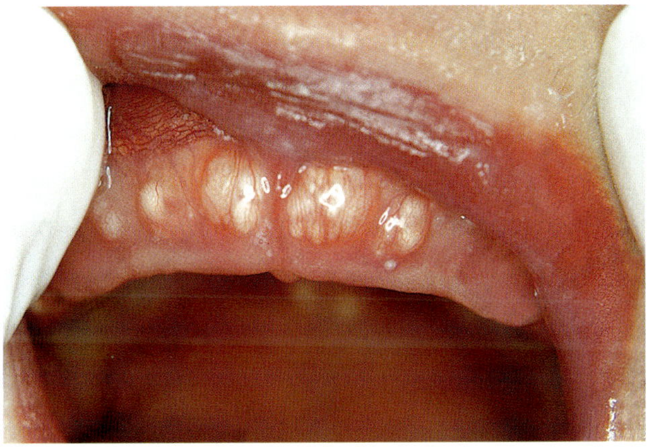

Abb. 3-4 Bohn-Knötchen beim Neugeborenen.

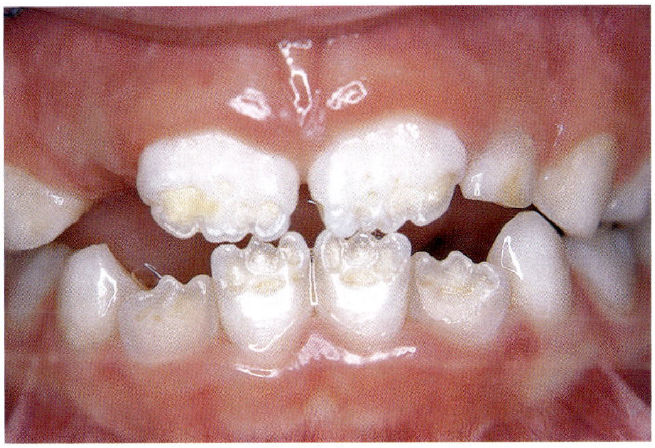

Abb. 3-6 Schmelzbildungsstörungen nach chronischer Atemwegserkrankung und Entwicklungsstörungen im Kleinkindalter.

manchmal als vorzeitig durchbrechende Milchzähne fehlgedeutet (Abb. 3-4). Es handelt sich um dicht unter der Schleimhaut liegende keratinisierte Mikrozysten aus Epithelresten, die sich im Allgemeinen spontan zurück bilden.

Nach einer Leitungsanästhesie im Unterkiefer können **Lippenulzerationen** auftreten, wenn sich das Kind durch Beißen auf die unempfindliche Unterlippe verletzt (Abb. 3-5). Durch entsprechende Hinweise an die Begleitperson des Kindes lassen sich derartige Verletzungen, aber auch gelegentliche Fehldeutungen durch die Eltern und Schuldzuweisungen an den Zahnarzt vermeiden.

Im Mundhöhlenbereich manifestieren sich häufig **Symptome allgemeiner Erkrankungen.** Da die Mundhöhle im Gegensatz zu anderen Körperhöhlen gut zugänglich ist, kann die gewissenhafte Untersuchung durch den Zahnarzt zur Früherkennung allgemeiner Erkrankungen beitragen.

Das hat für das Kindesalter insofern große praktische Bedeutung, als Kinder im Allgemeinen auch regelmäßig zahnärztlich untersucht werden. Tabelle 3-1 zeigt eine Zusammenstellung ausgewählter Allgemeinerkrankungen, die für das Kindesalter bedeutsam sind und jeweils mit oralen Befunden einhergehen. Hinsichtlich der Symptomatik internistischer oder dermatologischer Krankheitsbilder wird auf Kap. 20 „Mund-Kiefer-Gesichtskrankheiten" sowie einschlägige Fachbücher verwiesen.

Während sich an den Zahnhartsubstanzen relativ häufig Zeichen allgemeiner Erkrankungen finden, die während der Zahnentwicklung abgelaufen sind (Abb. 3-6), können pathologische Befunde an Schleimhäuten und Zunge auf aktuelle krankhafte Veränderungen im Organismus hinweisen (Abb. 3-7).

Bei der Untersuchung der **Zunge** ist das Augenmerk auf deren Beweglichkeit (Einschränkung durch Bänder), Oberflächenbeschaffenheit (Beläge) und auf den vorderen Mundboden bei hochgestreckter Zunge zu richten. Ein leichter Druck auf den Zungengrund ermöglicht die Betrachtung der Tonsillen

Tabelle 3-1 Symptome ausgewählter allgemeiner Erkrankungen in der Mundhöhle des Kindes [nach 9].

Erkrankung	Symptome in der Mundhöhle
Endokrine Störungen	
Unterfunktion/Überfunktion	Hemmung/Beschleunigung der Zahn- und Kieferentwicklung
Diabetes	erhöhte Gefährdung für Gingivitis/Parodontitis
Genetische Störungen	
ektodermale Dysplasie	Anomalien der Zahnform und Zahnzahl
Trisomie 21	Anomalien der Zahnform und Zahnzahl, Makroglossie, Lingua scrotalis
Osteogenesis imperfecta	Dysplasien des Dentins
Infektionskrankheiten mit vorwiegend oraler Symptomatik	
Stomatitis herpetica	Gingivitis, Stomatitis, Glossitis, Blasen oder Erosionen auf den Schleimhäuten, Krustenbildung an den Lippen, erhöhte Salivation, Foetor ex ore
Candidiasis	weiße Stippchen oder flächenhafter Belag in wenig geröteter Umgebung (Begleiterscheinung bei herabgesetzter Widerstandsfähigkeit des Organismus)
Infektionskrankheiten mit Nebenbefunden in der Mundhöhle	
Scharlach	Enanthem, Himbeerzunge
Masern	Enanthem, Koplik-Flecken auf der Wangenschleimhaut
Windpocken	Blasen, Erosionen
Röteln	Enanthem, Schwellung der Nackenlymphknoten
Diphtherie	Stomatitis, Pseudomembranen
Keuchhusten	Stomatitis, mitunter Bissverletzungen
infektiöse Mononukleose	Gingivitis, Stomatitis
Mumps	Rötung und Schwellung der Papilla salivaria
Blutkrankheiten	
Agranulozytose	nekrotisierende ulzeröse Gingivitis
Leukämie	Gingivablutungen, ulzeröse Gingivitis/Stomatitis, leukämische Infiltrate
Blutungsübel	Gingiva- und Schleimhautblutungen (Zahnwechsel!)
Hautkrankheiten	
Erythema exsudativum multiforme, Pemphigus vulgaris, Epidermolysis bullosa hereditaria	Erosionen, Ulzera durch Zerreißen von Blasen
Lichen ruber planus, Lupus erythematodes	Hyper- und Parakeratosen

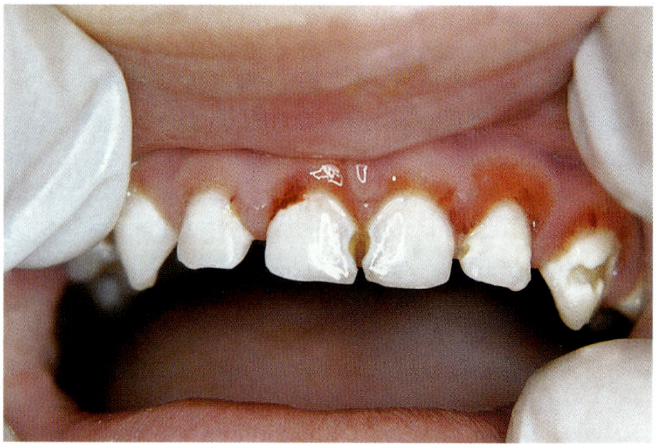

Abb. 3-7 Gingivablutung bei akuter lymphatischer Leukämie.

und des Rachenringes. Bei Kindern diagnostiziert man relativ häufig eine so genannte Lingua geographica (Abb. 3-8). Es handelt sich um harmlose herdförmige Desquamationen an der Zungenoberfläche. Rote belagfreie Areale mit weißlichem Randsaum lassen eine landkartenähnliche Zeichnung entstehen.

Rötungen oder Schwellungen um die Ausführungsgänge der submandibulären und sublingualen **Speicheldrüsen** sowie die der Parotis sind gut zu erkennen. Sie sind ein Hinweis auf entzündliche Veränderungen in den Speicheldrüsen oder deren Gangsystemen. Retentionszysten kleiner Schleimdrüsen finden sich meist auf der Innenseite der Unterlippe.

Ferner ist durch Inspektion und Palpation auf Entwicklungsmissbildungen (Spalten) und Deformatio-

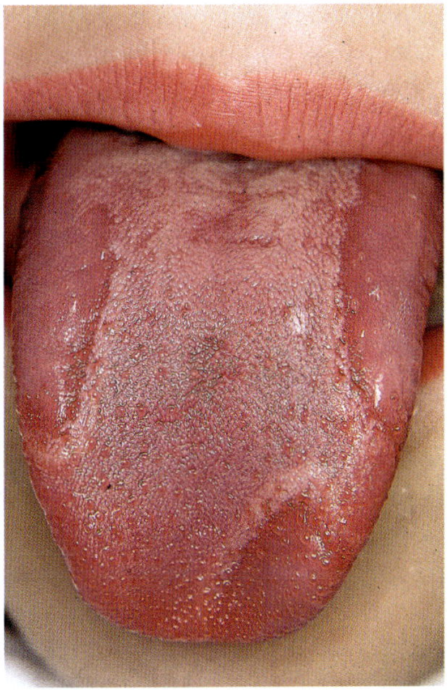

Abb. 3-8 Lingua geographica bei fünfjährigem Kind.

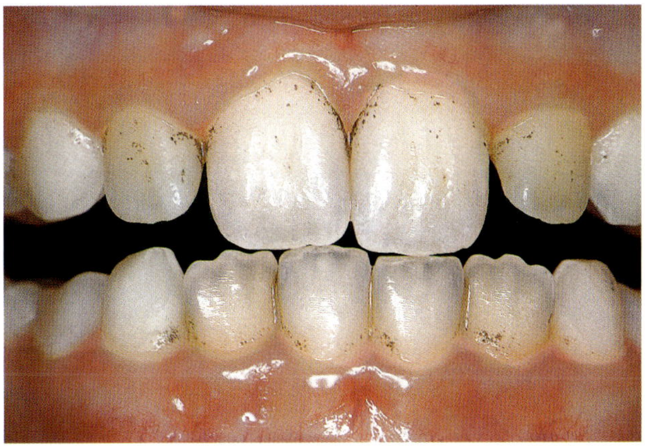

Abb. 3-9 Schwarze Beläge in kariesfreiem Wechselgebiss; Farbunterschiede zwischen Milchzähnen und bleibenden Zähnen.

nen des **harten Gaumens** zu achten. Bei akuten odontogenen pyogenen Infektionen, die von Zähnen des Unterkiefers ausgehen, ist die **Tastbarkeit des Unterkieferrandes** ein wichtiges Kriterium für den Ausbreitungsgrad des akuten Geschehens.

3.5.2 Speichel und Mundhygiene

Speichel, orale Beläge und Niederschläge sind als wesentliche Faktoren des Mundhöhlenbiotops in die intraorale Untersuchung einzubeziehen.

Der **Speichel** bzw. die Mundhöhlenflüssigkeit spielt bei der Aufrechterhaltung des ökologischen Gleichgewichtes in der Mundhöhle eine entscheidende Rolle. Deshalb können Untersuchungen zur Menge und Zusammensetzung des Speichels zusätzliche Hinweise für die Einschätzung des individuellen Kariesrisikos liefern. Einzelheiten dazu sind in den einschlägigen Kapiteln dieses Buches nachzulesen.

Plaqueakkumulationen auf den Zahnoberflächen kennzeichnen die Mundhygiene des Kindes. Dagegen scheinen andere Niederschlags- und Belagsformen wie der supragingivale Zahnstein und schwarze Beläge (black stain, Abb. 3-9) wenig oder gar nicht mit dem Mundhygieneverhalten oder mit bestimmten Ernährungsgewohnheiten zu korrelieren. Kinder haben im Vergleich zu Erwachsenen generell weniger und seltener supragingivalen Zahnstein. Ursächlich wird unter anderem ein unterschiedlicher Gehalt an Präzipitationshemmern im Speichel von Kindern und Erwachsenen angenommen [2]. Für quantitative Aussagen zur Plaqueverteilung eignet sich beim Kind der vereinfachte Oral-Hygiene-Index [5] oder der Plaque-Index nach Quigley und Hein [14].

Während der Zahneruption wird durch die morphologischen Verhältnisse zwischen Zahnoberfläche und Gingiva die Plaqueretention und -akkumulation besonders gefördert. An durchbrechenden Zähnen ist deshalb stets ein relativ höherer Anteil der Zahnoberfläche plaquebedeckt als an den Zähnen, die bereits die Okklusionsebene erreicht haben [7]. Eine „Selbstreinigung" des Gebisses ist während dieser Entwicklungsperiode mit Sicherheit unwirksam. Auch die übliche Zahnpflege trägt kaum zu einer wesentlichen Plaquereduktion bei (Abb. 3-10). Erst im Verlauf des weiteren Zahndurchbruchs nimmt die relative Plaqueausdehnung ab. Der jeweilige Kronenäquator fungiert gewissermaßen als Grenzlinie zwischen plaquefördernden und plaquehemmenden Einflüssen.

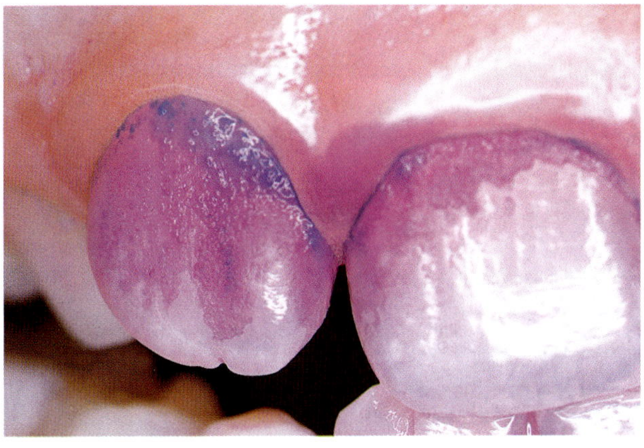

Abb. 3-10 Plaqueakkumulation am durchbrechenden Zahn.

3.5.3 Stand der Gebissentwicklung und dentofaziale Anomalien

Die Überwachung der Gebissentwicklung ist wesentlich bei der zahnärztlichen Betreuung des Kindes. Es kommt dabei darauf an, mit einfachen diagnostischen Mitteln abwegige Entwicklungen zu erfassen, um steuernd einzugreifen oder die betroffenen Kinder zum richtigen Zeitpunkt einer kieferorthopädischen Behandlung zuzuführen.

Zunächst wird der Stand des Zahndurchbruchs in Abhängigkeit von Alter und Geschlecht des Kindes beurteilt. Tabellen über die Mineralisations- und Durchbruchszeiten der Zähne [17] erleichtern diese Einschätzung. Von der Mittellinie beginnend zählt man die Zähne jedes Quadranten, um Verwechslungen zwischen Milchzähnen und bleibenden Zähnen zu vermeiden (zweiter Milchmolar und Sechsjahrmolar). Daraus leitet sich ab, ob es sich um ein Kind mit normalem, verfrühtem oder verspätetem Zahndurchbruch handelt. Der Resorptionsstand der Milchzähne bzw. der Stand des Wurzelwachstums bleibender Zähne kann nur mit Hilfe des Röntgenbildes genau beurteilt werden.

Als Faustregel gilt, dass das Wurzelwachstum des Milchzahnes eineinhalb bis zwei Jahre und das des bleibenden Zahnes drei bis vier Jahre nach dem Durchbruch abgeschlossen ist.

Persistierende Milchzähne sind ein Hinweis auf Verlagerung oder Nichtanlage des entsprechenden Ersatzzahnes.

Zur Prüfung des **Okklusionsbefundes** fordert man das Kind auf, zu schlucken und danach „die Zähne zusammen zu lassen", oder man versucht, mit sanftem Druck auf das Kinn den Unterkiefer in Schlussbissstellung zu führen. Abweichungen in den Beziehungen der Zahnreihen zueinander in sagittaler (Rückbiss, Vorbiss), vertikaler (Deckbiss, offener Biss) oder transversaler Richtung (Kreuzbiss) sind anhand des Okklusionsbefundes zu erkennen. Ferner wird man andere Leitsymptome dentofazialer Anomalien (Engstand) registrieren. Eine genauere Diagnostik erfolgt anhand der Modellanalyse sowie mittels Fernröntgen- und Fotostataufnahmen.

Zur klinischen Diagnostik dentofazialer Anomalien im Milch- und Wechselgebiss gehören ferner folgende **Funktionsproben** [3]:

- Schneidekantenbissmöglichkeit bei progener Situation: Ist das Kind auch mit Unterstützung durch den Untersucher nicht in der Lage, die Schneidezähne in Abbissstellung zu bringen, dann liegt eine prognostisch ungünstige Form des unteren Frontzahnvorbisses vor.
- Prüfung der Bewegungsbahn der unteren Zahnbogenmitte bei transversalen Okklusionsstörungen: Bleibt während der Öffnungsbewegung des Unterkiefers die Mittellinienabweichung der unteren Zahnbogenmitte erhalten, deutet das auf muskuläre oder artikuläre Fixierung der Unterkieferabweichung. Wanderungen innerhalb des Zahnbogens sind vorher auszuschließen. Stellt sich die untere Zahnbogenmitte jedoch beim Öffnen auf die Gesichtsmittellinie ein, dann handelt es sich um eine dentogen bedingte Zwangsführung des Unterkiefers.
- Funktionseinschätzung der Mundweichteile: Bei Mundatmung oder offenem Biss zielt diese Prüfung vor allem auf das Vorliegen von Parafunktionen (Zungenlage beim Schlucken, Wangen-, Lippenbeißen).
- Die Funktionsprüfung von Kiefergelenk und Kaumuskulatur sowie die Beurteilung der statischen und dynamischen Okklusion sind beim Kind von geringerer klinischer Relevanz als beim Erwachsenen. In angezeigten Fällen prüft man die Vorschub- und Seitbewegung des Unterkiefers sowie die maximale aktive und passive Mundöffnung. Nach einer so genannten Dreifingerregel für die „normale" Mundöffnung sollen die übereinander gelegten Zeige-, Mittel- und Ringfinger des Patienten in vertikaler Richtung zwischen den Schneidekanten Platz finden [10]. Die bei den Okklusionsbewegungen in Kontakt verbleibenden Zähne sind ein Gradmesser für die Funktionstüchtigkeit des Gebisses.

3.5.4 Kariesdiagnostik

Zur Kariesdiagnostik werden die Zahnoberflächen gereinigt, getrocknet und bei guter Beleuchtung inspiziert. Während größere Läsionen mühelos aufzufinden sind, kann die Erkennung der Initialkaries auch dem erfahrenen Zahnarzt Schwierigkeiten bereiten. Dies gilt insbesondere bei der Beurteilung von Fissuren und Approximalflächen.

Lange Zeit galt das „Haken" einer **zahnärztlichen Sonde** als Kriterium für eine behandlungsbedürftige Defektkaries bzw. als Indikation für restaurative therapeutische Maßnahmen. Der sich abzeichnende Kariesrückgang bei Kindern und Jugendlichen ist jedoch mit einer verlangsamten Kariesprogression und damit auch mit einer relativen Zunahme initialkariöser Läsionen verbunden [16].

Versucht man, mit der möglichst spitzen Sonde in eine initiale Schmelzkaries einzudringen, dann besteht die Gefahr, dass die Oberflächenschicht der Initialläsion durchstoßen wird. Damit wird ein stationäres oder sogar reversibles Kariesstadium in ein irreversibles und vermutlich progredientes Stadium überführt.

Das routinemäßige Absuchen aller Kariesprädilektionsstellen auf ein „Haken" der Sonde sollte daher unterbleiben [11]. Die zahnärztliche Sonde wird lediglich benutzt, um noch vorhandene Plaque von der Zahnoberfläche zu entfernen. Im Fissurenbereich ergeben sich insofern zusätzliche Probleme, als eine Sonde in einer tiefen, aber intakten Fissur „haken" kann. Umgekehrt kann am Boden einer engen Fissur eine Dentinkaries vorliegen, ohne dass die Sonde bis dorthin vordringt. Zudem trägt die hohe Remineralisationskapazität der Fluoride an der Schmelzoberfläche dazu bei, dass die Kariesausbreitung im Dentin über eine bestimmte Zeit maskiert bleibt (sog. „hidden caries").

Zur Kariesdiagnostik müssen folglich noch andere bewährte **Hilfsmittel** wie die röntgenologische Untersuchung, die Transillumination oder neue Verfahren (elektrische Widerstandsmessung, Laserfluoreszenz-Systeme) herangezogen werden. Im Einzelnen werden diese Verfahren im Kapitel 5 *Diagnose der Approximal- und Fissurenkaries* (s. S. 51ff.) beschrieben.

Alle bei der Untersuchung gefundenen initial- oder defektkariösen Veränderungen werden in ein Befundschema eingetragen. Die Eintragung wird zweckmäßigerweise durch die in Frage kommenden therapeutischen Alternativen (Kariesmonitoring, Fissurenversiegelung, erweiterte Fissurenversiegelung oder Füllung) ergänzt.

3.5.5 Attritionen, Abrasionen, Erosionen

Mechanische Einflüsse, wie kaufunktionelle Belastungen, Press- und Knirschgewohnheiten, abrasiv wirkende Nahrungsbestandteile oder Putzkörper von Zahnpasten, führen erst nach längerer Einwirkungsdauer zu Hartsubstanzverlusten **(Attrition, Abrasion)** der Zähne.

An Milchzähnen finden sich aufgrund der geringen Dicke der Schmelzkappe häufig starke Abrasionen. Diese Abrasionen, insbesondere im Bereich der Stützzonen, gelten als Vorteil für die weitere Gebissentwicklung, da sie eine Verschiebung der sagittalen intermaxillären Beziehungen und die Regelbisseinstellung der Sechsjahrmolaren begünstigen. Lokalisierte Abrasionen einzelner Zähne oder atypische Schlifffacetten sind dagegen ein Hinweis auf Parafunktionen.

Hartsubstanzverluste durch chemische Einflüsse **(Erosionen)** sind unter bestimmten Ernährungsgewohnheiten auch bei Kindern zu beobachten. Der häufige direkte Kontakt von Säuren (alimentär, medikamentös) mit der plaquefreien Zahnoberfläche führt – ohne Beteiligung von Bakterien – zu irreversibler Defektbildung. Dabei besteht ein Missverhältnis zwischen der Auflösung des Schmelzminerals und den Reparaturmechanismen des Speichels. Reduzierte Speichelsekretion, niedrige Pufferkapazität des Speichels und zusätzliche mechanische Einflüsse (sofortiges Zähneputzen nach dem Verzehr saurer Produkte) können diesen Prozess beschleunigen. Die betroffenen Kinder oder Jugendlichen klagen aufgrund der noch weiten Dentinkanälchen und geringer Sekundärdentinbildung oft über eine ausgeprägte Hypersensibilität des Dentins [8].

Alimentär bedingte Säureerosionen des Zahnschmelzes finden sich sowohl an vestibulären als auch an okklusalen Zahnflächen bzw. Inzisalkanten (Abb. 3-11). Zur Klärung der Ursachen sollten in der

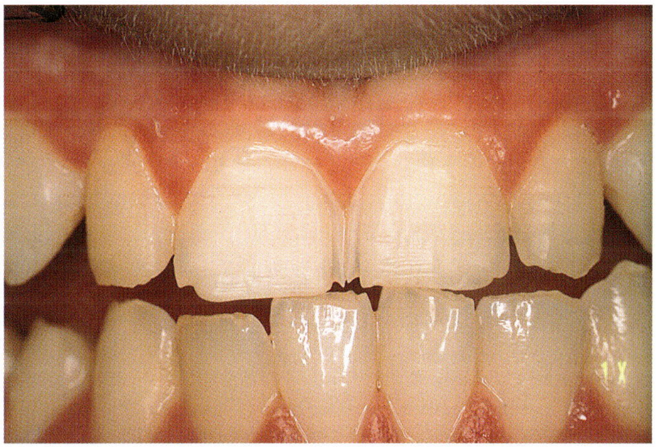

a

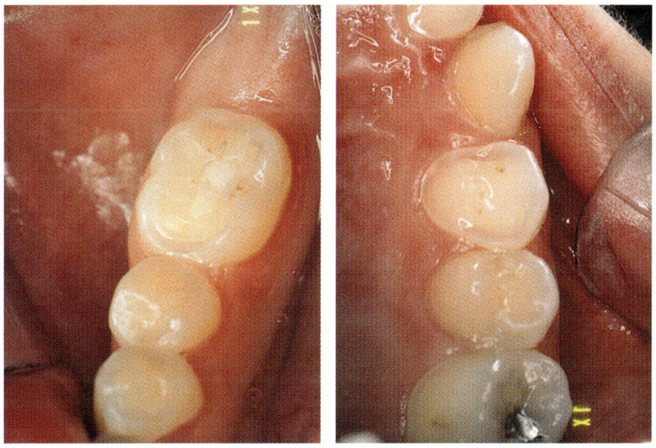

b

Abb. 3-11a und b Säureerosionen im Frontzahngebiet (a) und im Seitenzahngebiet (b) bei einem zwölfjährigen Patienten; approximale Schmelzanteile sind noch erkennbar; die Ernährungsanamnese ergab häufigen Verzehr säurehaltiger Erfrischungsgetränke (täglich zwei bis drei Dosen) und zusätzliches Lutschen von „Vitaminbonbons".

Anamnese Ernährungs- und Zahnpflegegewohnheiten, Essstörungen mit häufigem Erbrechen sowie mögliche Parafunktionen erfasst und die Pufferkapazität und Sekretionsrate des Speichels bestimmt werden. Bei der Ernährungsanamnese ist gezielt nach häufigem Verzehr von Fruchtsäften, Fruchtjogurts, Frischobst, säurehaltigen Erfrischungs- oder Sportgetränken zu fragen. In der Regel werden diese Kinder von ihren Eltern zu gesundheitsbewusster Lebensweise angehalten und betreiben auch eine intensive Mundhygiene.

3.5.6 Perkussion und Palpation

Zur Perkussion eines Zahnes in axialer oder horizontaler Richtung benutzt man beim Kind den Fingerdruck oder den vorsichtig gehandhabten Instrumentengriff.

Bei **akuten apikalen Parodontitiden** besteht häufig schon Schmerzhaftigkeit bei bloßer Berührung oder vorsichtiger Palpation des Zahnes. In diesen Fällen ist deshalb die Palpation der Perkussion voranzustellen, damit das Kind nicht durch den ausgelösten Perkussionsschmerz die weitere Untersuchung verweigert.

Milchzähne mit apikalen Parodontitiden weisen oft im Vergleich zum kontralateralen Zahn eine abnorme Lockerung auf, so dass allein aus diesem objektiven Befund diagnostische Schlüsse gezogen werden können. Fistelöffnungen, häufig in der Nähe des Zahnfleischrandes, bestätigen die Diagnose (Abb. 3-12).

Zur Perkussion eines Zahnes empfiehlt es sich, nicht sofort den vermutlich perkussionsempfindlichen Zahn, sondern zuerst benachbarte Zähne zu prüfen. Aus Reaktionsunterschieden des Kindes lassen sich so einigermaßen verlässliche Angaben gewinnen.

Es ist zu beachten, dass eine Klopfempfindlichkeit bei der akuten apikalen Parodontitis (besonders in axialer Richtung), als Traumafolge (Subluxation, Wurzelfraktur), bei gelockerten Füllungen und (beim Kind selten) bei marginaler Parodontitis (besonders in horizontaler Richtung) auftreten kann.

3.5.7 Sensibilitätsprüfung

Bei der Sensibilitätsprüfung einzelner Zähne empfiehlt es sich ebenfalls, zunächst benachbarte und vermutlich gesunde Zähne zu testen und danach, ohne es dem Kind anzukündigen, auch den erkrankten Zahn in die Prüfung einzubeziehen. Zur Sensibilitätsprüfung werden wegen der sichereren Reizantwort und der einfacheren Handhabung Kältereize der elektrischen Reizung vorgezogen [4].

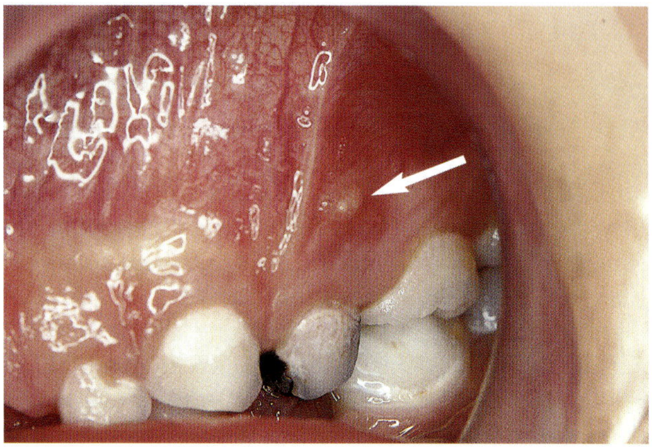

Abb. 3-12 Fistel bei chronischer apikaler Parodontitis von Zahn 64.

Die geringe Zuverlässigkeit subjektiver Angaben des Kindes sowie einige entwicklungsbedingte morphologische und funktionelle Besonderheiten des Zahnes und des Pulpagewebes können zu falsch positiven oder falsch negativen Reizantworten führen [15]:

- falsch positiv: falsche Angaben des Kindes,
- falsch negativ: Milchzahn, nicht abgeschlossenes Wurzelwachstum, Vitalamputation, Trauma.

An Milchzähnen wird besonders unter dem Einfluss der Resorption eine verminderte Reizbarkeit der Pulpa beobachtet. Bei Zähnen mit nicht abgeschlossenem Wurzelwachstum ist der nervale Plexus der Subodontoblastenschicht noch nicht voll ausgebildet, sodass sich deshalb falsch negative Sensibilitätsprüfungen ergeben können. Nach erfolgreichen Vitalamputationen, wo der obere Anteil des Wurzelkanals mit Hartgewebe ausgefüllt ist, erreicht der Kältereiz das Pulpagewebe mitunter nicht.

Schließlich sind die Fälle zu bedenken, in denen nach einem Trauma ein Ödem oder Hämatom in der Pulpa zu einem reversiblen Sensibilitätsausfall führt oder in denen nach hartgewebiger Metaplasie der Pulpa die Sensibilitätsprüfung (bei erhaltener Vitalität!) negativ ausfällt.

3.5.8 Form-, Zahl- und Strukturanomalien der Zähne

Zahnanomalien können für den betroffenen Patienten mit erheblichen funktionellen und ästhetischen Problemen verbunden sein. Deshalb ist ihre rechtzeitige Erkennung und sachgerechte Therapie ein wichtiges Feld der zahnärztlichen Betreuung des Kindes (siehe auch Kap. 17 *Zahnanomalien und ihre Versorgung*).

Aufgrund der großen individuellen morphologischen Variabilität der Zähne und des gesamten Kauorgans ergeben sich jedoch hinsichtlich der Zahnform, Zahngröße, Zahnfarbe und Hartsubstanzstruktur fließende Übergänge zwischen Norm, Variabilität und Anomalie. So wird die natürliche Farbe des vitalen Zahnes von der Dicke und vom Transparenzgrad des Schmelzes sowie von der Eigenfarbe und Dicke des Dentins bestimmt. Zwischen den Zähnen der ersten und zweiten Dentition ergeben sich deshalb mitunter markante Farbunterschiede (s. Abb. 3-9).

Neben hereditären Faktoren können sowohl systemische als auch lokale Einflüsse die regelrechte Zahnentwicklung beeinflussen. Da jedoch unterschiedliche Störfaktoren zu identischen oder sehr ähnlichen Zustandsbildern am fertigen Zahn führen, ist im Einzelfall die Klärung des ursächlichen Faktors mit Schwierigkeiten verbunden, sodass man sich auf die Feststellung des anomalen Zustandes beschränken muss.

Bei der Differentialdiagnose von Strukturanomalien gilt als Faustregel, dass lokale exogene Einwirkungen auf einzelne Zahnkeime zur isolierten Schädigung einzelner Zähne führen. Stoffwechselstörungen verursachen symmetrisch auftretende Strukturanomalien, die sich auf eine bestimmte Entwicklungsphase der Zähne beschränken. Erbliche Strukturanomalien treten in der Regel generalisiert an allen Zähnen beider Dentitionen auf.

3.5.9 Gingiva und Zahnhalteapparat

Bei der Untersuchung des marginalen Parodonts werden alle papillären, bukkalen und oralen Gingivaabschnitte beurteilt. Zweckmäßigerweise sind dafür die gebräuchlichen Indizes zu nutzen. Für das Kindesalter wird entweder der **SBI (Sulcus-Bleeding-Index)** [12] oder der **PBI (Papillenblutungsindex)** [13] empfohlen.

Ferner sind hoch ansetzende Bänder oder eine schmale Zone befestigter Gingiva zu erfassen. Form und Verlauf des Gingivarandes unterliegen während des Zahndurchbruchs einem Gestaltwandel. Die typische „Girlandenform" wird erst einige Zeit nach dem Durchbruch erreicht [7].

3.6 Ergänzende Untersuchungen

Je nach klinischer Erfordernis müssen zur Klärung der Diagnose noch weitere Untersuchungen durchgeführt werden. Am häufigsten kommt hier die Röntgendiagnostik zum Einsatz. Zu den ergänzenden Untersuchungen zählen ferner:

- Resistenzbestimmungen zur gezielten antimikrobiellen Therapie,
- Biopsien sowie
- eine Reihe von biochemischen oder serologischen Untersuchungen von Körperflüssigkeiten.

Die zunehmende Polarisierung des Kariesbefalls erfordert außerdem, Kinder mit erhöhtem Kariesrisiko rechtzeitig zu identifizieren. Dafür werden anamnestische Faktoren, klinische Befunde sowie Speichelparameter herangezogen (s. S. 98 ff.).

Ausgewählte Literatur

Das vollständige Literaturverzeichnis finden Sie auf unserer Homepage www.urbanfischer.de/Zahnmedizin/Kinderzahnheilkunde.

[4] Fesseler, A.: Allgemeine zahnärztliche Untersuchung. In: Ketterl, W. (Hrsg.): Praxis der Zahnheilkunde. Bd. 1: Grundlagen der Zahn-, Mund- und Kieferheilkunde. 3. Aufl. Urban & Schwarzenberg, München–Wien–Baltimore 1994, S. 63.
[7] Hetzer, G.: Der gingivo-dentale Bereich – oralbiologische Problemzone am durchbrechenden Zahn. Dtsch. zahnärztl. Z. 47, 682 (1992).
[8] Klimm, W., Graehn, G.: Der keilförmige Defekt. Quintessenz, Berlin 1993.
[15] Raab, W. H.-M.: Diagnose und Pathologie entzündlicher Pulpaerkrankungen. In: Akademie Praxis und Wissenschaft in der DGZMK (Hrsg.): Endodontie: neue Erkenntnisse aus Praxis und Wissenschaft. Hanser, München–Wien 1993.
[17] Schroeder, H. E.: Orale Strukturbiologie. 4. Aufl., Thieme, Stuttgart 1992.

Ernährung und Mundhygiene bei Kinderpatienten

- Patientenaufkleber -

Datum: ________________

ERNÄHRUNG		
	Ja	**Nein**
Isst Ihr Kind gerne Süßigkeiten		
Wenn ja, wie oft?		
• selten	☐	
• 1x pro Tag	☐	
• Mehrmals täglich	☐	
Was trinkt Ihr Kind zum Frühstück?		
• Tee/Kaffee mit Zucker?	☐	
• Tee/Kaffee ohne Zucker?	☐	
• Milch	☐	
• Kakao	☐	
• Fruchtsäfte?	☐	
Was isst Ihr Kind zum Frühstück?		
• Brot	☐	
• Butter	☐	
• Marmelade	☐	
• Nutella	☐	
• Käse, Wurst	☐	
• Müsli	☐	
• Cornflakes	☐	
Was isst Ihr Kind in den Schulpausen?		
• Belegtes Brot	☐	
• Obst	☐	
• Süßigkeiten	☐	
Was isst Ihr Kind zum Mittagessen? (kurze Stichpunkte)		

ZAHNPFLEGE	
Die Zähne werden geputzt:	
• Vom Kind selbst?	☐
• Mit Hilfe der Eltern?	☐
• Von den Eltern?	☐
Wann werden die Zähne geputzt?	
• Vor dem Frühstück	☐
• Nach dem Frühstück	☐
• Nach dem Mittagessen	☐
• Sofort nach dem Abendessen	☐
• Erst vor dem zu Bett gehen	☐
Womit werden die Zähne gereinigt?	
• Hand-Zahnbürste	☐
• Elektr. Zahnbürste	☐
• Mundddusche	☐
• Zahnseide	☐
• Zahnhölzchen	☐
• Zahnzwischenraumbürstchen	

ZAHNPASTA Name:			
mit Fluorid:	☐	ohne Fluorid:	☐

FLUORIDE		
Bezeichnung	**von – bis**	**Wie oft?**
• D-Fluoretten		
• Zymafluor		
• Fluorid-Gel (z.B. Elmex Gelee)		
• Fluoridierung beim ZA		
• Marburger Modell (Duraphat)		
• Fluoridiertes Kochsalz		
• Fluoridierte Mundspülung		

Was trinkt Ihr Kind im Tagesverlauf ?	
• (Mineral) - Wasser	☐
• Limonade, gezuckert	☐
• Tee	☐
• Milch	☐
• Kakao	☐
• Fruchtsäfte?	☐
• Coca Cola	☐
• Sonstiges:	
Was isst Ihr Kind zum Abendessen? (kurze Stichpunkte)	
Was isst Ihr Kind als Zwischenmahlzeit?	
• Kuchen	☐
• Süßigkeiten	☐
• Obst	☐
• Chips, Salzstangen, etc.	☐
• belegtes Brot	☐
Sonstige Eintragungen:	

TRINKVERHALTEN bei Klein- und Vorschulkindern			
Wie lange wurde Ihr Kind gestillt?			
Trinkt aus der Flasche			☐
Trinkt aus dem Becher			☐
Wie lange hat Ihr Kind aus der Flasche getrunken?			
Trinkt immer noch aus der Flasche?			
• Wasser	☐	• Limonade	☐
• Fruchtsäfte			☐
• Tee			☐
• gesüsst			☐
• ungesüsst			☐
• Früchtetee			☐
• gesüsst			☐
• ungesüsst			☐
Trinkt aus dem Becher?			
• Limonade			☐
• Fruchtsäfte			☐
• Tee			☐
• gesüsst			☐
• ungesüsst			☐
• Früchtetee			☐
• gesüsst			☐
• ungesüsst			☐
• Milch			☐
• Kakao			☐
Hat Ihr Kind den Schnuller genommen?			☐

Anhang 3-1

Anamnesebogen für Kinderpatienten

- Patientenaufkleber -

Datum: ______________

Erziehungsberechtigte: Vater ☐ Mutter ☐ Sonstige:	
Überweisung von: Hauszahnarzt ☐ Kinderarzt ☐ selbst ausgesucht ☐ sonstiges	
Grund des heutigen Zahnarztbesuches? **Besteht eine Zahnarztangst?**	
Bisheriger Zahnarzt: **Wie verlief die bisherige Zahnarztbehandlung?:**	
Kinderarzt:	
Wann war der letzte Zahnarztbesuch?	
Hatte Ihr Kind schon einmal Zahnschmerzen?	
Hatte Ihr Kind einmal einen Unfall im Mund/Kieferbereich?	

Trifft eine der nachfolgenden Krankheiten auf Ihr Kind zu?

- Asthma ☐
- Zuckerkrankheit ☐
- Anfallsleiden (z.B. Epilepsie) ☐
- Hörstörungen ☐
- Spastik ☐
- Schilddrüsenerkrankung ☐
- Nierenerkrankung ☐
- Lungenerkrankungen ☐
- Erkrankungen des Blutes ☐
- Tuberkulose ☐
- Lebererkrankungen/Gelbsucht ☐
- Rheuma/rheumatisches Fieber ☐
- Nervenerkrankungen ☐
- Magen-Darm-Erkrankung ☐
- Immunschwäche (AIDS) ☐
- Geistige Verzögerung ☐
- Geistige Behinderung ☐
- Lernbehinderung ☐

Hat oder hatte Ihr Kind eine Erkrankung des Herzens? Ja ☐ Nein ☐

- Angeborene oder erworbene Herzfehler? ☐
- Herzoperationen? ☐
- Sonstiges: ☐

Bestehen sonstige Erkrankungen? wenn ja, welche?		
Hat Ihr Kind Allergien?	Ja ☐	Nein ☐
➢ Wenn ja, worauf?		
Nimmt Ihr Kind irgendwelche Medikamente ein?	Ja ☐	Nein ☐
➢ Wenn ja, welche?		
Verlief die Schwangerschaft normal?	Ja ☐	Nein ☐
➢ Geburt normal	Ja ☐	Nein ☐
➢ Wenn nein, warum?		
➢ Gewicht des Kindes bei der Geburt?		
Hat Ihr Kind bisher fieberhafte Krankheiten gehabt?	Ja ☐	Nein ☐
Wenn ja, mit welchem Alter?		
Ist Ihr Kind schon einmal operiert worden?	Ja ☐	Nein ☐
Hatte es schwere Unfälle?	Ja ☐	Nein ☐
War es schon einmal im Krankenhaus?	Ja ☐	Nein ☐
Atmet Ihr Kind durch den Mund?	Ja ☐	Nein ☐

Anamnese der Eltern:

Sind bei Ihnen Allergien bekannt?	Ja ☐ Nein☐
➢ Wenn ja, welche?	
Mutter:	
Vater:	

		Vater		**Mutter**	
Neigen Sie zu:	Karies	Ja ☐	Nein ☐	Ja ☐	Nein ☐
	Zahnstein	Ja ☐	Nein ☐	Ja ☐	Nein ☐
	Zahnfleischbluten	Ja ☐	Nein ☐	Ja ☐	Nein ☐
	Zahnarztangst	Ja ☐	Nein ☐	Ja ☐	Nein ☐

Anhang 3-2

4 Radiologie

von Jürgen Becker

Inhaltsübersicht

4.1 Einleitung

In der gesamten medizinischen Diagnostik und Therapiekontrolle kommt der Anwendung bildgebender Untersuchungsverfahren eine herausragende Stellung zu. Hierbei nimmt die Anwendung ionisierender Strahlen auch heute noch eine Schlüsselrolle ein. Auch wenn heute bildgebende Untersuchungsverfahren wie die magnetische Resonanztomographie [2] oder die Sonographie, die ohne ionisierende Strahlen arbeiten, zur Verfügung stehen, ist die Röntgenologie bei den meisten Fragestellungen in der Zahn-, Mund- und Kieferheilkunde unverzichtbar. Ihr kommt in vielen Bereichen der Kinderzahnheilkunde wie z.B. nach einem Frontzahntrauma, der Kariesdiagnostik, der Diagnostik von Zahnanlagen oder der Befunderhebung und Wachstumsanalyse im Rahmen einer kieferorthopädischen Behandlung eine herausragende Stellung zu und sie kann auf absehbare Zeit noch nicht durch andere Untersuchungsverfahren ersetzt werden.

Das **Prinzip der Röntgendiagnostik** beruht auf der Anwendung ionisierender Strahlung, die beim Durchtritt durch Materie (Gewebe) einen Teil ihrer Energie durch Absorption verliert.

Bei der Untersuchung eines Patienten kann nur die absorbierte Energie der eingesetzten Strahlung biologische Strahlenschäden hervorrufen, wobei naturgemäß eine Röntgendiagnostik ohne Absorption von Strahlung nicht möglich ist.

Ionisierende Strahlen können an fast allen Geweben bösartige Tumoren auslösen, wobei die Wahrscheinlichkeit der Tumorinduktion von der Strahlenempfindlichkeit des Gewebes, dem Lebensalter des Patienten, der absorbierten Dosis, dem Körpervolumen und der Ionisationsdichte abhängig ist [1, 5, 7]. Nach Schätzungen sind sowohl die natürliche Strahlenbelastung als auch die zivilisatorische Strahlenbelastung für jeweils ca. 0,3–1,8 % der jährlich auftretenden Todesfälle durch maligne Tumoren verantwortlich [15]. Unter der zivilisatorischen Strahlenexposition kommt der medizinischen Röntgendiagnostik eine herausragende Stellung zu, wobei das Strahlenrisiko selbst in hohem Maß vom Alter des Patienten zum Zeitpunkt der Exposition abhängt [1, 5, 6].

Dies gilt sowohl für das absolute Risikomodell strahleninduzierter Leukämien und Knochentumoren als auch für das relative Modell anderer Tumoren. Für letztgenannte Tumoren wird geschätzt, dass das auf die Lebensdauer bezogene Risiko nach Strahlenexposition in den ersten zehn Lebensjahren drei- bis viermal größer ist als nach Strahlenexposition im Alter von 30–40 Jahren und fünf- bis siebenmal größer als nach Strahlenexposition im Alter von 50 und mehr Jahren [1]. Das relative Risiko für die einzelnen Altersgruppen nach ICRP 60 ist Tabelle 4-1 zu entnehmen [5].

Tabelle 4-1 Risiko in Abhängigkeit vom Lebensalter nach Strahlenexposition einen Tumor zu entwickeln.

Altersgruppe	Relatives Risiko
< 16 Jahre	2,4
16–40 Jahre	1,25
41–65 Jahre	0,44
> 65 Jahre	0,19

Die intraorale Röntgendiagnostik in der Zahn-, Mund- und Kieferheilkunde hat mit ihrem quantitativ hohen Anteil von ca. 18,4% an allen Röntgenuntersuchungen jedoch nur einen sehr geringen Anteil an der kollektiven effektiven Dosis (ca. 0,1%), während dosisintensive Untersuchungen, wie die Computertomographie und interventionelle Angiographie, die nur ca. 6% der Untersuchungen ausmachen, zu über 55% zur Kollektivdosis beitragen [5, 6].

Obwohl bisher in epidemiologischen Studien bei geringen Strahlendosen unter 20 mSv eine negative Strahlenwirkung zwischen bestrahlten und unbestrahlten Patienten nicht nachgewiesen werden konnte [8, 9] – dies gilt auch für Untersuchungen bei Kindern –, muss aufgrund der Mehrzahl der heute vorliegenden Studien davon ausgegangen werden, dass eine lineare Dosis-Wirkungs-Beziehung ohne Schwellendosis existiert. Die international abgestimmten Strahlenschutzkonzepte gehen deshalb davon aus, dass **jede** Strahlendosis das Risiko für eine maligne Transformation erhöht [5, 6].

Da heute die strahlenbiologischen Risiken durch die internationale Strahlenschutzkommission höher eingeschätzt werden als noch vor einigen Jahren, wurden mit den Richtlinien 96/29/Euratom (Euratom-Grundnormen) und 97/43/Euratom („Patientenschutzrichtlinie") die Anforderungen an den Strahlenschutz europaweit fortentwickelt und dem Stand der Wissenschaft angepasst. Sie sind die Grundlage der im Jahr 2001/02 novellierten Röntgenverordnung (RöV).

Für die **pädiatrische Radiologie** gelten prinzipiell die gleichen Grundlagen [3] und Aufnahmetechniken wie für die röntgenologische Diagnostik des Erwachsenen, jedoch ist sie durch einige **besondere Aspekte** gekennzeichnet:

- Das strahlenbiologische Risiko zeigt eine deutliche Beziehung zum Lebensalter. Deshalb kommt in der pädiatrischen Radiologie einer **engen Indi-**

kationsstellung und einer Verminderung der Strahlenexposition eine besondere Bedeutung zu. Dieser Aspekt muss auch bei der nach RöV zukünftig vorgeschriebenen „rechtfertigenden Indikation" berücksichtigt werden.
- Aufgrund der anatomischen Gegebenheiten (so z.B. das Verhältnis von Kieferform und Filmgröße) und der gerade bei kleinen Kindern oft eingeschränkten Kooperationsbereitschaft, sind häufig Kompromisse bei der Aufnahmetechnik notwendig, und es müssen oft auch spezielle Hilfsmittel mit in die Aufnahmetechnik einbezogen werden.
- Eine klinisch indizierte Röntgenaufnahme sollte aufgrund der gerade in der Zahnmedizin geringen strahlenbiologischen Risiken nicht unterbleiben [11, 16].

4.2 Röntgengeräte für die enorale Röntgendiagnostik

Die Hauteinfallsdosis ist bei dentalen Tubusgeräten vor allem von der Röhrenspannung der Röntgeneinrichtung, dem verwandten Filmmaterial und der Filmverarbeitung abhängig. Da die Absorption der Röntgenstrahlung proportional mit der 3. Potenz der Wellenlänge steigt [7], ist die Strahlenexposition des Patienten bei einem Röntgengerät mit geringer Röhrenspannung (z.B. 50 kV) deshalb wesentlich höher als bei einem (Multipuls-)Gerät mit 70 kV. Eine Zunahme der Röhrenspannung um 10 kV führt ca. zu einer Halbierung der Belichtungszeit, so dass neben der Reduktion der Strahlenexposition auch Unschärfen durch Verwacklungen besser vermieden werden können.

Um die Strahlenexposition durch die medizinische Röntgendiagnostik zu reduzieren, wurden die technischen Mindestanforderungen in der Richtlinie für Sachverständigenprüfungen geändert (25. Bekanntmachung des BMA vom 1.5.98 [14]). Während für bestehende Praxen ein Bestandschutz gilt, wurden für Praxisneugründungen, Praxisübernahmen und auch für wesentliche Änderungen von Komponenten nach dem 13.6.1998 strengere Mindestanforderungen festgelegt (Mindeströhrenspannung > 60 kV [14]).

> Für die pädiatrische Röntgendiagnostik sollten auch in Praxen, für die noch Bestandschutz gilt, nur noch Röntgengeräte mit einer Röhrenspannung von 60–70 kV eingesetzt werden.

4.3 Filme, Verstärkerfolien und digitale Röntgensysteme

Als Aufnahmemedium für Röntgenstrahlen stehen **verschiedene Systeme** zur Verfügung:
- Enorale Röntgenfilme ohne Verstärkerfolien
- Film-Folienkombination (für die extraoralen Aufnahmeverfahren)
- Digitale Aufnahmeverfahren mit Halbleitersensoren für die enorale und extraorale Aufnahmetechnik
- Digitale Lumineszenzradiographie mit Speicherfolien für die enorale und extraorale Röntgendiagnostik
- Computer- oder digitale Volumentomographie (für die weiterführende Diagnostik).

4.3.1 Enorale Röntgenfilme

Die enoralen Röntgenfilme werden entsprechend der ISO-Klassifikation in Filme der Stufe D (Kodak Ultraspeed, nur noch in Praxen mit Bestandschutz verwendbar), E (z.B. Agfa Dentus M2, Kodak Ektaspeed plus) und F (Kodak Insight bei Maschinenentwicklung) eingruppiert. Die Filme der **Stufe E** weisen im Vergleich zum Film der Stufe D eine ca. doppelt so hohe Empfindlichkeit auf, mit dem Kodak Insight Film kann die Belichtungszeit um ca. weitere 20% reduziert werden.

> Da die Filme der Stufe E in diagnostischer Hinsicht den Filmen der Stufe D vergleichbar sind [12], sind für Praxisneugründungen [1, 14] nur noch die Filme der Stufe E zugelassen (Grenzwert K_N = 360 µGy).

Bestehenden Praxen kann ohne Einschränkung empfohlen werden, zukünftig nur noch Filme der ISO-Stufe E oder F zu verwenden. Durch eine überlappende Konstanzprüfung kann jeder Betreiber selbst eine neue Referenzaufnahme erstellen und damit die neuen Bezugswerte für die Konstanzprüfung festlegen. Enorale Röntgenfilme stehen heute u.a. in den Formaten 2 × 3, 3 × 4 und 6 × 8 cm zur Verfügung.

4.3.2 Film-Folienkombinationen

Auch bei den Film-Folienkombinationen wurden die Anforderungen bei der Novellierung der Richtlinie für Sachverständigenprüfungen verschärft.

Standard war für viele Jahre die Empfindlichkeitsklasse SC = 200. Bei den höher empfindlichen Kombinationen der Klasse SC = 400 (Tab. 4-2) kann die Strahlenexposition fast halbiert werden. Um die

Tabelle 4-2 Beispiele von Film-Folienkombinationen für die extraorale Röntgendiagnostik.

Röntgenfilm	Verstärkerfolie	Empfindlichkeitsklasse
Agfa Dentus ST8G®	Regular	400
Kodak T-mat DG®	Lanex regular	400
Dupont Ultravision®	UV Rapid	400

Strahlenexposition vor allem bei der Diagnostik von Kindern zu verringern, wurde deshalb ab 1998 **nur** für die Röntgendiagnostik von Personen bis zum 12. Lebensjahr die **Klasse SC = 400** als technische Mindestanforderung festgelegt [14].

Auch hier ist ein Wechsel zur höheren Empfindlichkeitsklasse für jeden Betreiber selbstständig durch eine überlappende Konstanzprüfung (Teilabnahmeprüfung) möglich.

4.3.3 Digitale Röntgentechnik

Digitale Detektionssysteme für die intra- und extraorale Technik haben in den letzten Jahren zunehmend an Bedeutung gewonnen. Vorteile sind die schnelle Verfügbarkeit der Aufnahmen, die vor allem bei den intraoralen Systemen deutliche Dosisreduktion, die Möglichkeiten der digitalen Bildbearbeitung (Abb. 4-1), die einfache Kommunikation im Intranet oder durch die Telemedizin. Halbleiterdetektoren und Speicherfolien stehen heute von über 20 Herstellern für die wichtigsten intraoralen Formate zur Verfügung.

Bei der enoralen Röntgendiagnostik kann die Strahlenexposition bei den Halbleiterdetektoren um ca. 50% und bei den Speicherfolien um ca. 75% gegenüber den Filmen der ISO-Stufe E gesenkt werden [11].

Für den extraoralen Bereich bieten ebenfalls mehrere Hersteller Halbleiterdetektoren für das Panoramaschichtgerät und das Fernröntgenseitenbild an (u.a. Sirona, Instrumentarium Imaging Dental GmbH). Bei diesen Geräten steht heute fast die gleiche Programmvielfalt zur Verfügung wie bei den konventionellen Aufnahmen. Speicherfolienscanner für das Format 15 × 30 cm und das Fernröntgenseitenbild

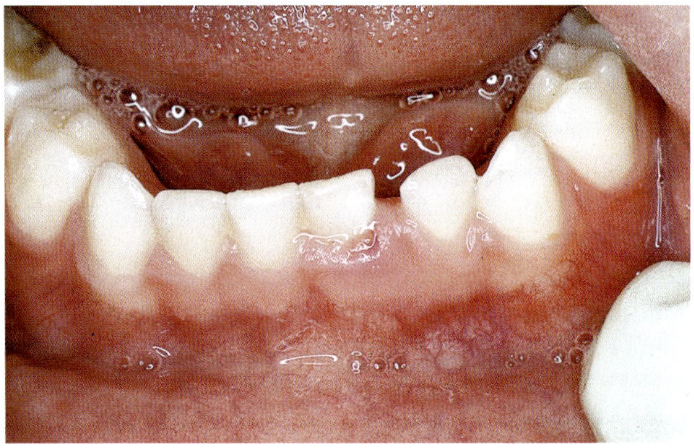

a

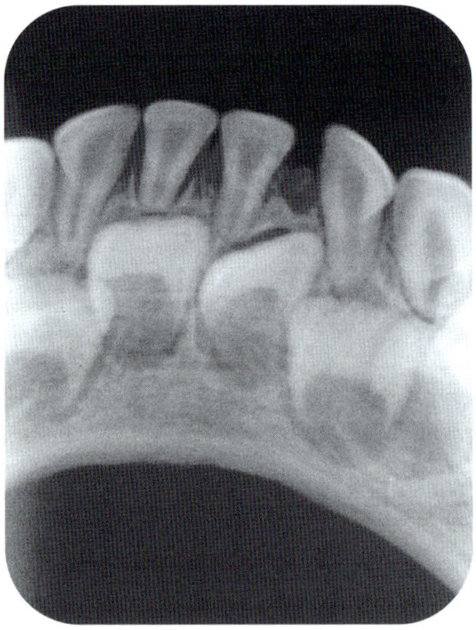

b

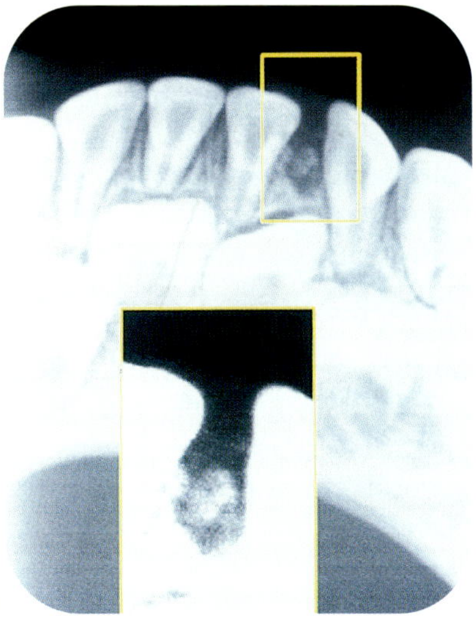

c

Abb. 4-1 Digitale Lumineszenzradiographie.

a) Bei diesem zweijährigen Jungen kam es im Verlauf der letzten vier Wochen zu rezidivierenden Schwellungen im Bereich der Zähne 71/72 und zur distalen Wanderung des Zahnes 72.

b) Darstellung im Normalkontrast. Die Dosis in der Filmebene betrug ca. 40 µGy, so dass durch die sehr kurze Expositionszeit von 0,04 s Verwacklungen vermieden werden konnten.

c) Bildnachbearbeitung zur optimalen Darstellung des kleinen Sequesters zwischen den Zähnen 71/72. Der Sequester ist zusätzlich in einer Ausschnittsvergrößerung dargestellt.

(18 × 24) werden heute von drei Herstellern angeboten.

Die Halbleiterdetektoren bei den extraoralen Systemen sind meist etwas empfindlicher als das 400er-Film-Foliensystem, während die Speicherfolien in etwa dieser Klasse entsprechen [11]. Exakte Vergleiche zwischen beiden Systemen sind schwierig, da unterbelichtete Filme zu hell und dadurch diagnostisch meist unbrauchbar sind, während unterbelichtete digitale Aufnahmen ein höheres Rauschen zeigen und für viele Fragestellungen noch nutzbar sind.

Die höhere Empfindlichkeit des intraoralen digitalen Systems im Vergleich zum Film spiegelt oftmals eine falsche Dosisreduktion vor, wenn intraorale Sensoren im Format 2 × 3 cm mit einem Rundtubus (6 cm Durchmesser, 28 cm^2 bestrahlte Hautoberfläche) belichtet werden. Bei diesen kleinen Sensoren ist naturgemäß die Aufnahmezahl bei der Untersuchung nebeneinander liegender Zähne höher als wenn Filme im Format 3 × 4 cm benutzt werden. Aus diesem Grund wurde in die DIN 6868 Teil 51 zur Abnahmeprüfung aufgenommen, dass bei digitalen Systemen ein **Rechtecktubus** verwendet werden muss, dessen Diagonale maximal 1 cm größer als die des Sensors/der Speicherfolie sein darf. Nur durch eine Einblendung des Nutzstrahlfelds lässt sich die höhere Empfindlichkeit der CCD-Sensoren effektiv nutzen.

4.4 Enorale Aufnahmen in den verschiedenen Lebensaltersstufen

Während beim Erwachsenen gute Vorgaben für eine standardisierte Röntgendiagnostik hinsichtlich der Filmanordnung und der Einstellung des Zentralstrahls möglich sind, muss die Röntgendiagnostik bei Kindern auf die Anzahl der durchgebrochenen Zähne oder Zahnanlagen sowie die Höhe und Breite des Zahnbogens abgestimmt sein (Abb. 4-2).

Kleinkinder können in der Regel einen Film noch nicht selbst fixieren und sowohl das Gaumendach im Oberkiefer als auch der Zahnbogen im Unterkiefer sind noch zu klein, so dass noch nicht mit Filmhaltern gearbeitet werden kann. **Modifizierten Aufbissaufnahmen** kommt hier eine zentrale Bedeutung zu, da sie eine vollständige Diagnostik im Front- und Eckzahnbereich ermöglichen und die Filmpositionierung sehr einfach ist. Bei Kleinkindern können Filme (oder digitale Detektionssysteme) der Größe 3 × 4 cm (Abb. 4-3) z.B. an einem Holzspatel befestigt werden, den das Kind mit den Lippen oder ggf. eine Begleitperson (mit Strahlenschutzschürze) fixiert, deren Hände durch den Holzspatel nicht im Bereich des Primärstrahls liegen. Die Stellung der „helfenden Person" wurde erstmalig auch in die novellierte RöV aufgenommen, so dass hier eine rechtliche Klarstellung erfolgt ist.

Durch den Holzspatel wird die Platzierung und Lokalisation im Mund des Kindes erleichtert und die Wahrscheinlichkeit einer Dislokation oder ein Durchbiegen des Films verringert. Vor allem auch nach einem Frontzahntrauma wird der Film dann nicht gegen die Frontzähne gedrückt.

Sobald es die anatomischen Verhältnisse zulassen, können auch Filme des Formats 6 × 8 cm eingesetzt werden. Oft können diese großen Aufbissfilme schon ab dem 3.–4. Lebensjahr auf den Zahnreihen platziert werden, so dass die Mithilfe einer weiteren Person nicht mehr notwendig ist. Im Seitenzahnbereich kann eine Kariesdiagnostik oder eine Lokalisation von Zahnanlagen mit Bissflügelaufnahmen (ggf. 2 × 3 cm) durchgeführt werden.

Bis zum Wechselgebissalter können im Frontzahnbereich in der Regel nur Filme im Format 2 × 3 cm benutzt werden. Im Seitenzahnbereich können im Wechselgebissalter meist schon Filme im Format 3 × 4 cm platziert werden (s. Abb. 4-2).

4.5 Spezielle Aufnahmetechniken

Die Vielzahl der klinischen Fragestellungen (z.B. apikale, parodontale oder exzentrische Führung des Zentralstrahls) haben zur Entwicklung spezieller Einstelltechniken geführt. Die Halbwinkeltechnik wird heute in der enoralen Röntgendiagnostik in der Regel nicht mehr eingesetzt, da sie vor allem im Oberkiefer zu einer Verzeichnung des Limbus alveolaris führt und die bukkalen Wurzeln der Oberkieferseitenzähne im Vergleich zu den filmnahen palatinalen Wurzeln deutlich verkürzt abgebildet werden [11].

Stand der Technik sind heute die **Parallel-** und **Rechtwinkeltechnik,** da sie eine genauere Wiedergabe der anatomischen Details ermöglichen. Generell sollte darauf geachtet werden, dass vor allem beim Arbeiten ohne Filmhalter die Filme nicht durchgebogen werden können, da dies zu einer deutlichen Verzeichnung im abgebogenen Filmanteil führt, die die diagnostische Aussagefähigkeit beeinträchtigt. Wenn der Film (mit seiner im Vergleich zur Speicherfolie oder Sensor hohen Elastizität) nicht plan am Zahnbogen oder Kieferkamm platziert werden kann, dann muss er durch eine Watterolle abgestützt werden.

Kleinkinder 0–2 Jahre

Frontzahnbereich:
Modifizierte Aufbissaufnahme mit Filmen 3x4 cm (quer **oder** längs) an einem Holzspatel

Seitenzahnbereich:
Filme 2x3 cm als Bissflügelaufnahme

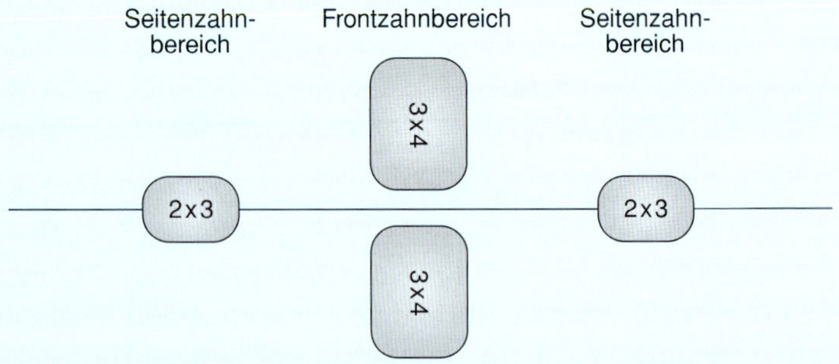

Kinder 3–6 Jahre

Frontzahnbereich:
Modifizierte Aufbissaufnahmen mit Filmen 3x4 cm oder 6x8 cm (längs) oder zwei Einzelbilder mit Filmen der Größe 2x3 cm (bei eingeschränkter Kooperationsbereitschaft des Patienten oder z.B. nach Frontzahntrauma, ggf. längs am Holzspatel befestigt)

Seitenzahnbereich:
Filme 3x4 cm

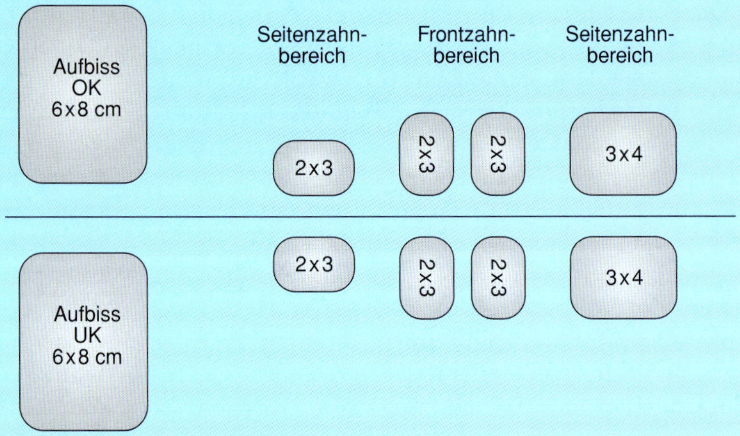

Wechselgebissalter

Frontzahnbereich:
Modifizierte Aufbissaufnahme mit Filmen 6x8 cm (längs) oder drei Einzelbilder mit Filmen der Größe 2x3 cm

Seitenzahnbereich:
Filme 3x4 cm

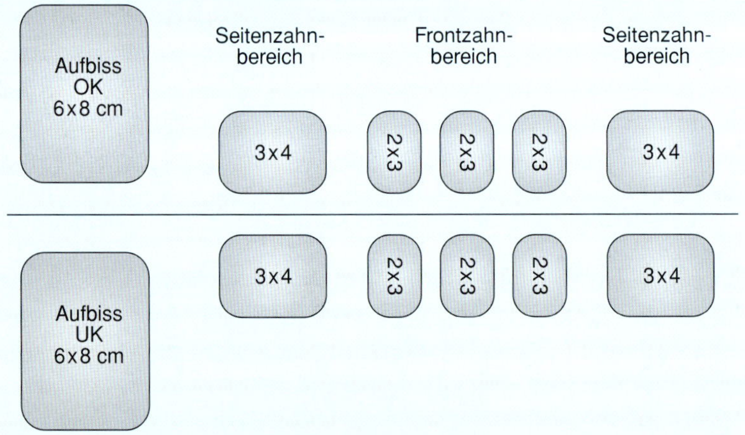

Ende des Wechselgebissalters

Frontzahnbereich:
Drei Einzelbilder mit Filmen der Größe 2x3 cm oder im Oberkieferfrontzahnbereich mit Filmen 3x4 cm

Seitenzahnbereich:
Filme 3x4 cm

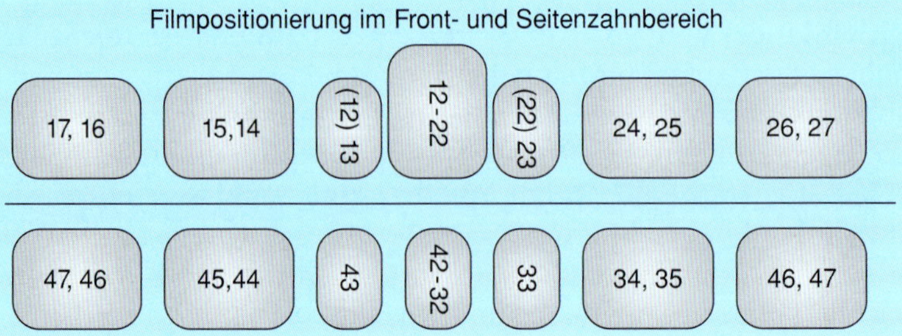

Abb. 4-2 Enorale Röntgendiagnostik in den verschiedenen Lebensaltern.

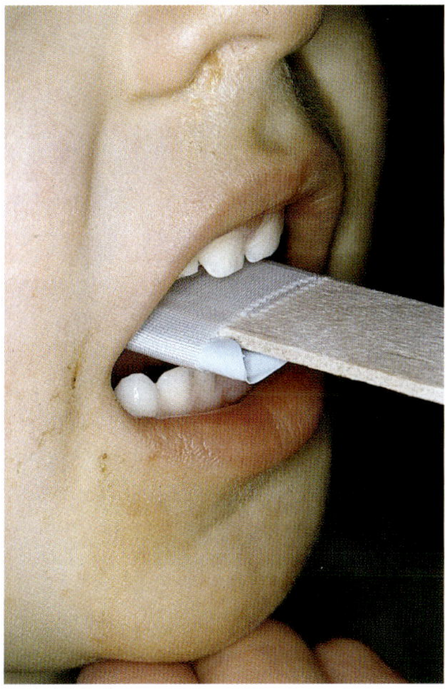

Abb. 4-3 Die Röntgendiagnostik des Unterkieferfrontzahnbereichs erfolgte durch eine modifizierte Aufbissaufnahme (halbaxiale Einstellung des Zentralstrahls) mit einer Speicherfolie im Format 3 × 4 cm. Der Holzspatel mit der Sjpeicherfolie wird durch die Frontzähne fixiert. Aufgrund der fehlenden Kooperationsbereitschaft des Kindes stützte die Mutter mit einer Hand den Kopf ab, während sie mit der anderen Hand den Holzspatel fixierte (Röntgenaufnahme s. Abb. 4-1).

4.5.1 Paralleltechnik

Unter Zuhilfenahme eines Filmhalters oder einer Watterolle werden **Zahn- und Filmachse zueinander parallel** ausgerichtet. Durch die Watterolle zwischen Zahnbogen und Film wird zusätzlich ein Durchbiegen des Films weitgehend verhindert und es kommt fast ohne gravierende projektionsbedingte Verzeichnungen zu einer Darstellung des untersuchten Objekts auf dem Film.

Nur im **Oberkiefermolarenbereich** ist eine reine Parallel- oder Rechtwinkeltechnik zur vollständigen Darstellung der Zähne einschließlich Wurzelspitzen nicht möglich, da der Film durch das Gaumendach nicht weit genug nach kranial eingelegt werden kann [11]. Zur vollständigen Darstellung der Wurzelspitzen ist hier eine projektionsbedingte Verkürzung der bukkalen Zahnwurzeln unvermeidbar, da der Zentralstrahl mit einer kranio-kaudalen Neigung von 15–20° eingestellt wird.

4.5.2 Rechtwinkel-/Paralleltechnik

Bei der ursprünglichen Rechtwinkeltechnik wurde der Film in einer mit dem Tubus starr verbundenen Halterung so **im rechten Winkel zum Zentralstrahl** fixiert, dass der Zentralstrahl stets die Filmmitte trifft. Bei den heute üblichen Filmhaltersystemen wird der Tubus nur an einen Visierring geschoben (Abb. 4-4). Diese Technik wird als Rechtwinkel-/Paralleltechnik bezeichnet. Die Vorteile des Arbeitens mit Filmhaltern sind vielfältig:

- Durch die exakte Zentrierung der Röntgenröhre kann das Nutzstrahlfeld eingeblendet werden und es kann trotzdem nicht zu Ausblendungen kommen
- Verzeichnungen der Aufnahmen entfallen, da die Filme im Mund nicht verbiegen können
- die Anfertigung der Aufnahmen ist wesentlich schneller möglich, da die Kooperation des Patienten viel weniger als bei der Halbwinkel- oder Paralleltechnik benötigt wird

Die im Handel erhältlichen Filmhalter sind primär für die Anwendung beim Erwachsenen konzipiert worden. Falls die Aufbissblöcke aus Kunststoff sind, können die Filmhalter gekürzt werden, so dass dann auch Filme im Format 2 × 3 cm für Oberkiefermolarenaufnahmen bei Kleinkindern quer eingelegt werden können.

Tipp: Falls Filme bei Aufnahmen im Unterkiefer im Mundboden durch die dünnen Kanten als unangenehm oder sogar schmerzhaft empfunden werden, kann die untere Kante z.B. mit feuchten Zellstofftüchern abgedeckt werden. Bei einem starken Würgereiz (vor allem bei Oberkiefermolarenaufnahmen) kann die Filmkante ebenfalls mit Zellstoff abgedeckt werden, der (vom Behandler) mit einem Oberflächenanästhetikum benetzt wurde.

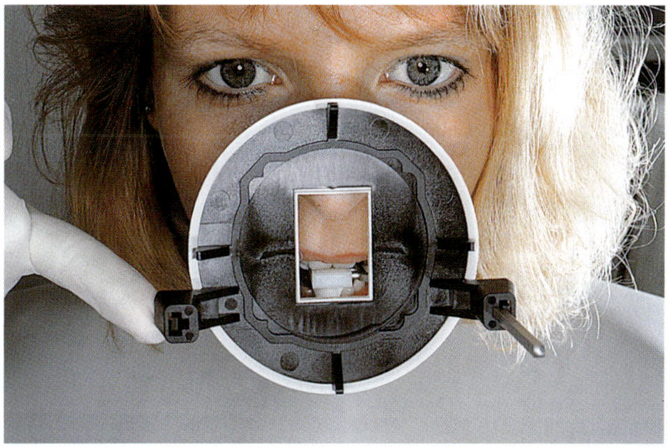

Abb. 4-4 Einblendung des Nutzstrahlfelds durch einen Filmhalter mit Blende im Format 2,5 × 3,5 cm. Die Patientin fixiert den Filmhalter mit dem Film 2 × 3 cm durch eine Watterolle. Der Blick durch die Öffnung der Blende ermöglicht eine Überprüfung, ob der Film richtig platziert ist. Die Einblendung ermöglicht eine Verminderung des Flächendosisprodukts gegenüber einem Rundtubus um ca. 69%.

4.5.3 Bissflügelaufnahme

Die Bissflügelaufnahme liefert wichtige Informationen zur Diagnostik initialer kariöser Läsionen im Approximalbereich, die vor allem in der Panoramaschichtaufnahme so nicht diagnostiziert werden können.

In der Bissflügelaufnahme lassen sich die (klinisch nicht gut sondierbaren) **Approximalbereiche** sehr gut darstellen, da die in diesem Bereich tangential getroffenen Zahnflächen nicht von allzu dichter und gesunder Zahnhartsubstanz im vestibulären oder palatinalen bzw. lingualen Bereich überlagert sind (Abb. 4-5). Aus diesem Grund sind die klinisch leicht feststellbaren kariösen Defekte oder Initialläsionen im Zahnhalsbereich oder der Fissuren röntgenologisch nicht so gut darzustellen. Bissflügelaufnahmen können damit wichtige Informationen über eine beginnende Approximalkaries und den Randschluss von Restaurationen im approximalen Raum geben. In der pädiatrischen Radiologie sind sie weiterhin eine wichtige Standardaufnahme, bis das Größenwachstums des Alveolarfortsatzes im Seitenzahnbereich dort eine klassische Positionierung der Zahnfilme ermöglicht.

4.5.4 Exzentrische Einstellungen

In der Regel wird der Zentralstrahl **orthoradial** geführt, um Verzeichnungen und vor allem Überlagerungen der klinischen Kronen zu verhindern. Bei der Diagnostik in der ersten Dentition nach einem Frontzahntrauma kommt der orthoradialen Einstellung des Zentralstrahls im Frontzahnbereich eine besondere Bedeutung zu, wenn eine Dislokation der bleibenden Zahnkeime ausgeschlossen werden muss.

Durch eine exzentrische Einstellung des Zentralstrahls können in der zweiten Dentition bei einer endodontischen Behandlung die Wurzelkanäle der mesialen Wurzeln der ersten und zweiten Unterkiefermolaren und die zweiwurzeligen oberen Prämolaren einzeln dargestellt werden.

Exzentrische Einstellungen sind auch dann notwendig, wenn bei Fremdkörpern im Alveolarfortsatz geklärt werden muss, ob sie filmnah oder filmfern liegen.

4.5.5 Aufbissaufnahme

Intraoral eingesetzte Aufbissaufnahmen ermöglichen eine – in Bezug auf die Zahnachse – axiale (im Unterkiefer) oder nur bedingt axiale (im Oberkiefer) Projektion der Kiefer.

Diese Aufnahmetechnik ist im Oberkiefer zur Diagnostik verlagerter Zähne und überzähliger Zahnanlagen im Bereich des harten Gaumens von Bedeutung (Abb. 4-6). Ein großer Vorteil liegt darin, dass die Filme auf den Zahnreihen platziert werden und der Patient den Film mit den Zahnreihen fixiert, so dass keine Halter benötigt werden. Gerade nach einem Trauma oder bei behinderten Patienten bietet sich diese Aufnahme an.

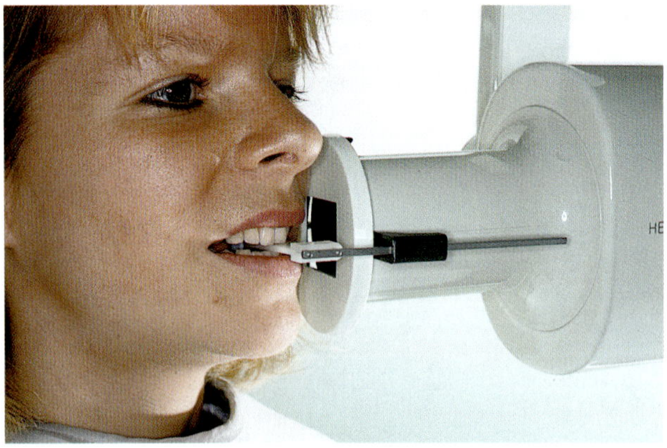

Abb. 4-5 Einstellung einer Bissflügelaufnahme (Film 3 × 4 cm) nach der Rechtwinkeltechnik. Zur Verringerung der Strahlenexposition wurde hier der Rundtubus auf einen Visierring gesetzt, der das Strahlenfeld auf das eingesetzte Filmformat mit 3 × 4 cm begrenzt (window-x-ray-System® – Modell Berlin, Kentzler Kaschner Dental).

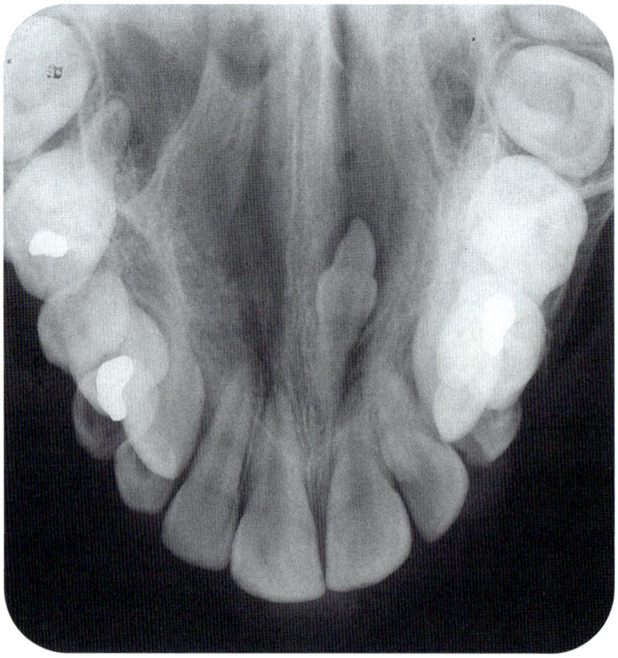

Abb. 4-6 Bedingt axiale Oberkieferaufbissaufnahme (Filmformat 6 × 8 cm) zur Darstellung eines Mesiodens. Diese Aufnahme ermöglich die Darstellung des Frontzahnbereichs und fast des gesamten harten Gaumens.

4.5.6 Enorale Weichteilaufnahme

Die Weichteilaufnahme ermöglicht eine gezielte Diagnostik von Weichgeweben wie z.B. der Ober- und Unterlippe oder von Speichelsteinen im Bereich des Ductus parotideus ohne Überlagerung durch Zahnhartgewebe, wenn der Zahnfilm zwischen Zahnbogen und Weichteilen eingelegt wird (Abb. 4-7). Die Belichtungszeit kann auf ca. 25% der vergleichbaren Expositionszeit einer Zahnfilmaufnahme verringert werden.

Zur präoperativen Lokalisation können feine Metallgitter oder Guttaperchaspitzen auf der Lippe oder dem Alveolarfortsatz befestigt werden, durch die bei der operativen Entfernung eine exakte Lokalisation der Fremdkörper möglich ist (Abb. 4-8).

4.5.7 Möglichkeiten der Verringerung der Strahlenexposition durch eine Einblendung des Nutzstrahlfelds

Prinzipiell ist eine Reduktion der Strahlenexposition durch eine kritische Indikationsstellung, eine Verringerung der Hauteinfallsdosis (hohe Röhrenspannung, empfindliches Detektionssystem) und durch eine Verringerung der bestrahlten Fläche (Einblendung) möglich.

Bei den konventionellen Spitz- und Langtubusgeräten (Tubusdurchmesser bis 6 cm) wird immer eine Hautoberfläche von ca. 28 cm^2 belichtet. Dieses Strahlenfeld wird benötigt, um bei Aufnahmen nach der Parallel- oder Halbwinkeltechnik einen Zahnfilm ohne Ausblendung zu belichten. Ist es aus klinischer Sicht möglich, Filmhalter einzusetzen, kann das Strahlenfeld soweit eingeblendet werden, dass im

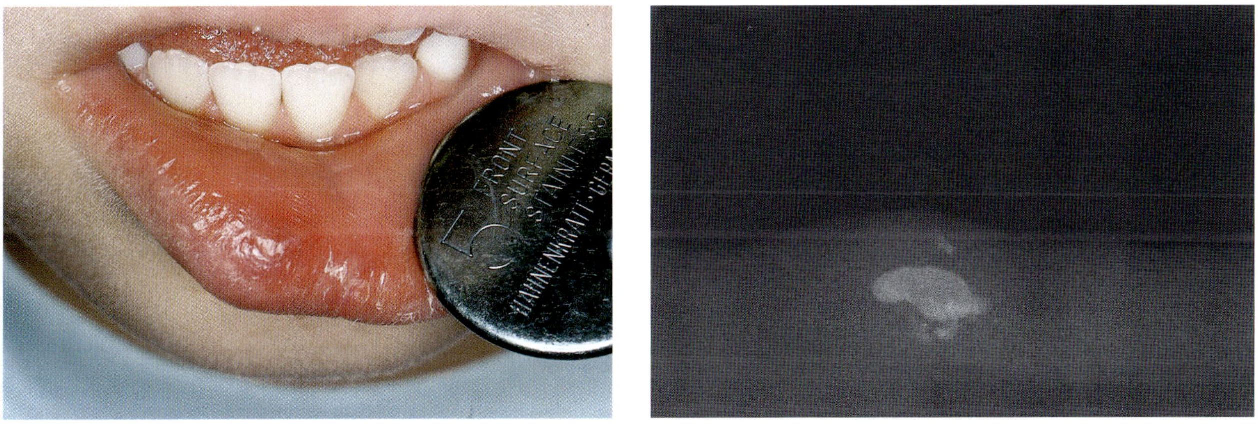

a b

Abb. 4-7a und b Bei diesem achtjährigen Kind war es durch ein Frontzahntrauma zur Kronenfraktur der Zähne 12 und 11 gekommen. Zwei Wochen nach dem Unfall kam es zur schmerzhaften Schwellung im Bereich der Unterlippe (a). In der Weichteilaufnahme der Unterlippe konnten Kronenfragmente nachgewiesen werden (b). Der Film war in das Vestibulum oris (vor den Zahnbogen) eingelegt worden.

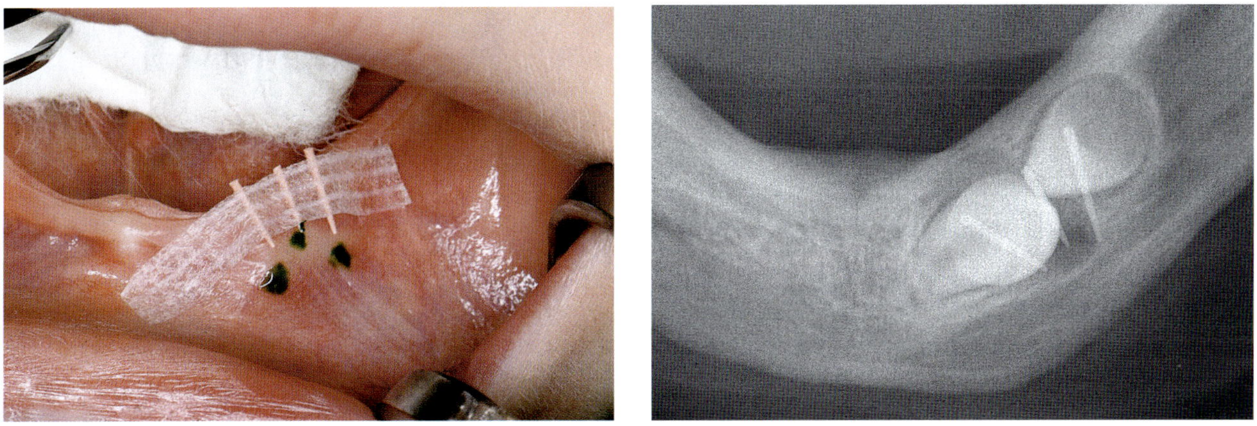

a b

Abb. 4-8a und b Klinisch war der retinierte Zahn 33 nicht eindeutig zu lokalisieren. Um eine artifizielle Verletzung des Zahnsäckchens von Zahn 34 zu verhindern, erfolgte die exakte Lokalisation des Zahnes 33 durch eine axial eingestellte Unterkieferaufbissaufnahme. Auf dem Kieferkamm wurden drei feine Guttaperchaspitzen befestigt und ihre Lage durch einen Markierungsstift auf die Schleimhaut übertragen (a). In der Unterkieferaufbissaufnahme (Aufbissfilm 6 × 8 cm) sind die drei Guttaperchaspitzen auf dem Kieferkamm und die retinierten Zähne gut zu erkennen (b) (Panoramaschichtaufnahme s. Abb. 4-11).

Mund nur der Film vollformatig belichtet wird. Rechtecktuben sind seit mehreren Jahrzehnten als Nachrüstsatz für ältere Röntgengeräte erhältlich. Bei den modernen Tubusgeräten, bei denen der Langtubus fest mit dem Gehäuse verbunden ist, bieten zahlreiche Hersteller zur Einblendung aufsteckbare Blenden an [4].

Bei dem **Window-x-ray-System** (Kentzler-Kaschner-Dental, Ellwangen/Jagst) stehen Blenden im Format 1,6 × 2,6 cm für den Film 2 × 3 cm, 2,5 × 3,5 für den Film 3 × 4 cm und 4,5 × 5,5 cm zur Verfügung. Die Blenden wurden so konzipiert, dass am Tubusende eine unterformatige Einblendung des Nutzstrahlfelds möglich ist, da bei den heute üblichen Langtubusgeräten das Nutzstrahlfeld vom Tubusende bis zur Filmebene soweit divergiert, dass die entsprechenden Filme vollständig belichtet werden. Zentrale Voraussetzung für diese starke Einblendung ist es, den Film absolut mittig im Aufbissblock des Filmhalters zu platzieren.

Vorteil dieser variablen Blenden ist es, dass maximal eingeblendet werden kann und weiterhin beim Blick durch die Blende erkannt wird, ob das zu untersuchende Objekt in der Filmmitte liegt. Für exzentrische Einstellungen sind die Blenden konzipiert worden, die geringfügig größer als die Film- oder Sensorfläche sind.

Neben der allgemeinen Reduktion der Strahlenexposition [4] kommt es bei dieser Aufnahmetechnik auch zu einer sicheren Ausblendung von strahlenempfindlichen Geweben im Halsbereich, wie den Lymphknoten oder der Schilddrüse, so dass diese Gewebe nicht von Primärstrahlung getroffen werden können.

4.6 Panoramaschichtgeräte

Die Panoramaschichtgeräte sind in den letzten Jahren erheblich weiter entwickelt worden. Durch die Einführung **flexibler Drehzentren** in die Aufnahmetechnik konnte die Beschränkung auf eine Schichtebene für die Darstellung der dentoalveolären Region aufgegeben werden. Moderne Geräte ermöglichen heute einen individuell einstellbaren Schichtverlauf z.B. für die Diagnostik der Kieferhöhle und die Kiefergelenksregion.

Transversale Schichten, durch die z.B. odontogene Tumoren (Abb. 4-9) oder überzählige Zahnanlagen präzise dargestellt werden können, sind heute bei vielen Geräten möglich. Durch die transversalen Schichten wird heute die Indikation zur klassischen Aufbissaufnahme seltener gestellt.

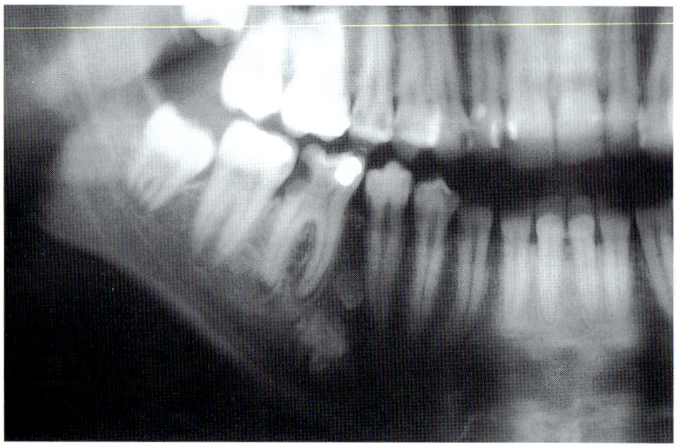

a

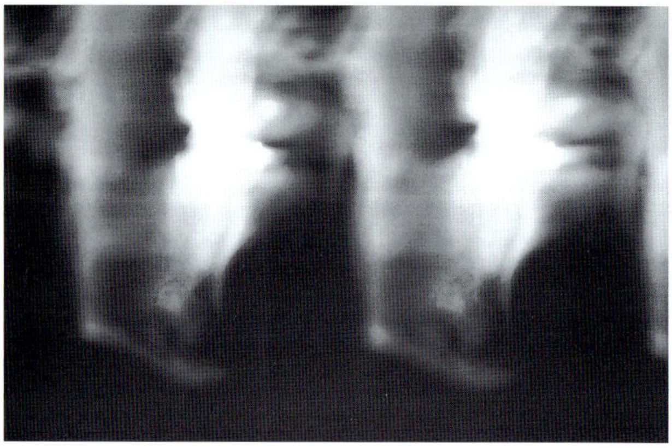

b

Abb. 4-9a und b Ausschnitt aus einer Panoramaschichtaufnahme mit einem Odontom in regio 45/46 (a). Die transversale Schichtaufnahme ermöglicht die Lokalisation in einer zweiten Ebene (b).

Die heute auf dem Markt erhältlichen Geräte unterscheiden sich hinsichtlich der Positionierungsmöglichkeiten des Patienten, der Einstellhilfen durch Lichtvisiere sowie durch diese individuellen Programme. Geräte wie das Orthophos 3 verfügen über Blenden, durch die z.B. eine Einblendung auf die dento-alveoläre Region bei Kindern möglich ist. Wie auch beim Dentaltubusgerät ist hierdurch eine erhebliche Reduktion der Strahlenexposition möglich, die sich z.B. im Rahmen kieferorthopädischer Verlaufskontrollen anbietet.

Bei der Untersuchung von Kindern und behinderten Patienten sind folgende Gesichtspunkte besonders zu beachten:

- Die bleibenden Zahnkeime werden im Oberkieferfrontzahnbereich bei einer Standardeinstellung oft nicht vollständig dargestellt, da sie ganz oder teilweise außerhalb der Schichtebene liegen (Abb. 4-10).
- Im Wechselgebiss (Nichtanlagen, fehlender oder noch unvollständiger Durchbruch der Zähne der zweiten Dentition) und bei behinderten Patienten ist eine Positionierung der Inzisalkanten im Aufbissblock oft nicht möglich (Abb. 4-11).

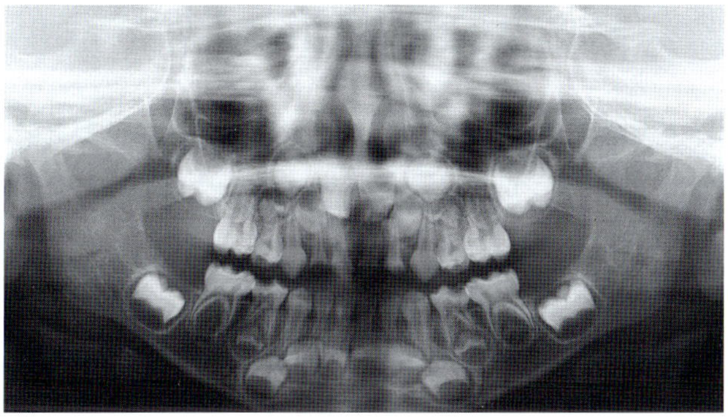

Abb. 4-10 Gute Darstellung der ersten Dentition bei einem vierjährigen Kind in einer Panoramaschichtaufnahme. Die Positionierung der Frontzähne erfolgte in dem Aufbissblock für Kinder, wobei im Oberkiefer eine Watterolle auf den Aufbissblock gelegt werden musste, um die kariös zerstörten Frontzähne zu fixieren. Die Frankfurter Horizontale wurde korrekt eingestellt. Die Anlagen der Frontzähne der zweiten Dentition sind bei dieser Einstellung teilweise nur unscharf dargestellt, da sie hinter der Schichtebene lagen.

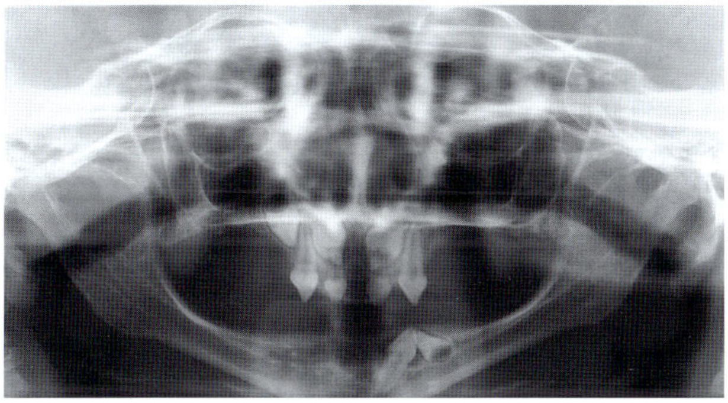

Abb. 4-11 Panoramaschichtaufnahme bei einem siebenjährigen Jungen mit ektodermaler Dysplasie. Die Aufnahme erfolgte mit der Kinnstütze in Ruheschwebeposition, wobei die Kieferkämme durch die gute Kooperation des Kindes nicht durch zusammengebundene Watterollen abgestützt werden mussten.

- Palatinal verlagerte überzählige Zahnkeime und Eckzähne lassen sich in einer Standardeinstellung oft nicht vollständig abbilden.
- Bei behinderten Patienten ist eine Aufnahme im Stehen mit durchgebogener Wirbelsäule oft nicht möglich.

Die **Positionierung der Inzisalkanten** in der Schichtebene ist eine zentrale Voraussetzung, um die Frontzahnbereiche des Ober- und Unterkiefers scharf abzubilden. Fehlen z.B. im Wechselgebiss noch die bleibenden Oberkieferfrontzähne, kann eine Watterolle auf den Aufbissblock gelegt werden, oder es erfolgt eine Einstellung mit der Kinnstütze, wobei die Zahnreihen z.B. durch einen quer eingelegten Holzspatel abgestützt werden können. Auch zusammengebundene Watterollen können hierfür verwandt werden. Zusätzlich muss bei Kleinkindern das Kinn oft noch durch eine Unterlage angehoben werden.

Im **Wechselgebissalter** kann durch die gezielte Einstellung der Okklusalebene (leichte Neigung des Kopfes nach vorne) eine bessere Darstellung der Zahnkeime im Frontzahnbereich und auch von palatinal verlagerten Zähnen erreicht werden, so dass die bleibenden Zahnkeime (oder z.B. ein Mesiodens im Frontzahnbereich) in die Schichtebene gelangen. Hierdurch können die Wurzelspitzen der Unterkieferfrontzähne aus der Schicht heraus gedreht werden, so dass deren apikale Anteile oft nicht dargestellt sind. Diese individuellen Aufnahmen erfordern aufgrund der jeweiligen klinischen Fragestellung eine enge Abstimmung zwischen Behandler und Röntgenassistentin.

Falls eine Röntgenaufnahme aufgrund einer geistigen oder körperlichen **Behinderung des Patienten** im Stehen nicht möglich ist, kann die Aufnahme auch im Sitzen angefertigt werden. Hierzu eignen sich z.B. die zahnärztlichen Behandlungsstühle, da diese relativ klein und gut beweglich sind. Bei einer Aufnahme im Sitzen gelten ebenfalls die gleichen Einstellregeln wie für eine Aufnahme im Stehen. Auch hier ist darauf zu achten, dass die Wirbelsäule durchgedrückt wird, um eine überlagerungsfreie Darstellung der Unterkieferfrontzähne zu erzielen. Auch wenn Bewegungsunschärfen oft nicht vermieden werden können oder der Frontzahnbereich nicht vollständig in der Schichtebene ist, ist oftmals doch eine orientierende Diagnostik möglich.

4.7 Fernröntgenseitenaufnahme

Diese Aufnahme ist ein zentraler Bestandteil der kieferorthopädischen Diagnostik. Sie ermöglicht in Ergänzung zur Panoramaschichtaufnahme z.B. auch eine Lokalisation von Fremdkörpern in einer zweiten Ebene. Die modernen Geräte erlauben mit dem Fernröntgenseitenteil auch wichtige Schädelaufnahmen wie z.B. die Unterkieferaufnahme p.a. bei maximaler Mundöffnung. Sie zeigt eine frontale Ansicht der Kieferabschnitte, die in der Panoramaschichtaufnahme nur aus seitlicher Sicht beurteilt werden können. Diese Einstellung ist zur Lagebeurteilung von Fremdkörpern, Tumoren, Zysten u.a. von Bedeutung [11].

Qualitätskriterien für eine Fernröntgenaufnahme sind eine gute Weichteildarstellung des Gesichtsprofils und eine vollständige Überlagerung der linken und rechten Alveolarfortsätze.

Hierzu ist eine korrekte Einstellung der **Mediansagittalen parallel zur Filmebene** notwendig. Dies ist gerade bei Kindern trotz der Kopfhalterungen der

Tabelle 4-3 Anteil des aktiven roten Knochenmarks im Kopfbereich als Prozentsatz des gesamten aktiven Knochenmarks (nach ICRP 70).

Alter	5 Jahre	10 Jahre	15 Jahre	20 Jahre
Schädel	15,9	11,6	9,2	7,7
Unterkiefer	1,6	1,1	0,9	0,8

Geräte schwierig. Hilfreich kann es sein, direkt gegenüber dem Patienten einen Spiegel zu positionieren, auf dem sich in Augenhöhe des Patienten z.B. ein Punkt befindet, den der Patient anvisieren soll. Hierdurch kann der Patient selber die Lage des Kopfes und der Bipupillarebene überprüfen.

Viele Hersteller bieten für das (konventionelle) FRS nur Blenden an, die neben den diagnostisch relevanten Anteilen für die zephalometrische Vermessung auch eine diagnostisch nicht benötigte Darstellung der Schädelkalotte zeigen. Bei Kindern findet sich in der Schädelkalotte noch ein großer Anteil des hämatopoetischen Gewebes (Tab. 4-3), so dass eine Ausblendung der Schädelkalotte sinnvoll ist. Die Abbildungen 4-12 und 4-13 zeigen, dass nach einer Befestigung von kleinen Bleifolien auf der Primärblende eine Ausblendung der Schädelkalotte möglich ist. Bei digitalen FRS-Systemen (z.B. Instrumentarium Imaging) wird diese Problematik heute bereits aufgegriffen und auf die Darstellung der Schädelkalotte verzichtet.

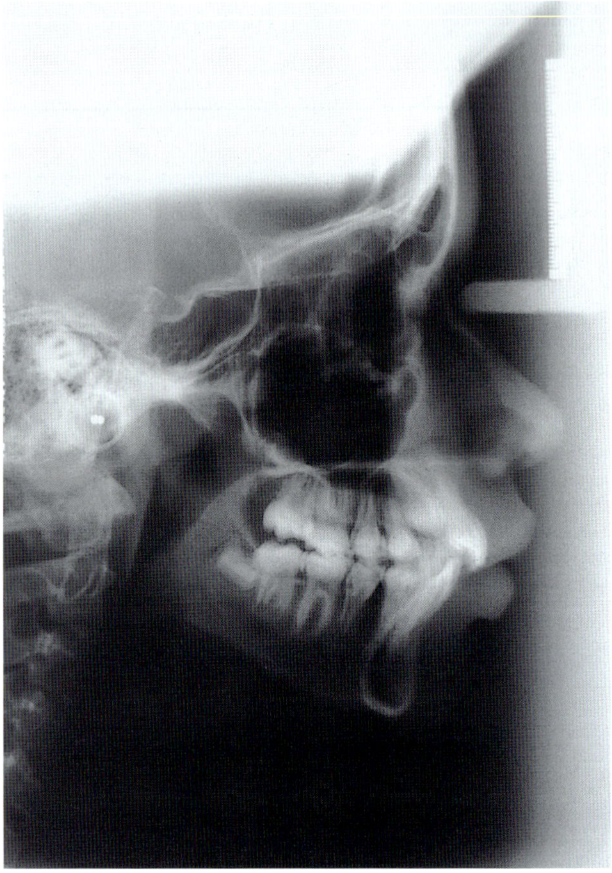

Abb. 4-12 Fernröntgenseitenbild mit einer deutlichen Einblendung des Nutzstrahlfeldes am oberen sowie linken Bildrand. Hierdurch können die Anteile der Schädelkalotte mit rotem Knochenmark weitgehend ausgeblendet werden.

4.8 Handröntgenaufnahme

Der Mineralisationszustand der Handwurzelknochen (bis zum neunten Lebensjahr), Knochen und Phalangen gibt Aufschluss über das skelettale Alter des Patienten. Für diese Aufnahme wird die linke oder rechte Hand auf die Filmkassette des Fernröntgenseitenteils gelegt, nachdem vorher das Weichteilfilter herausgenommen wurde. Die topographische Anatomie und Auswertung einer Handröntgenaufnahme sind von Rakosi und Jonas [13] ausführlich dargestellt worden. Dentale Tubusgeräte dürfen zukünftig für Handwurzelaufnahmen nicht mehr verwendet werden.

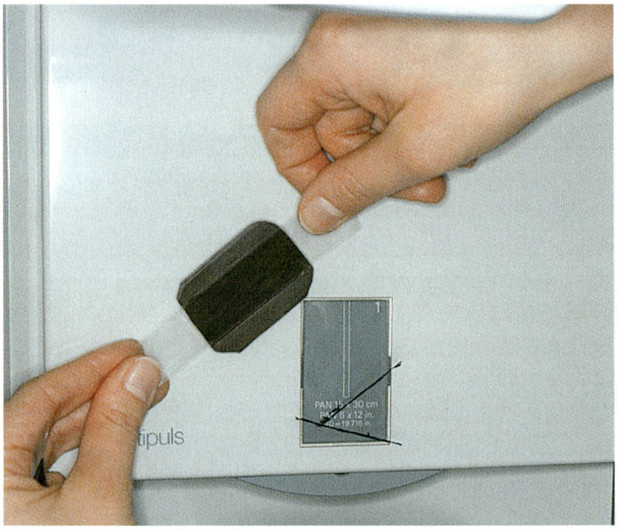

Abb. 4-13 Zur Einblendung des Nutzstrahlfelds wurden 2 mm dicke Bleifolien so auf der Primärblende am Röntgengerät befestigt, dass die Einblendung wie in Abb. 4-12 erfolgte. Die Justierung erfolgte durch Belichtungen der Filmkassette ohne Patient. Auf dem Röntgengerät wurden Markierungen angebracht, so dass die Bleifolie leicht in der korrekten Position zu befestigen war.

4.9 Schädelübersichtsaufnahmen, digitale Volumentomographie, Computertomographie, Magnet-Resonanztomographie, Sonographie

Im Kindes- und Jugendlichenalter ist bei Verletzungen, Tumoren, Entzündungen oder vor umfangrei-

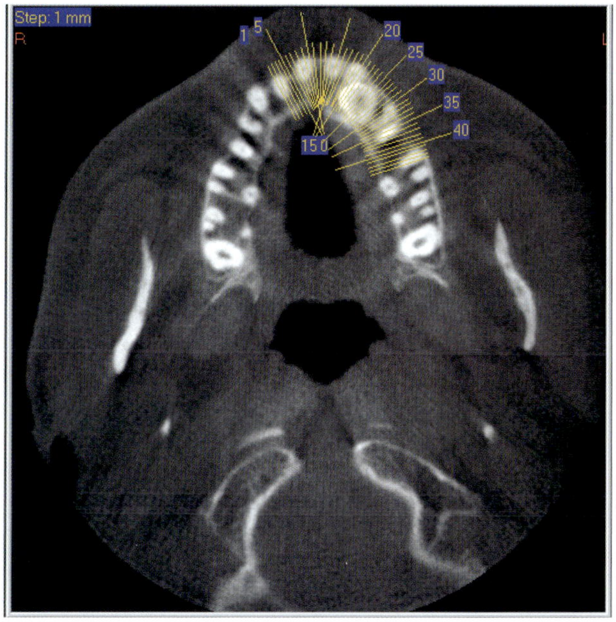

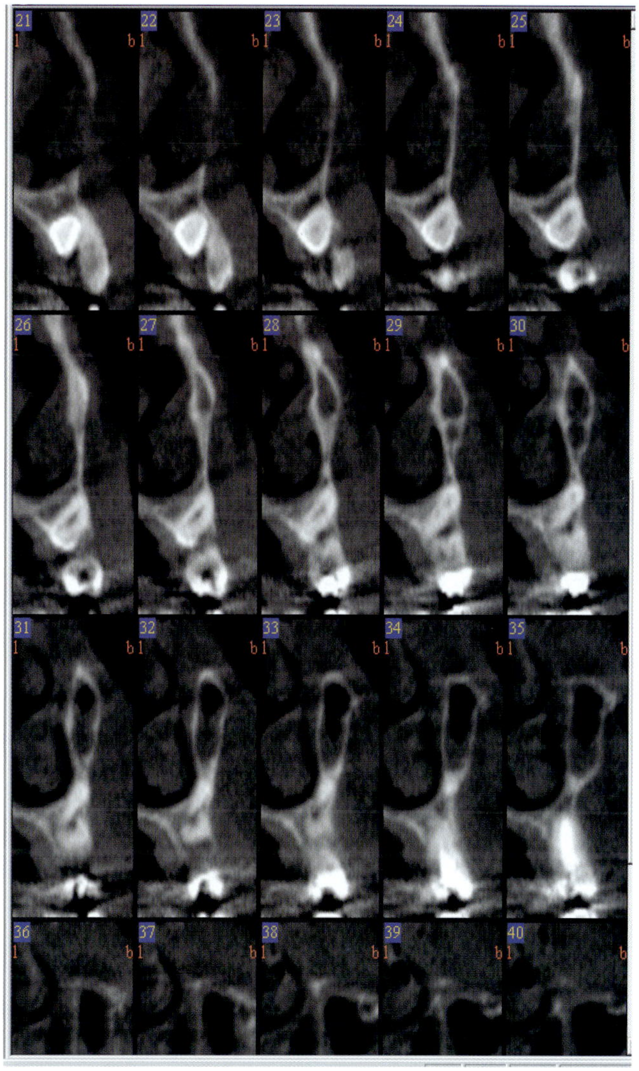

Abb. 4-14 Digitale Volumentomographie (DVT) zur Lokalisation eines retinierten und impaktierten Zahnes 13. Links im Bild die Primärrekonstruktion, rechts die markierten Sekundärrekonstruktionen. Die DVT ermöglicht prinzipiell die gleichen Rekonstruktionen wie die Computertomographie.

chen operativen Eingriffen z.B. zur Korrektur skelettaler Anomalien in der Regel eine umfangreiche Diagnostik mit bildgebenden Untersuchungsverfahren notwendig. Die Grundlagen dieser Aufnahmen sind von Pasler und Visser [11] ausführlich dargestellt worden. Im Rahmen der Novellierung der RöV wird der Begriff der **rechtfertigenden Indikation** eingeführt. Hierdurch soll u.a. auch sichergestellt werden, dass der Behandler mit Fachkunde im Strahlenschutz auch die bildgebenden Verfahren bei der Indikationsstellung berücksichtigt, die ohne ionisierende Strahlung arbeiten.

Die 1997 neu in die Zahnmedizin eingeführte **digitale Volumentomografie (DVT)** ermöglicht die gleichen Rekonstruktionsmöglichkeiten wie eine klassische Computertomographie (jedoch ohne Weichteilfenster; Abb. 4-14), wobei jedoch die Strahlenexposition deutlich geringer ist [10].

Ausgewählte Literatur

Das vollständige Literaturverzeichnis finden Sie auf unserer Homepage www.urbanfischer.de/Zahnmedizin/Kinderzahnheilkunde.

[4] Becker, J.: Verringerung der Strahlenexposition bei der enoralen Röntgendiagnostik durch eine Einblendung des Nutzstrahlfeldes. Quintessenz 46, 1201 (1995).

[8] Meinert, R., Kaletsch, U., Kaatsch, P., Schuez, J., Michaelis, J.: Associations between childhood cancer and ionizing radiations: results of a population-based case-control study in Germany. Cancer Epidemiol Biomarkers Prev 8, 793 (1999).

[10] Möbes O, Becker J, Schnelle C, Ewen K, Kemper J, Cohnen M: Strahlenexposition bei der digitalen Volumentomographie, Panoramaschichtaufnahme und Computertomographie. Dtsch Zahnärztl Z 55, 336, (2000).

[12] Plonait, D., Becker, J., Barthel, C.: Können digitale Aufnahmeverfahren enorale Röntgenfilme bei der Diagnostik von Entzündungen im Kiefer ersetzen? Dtsch Zahnärztl Z 11, 745 (1997).

[16] White, S. C.: Assessment of radiation risk from dental radiography. Dentomaxillofac Radiol 21, 118 (1992).

5 Diagnose der Approximal- und Fissurenkaries

von Andreas Schulte und Klaus Pieper

Inhaltsübersicht

5.1 Einleitung

In den letzten Jahren sind in allen medizinischen Disziplinen die Anforderungen an eine genaue Befunderhebung und sichere Diagnosestellung stark gestiegen. Dies beruht unter anderem darauf, dass Prävention und Früherkennung von Krankheiten mittlerweile einen hohen Stellenwert einnehmen.

Wie im Kapitel 2 „Epidemiologie" aufgezeigt wurde, weisen zahlreiche in den letzten Jahren in Deutschland durchgeführte Untersuchungen vor allem bei Kindern und Jugendlichen einen stark rückläufigen Kariesbefall nach. Daneben haben die kariesprophylaktischen Maßnahmen der letzten Jahrzehnte dazu geführt, dass nicht nur die Zahl der kariösen Läsionen, sondern auch ihre Größe zurückgegangen ist. Dennoch kommt es mit zunehmendem Lebensalter nach wie vor zu einer durchschnittlichen Zunahme des Kariesbefalls [20, 27, 28], auch wenn sich das Fortschreiten unter den gegenwärtigen Bedingungen in vielen Fällen wesentlich langsamer vollzieht als in der Vergangenheit [1, 15]. Bei der Bewertung von kariesepidemiologischen Studien muss darüber hinaus berücksichtigt werden, dass in der Regel der Kariesbefall entsprechend den Empfehlungen der Weltgesundheitsorganisation (WHO) registriert wird. Dies bedeutet, dass nur klinisch mit Spiegel, zahnärztlicher Sonde und Licht feststellbare, bis in das Dentin reichende Kavitationen berücksichtigt werden. Man kann davon ausgehen, dass die mittleren DMF-T-Werte um etwa 50% höher liegen, wenn die Schmelzkaries mit einbezogen wird [18, 25].

Die **zuverlässige Erkennung von Schmelzkaries** ist nicht einfach, jedoch aus zwei Gründen von Bedeutung. Zum einen sind Zähne mit derartigen Läsionen einem hohen Risiko ausgesetzt, eine Dentinkaries zu entwickeln [13]. Zum anderen lässt sich demineralisierter Schmelz unter bestimmten Umständen remineralisieren (siehe auch Kap. 8 „Füllung oder Remineralisation") [4]. Letzere Erkenntnis lässt den Wunsch aufkommen, die Entstehung von Dentinkaries durch individuelle Monitoringprogramme zu verhindern [18, 23]. Dazu ist es jedoch erforderlich, eventuell auftretende Schmelzkaries diagnostizieren zu können, bevor es zu einer Zerstörung der Schmelzoberfläche kommt. Außerdem sollte während der Beobachtungszeit in zuverlässiger und einfacher Weise die Entscheidung getroffen werden können, ob die eingeleiteten präventiven Maßnahmen ausreichend waren oder ob restaurative Schritte erforderlich sind. Wenn trotz kariespräventiver Bemühungen Restaurationen unvermeidbar sind, können diese unter dem Aspekt der minimal-invasiven Therapie erfolgen (siehe Kap. 11 *Füllungstherapie im Wechselgebiss*).

Bevor im Einzelnen auf verschiedene Untersuchungsmethoden, die die Diagnose Karies ermöglichen, eingegangen wird, soll nachdrücklich daran erinnert werden, dass nicht ein Untersuchungsgerät, sondern der untersuchende Arzt auf der Basis von Befunden die Diagnose stellt.

> Die in der Vergangenheit gelehrte Untersuchungsmethode, Karies primär mittels einer zahnärztlichen Sonde zu diagnostizieren, muss aus heutiger Sicht abgelehnt werden.

Zum einen ist die Genauigkeit dieser Methode gering und zum anderen kann auf diese Weise intakter bzw. demineralisierter Schmelz so beschädigt werden, dass dadurch eine kariöse Läsion entsteht bzw. die Voraussetzung für eine Remineralisation entfällt [2, 9, 19, 35]. Des Weiteren lässt sich die Schmelzkaries nicht nur im approximalen, sondern auch im okklusalen Bereich mittels **visueller Inspektion** nur sehr ungenau diagnostizieren (Abb. 5-1) [9, 42]. Ein weiteres Problem stellen bestimmte Zähne dar, die von einer Dentinkaries befallen sind, ohne dass es zu einer deutlich sichtbaren Änderung der Transluzenz des umgebenden Schmelzes kommt. Es kann sich sogar eine okklusale Dentinkaries entwickelt haben, obwohl der Schmelz klinisch völlig intakt erscheint [7, 38, 39].

Die Zuverlässigkeit der Kariesdiagnose hängt sowohl von der Schulung und der Erfahrung der zahnärztlichen Untersucher als auch von den bei der Befunderhebung verwendeten Hilfsmitteln ab.

Das **klinische Erscheinungsbild** der Karies kann folgendermaßen ausgeprägt sein:

1. Initiale Schmelzkaries mit weißlichen Verfärbungen des Schmelzes

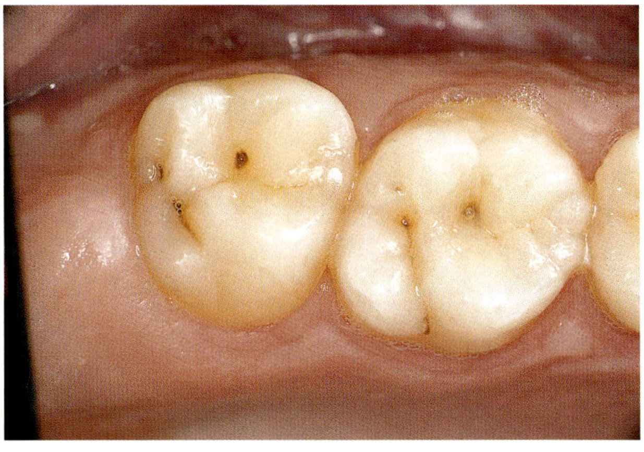

Abb. 5-1 Zähne 17 und 18 eines 17-jährigen Patienten, bei denen die Ausdehnung der kariösen Läsion (Dentinbeteiligung?) nur schwer abzuschätzen ist.

2. Fortgeschrittene Schmelzkaries mit geringfügiger oberflächlicher Kavitation und weißlich oder bräunlich erscheinenden Verfärbungen des Schmelzes
3. Dentinkaries mit kleiner Kavitation im transluzent unverändert erscheinenden Schmelz
4. Dentinkaries mit kleiner Kavitation im opak erscheinenden Schmelz
5. Dentinkaries mit Schmelzeinbruch
6. Dentinkaries mit großem Zahnhartsubstanzverlust.

5.2 Untersuchungsverfahren und Hilfsmittel

Grundsätzlich stehen folgende Untersuchungsverfahren und Hilfsmittel zur Verfügung, um Zähne zu untersuchen und anschließend die Diagnose Karies stellen oder ausschließen zu können:

- visuelle Untersuchung mit Spiegel und Licht
- taktile Untersuchung mit einer zahnärztlichen Sonde
- kombinierte visuell-taktile Untersuchung
- kombinierte visuell-taktile Untersuchung nach mehrsekündiger Trocknung der Zähne
- Bissflügel-Röntgenbild:
  - mit chemisch zu bearbeitendem Röntgenfilm
  - mit elektronisch auswertbaren Speicherfolien
- faseroptische Transillumination mit einer Kaltlichtsonde
- Registrierung reemittierter Laserfluoreszenzstrahlen
- Messung elektrischer Widerstandswerte.

Um festzustellen, wie gut sich ein Untersuchungsverfahren eignet, um damit eine Diagnose stellen zu können, wird dessen Treffsicherheit ermittelt. Grundsätzlich stellt sich bei jedem Untersuchungsverfahren das Problem, dass falsch negative und falsch positive Befunde angezeigt werden können. Deshalb wird die Treffsicherheit einer Untersuchungsmethode durch zwei Kennwerte, die Sensitivität und die Spezifität, angegeben. Die **Sensitivitätsrate** gibt an, in welchem Ausmaß pathologische Befunde mit einem Verfahren richtig erkannt werden. Dagegen kann mit Hilfe der **Spezifitätsrate** angezeigt werden, in welchem Ausmaß nicht-pathologische Befunde mit einem Verfahren richtig erkannt werden. In der Regel ist kein Testverfahren in der Lage, beide Anforderungen zu 100% zu erfüllen.

Schwierigkeiten bei der Diagnose bereiten vor allem die Approximalkaries im Seitenzahnbereich und die Okklusalkaries. Da sich Approximal- und Okklusalflächen anatomisch und morphologisch deutlich voneinander unterscheiden, sind unterschiedliche Anforderungen an die Untersuchungsmethoden zu stellen. Deshalb werden im Folgenden die speziellen Aspekte der Diagnosestellung in diesen beiden Bereichen getrennt besprochen.

5.3 Diagnose der Approximalkaries

Die Untersuchung der Zähne mit Spiegel und Sonde erlaubt gerade bei den Approximalflächen der bleibenden Seitenzähne kaum, auf den Schmelzbereich begrenzte kariöse Läsionen zu erkennen. Aber auch bis in das Dentin reichende Läsionen bleiben in bis zu 78% der Fälle bei der visuell-taktilen Untersuchung unentdeckt [8]. Ähnlich gravierend stellt sich dieses Problem auch bei Milchmolaren dar. Hier bleiben etwa 66% der Dentinkaries unentdeckt, wenn keine Röntgendiagnose durchgeführt wird [5].

5.3.1 Röntgenologische Kariesdiagnose

Die Diagnose der Approximalkaries auf der Basis von Bissflügel-Röntgenaufnahmen kann nach wie vor als Standardverfahren angesehen werden. Dies gilt sowohl für die Schmelz- als auch für die Dentinkaries. Wenn derartige Röntgenbilder angefertigt werden, lassen sich dort etwa 85% der an Karies erkrankten Approximalflächen richtig erkennen [3, 14]; somit beträgt für dieses Untersuchungsverfahrens die **Sensitivität 85%.** Kariesfreie Zähne werden mit Hilfe von Bissflügel-Röntgenaufnahmen in einer Größenordnung von ebenfalls 85% zutreffend eingestuft.

Der Fortschritt der Computertechnik ermöglicht es seit einiger Zeit, für Röntgenaufnahmen **elektronisch auswertbare Speicherfolien** zu verwenden (s. S. 40f.). Der Vorteil dieses Verfahrens besteht darin, dass die Strahlenbelastung im Vergleich zu herkömmlichen Zahnfilmen erheblich reduziert wird. Speziell unter dem Aspekt der Kariesdiagnose ist dieses Verfahren aber auch mit Nachteilen behaftet. Initiale Schmelzkaries lässt sich auf dem Bildschirm schlechter erkennen als auf dem klassischen Röntgenbild. Obwohl Dentinkaries mittels der elektronischen Auswertung etwas besser erkannt werden kann, ist damit der Nachteil verbunden, dass vermehrt falsch positive Befunde registriert werden, d.h., diese Technik zeigt manchmal bei gesunden Zähnen fälschlicherweise eine Dentinkaries an [26]. Deshalb werden nach wie vor ernst zu nehmende Zweifel geäußert, ob in Bezug auf die Kariesdiagnose digitale Röntgenaufnahmen gegenüber den klassischen, chemisch zu entwickelnden Röntgenbildern Vorteile aufweisen [40]. Inzwischen wird an Computerprogrammen gearbeitet, die eine automatische Karieserkennung auf digitalen Röntgenbildern ermöglichen sollen. Ein derartiges Programm wird bereits kommerziell angeboten. Allerdings ließ die Überprüfung der Genauigkeit noch einen erheblichen Verbesserungsbedarf erkennen [41].

Es hat sich klinisch bewährt, die auf den Bissflügel-Röntgenaufnahmen dargestellten Approximalflächen anhand einer **fünfstufigen Einteilung** zu bewerten:

0 keine Aufhellung im Schmelz oder Dentin
1 Aufhellung in der äußeren Schmelzhälfte
2 Aufhellung bis in die innere Schmelzhälfte reichend
3 Aufhellung bis in die äußere Dentinhälfte reichend
4 bis in die Nähe der Pulpa reichende Aufhellung.

Idealerweise sollten diese Befunde detailliert in die Patientenkarte übertragen werden. Dies gilt besonders dann, wenn ein Kariesmonitoring beabsichtigt ist.

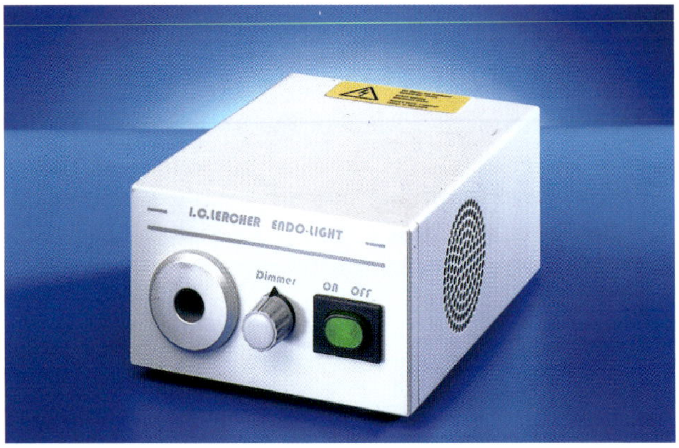

Abb. 5-2a CombiLight-System.

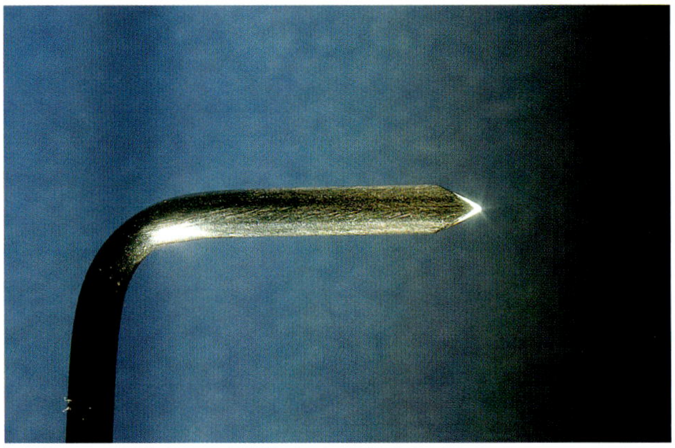

Abb. 5-2b Makroaufnahme der Kaltlichtdiagnosesonde Modell Göttingen.

5.3.2 Kariesdiagnose mit Kaltlicht

Da in den Medien von Zeit zu Zeit über das Ausmaß der Nebenwirkungen von Röntgenstrahlen spekuliert wird, äußern manche Patienten Bedenken, wenn im Rahmen der zahnärztlichen Befunderhebung Röntgenbilder angefertigt werden sollen. In Bezug auf die Kariesdiagnose wird als Alternative hierzu die faseroptische Transillumination (FOTI) von Zähnen vorgeschlagen [22].

Dieses Verfahren basiert auf der **unterschiedlichen Lichtdurchlässigkeit** von demineralisierter und gesunder Zahnhartsubstanz. Im Durchlicht erscheint kariöser Schmelz, besonders aber kariöses Dentin als Schatten. Als Lichtquelle dient ein Gerät mit einer Halogenlampe (Abb. 5-2a), deren Licht durch ein faseroptisches Kabel bis zu einer im Interdentalraum zu platzierenden Kaltlichtsonde gelenkt wird. Die ersten Studien zur Evaluierung dieses Verfahrens erbrachten im Vergleich zur Röntgendiagnostik enttäuschende Ergebnisse. Dies wurde unter anderem darauf zurückgeführt, dass bei der Untersuchung mit den damals handelsüblichen Kaltlichtsonden mit einem Durchmesser von 3 mm zuviel Streulicht auftrat [16]. Die Reduktion auf einen Querschnitt von 0,5 mm erbrachte in einer späteren Studie wesentlich bessere Resultate [17]. Mit diesem Instrument konnten 85% der kariösen Defekte an Approximalflächen entdeckt werden.

Durch eine weitere Modifikation der Kaltlichtsonde, die von Pieper veranlasst wurde, konnte die Treffsicherheit der Erkennung von approximalkariösen Läsionen nochmals verbessert werden [21]. Die Spitze der Kaltlichtsonde wurde so angeschliffen, dass die Lichtaustrittsfenster direkt auf den Schmelz der Approximalflächen gesetzt werden können (Abb. 5-2b). Auf diese Weise wird das Streulicht weitgehend vermieden.

Am Beispiel o.g. Studie soll gezeigt werden, wie die Validität eines Diagnoseverfahrens ermittelt wird. Anhand einer Kreuztabelle lässt sich ablesen, welche Abweichungen sich bei der Untersuchung von 1826 Approximalflächen mit der Kaltlichtsonde im Vergleich zur Auswertung der röntgenologischen Darstellung dieser Flächen ergaben (Tab. 5-1). In der Diagonalen findet sich jeweils die Zahl der Flächen, bei denen beide Verfahren zu derselben Diagnose führten. Übereinstimmend wurden bei 89 Flächen Schmelzläsionen und bei 77 Flächen kariöse Veränderungen im Dentin festgestellt. Wie die obere Zeile der Kreuztabelle zeigt, konnten kleine Schmelzläsionen anhand der Bissflügelaufnahmen besser ermittelt werden als mit der Kaltlichtsonde. So wurden bei 245 Flächen, die bei Transillumination als kariesfrei erschienen, röntgenologisch Schmelzopazitäten entdeckt. Im Gegensatz dazu konnten durch die faseroptische Untersuchung mehr kariöse Defekte im Dentin nachgewiesen werden (Abb. 5-3). Die Mehr-

Tab. 5-1 Abweichungsmatrix der Befunde an Approximalflächen von Seitenzähnen (Faseroptik versus Röntgenuntersuchung).

		BISSFLÜGEL			
		Gesund	Schmelzkaries	Dentinkaries	Summe
FASEROPTIK	Gesund	1173	245	23	1441
	Schmelzkaries	69	89	9	167
	Dentinkaries	46	95	77	218
	Summe	1288	429	109	1826

zahl der mit der Kaltlichtsonde zusätzlich entdeckten Dentinläsionen war auf dem Röntgenbild nur als Schmelzopazität zu diagnostizieren (Abb. 5-3c). Außerdem wurde bei 46 Flächen, die röntgenologisch als kariesfrei erschienen, Dentinläsionen entdeckt. Kariöse Defekte hingegen, die auf dem Röntgenbild in der pulpanahen Hälfte des Dentins sichtbar waren, wurden in jedem Fall mit der Kaltlichtsonde erfasst.

Diese Studie zeigt somit einerseits, dass mit Hilfe von Bissflügel-Röntgenaufnahmen nicht alle kariösen Defekte an Approximalflächen erfasst werden können. Andererseits wird die klinische Erfahrung bestätigt, dass die Größe einer vorhandenen Läsion röntgenologisch nicht immer zuverlässig bestimmt werden kann. In diesem Zusammenhang sei auf eine Studie hingewiesen, in der Prämolaren, die aus orthodontischen Gründen entfernt werden sollten, zunächst röntgenologisch und nach der Extraktion klinisch untersucht wurden. Es zeigte sich, dass 50% der röntgenologisch festgestellten Grad-2-Schmelzläsionen bereits eine Kavität mit Dentinbeteiligung aufwiesen [14]. Diese Ergebnisse müssen bei der Entscheidung, ob eine Läsion remineralisiert oder mit einer Füllung versorgt werden soll, unbedingt berücksichtigt werden.

Eine vollständige Erfassung aller kariösen Läsionen an Approximalflächen in vivo ist mit einer Methode allein nicht möglich [22, 34]. Deshalb sollte bei entsprechender Indikation die kariologische Befunderhebung nicht nur die klinische Untersuchung und die Anfertigung von Bissflügel-Röntgenbildern, sondern auch die Inspektion der Seitenzähne mit der Kaltlichtsonde beinhalten.

Erst dadurch kann bei röntgenologisch festgestellten Transluzenzen im Schmelz mit größerer Sicherheit entschieden werden, ob der kariöse Prozess bereits das Dentin erreicht hat oder nicht. Dies ermöglicht dann eine fundierte Entscheidung für die jeweils angemessene Therapie. Damit leistet das Verfahren der

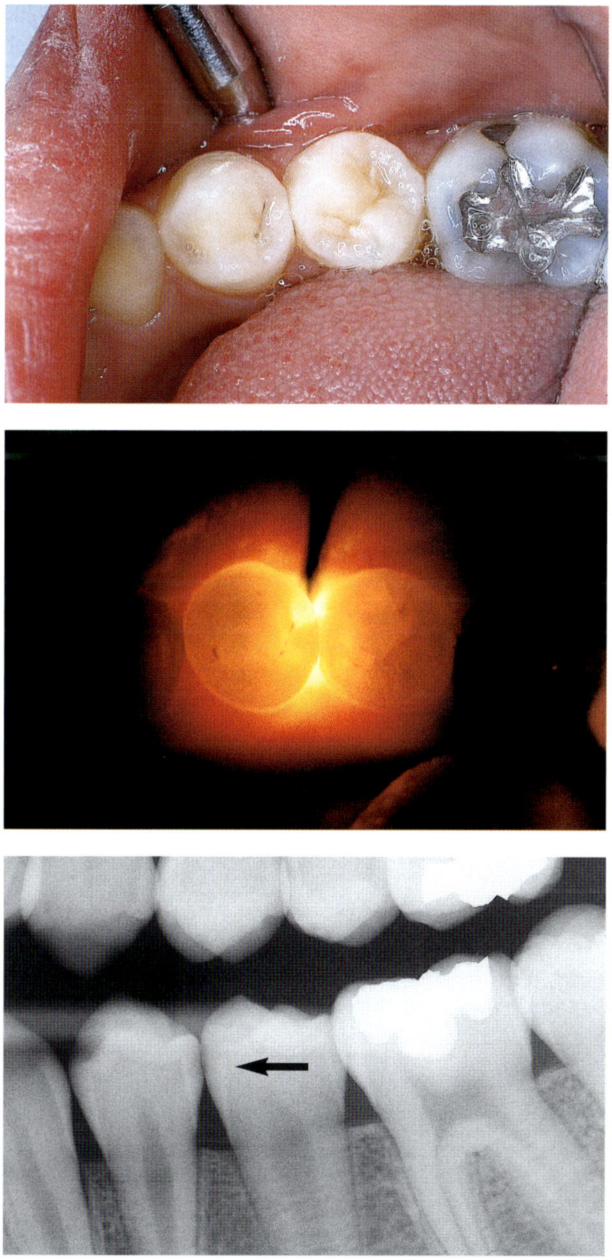

a b c

Abb. 5-3a–c a) Prämolaren einer 13-jährigen Patientin.
b) Die Untersuchung mit der Kaltlichtsonde deckt einen Defekt an Zahn 34 distal auf.
c) Bissflügelaufnahme der betreffenden Zähne.

faseroptischen Transillumination einen wesentlichen Beitrag zur Frühdiagnose der Dentinkaries und trägt dazu bei, minimal-invasive Therapiemaßnahmen durchführen zu können.

Ein weiteres Anwendungsgebiet der faseroptischen Transillumination liegt in der engmaschigen Überwachung von **Remineralisationsversuchen einer Schmelzkaries**. Mit dieser Methode kann früh und non-invasiv festgestellt werden, ob ein Fortschreiten des kariösen Prozesses in das Dentin verhindert wird oder nicht.

Da es sicher nicht zu vertreten ist, bei Kindern und Jugendlichen in halbjährlichen Abständen Bissflügel-Röntgenaufnahmen anfertigen zu lassen ebenso wie dies auch bei erwachsenen Patienten (z.B. bei Frauen in der Schwangerschaft) nicht immer möglich ist, bietet die Inspektion mit der Kaltlichtsonde eine brauchbare Alternative zur Röntgenuntersuchung.

5.4 Diagnose der Okklusalkaries

Die Frage, wie und in welchem Ausmaß okklusale Schmelz- und Dentinkaries korrekt diagnostiziert werden kann, hat aus verschiedenen Gründen verstärktes klinisches und wissenschaftliches Interesse gefunden. Dies ist u.a. darauf zurückzuführen, dass der Kariesrückgang der letzten Jahre auch eine **Änderung des Verteilungsmusters der Karies** bei Kindern und Jugendlichen bewirkte. Exemplarisch lässt sich dies an der bereits im Kapitel 15 *Epidemiologie der Gebisserkrankungen* beschriebenen Studie zur Abnahme der Kariesprävalenz in der Schweizer Stadt Zürich aufzeigen (s. S. 15). Im Jahr 1970 belief sich der mittlere DMFT-Index bei 14-Jährigen auf 9,1. Damals betrug der Anteil der Okklusalkaries etwa 50%. Fast ein Vierteljahrhundert später, nämlich im Jahr 1993, wurde in derselben Altersgruppe nur noch ein mittlerer DMFT-Index von 2,2 festgestellt und der Anteil der Okklusalkaries betrug 82% [33].

5.4.1 Untersuchung mit Spiegel und Sonde

Die Diagnose der okklusalen Schmelz- und Dentinkaries gestaltet sich aus verschiedenen Gründen schwierig. Früher wurde sehr häufig das Kriterium „**klebende Sonde**" als Hinweis auf Fissurenkaries gewertet. Dieses Kriterium ist wegen der unterschiedlichen Fissurenformen (V-förmig, ampullenförmig usw.) nicht zuverlässig genug, um initiale Schmelzkaries oder eine kleine Dentinläsion sicher diagnostizieren zu können. Selbst erfahrenen Zahnärzten bereitet es Schwierigkeiten, Zähne mit initialer Okklusalkaries einheitlich zu beurteilen. So wies Lussi in einer Studie mit 34 Zahnärzten an 61 extrahierten füllungsfreien Molaren nach, dass nur 42% der Okklusalflächen von allen Untersuchern korrekt eingestuft wurden [9].

Die **Sensitivität** der auf der visuellen Inspektion beruhenden Diagnose der Okklusalkaries betrug in verschiedenen Studien zwischen 14 und 64% und lag im Mittel bei 45%. Ganz anders sieht dies bei der Beurteilung von kariesfreien Okklusalflächen aus: Hier wurden **Spezifitätsraten** von 80 bis 95% ermittelt [9, 10, 36, 42].

Diese Beobachtungen sind vor allem im Hinblick auf die prophylaktische Versiegelung von Molarenfissuren von Bedeutung (s. S. 172ff.). Hier steht der Behandler häufig vor der Entscheidung, ob er eine verfärbte Fissur ohne weitere Maßnahmen versiegeln kann oder ob er eine solche Fissur vorher ausschleifen muss.

An dieser Stelle soll noch auf ein weiteres Problem aufmerksam gemacht werden. Auch in Deutschland ist zu beobachten, dass sich bei Molaren und Prämolaren, die klinisch gesund erscheinen, röntgenologisch eine Dentinkaries nachweisen lässt (s. S. 15). Dieses Phänomen der **„hidden caries"** ist ebenfalls in den Niederlanden und in Großbritannien bekannt. Hier liegen wissenschaftliche Studien vor, wonach bei 14- bis 17-jährigen Jugendlichen 4–15% klinisch und röntgenologisch erkennbare Dentinkaries aufwiesen [7, 38]. Die besondere Bedeutung dieser Ergebnisse liegt darin, dass in den Niederlanden und in Großbritannien der Kariesrückgang bei Kindern und Jugendlichen viel eher stattfand als in Deutschland. Aktuelle kariesepidemiologische Daten zeigen, dass die Kariesprävalenz auch in Deutschland weiter zurückgegangen ist (s. Kap. 2 *Epidemiologie der Gebisserkrankungen*). Deshalb muss auch hier damit gerechnet werden, dass das Problem der „verborgenen okklusalen Dentinkaries" zunehmen wird. Eine wissenschaftliche Erklärung für dieses Phänomen gibt es bisher nicht. Als Konsequenz aus dieser Entwicklung wird gefordert, die Bissflügel-Röntgenaufnahmen nicht nur unter dem Aspekt der Approximalkaries auszuwerten, sondern auch daraufhin zu untersuchen, ob im okklusalen Bereich kariöse Veränderungen festzustellen sind [8, 38].

Anders als bei der Diagnose der Approximalkaries ist die Anwendung der faseroptischen Transillumination für Diagnosezwecke im Okklusalbereich wenig hilfreich. Untersuchungen zur Sensitivität bzw. Spezifität ergaben Werte von 20 bzw. 95%, d.h., Schmelz- und Dentinkaries wurden im Okklusalbereich außerordentlich selten entdeckt, während auch selten falsch-positive Befunde vorkamen. Da Letzteres auch für die visuelle Inspektion zutrifft, bietet der Gebrauch der Kaltlichtsonde in diesem Bereich kaum Vorteile.

5.4.2 Untersuchung mittels laserinduzierter Fluoreszenz

Seit kurzem steht ein Laser-Gerät zur Verfügung, das die Beurteilung von Okklusalflächen mit fraglicher Karies erleichtern soll. Dabei handelt es sich um das Gerät DIAGNOdent (Fa. KaVo, Biberach). Der zu untersuchende Zahn wird mit Laserlicht beleuchtet (Lambda 655 nm), das von anorganischer und organischer Zahnsubstanz resorbiert wird. Ein Teil dieses Lichts wird als fluoreszierendes Licht, dessen Wellenlängen fast den infraroten Bereich erreichen, zurückgestrahlt. Je mehr die Zahnhartsubstanz im Sinne eines kariösen Prozesses verändert ist, desto mehr fluoreszierendes Licht wird reflektiert. Der verwendete Laser gehört zur Laserklasse 2 und hat eine Leistung von weniger als 1 mW, sodass weder für den Patienten noch für das zahnärztliche Team Schutzmaßnahmen ergriffen werden müssen. Blicke in den Laserstrahl müssen allerdings grundsätzlich vermieden werden.

Aus In-vitro-Studien zur Treffsicherheit dieses Verfahrens im Rahmen der Diagnostik der von okklusal ausgehenden Dentinkaries geht hervor, dass die **Sensitivität** 76–78% und die **Spezifität** 87–100% beträgt [12, 32]. Von den Autoren wurde betont, dass die zu untersuchenden Zahnflächen sorgfältig gereinigt werden müssen, weil das Gerät sehr empfindlich auf die Anwesenheit von Farbbelägen, Ablagerungen und Zahnstein reagiert.

5.4.3 Untersuchung mittels elektrischer Widerstandsmessung

Ein anderes Untersuchungsverfahren, mit dessen Hilfe die Diagnose Okklusalkaries sicherer gestellt werden kann, besteht in der Messung elektrischer Widerstandswerte bei Zähnen. Die Grundlage für die Anwendbarkeit dieses Verfahrens stellt die Beobachtung dar, dass durch Speichel angefeuchteter intakter Zahnschmelz elektrisch leitfähig ist. Als Folge eines kariösen Angriffs nimmt das Porenvolumen im Schmelz (unter Verlust von Kalzium und Phosphat) zu, wie polarisationsoptische Untersuchungen histologischer Schnitte von Zähnen zeigten. Derartig veränderter Schmelz kann eine größere Menge an leitfähiger Flüssigkeit, z.B. Speichel, aufnehmen, sodass sich die elektrische Leitfähigkeit hier erhöht. Lässt man durch demineralisierte Schmelzbereiche einen schwachen Strom fließen (ca. 2 mA), so misst man mit Hilfe eines Ohmmeters einen gegenüber kariesfreiem Schmelz verringerten elektrischen Widerstand. Die Untersuchung erfolgt mit einer Messelektrode, deren Form einer zahnärztlichen Sonde ähnelt und deren Griff mit Kunststoff isoliert wurde. Zur Messung berührt die Sondenspitze den fraglichen Fissurenbereich. Über eine Referenzelektrode an der Wangenschleimhaut des Patienten wird der Stromkreis geschlossen.

In verschiedenen wissenschaftlichen Arbeiten wurden Sensitivität und Spezifität des Verfahrens der elektrischen Widerstandsmessung zur Diagnose der Okklusalkaries ermittelt [11, 22, 24, 29, 36, 37]. Aus diesen Untersuchungen ergibt sich, dass die Verwendung von elektrischen Widerstandsmessungen im Mittel eine **Sensitivität** von 89% und eine **Spezifität** von 78% erreicht. Dies bedeutet, dass die Diagnose Okklusalkaries mit Hilfe von elektrischen Widerstandsmessungen in gleicher Weise wie die Laserfluoreszenz-Messungen weitaus sicherer gestellt werden kann, als dies mit Untersuchungsverfahren wie visuell-taktile Inspektion, faseroptische Transillumination und Bissflügel-Röntgenaufnahme erreicht werden kann (Tab. 5-2).

Trotz dieser erfolgversprechenden Ergebnisse ist zur Zeit nur ein Widerstands-Messgerät kommerziell erhältlich. Dabei handelt es sich um den Electronic-Cariesmonitor, der in verschiedenen Untersuchungen beschrieben wurde [6, 11, 12] und unter dem Namen ECM (Fa. Lode, Groningen, Niederlande) vertrieben wird.

Tab. 5-2 Mittlere Sensitivitäts- und Spezifitätswerte verschiedener Untersuchungsmethoden, die die Diagnose Okklusalkaries erleichtern.

Verfahren	Sensitivität in %	Spezifität in %
Spiegel und Sonde	42	97
Bissflügel-Röntgenaufnahme	43	87
Faseroptische Transillumination	31	98
Elektrische Widerstandsmessung	89	78

Die Bedenken, dass mit dem Verfahren der elektrischen Widerstandsmessung etwa 20% der Zähne fälschlicherweise als kariös eingestuft werden [11], können durch eigene Untersuchungen entkräftet werden [30, 31]. Sie zeigten, dass der elektrische Widerstand von gesunden Prämolaren zwar in den ersten Monaten nach dem Zahndurchbruch so niedrige Werte wie bei kariösen Zähnen annehmen kann. Diese posteruptive Zunahme der elektrischen Widerstandswerte war aber spätestens 15 Monate nach dem Zahndurchbruch abgeschlossen. Berücksichtigt man also das Zahnalter, so lässt sich eine Fehlinterpretation von elektrischen Widerstandswerten weitgehend vermeiden und die Spezifitätsrate dieses neuen Verfahrens deutlich erhöhen.

5.5 Empfehlungen

Abschließend können für die Diagnosestellung der Approximal- und Okklusalkaries folgende Empfehlungen gegeben werden:

1. Die Untersuchung der Zähne sollte zunächst **visuell** unter Zuhilfenahme von **Spiegel und Licht** erfolgen. Da sich die Karies häufiger als in der Vergangenheit unterminierend im Dentin ausbreitet und dabei die Defekte im Schmelz sehr gering bleiben können, sollten die Zähne länger als bisher üblich trocken geblasen werden. Durch die Austrocknung lässt sich demineralisierter Schmelz besser erkennen.
2. Die zahnärztliche **Sonde** darf nur ein Hilfsinstrument sein, das tastend und mit minimalem Druck benutzt wird. Ein kraftvoller Gebrauch der Sonde kann mechanische Schäden im Schmelz hervorrufen. Dadurch wird einerseits die Entstehung neuer kariöser Läsionen begünstigt, und andererseits wird die Remineralisation initial demineralisierten Schmelzes verhindert.
3. Im **Approximalbereich von Milchzähnen** sollte zusätzlich zur visuell-taktilen Untersuchung eine Inspektion mit der **Kaltlichtsonde** durchgeführt werden. Liefert diese Untersuchung keinen Anhalt für approximale Läsionen, so kann auf ergänzende Röntgenaufnahmen verzichtet werden. Steht keine Kaltlichtsonde zur Verfügung, so sollte im Verdachtsfall nach Möglichkeit eine Bissflügel-Röntgenaufnahme angefertigt werden.
4. Bei **Jugendlichen** muss nach der visuell-taktilen Untersuchung und nach Erhebung einer Röntgenanamnese überlegt werden, ob **Bissflügel-Röntgenbilder** angefertigt werden sollen. Deren Bedeutung ist sogar gestiegen, weil es durch den Kariesrückgang der letzten Jahre noch schwieriger geworden ist, approximale Schmelz- und Dentinkaries klinisch zu diagnostizieren. Es sollte versucht werden, Schmelzkaries auch im Approximalbereich so früh wie möglich zu entdecken, um durch geeignete präventive Maßnahmen im Sinne eines Kariesmonitorings eine Progression dieser Läsion zu verhindern.
5. Die **Auswertung von Röntgenbildern** (Zahnfilme, Bissflügel-Aufnahmen) sollte explizit nicht nur die approximalen, sondern auch die **okklusalen Flächen** der Zähne umfassen, weil von okklusal ausgehende Dentinkaries häufiger als bisher angenommen auch radiologisch erkennbar ist.
6. Von Fall zu Fall muss entschieden werden, ob bzw. wann ein neues Röntgenbild anzufertigen ist.

Ausgewählte Literatur

Das vollständige Literaturverzeichnis finden Sie auf unserer Homepage www.urbanfischer.de/Zahnmedizin/Kinderzahnheilkunde.

[2] Ekstrand, K., Qvuist, V., Thylstrup, A.: Light microscopic study of the effect of probing in occlusal surfaces. Caries Res 21, 368–374 (1987).

[9] Lussi, A.: Validity of diagnostic and treatment decisions of fissure caries. Caries Res 25, 296 (1991).

[21] Pieper, K., Schurade, B.: Die Untersuchung mit der Kaltlicht-Diagnosesonde. Eine Alternative zum Flügelbißstatus. Dtsch Zahnärztl Z 42, 900 (1987).

[31] Schulte, A., Gente, M., Pieper, K.: Posteruptive changes of electrical resistance values in fissure enamel of premolars. Caries Res 33, 242 (1999).

[38] Weerheijm, K. L., Groen, J., Bast, J. J., Kifft, A., Eijman, K. A. J., van Amerongen, W. E.: Clinically undetected occlusal dentine caries: a radiographic comparison. Caries Res 26, 196 (1992).

6 Kieferorthopädische Prophylaxe und Frühbehandlung

von Bärbel Kahl-Nieke

Inhaltsübersicht

6.1 Einleitung

Bereits im Jahr 1932 stellte Gustav Korkhaus fest, dass ein Lehrbuch der modernen orthodontischen Behandlungsmethoden ohne einen Abschnitt der Prophylaxe und Frühbehandlung unvollständig wäre. Ein derartiger Inhalt sollte sich auch an den Praktiker wenden, der sich im Allgemeinen nicht orthodontisch betätigt. Korkhaus argumentierte damals folgendermaßen: „Während bei der Behandlung ausgebildeter Anomalien des bleibenden Gebisses im Allgemeinen Abweichungen vorliegen, die mehr oder weniger einen Endzustand darstellen und sich kaum oder gar nicht verändern, ist Voraussetzung einer zielbewussten Frühbehandlung die Erkennung dieser Anfangszustände, der ersten meist nur wenig auffälligen, geringgradigen Abweichungen, die, da mit wenig Aufwand an Zeit und Mitteln zur Norm überzuführen, keine besonderen Schwierigkeiten macht."

Weniger als zehn Jahre später veröffentlichte Paul Guy Spencer seine „Prevention of malocclusion". In diesem Buch wird das Vorgehen bei Behandlungen im Milchgebiss beschrieben und von Spencer wurden damals schon Fehlfunktionen der Weichteile und durch skelettale und alveoläre Diskrepanzen hervorgerufene Zahn- und Kieferfehlstellungen unterschieden. Spencer zitiert Gilford, der schon 1867 den Zusammenhang zwischen einer Verlegung der Atemwege und einem Schmalkiefer nachwies.

Wie aktuell dieses Thema ist, zeigt auch die Stellungnahme der Deutschen Gesellschaft für Kieferorthopädie zum Thema „Kieferorthopädische Frühbehandlung" aus dem Jahr 1996: „Es ist sinnvoll, gegebenenfalls bereits vom Säuglingsalter an zahnärztliche und kieferorthopädische Prophylaxe zu betreiben, um die regelrechte Bissentwicklung zu fördern. In diesem Rahmen sind die Ernährungsberatung, Kariesprophylaxe und Vermeidung schädlicher Angewohnheiten von besonderer Bedeutung."

Kieferorthopädische Therapiemaßnahmen im Milchgebiss sind danach in der Regel bei ausgeprägten skelettalen Dysgnathien indiziert, die zu Progredienz neigen, eine Wachstumshemmung zur Folge haben oder deren Behandlung zu einem späteren Zeitpunkt eindeutig erschwert bzw. unmöglich erscheint und die sich durch prophylaktische Maßnahmen allein nicht entscheidend beeinflussen lassen.

Der vorliegende Beitrag soll dem kinderzahnärztlich tätigen Zahnarzt Leitlinien für das Erkennen früher anatomischer und funktioneller Abweichungen im stomatognathen System geben, damit auch vor der klassischen kieferorthopädischen Behandlungszeit – vom 10. bis 14. Lebensjahr im späten Wechselgebiss und während des pubertären Wachstumsschubs – kieferorthopädische Prävention und, wenn indiziert, aktive Frühbehandlung empfohlen wird.

Das übergeordnete Kriterium für die Frühbehandlung ist der **Ausprägungsgrad der Anomalie** und beinhaltet

- Funktionsstörungen
- skelettale Entwicklungsstörungen
- dentoalveoläre Entwicklungsstörungen
- Gefahr der Progredienz.

Im Rahmen einer kurzen, intensiven kieferorthopädischen Therapie der so genannten **Interzeptivbehandlung** mit einem definierten Teilbehandlungsziel wird angestrebt, die Gesamttherapiedauer zu reduzieren und die Belastung für Patient, Eltern und Kostenträger möglichst niedrig zu halten.

Die Krankheitsbilder, bei denen eine kieferorthopädische Frühbehandlung indiziert ist, können in **angeborene** und **erworbene** Entwicklungsstörungen unterschieden werden, die auch kombiniert auftreten können:

- Angeborene Entwicklungsstörungen:
  - Lippen-Kiefer-Gaumenspalten
  - Syndrome
- Erworbene Entwicklungsstörungen:
  - Traumafolgen
  - Folgen entzündlicher Erkrankungen
- Kombinationen:
  - Zahnentwicklungs- und Zahnwechselstörungen
  - Missverhältnis zwischen Zahn- und Kiefergröße
  - Orofaziale Dyskinesien
  - Klasse III, extreme Klasse II/1, offener Biss.

Unabhängig von der Ätiologie muss bei der Indikation für eine kieferorthopädische Frühbehandlung zwischen apparativer und nicht apparativer Behandlungsnotwendigkeit sowie zwischen akutem und nicht akutem Therapiebedarf unterschieden werden.

Zu den **Indikationen für eine sofortige apparative kieferorthopädische Maßnahme** gehören:

- traumatischer Kreuzbiss der Schneidezähne
- Lippen-Kiefer-Gaumenspalten
- Pierre-Robin-Syndrom
- Kiefergelenkfortsatz- und -köpfchenfraktur.

Im Folgenden werden alle genannten skelettalen, dentoalveolären und funktionellen Abweichungen systematisch entsprechend ihrer Ätiologie, akuten bzw. nicht akuten Behandlungsbedürftigkeit und/oder apparativen bzw. nicht apparativen Behandlungswürdigkeit vorgestellt. Es bleibt den Lehrbüchern der Kieferorthopädie vorbehalten, auf therapeutische Details im Rahmen der kieferorthopädischen Frühbehandlung einzugehen. Daher soll dieser Beitrag nur den Blick für frühe Behandlungsindikationen schulen.

Die typischste und häufigste Behandlungsindikation für eine kieferorthopädische Frühbehandlung ist der progene Formenkreis mit all seinen Varianten.

6.2 Indikationen für eine sofortige apparative kieferorthopädische Maßnahme

6.2.1 Traumatischer Kreuzbiss von Schneidezähnen

Ein akutes, im frühen Wechselgebiss auftretendes, dentoalveoläres Problem ist die progene Verzahnung von Incisivi mit Gefahr der parodontalen Schädigung (Abb. 6-1a). Wegen des Jigglings mit progredienter Prognose für Weich- und Hartgewebe, d.h. weitere labiale Rezession und Wurzelresorption ist eine sofortige Überstellung der betroffenen Schneidezähne angezeigt. Mittelfristige Folgen sind Wurzelresorptionen und bleibende Zahnschäden. Daher ist zum Schutz der „schwächeren" unteren Schneidezähne eine Überstellung so spät wie nötig und so früh wie möglich indiziert. Dazu sollten die Zähne möglichst zu zwei Drittel durchgebrochen sein.

Der hierzu gerne eingesetzte Beißspatel, der dem Patienten zur „Selbsttherapie" ausgehändigt wird, sollte nur äußerst geschickten und kooperativen Patienten anvertraut werden. Bei falscher Handhabung ist der zu erwartende Erfolg gering und unerwünschte Nebenwirkungen, wie Intrusion bzw. Verhinderung des weiteren Zahndurchbruchs sind eher wahrscheinlich.

Daher ist eine gezielte Kraftapplikation die Methode der Wahl. Erfahrungsgemäß verläuft die notwendige Protrusion der oberen Incisivi mit Hilfe einer **Oberkieferaufbissplatte mit Einzelzahnschraube** unproblematisch (Abb. 6-1b). Dabei ist eine 24-Stunden-Tragezeit für wenige Wochen indiziert. Das Gerät darf nur zum Zähneputzen abgenommen werden und dabei sollte der Patient nicht zubeißen. Bei Tiefbiss kann die interzeptive, apparative Behandlung einige Wochen nach Überstellung beendet werden und der Patient wird nicht-apparativ weiter betreut (Abb. 6-1c). Bei Gefahr der Bissöffnung und vertikalem Wachstumsmuster sowie begleitendem Habit sollte die Retentionsphase länger dauern.

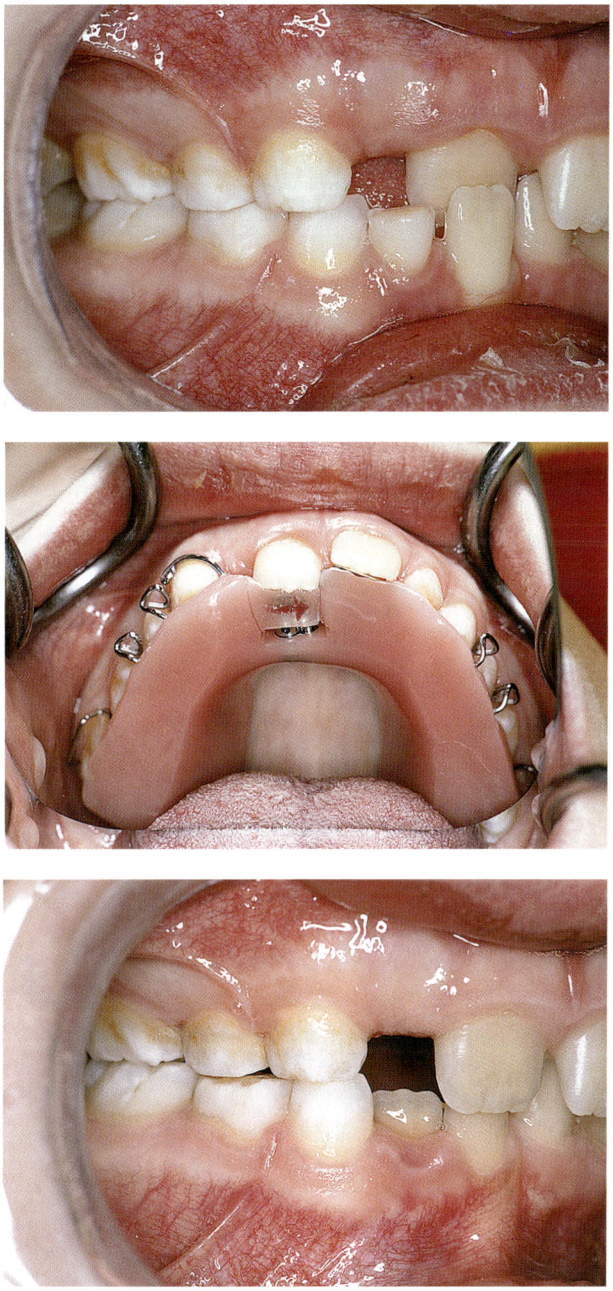

a

b

c

Abb. 6-1 a) Zu weit palatinal und retrudiert durchgebrochener Zahn 11 mit traumatischem Kreuzbiss. Der untere Schneidezahn zeigte bereits bei der Erstuntersuchung eine gingivale Rezession und dünne labiale Knochenlamelle.

b) Überstellung mit Oberkieferaufbissplatte und Einzelzahnschraube.

c) Überstellter Zahn 11, der noch keine korrekte Achsenstellung aufweist.

6.2.2 Lippen-Kiefer-Gaumenspalte

Bei Patienten mit Lippen-Kiefer-Gaumenspalte besteht ein postnataler Behandlungsbedarf. Durch die Imitierung physiologischer Mundraumverhältnisse ermöglicht die **passive Trink- und Sprechplatte** eine physiologische Ernährung, erleichtert die Nasenatmung und die Lautbildung, hält die Zunge aus dem Spaltbereich und steuert das Oberkieferwachstum, insbesondere die Position der Segmente (Abb. 6-2a bis c). Der klinische Effekt der frühen präoperativen orthopädischen Therapie ist unumstritten, der erhoffte Langzeiteffekt auf das maxilläre Wachstum hingegen ist wegen verschiedener Operationsmethoden retrospektiv nur schwer nachzuweisen. Aus kieferchirurgischer und kieferorthopädischer Sicht ist die präoperative kieferorthopädische Behandlung heute eine allgemein anerkannte und angewandte Methode.

Im Mittelpunkt der zeitlich sowie personell komplexen primären Spaltversorgung stehen Patient und Eltern, die in der Regel den Kieferchirurgen und den Kieferorthopäden als Hauptansprechpartner und Koordinatoren betrachten. Obwohl es kein allgemeingültiges Behandlungskonzept gibt, sollte das Behandlungsziel aller beteiligten Disziplinen ein optimaler Kompromiss zwischen guter Sprachfunktion, günstigem Wachstum und normaler Gesichts- sowie Persönlichkeitsentwicklung sein.

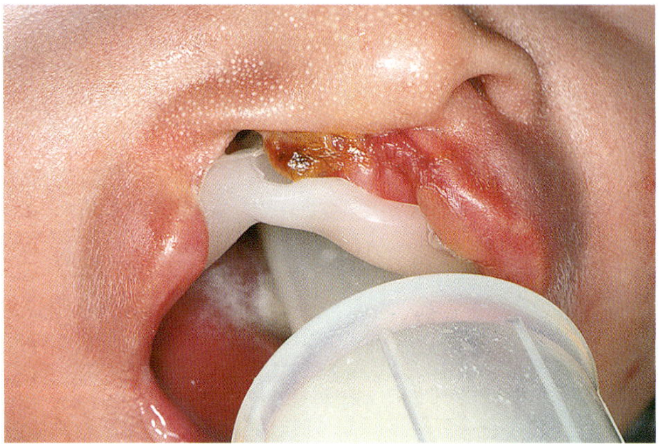

a

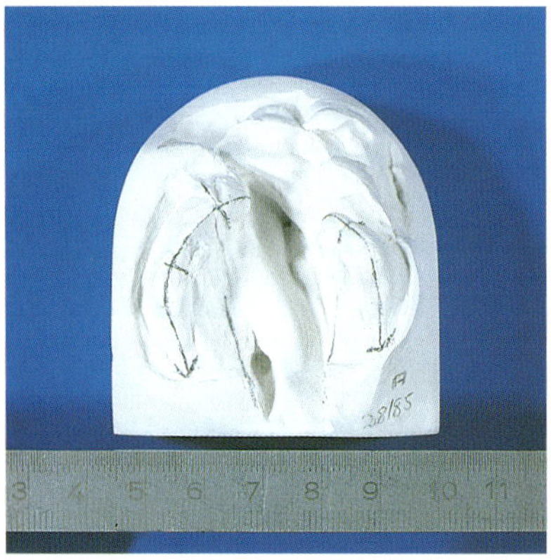

b

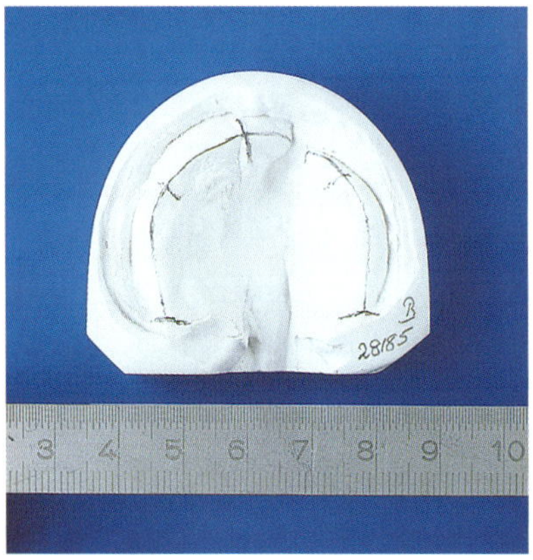

c

Abb. 6-2 a) Trinkplatte während der Flaschenernährung bei rechtsseitiger Lippen-Kiefer-Gaumenspalte.

b) Postnataler Modellbefund bei sehr breiter linksseitiger Lippen-Kiefer-Gaumenspalte.

c) Nach sechs Monaten Plattentherapie zeigt sich eine deutliche Symmetrisierung des Oberkiefers mit Reduktion der Spaltbreite als präoperativer Zwischenbefund vor dem Lippenverschluss.

> Die Primärbehandlung von Lippen-Kiefer-Gaumenspalten sollte vor der Einschulung im Alter von spätestens sechs Jahren abgeschlossen sein.

Während der zweiten auch noch frühen Behandlungsphase werden dentoalveoläre und skelettale Korrekturen durchgeführt. Häufig ist eine sehr frühe apparative Behandlung, zur Erreichung eines sicheren transversalen, sagittalen und vertikalen Überbisses, indiziert.

Um eine kontinuierliche mehrjährige Behandlungsdauer zu vermeiden, werden kurzfristige interzeptive Behandlungsschritte bevorzugt.

6.2.3 Pierre-Robin-Syndrom

Auch bei Säuglingen mit Pierre-Robin-Syndrom und der typischen Symptomentrias **Glossoptose**, **mediane Gaumenspalte** und **Mikrogenie** hilft eine frühe Plattenbehandlung, den nicht selten lebensbedrohlich akuten Zustand zu verbessern (Abb. 6-3). Unbehandelt führt die zurückfallende Zunge zu einer Atemwegsverlegung und Erstickungsanfällen. Mit der ab-

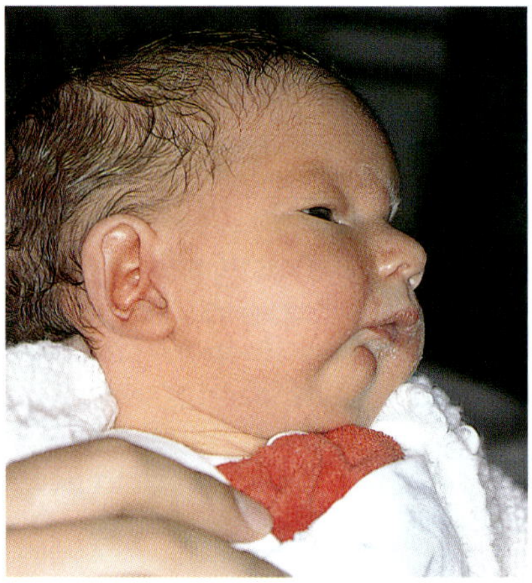

Abb. 6-3a
Typische extraorale Symptomatik eines Säuglings mit Pierre-Robin-Syndrom.

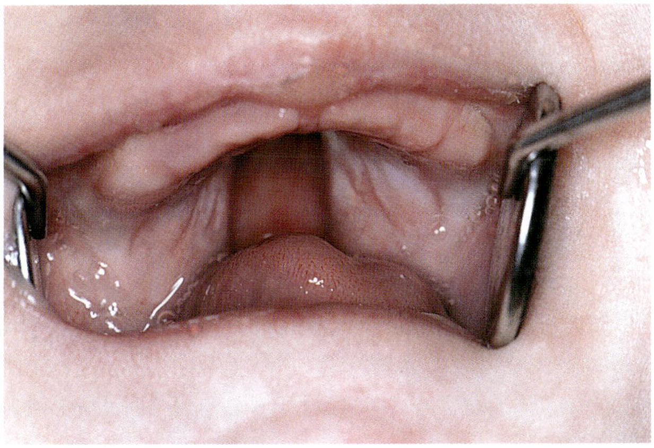

Abb. 6-3b Typische intraorale Symptomatik eines Säuglings mit Pierre-Robin-Syndrom in Kombination mit isolierter Gaumenspalte.

deckenden und gleichzeitig stimulierenden Gaumenplatte wird eine Zungenumorientierung nach vorne und aus dem Spaltbereich erreicht. Nachdem das Fütterungs- und respiratorische Problem gelöst sind, kann sich der Unterkiefer spontan entwickeln (verlängern und nach ventral verlagern) oder muss in Ausnahmefällen durch funktionskieferorthopädische Maßnahmen nachentwickelt werden.

6.2.4 Kiefergelenkfortsatzfraktur

Seit 1958 werden Kollumfrakturen bei Kindern und Jugendlichen mit funktionskieferorthopädischen Geräten behandelt. Neben der typischen extraoralen Symptomatik, dem verletzten Kinn (Abb. 6-4a), zeigen die Kinder eine eingeschränkte Mundöffnung und Druckdolenz in regio des betroffenen Gelenkkopfes, mit oder ohne Schwellung. Bei beidseitiger Fraktur ist der Biss in der Regel anterior offen, bei einseitiger Fraktur imponiert klinisch eine Mittellinienverschiebung zur kranken Seite. Die Frakturdiagnostik wird durch Röntgenaufnahmen in zwei Ebenen – eine Panoramaröntgenschichtaufnahme und eine Unterkieferhalbaxialaufnahme – bestätigt.

Zahlreiche Nachuntersuchungen haben gezeigt, dass die alleinige funktionskieferorthopädische Therapie unabhängig vom Frakturtyp ohne vorherige intermaxilläre Fixierung zur **funktionellen Wiederherstellung** führt, wohingegen die **anatomische Restitution** problematisch ist. Von der Aufrichtung des kleinen Fragments bis zur Resorption und Remodellierung werden kontroverse Reparaturmechanismen diskutiert (Abb. 6-4b).

Bei der Bissnahme wird eine leichte Überkompensation zur gesunden Seite mit geringem Abstand zwischen den frakturierten Teilen geschaffen und der Ruhetonus der Kaumuskulatur aktiviert.

Komplikationen nach unbehandelten Kiefergelenkfortsatzfrakturen im Kindesalter sind:

- Verheilung in Dislokationsstellung
- deformierende Arthropathie
- Nekrose des Kieferköpfchens
- Ankylose
- Unterkieferwachstumshemmung mit konsekutiver Gesichtsasymmetrie
- Vogelgesicht.

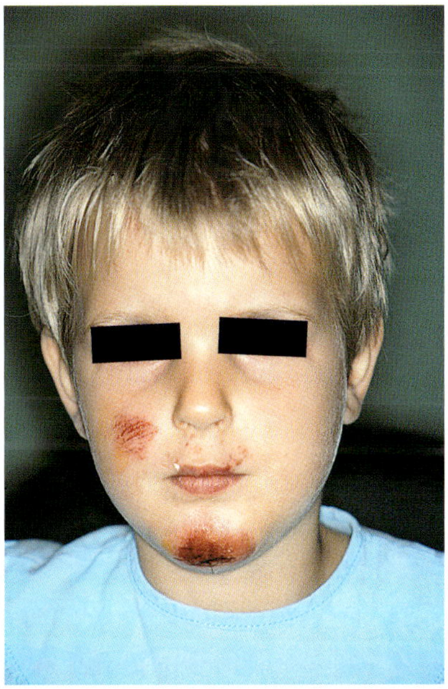

a

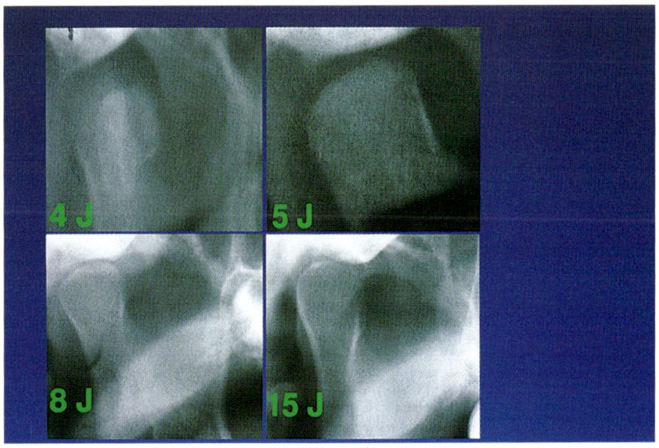

b

Abb. 6-4 a) Kinnweichteilverletzung als erster Hinweis auf eine mögliche Kiefergelenkfraktur.

b) Ausschnitt aus einer Panoramaröntgenschichtaufnahme mit posttraumatisch nach medial disloziertem kleinen Fragment (4 J), Resorption des kleinen Fragments und typische Verkürzung des frakturseitigen Gelenkkopfes (5 J). Vier (8 J) und elf Jahre (15 J) nach dem Unfall zeigt sich die fortschreitende Remodellierung mit dem Erfolg einer völligen funktionellen und anatomischen Wiederherstellung.

6.3 Chronisch progrediente Befunde

Chronisch progrediente Befunde, wie die allmählich zunehmende Gesichtsasymmetrie bei Patienten mit hemifazialer Mikrosomie und die sich ungehemmt entwickelnde transversale und sagittale Diskrepanz zwischen Ober- und Unterkiefer bei Klasse-III-, seltener auch bei Klasse-II-Anomalien, stellen ebenfalls eine apparative und meist muskelfunktionstherapeutische Behandlungsindikation dar.

6.3.1 Syndrome

Für das komplexe Krankheitsbild der **hemifazialen Mikrosomie,** d.h. einseitige, unterschiedlich ausgeprägte Hypo- oder Aplasie eines Kiefergelenkkopfes und der angrenzenden Weichteil- und/oder Nervstrukturen, existieren zahlreiche Termini, Klassifikationen und Therapievorschläge. Kieferchirurgische Eingriffe werden vom zweiten bis zum 20. Lebensjahr angegeben. Heute wird mehrheitlich der frühzeitige Aufbau des fehlenden Gelenks im Kindesalter befürwortet. Das kostochondrale Transplantat soll dann mit oder ohne kieferorthopädische Nachbehandlung zur Normalisierung von Form und Funktion führen.

Als neues therapeutisches Konzept sei auch die **Kallusdistraktion**, von Illizarov an Extremitäten eingesetzt und von McCarthy erstmals im Gesichtsskelett angewandt, erwähnt.

Aus kieferorthopädischer Sicht besteht die Problematik in der einseitigen fehlenden Unterkieferabstützung und reduzierten Wachstumspotenz sowie in der sekundären Anpassung des Oberkiefers an die Asymmetrie des Unterkiefers. Entsprechend dem Prinzip der klassischen Funktionskieferorthopädie basiert daher auch die frühe funktionelle Behandlung hemifazialer Mikrosomien auf dem Grundsatz „die Form folgt der Funktion". Nach Melsen ist über die veränderte Muskelaktivität sogar eine Knochenapposition am Kondylus zu erreichen.

Bei einer inzwischen 13-jährigen Patientin mit **Dysostosis mandibularis,** die seit dem vierten Lebensjahr mit einem Aktivator behandelt wird, zeigt der intraorale Befund vom Milch- zum bleibenden Gebiss die weitgehende Symmetrisierung der Okklusion (Abb. 6-5). Der Oberkiefer hat sich nicht an den asymmetrischen auf der betroffenen rechten Seite hypoplastischen Unterkiefer angepasst. Extraorale Fotos verdeutlichen den Behandlungserfolg bezüglich der Gesichtssymmetrie. Obwohl viele Eltern bei temporärem Behandlungserfolg eine Gelenkoperation ablehnen, ist erst frühestens zum Zeitpunkt des pubertären Wachstumsschubs eine Prognose bezüg-

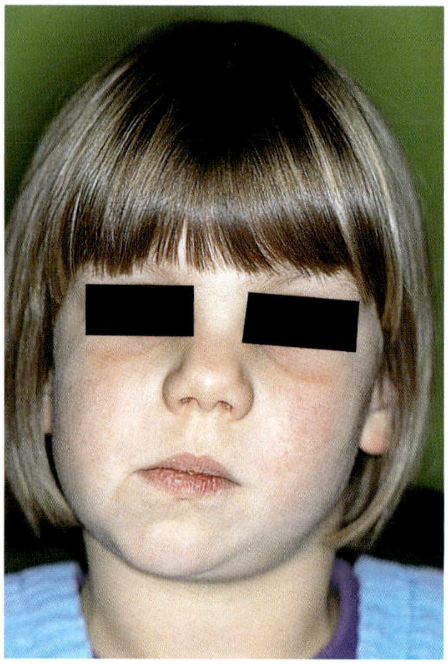

Abb. 6-5 a) Mittenabweichung des Unterkiefers nach rechts bei einer vierjährigen Patientin mit hemifazialer Mikrosomie.

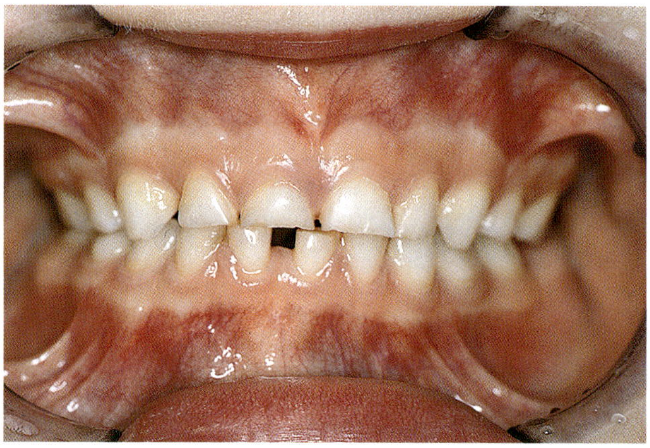

Abb. 6-5 b) Im Milchgebiss zeigt sich ebenso die mandibuläre Schwenkung durch nicht übereinstimmende Zahnbogenmitten.

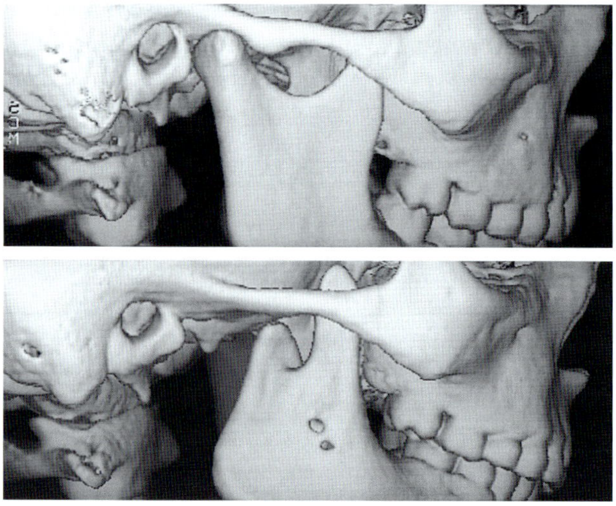

Abb. 6-5 c) Rechtsseitige Kondylushypoplasie und rudimentärer aufsteigender Ast mit Verlängerung des Muskelfortsatzes im Vergleich zur linken gesunden Seite auf einer 3D-CT-Darstellung.

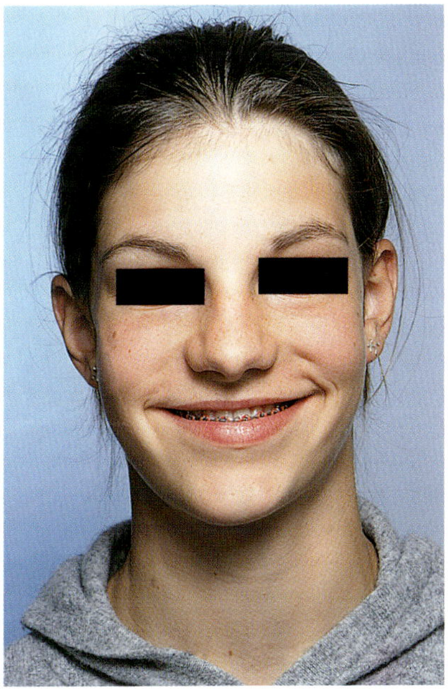

Abb. 6-5 d) Extra- und intraorale Symmetrisierung durch funktionskieferorthopädische Therapie bei der inzwischen 13-jährigen Patientin.

lich der Stabilität des rein kieferorthopädisch erreichten Therapieziels möglich.

Als **Verlaufskontrolle** erlauben regelmäßige spiralcomputertomografische Aufnahmen der Hart- und Weichgewebe die Behandlungseffekte zu objektivieren.

6.3.2 Juvenile idiopathische Arthritis

Bei der juvenilen idiopathischen Arthritis (JIA) ist das Kiefergelenk bei 29 bis 65% der betroffenen Kinder und Jugendlichen mit beteiligt. Die bei der JIA generalisiert (auch medikamentös bedingt) und lokalisiert (verstärkt durch Inaktivitätsatrophie) auftretenden Wachstumsstörungen betreffen daher auch das Wachstumszentrum des Unterkiefers, das bei der JIA durch Zerstörung der Proliferationszone geschädigt wird. Aus der ein- oder beidseitigen Reduktion des Unterkieferlängenwachstums resultiert eine chronisch progrediente klinische und röntgenologische Symptomatik, die sich **extraoral** durch einen zurückliegenden Unterkiefer und bei einseitigem Befund durch eine Laterognathie auszeichnet. **Intraoral** zeigen sich Okklusionsstörungen wie Kreuzbiss, Mittellinienverschiebung, vergrößerte sagittale Stufe, offener Biss und Frontengstand im Unterkiefer.

Röntgenologisch weisen die Panoramaröntgenschichtaufnahme, Gelenkaufnahmen oder das Spiralcomputertomogramm im fortgeschrittenem Stadium eine Verkürzung, Abflachung, Einkerbung oder flächige Erosion des Gelenkkopfes auf (Abb. 6-6). Mittelfristig resultieren auch verkürzte aufsteigende Äste des Unterkiefers. Funktionell können eine reduzierte Mundöffnung sowie eingeschränkter Vor-

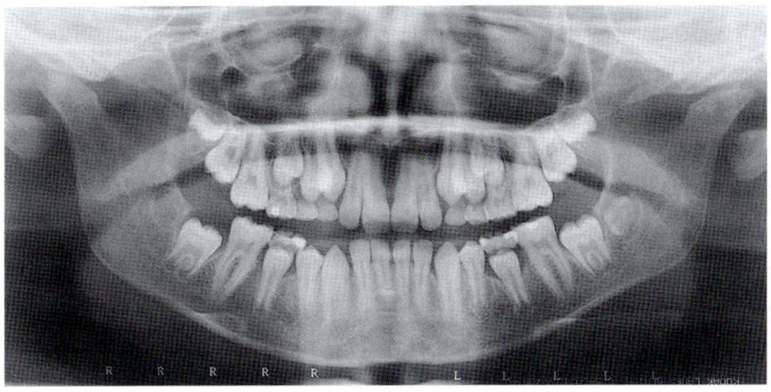

Abb. 6-6 Panoramaaufnahme einer zehnjährigen Patientin mit juveniler idiopathischer Arthritis und nach links abweichendem Kinn, verkürztem linken aufsteigenden Ast und beidseitiger Abflachung der Kondylen.

und Seitschub festgestellt werden; bei der beschriebenen Bewegungseinschränkung handelt es sich im akuten Stadium auch um eine Schonhaltung.

Prophylaktisch und **frühtherapeutisch** beinhaltet die interdisziplinäre Zusammenarbeit zwischen Kinderrheumatologen und Kieferorthopäden ein Screening aller JIA-Patienten mit klinischer und radiologischer Untersuchung, eine funktionskieferorthopädische Therapie mit einem Aktivator aus weichem Kunststoff und regelmäßige Verlaufskontrollen. Durch den Einsatz des funktionskieferorthopädischen Gerätes, das den Unterkiefer in eine anteriore Position führt, wird die Gelenkkopffunktion und daher sekundär auch das Wachstum stimuliert, was zu einer Symmetrisierung der Funktion und Gesichtsentwicklung durch Reduktion von Wachstumseinschränkungen führt.

Lediglich im **akuten Stadium der JIA** wird zur Entlastung des Kondylus eine Therapie mit einem Distraktionssplint durch anteriore Positionierung des Gelenkkopfes empfohlen. Das beschriebene Konzept hat bereits bei zahlreichen über ca. zwei Jahre beobachteten Patienten zu einer deutlichen Reduktion der kondylären Funktionseinschränkung und Vermeidung von Wachstumsstörungen geführt.

6.3.3 Klasse-III-Anomalie

Die Klasse-III-Anomalie, die in der Regel eine nicht unerhebliche hereditäre Komponente besitzt, ist selbst bei geringfügigster Symptomatik im Sinn von Mikrosymptomen progredient.

> Aufgrund der Progredienz der Klasse-III-Anomalie sollte bei realistischer Einschätzung der Chance einer Behandlung möglichst früh versucht werden, eine stabile Okklusion zu erzielen.

Das heißt, so bald eine Verankerung der Geräte gegeben ist, sind dentoalveoläre, skelettale und funktionskieferorthopädische Maßnahmen sowie Kombinationen in Abhängigkeit vom Befund indiziert. Dabei müssen alle Möglichkeiten des skelettalen und dentoalveolären Therapiespektrums ausgeschöpft werden. Diese bestehen aus:

- Wachstumsstimulation des Oberkiefers
- Protrusion der oberen Incisivi
- Wachstumshemmung des Unterkiefers
- Retrusion der unteren Incisivi sowie Kombinationen dieser Maßnahmen.

Elementare Voraussetzung zum Verständnis der häufig überraschenden Entwicklung bei Patienten mit Klasse-III-Anomalie ist die Kenntnis der Ätiologie und Pathogenese sowie der speziellen anatomischen und funktionellen Gegebenheiten bei dieser fachlich schwierigsten Patientengruppe.

Beim **progenen Formenkreis** oder der Klasse-III-Anomalie mit dem kennzeichnenden Leitsymptom der progenen Verzahnung bzw. des Kreuzbisses im Schneidezahnbereich werden **vier Formen** unterschieden:

- echte Progenie
- Pseudoprogenie
- progener Zwangsbiss
- umgekehrter Schneidezahnüberbiss.

Bei der **echten** auf exzessivem Unterkieferwachstum beruhenden **Progenie** mit erblicher Basis ist in der Regel der Oberkiefer normal entwickelt, kann jedoch auch reaktiv verschmälert sein. Diese wachstumsbedingte Anomalie mit hochgradig progredientem Verlauf sollte differentialdiagnostisch von den anderen drei Formen abgegrenzt werden, um eine realistische Prognose für den zu erwartenden Therapieerfolg bzw. die Therapieresistenz zu formulieren. Dazu dient vor allem die so genannte positive Familienanamnese und das Fernröntgenseitenbild, das bei echter Progenie eine deutliche Längenüberentwicklung des Unterkiefers mit vergrößertem SNB-Winkel und negativen ANB-Winkel bei nicht selten protrudierten oberen und retrudierten unteren Incisivi sowie vertikalem Wachstum bei vergrößertem Kieferwinkel zeigt. Die Panoramaröntgenschichtaufnahme weist bei diesen Patienten eine lückige Zahnkeimlage im Unterkiefer – auch in der Stützzone – auf und in der Regel ist der Zahnwechsel im Unterkiefer mehr als normal voraus. Weitere typische **extraorale Symptome** der echten Progenie, aber auch der übrigen Formen des progenen Formenkreises sind eine positive Lippentreppe mit wulstiger Unterlippe, eine zurückliegende Subnasalregion, eine ausgeprägte Nasolabialfalte, ein prominentes Kinn, ein hohes Untergesicht und ein abgeflachter, vergrößerter Kieferwinkel.

Intraoral imponieren ein zirkulärer oder unilateraler Kreuzbiss mit umgekehrter sagittaler Stufe, eine Mesialokklusion, Affenlücken zwischen den unteren Prämolaren und Eckzähnen und häufig eine mandibuläre Mittellinienverschiebung. Als erste Frühsymptome der echten Progenie werden bereits im Milchgebiss bestehende Mesialokklusionen, progene Schneidezahnverzahnungen, Kreuzbiss, Lücken im Unterkiefer und ein frühzeitiger Zahnwechsel im Unterkiefer bezeichnet (Abb. 6-7a bis d).

Bei der **Pseudoprogenie**, die auch als **unechte Progenie** bezeichnet wird, liegt ein Wachstumsmangel des **Oberkiefers** vor und der Unterkiefer ist in der Regel primär normal entwickelt. Bei sagittal und/ oder transversal unterentwickeltem Oberkiefer bestehen häufig eine Kreuzbisssituation, eine umgekehrte sagittale Stufe und bei einseitigem Kreuzbiss eine gnathische Mittenabweichung des Unterkiefers.

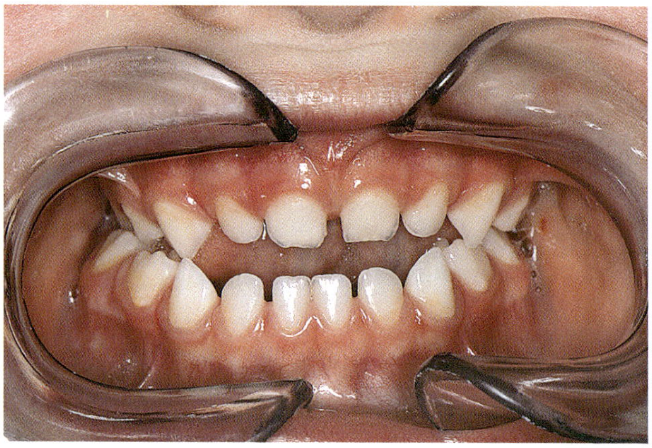

Abb. 6-7 Varianten der intraoralen Frühsymptomatik bei Klasse III.

a) Rechtsseitiger Kreuzbiss mit Laterognathie nach rechts und frontal offenem Biss bei echter Progenie mit positiver Familienanamnese bei einer Vierjährigen.

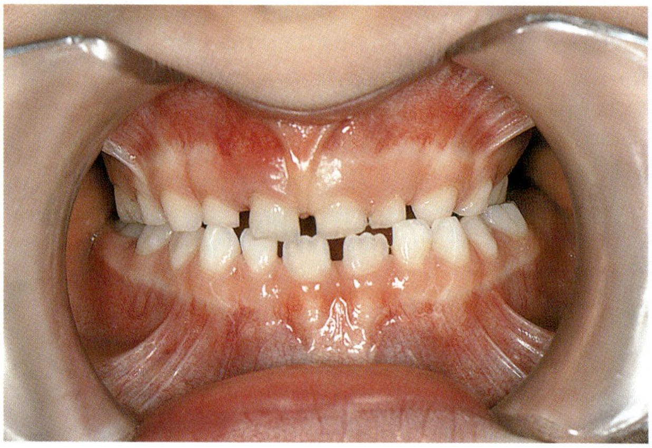

Abb. 6-7 b) Linksseitiger Kreuzbiss mit Mittellinienverschiebung nach links im sehr frühen Wechselgebiss bei vertikalem Kopfbiss.

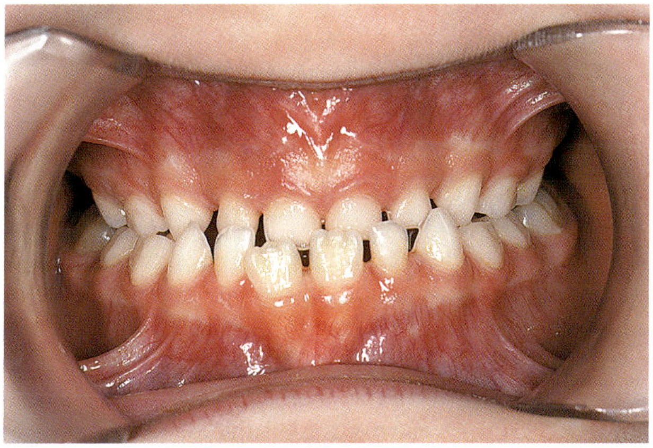

Abb. 6-7 c) Frontaler Kreuzbiss mit Zwangsbisskomponente bei nicht abradierten unteren Milcheckzähnen und Tiefbiss im frühen Wechselgebiss.

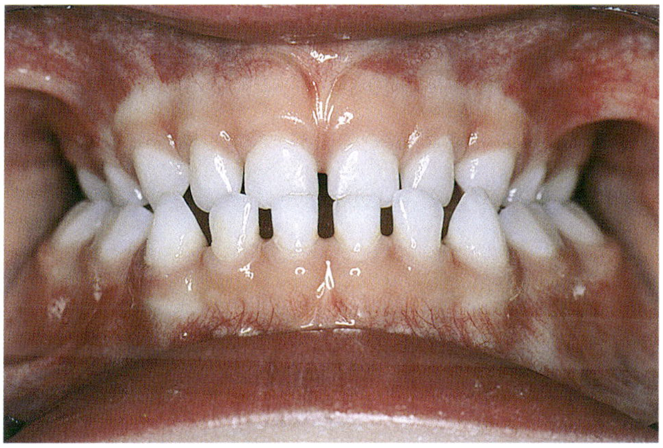

Abb. 6-7 d) Zirkulärer Kreuzbiss im Milchgebiss bei positiver Familienanamnese.

Die Pseudoprogenie kann hereditär oder exogen bedingt sein. Zu den exogenen oder erworbenen Ursachen zählen frühzeitiger traumatischer Zahnverlust, traumatische Verformung des Oberkiefers und postoperative Narbenzüge bei Patienten mit Lippen-Kiefer-Gaumenspalten.

Der **progene Zwangsbiss** aufgrund okklusaler Interferenzen, die zu einer Abweichung oder Zwangsführung des Unterkiefers in eine sagittale Vorschubstellung und häufig auch in eine laterale Fehlposition führen, kann durch eine fehlende Schneidezahnführung während des Zahnwechsels, persistierende Milchzähne und auch durch eine Schonhaltung nach Frontzahntrauma entstehen. Der progene Zwangsbiss tritt besonders bei mangelhaft abradierten Milchzähnen und temporär auftretenden Führungsflächen, wie wackelnden Milchzähnen und/oder frakturierten Zähnen auf. Die progene Zwangsbisssituation kann einzelne Incisivi, die gesamte Front, aber auch beide Zahnbögen, wie beim zirkulären Kreuzbiss betreffen. Wenn der progene Zwangsbiss über längere Zeit bestehen bleibt, kann eine Wachstumshemmung des Oberkiefers und ungehemmte Entwicklung des Unterkiefers im Sinn einer Pseudo- und echten Progenie resultieren. Daher ist das Behandlungsziel zur Beseitigung der Zwangsbisssituation, die Einstellung einer korrekten sagittalen und transversalen Okklusionsbeziehung, die durch Protrusion der oberen und/oder Retrusion der unteren Incisivi, Einschleifen von Milchzähnen, ggf. auch deren Extraktion und transversale Erweiterung des Oberkiefers zu erreichen ist.

Bei der frühen Klasse-III-Behandlung im Milch- und Wechselgebiss ist das **übergeordnete Behandlungsziel** die orthopädische Beeinflussung der Lagebeziehung zwischen Ober- und Unterkiefer zur Vermeidung einer konsekutiven Wachstumshemmung des Oberkiefers. Die apparative kieferorthopädische Frühbehandlung beim progenen Formenkreis kann immer dann begonnen werden, wenn der ausreichend kooperative Patient eine adäquate Verankerungssituation im Oberkiefer bietet. Trotz zahlreicher unterschiedlicher Zeitangaben für den apparativen Therapiebeginn bei Klasse III gilt, je früher desto besser. Wenn die zu erwartende Compliance und die Verankerungssituation es zulassen, sollte der unvermeidliche Circulus vitiosus der primären oder sekundären Oberkieferwachstumshemmung und ungestörten Unterkieferentwicklung durch geeignete Maßnahmen unterbrochen werden.

Ein **klassischer Therapieansatz** hierzu ist die skelettale Erweiterung des Oberkiefers durch eine langsame Gaumennahterweiterung mittels festsitzender oder herausnehmbarer Geräte (Abb. 6-8a bis c) und anschließende Ventralentwicklung des Oberkiefers mit dem Ziel der Verlängerung der Oberkieferbasis und der Verlagerung des Oberkiefers, um so sekundär den Unterkiefer durch Einstellung einer ausreichenden sagittalen und vertikalen Schneidezahnbeziehung im transversalen und sagittalen Wachstum zu zügeln. Apparativ können diese Therapieziele mittels Gaumennahterweiterungsapparatur, Oberkieferaufbissplatte und anschließende Maskentherapie (Grummonsmaske) umgesetzt werden. Zur Zentrierung eines bei unilateralem Kreuzbiss verschobenen Unterkiefers dienen funktionskieferorthopädische Geräte, welche außerdem nach erfolgreicher Kreuzbissüberstellung und Mitteneinstellung die Kieferbreite und -länge retinieren.

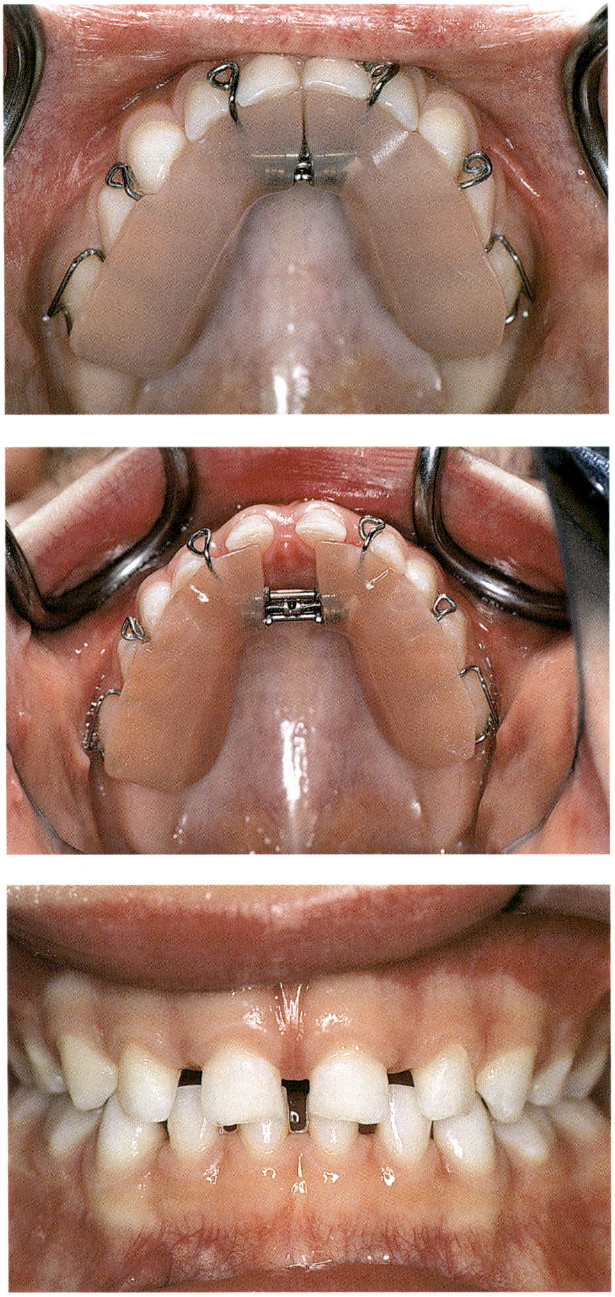

a

b

c

Abb. 6-8 a) Beginn der Überstellung des zirkulären Kreuzbisses der Patientin aus Abb. 6-7d mittels Oberkieferaufbissplatte, b) während und c) nach der transversalen Erweiterung.

6.4 Angeborene und erworbene Störungen während der Zahnentwicklung und des Zahnwechsels

6.4.1 Frontzahntrauma und kariesbedingter früher Milchfrontzahnverlust

Zu den erworbenen Störungen des Zahnwechsels gehört der traumatisch verletzte oder luxierte Schneidezahn.

Nach Möglichkeit sollte ein Traumazahn als natürlicher Lückenhalter erhalten werden.

Eine Ausnahme stellen die wenigen Fälle dar, bei denen aufgrund eines krassen Missverhältnisses zwischen Zahn- und Kiefergröße bei vertikalem Wachstum und für einen Lückenschluss günstiger Okklusion (singulärer Antagonismus) ein kieferorthopädischer Lückenschluss angestrebt wird. Bei allen anderen Patienten sollten verletzte Zähne konservierend und evtl. endodontisch versorgt und unter regelmäßiger klinischer und röntgenologischer Verlaufskontrolle so lange wie möglich erhalten werden.

Wenn jedoch totalluxierte Zähne erfolglos replantiert oder aus bestimmtem Gründen nicht replantiert werden können, ist auf jeden Fall eine „Kinderprothese" angezeigt. Dies gilt ebenso bei Verlust von nicht erhaltungswürdigen Milchfrontzähnen bei kariöser Zerstörung. Die provisorische Versorgung kann mit aktiver Platte mit Ersatzzahn und Schraube zur transversalen und sagittalen Nachentwicklung erfolgen.

Bei frühem einseitigem Verlust von Milchschneidezähnen besteht in der Regel keine Gefahr der Mittenüberwanderung der Nachbarzähne, viele andere Gründe sprechen jedoch für einen temporären Zahnersatz:

- fehlende Funktion
- Inaktivitätsatrophie des Alveolarfortsatzes
- Hemmung des Oberkieferwachstums
- Artikulationsstörungen
- sekundäre Zungendysfunktion
- und greisenhaftes Aussehen.

6.4.2 Zahnüber-/-unterzahl

Bei **unechter Zahnüberzahl** durch Milchzahnwurzelresorptionsstörung und -persistenz mit konsekutivem Palatinaldurchbruch oberer oder Lingualdurchbruch unterer Incisivi ist zunächst die Entfernung der persistierenden Zähne und anschließend meistens eine nicht apparative Überwachung des Zahnwechsels angezeigt (Abb. 6-9a bis c).

Durch **überzählige Zahngebilde** (Mesiodens, Zapfenzahn, Odontom) retinierte Incisivi müssen nach Entfernung des Störfaktors und Freilegung meistens aktiv eingeordnet werden. Der Bereich zwischen den oberen mittleren Inzisiven stellt für solche Probleme eine Prädilektionsstelle dar. Wegen der Gefahr der Wurzelschädigung bei noch nicht ausreichendem Wurzelwachstum bei ungünstiger Position des zu entfernenden Zahnes muss nicht selten zugewartet werden (Abb. 6-10).

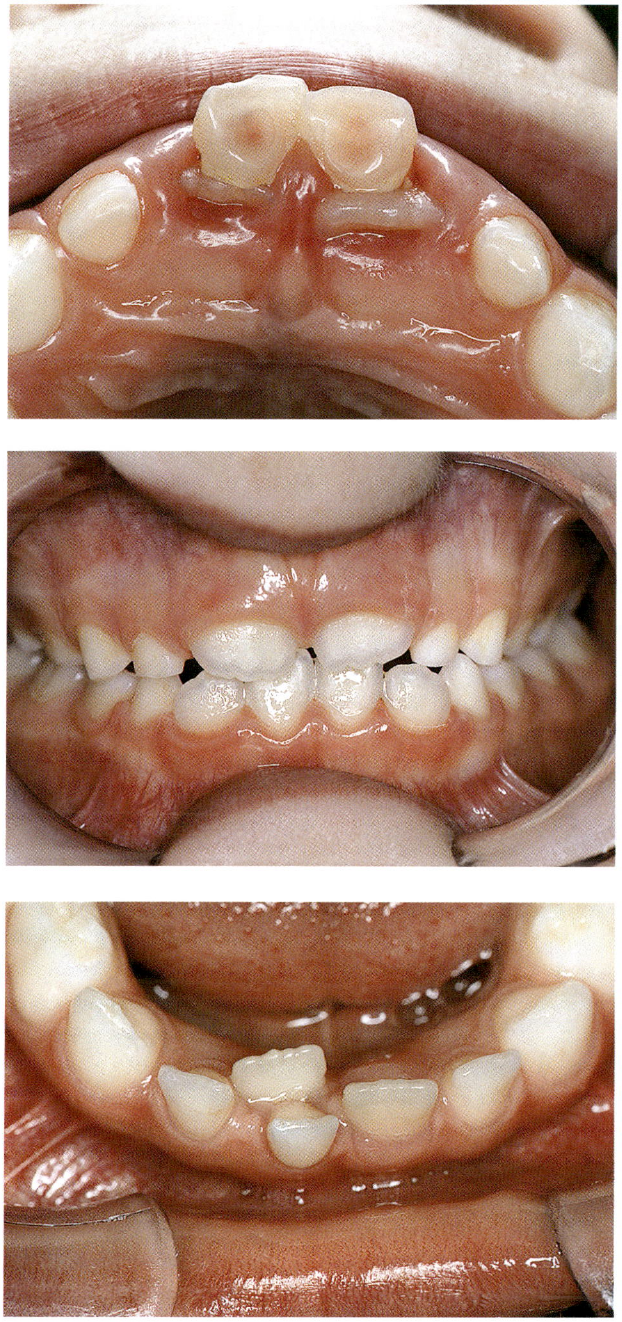

a

b

c

Abb. 6-9 a) Palatinaldurchbruch der mittleren Incisivi bei Persistenz der Milchvorgänger und Kreuzbissgefahr, b) Spontanbewegung und -durchbruch nach labial nach Entfernung der Milchzähne, c) Lingualdurchbruch von 41 bei Persistenz von 81.

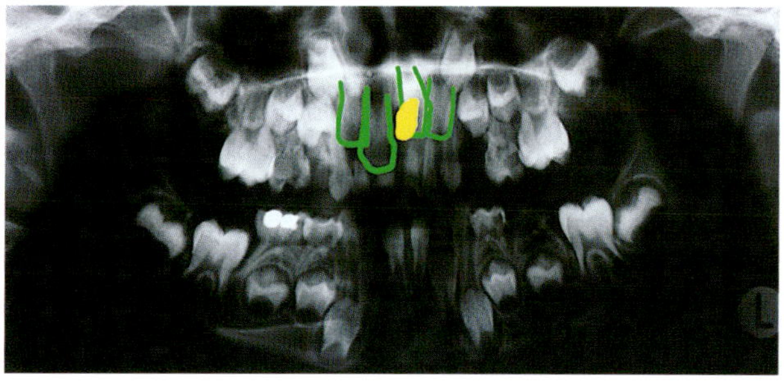

Abb. 6-10 Mesiodens, der zum asymmetrischen Durchbruchsstand der linken Schneidezähne im Oberkiefer geführt hat. Bei Belassen des Mesiodens ist eine Verlagerung und Retention zu erwarten.

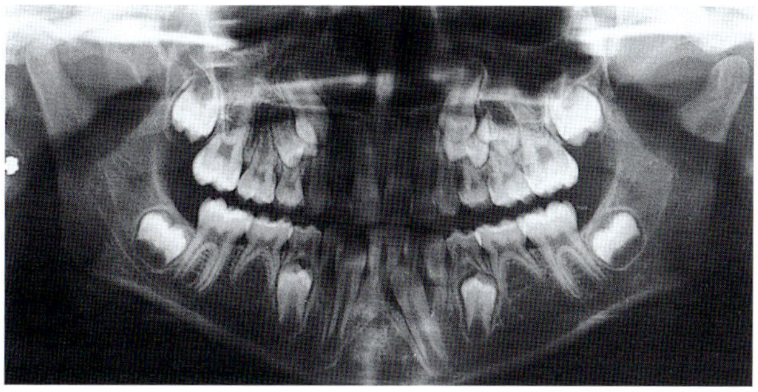

Abb. 6-11 a) Nichtanlage aller unteren Incisivi und der zweiten Prämolaren sowie der oberen seitlichen Schneidezähne und des Zahnes 15. Wegen der zystischen Aufhellung wurden die unteren Milchincisivi entfernt und ein Teillückenschluss durch die Eckzähne eingeleitet.

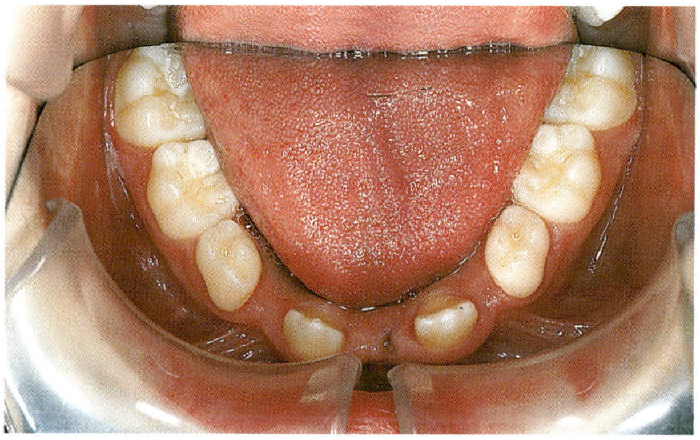

b) Während des Eckzahndurchbruchs in regio 32 und 42 wird die Lücke für 31 und 41 mit herausnehmbarem Lückenhalter offen gehalten.

Bei **Zahnunterzahl** steht frühzeitig nach der ersten Röntgendiagnostik eine Vorabentscheidung bezüglich der Art des zukünftigen Lückenschlusses an. Langfristig zu erhaltende Milchzähne müssen konservierend versorgt, der Durchbruch bleibender Zähne durch gezielte Milchzahnextraktion gelenkt bzw. Pfeilerzähne sinnvoll „verteilt“ und positioniert werden (Abb. 6-11a und b). Zum Funktionserhalt dient auch eine Kinderprothese oder aktive Platte mit Ersatzzähnen.

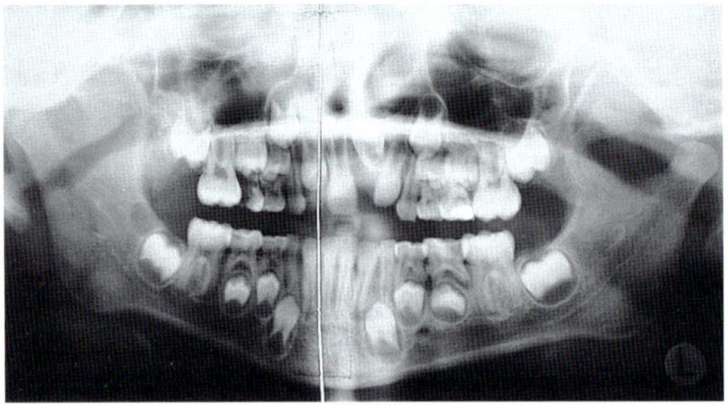
a

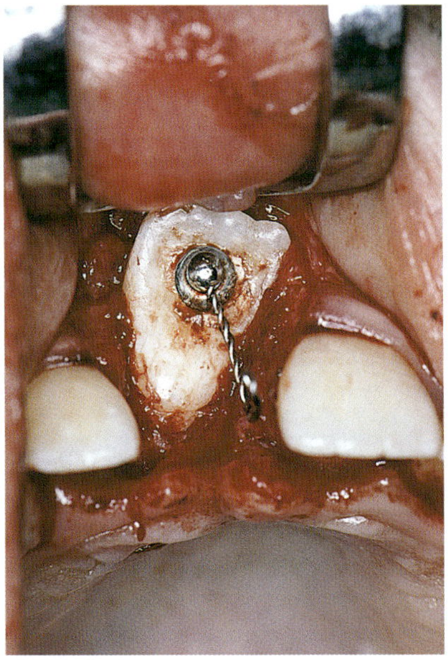
b

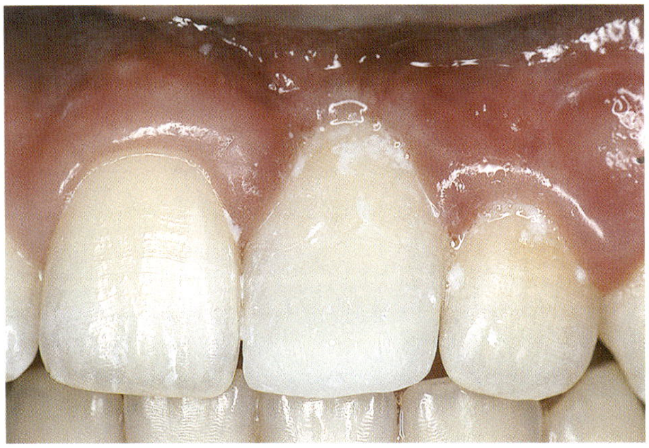
c

Abb. 6-12 a) Verdacht auf Dilazeration von 21 bei einem achtjährigen Patienten.

b) Intra operationem wurde die Palatinalfläche mit einem Attachment versehen, um den Zahn zunächst aufzurichten.

c) Nach vollständiger Einordnung bestand eine Längendifferenz von 2 mm, die durch einen Kunststoffaufbau ausgeglichen wurde.

6.4.3 Zahnformanomalie

Bei einer den natürlichen Zahndurchbruch behindernden **Wurzelabknickung** muss röntgenologisch und intra operationem die Einordnungsfähigkeit des betroffenen meist mittleren oberen Schneidezahnes überprüft werden.

Die Diagnose ist nach Verdachtsdiagnose auf dem OPG und/oder einem Zahnfilm mittels Fernröntgenseitenbild oder transversaler Schichtaufnahme zu verifizieren.

Bei diesen sog. Sichelzähnen (Dilazeration) liegt der Knick in Höhe des Zahnhalses und die gegenüber der Krone nach vestibulär abgebogene Wurzel pflegt korrekt zu stehen. Die Krone würde bei spontanem Durchbruch vestibulär durchbrechen (Abb. 6-12a bis c).

6.4.4 Frühe Störungen im Bereich der Stützzone und der Sechsjahrmolaren

Bei **unterminierender Resorption** des zweiten Milchmolaren durch den zu weit mesial angulierten und daher durchbruchsbehinderten Sechsjahrmolaren ermöglicht die rechtzeitige Milchzahnentfernung den Durchbruch des Sechsjahrmolaren. Die anschließende Lückenöffnung mit Oberkieferplatte und Distalschraube dient der Platzbeschaffung für den zweiten Prämolaren (Abb. 6-13a bis e). Bei adäquater Mundhygiene kann die geöffnete Lücke mit einem festsitzenden vorgefertigten oder individuell angepassten Lückenhalter gehalten werden.

Alternativ kann der „verhakte" Sechsjahrmolar nach distal aufgerichtet werden. Voraussetzung sind eine akzeptable Verankerung der Platte und eine adäquate Compliance des Patienten.

Bei **ausbleibendem Durchbruch der Sechsjahrmolaren** und/oder seitlich offenem Biss durch Infraokklusion eines oder beider Seitenzahnsegmente kommen ätiologisch eine idiopathische Stagnation des Alveolarfortsatzwachstums oder Durchbruchshemmung aufgrund von Dysfunktionen (Zungen- und/oder Wangeneinlagerung) in Frage. Therapeutisch stehen die Freilegung der betroffenen Zähne und aktive Einordnung mittels Apparaturen, die Stimulation des Alveolarfortsatzwachstums und die Abschirmung der Weichteile zur Auswahl.

Auch bei nicht zu verhinderndem **frühzeitigen Milchzahnverlust** durch kariöse Zerstörung ist insbesondere im Oberkiefer wegen der sofortigen Aufwanderungsgefahr der Molaren ein Lückenhalter indiziert. Im Unterkiefer hängt die Notwendigkeit für einen Lückenhalter von der Okklusion ab. Manchmal verhindert eine alternierende Verzahnung die Mesialwanderung (Oberkiefer) oder -kippung (Unterkiefer) der Molaren.

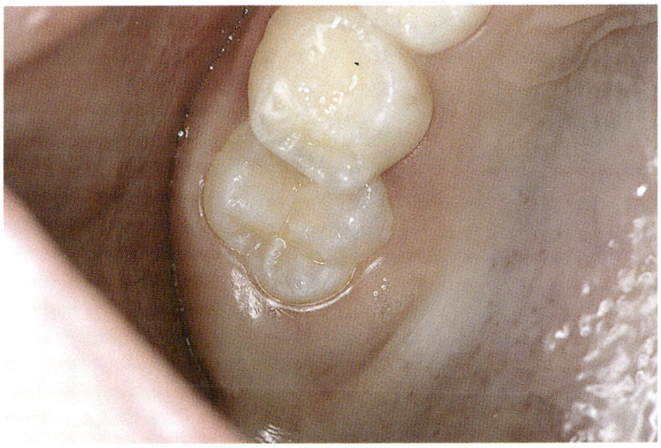
a

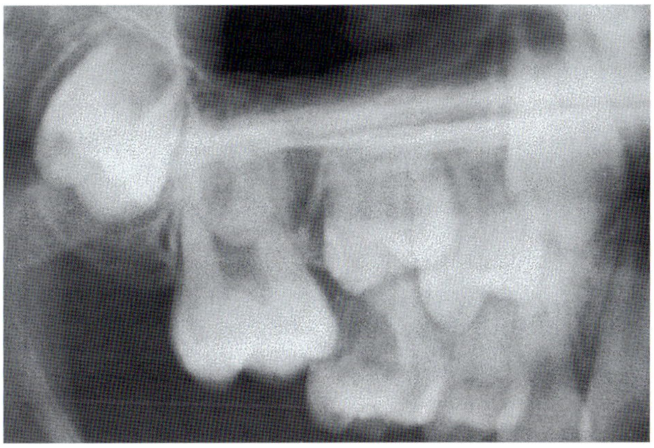
b

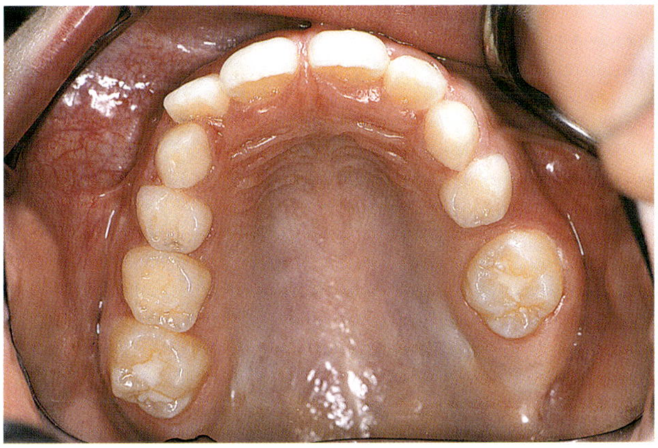
c

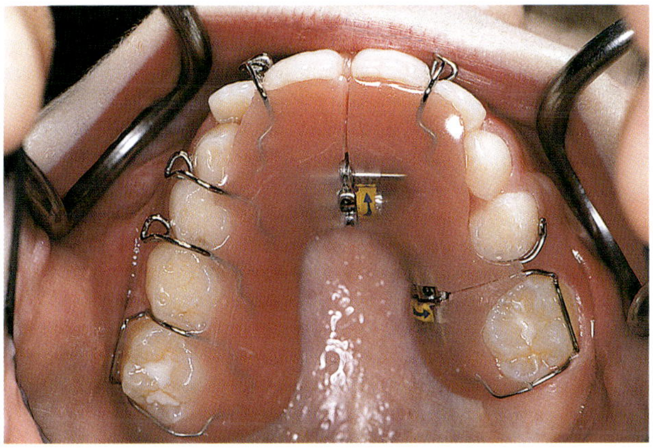
d

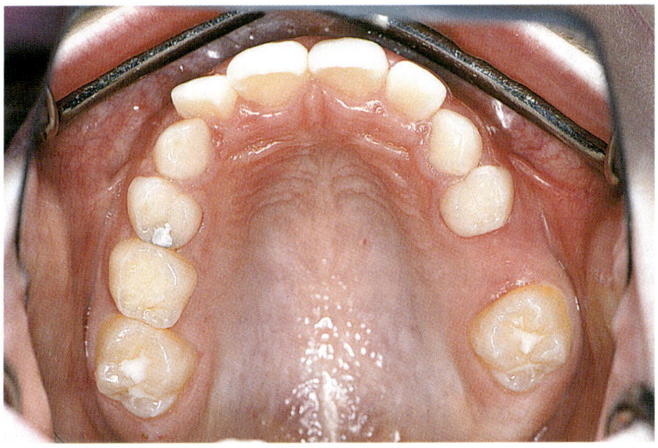
e

Abb. 6-13 Unterminierende Resorption des Zahnes 65 durch 26 (a), Mesialangulation des Sechsjahrmolaren mit deutlicher Resorption des Milchmolaren (b). Nach Entfernung von 65 (c), wurde die eingeengte Lücke für 25 mittels Oberkieferplatte und Distalschraube geöffnet (d). e) Nach erfolgreicher Distalisation.

6.4.5 Missverhältnis zwischen Zahn- und Kiefergröße

Eine zwar invasive, aber nicht apparative Maßnahme ist die frühe bzw. rechtzeitige Entfernung der Milcheckzähne bei ausgeprägtem Missverhältnis zwischen Zahn- und Kiefergröße. Sie dient der spontanen Harmonisierung der Schneidezahnstellung und ist meist im Sinn der **Serien- oder Reihenextraktion** die Einleitung zu einer Extraktionstherapie. Diese Maßnahme ist nicht unumstritten, da die Entfernung von Zähnen zwangsläufig auch eine funktions- und somit auch wachstumsreduzierende Komponente hat. Daher sollte ihre Indikation unter Berücksichtigung aller Faktoren, die für und gegen Extraktion sprechen, gestellt werden.

Insbesondere ist sie dann indiziert, wenn beim apikalen Engstand mit Wurzelkonvergenz die Gefahr der Resorption der seitlichen Wurzelanteile der lateralen Incisivi durch die durchbrechenden Eckzähne besteht. In solchen Fällen führt die früh- und rechtzeitige Milchzahnentfernung zum früheren Prämolarendurchbruch und die Extraktionsentscheidung für die ersten Prämolaren kann früher getroffen werden, sodass die Resorptionsgefahr reduziert wird.

Die frühe Einleitung einer Serienextraktion sollte die sog. Anatomielogik nicht verletzen, d.h. bei skelettaler Klasse II durch Unterkieferrücklage sowie -verkürzung, sollte sie nicht nur im bereits wachstumsdefizitären Unterkiefer durchgeführt werden. In Analogie sollte bei Klasse-III-Tendenz der Oberkiefer möglichst keine frühe Schwächung durch Zahnentfernung erfahren.

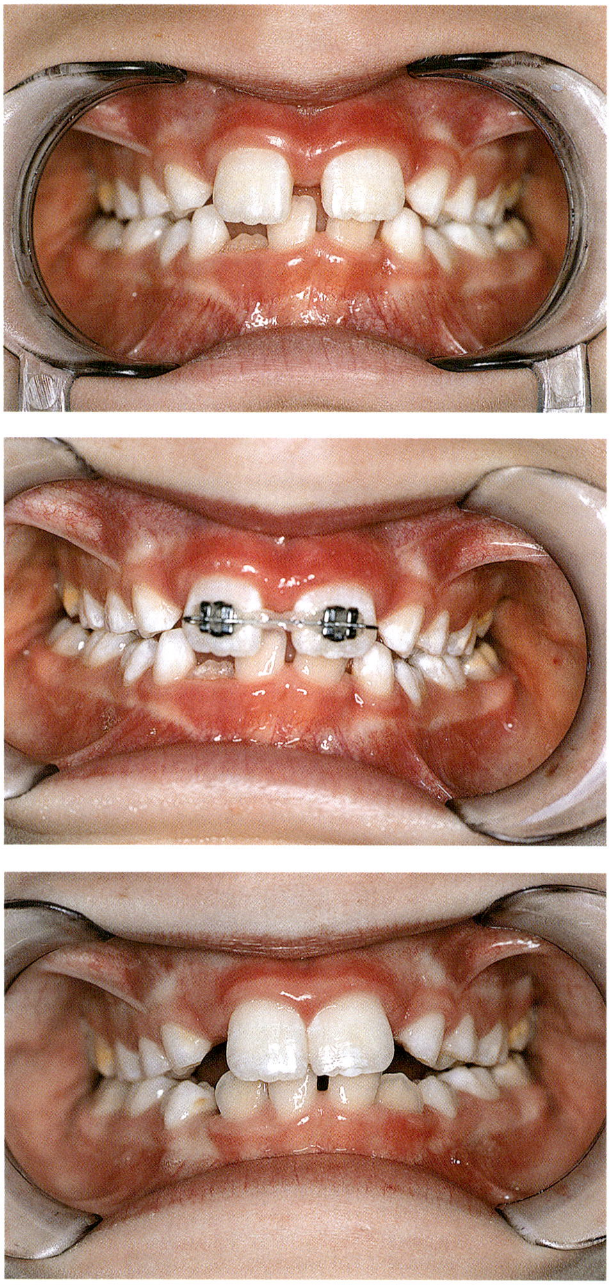

a b c

Abb. 6-14 a) Breites Diastema mit Platzverlust für die seitlichen Incisivi.

b) Lückenschluss mittels Teilbogen.

c) Zur Retention wurde eine Oberkieferplatte getragen.

Bei krassem Missverhältnis kann auch schon die Entfernung der seitlichen Milchschneidezähne notwendig sein.

Eine besondere Situation, die nicht selten im Zusammenhang mit dem Größenmissverhältnis zwischen Zähnen und Kiefer auftritt, ist das **Diastema mediale.** Normalerweise sollte der natürliche Mesialdruck der durchbrechenden seitlichen Schneidezähne und der Eckzähne zu einem Spontanschluss führen. Wenn aber die seitlichen Incisivi durch einen Fastplatzverlust nicht durchbrechen können, kann sogar die Extraktion von Milchschneide- und Eckzähnen notwendig sein. Hinzu kommt häufig noch ein persistierendes **Frenulum tectolabiale,** das den Spontanlückenschluss erheblich behindern kann. Das Lippenbändchen sollte dann exzidiert werden. Wenn trotz der genannten Maßnahmen ein Spontanlückenschluss nicht erfolgt, kann ausnahmsweise auch der apparative Diastemaschluss indiziert sein (Abb. 6-14a bis c). Dieser kann bei exzellenter Mundhygiene mit einem Teilbogen erfolgen. Wichtig ist hierbei, dass die mittleren Schneidezähne nicht gekippt, sondern körperlich bewegt werden.

6.5 Orofaziale Dyskinesien und klassische – auch dysfunktionell bedingte – Anomalien

Als orofaziale Dyskinesie bezeichnet man eine Fehlfunktion der stomatognathen Muskulatur, der ein unwillkürlich ablaufendes Reflexmuster zugrunde liegt. Ätiologisch werden alle Dyskinesien in primäre, d.h. verursachende und sekundäre, d.h. adaptive Fehlfunktionen unterteilt. Eine **primäre Fehlfunktion** ist der Grund für eine Gebissanomalie, die Therapie zielt hier auf die Beseitigung des Habits ab. Eine **sekundäre Dyskinesie** kann als Anpassungserscheinung an eine schon vorhandene, skelettale oder dentoalveoläre Anomalie betrachtet werden. Durch die Behandlung der morphologischen Abweichung kann eine Normalisierung der Funktion eintreten. Zu den orofazialen Dyskinesien zählen:

- viszerales Schluckmuster und Zungenpressen
- Wangensaugen und -beißen
- Mundatmung
- Lippensaugen und Lippenpressen
- Mentalis- und Lutschhabit.

Die professionelle Beseitigung von Fehlfunktionen ermöglicht bei guter Compliance eine dentoalveoläre und skelettale Spontankorrektur. Bei Persistenz können Geräte wie Mundvorhofplatte oder Abschirmgeräte unterstützend zum Erfolg führen.

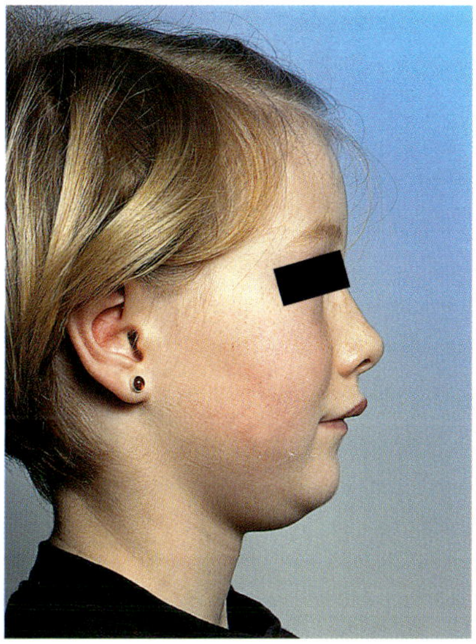
a

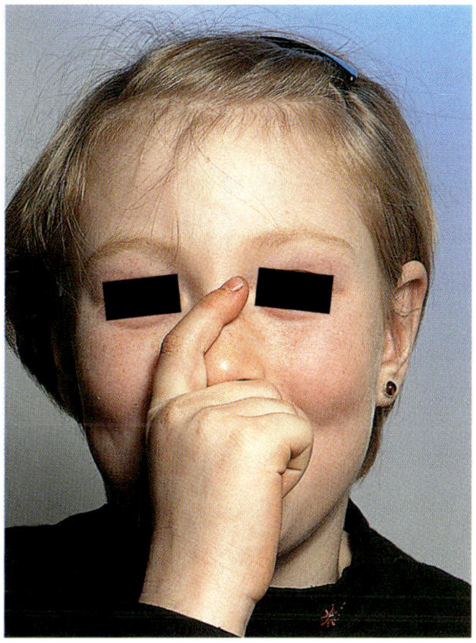
b

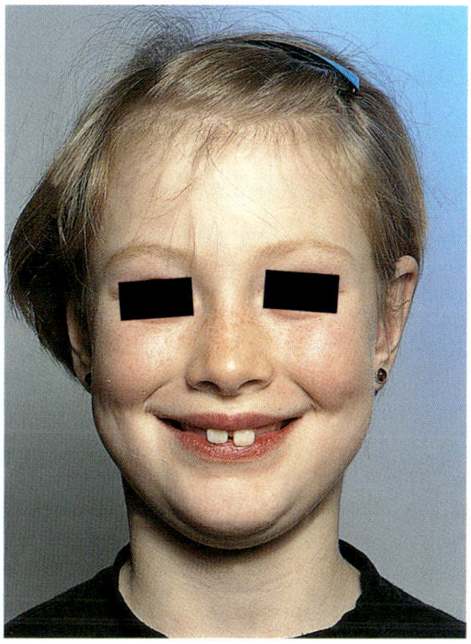
c

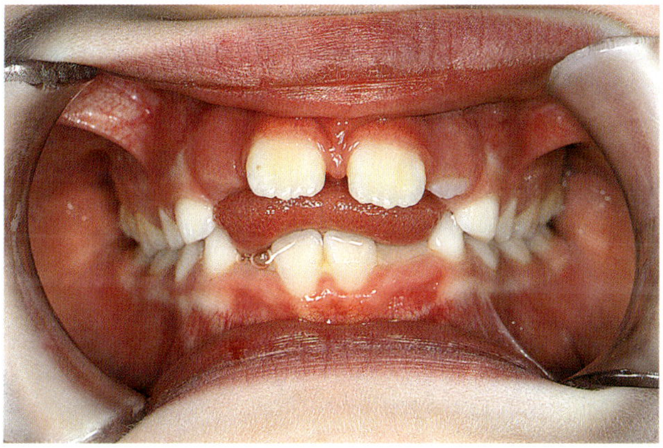
d

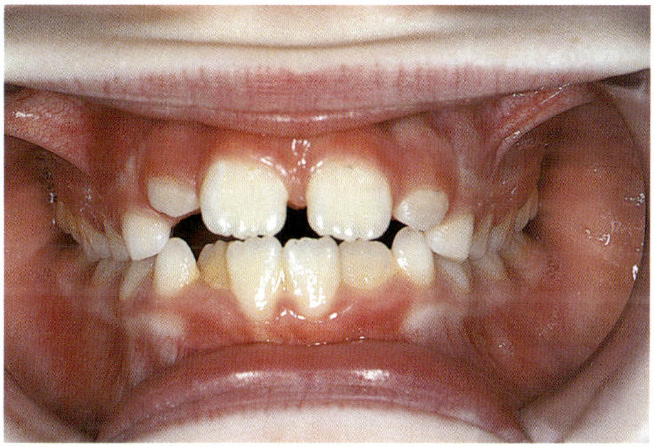
f

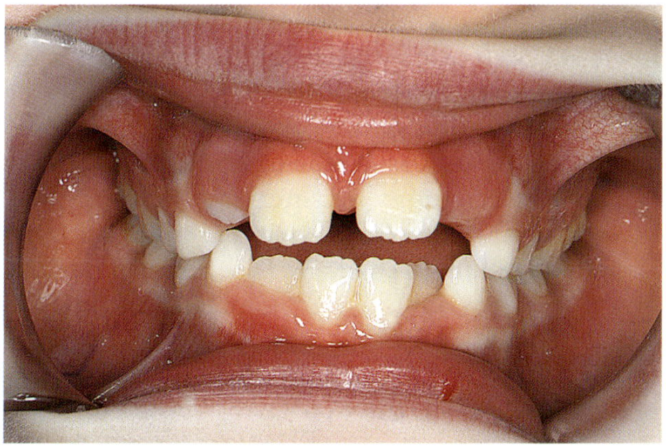
e

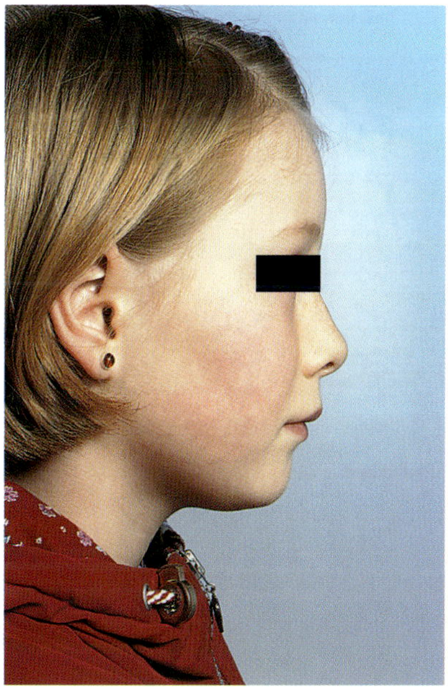
g

Abb. 6-15 a) Fliehendes Profil mit inkompetentem Lippenschluss bei protrusionsbedingter Vorwölbung der Oberlippe.

b) Lutschhabit.

c) Lippensaugen mit Abstützung der lückig protrudierten mittleren oberen Incisivi auf der Unterlippe.

d) Zungenpressen.

e) Asymmetrisch frontal offener Biss und vergrößerter Overjet.

f) Spontaner Bissschluss nach Reduktion des Lutschens und Mundschlusstraining.

g) Deutliche Profilverbesserung nach vier Monaten.

6.5.1 Klasse-II/1-Anomalie

Bei der hereditär und/oder exogen bedingten Klasse II/1 (Distalbiss und Protrusion der oberen Incisivi) besteht die Indikation zur Frühbehandlung bei starkem Ausprägungsgrad mit Gefahr eines Frontzahntraumas und dysfunktionell bedingter Progredienz.

Der typisch dysfunktionell überlagerte Klasse-II/1-Patient ist durch eine **multikausale Symptomatik** gekennzeichnet (Abb. 6-15a bis g):

- Mundatmung mit habituell offener Mundhaltung, inkompetentem Lippenschluss und meist Lippensaugen
- Mentalisverspannung und -dysfunktion
- viszerales Schluckmuster und Zungenpressen sowie Sigmatismus
- häufig Lutschhabit.

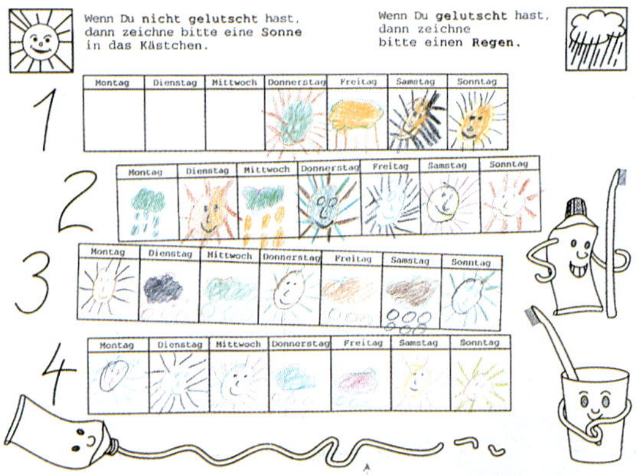

a

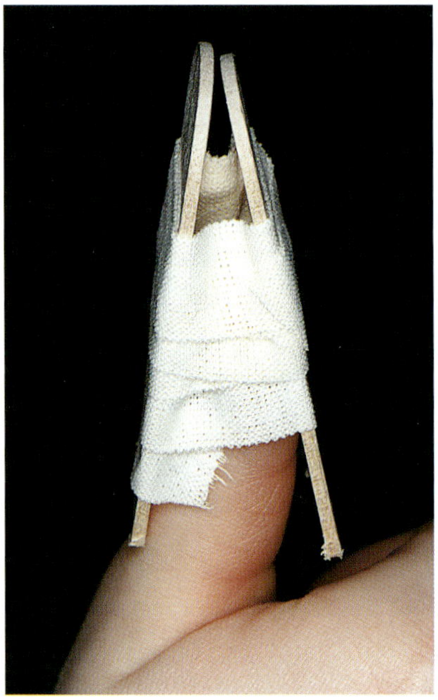

b

Abb. 6-16 Antilutschkarte (a) und Daumengarage (b).

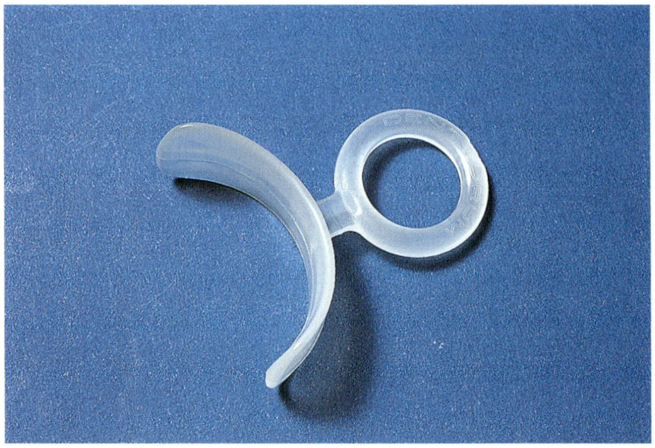

Abb. 6-17 Mundvorhofplatte.

Nicht apparativ stehen zur Normalisierung von Funktion und Morphologie die Antilutschkarte, die Daumengarage, die Muskelfunktionstherapie und mentale Überzeugung von Patient und Eltern zur Verfügung (Abb. 6-16a und b).

Apparativ können bei schwieriger Reaktionslage Mundvorhofplatte, Abschirmgeräte wie FKO-Varianten und Platten mit Zungengitter unterstützen (Abb. 6-17).

Es gilt grundsätzlich der therapeutische Leitsatz, dass ohne Normalisierung der Funktion keine dauerhafte Formveränderung gelingt.

Gravierend ist insbesondere die Gefahr der Wurzelresorption bei Jiggling-Bewegungen durch persistierende Habits und apparative Zahnbewegungen in die therapeutische Richtung, z.B. Retrusion der oberen Incisivi ohne Abgewöhnung der Lutsch- und Lippensauggewohnheit. Das Beispiel der zu Behandlungsbeginn siebenjährigen Patientin mit extremer orofazialer Dyskinesie und den typischen Zahn- und Kieferfehlstellungen zeigt im Therapieverlauf über 1,5 Jahre eine wesentliche funktionelle und morphologische Harmonisierung mit „kleinen" Maßnahmen über einen überschaubaren Zeitraum. Danach wird die Patientin nicht-apparativ überwacht.

6.5.2 Offener Biss

Beim offenen Biss spielen unabhängig von skelettalen Ursachen die Varianten aller Zungendysfunktionen eine wesentliche kausale Rolle. Die Aufgabe der Früherkennung und -therapie besteht in der Bewusstmachung der Zusammenhänge zwischen zungen- und/oder lutschbedingt offenem Biss und Zahn- und Kieferfehlstellung. Lutschkörper können zur Protrusion der oberen Incisivi und Retrusion der unteren Schneidezähne mit sagittaler Verlängerung des oberen und Verkürzung des unteren Zahnbogens sowie vertikaler Verkürzung des oberen und unteren Kiefers führen. Häufig sind die Konsequenzen asymmetrischer Art, im Gegensatz zum Zungenhabit, das – frontal ausgeübt – symmetrisch stattfindet und bei Klasse II meist zu bialveolärer Protrusion und lückiger Zahnstellung und bei Klasse III zur isolierten Protrusion und Lückenbildung in der unteren Front führt.

Therapie der Wahl sind Muskelfunktionstherapie, Abschirmgeräte und Memory-Punkte zum „Selbsttraining".

6.6 Fazit

Kieferorthopädische Prophylaxe und Frühbehandlung haben zum Ziel, progrediente Entwicklungen zu unterbrechen und mittels Normalisierung von Funktion und Form eine „normale" Gebissentwicklung und Kieferlagebeziehung zu etablieren. Die beschriebene, oft intensive, Therapie (24-Stunden-Tragezeit, oder optisch und funktionell störende Gesichtsmaske) wird vom Kindergarten-, Vorschul- und Grundschulkind in der Regel sehr gut akzeptiert und die Tragemoral ist optimal. Voraussetzung dafür ist, dass Eltern, Zahnarzt und alle involvierten Disziplinen (Kinderarzt, HNO-Arzt, Logopäde) mit dem Kieferorthopäden kooperieren.

Ausgewählte Literatur

Das vollständige Literaturverzeichnis finden Sie auf unserer Homepage www.urbanfischer.de/Zahnmedizin/Kinderzahnheilkunde.

[13] Deutsche Gesellschaft für Kieferorthopädie: Stellungnahme zum Thema Kieferorthopädische Frühbehandlung. J Orofac Orthop 57, 31 (1996).

[30] Hensel, S.: Kieferorthopädische Prophylaxe und Frühbehandlung. In: Kinderzahnheilkunde (PdZ spezial), Hrsg. J. Einwag und K. Pieper, Urban & Schwarzenberg, München–Wien–Baltimore 1997.

[35] Kahl-Nieke, B.: Einführung in die Kieferorthopädie. 2. Aufl. Urban & Fischer, München–Jena 2001.

[62] Schopf, P.: Prophylaxe und Kieferorthopädie. Deutscher Zahnärztekalender, Hanser, München–Wien 1991.

[63] Schwarze, C. W.: Behandlungsbeginn und Behandlungsdauer in der Kieferorthopädie. In: Praxis der Zahnheilkunde: Kieferorthopädie II. 4. Aufl. Hrsg. P. Diedrich, Urban & Fischer, München–Jena 2000.

7 Prophylaxe

von Johannes Einwag

Inhaltsübersicht

7.1 Grundlagen der traditionellen Prophylaxe

7.1.1 Einleitung

„Karies ist vermeidbar!" die theoretischen Voraussetzungen hierfür sind seit langem bekannt und formuliert als die klassischen Säulen der Kariesprophylaxe:

Zahngesunde Ernährung, effiziente Mundhygiene, regelmäßige Fluoridanwendung und Fissurenversiegelung.

In der Praxis ergeben sich jedoch bei der Umsetzung entsprechender Vorschläge mitunter erhebliche Probleme, da – mit Ausnahme der Fissurenversiegelung – die Qualität der erst genannten Maßnahmen und somit der Mundgesundheitszustand entscheidend von der Mitarbeit des Patienten, d.h. einer möglichst perfekten häuslichen Prophylaxe, abhängig ist. Aus diesem Grund werden Karies und Parodontalerkrankungen gelegentlich auch als **verhaltensbedingte Erkrankungen** bezeichnet. Ohne eine Korrektur des Faktors „Mensch" bzw. seines „zahnschädigenden Verhaltens" ist keine dauerhafte Verbesserung der individuellen Mundgesundheit zu erzielen [9, 15, 22, 39, 42, 57, 90].

7.1.2 Pädagogische Grundlagen

Einer jeden Umstellung menschlichen Verhaltens gehen umfangreiche sachliche und emotionale Entwicklungsprozesse voraus, insbesondere dann, wenn diese Umstellung erst im Erwachsenenalter vollzogen wird (Abb. 7-1).

Prinzipiell kann der Anstoß zu einer Verhaltensänderung dabei durch Zwang, Vorbilder oder Überzeugung bewirkt werden. Bezüglich einer Verhaltensänderung im Bereich der Mundhygiene scheidet Zwang natürlich aus.

Vorbilder sind wichtig für die Vermittlung eines zahngesunden Verhaltens im Vor- und Grundschulalter, bei Jugendlichen und Erwachsenen wirkt lediglich die Überzeugung.

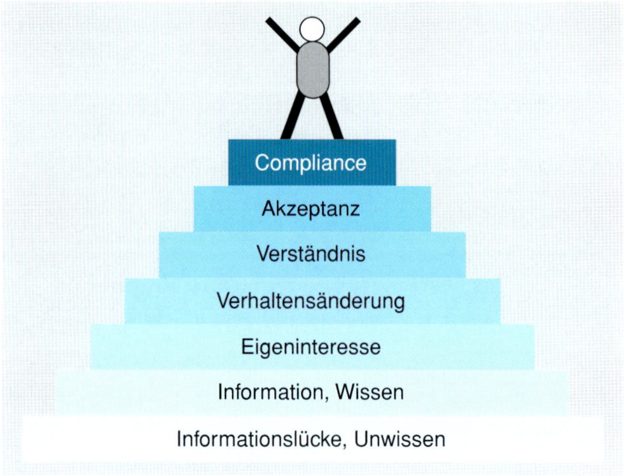

Abb. 7-1 Die verschiedenen Stufen auf dem Weg zu einer dauerhaften und effektiven Verhaltensänderung.

Überzeugung setzt jedoch Wissen, Problembewusstsein voraus, ein Mindestmaß an Basisinformationen, welches laut mehreren Untersuchungen aus der jüngsten Zeit nach wie vor nur unzureichend vorhanden ist.

Wissensstand – Informationslücken

Bei Befragungen von Schülern und Erwachsenen gaben weitaus mehr als die Hälfte der Interviewten falsche oder unzureichende Antworten zu den banalsten Fragen der Ernährungslenkung, Mundhygiene oder Fluoridierung. Es zeigte sich zudem, dass, wenn überhaupt Informationen vorhanden waren, diese nicht durch den Zahnarzt, die Krankenkassen oder Versicherungsträger, sondern im Wesentlichen durch Werbefunk und Werbefernsehen in das Bewusstsein der Bevölkerung eingebracht worden waren.

Angesichts eines derartigen Umfeldes verwundert es daher nicht, dass die subjektiven Einflussmöglichkeiten auf die eigene Zahngesundheit höchst unterschiedlich beurteilt werden. So glaubt beispielsweise nur jeder dritte Erwachsene, man könne sehr viel für die eigene Zahngesundheit tun, bei den Jugendlichen vertritt jeder zweite diese Meinung (Tab. 7-1).

Wissen – Information(svermittlung)

Das heißt konkret: Der größte Teil der Bevölkerung – insbesondere die Erwachsenen – müsste umfassend informiert werden über Sinn und Nutzen vernünftiger zahnmedizinischer Prophylaxe. Die Information muss aber so an den Patienten herangebracht werden, dass dieser sie auch verwerten kann [21].

Es stellte sich beispielsweise heraus, dass Patienten, die unmittelbar vor ihrer Befragung vom Zahnarzt intensiv über die Notwendigkeit einer Verhaltensänderung bezüglich ihrer Mundhygiene- und Ernährungsgewohnheiten aufgeklärt worden waren, bereits beim Verlassen der Praxis über 60% des dort vermittelten Wissens wieder vergessen hatten.

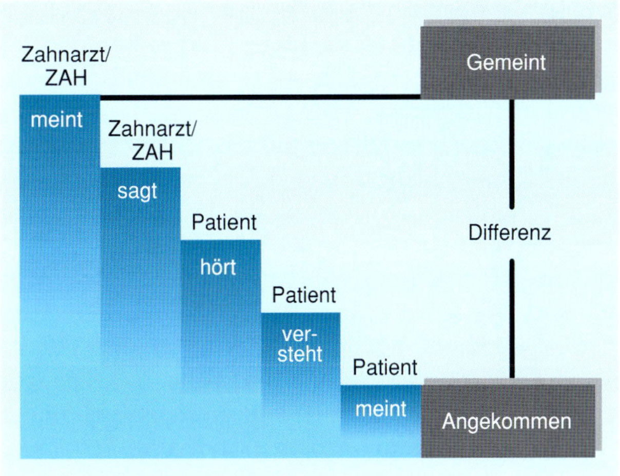

Abb. 7-2 Nicht jede Information erfüllt ihren Zweck. Der Patient versteht etwas anderes, als der Zahnarzt meint.

Zum Zweiten ist zu bedenken, dass die Information so aufbereitet werden muss, dass sie vom Patienten auch verstanden und umgesetzt werden kann. Die Notwendigkeit einer **patientennahen Information** wird am Beispiel in Abbildung 7-2 besonders deutlich:

Die Prophylaxe-Assistentin registriert bei der Kontrolle der Mundhygiene des Patienten interdental zwischen 12 und 13 noch Beläge. Ihr ist klar, dass es sich vermutlich um das Resultat einer unzureichenden Zahnputztechnik handelt. Sie sagt daraufhin zum Patienten: „Sie müssen besser putzen!" Der Patient hört: „Ich habe falsch geputzt", er versteht: „Wahrscheinlich benutze ich eine falsche Zahnpasta" und meint: „Ich gehe gleich nach dem Zahnarztbesuch in die Apotheke, kaufe mir eine besonders teure Zahnpasta, dann ist das Problem gelöst".

Das heißt: Die Information hat ihren Zweck völlig verfehlt. Der Grund: Die Prophylaxe-Assistentin hat im guten Glauben, es sei ja völlig klar, wo das Problem liegt, eine „verkürzte Information" weitergegeben. Sie war sich überhaupt nicht der Tatsache be-

Tabelle 7-1 Einflussmöglichkeiten auf den eigenen Zahnzustand nach Alter und Geschlecht [60].

	12-Jährige		35–44-Jährige		65–74-Jährige	
	Männlich n = 535 %	Weiblich n = 508 %	Männlich n = 332 %	Weiblich n = 323 %	Männlich n = 575 %	Weiblich n = 792 %
Sehr viel	46,3	56,7	32,8	44,8	28,8	31,2
Viel	42,5	34,0	44,2	36,7	38,9	38,9
Einiges	10,7	8,6	21,4	16,9	26,5	24,4
Wenig	0,4	0,4	0,8	1,0	4,5	3,1
Nichts	0,0	0,0	0,0	0,4	0,7	0,7

wusst, dass der Patient nun genauso schlau ist wie vorher. Er weiß nämlich nicht, ob gemeint ist: Ich muss länger putzen, ich sollte mit einer härteren Zahnbürste putzen, ich sollte an bestimmten Schwachstellen intensiver putzen, ich sollte eine andere Zahnputztechnik anwenden etc.; d.h., er wird sein Verhalten nicht ändern, die Information durch die Prophylaxe-Assistentin war wertlos.

Zum Dritten: Informationen können auf die vielfältigste Weise vermittelt werden: durch Funk und Fernsehen, durch Bücher und Zeitungen, Broschüren beim Zahnarzt, Videofilme o.Ä. (Abb. 7-3). Derartig erworbene Informationen allein führen jedoch in den wenigsten Fällen zur Verhaltensänderung. Bevor sich eine Person überhaupt zu einer Verhaltensänderung entschließt, muss sie für sich entschieden haben, dass diese Änderung ihrer Lebensgewohnheiten auch in ihrem Eigeninteresse liegt.

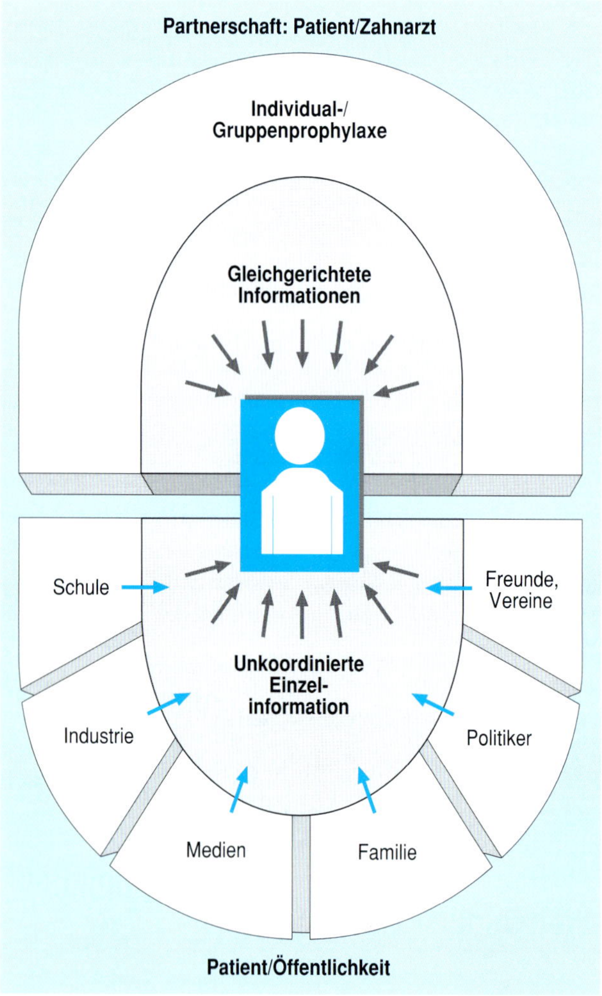

Abb. 7-3 Die Vielfalt der Informationsquellen in unserer medienorientierten Gesellschaft ist enorm. Wonach soll sich der Patient richten?

Eigeninteresse des Patienten

Dies setzt voraus, dass der Patient einer Information bzw. einem Informanten **Glaubwürdigkeit** zuschreibt, oder anders ausgedrückt: Der Patient nimmt Informationen nur dann als wichtig an, wenn diese durch eine Fachautorität vermittelt worden sind. Ein Beispiel aus dem Bereich der Zahnheilkunde soll dies verdeutlichen:

Nach Untersuchungen aus der Schweiz sind die meisten Eidgenossen nicht bereit, ihrem Zahnarzt die Rolle einer Fachautorität auf dem Gebiet der Ernährung zuzuschreiben. Sie handeln vielmehr nach dem Grundsatz: Ich glaube dir (dem Zahnarzt) zwar, dass deine Information zutrifft, aber nur, was die Bedeutung zuckerhaltiger Zwischenmahlzeiten für die Entstehung der Karies angeht. Die Ärzte jedoch sagen, dass das Essen auf den Tag verteilt und nicht auf ein oder zwei Mahlzeiten konzentriert werden sollte. Außerdem hört man doch immer wieder, dass Zucker gesund sei (z.B. Traubenzucker für Hochleistungssportler), eine Nervennahrung, ein Energiebringer etc. Bedeutet dies etwa, der Verzicht auf zuckerhaltige Zwischenmahlzeiten ist zwar gut für die Zähne, aber schlecht für den Gesamtorganismus?

Ein solcherart denkender Mensch wird zwar die Information als solche akzeptieren, aber das Eigeninteresse für sich abstreiten, d.h. keine Verhaltensänderung herbeiführen!

Verhaltensänderung – Positives Verhalten

Aber selbst dann, wenn das Bewusstsein um das Eigeninteresse vorhanden ist, wird nicht automatisch auf ein gesundes Verhalten umgestellt. Beste Beispiele aus dem Alltag sind: Rauchen, Alkoholkonsum, Krebsvorsorge etc.

Selbst finanzielle Anreize bzw. der Entzug von Vergünstigungen können hier kaum etwas bewirken. Ein bekanntes Beispiel sind die Gelder, die von den gesetzlichen Krankenkassen für die Teilnahme an allen Schwangerschaftsuntersuchungen bereitgestellt werden und die wegen mangelnder Inanspruchnahme nur in einem Bruchteil der Fälle zur Auszahlung kommen.

Mit Sicherheit sind es in Einzelfällen Faulheit bzw. Trägheit, die einer Verhaltensänderung im Wege stehen. Auch ist bekannt, dass bei Angehörigen der unteren sozialen Schichten generell eine geringere Bereitschaft zu eigenverantwortlichem Handeln und somit auch zur häuslichen Prophylaxe besteht.

Dennoch: Bei vielen Patienten scheitert die Verhaltensänderung – so seltsam dies im ersten Moment klingen mag – an dem vermeintlichen **„Verlust an Lebensqualität“**. Mögliche gesundheitliche Beeinträchtigungen (Lungenkrebs, Leberzirrhose, Herzinfarkt etc.) werden in diesem Zusammenhang ganz bewusst in Kauf genommen oder verdrängt. Auch die Frage der „biologischen Wertigkeit" ist von Bedeutung: Rechtfertigt der Erfolg, z.B. der Kariesprophylaxe (d.h. „ein paar Löcher weniger"), den erheblichen Zeitaufwand (nach jedem Essen Zähneputzen)? Wäre es nicht vernünftiger, während dieser Zeit etwas Sinnvolleres zu tun, z.B. Joggen (stärkt Herz und Kreislauf), Schwimmen (gut gegen den drohenden Bandscheibenschaden)? Außerdem, wenn jeder Teilbereich der Medizin, vom Internisten bis zum Orthopäden, mit der Forderung nach täglicher aktiver Gesundheitsvorsorge berücksichtigt werden soll, wo bleibt dann noch Zeit zum Arbeiten, wo zur Erholung?

Verständnis, Begreifen

Der Patient, der all diese Fragen und Überlegungen in einem für die Zahngesundheit positiven Sinn entschieden hat und eine Verhaltensänderung einleitet, erfährt in der Zeit unmittelbar nach der Umstellung z.B. seiner Mundhygienegewohnheiten den positiven Effekt seiner Tätigkeit; er hat einen regelrechten Aha-Effekt. Insbesondere das vorherige Bluten seines Zahnfleisches verschwindet bzw. wird erheblich abgeschwächt, eine Tatsache, die auch der Zahnarzt bei der nächsten Routineuntersuchung feststellen wird.

Häufig passiert jedoch Folgendes: Bereits beim zweiten Zahnarztbesuch nach der Verhaltensänderung hat sich die Mundhygiene wieder deutlich verschlechtert – eine Tatsache, die anhand entprechender Indexerhebungen auch objektiv nachweisbar ist.

Der Grund für dieses Phänomen ist bekannt: Der Patient macht eine so genannte **Testphase** durch, eine Erfahrung, die jede Verhaltensänderung in allen Lebensbereichen begleitet. Er stellt sich nämlich z.B. die Frage: „Ich weiß jetzt, dass Zähneputzen nach jeder Mahlzeit sinnvoll für mich ist und zu einer Verbesserung meines Mundgesundheitszustandes führt. Nur, kann ich dies vielleicht auch mit einem geringeren Aufwand erreichen? Muss ich wirklich dreimal täglich putzen? Hat nicht zweimal oder nur einmal täglich Putzen den gleichen Nutzeffekt?"

Erst wenn der Patient erkennt, dass die reduzierte Putzfrequenz wieder zu einer Verschlechterung seiner Mundgesundheit (z.B. zu verstärktem Zahnfleischbluten oder vermehrter Plaqueanlagerung) führt, dann hat er begriffen, dann hat er das eigentliche Problem erfasst:

> Zur Erhaltung eines bestimmten Levels an Mundgesundheit ist ein bestimmter Aufwand erforderlich! Geringerer Aufwand bedeutet geringeren Erfolg, höherer Aufwand bedeutet ein Mehr an Zahngesundheit!

Annahme der Erfahrung

Jeder Patient, der diese „Erkenntnisstufe" erreicht hat, steht nun vor der Entscheidung, sein persönliches Ziel (z.B. „kein Zahnfleischbluten") an Zahngesundheit zu definieren und dies mit dem individuellen Maß an Engagement abzugleichen. Er hat dann mehrere Möglichkeiten: entweder Annahme der Erfahrung und erneute Steigerung des Engagements, um dem Ziel näher zu kommen, oder – leider in einer Vielzahl der Fälle – „Zielkorrektur" nach unten (z.B.: „Ein bisschen Zahnfleischbluten macht mir gar nichts; Hauptsache ich habe keinen Mundgeruch!"). Teilweise erfolgt ein Rückfall auf die Ebene vor der Verhaltensänderung!

Für welche dieser Möglichkeiten er sich letztlich entscheidet, hängt nicht nur von ihm, sondern auch in ganz erheblichem Maß von den **gesellschaftlichen Rahmenbedingungen** ab. Bietet ihm sein soziales Umfeld die Möglichkeit, seine Erfahrung (z.B.: „dreimal täglich Zähneputzen hilft mir, weniger ist schlecht") in die Tat umzusetzen, so wird ihm die positive Entscheidung leicht gemacht. Scheidet durch berufliche oder sonstige Zwänge (Kollegen machen sich lustig über den, der in der Mittagspause die Zähne putzt) eine Verwirklichung seines Vorhabens aus, d.h. steht die aktuelle gesellschaftliche Norm den privaten Neigungen entgegen, werden auch motivierte Personen häufig resignieren (Abb. 7-4)!

Compliance

Die Anzahl der Personen, welche die Notwendigkeit einer Verhaltensänderung auf dem Gebiet der Mundhygiene als tägliche persönliche Verpflichtung ansehen, ist zwar in den vergangenen Jahren deutlich angewachsen, letztlich zum gegenwärtigen Zeitpunkt – insbesondere in den höheren Altersgruppen

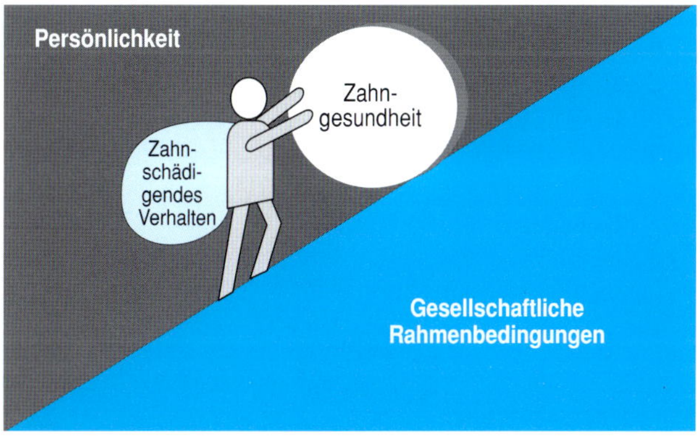

Abb. 7-4 Steht die gesellschaftliche Norm der Umsetzung der Prophylaxe entgegen, so wird die persönliche Anstrengung oft zu einer Sisyphusarbeit, d.h., die Compliance kann nur für einen kurzen Zeitraum aufrechterhalten werden. Anschließend erfolgt ein – mehr oder weniger stark ausgeprägter – Rückschlag.

– noch gering. Das heißt: Eine flächendeckende Verbesserung des Gebisszustandes der Bevölkerung kann durch Individualprophylaxe, die erst im jugendlichen Alter einsetzt, allein nicht erreicht werden. Derartige Individualprophylaxe ist eine mühsame und in vielen Fällen zur Erfolglosigkeit verurteilte, somit ineffiziente Methode.

Das Potenzial der Individualprophylaxe kann nur dann ausgeschöpft werden, wenn ein entscheidender Faktor, der als Voraussetzung für ein gesundheitsbewusstes Verhalten allgemein akzeptiert ist, bei den Jugendlichen und Erwachsenen überhaupt nicht mehr diskutiert werden muss: der Sinn und die Notwendigkeit regelmäßiger häuslicher Prophylaxemaßnahmen!

Gruppenprophylaxe als Vorbedingung einer effizienten Individualprophylaxe

Diese Anerziehung eines „Zahnbewusstseins" oder „Zahngewissens" erfolgt am besten im Kindergartenalter, z.B. im Rahmen der Gruppenprophylaxe! Durch regelmäßige Zahnputzübungen, durch spielerisches Hinführen wird zahnbewusstes Verhalten regelrecht „eingefahren" und somit letztlich zur selbstverständlichen Gewohnheit [4, 9, 10, 22].

In diesem Zusammenhang sind neben Zahnarzthelferinnen und Zahnärzten noch zwei weitere Personengruppen gefordert: **Eltern und Erzieher!**

Als wesentliche Voraussetzungen für eine erfolgreiche Gruppenprophylaxe müssen in diesem Zusammenhang folgende Faktoren angesehen werden (Abb. 7-5):

- **Kooperation:** Zahnarzt/Zahnarzthelferin auf der einen und Eltern, Erzieher und Lehrer auf der anderen Seite arbeiten konstruktiv zusammen.
  Positiv-Beispiel: Durchführung der Aktivitäten nicht nur als Serviceleistung des Zahnarztes/der Zahnarzthelferin, sondern auch gemeinsame Aktivitäten, z.B. Elternabende, Zahnputzwochen etc.

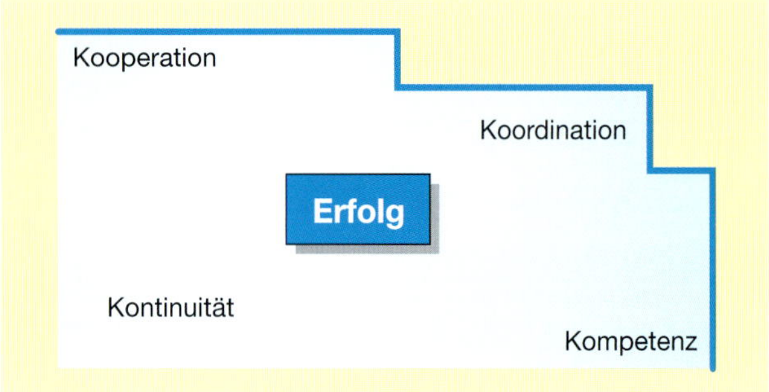

Abb. 7-5 Voraussetzungen für eine erfolgreiche Gruppenprophylaxe.

- **Koordination der Tätigkeit:** Die Ausführenden sprechen eine Sprache.
  Negativ-Beispiel: Zahnärzte für Fluorid ↔ Erzieherinnen gegen Fluorid.
- **Kontinuität:** Die Durchführung der Maßnahmen sollte während der gesamten Kindergarten- und Grundschulzeit gewährleistet sein!
  Beispiel: Einmal jährlich stattfindende Untersuchungen bewirken gar nichts! Regelmäßige Zahnputzübungen, regelmäßige Hinweise auf zahngesunde Ernährung und Fluoridanwendung sind angezeigt. Dies kann nur in Zusammenarbeit mit den Eltern und Erziehern sichergestellt werden! Erzieher und Lehrer sind in dieser Altersgruppe enorme Vorbilder!
- **Kompetenz** ist auf zahnärztlicher wie pädagogischer Seite erforderlich.
  Optimal: Jeder akzeptiert die Fachkompetenz des anderen.
  Negativ-Beispiel: Engagierte Lehrerin berichtet darüber, wie schwer Verhaltensänderung bei Erstklässlern zu bewirken sei. Sie habe „ein halbes Jahr gebraucht, um die Kinder vom Schulbrot mit Nutella auf Schulbrot mit Honig umzustellen" [21].

Schlussfolgerungen und praktische Konsequenzen

- Zahngesundheitsbewusstes Verhalten ist nicht angeboren, sondern muss erlernt werden. Voraussetzung hierfür ist eine möglichst früh einsetzende tägliche „Konfrontation" mit diesem Thema.
- Die Vorbildfunktion von Eltern, Erziehern und Lehrern ist bei Vor- und Grundschulkindern von enormer Bedeutung. Nur bei Harmonie der Auffassungen dieser wichtigen Bezugspersonen um die Bedeutung der Zahngesundheit kann sich der Nutzen der Prophylaxe voll entfalten; Disharmonien führen hingegen zu einer Minderung der Effizienz.
- Eine erst bei Jugendlichen und Erwachsenen einsetzende präventive Betreuung führt nur in seltenen Fällen zu einer dauerhaften Verhaltensänderung.

7.1.3 Fachliche Grundlagen der traditionellen Prophylaxe

Möglichkeiten und Grenzen der Ernährungslenkung

Die grundlegenden Zusammenhänge zwischen Karies und Ernährung werden in der Literatur ausführlich abgehandelt und sollen an dieser Stelle daher nicht nochmals aufgelistet werden. Als Voraussetzung für die praktischen Empfehlungen zur Ernährungslenkung seien die wichtigsten Grundlagen jedoch nochmals kurz angeführt [24, 35, 39, 48, 68, 79]:

- Im Prinzip können alle **Mono- und Disaccharide** von Plaquebakterien aufgenommen und glykolytisch zu Säuren abgebaut werden. Sämtliche in der Mundhöhle befindlichen Mono- und Disaccharide sind somit potenziell kariogen.
  Praktische Konsequenz: Um den Bakterien das Substrat zur Säurebildung zu entziehen, ist Verzicht auf die Zufuhr der o.a. Zucker erforderlich.
- Zwischen verschiedenen **Zuckern** bestehen nur graduelle, zwischen verschiedenen **Kohlenhydraten** deutliche Unterschiede in der Vergärbarkeit (Stärke besitzt klinisch ca. nur ein Zehntel der Karies erzeugenden Wirkung von Rohrzucker). Nicht oder fast nicht kariogen sind **Zuckeraustauschstoffe.**
  Praktische Konsequenz: Der Ersatz von Rohrzucker durch beispielsweise Fruchtzucker ist aus kariesprophylaktischer Sicht unsinnig! Erstrebenswert ist ein Ersatz – zumindest teilweise – durch Zuckeraustauschstoffe!
- Jede Kohlenhydrataufnahme ruft einen zeitlich begrenzten, etwa halbstündigen pH-Abfall an der plaquebedeckten Zahnoberfläche hervor; die Summe der Zeiten, in denen der Zahnschmelz entkalkt wird, wächst mit der **Häufigkeit der Zuckeraufnahme!**
  Folgerung: Die Kariogenität vergärbarer Kohlenhydrate wird nicht bestimmt durch ihre absolute Menge, sondern die Häufigkeit der Zufuhr! Entscheidend ist die Zeitdauer, während der Zucker als Substrat für den bakteriellen Stoffwechsel in der Mundhöhle verfügbar ist!

Praktische Konsequenz: Die Reduktion der Häufigkeit zuckerhaltiger Zwischenmahlzeiten ist wichtiger als die Reduktion der Menge! Im Tagesablauf sollten möglichst viele „zuckerfreie Intervalle" vorhanden sein! Die Art der Zufuhr vergärbarer Kohlenhydrate ist so zu wählen, dass die Kontaktzeit mit den Zähnen möglichst kurz ist (z.B. Tee in der Tasse und nicht im Fläschchen; Limonade im Glas und nicht mit dem Strohhalm).

Die praktische Relevanz der verschiedenen Ansatzpunkte ist dabei durchaus unterschiedlich.

Verzicht auf zuckerhaltige Nahrung. Allgemein gehaltene Forderungen, z.B. auf die Zufuhr zuckerhaltiger Nahrung zu verzichten, sind in der Praxis nicht realisierbar. Die wichtigsten Gründe für diese Feststellung sind:

- Man kann bewusst nur auf das verzichten, was man kennt! Circa 70% des Zuckers in unserer Nahrung sind versteckt und können nicht identifiziert werden (Tab. 7-2)! Auch Empfehlungen wie „Süßigkeiten vermeiden" sind insbesondere bei Kindern und Jugendlichen nur wenig hilfreich, da diese mit dem Begriff „süß" in der Regel nur wenige Süßwaren (z.B. Honig, Schokolade, Bonbons) assoziieren. Andere in großen Mengen konsumierte Produkte wie z.B. Nussnougatcremes oder gesüßte Getränke (Tees, Limonaden, Cola) werden hingegen gar nicht als „Süßigkeit" registriert.
- Eine spontane Vorliebe für die Geschmacksempfindung „süß" scheint angeboren zu sein. Der erste Kontakt eines Säuglings mit der Nahrung ist süße Muttermilch. Süßes ist beliebt! Man will gar nicht darauf verzichten! Eine Umstellung des Ernährungsverhaltens größerer Bevölkerungsteile ist nur äußerst schwer möglich, nicht zuletzt deswegen, weil „Ernährung nicht nur das bloße Hunger- und Durstgefühl abdeckt, sondern von vielen psychologischen und sozialen ‚Zusatzbedürfnissen' überlagert ist. Das Essverhalten ist affektiv und sozial überformt, das Sättigungsgefühl substituiert nicht

Tabelle 7-2 Versteckte Zucker (in %) (aus [21]).

In bekannten Nahrungsmitteln		In gebräuchlichen Getränken	
Tomatenketchup	bis 50	Cola	11
Frosties	bis 43	Limonade	bis 12
Müsli	bis 30	Fruchtnektare	bis 20
Trockenobst	bis 60	süße Soßen	bis 35
Vitaminpräparate	bis 90	Fruchteis	bis 32
Haferschleim	bis 55	Sirup	bis 66

selten Bedürfnisse nach Zuneigung, Sicherheit und affektiver Selbstkontrolle. Das Ernährungsverhalten unterliegt nur partiell kognitiver Verfügbarkeit" [68]. Selbst die Einsicht, ein gesundes Ernährungsverhalten praktizieren zu müssen, führt oft nicht zu einer Ernährungsumstellung, weil eine solche Umstellung leicht in Konflikt gerät mit psychoaffektiv überlagerten Zusatzbedürfnissen. Wie aus Zahlen der Deutschen Gesellschaft für Ernährung hervorgeht, dominiert z.B. bei 70% der Bundesbürger das sensorische Erlebnis, d.h., bei vorgegebener Alternative „Geschmack" oder „Gesundheit" entscheidet sich eine deutliche Mehrheit für das Geschmackserlebnis! Ein zusätzliches Hindernis für die Verhaltensänderung: Die Aspekte Gesundheit und Geschmack werden von der Bevölkerung in der Regel als sich gegenseitig ausschließende Bedingungen angesehen. Die Auswahl der Nahrung erfolgt daher im Wesentlichen „bedürfnisorientiert" und nicht „bedarfsgerecht" [68, 69].

- Die zunehmende Sensibilisierung der Bevölkerung auf dem Gebiet der Ernährung wird unmittelbar begleitet von einer wachsenden Verunsicherung über die Wahl des richtigen Nahrungsmittels! So stehen beispielsweise die Mütter vor dem konkreten Problem, einerseits gesundheitliche Aspekte bei der Nahrungsauswahl berücksichtigen zu wollen und andererseits selbst keine zutreffende Bewertung des Nahrungsangebots bzw. der eigenen Ernährung vornehmen zu können.

Einziger Orientierungspunkt vieler Eltern bleibt dann beispielsweise die veröffentlichte Meinung bzw. die Werbung. Offensichtlich sind – und die entsprechenden Verkaufszahlen bestätigen dies eindrucksvoll – viele Mütter tatsächlich der Ansicht, mit Nussnougatcreme und Honig ihren Kindern gesundheitlich das Beste für den Tag mitzugeben.

Gleichfalls ist beeindruckend, dass und wie Mütter trotz Wissen um den schädlichen Einfluss des Zuckers als „Dickmacher und Zahnschädiger" zu einer positiven Einstellung gegenüber dem Zuckerverzehr ihrer Kinder gelangen. So glauben 33% der Mütter, Zucker fördere das Wachstum der Kinder, 51% der Mütter, Zucker diene als Nervennahrung. 58% der Mütter betonen bei Nussnougatcreme den „Gehalt an vielen Vitaminen" [68, 69].

Eine Änderung der Verzehrgewohnheiten von Kindern und Jugendlichen ist auf dieser Basis nicht zu erwarten.

Zuckeraustauschstoffe. Die Substitution mit Zuckeraustauschstoffen, insbesondere Xylit, hat sich als effektive Methode der Kariesprophylaxe klinisch bewährt [46, 82]. In der bereits als klassisch geltenden Turku-Zucker-Studie konnte u.a. nachgewiesen werden, dass ein Austausch des Zuckers in der Nahrung durch Xylit die Entstehung kariöser Läsionen praktisch verhindert, während die Kontrollgruppe einen durchschnittlichen Zuwachs von sieben DMF-Flächen pro Person aufwies (Abb. 7-6).

Die Sonderstellung des Xylits wird nach neueren Untersuchungen u.a. damit begründet, dass Xylit neben der Eigenschaft der Nicht-Fermentierbarkeit durch Plaquebakterien die Fähigkeit besitzt, die Anzahl von Mutansstreptokokken zu reduzieren. Ein eindeutiger Dosis-Wirkungs-Effekt sowohl bei der Trägersubstanz Kaugummi als auch bei Einsatz in Zahnpasten konnte nachgewiesen werden (Abb. 7-7). Neue Perspektiven eröffnen auch Studien, nach denen der Zusatz von Xylit in einer fluoridhaltigen Zahnpasta einen additiven, möglicherweise sogar synergistischen kariesprophylaktischen Effekt hat [14, 32].

Diese Erkenntnisse sind insbesondere deswegen von erheblicher praktischer Bedeutung, da der vollständige Ersatz kohlenhydratreicher Nahrungsmittel durch Zuckeraustauschstoffe sowohl aus lebensmitteltechnologischer Sicht als auch wegen möglicher Nebenwirkungen (z.B. laxierende Wirkung bei Zufuhr zu hoher Mengen) nur in begrenztem Umfang möglich ist (Tab. 7-3). Als realisierbare, sinnvolle und gesundheitlich unbedenkliche Maßnahme erscheint zum gegenwärtigen Zeitpunkt ihre Verwendung in Produkten, die überwiegend als Zwischenmahlzeiten

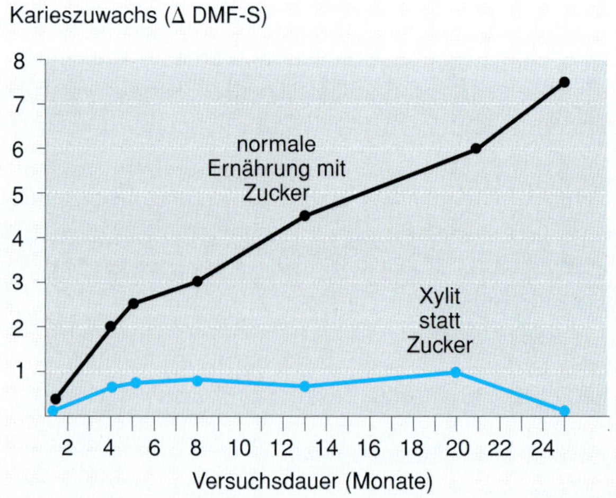

Abb. 7-6 Turku-Zucker-Studie. Studierende der Universität Turku hatten sich bereit erklärt, über 24 Monate bestimmte Diätvorschriften einzuhalten. In der Testgruppe wurde der Zucker in der Nahrung durch den Zuckeralkohol Xylit ausgetauscht, während die Kontrollgruppe wie gewohnt Saccharose aufnahm. Nach dem Untersuchungszeitraum hatte es in der Xylit-Gruppe praktisch keinen Karieszuwachs gegeben. In der Kontrollgruppe waren durchschnittlich etwa sieben neue kariöse Zahnflächen entstanden.

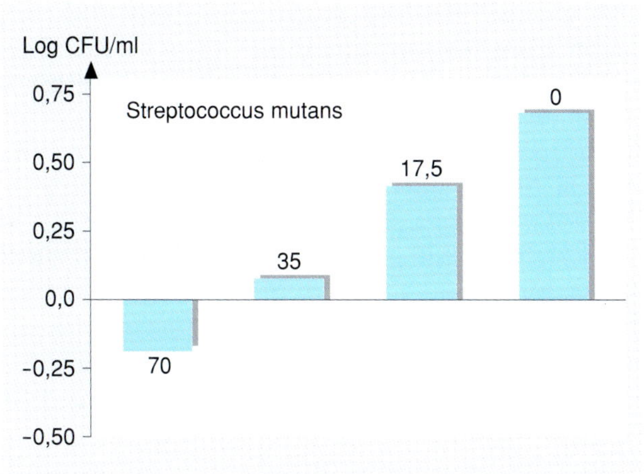

Abb. 7-7 Mittelwerte der Veränderungen in den Koloniebildungszahlen von Streptococcus mutans im Speichel, ausgedrückt als CFU (Colony forming unit) für vier verschiedende Kaugummis (70 = 70%iges Xylitol, 35 = 35%iges Xylitol plus 35%iges Sorbitol, 17,5 = 17,5%iges Xylitol plus 52,5%iges Sorbitol, 0 = 70%iges Sorbitol).

konsumiert werden (z.B. Kaugummis, Bonbons etc.). Anhand des Zahnmännchens mit dem Schirm können entsprechende Artikel vom Konsumenten ohne größere Probleme identifiziert werden.

Reduktion der Häufigkeit von Zwischenmahlzeiten. Die Reduktion der Häufigkeit bakteriell bedingter Säurestöße durch entsprechende Verhaltensänderung, d.h. Reduktion der Häufigkeit von Zwischenmahlzeiten, scheint aus der Sicht des Zahnarztes bzw. seiner Teammitglieder noch am ehesten realisierbar zu sein.

Wie die tägliche Erfahrung zeigt, denken die meisten Patienten bei der Aufforderung „weniger Süßigkeiten" mehrheitlich an eine mengenmäßige Begrenzung und nicht an eine Begrenzung der Häufigkeit der Zufuhr. Der Ersatz des Wortes „weniger" durch „seltener" bringt häufig verblüffende Erfolge.

Tabelle 7-3 Süßungsmittel, die in Deutschland für den Verbraucher zugelassen und verfügbar sind (aus [24]).

Zuckeraustauschstoffe							
Name	**Süßkraft Bezugsgröße: Saccharose = 100%**	**Natürliches Vorkommen**	**Brennwert/ Kalorien Bezugsgröße: Saccharose: 4 kcal/g = 100%**	**Schwellenwert für eine laxierende Wirkung g/Kopf/Tag Erwachsene**	**Kinder 5–16 Jahre**	**Kleinkinder 2–3 Jahre**	**Einsatzgebiete: zahnfreundliche Produkte (Z) kalorienreduzierte Produkte (K) Diabetes-prophylaxe (D)**
Sorbit	60	Früchte	100	50	30–40	5–7,5	Z / K / D
Mannit	60	Früchte	100	10–20	–	–	Z
Xylit	100	Früchte	100	50–70	40–60	–	Z / K / D
Palatinit® (Isomalt)	50	–	50	10–20	–	–	Z / K / D
Süßstoffe							
				ADI-Wert („acceptable daily in-take")	**Zuckeräquivalent in g für Erwachsene (70 kg)**	**Kinder (25 kg)**	
Saccharin	30–50 000	–	–	2,50 mg	ca. 90	ca. 30	Z / K / D
Cyclamat	3–4000	–	–	12,34 mg	ca. 30	ca. 10	Z / K / D
Aspartam[1]	15–25 000	–	([1])	40,00 mg	ca. 560	ca. 200	Z / K / D
Acesulfam-K	13–20 000	–	–	9,00 mg	ca. 125	ca. 45	Z / K / D

[1] Aspartam ist ein Dipeptid und besteht aus den beiden Aminosäuren l-Phenylalanin und l-Asparaginsäure, die im menschlichen Körper normal verstoffwechselt werden. Der dabei auftretende Brennwert ist aber wegen der relativ hohen Süßkraft dieses Süßstoffes und des damit verbundenen geringen Verbrauchs unbedeutend.

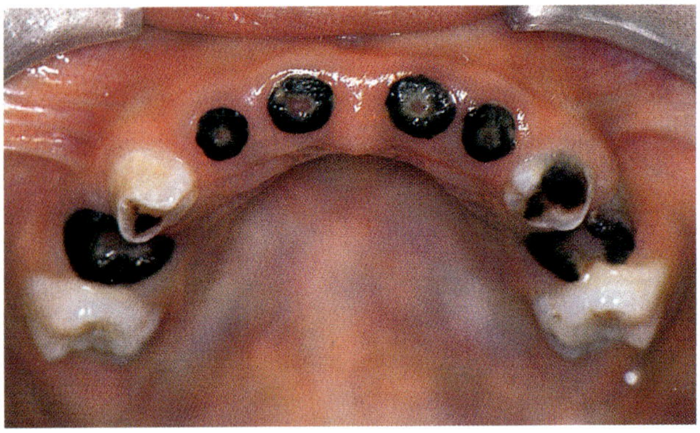

Abb. 7-8 „Baby-Bottle-Syndrom".

Ebenfalls gut zu vermitteln ist die Tatsache, dass klebrige bzw. lang in der Mundhöhle verweilende Produkte einen besonders schädlichen Effekt auf die Zahngesundheit ausüben und es daher gilt, derartige Nahrungsbestandteile möglichst schnell zu eliminieren. In diesem Zusammenhang sollte auch darauf hingewiesen werden, dass ein und dasselbe Produkt in Abhängigkeit von der Art der Zufuhr und weiteren relevanten Faktoren höchst unterschiedliche Kariogenität aufweisen kann. Die „Saugerflaschenkaries" bei Kleinkindern ist hierfür ein gutes Beispiel (Abb. 7-8).

In mehreren vergleichenden Studien zeigten sich Faktoren, die bei Kindern mit Saugerflaschenkaries signifikant häufiger beobachtet werden können als bei kariesfreien Gleichaltrigen. Dazu gehören eine bestimmte Flaschenart (Kunststoff), die Verabreichung der Flasche zum Schlaf und der selbstständige Zugriff des Kindes zur Flasche neben der Vorliebe für das Geschmackserlebnis „süß". Bezüglich der Trinkmenge, der Verabreichung der Flasche am Tag, der Fluoridgabe, der Dauer des Stillens oder der Mundhygienegewohnheiten bestehen keine Unterschiede zu Kindern ohne Baby-Bottle-Syndrom! Das bedeutet: Die Nuckelflasche stellt dann einen Risikofaktor dar, wenn sie dem Kind andauernd mit kariogenem Inhalt zur Verfügung steht, insbesondere beim Einschlafen [44].

Mundhygiene

Die Feststellung **„ein sauberer Zahn bleibt gesund"** unterstreicht deutlich den Stellenwert, den die Mundhygiene im Rahmen kariesprophylaktischer Maßnahmen prinzipiell einnehmen könnte. Auf den einfachsten Nenner gebracht, betrifft die Mundhygiene die **regelmäßige und häufige Entfernung der Zahnbeläge,** noch bevor sie zur aktiven mikrobiellen Plaque heranreifen [24].

Diese Plaque entsteht in mehreren Schritten: Niederschlag eines dünnen Glykoproteinpellicle aus dem Speichel, Haftung einzelner Bakterien (Kokken), Vermehrung in Kolonieform, Aneinanderreihung der Kolonien, Dickenwachstum und Differenzierung je nach Standort bzw. Prädilektionsstelle.

Der erste Schritt dauert Sekunden, der zweite Stunden, die letzten jedoch mindestens zwei Tage [48]!

Oberstes Ziel aller mundhygienischen Maßnahmen muss es daher sein, die Entstehung reifer (= Säure produzierender) Plaque zu verhindern oder sie möglichst frühzeitig vollständig zu entfernen!

Hierzu steht eine große Anzahl von mechanischen und chemischen Hilfsmitteln zur Verfügung, die grob eingeteilt werden können in:
- Hilfsmittel zur Reinigung der sichtbaren Zahnflächen (d.h. der bukkalen, lingualen und okklusalen Flächen)
- Hilfsmittel zur Reinigung der Interdentalräume
- unterstützende Maßnahmen.

Hilfsmittel zur Reinigung der sichtbaren Zahnflächen. Bekanntestes und am meisten eingesetztes Hilfsmittel zur Mundhygiene ist nach wie vor die Zahnbürste, die in zahlreichen Variationen durch den Handel angeboten wird.

Nach dem heutigen Kenntnisstand können vor allem die Produkte empfohlen werden, die bezüglich der relevanten Einzelteile (Abb. 7-9) folgende Merkmale aufweisen:
- Einzelborste: Die Einzelborste besteht aus einem dauerelastischen, chemisch beständigen Kunststoff. Die Borstenenden sind abgerundet.
- Bürstenfeld: Das Bürstenfeld ist aus einem vielbündeligen Borstenfeld zusammengesteckt (multitufted). Es ist nicht breiter als ein Zahnputzabschnitt (d.h. zwei bis drei Zähne) und erlaubt die Zugänglichkeit in allen Zahnputzabschnitten. Die Zahl der Borstenreihen soll drei bis vier Reihen nicht überschreiten.
- Griffform: Der Zahnbürstengriff soll gut in der Hand liegen. Er unterstützt die Führung der Zahnbürste. Griffe mit stärkerem Durchmesser erleichtern die kontrollierte Bewegung des Bürstenfeldes in der Mundhöhle. Sie sind insbesondere bei Kindern und motorisch eingeschränkten Personen (z.B. Behinderten) vorzuziehen.

Diese sehr stark verallgemeinernde Feststellung darf jedoch nicht darüber hinwegtäuschen, dass Modifikationen und Differenzierungen z.B. bezüglich der Form, der Länge und Dicke des Griffes, der Härte der Borsten und der Breite des Bürstenfeldes wichtig und sinnvoll sein können [24, 39].

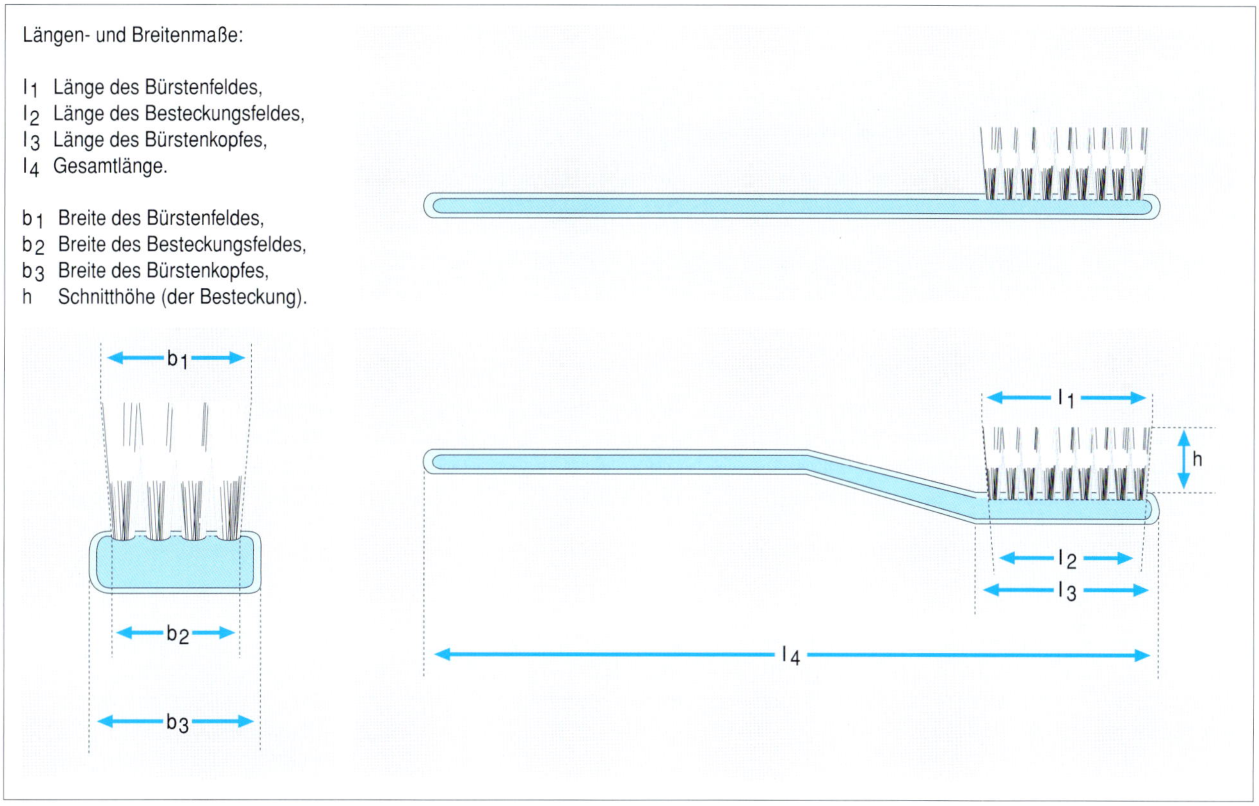

Abb. 7-9 Maße und Bezeichnungen von Zahnbürsten nach der DIN-Norm (nach [39]).

Entscheidend für die Auswahl der optimalen Zahnbürste sind letztlich die individuellen oralhygienischen, anatomischen und biologischen Indikationen sowie die individuellen manuellen Fähigkeiten.

Auch die Frage, ob **elektrisch** oder **manuell** geputzt werden soll, kann nicht pauschal beantwortet werden. Entscheidend ist, mit welcher Maßnahme die Plaque im Einzelfall am besten (d.h. am umfassendsten) zu entfernen ist, ohne Schäden an der Zahnhartsubstanz und/oder am Parodontium auszulösen (Tab. 7-4).

Dennoch: Trotz vielerlei Verbesserungen im Detail (Griff, Borstenfeld, Abrundung der Borsten), trotz ausgefeilter Zahnputztechnik und großer Gewissenhaftigkeit wird eine vollständige Entfernung der Beläge mit der Zahnbürste allein kaum gelingen. Die zusätzliche Anwendung von Hilfsmitteln zur Interdentalhygiene etwa ab Beginn der zweiten Wechselgebissphase ist empfehlenswert.

Hilfsmittel zur Reinigung der Interdentalräume. Das bekannteste Hilfsmittel zur Reinigung der Interdentalräume ist **Zahnseide.** Diese wird in verschiedenen Modifikationen angeboten:

- Gewachste oder leicht gewachste Zahnseide ist mehr für den professionellen Gebrauch bestimmt, z.B. die Fixierung von Kofferdam. Für die häusliche Anwendung ist sie weniger geeignet, da bei ihrer Anwendung ein dünner Wachsfilm auf die approximalen Zahnoberflächen aufgebracht wird, der die interdentale Fluoridierung behindert!
- Ungewachste Zahnseide wird in verschiedenen Stärken angeboten. Empfehlenswert sind dünne, aus vielen Nylonfäden gezwirnte Zahnseiden, die an rauen Zahnoberflächen auffasern und an kariösen Läsionen aufreißen. Ungewachste Zahnseide stellt somit für den Patienten als Nebeneffekt zur Interdentalraumhygiene noch ein Diagnostikum dar, mit dessen Hilfe er frühzeitig krankhafte Veränderungen im Interdentalraum erkennen kann.

Eine Modifikation der Zahnseide ist **„Superfloss“.** Sie ist aufgebaut aus drei verschiedenen Komponenten: einem kurzen versteiften Einfädelstück, einem aufgebauschten Zwischenstück und einem längeren ungewachsten Endstück. In der Praxis der Kinderzahnheilkunde besonders bewährt hat sich dieses Hilfsmittel bei der Interdentalraumhygiene von Jugendlichen mit kieferorthopädischen Bändern.

Alternativ eingesetzt werden können **Dentotapes,** flache gewachste Zahnbänder. Vom Handling her gesehen sind sie für den Patienten häufig einfacher als

Tabelle 7-4 Zusammenfassung wesentlicher, bei Kindern und Jugendlichen einsetzbarer Zahnputzmethoden (nach Hellwege) (aus [21]).

Zahnputztechnik	Grundhaltung (G) und Aktivierung (A) des Bürstenfeldes	Bewegungsablauf	Vor- (V) und Nachteile (N)
Bass	**G:** Bürstenfeld schräg im Anstellwinkel von ungefähr 45° gegen den Zahnfleischsaum gerichtet; auf der Kaufläche steht es senkrecht **A:** leichter Andruck gegen Zähne und Zahnfleischsaum	kleine rüttelnde Hin- und Herbewegungen von einer halben Zahnbreite	**V:** entfernt gezielt supra- und subgingivale Plaque; kräftigt den Zahnfleischsaum; in allen Zahnputzabschnitten anwendbar; leicht zu erlernen **N:** bei zu starkem Andruck besteht Verletzungsgefahr
Vertikale Rot-nach-Weiß-Methode	**G:** Die Zähne stehen im Schneidekantenkontakt. Das Bürstenfeld steht senkrecht auf dem gingivalen Zahnfleisch **A:** Das Bürstenfeld wird leicht gegen das Zahnfleisch gedrückt	**B:** Das Bürstenfeld wird mit einer Vertikalbewegung vom Zahnfleisch zur Kaufläche geführt (Rot nach Weiß)	**V:** leicht zu erlernen **N:** Bürstenfeld überspringt die pathogenetisch bedeutsame Zahnfleischfurche, subgingivale Plaque wird nicht ausreichend entfernt, Verletzungsgefahr
Schrubb-Technik („freie Zahnputzmethode")	unsystematische und unkontrollierte Putzbewegungen **G:** Bürstenfeld senkrecht auf Zahnflächen **A:** individuell variabler Andruck gegen Zahnreihen	**B:** horizontale, grobmotorische Hin- und Herbewegungen	**V:** folgt individuellen Bewegungsmustern; bevorzugte Zahnputzbewegungen der ungelenken Kinderhand; international als kindgemäßer Einstieg in die Zahnpflege akzeptiert **N:** Schrubbbewegungen überstreichen Kariesprädilektionsstellen; unsystematische Zahnpflege

Zahnseide. Vom fachlichen Standpunkt her weisen sie allerdings die Nachteile der gewachsten Zahnseide auf.

Hinsichtlich ihrer reinigenden Wirkung werden **Mundduschen** als Mittel zur Mundhygiene hingegen häufig überschätzt: Mit dem pulsierenden Wasserstrahl können sicherlich vorteilhafte Massagewirkungen auf die Gingiva ausgeübt oder Speisereste entfernt werden. Eine Beseitigung fest haftender mikrobieller Plaque ist damit jedoch nicht zu erreichen!

Unterstützende Hilfsmittel. Der reinigende Effekt der Zahnbürste wird durch Benutzung einer **Zahnpasta** erhöht. Die Hauptbestandteile von Zahnpasten sind:
- Putzkörper
- Feuchthaltemittel
- Bindemittel
- Schaummittel (Tenside)
- Süßstoffe
- Konservierungsmittel
- Geschmacks- und Aromastoffe
- Farbstoffe
- Wirkstoffe (z.B. zur Karies- und/oder Parodontitisprophylaxe sowie zur Desensibilisierung überempfindlicher Zahnhälse).

Sie sind je nach Produkt unterschiedlich eingebaut (Abb. 7-10). Rein mengenmäßig am stärksten vertreten sind – neben demineralisiertem Wasser – mit einem Anteil von 20–40% die Putzkörper, die die mechanische Reinigungswirkung der Zahnpasta unterstützen.

Bei der Formulierung einer gleichermaßen wirksamen wie gesundheitlich unbedenklichen Zahnpasta ist in diesem Zusammenhang zu beachten, dass Form und Härtegrade der Putzkörper nur ein Minimum an Abrasion bewirken sollten. Als internationaler Vergleichsstandard gelten die RDA- (Radioactive Dentin Abrasion) und RDE-(Radioactive Enamel Abrasion) Werte. Sie liegen in der Regel zwischen 30 und 120 für Dentin sowie zwischen 20 und 90 für Schmelz (je höher, umso größer ist die Abrasivität).

Entscheidend für den kariesprophylaktischen Effekt ist ferner, dass die Putzkörper (heute meist hydratisierte Silika) die Freisetzung von Fluorid aus der Zahnpasta nicht behindern (s.u.).

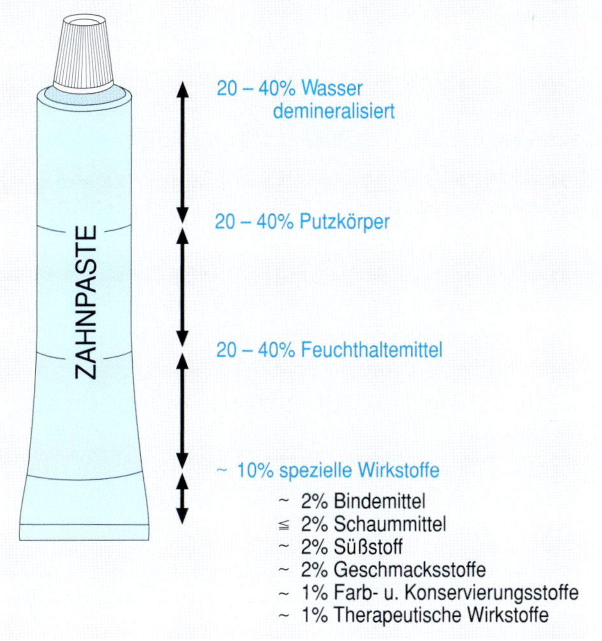

Abb. 7-10 Typische Bestandteile handelsüblicher Zahnpasten (nach [39]).

Feuchthaltemittel sind mit einem 20- bis 40%igen Mengenanteil ebenfalls unverzichtbare Bestandteile jeder Zahnpasta. Sie geben der Zahncreme Geschmeidigkeit und bieten Schutz vor Austrocknung. Am häufigsten eingesetzt werden Glycerin und Propylenglykol sowie die Zuckeraustauschstoffe Xylit und Sorbit.

Bindemittel (ca. 2% Mengenanteil) verhindern die Trennung der Feuchtigkeit von den festen Bestandteilen der Pasta und sorgen somit für deren Stabilität.

Schaummittel unterstützen die Benetzung der Zahnoberflächen. Sie verstärken die Reinigungswirkung der Putzkörper durch Erleichterung der Plaqueablösung. Außerdem können sie (z.B. Natriumlaurylsulfat) die Aktivität von Wirkstoffen positiv (z.B. Fluoride) wie negativ (Chlorhexidin) beeinflussen! Der Gehalt an Schaummitteln soll 2% der Zahnpastamenge nicht überschreiten, um Gingiva-Irritationen zu vermeiden.

Entscheidend für die Zahngesundheit sind die Wirkstoffe! Aus kariesprophylaktischen Gründen sollte eine moderne Zahnpasta vor allem in ausreichendem Maß ionisierbares Fluorid enthalten (s.u.). Weitere bekannte Wirkstoffe sind antibakterielle Substanzen (z.B. Chlorhexidin, Triclosan, Xylit), lösliche Pyrophosphate bzw. Zinkzitrat-Trihydrat zur Hemmung der Zahnsteinneubildung sowie Kaliumnitrat, Strontium- bzw. Kaliumchlorid zum Schutz vor überempfindlichen Zahnhälsen.

Chemische Plaquekontrolle („Chemoprävention"). Die mechanische Reinigung der Zahnoberflächen kann durch zusätzliche Anwendung chemischer oder medikamentöser Hilfsmittel zur Plaquebeeinflussung ergänzt werden [17, 64, 72]. Auf diese Weise soll die Bildung von Zahnstein, Gingivitis, Karies und Parodontitis vermieden werden.
Insbesondere folgende Wirkstoffe/Wirkstoffkombinationen haben dabei praktische klinische Bedeutung (Tab. 7-5):

- **Chlorhexidindigluconat** ist nach wie vor der „Goldstandard" aller Wirkstoffe zur chemischen Plaquekontrolle. Als Spüllösung, in Zahnpasten, als Gel oder Lack appliziert, bindet sich Chlorhexidin an die oralen Weichgewebe wie auch an die Zahnoberflächen und entfaltet dort – in Abhängigkeit von der Konzentration – sowohl Plaque- und Gingivitis- als auch Karies-hemmende Effekte.
  Bezüglich der **Plaque- und Gingivitis-Reduktion** ist es dabei allen anderen bekannten Wirkstoffen aufgrund seiner hohen Substantivität überlegen.
  Aus **kariesprophylaktischer Sicht** besonderes Interesse erfährt Chlorhexidin-Digluconat wegen seiner ausgeprägten antibakteriellen Wirkung auf Mutans-Streptokokken. Diese ist zwar grundsätzlich auch schon bei niedrigen Dosen (0,1–0,2% CHX) zu beobachten, klinisch relevante Reduktionen des Kariesbefalls (durchschnittlich 46% laut Meta-Analyse relevanter klinischer Studien) sind jedoch nur bei Anwendung von CHX in Größenordnungen von mindestens 1% als Gel oder Lack zu erwarten [88]. Die Lacke werden hierbei – in Abhängigkeit vom individuellen Kariesrisiko – zwei- bis viermal pro Jahr im Rahmen einer individualprophylaktischen Betreuung direkt auf die Zahnhartsubstanz aufgebracht; das Gel wird entweder mit der Zahnpasta oder mittels Medikamententrägers alle drei Monate für einen Zeitraum von jeweils ein bis zwei Wochen täglich häuslich appliziert.

Tabelle 7-5 Klinische Wirksamkeit verschiedener Wirkstoffe zur chemischen Plaquekontrolle bei einer Studiendauer von mindestens sechs Monaten (mod. nach [43]).

Wirkstoff	Klinische Wirksamkeit (in %)	
	Plaque-reduktion	Gingivitis-reduktion
Chlorhexidin	45–61	27–67
Triclosan/Copolymer	12–59	19–75
Zinn-/Aminfluorid	18–53	18–44
essenzielle Öle	19–35	15–37
Sanguinarin	21	25

Eine Inaktivierung des Chlorhexidins (Kation) durch Fluorid (Anion) sollte vermieden werden. Für die klinische Praxis resultiert daraus eine mindestens halbstündige Wartezeit z.B. zwischen dem Zähneputzen mit fluoridhaltiger Zahnpasta und einer CHX-Spülung [43].
Wesentlich intensiver ist offensichtlich die Wechselwirkung zwischen dem Kation Chlorhexidin und anionischen Tensiden, insbesondere Natriumlaurylsulfat (in ca. 75% aller bundesdeutschen Zahnpasten enthalten). Erst die Zeitdifferenz von zwei Stunden hob den inhibierenden Effekt auf [8]!
Eine Resistenzentwicklung auf Chlorhexidin wurde bislang nicht beobachtet. Gleiches gilt für Verschiebungen im Keimspektrum zugunsten pathogener Bakterienarten. Auch nach Langzeitanwendung kann allenfalls die (gewünschte) Reduktion von Mutans-Streptokokken beobachtet werden [75].
Bei längerer Anwendung von Chlorhexidin-Digluconat muss in Abhängigkeit von der Dosierung mit dem Auftreten von Nebenwirkungen – bräunlichen Verfärbungen der Zähne, in seltenen Fällen Geschmacksirritationen (insbesondere „süß" und „salzig"), Epithelabschilferungen – gerechnet werden.
Aus diesem Grund wird Chlorhexidindigluconat nicht als „Dauermedikation" empfohlen, sondern in der Regel als Kurzzeitapplikation eingesetzt: in Form hoch konzentrierter (> 1%) Gele/Lacke zur Kariesprophylaxe sowie bei gezielter Indikation als „therapeutisch-prophylaktische" Maßnahme zur Plaquebekämpfung mit 0,05–0,1% CHX (sofern gleichzeitig eine mechanische Plaquekontrolle durch Zähneputzen stattfindet) oder mit 0,2% CHX (wenn eine mechanische Unterstützung der Mundhygiene, z.B. bei ANUG, nicht möglich ist) [78].

- **Zinn (z.B. als Zinn-Fluorid oder Zinn-Aminfluorid):** Plaque reduzierende Eigenschaften sind auch von Metallionen bekannt. Kationen wie z.B. Zinn wirken bakteriostatisch oder bakterizid u.a. durch Hemmung bakterieller Enzyme. Außerdem konkurrieren sie mit Kalzium um Bindungsstellen an Hydroxylapatit. Dadurch wird u.a. die Anlagerung von Bakterien an die Zahnoberfläche gehemmt.
  Obwohl Komplexbildung mit oralen Proteinen die Effektivität einschränkt, ist die Substantivität als gut zu bezeichnen: Bis zu sechs Stunden sind sie Plaque-hemmend wirksam. Entsprechend wurden auch Gingivitis-hemmende Effekte (siehe Tab. 7-5) nachgewiesen.
  In Kombination mit Fluorid/Aminfluorid liegt ein Wirkungsspektrum vor, das als Plaque hemmend, Gingivitis reduzierend und Remineralisation fördernd charakterisiert werden kann. Entsprechend liegen die primären Einsatzgebiete dort, wo die Verhältnisse in der Mundhöhle sowie das Verhalten des Patienten keine effektive Belagentfernung ermöglichen und dadurch ein erhöhtes Risiko für eine Demineralisation bzw. die Entwicklung kariöser Läsionen besteht bzw. zu erwarten ist: z.B. erhöhte Retentionskapazität und schwere Erreichbarkeit (Kipp-, Dreh- und Engstände, frei liegende Zahnwurzeln oder Furkationen, festsitzende KFO, überstehende Kronen- und Füllungsränder), Initialkaries („white spots"), motorisch eingeschränkte Patienten.
  Ähnlich wie nach Applikation von Chlorhexidin werden auch bei Langzeitanwendung von Zinnfluorid bzw. Zinn-Aminfluorid Verfärbungen beobachtet. Diese sind deutlich diskreter als beim Chlorhexidin; allerdings wird auch dessen Wirkung nicht erreicht.
- **Triclosan** ist ein ungeladener phenolischer Wirkstoff, der seit etwa 30 Jahren als antibakterieller Zusatz in kosmetischen Produkten eingesetzt wird. Seit ca. 15 Jahren findet er vermehrt Anwendung in Mundhygieneprodukten.
  Triclosan entfaltet sein breites antimikrobielles Wirkungsspektrum bereits bei geringer Konzentration auch intraoral. In Kombination mit Pyrophosphat, Zinkcitrat oder Copolymer kann die Substantivität derart gesteigert werden, dass eine klinische Wirkung bis zwölf Stunden nach einmaliger Applikation gegeben ist und somit bei täglich zweimaliger Applikation ein kontinuierlicher Effekt vorliegt. Nach Chlorhexidin scheint es hinsichtlich der Plaque- und Gingivitisreduktion die zweitbesten Ergebnisse zu bieten (siehe Tab. 7-5).
  Verschiebungen im Keimspektrum finden auch bei Langzeitanwendung nicht statt. Resistenzbildungen wurden ebenfalls nicht beobachtet.
  Über kosmetische Nachteile oder Gewebereaktionen wurde bislang ebenfalls nicht berichtet, ganz im Gegenteil: Triclosan wirkt offensichtlich nicht nur antibakteriell, sondern auch entzündungshemmend – eine Tatsache, die in mehreren Langzeitstudien eindrucksvoll bestätigt wurde. Klinisch besonders interessant sind in diesem Zusammenhang folgende zwei Effekte: Zum einen eine echte Parodontitishemmung [71], zum anderen ein deutlich selteneres Auftreten von Aphthen.
- **Essenzielle Öle:** Geladene phenolische Substanzen haben eine überwiegend unspezifische antibakterielle Wirkung und werden daher vor allem als Desinfektionsmittel verwendet. Einige dieser Phenolderivate (z.B. essenzielle Öle) werden seit langem

zur Plaquehemmung eingesetzt. In mehreren Langzeitstudien wurde eine „moderate" Plaque- und Gingivitis-hemmende Wirkung (siehe Tab. 7-5) nachgewiesen.
Infolge der geringen Wasserlöslichkeit wird als Lösungsmittel Alkohol eingesetzt. Mögliche Nebenwirkungen des Alkoholgehalts, der z.T. mehr als 25% betragen kann, sind in Fallberichten dokumentiert worden: Bei Kindern besteht die Gefahr von Alkohol-Intoxikationen, von Erwachsenen werden insbesondere der schlechte Geschmack, das Auftreten von Verfärbungen sowie das gelegentliche Auftreten von Erosionen beklagt.

- **Sonstige Plaque beeinflussende Substanzen:** In vitro nachgewiesene Plaque beeinflussende Eigenschaften sind über die o.a. Wirkstoffe hinaus auch von quaternären Ammoniumbasen (z.B. Cetyl-Pyridinium-Chlorid), Aminoalkoholen, Sanguinarin oder Wasserstoffperoxid bekannt. Diese Substanzen besitzen jedoch isoliert sämtlich entweder eine geringe Substantivität oder werden in vivo zu schnell verdünnt, um eine klinisch relevante Plaquereduktion zu erreichen.

Praktische Bedeutung der Mundhygiene. Die durch die verschiedenen Mundhygienemaßnahmen zur Verfügung stehenden Möglichkeiten der Kariesprophylaxe werden durch ein nur ungenügendes Mundhygieneverhalten in der Praxis stark beeinträchtigt. Der Idealfall, das Zähneputzen nach jeder Mahlzeit, wird – zumindest in der Bevölkerung der Bundesrepublik – nur in Einzelfällen praktiziert. Eine „gute Mundhygiene", d.h. mindestens zweimal tägliches Putzen, wobei die Putzdauer mindestens zwei Minuten beträgt, praktizieren gerade 13% der Senioren, 20% der Erwachsenen und 27% der Jugendlichen [60].

Diese geringe Compliance liegt offensichtlich nicht nur an der Faulheit der Bevölkerung. Zum einen bestehen nach wie vor deutliche Wissensdefizite bezüglich der Grundlagen einer effektiven Mundhygiene. So kennen lediglich 3% der Jugendlichen den Begriff „Zahnseide". Andererseits hält etwa die Hälfte dieser Altersgruppe die Symptombekämpfung von Mundgeruch (z.B. mit Mundwasser, Kaugummi, Bonbon) für ausreichend.

Abgesehen von Defiziten an aktivem Wissen besteht jedoch auch eine Diskrepanz zwischen den vorhandenen Kenntnissen und deren praktischer Umsetzungsbereitschaft: Beispielsweise putzen nur 12% der Jugendlichen, denen der Zusammenhang zwischen Süßigkeiten und Karies bekannt ist, anschließend die Zähne; schließlich gaben im Rahmen einer aktuellen Untersuchung nahezu 50% der befragten Zehn- bis Vierzehnjährigen an, das Zähneputzen aus Bequemlichkeit gelegentlich nur vorzutäuschen. Selbstverantwortliches Handeln zugunsten der Zahngesundheit ist in dieser Altersgruppe nur unzureichend ausgebildet, ganz abgesehen davon, dass der Stellenwert der Zähne im Vergleich zu anderen Attributen des äußeren Erscheinungsbildes (z.B. Figur, Kleidung, Frisur) nur als absolut untergeordnet eingestuft wird.

Zudem glauben 70% der Jugendlichen, bereits ausreichend über die Möglichkeiten der Gesunderhaltung der Zähne informiert zu sein. Interesse an weiterer Aufklärung besteht nur bei knapp 30% [24]!

Die Situation bei den Erwachsenen ist nur unwesentlich günstiger. Die grundsätzliche Einstellung zur Zahngesundheit ist bei ihnen – vermutlich aufgrund persönlicher Negativerlebnisse (Zahnschmerzen, Verlust von Zähnen etc.) – zwar etwas positiver (immerhin geben 51% der Männer und 69% der Frauen an, für sie sei Mundhygiene „sehr wichtig"), am Verhalten selbst ändert sich, zumindest was die Zahnputzfrequenz angeht, jedoch nichts! „Zahnseide" und „Zahnzwischenraumbürste" sind 43 bzw. 77% (!) der Erwachsenen unbekannt [24]!

Angesichts derartiger Daten ist davon auszugehen, dass das Mundhygieneverhalten allenfalls langfristig verbessert werden kann.

Regelmäßige Fluoridanwendung

Die in den letzten Jahren in den meisten Industrieländern beobachtete Verbesserung des Gebisszustandes der Bevölkerung, insbesondere der Kinder und Jugendlichen, wird von der Mehrheit der Epidemiologen auf den gesteigerten Verbrauch fluoridhaltiger Präparate im Rahmen der Kariesprophylaxe zurückgeführt.

Bei regelmäßiger Anwendung in den empfohlenen Dosierungen können Verringerungen des Karieszuwachses in Größenordnungen bis zu 60% erzielt werden – Werte, die sich bei geeigneter Kombination mit effizienter Mundhygiene und zahnbewusstem Ernährungsverhalten noch weiter steigern lassen.

Als wesentliche **Mechanismen** für die kariesprotektive Wirkung der Fluoride werden inzwischen folgende Faktoren angesehen:

- Fluorid bewirkt – und dies scheint die entscheidende Einzelkomponente zu sein – eine **Beschleunigung der Remineralisation.** Es handelt sich hierbei um die Förderung eines körpereigenen Abwehrmechanismus, der immer dann aktiviert wird, wenn durch Säureangriffe aus der Nahrung oder der Plaque eine Demineralisation des Zahnschmelzes ausgelöst wird. Nach Beendigung dieses Säureangriffs können die demineralisierten Bezirke dann in Anwesenheit von Fluorid durch Einlagerung von Kalzium- und Phosphationen wieder remineralisieren. Zusätzliche Zufuhr von Fluorid beschleunigt diesen Vorgang!

- Im Rahmen der Remineralisation kommt es – bei zusätzlicher Fluoridzufuhr – zur Einlagerung größervolumiger Kristallite. Dies sowie die in diesem Zusammenhang zu beobachtende Anreicherung der oberen Schmelzschichten mit Fluorid bzw. die Ausbildung einer kalziumfluoridhaltigen Deckschicht an der Zahnoberfläche führt zu einer **erhöhten Säureresistenz** bzw. geringeren Säurelöslichkeit.
- Fluorid reichert sich in der Plaque an und beeinflusst den Plaquestoffwechsel im Sinne einer **verringerten Säureproduktion.**

Inwieweit und in welchen Größenordnungen zusätzliche Wirkungsmechanismen (z.B. Entwicklung eines flacheren Höcker-Fissuren-Reliefs bei der primären Remineralisation) beteiligt sind, ist noch nicht endgültig geklärt. Bezüglich der Praxis der Fluoridanwendung liegen jedoch gesicherte Daten in ausreichender Menge vor. Die wichtigsten Erkenntnisse sind:

- Voraussetzung für die **kariesprophylaktische Wirkung** der Fluoride ist im Wesentlichen ihr **direkter Kontakt** mit der Zahnhartsubstanz. Das heißt: Die kariesprophylaktische Wirkung aller gebräuchlichen Methoden zur Kariesprophylaxe – der Trinkwasser-, der Speisesalz- und der Tablettenfluoridierung sowie der Applikation von fluoridierter Zahnpasta, Fluoridgelen, Fluoridlacken und Fluoridlösungen – ist entscheidend abhängig von deren „lokaler Bioverfügbarkeit" und weniger vom Anteil systemisch zugeführten Fluorids. Die jahrzehntelang kontrovers diskutierte Frage der pränatalen Fluoridanwendung verliert angesichts dieser Erkenntnisse erheblich an Gewicht, zumindest, was die Auswirkungen auf das Kind betrifft: Der richtige Zeitpunkt für den Beginn der Fluoridprophylaxe liegt **nach** der Geburt, genauer, nach dem Durchbruch des ersten Zahnes!
- Voraussetzung für mögliche **Nebenwirkungen** (akut oder chronisch) ist die **systemische Zufuhr** von Fluorid. Dabei ist irrelevant, aus welcher Fluoridquelle das für den Körper systemisch verfügbare Fluorid stammt! Das bedeutet: Nicht nur Fluorid aus der Nahrung, aus Trink-/Mineralwasser, aus fluoridiertem Kochsalz oder Tabletten muss als Ursache für mögliche Nebenwirkungen in Betracht gezogen werden, sondern auch Fluorid aus verschluckter Zahnpasta, verschlucktem Gel/Lack etc., also jede mögliche systemische Fluoridquelle. Akute Nebenwirkungen sind extrem selten. Häufigste Nebenwirkung ist die Dentalfluorose, die als Folge einer systemischen Überdosierung im Zeitraum der Schmelzbildung beobachtet werden kann (s.u.).
- Die **Art und Häufigkeit** der im Einzelfall indizierten Fluoridanwendung(en) erfolgt **bedarfsgerecht** auf der Basis einer **individuellen Fluoridanamnese** in Abhängigkeit vom **individuellen Kariesrisiko.** Das heißt: Um optimale Wirkungen ohne Nebenwirkungen zu erzielen, ist – und dies gilt für jede Methode der Fluoridapplikation – zunächst im Rahmen einer Anamnese abzuklären, ob und ggf. wie viel Fluorid der Patient bereits aus anderen Quellen erhält! In Abhängigkeit vom Ergebnis sind dann entweder **keine weiteren Maßnahmen,** die isolierte **Anwendung einzelner Methoden** (z.B. Putzen mit fluoridierter Zahnpasta) oder auch die **Kombination mehrerer Verfahren** (z.B. fluoridiertes Kochsalz plus fluoridierte Zahnpasta plus Fluoridlack) indiziert.
  Bei optimaler individueller Zusammenstellung geeigneter Fluoridierungsmaßnahmen können dabei Hemmungen des Karieszuwachses in erheblichen Größenordnungen erreicht werden (Tab. 7-6).

Im Rahmen der häuslichen und professionellen Fluoridanwendung haben sich bei sachgerechter Anwendung folgende Methoden als gleichermaßen effizient und gesundheitlich unbedenklich bewährt:

- Zufuhr von fluoridiertem Kochsalz
- Zufuhr von Fluoridtabletten
- Anwendung fluoridhaltiger Zahnpasten
- Anwendung fluoridhaltiger Mundspüllösungen
- Anwendung fluoridhaltiger Gele, Lösungen und Lacke.

Fluoridiertes Kochsalz. Nach den zwischenzeitlich aus einer Reihe von Staaten (u.a. der Schweiz, Frankreich, Kolumbien, Ungarn) vorliegenden Daten kann bei einer Anreicherung des Fluorids im Speisesalz auf

Tabelle 7-6 Mögliche Kariesreduktionen durch Fluoridanwendung (aus [21]).

Fluoride (Hemmung des Karieszuwachses)	
TWF	50–60%
Tabletten	50–60%
Gele/Lacke	40–60%
Salz	40–60%
Spüllösung	20–40%
Zahnpasta	10–50%

250–350 ppm bei minimalem Kostenaufwand und auch bei Patienten mit geringer Compliance zur Mundhygiene eine Verringerung des Karieszuwachses von 50–60%, d.h. in Größenordnungen wie bei der Trinkwasserfluoridierung, erwartet werden.

Dabei hat die Speisesalzfluoridierung im Vergleich zur Trinkwasserfluoridierung einen entscheidenden Vorteil: Die Speisesalzfluoridierung ist eine individuelle Maßnahme!

Derjenige, der möchte, kann fluoridiertes Speisesalz konsumieren und von seiner kariesprophylaktischen Wirkung profitieren! Eine Ablehnung als „Zwangsmedikation", wie vielfach beim Versuch des Aufbaus von Trinkwasserfluoridierungssystemen beobachtet, kann es in Zusammenhang mit dem Kochsalz nicht geben.

Anfang der 80er-Jahre wurde als Argument gegen die Speisesalzfluoridierung vorgebracht, sie führe zu einer Erhöhung des Risikos, an Bluthochdruck zu erkranken. Ganz abgesehen davon, dass die Ursache für Bluthochdruck nur bei einem sehr geringen Teil der Erkrankten in der Speisesalzzufuhr zu finden ist, wird durch die Fluoridierung ja nicht mehr Speisesalz konsumiert als vorher! Das Speisesalz wird – ähnlich wie beim Jod – lediglich als Träger des Wirkstoffs eingesetzt!

Seit 1992 ist fluoridiertes Speisesalz in Deutschland erhältlich, seit 1993 darf fluoridiertes Speisesalz auch in Deutschland produziert werden. Sein Anteil am gesamten Salzverbrauch liegt inzwischen bei 50%. In diesem Zusammenhang sind einige praktische Empfehlungen von Bedeutung:

- Ebenso wie alle anderen Darreichungsformen von Fluorid wirkt auch fluoridiertes Speisesalz aufgrund seiner **lokalen Bioverfügbarkeit.** Anwendungsbedingt (das Salz wird verschluckt) wird das Fluorid jedoch auch resorbiert und somit **systemisch** verfügbar. Um zu hohe Fluoridkonzentrationen im Blut zu vermeiden (und das Risiko einer Dentalfluorose zu minimieren) ist die Gabe von fluoridhaltigem Speisesalz in Regionen mit hohem Trinkwasserfluoridgehalt, bei gleichzeitiger Einnahme von Fluoridtabletten oder der Verwendung von fluoridreichem Mineralwasser (> 0,5 ppm) nicht angebracht.
- **Ergänzend** zur Kariesprophylaxe mit fluoridiertem Speisesalz soll die Anwendung fluoridhaltiger Zahnpasta erfolgen.
- **Im ersten,** teilweise auch im zweiten **Lebensjahr** nimmt das Kind kaum Speisesalz zu sich. In diesem Lebensabschnitt kann die Zufuhr von Fluorid in Form von fluoridhaltigen Kinderzahnpasten allein oder durch Gabe kombinierter Vitamin-D/Fluorid-Präparate (als Tabletten) erfolgen.

Die o.a. Karieshemmwirkung könnte noch verstärkt werden, wenn neben dem im Haushalt verwendeten Speisesalz (z.Z. ca. 50% fluoridiert) auch das zur Gemeinschaftsverpflegung eingesetzte Speisesalz oder zumindest das von den Bäckern verwendete Salz fluoridiert wäre (wie z.B in einigen Kantonen der Schweiz). Die flächendeckende Umsetzung dieser Vorstellungen wird jedoch – zumindest für den Bereich der Bundesrepublik – allenfalls mittelfristig möglich sein.

Zufuhr von Fluoridtabletten. Die Gabe von Fluoridtabletten stellt – zumindest bezüglich des Wirkungsgrades – eine Alternative zur Speisesalzfluoridierung dar (ca. 50–60% Hemmung des Karieszuwachses). Die Art der Darreichung bietet dabei Vor- und Nachteile.

Als entscheidender Vorteil muss die Tatsache angesehen werden, dass nur mit Tabletten eine exakte Dosierung der individuell optimalen Fluoridzufuhr möglich ist.

Als großer Nachteil wiederum hat sich die mangelnde Akzeptanz der Bevölkerung (Ausnahme: die kombinierte Karies- und Rachitisprophylaxe durch den Pädiater in den ersten Lebensjahren) herausgestellt. Ein weiterer Nachteil ist die Notwendigkeit einer hohen Compliance: Die Tabletten sollten täglich verabreicht werden.

Unregelmäßige Einnahme der Tabletten (z.B. lediglich in der Schule oder im Kindergarten) oder später Beginn (nicht ab Geburt bzw. dem Durchbruch des ersten Zahnes, sondern erst im vierten oder fünften Lebensjahr) verringern Effektivität und Effizienz!

Der Nutzen ist (mit Kariesreduktionsraten von 20–40%) allerdings auch dann noch beträchtlich, wenn die Gabe entsprechender Präparate erst mit der Einschulung einsetzt.

Voraussetzung ist allerdings, dass die lokale Wirkung der Fluoridtablette zum Tragen kommt. Es wird daher empfohlen, die Tablette nicht zu schlucken, sondern mehr zu kauen bzw. längere Zeit zu lutschen.

Fluoridhaltige Zahnpasten. Seit Jahrzehnten sind zahlreiche Zahnpasten auf dem Markt, die Fluoride enthalten. Als Wirkstoffe besonders bewährt haben sich hierbei:

- Natriumfluorid
- Natriummonofluorphosphat
- Aminfluorid
- Zinnfluorid.

Die grundsätzliche Karies-hemmende Wirkung dieser Substanzen ist gut belegt und unstrittig. Obwohl auch für den Fachmann das derzeitige Marktangebot kaum noch überschaubar ist (allein in Deutschland sind ca. 100 verschiedene fluoridhaltige Zahnpastasorten erhältlich), kann davon ausgegangen werden, dass die meisten dieser Präparate in klinisch überwachtem Versuch eine Hemmung des Kalieszuwachses von 20–40% bewirken (Spitzenwerte: ca. 50% Reduzierung des Karieszuwachses an Kronen-, bis zu 67% an Wurzelflächen).

Angesichts einer derartigen Variabilität des Ausmaßes der publizierten Hemmwirkungen (z.B. beeinflusst durch unterschiedliche Fluoridkonzentration, Verringerung der Freisetzung ionisierten Fluorids durch inkompatible Putzkörper, Dauer und Intensität des Ausspülens nach dem Putzen etc.) war es früher schwer, klare Empfehlungen an den Patienten weiterzugeben [23, 80].

Die Ergebnisse zweier sog. Konsensus-Konferenzen geben hier erfreulicherweise eine Hilfestellung [23]. Ihre Schlussfolgerungen auf der Basis der vorliegenden klinischen Vergleichsstudien können wie folgt zusammengefasst werden:

- Natriumfluorid in einer kompatiblen Zahnpasta ist signifikant wirksamer als Natriummonofluorphosphat.
- Aminfluorid in einer kompatiblen Zahnpasta ist signifikant wirksamer als Natriummonofluorphosphat.
- Angesichts fehlender direkter klinischer Vergleichsuntersuchungen kann ein Unterschied in der kariesprophylaktischen Wirkung zwischen aminfluorid- und natriumfluoridhaltigen Produkten mit kompatiblen Putzkörpern nicht abgeleitet werden.

Gesundheitliche Risiken durch Gebrauch fluoridhaltiger Zahnpasten können bei richtiger Anwendung ausgeschlossen werden. Hinzuweisen ist allerdings auf die Möglichkeit der Entwicklung ästhetisch störender **Schmelzflecken** (siehe Abb. 7-11) bei Überdosierung während der Phase der Schmelzentwicklung (für den Frontzahn- und Prämolarenbereich etwa bis zum 7. Geburtstag). Voraussetzung ist, dass große Mengen an Zahnpasta/Fluorid verschluckt werden (bei einer Konzentration von 0,1% Fluorid wird bei jedem Zähneputzen (1 cm Stranglänge vorausgesetzt) etwa eine Fluoridmenge von 1 mg auf die Zahnbürste aufgebracht).

Dieses Risiko besteht insbesondere beim Abusus **aromatisierter Kinderzahnpasten** (die Zahnpasta wird gewohnheitsmäßig gegessen), ein Verhalten, das bevorzugt zwischen dem dritten und sechsten Lebensjahr zu beobachten ist. Dabei scheint gerade im ersten und zweiten Lebensjahr die besonders kritische Phase für die Entstehung von Schmelzfluorosen an den Schneidezähnen zu liegen [58].

Um derartige unerwünschte Begleiterscheinungen weitgehend auszuschließen, soll der Fluoridgehalt von Kinderzahnpasten maximal 0,05% betragen und die auf die Zahnbürste aufgebrachte Menge an Zahnpasta begrenzt sein („erbsengroß", 0,3–0,5 cm Stranglänge). Aufgrund der von verschiedenen Autoren nachgewiesenen eindeutigen Dosis-Wirkungs-Beziehung muss jedoch davon ausgegangen werden, dass der kariesprophylaktische Effekt dieser Kinderzahnpasten nur vergleichweise gering ausgeprägt ist.

Fluoridhaltige Mundspülungen. Eine Methode mit langer Tradition, die sich insbesondere in Skandinavien – und dort bevorzugt im Rahmen der Gruppenprophylaxe – großer Beliebtheit erfreut, sich in Deutschland jedoch bis heute – zumindest bei Kindern und Jugendlichen – kaum durchsetzen konnte, ist die Anwendung fluoridhaltiger Mundspülungen.

Die Erfolgsraten sind, in Abhängigkeit von der Überwachung der Anwendung, der Fluoridverbindung, der Fluoridkonzentration sowie sonstiger relevanter Parameter, sehr unterschiedlich. Allein durch zwei Minuten langes Spülen während des Zahnarztbesuches (im Durchschnitt etwa dreimal pro Jahr) konnte in Einzelfällen eine Hemmung des Karieszuwachses von 25% beobachtet werden. Andere Autoren berichten gar über eine bis zu 50%ige Verringerung der DMF-Flächen bei täglichen Spülungen mit 0,05%igen NaF-Lösungen.

Unabhängig von der Art des in der Lösung verwendeten Wirkstoffs (Natriumfluorid, Zinnfluorid, Aminfluorid) gilt jedoch: Personengruppen, bei denen die Kontrolle über den Schluckreflex nicht gewährleistet ist (z. B. Kinder bis zur Einschulung, Behinderte), sollten durch andere Fluoridierungsmaßnahmen geschützt werden.

Fluoridhaltige Gele. Bemühungen, die Effizienz der Lokalapplikation zu steigern und hohe Kariesreduktionsraten bei möglichst wenigen Anwendungen zu erzielen, führten in den 50er- und 60er-Jahren zur Entwicklung fluoridhaltiger Gele, Lacke und Lösungen. Als für den häuslichen Gebrauch besonders geeignet erwiesen sich fluoridhaltige Gele, die bis zehnmal höhere Fluoridkonzentrationen als fluoridhaltige Zahnpasten (bis 1,25%) enthalten.

Bei regelmäßiger Anwendung entsprechender Präparate ergänzend zur Basisprophylaxe kann laut einer aktuellen Meta-Analyse mit einer zusätzlichen Verringerung des Karieszuwachses in der Größenordnung von ca. 20% gerechnet werden [89]. Diese Größenordnung ist unabhängig von der Art der Anwendung (Zahnbürste oder Medikamententräger), der Häufigkeit der Applikation (einmal jährlich bis einmal täglich), der Konzentration des Gels (zwischen 0,4% und 1,25% Fluorid) sowie dem Kariesbefall der untersuchten Personen.

Keinerlei Auswirkungen auf die Kariesreduktion hat schließlich auch die Tatsache, ob das Gel professionell (durch den Zahnarzt oder qualifizierte Mitarbeiter) oder selbst (durch den Patienten) appliziert wird [89].

Die sog. Löffelapplikation mit **individuell** hergestellten Trägern ist i.d.R. auf die Anwendung in der zahnärztlichen Praxis beschränkt und sollte als häusliche Maßnahme nur in Ausnahmefällen, z.B. der Intensivprophylaxe von Patienten mit erhöhtem Kariesrisiko (u.a. Xerostomie-Patienten), praktiziert werden!

Die Gelapplikation mit **konfektionierten** Trägern (hier können bis zu 100 mg Fluorid in die Mundhöhle eingebracht werden) ist aus toxikologischen Gründen abzulehnen!

Fluoridlacke. Bei diesen Verfahren wird die Klebrigkeit der Grundsubstanz ausgenutzt, um eine Verlängerung des Fluorid-Schmelz-Kontaktes sicherzustellen und auf diese Weise eine verstärkte Fluoridanreicherung der oberflächlichen Schmelzschichten zu erreichen.

Der Lack haftet besonders intensiv im Bereich der Fissuren und Grübchen, d.h., die Kariesprädilektionsstellen sind besonders geschützt. Die von der Karies weniger betroffenen Glattflächen werden hingegen nur schwach beschichtet.

In einer Vielzahl von Untersuchungen wurden Effektivität wie Effizienz dieser Methode ausreichend bestätigt: Für das Produkt Duraphat® (auf der Basis von Natriumfluorid und in Alkohol gelösten Naturharzen) konnten laut Meta-Analyse bei nur zweimaliger Anwendung pro Jahr im bleibenden Gebiss Hemmungen des Karieszuwachses von ca. 40% erreicht werden [38]. Für das Präparat Fluor Protector® (auf der Basis eines flüssigen Polyurethanlacks) liegen bislang bezüglich des kariesprotektiven Effekts eher verwirrende klinische Studien vor. Die Ergebnisse variieren zwischen „kaum signifikanten Hemmungen des Karieszuwachses" und Wirkungen in ähnlichen Größenordnungen oder sogar besser als bei Duraphat®.

Allgemeine Empfehlungen für eine praxisnahe Fluoridprophylaxe

Eine spürbare Verbesserung des Gebisszustandes breiter Bevölkerungsschichten ist angesichts der geringen Compliance bei Ernährung und Mundhygiene kurz- und mittelfristig nur über eine Intensivierung der Aktivitäten auf dem Gebiet der Fluoridprophylaxe zu realisieren. Sie nimmt deswegen eine Sonderstellung ein, weil sie zu rasch greifbaren Ergebnissen führt und somit eine entscheidende psychologische Barriere niederreißt: den Glauben, dass die Löcher in den Zähnen unabwendbares Schicksal seien und die Zähne im hohen Alter ohnehin wacklig würden und ausfielen.

In Abhängigkeit von der jeweiligen Ausgangssituation sind hierbei unterschiedliche Maßnahmen indiziert.

Basisprophylaxe. Für den durchschnittlich kariesgefährdeten Patienten haben sich unter den Rahmenbedingungen der Bundesrepublik Deutschland die folgenden Maßnahmen als gleichermaßen wirkungsvoll wie sicher herausgestellt:

- Option 1: Das regelmäßige (ein- bis zweimal tägliche) **Einbürsten von fluoridierter Zahnpasta** in altersgerechter Dosierung ab dem Durchbruch der ersten Milchzähne (0,05% Fluorid in der Kinderzahnpasta; 0,1–0,15% Fluorid in der Erwachsenenzahnpasta).
  Kommentar: Solange Kinder die Zahnpasta verschlucken oder gar bewusst essen, ist auf eine strikte Begrenzung der Zahnpastamenge zu achten. Wo Kinder dies ablehnen, ist Option 4 (s.u.) vorzuziehen.
- Option 2: Die **Kombination „Einbürsten mit fluoridhaltiger Zahnpasta" plus „Verwendung von fluoridiertem Speisesalz"** optimiert den durch die fluoridierte Zahnpasta bewirkten kariesprophylaktischen Effekt.
  Kommentar: Kinder profitieren erst dann von dieser Methode, wenn sie an den mit fluoridiertem Speisesalz gewürzten Mahlzeiten der Erwachsenen teilnehmen.
  Vorteil dieser Methode: Im Vergleich zur Anwendung fluoridierter Zahnpasta allein ist keine größerer Compliance erforderlich. Nachteil: Eine exakte Abschätzung der systemischen Komponente – und somit des Fluoroserisikos – ist nicht möglich. Aus diesem Grund gilt hier besonders der Kommentar zu 1.
- Option 3: Die **Kombination „ Einbürsten mit fluoridhaltiger Zahnpasta plus Verwendung von Fluoridtabletten"** optimiert ebenfalls den durch die Zahnpasta bewirkten Effekt.

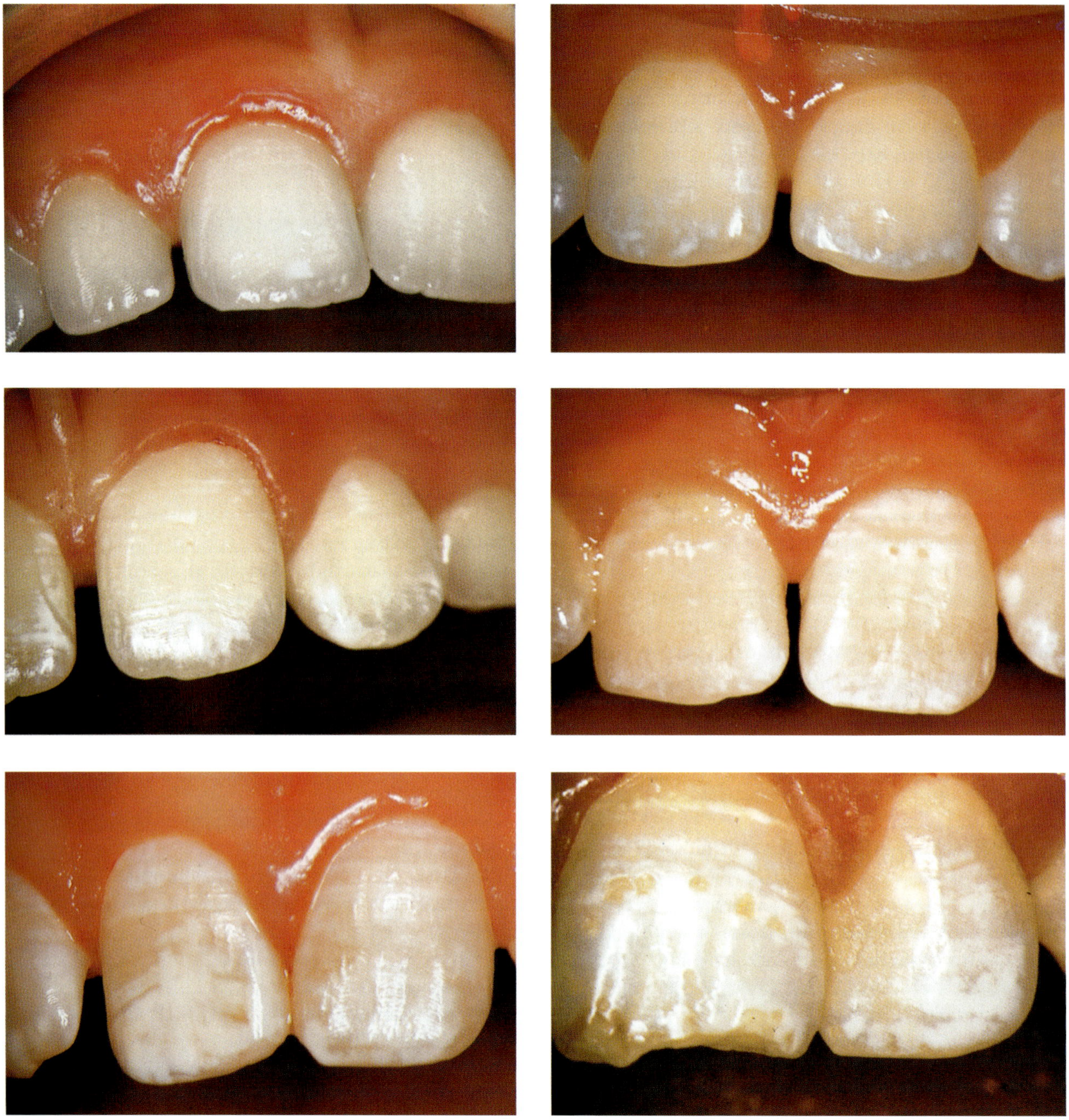

Abb. 7-11 Dentalfluorose. Die Übergänge zwischen den einzelnen Schweregraden sind naturgemäß fließend. Die klinischen Bilder zeigen Beispiele für die Schweregrade etwa von 0,5 (fraglich) bis 4 (schwer) und entsprechen den Definitionen: fraglich – sehr mild – mild – mäßig – schwer – sehr schwer.

Kommentar: Vorteil dieser Kombination: Eine exakte Abschätzung der systemischen Komponente ist möglich, eine Tatsache, die besonders für eine Anwendung in den ersten Lebensjahren spricht. Nachteil: Eine vergleichsweise hohe Compliance ist erforderlich.

- Option 4: Die **Kombination „Einbürsten mit fluoridfreier Zahnpasta plus Verwendung von Fluoridtabletten".**
  Kommentar: Diese Kombination ist dann eine Alternative, wenn Kinder extensiv Zahnpasta essen. Die Gingivitisprophylaxe wird durch das Zähne-

Sehr geehrte AbonnentInnen und LeserInnen,

Fünf Jahre nach der Erstausgabe präsentieren wir Ihnen die zweite, gründlich überarbeitete Auflage der Kinderzahnheilkunde. Aktuelle Erkenntnisse der Forschung und die derzeit gültigen Rahmenbedinungen werden berücksichtigt, Tipps zur Patientenführung, Praxisorganisation und zu den rechtlichen Grundlagen werden gegeben.

Ihre Meinung liegt uns sehr am Herzen. Denn nur durch Ihre Beurteilung, Kritik und Vorschläge können wir die PdZ-Bände weiter verbessern. Helfen Sie uns dabei, und senden Sie den ausgefüllten Fragebogen bitte an:

Verlag Urban & Fischer, Lektorat Zahnmedizin, zu Hd. Frau Dr. Beatrix Naton, Postfach 20 19 30, 80019 München oder e-mail-Adresse: b.naton@urbanfischer.de

Unter den Einsendern verlosen wir 50 Lexika „Zahnmedizin und Zahntechnik".

Fragebogen

1. **Wie beurteilen Sie** (1 = sehr gut, 6 = sehr schlecht):

	1	2	3	4	5	6
Äußere Aufmachung	❒	❒	❒	❒	❒	❒
Preis-/Leistungsverhältnis	❒	❒	❒	❒	❒	❒
Übersichtlichkeit	❒	❒	❒	❒	❒	❒

2. **Wie beurteilen Sie die Abbildungen/Graphiken?**

Qualität ____________________

Verhältnis Text und Bild ____________________

Relevanz ____________________

3. **Entspricht das fachliche Niveau des Buches Ihren Ansprüchen?**

ja	❒		
zu niedrig	❒	zu hoch	❒
praxisnah	❒	praxisfern	❒

4. **Welche Themen sind zu knapp oder ausführlich dargestellt, was fehlt?**

____

____

5. **Welche anderen Werke zur Kieferorthopädie verwenden Sie? Was sind deren Vorteile/Nachteile?**

____

____

6. **Wie sähe für Sie das ideale Buch für Kieferorthopädie aus bzw. kennen Sie schon eines?**

____

____

7. **Wie nutzen Sie die Praxis der Zahnheilkunde?**

Zur Weiterbildung: ❐

Für die tägliche Praxis ❐

Zur wissenschaftlichen Information ❐

Als Nachschlagwerk ❐

8. **Wäre es für Sie von Vorteil, wenn die PdZ zukünftig**

Fragen aus der Praxis ❐

Praxistipps ❐

Fallbeispiele ❐

Hinweise auf die Prüfungsrelevanz ❐

Hinweise auf die Abrechnung ❐

Tipps für das Patientengespräch ❐

Tipps für die Helferin ❐

enthalten würde?

9. **Hätten Sie gerne Ergänzungen über aktuelle Themen des Buches im Internet?**

nein ❐ Kein Internetanschluss ❐

Halte das Thema für ungeeignet ❐

ja ❐ Ich möchte Aktuelles zu diesem Thema auf Ihrer Homepage lesen können.

Welche Themen halten Sie für besonders sinnvoll?

____

Über welche zusätzliche Themen möchten Sie Informationen im Internet lesen?

____

10. **Möchten Sie über Neuerscheinungen informiert werden?**

ja ❐ nein ❐

11. **Ihre Anschrift (falls Sie an der Verlosung teilnehmen und von unseren Neuerscheinungen informiert werden möchten):**

____

____

e-Mail-Adresse: ____

Angaben zu Ihrer Person

Ich bin

❐ Student/in im ___ Semester

❐ In der Weiterbildung zum ___________________________

❐ (Fach-)Arzt für ___________________________

Sonstiges ___________________________

Ich habe die PdZ abonniert ja ❐ nein ❐

putzen mit fluoridfreier Zahnpasta sichergestellt. Die Zufuhr von Fluorid erfolgt durch die exakt dosierbaren Fluoridtabletten.

Die zusätzliche halbjährliche Applikation eines Fluoridlacks (ab dem Schuleintritt) im Rahmen der Gruppen- oder Individualprophylaxe optimiert den durch die o.a. Maßnahmen erzielten Effekt.

Intensivprophylaxe. In Fällen von besonders starker Kariesgefährdung (z.B. bei Unfähigkeit zu gezielter Oralhygiene, einer besonders hohen Retentionskapazität für Plaque z.B. durch kieferorthopädische Apparaturen, stark reduziertem Speichelfluss o.Ä.) sind zusätzliche „intensivprophylaktische Maßnahmen" erforderlich. Sie sollten sowohl vom Patienten selbst (sofern möglich, ggf. unterstützt durch Eltern oder Betreuer) als auch vom Zahnarzt bzw. von entsprechend geschultem Personal durchgeführt werden. In der Regel handelt es sich hierbei um eine gehäufte Anwendung höher konzentrierter Präparate, z.B. die zweimal pro Woche (z.B. bei festsitzenden kieferorthopädischen Apparaturen) erfolgende häusliche Anwendung fluoridhaltiger Gele bzw. die monatliche Anwendung von Lacken.

Toxikologische Aspekte. Bei der toxikologischen Bewertung ist grundsätzlich zu unterscheiden zwischen der akuten und der chronischen Fluoridtoxizität.

Die **akute Toxizität** der Fluoride ist abhängig von ihrer Löslichkeit und z.B. beim gut löslichen Natriumfluorid höher als beim schlechter löslichen Kalziumfluorid. Die entsprechenden kritischen Dosen sind bekannt aus Vergiftungsfällen, wie sie in suizidaler oder krimineller Absicht bzw. als Folge von Verwechslungen beschrieben wurden. Die minimale toxische Dosis wird mit 4 mg/kg Körpergewicht, die tödliche Dosis mit ca. 32 mg/kg Körpergewicht angegeben [26].

Dies entspricht größenordnungsgemäß etwa der akuten Toxizität der Barbiturate, wobei von diesen allerdings therapeutisch 500- bis 1000fach höhere Mengen eingesetzt werden als von Fluoriden im Rahmen der Kariesprophylaxe. Der Abstand zwischen der pharmakologischen und der toxischen Dosis beträgt beim Fluorid mindestens 1:100, der Sicherheitsabstand zwischen therapeutischer und letaler Dosis zwischen 1:200 und 1:1000.

Ein praxisnahes Beispiel: In fluoridiertem Speisesalz ist die minimale tödliche Dosis von ca. 5 g Fluorid beim Erwachsenen erst in einer Salzmenge von 20 kg enthalten. Da aber bereits 200 g Kochsalz für den Erwachsenen tödlich sind, ist offensichtlich, dass keine akute toxische Gefahr vom Fluorid im Speisesalz ausgehen kann.

Für die Praxis bedeutsamer ist die Frage einer möglichen **chronischen Toxizität**, d.h. von Langzeitschäden.

Nach heutigem Kenntnisstand ergeben sich als Grenzwerte für die Entwicklung einer Dentalfluorose Konzentrationsbereiche zwischen 0,04 und 0,1 mg/kg Körpergewicht [31]. Nur wenn diese Werte im Zeitraum der Schmelzbildung überschritten werden, kommt es zur Ausprägung einer Dentalfluorose (Abb. 7-11).

Sonstige pathologische Veränderungen im Organismus durch im Rahmen der Kariesprophylaxe applizierte Fluoriddosen wurden bislang nicht beobachtet.

Zeitlicher Ablauf der Fluoridprophylaxe. Als Orientierung für einen sowohl effektiven als auch sicheren Einsatz der Fluoride im Rahmen der Kariesprophylaxe kann nach wie vor der in Abbildung 7-12 angegebene Zeitplan angesehen werden.

Modifikationen in Einzelfällen sind selbstverständlich möglich (z.B. Beginn der Gelapplikation bereits im Vorschulalter im Rahmen der Gruppenprophylaxe), gelegentlich sogar notwendig (z.B. frühzeitiger Beginn der Anwendung höher konzentrierter Präparate im Rahmen der Intensivprophylaxe).

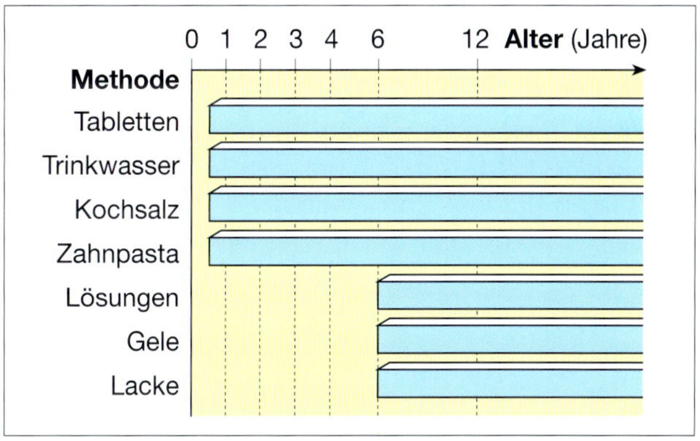

Abb. 7-12 Zeitplan für eine effiziente Kariesprophylaxe mit Fluorid.

7.2 Moderne Strategien der Kariesprävention

7.2.1 Grenzen der traditionellen Prophylaxe

Wie inzwischen vielfach beschrieben und dokumentiert, konnte parallel zum allgemeinen Rückgang der Zahnkaries in den meisten Industrieländern eine zunehmende **Polarisierung des Kariesbefalls** beobachtet werden: Einer großen Anzahl von Personen mit keinen oder wenigen gering ausgeprägten kariösen Läsionen steht – in allen Altersgruppen – eine kleine Gruppe von Patienten mit hohem Kariesbefall gegenüber.

Diese Entwicklung löste bereits in den 70er-Jahren die Forderung nach einer selektiven Intensivprophylaxe für besonders kariesgefährdete Kinder aus. Der Sinn und Nutzen derartiger Maßnahmen, auch aus Gründen der Kosteneffektivität der Kariesprophylaxe, ist heute unbestritten.

Mit den traditionellen Strategien der Karies- und Gingivitisprophylaxe, den im vorhergehenden Abschnitt beschriebenen Maßnahmen der Ernährungslenkung, der Mundhygiene und der Fluoridanwendung (ggf. ergänzt um die Fissurenversiegelung) ist dieses Vorhaben jedoch offensichtlich nicht zu realisieren. Aus vielen Untersuchungen geht immer wieder die zentrale Schwachstelle dieses klassischen Konzepts hervor: **Die weitgehende Abstützung auf verhaltensabhängige Variablen!**

Ernährungslenkung heißt ja letztlich nichts anderes als: Der Patient muss etwas tun. Mundhygiene bedeutet: Der Patient ist bezüglich der Belagentfernung gefordert. Auch für die regelmäßige Anwendung von Fluorid ist letztlich der Patient verantwortlich. Die Konsequenz ist offensichtlich:

> Auf verhaltensabhängigen Variablen basierende Konzepte reichen zwar als Grundlage für die Kariesprophylaxe bei Patienten mit geringem und durchschnittlichem Kariesrisiko aus, zeigen aber gerade bei Risikopatienten allenfalls einen geringfügigen Effekt!

Dabei ist letztlich irrelevant, ob im Einzelfall Wollens- oder Fähigkeitsdefizite (der Patient bemüht sich, kann die von ihm erwartete Qualität der Mitarbeit – aus welchen Gründen auch immer – nicht realisieren) für die mangelnde Umsetzung des gewünschten Verhaltens verantwortlich gemacht werden können. Tatsache ist:

> Das gewünschte Maß an Zahngesundheit kann durch die Anstrengungen des Patienten allein nicht erreicht werden. Professionelle Hilfe, abgestützt auf eine effiziente individuelle Risikodiagnostik, ist erforderlich.

7.2.2 Identifizierung von Patienten mit erhöhtem Kariesrisiko

Grundsätzliche Möglichkeiten

Zur **Identifizierung von Personen mit erhöhtem Kariesrisiko** werden verschiedene Möglichkeiten vorgeschlagen und praktiziert [u.a. 3, 4, 6, 19, 37, 45, 63, 70]:

- eine intensive Anamnese (z.B. bezüglich des Ernährungsverhaltens, der individuellen Fluoridanwendung etc.) (siehe Abb. 7-22)
- Evaluierung der individuellen Mundhygiene anhand spezieller Indices (Plaque- und Entzündungsindices) (siehe Abb. 7-21)
- Kariesbefall in der Vergangenheit sowie die Erfassung so genannter aktiver Kariesstellen (Schmelzkaries in der Bissflügelaufnahme, „white spots") (Tab. 7-9 und 7-10)
- Erfassung der individuellen Plaquebildungsgeschwindigkeit (PFRI: Plaque Formation Rate Index)
- Auswertung spezifischer Speichelparameter
- mikrobiologische Testverfahren (siehe Abb. 7-15).

Als **übergeordnete Parameter** sollten in die individuelle Beurteilung außerdem noch einbezogen werden:

- Alter
- Geschlecht
- Compliance des Patienten
- soziale Faktoren (z.B. soziale Schichtzugehörigkeit, Schulbildung)
- Umwelteinflüsse (z.B. Fluoridgehalt im Trinkwasser)
- allgemeiner Gesundheitszustand.

Klinische Relevanz verschiedener Methoden

Allen Methoden gemeinsam ist, dass eine klinisch relevante Einschätzung der individuellen Kariesaktivität anhand nur eines der genannten Parameter nicht möglich ist [3, 56, 63, 70, 83]. Weder Sensitivität (hoher Karieszuwachs wird korrekt prognostiziert) noch Spezifität („kein Karieszuwachs" wird korrekt prognostiziert) erreichen die notwendige Trennschärfe (erwünscht sind mindestens 80%). Überwiegend – nicht übereinstimmend – wird allerdings die Ansicht vertreten: Je mehr Komponenten Berücksichtigung finden, umso größer ist die Wahrscheinlichkeit einer korrekten Einstufung – eine Erkenntnis, die bei der Erstellung entsprechender Beurteilungsbogen bereits berücksichtigt wird (Abb. 7-13).

Wie leicht nachzuvollziehen ist, erfordert eine derartig umfassende Diagnostik einen erheblichen zeitlichen und finanziellen Aufwand (Kosten für Anamnese, die klinischen und mikrobiologischen Befunde, die Testverfahren etc.), der durchaus die Kosten wie auch den Zeitaufwand für eine ungezielte Therapie übersteigen kann.

Aus Gründen der Kosteneffizienz scheint es daher sinnvoll, die Feststellung der individuellen Kariesaktivität zunächst anhand der **anamnestischen** Befunde, der relevanten **klinischen und röntgenologischen Parameter** (Initialkaries, kariöse Läsionen,

Patient: ______ Name ______ Vorname ______ Geburtsdatum ______ Nr.

Behandler/in:
Datum:

Test/Observation	Klassen	Diagnose 1	2	3	4	5	Präventionsempfehlung
DMF	0—2	☐	☐	☐	☐	☐	
Aktive Initiale Karies	0—2	☐	☐	☐	☐	☐	Wert = 1 Fluorlack 2 x, Wert = 2 Fluorlack 3 x + Zucker Check
Oralhygiene (oder PFRJ)	0—2	☐	☐	☐	☐	☐	Wert = 1 Instr. + PZR, Wert = 2, Instr. + PZR x 2
Speichelpufferkapazität	0—2	☐	☐	☐	☐	☐	Wert ≥ 2, Check Sekretionsrate
Lactobacillenzahl	0—3	☐	☐	☐	☐	☐	Wert ≥ 2 Diät-Check — Zucker — Restriktion, Wechselgebiß LB ≥ 2 versiegeln
Streptococcus mutans Zahl	0—3	☐	☐	☐	☐	☐	Wert ≥ 2 und initiale Karies = 0, Chlorhexidin/Fluorid, PZR, Interdentalpflege, Zungenrücken-Hygiene, werdende Mütter!
Behandler/in Beurteilung	0—3	☐	☐	☐	☐	☐	Wert = 2 PZR + Fluorlack; = 3 Zuckercheck
	Summe:	☐	☐	☐	☐	☐	

Re-Call Empfehlung

Ist der Wert ≥ **12,** Re-Call 8—12/Jahr = **Risikogruppe III**

zwischen **9—11,** Re-Call 4—8/Jahr = **Risikogruppe II**

unter **9,** Re-Call 1—2/Jahr = **Risikogruppe I**

In den einzelnen Re-Call-Sitzungen wird gemäß obiger Auswertung therapiert.

Bei Patienten, deren Gesamtwert ≤ 9 ist, die jedoch in speziellen Kombinationen folgende Grenzwerte erreichen:

Spezielle Präventionsempfehlungen

	Grenzwert		
Akt. Init. Karies + Strep. Mut.	4	☐	Konzentrierung auf S. M. Zahl durch PZR, Fluorid, Chlorhexidin
Akt. Init. Karies + Oralhyg. + Lactobac.	6	☐	Konzentrierung auf Ernährung/Zuckerkonsum, Instr., PZR, Fluorlack
Akt. Init. Karies + Mut. + Beurteilung	7	☐	Konzentrierung auf S. M., PZR
Akt. Init. Karies + Buff. + Lactobac.	7	☐	Konzentrierung auf Zuckerkonsum, Instr., PZR, Fluorlack

Risikofaktoren der Karies

— DMF-T-Rate — „Karieshistorie“:	DMF-T-Zahlen der Altersgruppen: von 8 bis 9 : 1,5 von 13 bis 14 : 5,2 von 35 bis 54 : 18,5 0 = besser als Durchschnitt innerhalb der Altersgruppe 1 = normal 2 = schlechter als Durchschnitt
— Aktive Initiale Karies:	0 = keine klinischen Zeichen 1 = Verdachtsmomente 2 = deutliche Zeichen (Bißflügelaufnahme!)
— Oralhygiene gemessen durch Plaque-Index	0 = gut 1 = mittel 2 = schlecht
— Pufferkapazität des Speichels: (entsprechend Packungsbeilage Dentobuff®)	0 = blau d. h. ≥ 6 1 = grün d. h. 4,5 bis 5,5 2 = gelb d. h. ≤ 4,0
— Lactobacillen-Zahl: (entsprechend Packungsbeilage Dentocult® LB)	0 = bis 1 000 1 = bis 10 000 2 = bis 100 000 3 = bis 1 000 000 und mehr
— Streptococcus-mutans-Zahl: (entsprechend Packungsbeilage Dentocult © SM)	0 = 0 1 = 1 2 = 2 3 = 3
— Persönliche Beurteilung des/der Behandlers/in:	hier können auch soziale Aspekte oder Reaktionen des Patienten auf Ratschläge etc. einfließen, 0, 1, 2, 3, wobei 3 das höhere Risiko darstellt. Mit ihrer Gewichtung legen Sie auch fest, ob z. B. Risikogruppe II, 4-, 6-, oder 8mal Re-Call bedeutet.

Legende: PZR = Professionelle Zahnreinigung
Instr. = Information, Motivation, Anleitung

Abb. 7-13 Ein für die zahnärztliche Praxis entwickelter Beurteilungsbogen zur Bestimmung des individuellen Kariesrisikos.

DMF-Index) bzw. der **Compliance** des Patienten (Plaque- und Entzündungsindices) vorzunehmen [70].

Die Durchführung mikrobiologischer Testverfahren (z.B. S. mutans/Laktobazillen), von Speicheltests (Speichelfließrate, Pufferkapazität) sowie die Erhebung aufwändiger klinischer Parameter (PFRI) ist erst dann indiziert, wenn aufgrund der o.a. Daten allein keine Rückschlüsse auf die Ursache der Erkrankung im Einzelfall gezogen werden können.

Zum Beispiel [50]:

- Karies ist noch nicht vorhanden, aber ein hohes Kariesrisiko ist zu erwarten (beispielsweise in Verbindung mit Allgemeinerkrankungen, Medikamentenkonsum [reduzierter Speichelfluss!] oder grundlegend veränderten Lebensbedingungen).
- Das Bild der Karies ist anders als erwartet (beispielsweise im Hinblick auf Anzahl, Lokalisation und Aussehen der Kavitäten).
- Umfangreiche restaurative Maßnahmen sind notwendig, und die bisherige Kariesaktivität war hoch, oder neue Oberflächen mit einer hohen Kariesprävalenz sind zusätzlich exponiert (beispielsweise Wurzeloberflächen).

Mikrobiologische Testverfahren

Kommerziell erhältliche Testverfahren stützen sich insbesondere auf in größeren Populationen statistisch nachweisbare Zusammenhänge zwischen der Anzahl von Mutanstreptokokken bzw. Laktobazillen im Speichel und der Plaque einerseits und dem Kariesbefall andererseits.

Für den Einzelfall sind diese Zusammenhänge jedoch nur bedingt nachvollziehbar. So konnte z.B. gezeigt werden, dass bei einer Bevölkerungsgruppe mit niedrigem Kariesbefall der Speichel dennoch einen erhöhten Gehalt an Streptococcus mutans aufwies und dass auch bei Personen, deren Kost sehr wenig Saccharose enthielt, diese kariogenen Streptokokken in nicht unwesentlicher Zahl vorhanden waren. Gleichfalls konnten von verschiedenen Autoren ein nur partiell zutreffender Zusammenhang zwischen Anzahl der Mutans-/Laktobazillenkolonien im Speichel und in der Plaque, eine erhebliche Störanfälligkeit zumindest für Mutansstreptokokken sowie eine fehlende Reproduzierbarkeit bei Anwendung verschiedener Testverfahren registriert werden (Abb. 7-14 a bis c).

Die Tatsache, dass nur eine eingeschränkte Korrelation zwischen der Größe des klinisch feststellbaren Karieszuwachses und der mikrobiologisch registrierten Kariesaktivität besteht, erscheint angesichts der multifaktoriellen Ätiologie der Karies eigentlich bereits als Selbstverständlichkeit. In diesem Zusammenhang ist allerdings zu differenzieren zwischen der

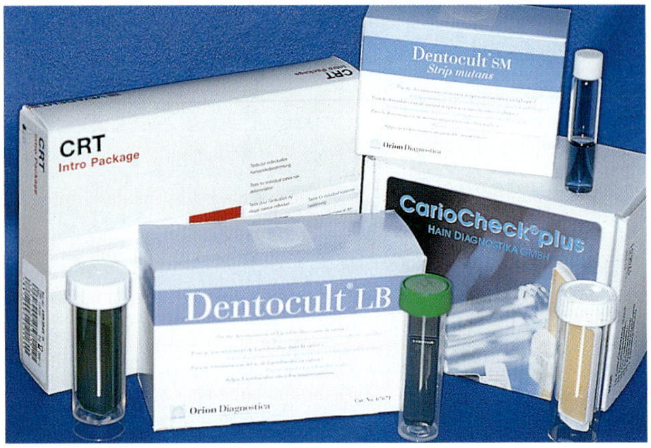

Abb. 7-14a Auf dem Dentalmarkt erhältliche mikrobiologische Testverfahren.

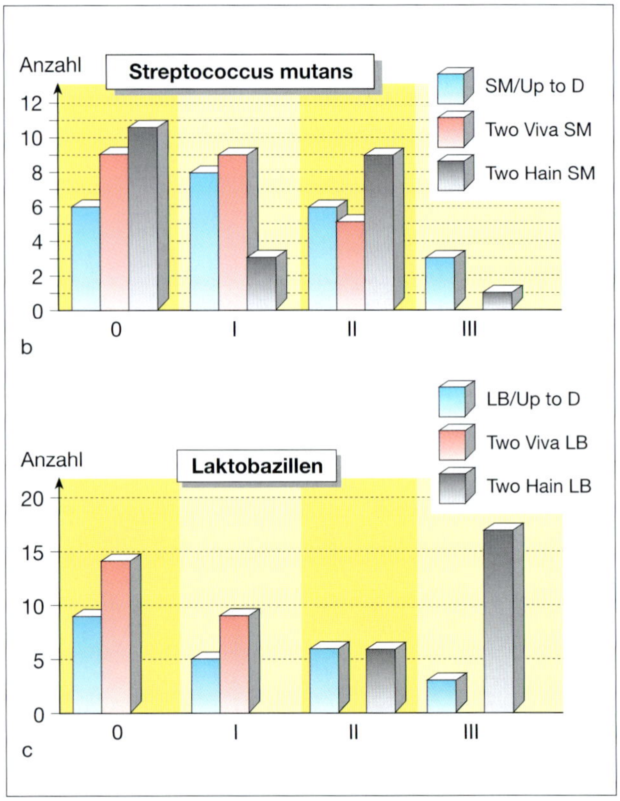

Abb. 7-14b bis c Beispiele für die Problematik einer korrekten Risikoeinschätzung anhand eines Vergleichs verschiedener Testverfahren.
Speichelproben **einer** Probandin wurden mit Hilfe dreier kommerziell erhältlicher Testverfahren auf Laktobazillen (LB) und Streptococcus mutans (SM) überprüft und die Testergebnisse von jeweils 24 verschiedenen Dental Hygienists unabhängig voneinander ausgewertet. Die Ergebnisse sind eindeutig.
Zum einen können die Ergebnisse nicht eindeutig identifiziert werden (ein und dieselbe Probe wird von verschiedenen DHS den Kategorien von 0 bis III, d.h. von „keinem Risiko“ bis zu „sehr hohem Risiko“ zugeordnet, siehe b und c). Zum anderen ergeben unterschiedliche Produkte bei derselben Speichelprobe offensichtlich unterschiedliche Ergebnisse (siehe c: Test Viva LB ergibt niedriges Risiko; Test Hain LB ergibt hohes Risiko; aus Test Up to D können alle Kategorien interpretiert werden.

Positiv- und Negativprognose: Die Mitteilung an den Patienten/die Patientin, er/sie werde aufgrund fehlender oder nur geringer Zahlen von Mutansstreptokokken voraussichtlich keine Karies entwickeln, ist mit erheblich größerer Sicherheit möglich als die umgekehrte Aussage, er/sie werde aufgrund vieler vorhandener Bakterien gleichsam „automatisch" eine erhebliche Anzahl an kariösen Läsionen erleiden. Der Grund: Wo keine Säure produzierenden Bakterien vorhanden sind, da kann sich Karies nicht entwickeln; wo Bakterien vorhanden sind, besteht zwar ein hohes Potenzial für eine Säurebildung, es muss sich aber keine Karies entwickeln, da bei entsprechender individueller Prophylaxe die Säureproduktion der Bakterien an der Zahnoberfläche weitgehend ausgeschaltet werden kann. Das heißt, bezüglich der Aussagekraft wäre es sinnvoller, diese Tests – wenn überhaupt – als „Kariesausschlusstests" zu bezeichnen [24]!

Auf den Punkt gebracht sind mit den vorhandenen mikrobiologischen Kariestestverfahren – sofern sie bei naturgesunden bzw. sanierten Gebissen eingesetzt werden – nur zwei fachlich relevante Aussagen möglich:

- Die Mutansstreptokokkenzahlen im Speichel ermöglichen die Angabe eines Infektionsrisikos! (wie viel Mutansstreptokokken können von der Mutter auf das Kind, vom Milchzahn auf den bleibenden Zahn, vom Zahnschmelz auf Wurzeloberflächen übertragen werden?).
- Die Laktobazillenzahlen ermöglichen eine Aussage zum Ausmaß des Konsums an versteckten Kohlenhydraten.

In diesem Sinn liefern mikrobiologische Testverfahren zusätzliche Hinweise für die Einschätzung sowohl des individuellen Kariesrisikos als auch seiner Ursachen sowie der Compliance des Patienten und dienen somit als zusätzliche Motivationshilfen oder auch als ergänzende Entscheidungshilfen für die Therapieplanung (Abb. 7-15 und 7-16).

Speichelfließrate und Pufferkapazität

Neben seiner Transport- und Reinigungsfunktion besitzt der Speichel u.a. die Fähigkeit, in der Mundhöhle auftretende Säuren (exogen wie endogen) abzupuffern.

Testart/Indikation/ Bemerkungen	Kategorien (0–3)	therapeutische Konsequenzen Durchführung: professionell	häuslich
Laktobazillen • bei umfangreichen Sanierungen (Hilfe zur Therapieplanung und Festlegung der Recall-Intervalle) • bei reduziertem Speichelfluss (z.B. durch Medikamenteneinnahme)	**Kategorie 0:** 0–1000 KBE/ml Speichel **kein bzw. geringes Kariesrisiko**	• Basisprophylaxe • routinemäßige Kontrollen (zweimal im Jahr)	• Weiterführung der gewohnten Prophylaxe
	Kategorie 1: 1000–10000 KBE/ml Speichel **„mittleres" Kariesrisiko**	zusätzlich: • Ernährungs-anamnese • Fissuren-versiegelung	zusätzlich: • bewusste Einschränkung zuckerhaltiger Zwischen-mahlzeiten • Intensivierung der häuslichen Mund-hygiene („ID-Hygiene"!)
• erst nach Sanierung vorhandener kariöser Läsionen	**Kategorie 2:** 10000–100000 KBE/ml Speichel **„hohes" Kariesrisiko** **Kategorie 3:** >100000 KBE/ml Speichel **„sehr hohes" Kariesrisiko**	zusätzlich: • Ernährungstagebuch (versteckte Zucker) • erhöhte Frequenz fluoridhaltiger Lacke (3–4/Jahr) • Politur vorhandener Restaurationen • Entfernung sonstiger Plaqueretentionsstellen (überstehende Füllungs-/ Kronenränder…)	zusätzlich: • Zuckeraustausch-stoffe (optimal: xylithaltige Produkte, insbesondere Kaugummis)

Abb. 7-15 Mikrobiologische Testverfahren und therapeutische Konsequenzen. Beispiele für ein Diagnose-Therapie-Schema auf Basis der Auswertung der Menge an Laktobazillen im Speichel.

Testart/Indikation/ Bemerkungen	Kategorien (0–3)	therapeutische Konsequenzen Durchführung – professionell	therapeutische Konsequenzen Durchführung – häuslich
Streptococcus mutans	**Kategorie 0:** 0–1000 KBE/ml Speichel **kein bzw. geringes Kariesrisiko**	• Basisprophylaxe • routinemäßige Kontrollen (2-mal/Jahr)	• Weiterführung der gewohnten Prophylaxe
• Schwangere • Kleinkinder (Durchbruch der Milchmolaren) • (Vor)-Schulkinder (Durchbruch der 6-Jahr-Molaren/ Prämolaren) • bei umfangreichen Sanierungen (Hilfe zur Therapieplanung und Festlegung der Recall-Intervalle) • bei reduziertem Speichelfluss (z.B. durch Medikamenten-einnahme)	**Kategorie 1:** 1000–100 000 KBE/ml Speichel **moderates/ „mittleres“ Kariesrisiko**	zusätzlich: • intensive Aufklärung/ Instruktion bezüglich verbesserter Mundhygiene • zusätzlicher Termin zur Kontrolle des Übungserfolges	zusätzlich: • Verbesserung der individuellen Mundhygiene (ID-Hygiene!)
	Kategorie 2: 100 000–1 000 000 KBE/ml Speichel **„hohes“ Kariesrisiko**	zusätzlich: • gezielte Anamnese (Ernährung, Mundhygiene, Fluoride, Allgemeiner-krankungen/Medikamente ...) • Röntgendiagnostik (Bissflügelaufnahme) • Beratung (z. B. Übertragungs-wege der Bakterien, individuell abgestimmte, „bedarfsgerechte” Prophylaxe) • professionelle Zahnreinigung • erhöhte Frequenz professio-neller Fluoridanwendung (optimal: Fluoridlacke mit Langzeitwirkung) • Fissurenversiegelung • Entfernung Plaqueretentions-stellen/ggf. Sanierung • Recall 4-mal /Jahr (Erfolgskontrolle)	zusätzlich: • Fluorid-Gel wöchentlich • xylithaltige Kaugummis 2-3-mal /Tag • Ernährungs-umstellung
• nur bei primär Gesunden und nach Sanierung • nicht unter Antibiotika-therapie/Chlorhexidin-anwendung • 2 Stunden vorher keine Zahnreinigung, nicht essen, nicht rauchen	**Kategorie 3:** > 1 000 000 KBE/ml Speichel **„sehr hohes“ Kariesrisiko**	zusätzlich: • Herstellung von Medikamententrägern (zur häuslichen Anwendung von Fluorid- bzw. Chlorhexidingel) • Chlorhexidin-Lack (z.B. Cervitec) 4mal/Jahr; ggf. alternierend Fluorid- und Chlorhexidinlack im Abstand von 3 Monaten	zusätzlich: • CHX-Gel Stoßtherapie, ggf. über Medikamenten-träger

Abb. 7-16 Mikrobiologische Testverfahren und therapeutische Konsequenzen. Beispiele für ein Diagnose-Therapie-Schema auf der Basis der Menge an Streptococcus mutans im Speichel.

Unbestritten ist in diesem Zusammenhang, dass:

- bei Personen mit reduziertem Speichelfluss eine deutlich erhöhte Kariesaktivität vorliegt
- eine hohe Pufferkapazität das Kariesrisiko für Schmelz und Wurzel nachhaltig reduziert.

Die Vorhersagegenauigkeit des Parameters Pufferkapazität wie auch der Fließrate zur Bestimmung des individuellen Kariesrisikos ist jedoch nur mangelhaft. Die gleiche Einschätzung gilt bezüglich weiterer Speichelfaktoren wie z.B. der Konzentration von Proteinen, Ionen oder Enzymaktivitäten [70].

Die 24-h-Plaque-Akkumulationsrate (PFRI)

Die Nachteile mikrobiologischer Parameter waren für Axelsson entscheidender Grund und Anstoß, zuverlässigere Parameter für die Beurteilung des individuellen Kariesrisikos zu entwickeln [6]. Er ging dabei von der Tatsache aus, dass die Plaquemenge, die sich innerhalb einer gegebenen Zeitspanne auf sauberen Zahnflächen bildet, das Gesamtergebnis vieler interaktiv wirkender Risiko-, aber auch Schutzfaktoren darstellt, z.B.:

- Gesamtzahl der Bakterien im Mund
- Zusammensetzung der oralen Mikroflora
- Anatomie und Oberflächenmorphologie des Gebisses

- Feuchtigkeitsfilmbildung und Oberflächenspannung
- Speichelbildungsrate und andere Eigenschaften des Speichels
- Menge der aufgenommenen fermentierbaren Kohlenhydrate
- Mobilität von Zunge und Lippen
- Sekretbildung der Gingiva
- Verwendung fluoridhaltiger Produkte.

Deshalb wurde ein Index für die Plaquebildungsrate definiert, der PFRI (= Plaque Formation Rate Index). Er umfasst, mit Ausnahme der Okklusalflächen, alle Zahnflächen und basiert auf der Plaquemenge, die sich dort innerhalb von 24 Stunden nach einer professionellen Zahnreinigung ablagert. Sind mehr als 20% der beteiligten Flächen mit Plaque befallen, weist dies auf ein erhöhtes Kariesrisiko hin.

Die Sensitivität, d.h. die Wahrscheinlichkeit, dass ein positives Testresultat mit dem späteren tatsächlich positiven Befund/Verlauf übereinstimmt, ist bei diesem Verfahren mit über 90% besonders hoch. Praktischer Aufwand und Kosten sind allerdings erheblich.

Zusammenfassung

Nach wie vor wichtigste Parameter für die Einschätzung des individuellen Kariesrisikos bzw. der aktuellen Kariesaktivität sind die klinischen Befunde. Andere Parameter können als ergänzende Faktoren berücksichtigt werden.

Das Schema der American Dental Association (Tab. 7-10) bewertet konsequenterweise das Ausmaß des Karieszuwachses im vergangenen Jahr (bei Jugendlichen) bzw. in den vergangenen drei Jahren (bei Erwachsenen) als die entscheidenden Kriterien für die Einstufung in die verschiedenen Risikokategorien („niedrig“ – „mittel“ – „hoch“).

Ist eine eindeutige Einschätzung des individuellen Risikos nicht möglich, sollte von einem höheren Risiko ausgegangen werden, um gesundheitlichen Schaden für den Patienten durch eine falsch negative Diagnose zu vermeiden!

7.2.3 Ätiologische Grundlagen

Die Zahnkaries wird in der modernen Literatur weniger als Folge einer fehlerhaften Ernährung oder unzureichenden Mundhygiene, sondern vielmehr globaler als das Resultat einer **Störung des ökologischen Gleichgewichts der Mundhöhle** (Abb. 7-17) angesehen.

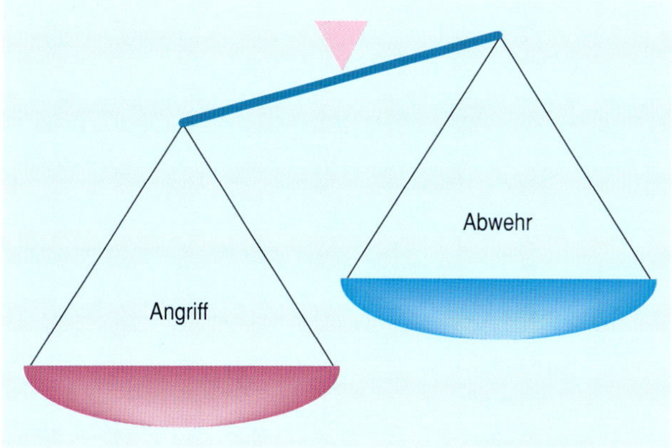

Abb. 7-17 Störung des ökologischen Gleichgewichts in der Mundhöhle: Angriffs- und Abwehrfaktoren halten sich nicht die Waage.

Karies entsteht immer dann, wenn
- die Angriffsfaktoren bei gleichbleibender Abwehrlage die Oberhand gewinnen,
- bei gleich bleibender Stärke der Angriffsfaktoren die Abwehr nachlässt,
- beide Faktoren gemeinsam auftreten.

Ernährung, Mundhygiene oder auch Fluoridanwendung sind lediglich modifizierende Faktoren, die im Einzelfall mehr oder weniger stark zum Tragen kommen.

Zentraler Angriffsfaktor für die Entwicklung einer Zahnkaries ist die in den Zahnplaques produzierte Säure. Die traditionelle Prophylaxe ging – gestützt auf die **unspezifische Plaquehypothese** (d.h. die Vorstellung, dass die Plaque an sich ein kariogenes Potenzial besitzt) – davon aus, dass eine Beeinflussung der bakteriellen Komponente im Rahmen der Kariesätiologie allenfalls in Form des Zähneputzens, ggf. kurzfristig ergänzt um Spülungen mit Chlorhexidin, möglich sei und man letztlich mit der Anwesenheit kariesrelevanter Bakterien in der Mundhöhle gleichsam schicksalhaft leben müsse.

Die **spezifische Plaquehypothese** eröffnete völlig neue Möglichkeiten. Wie in Abbildung 7-18 ersichtlich, werden weltweit inzwischen Mutansstreptokokken als die Initiatoren sowohl für die Kronen- als auch für die Wurzelkaries angesehen; erst später kommen andere kariogene Mikroorganismen im Rahmen der Kariesprogression hinzu.

Bis vor wenigen Jahren hat man das Vorkommen dieser Bakterien in der Mundhöhle als selbstverständlich betrachtet. Man ging beispielsweise davon aus, dass Streptococcus mutans zur normalen Bakterienflora der Mundhöhle gehöre. Dies ist nach heutigem Kenntnisstand jedoch nicht der Fall [84].

Die Karies erfüllt vielmehr wesentliche Merkmale einer **Infektionskrankheit,** und zumindest für Strepto-

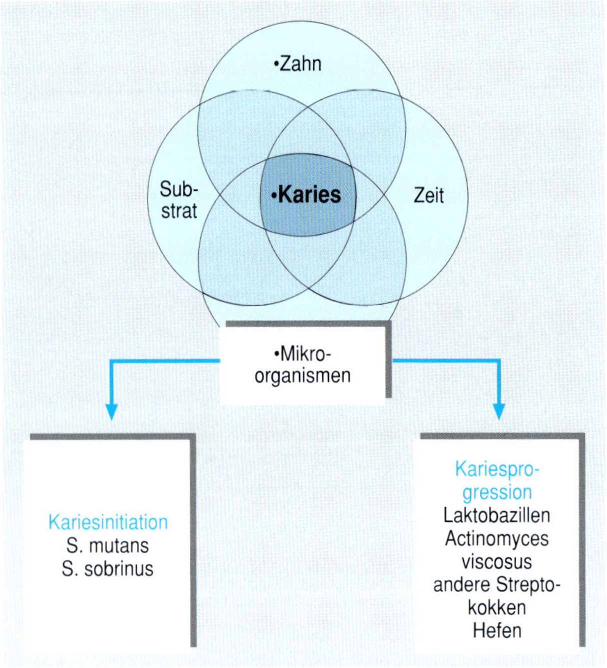

Abb. 7-18 Aktueller Wissensstand bezüglich der wesentlichen bei der Kariesinitiation und -progression beteiligten Bakterien.

coccus mutans und Streptococcus sobrinus gelten die folgenden, von SOCRANSKY modifizierten **Koch-Postulate** [81]:

- Vorkommen in Zusammenhang mit der Krankheit.
- Das Eliminieren des Bakteriums reduziert oder beseitigt die Erkrankung.
- Der Organismus reagiert auf das Bakterium.
- Das Bakterium verursacht die Erkrankung auch bei Versuchstieren.
- Das Bakterium hat Virulenzfaktoren.

Es hat daher auch nicht an Überlegungen gefehlt, Zahnkaries durch Entwicklung eines Impfstoffes gegen Streptococcus mutans zu bekämpfen. Diesbezüglich im Tierexperiment erfolgreiche Ansätze konnten beim Menschen trotz intensiver Forschungsarbeit bislang nicht wiederholt werden [85].

Bereits heute praktikabel ist hingegen die **Beeinflussung der Kolonisation von Mutansstreptokokken** über eine Unterbrechung der Infektionswege.

Nach heutigem Wissen können Mutansstreptokokken nur mit dem Speichel übertragen werden. Meist ist die Mutter die Infektionsquelle (Schnuller, Löffel etc.) [1, 13, 47].

Die Ansteckung ist dabei umso wahrscheinlicher, je mehr Infektionserreger in der Infektionsquelle vorhanden sind, d.h., das Risiko der Ansteckung hängt im Wesentlichen ab von der S.-mutans-Zahl im Speichel der Mutter! Je früher die Infektion stattfindet,

Tabelle 7-7 Auswirkungen einer frühen Streptococcus-mutans-Kolonisation der Milchzähne (aus [21]).

	dfs mit 4 Jahren
Kolonisation vor dem 2. Lebensjahr	10,6 ± 5,3
Kolonisation zwischen 2 und 4 Jahren	3,4 ± 1,8
Keine Kolonisation festgestellt	0,3 ± 1,1

umso eher können Mutansstreptokokken die Zähne kolonisieren [1], umso eher kann sich auch Karies entwickeln (Tab. 7-7).

Für die meisten unserer Patienten kommen derartige Überlegungen jedoch zu spät, das Vorhandensein von Mutansstreptokokken kann vorausgesetzt werden. Durchschnittliches Ernährungsverhalten unterstellt, muss somit täglich mit mehr oder weniger intensiven, kurz oder lang anhaltenden Säureangriffen auf die Zähne gerechnet werden. Demineralisationen der Zahnhartsubstanz – zunächst im ultrastrukturellen Bereich – sind die Folge. Ob und ggf. wie schnell sich derartige Demineralisationen zu klinisch sichtbarer Karies fortentwickeln, hängt nicht allein vom Ausmaß und der Häufigkeit des Säureangriffs, sondern ganz entscheidend von der Qualität der individuellen Wirtsabwehr, d.h. letztlich dem „Remineralisationsvermögen", ab.

Klinisch sichtbare Karies ist letztlich die Folge eines **lang anhaltenden Ungleichgewichtes zwischen De- und Remineralisation** (mit Übergewicht für die Demineralisation), wobei die Demineralisation durch bakteriell produzierte Säuren hervorgerufen wird. LEVINE hat dies vor Jahren in seinem Modell der **Ionen-Wippe** (Abb. 7-19) plastisch dargestellt [53]. Wenn es durch geeignete Maßnahmen gelingt, die Demineralisation zu schwächen und die Remineralisation in einem Maß zu stärken, sodass (aus der

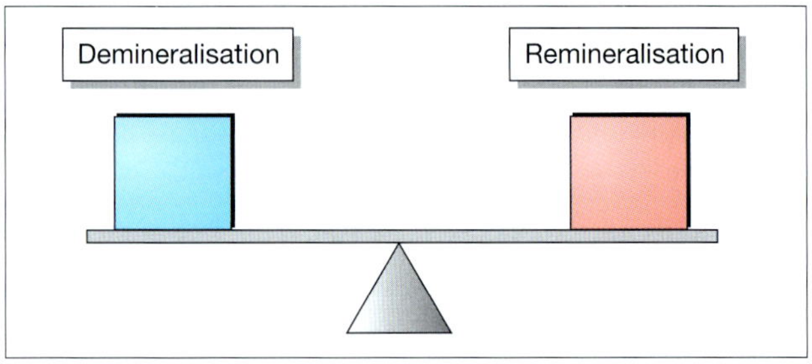

Abb. 7-19 Ionen-Wippe nach Levine: Aus kariesprophylaktischer Sicht entscheidend ist die Tatsache, dass die Summe der remineralisierenden Faktoren die demineralisierenden Einflüsse überwiegt. Das Grundprinzip der Kariesprophylaxe wird so offensichtlich: Förderung der Remineralisation und/oder Verringerung der Demineralisation.

Sicht der Remineralisation) zumindest ein Gleichgewichtszustand erreicht wird, kann der Zahn dauerhaft gesund erhalten werden.

7.2.4 Kariesprophylaxe – ein aktuelles Konzept

Grundsätzlich kann eine wirkungsvolle Prophylaxe der Karies an folgenden Punkten ansetzen (Abb. 7-20):

- **Primär-Primär-Prävention** (d.h., die Übertragung des S. mutans von der Mutter auf das Kind wird verhindert)
- **Primär-Prävention** (d.h., die Kolonisation der Zähne mit dem bereits in der kindlichen Mundhöhle befindlichen S. mutans wird verhindert bzw. minimiert)
- **Traditionelle Prophylaxe** (d.h., der bereits auf der Zahnoberfläche befindliche S. mutans wird von dort entfernt).

Für die angewandte Prävention hat dies im Einzelfall folgende Konsequenzen (Tab. 7-8):

Primär-Primär-Prävention

Im Rahmen der Vermeidung einer Übertragung der Mutansstreptokokken von der Mutter auf das Kind ist zunächst der **Infektionsgrad der Mutter** festzustellen. Dies geschieht am besten durch Einsatz der o.a. mikrobiologischen Testverfahren. In Abhängigkeit vom Testergebnis erfolgt dann ggf. eine **Intensivprophylaxe** zur Bekämpfung der kariesätiologisch relevanten Keime (in der Regel durch Kurzzeitanwendung von chlorhexidinhaltigen Gelen oder Lacken), verbunden mit einer möglichst umfassenden **Sanierung** der Mundhöhle. Als für die Zahngesundheit des Kindes entscheidender Faktor gilt es schließlich, die

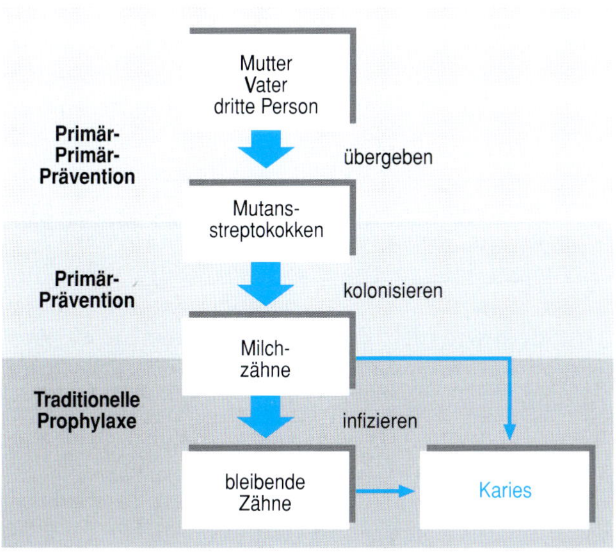

Abb. 7-20 Ansatzpunkte für eine moderne Kariesprophylaxe [84].

Tabelle 7-8 Wesentliche Inhalte der Primär-Primär-Prävention, der Primär-Prävention und der traditionellen Prophylaxe (aus [4]).

Primär-Primar-Prävention
Bestimmung des Infektionsgrades der Schwangeren (Übertragungsrisiko!)
Sanierung der Mundhöhle der werdenden Mutter
Aufklärung der Schwangeren über Infektionswege (Sauger, Löffel …)
Primär-Prävention
Bestimmung des Niveaus der Mutans-Infektion des Kindes
Bekämpfung der Infektion (CHX-Präparate, Xylit)
Traditionelle Prophylaxe
Fluoride
Ernährungslenkung
Mundhygiene
Fissurenversiegelung
Chlorhexidinpräparate

Mutter über die Übertragungswege der Mutansstreptokokken aufzuklären und sie über die Möglichkeiten der Unterbrechung der Infektionskette zu informieren; d.h., der Mutter muss klargemacht werden, dass ihr persönliches Verhalten einen zentralen Stellenwert für die Zahngesundheit ihres Kindes besitzt! Die Wirkung der besten Prophylaxe durch den Zahnarzt ist zum Scheitern verurteilt, wenn z.B. eine Mutter mit nicht saniertem Gebiss und hohem Zuckerkonsum den Beruhigungsschnuller ihres Kindes mit ihrem Speichel benetzt, das Trinkfläschchen oder den Breilöffel in die eigene Mundhöhle einführt, um die Temperatur zu bestimmen usw.

Primär-Prävention

War die Übertragung der Mutansstreptokokken – aus welchen Gründen auch immer – nicht zu vermeiden, sollte der Schaden möglichst frühzeitig eingegrenzt werden. Für eine bedarfsgerechte individuelle Prophylaxe ist dann zunächst die **Bestimmung des Niveaus der Infektion** unerlässlich. Sie erfolgt durch die o.a. Testverfahren.

Die Beeinflussung der Zahl sowie der Aktivität der Bakterien kann dann, je nach Grad der Infektion, über die **Anwendung chlorhexidinhaltiger Präparate** (s.o.), ggf. kombiniert mit **Xylit,** bewirkt werden. In diesem Zusammenhang besitzt die Anwendung xylithaltiger Kaugummis und von Zahnpasten mit therapeutisch wirksamem Xylitzusatz einen hohen Stellenwert. Eine Beeinflussung der bakteriellen Aktivität erfolgt mit Sicherheit auch über die Anwendung von Fluorid; allerdings sind die Möglichkeiten höher konzentrierter Fluoridapplikationen in der betroffenen Altersgruppe durch das Risiko der Entwicklung einer Dentalfluorose stark eingeschränkt.

Traditionelle Prophylaxe

Die bereits dargelegten Bestandteile der traditionellen häuslichen Prophylaxe werden trotz aller Möglichkeiten, die sich bereits jetzt durch die neuen Erkenntnisse im Bereich der Kariesätiologie abzeichnen, mit Sicherheit auch mittelfristig noch im Zentrum der flächendeckenden kariesprophylaktischen Bemühungen stehen. **Ernährungslenkung, Mundhygiene, Fluoridprophylaxe** und **Fissurenversiegelung** sind nach wie vor unverzichtbare Säulen auf dem Weg zu einer allgemeinen Verbesserung der Mundgesundheit und reichen beim Großteil der Bevölkerung – nach angemessener Hilfestellung durch das Praxisteam – zur Sicherstellung dieses Ziels aus. Bei der präventiven Betreuung von Personen mit erhöhtem Kariesrisiko haben Methoden zur Bekämpfung des Infektionsniveaus der kariesätiologisch relevanten Keime allerdings bereits jetzt einen herausragenden Stellenwert.

7.3 Altersgruppengerechte Prophylaxe

7.3.1 Prophylaxe in der Schwangerschaft

Klinische und psychologische Ausgangssituation

Im Durchschnitt sind 71% der Schwangeren in der Bundesrepublik nicht über Prophylaxemaßnahmen aufgeklärt; ihr Wissensstand über Mundhygiene ist entsprechend mangelhaft. Obwohl sie vermehrte Blutungen, Schwellungen und Entzündungen des Zahnfleischs registrieren, konsultiert etwa die Hälfte der Schwangeren während der Schwangerschaft keinen Zahnarzt.

Probleme mit den Zähnen während der Schwangerschaft („mit jedem Kind geht ein Zahn verloren") werden offensichtlich als selbstverständlich, als normal, ja regelrecht als schicksalhaft aufgefasst. Nach wie vor besteht die Illusion, dass jegliche Beschwerden wieder von selbst verschwinden, wenn das Baby geboren ist. Zahnfleischbluten und Zahnschmerzen werden aus dieser Perspektive geduldet und der Zahnarzttermin auf die Zeit nach der Geburt verschoben.

Ziele der Betreuung in zahnmedizinischer und psychologischer Hinsicht

Die präventive Betreuung der Mutter in der Schwangerschaft verfolgt zwei Ziele:

- Erhalt/Verbesserung der Mundgesundheit der Mutter trotz der schwangerschaftsbedingt erschwerten Voraussetzungen.
- Schaffung bestmöglicher Voraussetzungen für eine dauerhafte Mundgesundheit des Kindes.

Um diese Ziele umzusetzen, ist neben professionellen Maßnahmen (Sanierung kariöser Zähne, professionelle Zahnreinigung, Bestimmung des individuellen Kariesrisikos etc.) die Mitarbeit der Schwangeren gefordert.

Die Mutter muss daher über schwangerschaftsbedingt erhöhte Risiken für ihre eigene Mundgesundheit ebenso wie über die Zusammenhänge zwischen ihrem Mundgesundheitszustand bzw. ihrem Verhalten und der Mundgesundheit ihres Kindes informiert werden. Hierbei ist zu berücksichtigen, dass die Motivierbarkeit gerade in der doch sehr sensiblen Phase der Schwangerschaft extrem unterschiedlich ausgeprägt sein kann [10].

Gut motivierbar sind in der Regel die Mütter, die ihr „Wunschkind" erwarten. Die meisten dieser Mütter lernen, mit den körperlichen Beschwerden, dem weitgehenden Verzicht auf Alkohol und Nikotin usw. umzugehen; sie ernähren sich ausgewogen, trainieren ihren Körper durch Schwangerschaftsgymnastik, üben Atemtechniken etc. Sie registrieren die Schwangerschaft mit all ihren Facetten als eine neue Erfahrung und sind sich ihrer Verantwortung für ihr Kind bewusst.

Zahnärztliche Hinweise, die werdende Mutter könne durch ihr Verhalten positiven Einfluss auf den Mundgesundheitszustand des Kindes ausüben, fallen angesichts einer derartig geprägten Grundstimmung auf fruchtbaren Boden. Die Zeit der Schwangerschaft sollte daher genutzt werden, um umfassend über die Möglichkeiten der Minimierung des Karies-/Gingivitisrisikos für Mutter und Kind zu informieren.

Weniger gut motivierbar sind häufig sehr jung (unter 18 Jahre) oder sehr spät (über 35 Jahre) Erstgebärende sowie mehrfache Mütter. Dabei ist die Ausgangssituation sehr unterschiedlich. Mütter **unter 18 Jahren** sind in der Regel noch weitgehend orientierungslos, ihre eigene Persönlichkeitsentwicklung ist häufig noch nicht abgeschlossen. Sie sind von einem Tag auf den anderen aufgefordert, ihre Lebensbasis umzustrukturieren, und mit dieser Aufgabe vollkommen ausgelastet (vielfach überlastet).

Angesichts dessen ist es für den Zahnarzt schwer, der jungen Schwangeren zusätzliche Aufgaben schmackhaft zu machen, die für sie aktuell allenfalls einen nachrangigen Stellenwert besitzen. Hinweise grundsätzlicher oder funktioneller Art („Erhalt der eigenen natürlichen Zähne", „positiver Einfluss auf die Zahngesundheit des Kindes") reichen nicht aus. Deutlich Erfolg versprechender ist eine Konzentration der Motivierung auf Bereiche wie z.B. „ansprechende Ästhetik", „angenehmer Geschmack", „gutes Gefühl". Junge Frauen (in diesem Fall noch „Teenager") stehen einer Argumentation auf dieser Basis sehr aufgeschlossen gegenüber, insbesondere dann, wenn sie ihre neue Rolle als Mutter akzeptiert haben.

Unter Umständen können auch **ältere Erstgebärende** oder Frauen, die bereits mehrfach Mutter sind, schwer motivierbar sein. Sie praktizieren gewohnheitsgemäß bestimmte Verhaltensformen und „wissen aus Erfahrung, dass mit jeder Schwangerschaft ein Zahn verloren geht oder gute bzw. schlechte Mundgesundheit vererbt ist". Ihr Verhalten ist nur noch sehr schwer formbar, eine „Umerziehung" hat nur dann Erfolg, wenn mit „sensationellen neuen Erkenntnissen" gearbeitet wird (z.B. „Infektionstheorie" der Karies) [13, 47]! Auf diese Weise können diese „Frauen/Mütter mit Lebenserfahrung" über die Argumentation „ja, damals haben wir das noch nicht gewusst" rational begründet guten Gewissens ihr Verhalten modifizieren.

Schwer motivierbar sind ebenfalls Frauen, für die die **Schwangerschaft problematisch** ist, unabhängig davon, ob diese Probleme psychisch (die Frauen wollen das Kind nicht), sozial (ihr Umfeld will es nicht) oder ökonomisch (das Kind wird als zusätzliche finanzielle Belastung angesehen) bedingt sind.

Frauen in derartigen Situationen verdrängen häufig bis zum letztmöglichen Zeitpunkt nicht nur ihr Problem (d.h. die Schwangerschaft), sondern auch die damit verbundenen Begleiterscheinungen. Im „günstigen" Fall versuchen sie, die neun Monate für ihr Umfeld so zu gestalten, als wäre die Schwangerschaft nicht existent: Sie vernachlässigen eher die eigene Pflege als die ihrer Familie. Im „ungünstigen Fall" entwickeln sie eine Schwangerschaftsdepression und vernachlässigen ihren Körper noch mehr. Das Ergebnis bezüglich der Mundgesundheit ist ähnlich: Arzt-/Zahnarzttermine werden häufig nur bei Beschwerden wahrgenommen. Die Betreuung beschränkt sich somit häufig auf die Schmerzlinderung sowie die professionelle Prävention in der zahnärztlichen Praxis.

Konzepte der Diagnostik und Betreuung

Eine effektive Umsetzung der o.a. Ziele ist nur zu gewährleisten, wenn zusätzlich zur üblichen, in der Regel restaurativ orientierten diagnostischen und therapeutischen Betreuung gezielt weitere präventiv ausgerichtete Maßnahmen ergriffen werden.

Präventive Diagnostik. Voraussetzung für eine bedarfsgerechte präventive Betreuung ist eine entsprechend intensive präventive Diagnostik. Schwerpunkte in der Schwangerschaft sind:

- eine intensive Familienanamnese (z.B. um das Umfeld der Schwangeren bezüglich der Motivierbarkeit zu eruieren)
- eine intensive allgemeine Anamnese (u.a. um allgemeinmedizinische Probleme aufzudecken, z.B. erhöhter Würgereiz, häufiges Erbrechen, Nikotin- und/oder Alkoholkonsum, Medikamentengebrauch, Drogen etc.)
- eine intensive spezielle Anamnese (Ernährungsverhalten, Art und Frequenz der Mundhygienemaßnahmen, Fluoridprophylaxe, Häufigkeit und Gründe für den Zahnarztbesuch)
- die Evaluierung des aktuellen Ernährungsverhaltens (Änderungen des Ernährungsverhaltens in der Schwangerschaft sind grundsätzlich physiologisch, das Ausmaß und die Art der Änderung, z.B. hochfrequente Zufuhr zuckerhaltiger Produkte, sind jedoch unterschiedlich)
- die Evaluierung des individuellen Mundhygieneverhaltens mittels geeigneter Plaque- und Entzündungsindizes (z.B. API und SBI) (Abb. 7-21)

Die Mundhygiene nach dem API wird wie folgt abgeschätzt:

100–70%	= unzureichende Mundhygiene
70–35%	= mäßige Mundhygiene
35–25%	= ausgezeichnete Mundhygiene, die bereits vor Karies und Parodontopathien schützt
≤ 25%	= optimale Mundhygiene

Die Bewertung des PBI erfolgt nach folgender Einteilung:

PBI 100–50%	= starke und generalisierte Entzündung des Parodontiums
PBI 50–20%	= mittlere Zahnfleischentzündung, die einer intensiven Behandlung bedarf
PBI 20–10%	= schwächere Zahnfleischentzündung – aber noch verbesserungsfähig
PBI 10% und weniger	= klinische Normalität des Parodontiums. Werte, die nach Vorbehandlung erreicht werden müssen. Werte von Patienten im Recall

Abb. 7-21 Entzündungsindizes.

- die Evaluierung des individuellen Kariesrisikos der Mutter (ggf. inklusive der Durchführung mikrobiologischer Testverfahren, sowohl, um das Übertragungsrisiko für das Kind zu ermitteln, als auch zur Motivationsverstärkung).

Generell zu berücksichtigen gilt, dass die psychische und physische Belastung der Schwangeren möglichst gering gehalten werden sollte.

Die Umsetzung dieser Forderung betrifft nicht nur die eigentliche Therapiephase, sondern auch die präventive Betreuung. Zum Beispiel ist zu beachten, dass für den kommunikativen Umgang mit einer werdenden Mutter, die häufig emotional labil ist, in der Regel mehr Zeit anzusetzen ist als unter „normalen Umständen". Auf Kritik und Ermahnungen sollte verzichtet werden; stattdessen sind die positiven Aspekte des Verhaltens zu loben und zu unterstreichen [10].

Hilfreich ist erfahrungsgemäß ebenfalls, wenn die Durchführung der regelmäßigen Prophylaxesitzungen durch eine erfahrene Prophylaxehelferin erfolgt, insbesondere wenn diese ebenfalls bereits Mutter ist.

Präventive Betreuung. Die Besonderheiten der präventiven Betreuung der Schwangeren ergeben sich aus der Tatsache, dass nicht nur die Mundgesundheit der Schwangeren erhalten, sondern auch entscheidender Einfluss auf die Mundgesundheit des Kindes genommen werden kann.

Ein umfassendes Konzept der präventiven Betreuung beinhaltet somit:

- Sanierung vorhandener kariöser Läsionen
- Neuanfertigung (ggf. Umgestaltung) bestehender Restaurationen (u.a. als wesentliche Voraussetzung für die Herstellung der Hygienefähigkeit der Mundhöhle)
- ausführliche Aufklärung über die Ursachen von Karies und Gingivitis
- Durchführung regelmäßiger professioneller Zahnreinigungen
- Reduktion der Zahl Karies verursachender Mikroorganismen (z.B. durch chlorhexidinhaltige Gele/Lacke zur Minimierung des Übertragungsrisikos der Keime auf das Kind)
- ausführliche Aufklärung über den Zusammenhang zwischen der Mundgesundheit der Mutter und derjenigen des Kindes
- Aufklärung über Möglichkeiten und Grenzen geeigneter häuslicher Prophylaxemaßnahmen zur Beeinflussung der Mundgesundheit der Mutter wie auch derjenigen des Kindes sowie ergänzende professionelle Maßnahmen.

Immer wieder sollte betont werden, dass Karies und Gingivitis keine schicksalhaften Erkrankungen sind, sondern beeinflussbare Plaquekrankheiten darstellen. Gute bzw. schlechte Mundgesundheit wird nicht vererbt im genetischen Sinn. Ein Zusammenhang besteht allerdings insofern, als die kariogenen Keime im Wesentlichen von der Mutter auf das Kind übertragen werden; somit wird – in Abhängigkeit von der Anzahl kariogener Mikroorganismen in der Mundhöhle der Mutter – ein Risikopotenzial „vererbt".

Durch geeignetes Verhalten (Mundhygiene, Ernährungslenkung, Fluoridierung), unterstützt durch professionelle Maßnahmen (z.B. Applikation chlorhexidinhaltiger Gele/Lacke), ist dieses Risiko beeinflussbar, Karies somit letztlich vermeidbar.

Unsinnig ist es in diesem Zusammenhang, Karies und Gingivitis allein als Folge fehlerhaften Verhaltens (bedingt durch Wissens- oder Wollensdefizite) darzustellen.

Vielfach ist es der Schwangeren z.B. angesichts der mangelnden Hygienefähigkeit ihrer Mundhöhle (z.B. Engstände, Gestaltung von Füllungen oder Zahnersatz, Anatomie der Interdentalräume etc.) trotz Wissens um die korrekte Zahnputztechnik und besten Willens gar nicht möglich, ihre Mundhöhle allein auf dem notwendigen Hygienelevel zu halten (Fähigkeitsdefizit). Derartige Verhaltensdefizite müssen durch eine entsprechende professionelle Betreuung kompensiert werden.

7.3.2 Prophylaxe beim Kleinkind (0–3 Jahre)

Klinische und psychologische Ausgangssituation

Trotz einer allgemeinen Verbesserung der Mundgesundheit in den vergangenen Jahren sind zwischen 20 und 30% der Dreijährigen an Karies erkrankt.

Angesichts der geringen Einflussmöglichkeiten des Kleinkindes auf kariesätiologisch relevante Faktoren liegt die Hauptlast der präventiven Betreuung in den Händen der Bezugspersonen (in der Regel die Mütter). Aus dieser Erkenntnis erwachsen gleichermaßen Chancen wie Risiken:

In den ersten vier bis sechs Monaten ist das Baby völlig auf die Mutter fixiert. Diese Monate sind u.a. entscheidend für die Entwicklung eines Urvertrauens, das sich nur durch die weitgehend kontinuierliche Präsenz der Bezugsperson aufbauen kann.

Erst mit etwa einem halben Jahr wird das Baby empfänglich für soziale Reize und etabliert ein mehr oder minder komplex ausgeprägtes Imitationsverhalten. Bewusstes Handeln vor dem zweiten Lebensjahr ist kaum zu erwarten!

Selbstvertrauen und Ich-Identität entwickeln sich erst zu Beginn des dritten Lebensjahres, wenn das Kind anfängt, eigenes Verhalten zu kommentieren und zu steuern. In diesem Zeitraum erstmals erlebte Erfahrungen wirken häufig dauerhaft prägend. Die herausragende Bedeutung von Vorbild und Erziehung durch die Bezugspersonen für das spätere soziale Verhalten des Kindes ist allgemein anerkannt.

Ziele der Betreuung in zahnmedizinischer und psychologischer Hinsicht

In keinem anderen Lebensabschnitt bestehen derartig gute Chancen, die Mundgesundheit des Kindes dauerhaft positiv zu beeinflussen [10, 52].

Die präventive Betreuung verfolgt dabei folgende Ziele:
- Verhinderung bzw. Minimierung der Übertragung kariogener Keime durch Bezugspersonen.
- Aufbau von zahnfreundlichen Verhaltensweisen bei Kind und Eltern/Etablierung eines „Zahngewissens".
- Erhaltung eines naturgesunden Milchgebisses.

Auf die besondere **Bedeutung der Mutansstreptokokken** wurde bereits mehrfach hingewiesen: Das Risiko zur Entstehung einer Karies wächst mit der Anzahl der übertragenen Mutansstreptokokken; deren Zahl wiederum hängt ab von der Anzahl der Mutansstreptokokken in der Mundhöhle der Bezugspersonen und der Häufigkeit der Speichelkontakte nach Durchbruch der Zähne. Die zahnlose kindliche Mundhöhle ist frei von Mutansstreptokokken; die meisten Kinder (etwa 75%) werden im Alter zwischen 19 und 28 Monaten „infiziert"; mit dreieinhalb bis vier Jahren liegt bereits ein relativ stabiles Mundmilieu vor.

Kann die Kolonisation der kindlichen Mundhöhle mit S. mutans innerhalb dieses Zeitraums verhindert/minimiert werden („Primär-Primär-Prophylaxe"), sind die Voraussetzungen für einen dauerhaften Erhalt der Zahngesundheit bis ins Alter wesentlich verbessert.

Falls eine diesbezügliche Aufklärung der Mütter/Eltern oder Bezugspersonen nicht bereits im Zeitraum der Schwangerschaft erfolgte, sind entsprechende Informationen, insbesondere zum Thema Übertragungsrisiko/Übertragungswege kariogener Keime, möglichst innerhalb der ersten zwölf Lebensmonate zu vermitteln.

Gleiches gilt bezüglich der **Aufklärung über zahngesundes Verhalten.** Im Vordergrund steht dabei eine **altersgruppenspezifische Ernährungsberatung.** Neben der Vermittlung von Grundlagenwissen (Schwerpunkte: Vermeidung der Gewöhnung an Süßes; Zuckergehalt in Babynahrung; Probleme durch extensives Stillen usw.) ist insbesondere auf das **Baby-Bottle-Syndrom** hinzuweisen. Nach aktuellen Schätzungen sind ca. 3–5% der Kinder eines jeden Jahrganges in der Bundesrepublik von dieser Sonderform der Milchzahnkaries betroffen. Diese Zahl erscheint grundsätzlich gering; der besondere Handlungsbedarf ergibt sich jedoch aus der Tatsache, dass diese epidemiologisch gesehen kleine Gruppe den Großteil der Hochrisikopatienten stellt!

Regelmäßige Mundhygienemaßnahmen beginnen mit dem Durchbruch des ersten Milchzahnes. Sie verfolgen zum einen den Zweck, Belaganssammlungen auf den Zähnen zu vermeiden, zum anderen soll das Kind durch die regelmäßige Manipulation in der Mundhöhle allmählich an die Selbstverständlichkeit täglicher Mundhygienemaßnahmen gewöhnt werden. Erfolgt diese erste Erfahrung (z.B. mit einer geeigneten Kinderzahnbürste) in der sog. **oralen Phase** lustbetont und spielerisch, ohne Beschränkungen oder Verbote, wird sich diese Lernerfahrung in der Regel dauerhaft etablieren.

Erfahrungsgemäß sind Kinder frühestens mit drei Jahren in der Lage, selbst mit der Pflege ihrer Zähne zu beginnen. Im Sinne eines **Imitationslernens** ahmt das Kind zwar die Handbewegungen der Eltern nach, in den seltensten Fällen ist dabei jedoch ein kontrolliertes, methodisches Vorgehen zu beobachten. Ganz abgesehen davon ist die Feinmotorik für das effektive Putzen der Innen- und Außenflächen noch nicht entwickelt. In der Regel können allenfalls Schrubbewegungen der Kauflächen durchgeführt werden. **Nachputzen durch die Eltern** ist daher (meist bis ins Grundschulalter) unbedingt erforderlich.

Ebenfalls anzustreben ist die regelmäßige **Zufuhr von Fluorid** ab dem Durchbruch des ersten Milchzahnes.

Eine Option ist die Anwendung fluoridhaltiger Zahnpasten. Hierbei ist zu berücksichtigen, dass bis zum vierten Lebensjahr nahezu die gesamte, mit der Zahnbürste in die Mundhöhle eingebrachte, Zahnpasta verschluckt wird. Um Überdosierungen und somit das Risiko einer Dentalfluorose zu minimieren, sollte ab dem Durchbruch der Milchzähne einmal täglich eine „erbsengroße" (~ 0,5 cm) Menge fluoridhaltiger Kinderzahnpasta (max. 0,05% Fluorid) in die Mundhöhle eingebracht werden.

Eine zweite Option ist die Anwendung von Fluorid in Form von Tabletten (Vorteil: exakte Dosierbarkeit). Sie erfolgt in der Regel innerhalb der ersten zwölf bis 18 Lebensmonate als vom Pädiater verordnete **Kombinationsprophylaxe** (Fluorid + Vitamin D) zum Schutz vor Karies und Rachitis. Eine ausreichende Gingivitisprophylaxe wird durch tägliches Putzen mit einer fluoridfreien Kinderzahnpasta sichergestellt.

Konzepte der Diagnostik und Betreuung

Die Umsetzung der o.a. Ziele setzt eine möglichst frühzeitige Information der Eltern (optimal bereits in der Schwangerschaft) sowie eine Vorstellung des Kindes beim Zahnarzt voraus. Letzteres geschieht am besten nach Durchbruch des ersten Milchzahnes, da zu diesem Zeitpunkt normalerweise noch keine zahnärztlichen Behandlungsmaßnahmen erforderlich sind (allenfalls Hilfestellung bei Zahnungsbeschwerden). Zahnarzt, Kind und Eltern erleben sich in entspannter, lockerer Atmosphäre und nicht in angstbesetztem (seitens des Kindes) bzw. gereiztem, angespanntem (seitens der Eltern, des Zahnarztes) Umfeld. Weitere Vorsorgetermine sind nach Durchbruch des ersten Milchmolaren bzw. aller Milchzähne anzusetzen. Die Inhalte der einzelnen Termine ergeben sich nahezu von selbst:

Präventive Diagnostik bei Mutter/Eltern/Bezugsperson:
- klinische Untersuchung
- Mundhygienestatus
- ggf. Röntgendiagnostik
- ggf. mikrobiologische Diagnostik.

Präventive Diagnostik beim Kind:
- klinische Untersuchung (Demineralisationen, Karies, Gingivitis)
- allgemeine Anamnese (Allgemeinerkrankungen, Medikamente)
- Ernährungsanamnese (Kohlenhydratkonsum, erosive Getränke, Fläschchen)
- Fluoridanamnese
- mikrobiologische Diagnostik (S. mutans).

Ziel der Untersuchungen ist die Ermittlung des individuellen Kariesrisikos. Die Übergänge zwischen niedrigem, durchschnittlichem und hohem Kariesrisiko sind dabei naturgemäß fließend.

> Generell ist in dieser Altersgruppe jedoch die Aussage möglich, dass bereits die Anwesenheit eines nicht naturgesunden Zahnes zur Einstufung als Person mit erhöhtem Kariesrisiko führt.

Auch bei der **präventiven Betreuung** gilt, dass zur Sicherstellung eines bestmöglichen Ergebnisses nicht nur das Kind, sondern auch Mutter/Eltern/Bezugsperson in die Betreuungskonzepte einbezogen werden müssen.

Präventive Betreuung der Mutter/Eltern/Bezugsperson:
- Sanierung kariöser Läsionen/Herstellung der Hygienefähigkeit der Mundhöhle (falls erforderlich)
- Aufklärung (Übertragungsrisiko, Übertragungswege kariogener Keime)
- professionelle Zahnreinigung, lokale Fluoridierung mit Fluorid-Gel/-Lack
- Reduktion der Zahl Karies verursachender Mikroorganismen mit Chlorhexidin-Gel/-Lack (falls erforderlich)
- Beratung (Ernährung, Fluoridprophylaxe)
- Instruktion (Anleitung zur kindgerechten Mundhygiene).

Präventive Betreuung des Kindes:
- Mundhygiene-Instruktion
- Oberflächenpolitur (falls erforderlich)
- Sanierung kariöser Läsionen (falls erforderlich)
- systemische Fluoridanwendung
- Reduktion der Zahl Karies verursachender Mikroorganismen mit Chlorhexidin-Lack (falls erforderlich).

Das Ergebnis der jeweiligen Maßnahmen ist durch **regelmäßige Kontrolluntersuchungen** zu überprüfen. In Abhängigkeit vom Kariesrisiko werden die Untersuchungsintervalle dabei individuell unterschiedlich gewählt.

> Angesichts der besonderen Bedeutung der Gesunderhaltung der Zähne in dieser Altersgruppe (Primär-Primär-Prophylaxe bzw. Primär-Prophylaxe) für die Zahngesundheit in den folgenden Lebensabschnitten sollte im Zweifelsfall eher in kürzeren Abständen professionelle Hilfe in Anspruch genommen werden. Ein gelegentliches „zu viel an Prophylaxe" ist guten Gewissens zu verantworten.

7.3.3 Prophylaxe im Kindergartenalter (4–6 Jahre)

Klinische und psychologische Ausgangssituation

Vorherrschende Zielkrankheit im Kindergartenalter ist die Zahnkaries. Als Sekundärerkrankungen sind Gingivitis und Kariesfolgeerkrankungen, insbesondere sekundärer Engstand und Zahnverlust, anzutreffen. Auch durch „Habits" bedingte Fehlstellungen von Zähnen und/oder Zahngruppen bzw. Fehlentwicklungen der Kiefer (z.B. lutschoffener Biss) werden immer wieder beobachtet (s. S. 72ff.).

Die epidemiologische Datenbasis (Bundesrepublik Deutschland, Stand 2000) für die Vierjährigen ist dabei relativ dünn (Regionalstudien), deutlich mehr Informationen (auch aus repräsentativen Studien) liegen für die Sechs- bis Siebenjährigen vor (s. S. 16).

Folgende Aussagen scheinen jedoch gesichert:

- Mehr als die Hälfte aller kariösen Milchzähne sind nicht mit einer intakten Füllung versorgt.
- In Abhängigkeit vom Ausgangsbefund (d.h. dmf-Wert bei Vierjährigen) und von der bestehenden präventiven Betreuung ist ein unterschiedlich starker Karieszuwachs zwischen dem fünften und siebten Lebensjahr zu erwarten.
- Das Ziel der Weltgesundheitsorganisation für das Jahr 2000, „naturgesunde Gebisse bei mindestens 50% der Fünf- bis Sechsjährigen", ist in der Bundesrepublik in den meisten Bundesländern erreicht.

Ob und ggf. in welchem Ausmaß die Defizite bei der Milchzahnsanierung darauf zurückzuführen sind, dass die Gruppenprophylaxe nicht flächendeckend realisiert ist, wird vielfach diskutiert. Unbestritten aber ist zumindest, dass in der Altersgruppe der Vier- bis Sechsjährigen die entscheidenden Weichenstellungen für die Erziehung zu prophylaxebewusstem Handeln und somit für die Entwicklung des individuellen „Zahnbewusstseins" erfolgen.

Ziele der Betreuung in zahnmedizinischer und psychologischer Hinsicht

Als Ziele für die präventive Betreuung der Vier- bis Sechsjährigen können definiert werden:

- Erhaltung des kariesfreien Milchgebisses bei allen Kindern mit naturgesunden Milchzähnen
- Reduzierung bzw. Vermeidung des Karieszuwachses bei Kindern mit bereits erkrankten Zähnen
- Minimierung des Kariesrisikos für die bleibenden Zähne
- Erlernen von Mundhygienemaßnahmen, insbesondere Putztechnik (Rotationstechnik und Systematik)
- Vermeidung/Abstellung von schädlichen Gewohnheiten („Habits").

Die prinzipiellen Möglichkeiten, Milchzähne gesund zu erhalten, sind den meisten Eltern heute in der Regel bekannt („zahngesunde Ernährung", „Zähneputzen", „Fluoridzahnpasta", „Fluoridtabletten"). Auch über die Auswirkungen z.B. des Daumenlutschens auf das Kieferwachstum sind sie in der Regel aus den Medien, dem Freundeskreis, möglicherweise auch vom Zahnarzt informiert.

In der Praxis ergeben sich bei der Umsetzung entsprechender Vorschläge jedoch mitunter erhebliche Probleme, da die Qualität der o.a. Maßnahmen und ihre Auswirkungen auf den individuellen Mundgesundheitszustand entscheidend von der Mitarbeit des Patienten, d.h. einer möglichst perfekten häuslichen Prophylaxe, abhängig sind.

Konkretes Problem im Vorschulalter ist hierbei – neben einem fehlenden Problembewusstsein – insbesondere die **begrenzte Feinmotorik** bei Vorschulkindern. So putzen beispielsweise Vierjährige grobmotorisch aus der Schulter heraus. Sie halten die Zahnbürste mit der Faust und können lediglich die Außenfläche hin oder her oder von oben nach unten schrubben. Erst im Alter von fünf bis sechs Jahren ist das Kind in der Lage, Rotationsbewegungen zu erlernen und die Innenflächen zu putzen. Ein **Nachputzen durch die Eltern** ist auch in dieser Altersgruppe noch erforderlich [10, 52].

Auch die weitgehende **Fremdbestimmtheit des Ernährungsangebots** (Eltern, Großeltern, Kindergarten) beeinflusst die Umsetzung erwünschten bzw. erlernten Verhaltens. Hinzu kommt eine weit verbreitete Unsicherheit der Eltern sowohl bezüglich der Art als auch der Inhalte gesundheitserzieherischer Maßnahmen (z.B. Ärzte sagen: Nahrungsaufnahme nicht auf die Hauptmahlzeiten konzentrieren, sondern über den Tag verteilen; Zahnärzte sagen: keine süßen Zwischenmahlzeiten!).

Dabei brauchen Kinder gerade in dieser Altersgruppe **Vorbilder,** Bezugspersonen, an denen sie sich orientieren können. Sie lernen durch Imitation, vor allem der Eltern, von Gleichaltrigen und „Autoritätspersonen" (z.B. Erzieherin).

Dieses **Lernen am „lebenden Modell"** ist umso intensiver,

- je stärker das Bedürfnis des Kindes ist, das erstrebte Verhalten zu erlernen („Zähneputzen wie die Großen")
- je angenehmer die Situation wahrgenommen wird (z.B. lustiges, mit Spaß verbundenes gemeinsames Putzen im Kindergarten oder in der Familie)
- je attraktiver die Belohnung ist (individuell höchst unterschiedlich; z.B. Geschichten erzählen anstelle des Versprechens, eine neue Zahnbürste oder Aufkleber zu schenken).

Es lohnt sich durchaus sowohl für Eltern als auch für Erzieher und Lehrer, Zeit und Kreativität in entsprechende erzieherische Maßnahmen zu investieren, denn:

Verhaltensweisen, die in früher Kindheit erworben werden, sind später sehr änderungsresistent, gleichgültig, ob es sich um gesundheitsgerechtes oder gesundheitsriskantes Verhalten handelt.

Allerdings sollte diese Erfahrung nicht dazu verleiten, die Kinder zu überfordern. Bei allem Bestreben, prophylaxegerechtes Verhalten anzuerziehen, müssen folgende Faktoren berücksichtigt werden [10]:

- **Altersspezifische Denkstrukturen,** z.B.:
  - Einzelerfahrungen können noch nicht generalisiert werden (Peter putzt die Zähne und hat keine Löcher in den Zähnen → wenn ich die Zähne putze, kriege ich auch keine Löcher)
  - nur das selbst Erfahrene zählt (Egozentrismus)
  - abstrakte Begriffe wie „Karies" müssen durch Bilder veranschaulicht werden; „Begreifen" im umfassenden Sinn ist noch nicht möglich.
- **Wahrnehmungs- und Sprachfähigkeiten,** z.B. sprechen und denken Kinder:
  - dichotom (Zucker ist entweder „gesund oder ungesund")
  - in Wenn-dann-Beziehungen („wenn ich Süßes esse, dann bekomme ich Karies").
- **Persönlichkeitsentwicklung,** z.B. verhalten Kinder sich vorwiegend reaktiv:
  - Konzentration und Ausdauer sind gering
  - Kinder verfolgen kurzfristige Ziele.

Die meisten Eltern scheinen – bewusst oder unbewusst – nicht zuletzt durch regelmäßiges Zähneputzen mit fluoridhaltigen Zahnpasten erfolgreich zu sein. Aus diesem Grund konnte in den vergangenen Jahren eine deutliche Verbesserung des Mundgesundheitszustandes im Vorschulalter registriert werden. Anderes gilt für die eingangs beschriebene **Risikogruppe,** die allein durch Maßnahmen auf dem Sektor Ernährung, Mundhygiene und Fluoridierung offensichtlich nicht erreicht werden kann. Nur durch **ergänzende professionelle intensivprophylaktische Betreuung** ist eine Verbesserung der Mundgesundheit dieser Patientengruppe zu erwarten.

Maßnahmen zur Bekämpfung des Infektionsniveaus kariesrelevanter Keime, wie z.B. die Anwendung chlorhexidinhaltiger Gele und Lacke oder der Einsatz von Xylit (z.B. als Kaugummi), haben in diesem Zusammenhang bereits heute einen herausragenden Stellenwert. Das heißt:

> Neben der Durchführung basisprophylaktischer Maßnahmen im Rahmen der Gruppen- oder Individualprophylaxe ist für jeden Patienten in Abhängigkeit vom individuellen Kariesrisiko ein bedarfsgerechtes Prophylaxeprogramm auf der Basis einer individuellen Diagnose zu erstellen.
>
> Im Rahmen einer bedarfsgerechten Betreuung müssen dann, falls erforderlich, verhaltens- oder verhältnisbedingte Defizite durch eine entsprechend professionelle Betreuung kompensiert werden.

Damit sind die **entscheidenden Komponenten** einer wirksamen präventiven Betreuung genannt:

- Diagnose des individuellen Kariesrisikos
- Compliance des Patienten/der Bezugspersonen
- bedarfsgerechte professionelle Betreuung.

Konzepte der Diagnostik und Betreuung

Diagnostik. Zusätzlich zur Diagnostik des individuellen Kariesrisikos in der zahnärztlichen Praxis besteht im Vorschulalter die Möglichkeit, Kinder mit hohem Kariesrisiko im Rahmen der **Gruppenprophylaxe** im Kindergarten frühzeitig zu erfassen [9].

Die Notwendigkeit entsprechender Maßnahmen ergibt sich dabei insbesondere aus der Tatsache, dass der Risikopatient in dieser Altersgruppe häufig gar nicht in der Zahnarztpraxis erscheint. Das Spektrum der Gründe für ein derartiges Verhalten reicht dabei von der Angst vor dem Zahnarzt bis hin zu schlichtem Desinteresse an der Gesunderhaltung des Milchgebisses auf Seiten der Eltern.

In der Gruppe bietet sich die große Chance, derartige Ängste abzubauen, das Interesse an gesunden Zähnen zu wecken und altersgruppengerecht die Grundlagen zahngesunden Verhaltens zu vermitteln.

Es ist offensichtlich, dass zur Erfassung des individuellen Kariesrisikos im Rahmen der Gruppenprophylaxe nicht die gesamte Palette der möglichen diagnostischen Maßnahmen (Anamnese, klinische und mikrobiologische Testverfahren, Röntgen) herangezogen werden kann. Im Normalfall wird sich die Diagnose auf die Erhebung eines oder weniger klinischer und/oder anamnestischer Faktoren stützen. Sie hat somit eher den Charakter eines „Screenings", einer groben, orientierenden Einschätzung, deren Beurteilungskriterien in Abhängigkeit von der Entwicklung des Mundgesundheitszustandes regelmäßig überprüft und ggf. angepasst werden müssen.

Präventive Diagnostik in der Gruppenprophylaxe.

- Klinische Untersuchung (kariöse Läsion),
- Erhebung von „Hintergrundvariablen" (falls möglich; Eltern: Interesse an, Wissensstand über Prophylaxe; Kinder: Ernährungsgewohnheiten, Mundhygiene, Fluoride, Medikation, Allgemeinerkrankungen etc.).

Beispielsweise gelten gegenwärtig (auf der Basis eines Konsensvorschlags für die Bundesrepublik) als Personen mit erhöhtem Kariesrisiko (Tab. 7-9):

- Vierjährige mit einem dmf-t > 2,
- Fünfjährige mit einem dmf-t > 4,
- Sechs-/Siebenjährige mit einem dmf/DMF-(t/T) > 5 bzw.
- Sechs-/Siebenjährige mit einem D-T > 0 [19].

Tabelle 7-9 Definition von Risikogruppen nach der DAJ (1993) (aus [19]).

Alter	
bis 3 Jahre:	nicht kariesfrei: dmf(t) > 0
bis 4 Jahre:	dmf(t) > 2
bis 5 Jahre:	dmf(t) > 4
6–7 Jahre:	dmf/DMF(t/T) > 5 oder D(T) > 0
8–9 Jahre:	dmf/DMF(t/T) > 7 oder D(T) > 2
10–12 Jahre:	DMF(S) an Approximal-/Glattflächen > 0

Ein vergleichsweise einfacheres Auswahlkriterium wählte die American Dental Association [3]. Sie definierte als Kriterium für Kinder mit erhöhtem Kariesrisiko u.a.: Zuwachs von zwei oder mehr Läsionen im vergangenen Jahr (Tab. 7-10). Dies ist zwar grundsätzlich die sinnvollere Methode, sie setzt jedoch die Betreuung des Patienten über einen größeren Zeitraum voraus.

Einen gänzlich anderen Ansatz wählten Holst und Braune [45]. Sie kombinierten bei Vierjährigen die Ergebnisse einer klinischen Untersuchung mit aus-

Tabelle 7-10 Schema der ADA zur Einschätzung des Kariesrisikos (aus [61]).

Alters- und Gruppeneinteilung für Recall-Patienten*		
Risikogruppe	**Kinder/Jugendliche**	**Erwachsene**
niedrig	– keine kariösen Läsionen im letzten Jahr – morphologisch verschmolzene oder versiegelte Grübchen und Fissuren – gute Mundhygiene – angemessene Fluoridanwendung – regelmäßiger Zahnarztbesuch	– keine kariösen Läsionen in den letzten drei Jahren – angemessen versorgte Zahnflächen – gute Mundhygiene – regelmäßiger Zahnarztbesuch
mittel	– eine kariöse Läsion im letzten Jahr – tiefe Fissuren und Grübchen – mittelmäßige Mundhygiene – inadäquate Fluoridanwendung – weiße Flecke und/oder interproximale Radioluzenzen – unregelmäßiger Zahnarztbesuch – kieferorthopädische Behandlung	– eine kariöse Läsion in den letzten drei Jahren – frei liegende Zahnhälse – mittelmäßige Mundhygiene – weiße Flecke und/oder interproximale Radioluzenzen – unregelmäßiger Zahnarztbesuch – kieferorthopädische Behandlung
hoch	– ≥ 2 kariöse Läsionen im vergangenen Jahr – frühere Glattflächenkaries – erhöhte Streptococcus-mutans-Werte – tiefe Grübchen und Fissuren – keine/kaum systemische und lokale Fluoridanwendung – schlechte Mundhygiene – häufiger Süßigkeitenverzehr – unregelmäßiger Zahnarztbesuch – zu geringer Speichelfluss – zu lange Babyflaschenernährung oder Stillen (Kleinkinder)	– ≥ 2 kariöse Läsionen in den letzten drei Jahren – frühere Wurzelkaries; oder – große Anzahl frei liegender Zahnhälse – erhöhter Streptococcus-mutans-Wert – tiefe Grübchen und Fissuren – schlechte Mundhygiene – häufiger Süßigkeitenverzehr – unzureichende lokale Fluoridanwendung – unregelmäßiger Zahnarztbesuch – zu geringer Speichelfluss

* Wenn beim ersten Untersuchungstermin bei neuen Patienten der Zeitpunkt des letzten Kariesbefalls nicht genau ermittelt werden kann, ist eine Person, die keine kariösen, fehlenden oder gefüllten Zahnflächen aufweist (DMFS = 0), in die Gruppe „Niedrigrisiko“ einzuteilen. Eine Person mit früherem Kariesbefall (DMFS > 0) und/oder einer vorhandenen Läsion fällt in die Gruppe „mittleres Risiko“. Eine Person mit früherer Karieserfahrung und/oder zwei kariösen Läsionen oder einer Glattflächenläsion fällt in die Gruppe „hohes Risiko“.

Eltern von kleinen Kindern und werdende Mütter und Väter sollten zusätzlich über zu langes Stillen oder Babyflaschenernährung aufgeklärt werden, die zu Karies führen können. Eltern oder Betreuer sollten darauf hingewiesen werden, dass Kinder an das Trinken aus einer Tasse gewöhnt werden sollten, um die Babyflaschenernährung im Alter von einem Jahr abzustellen. Außerdem sollten Eltern und Betreuer darüber informiert werden, dass in Babyflaschen „für zwischendurch“ oder für die Nacht ausschließlich klares Wasser eingefüllt werden sollte. Kinder sollten mit einem Jahr von der Babyflasche entwöhnt werden und nicht unkontrolliert solche Ernährung zu sich nehmen können.

Patienten mit Erkrankungen sind – wegen der Einnahme bestimmter Medikamente und möglicher Xerostomie – in den meisten Fällen den Hoch-Risikogruppen zuzuordnen.

Faktor	Karies-risikopunkte
Krankheit während 1 Woche, mehr als viermal/Jahr	2 P
Medikation mit salivationshemmenden Medikamenten	5 P
mehr als 6 Mahlzeiten oder Trinken pro Tag	5 P
andere Flüssigkeit als Wasser am Abend/in der Nacht	5 P
zeitlich hinausgezogenes Essen oder Trinken (30 Minuten)	5 P
Oralhygiene, weniger als täglich	2 P
kein Gebrauch von Fluoriden	2 P
schlechte Kenntnis der Entwicklung von Zahnschäden (Kenntnis: Bakterien + Zucker = Säure x Häufigkeit) schlechte Kenntnis – im ersten Jahr – im zweiten Jahr – im dritten Jahr	 1 P 2 P 3 P
schwaches Interesse an gegebener bzw. erhaltener Information (keine Entwicklung der Zweiweg-Kommunikation)	2 P
sichtbare Karies	10 P
Kriterium für Kariesrisiko	10 oder mehr Punkte

Abb. 7-22 Gewichtungsgefüge von Risikofaktoren bei Holst und Braune [45].

gewählten Hintergrundinformationen und ordneten jedem dieser Faktoren entsprechend seiner Gewichtung Risikopunkte zu (Abb. 7-22). Mit 99% für die Spezifität wurde eine herausragendes Ergebnis erzielt. Wie bei anderen Verfahren ließ die Sensitivität allerdings deutlich zu wünschen übrig (58%), sodass letztlich auch für diese Methode gilt:

Eine ergänzende detaillierte Befunderhebung im Rahmen der Individualprophylaxe ist unerlässlich.

Präventive Diagnostik in der Individualprophylaxe.

- Klinische Untersuchung (Demineralisationen, kariöse Läsionen, Gingivitis, Zahn-/Kieferstellungen)
- Anamnese (Eltern: Interesse an Zahngesundheit des Kindes, Wissensstand über Prophylaxe; Kinder: Allgemeinerkrankungen, Medikation, Ernährungsgewohnheiten, Mundhygiene, Fluoride etc.)
- Mundhygienestatus (in der Regel nur modifizierter Plaque-Index mit Ja/Nein-Entscheidung)
- Untersuchung mit der Kaltlichtsonde,
- Röntgendiagnostik (Bissflügel, falls erforderlich)
- mikrobiologische Diagnostik (Mutansstreptokokken/Laktobazillen bei Durchbruch der Sechsjahrmolaren).

Präventive Betreuung. Zur Sicherstellung der eingangs formulierten Ziele steht eine Palette von Maßnahmen zur Verfügung. In Abhängigkeit von individuellem Kariesrisiko und der Bereitschaft/ Fähigkeit zur Mitarbeit seitens des Kindes, der Eltern und der Erzieher liegen die Schwerpunkte der Betreuung dabei entweder in der zahnärztlichen Praxis, im Kindergarten oder zu Hause. Optimal wäre eine abgestimmte Zusammenarbeit, in der die Stärken des jeweiligen Umfeldes gezielt zum Tragen kommen könnten.

Grundsätzlich ist zu unterscheiden zwischen der **Basisprophylaxe** und der **Intensivprophylaxe.**

Basisprophylaxe. Die basisprophylaktische Betreuung für die vier- bis sechsjährigen Kinder umfasst folgende Komponenten:

- **Professionelle Betreuung** (Zahnarzt/Prophylaxepersonal/Erzieher):
  - Beratung (Kinder/Eltern) mit folgenden Schwerpunkten:
    a) Ernährungslenkung: Zwischenmahlzeiten
    b) Fluoride: fluoridhaltige Kinderzahnpasta, Fortsetzung F-Tabletten bzw. Fortsetzung/Start F-Kochsalz
    c) Habits: Daumenlutschen/Schnuller
  - Instruktion (Kinder) mit dem Schwerpunkt Mundhygiene: Rotationstechnik
  - professionelle Zahnreinigung
  - lokale Fluoridierung: F-Lack zweimal pro Jahr (Milchmolaren, Sechsjahrmolaren)
  - Sanierung kariöser Läsionen bzw. KFO-Frühbehandlung (falls erforderlich)
  - regelmäßige, halbjährliche Kontrolle.
- **Häusliche Maßnahmen:**
  - seltener Konsum zuckerhaltiger und klebriger Produkte
  - regelmäßige gründliche Zahnpflege (mindestens zweimal täglich, die Eltern putzen nach)
  - regelmäßige Fluoridanwendung in optimaler Dosierung (z.B.: F-Tabletten plus F-haltige Kinderzahnpasta oder F-Salz plus F-haltige Kinderzahnpasta).

Intensivprophylaxe. Bei Kindern mit erhöhtem und hohem Kariesrisiko reicht eine basisprophylaktische Betreuung zur Sicherstellung der o.a. Ziele nicht aus. Hier sind – ergänzend zur Basisprophylaxe – zusätzliche Maßnahmen (= Intensivprophylaxe) erforderlich. Art und Intensität richten sich hierbei nach den im Rahmen der präventiven Diagnostik ermittelten individuellen Risikofaktoren.

- **Professionelle Intensivprophylaxe** (zusätzliche Maßnahmen):

  - Herstellung der Hygienefähigkeit der Mundhöhle (z.B. Entfernung von Plaqueretentionsstellen, ggf. Erneuerung von Füllungen, Umstieg auf andere Füllungsmaterialien oder Versorgungsarten z.B. Milchzahnkronen, Extraktion von Wurzelresten)
  - Fissurenversiegelung
  - lokale Fluoridierung mit F-Lack (nach Bedarf, z.B. vier- bis sechsmal pro Jahr, ggf. alternierend mit Chlorhexidin-Lack)
  - Reduktion der Zahl Karies verursachender Mikroorganismen (nach Bedarf, z.B. Chlorhexidin-Lack, zwei- bis viermal pro Jahr)
  - verkürzte Kontrollintervalle (z.B. klinische Kontrolle alle zwei bis drei Monate, mikrobiologische Tests jährlich).
- **Häusliche Intensivprophylaxe** (zusätzliche Maßnahmen):
  - gezielter Einsatz (zwei- bis dreimal täglich) xylithaltiger Kaugummis,
  - wöchentliche lokale Applikation fluoridhaltiger Gele (falls die Kontrolle über den Schluckreflex sichergestellt ist).

Erfahrungsgemäß kann nur in den seltensten Fällen damit gerechnet werden, dass die Kinder (bzw. ihr soziales Umfeld) die Intensität der Betreuung, die zur Aufrechterhaltung der Mundgesundheit bei erhöhtem Kariesrisiko erforderlich ist, dauerhaft umsetzen können. Die Hauptlast der präventiven Bemühungen liegt somit beim behandelnden Zahnarzt und seinem Team.

7.3.4 Prophylaxe bei Schulkindern (6–12 Jahre)

Klinische und psychologische Ausgangssituation

Auf der Basis des DMF-T-Wertes konnte in den vergangenen Jahren eine deutliche Verbesserung des Mundgesundheitszustandes der Sechs- bis Zwölfjährigen registriert werden (s. S. 16).

Dennoch ist die vorherrschende Zielkrankheit bei Sechs- bis Zwölfjährigen nach wie vor die Karies. Gingivitiden treten zwar immer wieder auf (gehäuft zum Zeitpunkt des Zahndurchbruchs), sind aber in der Regel akut und passager. Durch präventive Maßnahmen beeinflussbare Abweichungen vom physiologischen Kieferwachstum (z.B. Mesialwanderungen infolge vorzeitigen Milchzahnverlustes) sind aufgrund der allgemeinen Verbesserung des Mundgesundheitszustandes immer seltener zu beobachten.

Charakteristisches Merkmal der vorliegenden Altersgruppe ist der **Zahnwechsel.** Die damit verbundenen Änderungen des Biotops Mundhöhle sind für die angewandte Prävention von erheblicher Bedeutung [52]:

- Die Vergrößerung der Zahnzahl sowie der Zahnoberfläche führt zu einer Ausweitung des Lebensraums und einer entsprechenden Vermehrung kariesrelevanter Bakterien. In Abhängigkeit von der bestehenden mikrobiologischen Gesamtsituation (Stichwort: „Infektionsniveau") sind Änderungen des individuellen Kariesrisikos zu erwarten. Besonders kritisch ist die Situation innerhalb der ersten beiden Jahre vom Durchbruch bis zum Einstellen in die Okklusionsebene (Retentionsnischenbildung, mangelnde Selbstreinigung).
- Der Schmelz durchbrechender Zähne reift erst in der posteruptiven Phase nach und nach aus. Eine besondere Schwachstelle sind die Fissuren, zum einen wegen des vergleichsweise niedrigen Fluoridgehalts (die Mineralisation verläuft von den Höckerspitzen in Richtung Fissuren), zum anderen wegen der häufig nur geringen Schichtdicke des Zahnschmelzes am Fissurenboden.

Das bedeutet:

Selbst wenn das Verhalten des Kindes bezüglich Qualität und Quantität der Mundhygiene, Ernährungslenkung und Fluoridanwendung konstant bliebe, resultiert allein aus der nicht abgeschlossenen Schmelzreifung der durchgebrochenen Zähne ein erhöhtes Kariesrisiko.

Erfahrungsgemäß ist konstantes Verhalten in dieser Altersphase aber nicht zu erwarten. Die Weichen für grundlegende Verhaltensmuster sind zwar schon gestellt, doch sind diese noch zu modifizieren. Der Eintritt in die Schule (zeitgleich mit der ersten Wechselgebissphase) und der Wechsel von der Grundschule in weiterführende Schulen (etwa zeitgleich mit der zweiten Wechselgebissphase) sind mit erheblichen Einschnitten in die individuellen psychosozialen Verhaltensmuster verbunden. Die Ausgangssituation ist dabei extrem unterschiedlich:

Im Zeitraum der **ersten Wechselgebissphase** sind die Kinder offen, neugierig, sie sind empfänglich für Einflüsse durch Klein- und Großgruppen, die Nachahmung von Idolen ist typisch. Kinder dieser Altersgruppe sind sehr aktiv, sie wollen überall gestaltend mitarbeiten. Informationen und Handlungsweisen von Erwachsenen werden unkritisch übernommen, wenn nur positive emotionale Beziehungen bestehen.

Im Zeitraum der **zweiten Wechselgebissphase** sind die Kinder/Jugendlichen mehr „Ich-Zentriert“. Mitbedingt durch die körperlichen Veränderungsprozesse während der (Prä-)Pubertät setzen sich Jugendliche mit ihrer eigenen Person (Äußeres, Fähigkeiten, Defizite, Verhalten etc.) zunehmend kritisch auseinander. Sie vergleichen sich vermehrt mit anderen (Gleichaltrigen, Vorbildern, Erwachsenen), erproben und bewerten Lebensstile. Damit verbunden ist eine Relativierung bisher geübter Regeln und Verhaltensvorschriften. Verhalten wird nicht mehr aufgrund emotionaler Zuneigung ausgeübt, sondern weil „für den Jugendlichen nachvollziehbare Argumente“ vorliegen [10].

Ziele der Betreuung in zahnmedizinischer und psychologischer Hinsicht

Als Ziele für die präventive Betreuung der Sechs- bis Zwölfjährigen können definiert werden:
- ein kariesfreies Gebiss bei allen Kindern mit naturgesunden Milchzähnen
- kariesfreie bleibende Zähne bei Kindern mit bereits erkrankten/sanierten Milchzähnen
- Schaffung von Verständnis für zahngesundes Verhalten
- weitgehend selbstständige Durchführung von Mundhygienemaßnahmen
- gesunde Gingiva.

Die grundsätzlichen fachlichen Möglichkeiten zur Umsetzung dieser Zielvorgabe entsprechen denen der Altersgruppe der Vorschulkinder.

Entwicklungsbedingt müssen die verhaltensabhängigen Parameter der Prophylaxe, die Praxis der Ernährungslenkung, der Mundhygiene und der regelmäßigen Fluoridanwendung, allerdings altersgemäß mitunter erheblich modifiziert werden [10].

So wird beispielsweise die im Kleinkind- und Vorschulalter übliche Fremdbestimmtheit des **Ernährungsangebots** mit Beginn der Schulzeit – zumindest was den Freizeit- und Pausenbereich angeht – weitgehend aufgehoben. Die Kinder erhalten Taschengeld und kaufen – nicht zuletzt angeleitet durch Gruppenzwang oder verführerische Werbeaussagen – möglicherweise genau das, was sie zu Hause nicht bekommen.

Im Rahmen sowohl der gruppen- als auch der individualprophylaktischen Betreuung ist daher die Eigenverantwortung des Schulkindes zu stärken. Dies setzt eine vergleichsweise deutlich intensivere Beratung als beim Vorschulkind voraus. **Positive Motivation,** verbunden mit umsetzbaren Aussagen (z.B.: „Kauf dir Kaugummis mit dem Zahnmännchen, dann bleiben deine Zähne so schön“), ist dabei erheblich wirkungsvoller als Negativaussagen wie: „Wer viel Süßes nascht, kriegt Löcher in den Zähnen“ [9].

Entsprechendes gilt auch indirekt beispielsweise bei der Motivation von Bezugspersonen im Rahmen eines Elternabends: Wer die negativen Folgen des Fehlverhaltens auf dem Gebiet der Ernährung (zerstörte Zähne) als zentrales Motivationsinstrument einsetzt, erreicht als Zielgrupppe allenfalls die Eltern der Hochrisikopatienten (die in der Regel an solchen Abenden nicht erscheinen). Bei positiver Motivation (z.B. durch Demonstration kariesfreier Gebisse) fühlen sich hingegen erfahrungsgemäß alle übrigen Eltern angesprochen.

Gleiches gilt bezüglich der **Mundhygiene.** Durch regelmäßige Remotivation im Rahmen der Gruppen- und Individualprophylaxe soll die Mundhygiene als selbstverständlicher Bestandteil des Tagesablaufs etabliert werden. Auf dieser Basis ist dann eine altersgruppen- und bedarfsgerechte individuelle Zahnputztechnik einzuüben.

In der ersten Wechselgebissphase zentrales praktisches Problem ist hierbei die nach wie vor begrenzte Feinmotorik. Die Rotationstechnik ist jedoch in der Regel ohne größere Schwierigkeiten umzusetzen. Hier sind im Rahmen der regelmäßigen Betreuung immer wieder Kontrollen und ggf. Korrekturen vorzunehmen.

In der zweiten Wechselgebissphase zentrales praktisches Problem sind **Schwankungen der Compliance** (Pubertät!). Um negative Folgen für die Mundgesundheit aufzufangen, ist es wichtig, die Jugendlichen immer wieder vom direkten („kurzfristigen“) persönlichen Nutzen regelmäßiger Mundhygiene zu überzeugen. Dies kann beispielsweise über eine Steigerung des Selbstwertgefühls oder Betonung ästhetischer Vorteile geschehen.

Die besondere Bedeutung der regelmäßigen **Fluoridzufuhr** in dieser Altersgruppe kann nicht oft genug betont werden. Angesichts einer nicht abgeschlossenen Schmelzreifung bei gleichzeitig erhöhtem bakteriellem Angriff ist die Zufuhr kariesprotektiv wirksamer Fluoridmengen zum Erhalt der Zahngesundheit unbedingt indiziert.

Art und Ausmaß der Fluoridzufuhr sind dabei grundsätzlich bedarfsgerecht zu gestalten. Als **Basisprophylaxe** ist als häusliche Maßnahme die kombinierte Zufuhr von fluoridiertem Speisesalz (alternativ Fluoridtabletten) und fluoridhaltiger Zahnpasta (0,1–0,15% Fluorid) anzustreben.

Bei Schulkindern mit geringem oder durchschnittlichem Kariesrisiko reicht dies (ggf. ergänzt um die halbjährliche Applikation fluoridhaltiger Lacke im

Rahmen der Gruppen- oder Individualprophylaxe) in der Regel aus, um die Kariesfreiheit während der Wechselgebissphase zu gewährleisten.

Risikopatienten bedürfen eines zusätzlichen Schutzes. In erster Linie handelt es sich hierbei um eine erhöhte Frequenz der klassischen Prophylaxemaßnahmen einschließlich der Fissurenversiegelung. Die Indikation ergänzender Maßnahmen (z.B. professionelle Zahnreinigung, Chlorhexidin und/oder Xylit zur Bekämpfung des Infektionsniveaus kariesrelevanter Keime) ergibt sich aus dem Ergebnis der individuellen Risikodiagnostik [3, 7, 52, 56, 63].

Konzepte der Diagnostik und Betreuung

Diagnostik. Schüler mit erhöhtem Kariesrisiko suchen – ähnlich wie Kinder im Vorschulalter – die zahnärztliche Praxis in der Regel nicht zur regelmäßigen Kontrolle, sondern erst im Schmerzfall auf. Da diese Schüler den Großteil der kariösen Läsionen in ihrer Altersgruppe auf sich vereinen, ist ihre rechtzeitige Erfassung im Rahmen der Gruppenprophylaxe unabdingbare Voraussetzung für eine allgemeine Verbesserung der Zahngesundheit der Sechs- bis Zwölfjährigen. Zu diesem Zweck werden aus Gründen der Praktikabilität klinische Befunde als Beurteilungskriterium herangezogen.

Neben groben Anhaltspunkten, die als eine erste Orientierung für die Einschätzung des Kariesrisikos dienen können (z.B. Initialkaries an Glatt- und/ oder Approximalflächen, retentive Fissuren, trepanierte und aufgeschliffene Milchzähne etc.), gelten beispielsweise nach einem Konsensuspapier der Deutschen Arbeitsgemeinschaft für Jugendzahnpflege (s. Tab. 7-9) als Personen mit erhöhtem Kariesrisiko [19]:

- 6-/7-Jährige mit einem dmf/DMF-(t/T) > 5,
- 6-/7-Jährige mit einem D-T > 0,
- 8-/9-Jährige mit einem dmf/DMF-(t/T) > 7,
- 8-/9-Jährige mit einem D-T > 2,
- 10- bis 12-Jährige mit einem DMF-S (Glattflächen) > 0.

Der Nachteil dieser Methode ist, dass auf der Basis einer bereits eingetretenen irreversiblen Schädigung (= kariöse Läsion) geurteilt wird.

Eine prinzipielle Alternative mit hoher Zuverlässigkeit (bei allerdings deutlich höherem zeitlichem und apparativem Aufwand) bietet sich in Form der **„DentoProg"-Methode** [37]. Sie berechnet – auf der Basis einer logistischen Regressionsanalyse – aus dem Verhältnis gesunder Milchmolaren zu verfärbten Grübchen und Fissuren (d.h. reversiblen Parametern) der ersten bleibenden Molaren sowie der Initialläsionen an Glattflächen eine Maßzahl, die die Risikoeinschätzung ermöglicht. Die Übernahme dieses in der Schweiz entwickelten Vorgehens kann jedoch nur für eine Population mit gleicher epidemiologischer Ausgangssituation empfohlen werden!

Eine detailliertere Erhebung individueller Risikofaktoren über eine kurze Anamnese hinaus ist im Rahmen der Gruppenprophylaxe in der Regel nicht möglich und bleibt der zahnärztlichen Praxis vorbehalten.

Präventive Diagnostik in der Gruppenprophylaxe.
- Klinische Untersuchung (Initialkaries, kariöse Läsion)
- Erhebung von „Hintergrundvariablen" (falls möglich) (Ernährungsgewohnheiten, Mundhygiene, Fluoride, Allgemeinerkrankungen, Medikation etc.).

Präventive Diagnostik in der Individualprophylaxe.
- Eingehende klinische Untersuchung (Fissurenmorphologie, Zahnstellung, Initialkaries, kariöse Läsion, Gingivitis etc.)
- Anamnese (Ernährungsgewohnheiten, Mundhygiene, Fluoride, Allgemeinerkrankungen, Medikation, soziologischer Hintergrund etc.)
- Mundhygienestatus (Plaque-Index, Entzündungsindex)
- Untersuchung mit der Kaltlichtsonde
- Röntgendiagnostik (Bissflügel, falls erforderlich)
- mikrobiologische Diagnostik (Mutansstreptokokken/Laktobazillen bei Durchbruch der Sechsjahrmolaren sowie der Zwölfjahrmolaren)
- Speicheldiagnostik (Speichelfließrate, Pufferkapazität, bei Verdacht)
- Plaque-Formation-Rate-Index (nach Abschluss der Wechselgebissphase als Ergänzung zur mikrobiologischen Diagnostik).

Präventive Betreuung. Das Instrumentarium zur präventiven Betreuung des Schulkindes unterscheidet sich nur unwesentlich von der des Vorschulkindes. Die entscheidenden Unterschiede liegen – bedingt durch die Ausgangssituation und die unterschiedliche Zielvorgabe – in der Art und Intensität der Betreuung:

Die Hinführung des Schülers zu weitgehend selbstverantwortlicher Durchführung effektiver häuslicher Prophylaxe in einer Zeit des physischen und psychischen Umbruchs bei gleichzeitiger Gesunderhaltung eines kariesanfälligen Kauorgans kann nur im funktionierenden Zusammenspiel von Gruppen- und Individualprophylaxe, von häuslicher Prävention und professioneller Betreuung gelingen.

Basisprophylaxe. Die basisprophylaktische Betreuung der Schulkinder umfasst folgende Komponenten:

- **Professionelle Betreuung** (Zahnarzt/Prophylaxepersonal/Erzieher):
  - Beratung mit folgenden Schwerpunkten:
    a) Zahndurchbruch als Risikofaktor
    b) Fissurenversiegelung
    c) Ernährungsberatung: Zwischenmahlzeiten, Pausenbrot
    d) Fluoride: F-haltige Erwachsenenzahnpasta, Fortsetzung F-Tabletten bzw. F-Kochsalz
  - Instruktion mit dem Schwerpunkt Mundhygiene: Abstimmung der Mundhygienemaßnahmen auf das Wechselgebiss (z.B. Interdentalraumhygiene in der zweiten Wechselgebissphase)
  - professionelle Zahnreinigung
  - lokale Fluoridierung: F-Lack (zweimal pro Jahr)
  - Fissurenversiegelung: Molaren (falls erforderlich)
  - Sanierung (Karies): Füllungen, Kronen, Extraktionen (zerstörte Milchzähne)
  - KFO-(Früh-)Behandlung (falls erforderlich)
  - regelmäßige, halbjährliche Kontrolle.
- **Häusliche Maßnahmen:**
  - seltener Konsum zuckerhaltiger und/oder klebriger Produkte (Achtung: besonderer Hinweis auf Getränke!), Zuckeraustauschstoffe
  - regelmäßige gründliche Zahnpflege (mindestens zweimal täglich, die Eltern putzen in der ersten Wechselgebissphase noch nach!)
  - regelmäßige Fluoridanwendung in optimaler Dosierung (z.B.: F-Tabletten plus F-haltige Erwachsenenzahnpasta, F-Kochsalz plus F-haltige Erwachsenenzahnpasta, F-haltige Erwachsenenzahnpasta [täglich] plus F-Gel [wöchentlich]).

Intensivprophylaxe. Die Intensivprophylaxe erfolgt bedarfsgerecht in Abhängigkeit von den für das Individuum ermittelten Risikofaktoren. Die Frequenz wie auch die Art der einzelnen Maßnahmen ist nicht nur inter-, sondern auch intraindividuell unterschiedlich:

- **Professionelle Intensivprophylaxe:**
  - Herstellung der Hygienefähigkeit der Mundhöhle (z.B.: Entfernung von Plaqueretentionsstellen, ggf. Erneuerung von Füllungen, Umstieg auf andere Füllungsmaterialien oder Versorgungsarten z.B. Milchzahnkronen, Extraktion von Wurzelresten)
  - Reduktion der Zahl Karies verursachender Mikroorganismen (nach Bedarf, z.B. Chlorhexidin-Lack, zwei- bis viermal pro Jahr)
  - lokale Fluoridierung mit F-Lack (nach Bedarf, z.B. vier- bis sechsmal pro Jahr, ggf. alternierend mit Chlorhexidin-Lack)
  - Fissurenversiegelung: Molaren und ggf. Prämolaren (falls erforderlich)
  - verkürzte Kontrollintervalle (z.B. klinische Kontrolle alle zwei bis drei Monate, jährliche mikrobiologische Tests).
- **Häusliche Intensivprophylaxe** (zusätzliche Maßnahmen):
  - Zähneputzen nach jeder Mahlzeit
  - gezielter Einsatz (zwei- bis dreimal täglich) xylithaltiger Kaugummis
  - ggf. tägliche F-haltige Mundspüllösungen (z.B. bei fest sitzender KFO-Behandlung)
  - ggf. fluoridhaltige Gele (> 1 % Fluor wöchentlich, 0,1 % Fluor täglich).

Wird bei den Kontrolluntersuchungen eine Veränderung des aktuellen Kariesrisikos diagnostiziert (z.B. Überführung von der Gruppe mit erhöhtem Kariesrisiko in diejenige mit normaler Kariesgefährdung), können die professionellen wie auch die häuslichen Maßnahmen entsprechend angepasst werden. Vielfach reichen bereits die Durchführung einer Fissurenversiegelung sowie die alternierende, in dreimonatigen Abständen erfolgende Applikation fluorid- und chlorhexidinhaltiger Lacke aus, um dieses Ziel zu erreichen.

Der Schwerpunkt der Betreuung des Risikopatienten liegt somit beim Zahnarzt und seinem Team. Je intensiver der „schmerzfreie" Kontakt des Patienten mit der Zahnarztpraxis, umso leichter kann später die erforderliche dauerhafte Compliance des Patienten sichergestellt werden.

Dies ist nicht zuletzt deswegen von Bedeutung, weil spätestens mit der Pubertät der Jugendliche die zahnärztliche Praxis als Hauptansprechpartner für den Erhalt seiner Mundgesundheit ansieht [57].

Dem Praxisteam fällt dabei die zentrale Aufgabe zu, dem Jugendlichen zu vermitteln, wer das Problem hat und wer welchen Beitrag zu seiner Lösung leisten kann (Abb. 7-23). Das heißt: Dem Jugendlichen muss in einer für ihn verständlichen Sprache klar gemacht werden, dass der Zahnarzt nicht von ihm etwas will, sondern dass das Team ihm etwas anbietet! Der Zahnarzt soll Hilfestellungen zur Entscheidungsfindung geben, entscheiden muss der Jugendliche letztlich selbst!

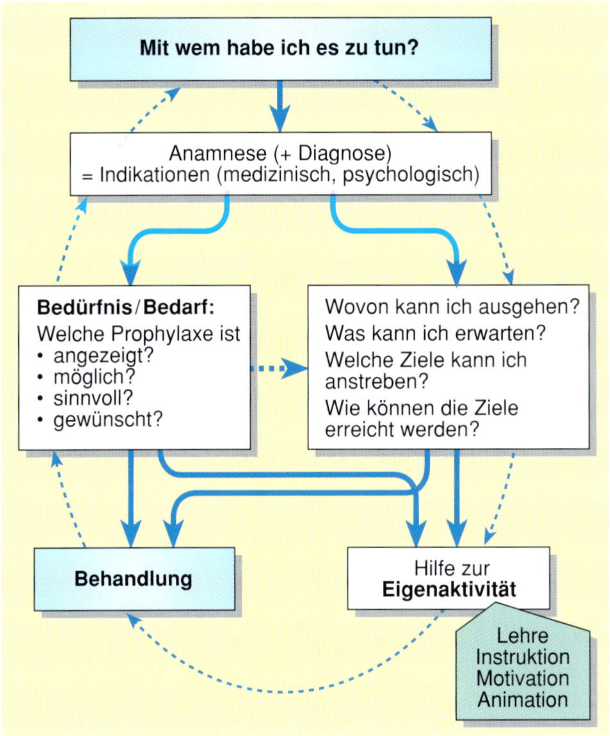

Abb. 7-23 Ausgangslage und zielorientierter Weg zur eigenaktiven Prävention (nach [57]).

Literatur

Eine Begründung der Wirksamkeit der traditionellen Prophylaxe durch Zitieren umfangreichen Datenmaterials scheint angesichts der allgemeinen Akzeptanz der klassischen präventiven Strategien überflüssig. Eine Übersicht zentraler Monographien (mit Schwerpunkt auf der deutschsprachigen Literatur) sowie Publikationen zu aktuellen Fragestellungen finden Sie im Internet.

Ausgewählte Literatur

Das vollständige Literaturverzeichnis finden Sie auf unserer Homepage www.urbanfischer.de/Zahnmedizin/Kinderzahnheilkunde.

[3] American Dental Association: Caries diagnosis and risk assessment. A review of preventive strategies and management. J Amer dent Ass 126, 7 (1995).
[21] Einwag, J.: Möglichkeiten und Grenzen häuslicher Prophylaxe. In: Professionelle Prävention in der Zahnarztpraxis. Urban & Schwarzenberg, München–Wien–Baltimore 1994.
[30] Featherstone, J. D. B.: The science and practice of caries prevention. J Am Dent Assoc 131, 887 (2000).
[55] Löe, H.: Oral hygiene in the prevention of caries and periodontal disease. Int Dent J 50, 129 (2000).
[73] Schiffner, U.: Karies – eine Infektionserkrankung? Oralprophylaxe 19, 174 (1997).

8 Füllung oder Remineralisation

von Johannes Einwag

Inhaltsübersicht

8.1 Einleitung

Bereits 1912 konnte HEAD experimentell nachweisen, dass der menschliche Speichel erweichte Gebiete extrahierter Zähne wieder erhärten kann [13]. Der Nutzen dieser Erkenntnis für die klinische Zahnheilkunde wurde seinerzeit jedoch offensichtlich nur von wenigen erkannt. So beispielsweise von ANDERSON, der bereits wenige Jahre später (1921/22) mit Erfolg versuchte, White-Spot-Läsionen im Rahmen zahnärztlicher Therapie rückgängig zu machen [1, 2].

Die Mehrzahl seiner Kollegen orientierte sich jedoch weiterhin an BLACK, der in seinen klassischen Regeln (1889) u.a. die vollständige Entfernung der erkrankten Zahnhartsubstanz forderte [4].

Die ersten umfassenden klinischen Daten legte BACKER-DIRKS 1966 vor. Er registrierte im Rahmen einer größeren epidemiologischen Studie u.a. den Zustand von 184 bukkalen Flächen von ersten unteren Molaren bei achtjährigen Schulkindern und wiederholte die Untersuchung sieben Jahre später. Eines der Ergebnisse: Von 72 White-Spot-Läsionen waren 37 verschwunden (Abb. 8-1) [3].

Nachdem diese klinischen Erfahrungen in der Folgezeit auch auf histologischer Ebene ihre Bestätigung fanden (z.B. SILVERSTONE und POOLE [32]), wurden Hoffnungen laut, durch Entwicklung therapeutisch wirksamer Remineralisierungsmittel Initialläsionen gezielt ausheilen oder zumindest die Progression der Karies verlangsamen bzw. stoppen zu können.

8.2 Fachliche Grundlagen

8.2.1 Remineralisation

Insgesamt führten die Aktivitäten bei der Entwicklung klinisch brauchbarer Präparate bis heute jedoch nur zu unbefriedigenden Ergebnissen. Es konnten zwar eine Vielzahl von Details im Hinblick auf eine optimale Komposition entsprechender Produkte geklärt werden. Hierzu gehört zum Beispiel die Erkenntnis, dass der Effekt von Remineralisationslösungen durch Beigabe von Fluorid erheblich verbessert werden kann [18], oder die Erfahrung, dass Remineralisationslösungen mit relativ niedrigen (1 mM) Kalziumkonzentrationen wirksamer sind als solche mit höheren (3 mM) Konzentrationen [33].

Letzteres spricht dafür, dass die Anwendung höher konzentrierter Remineralisationslösungen zur Ausbildung einer **Diffusionsbarriere** an der Schmelzoberfläche führt, die die Tiefenpenetration von Kalzium und Phosphat und somit die vollständige Remineralisation verhindert (Abb. 8-2 a). Für die Praxis bedeutet dies:

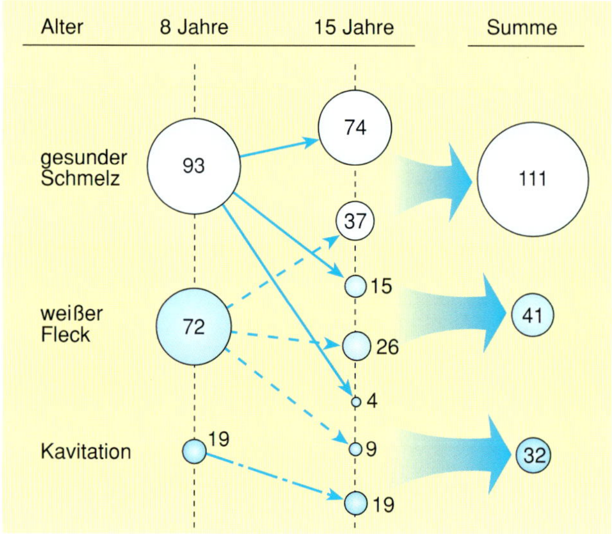

Abb. 8-1 Nachweis einer In-vivo-Remineralisation durch BACKER-DIRKS: 37 von 72 weißen Flecken an bukkalen Flächen von ersten Molaren remineralisierten im Laufe von sieben Jahren.

> Die Wahrscheinlichkeit, eine vollständige Remineralisation zu erreichen (d.h. klinisch: Verschwinden des „white spot"), ist bei häufiger Anwendung niedrig konzentrierter Fluoridpräparate eher zu realisieren als bei seltener Anwendung höher konzentrierter Produkte. Letztere bewirken allenfalls einen Stillstand der Kariesprogression, d.h., die weiße kreidige oder bräunliche Verfärbung bleibt bestehen [31].

Gesichert scheint auch ein Zusammenhang zwischen der Größe/Tiefe der Läsion und ihrer Remineralisierbarkeit: Je kleiner und flacher die demineralisierte Zone, desto größer ist die Wahrscheinlichkeit einer vollständigen „Ausheilung" oder zumindest

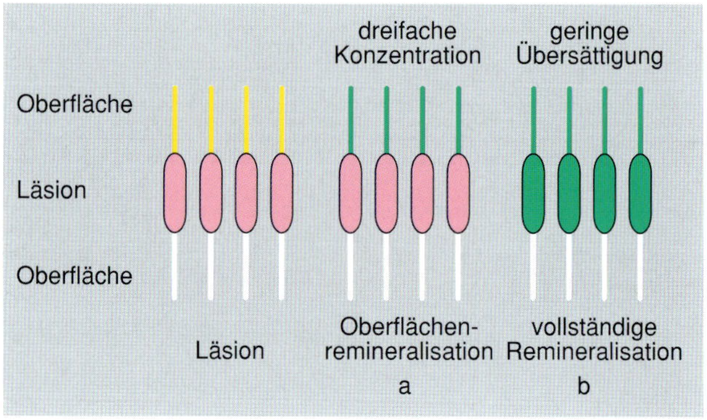

Abb. 8-2a Mechanistische Vorstellung über die Formen der Remineralisation bei initialer Karies.

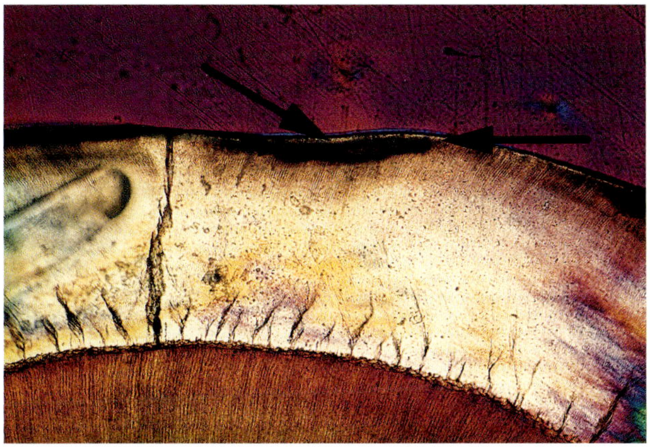

Abb. 8-2b Flache Initialläsion polarisationsoptisch gesehen (rot: Einbettmasse; gelb: Schmelz; braun mit schwarzem Rand: Subsurface-Karies; Pfeil: intakte Oberfläche).

einer „Arretierung" der Karies [17]. Nach Naujoks liegt die kritische Grenze bei etwa 100 µm Tiefe [24].

Weiterhin unklar ist hingegen, warum ein und dieselbe Remineralisationslösung im einen Fall zu einer Remineralisation, in anderen Fällen hingegen zu weiter gehender Demineralisation führt. So berichtete z.B. Dijkman [8], dass nach Induktion flacher, etwa 50 µm tiefer Initialläsionen (Abb. 8-2b) lediglich 80% der demineralisierten Präparate bei Behandlung mit einer Remineralisationslösung auch Mineral einlagerten. Die restlichen 20% reagierten hingegen mit weiter gehender Demineralisation.

Noch verwirrender ist es, wenn man berücksichtigt, dass Zähne auf eine mehrwöchige Lagerung in einer Remineralisationslösung zunächst mit Mineralzuwachs, anschließend jedoch mit Mineralverlust reagieren.

Derartige Phänomene beruhen möglicherweise auf Unterschieden in der Kristallmikrostruktur des Schmelzes. So konnte beispielsweise Cevc [6] nachweisen, dass zwischen kariesresistenten und kariesaktiven Personen tatsächlich derartige Unterschiede, insbesondere hinsichtlich der Orientierung der Schmelzkristallite innerhalb der Schmelzprismen, bestehen.

Darüber hinaus weisen Ergebnisse von Koulourides [18], Ten Cate [35] sowie von Irmisch [16] darauf hin, dass Schmelzareale, die bereits einem einmaligen Säureangriff („priming") ausgesetzt waren oder einem Demineralisations-Remineralisations-Zyklus unterworfen wurden, gegen weitere Säureangriffe unempfindlicher reagieren. Dies würde auch erklären, warum Läsionen an verschiedenen Seiten ein und desselben Zahnes verschieden kariesanfällig [15] bzw. auch verschieden gut remineralisierbar sind. Zudem bestätigt es die klinische Erfahrung, dass mit zunehmendem Alter vermehrt ein Sistieren kariöser Läsionen beobachtet werden kann.

Die Frage, ob eine bestimmte Läsion nun remineralisierbar ist oder nicht, kann zum gegenwärtigen Zeitpunkt somit für den konkreten klinischen Einzelfall nicht beantwortet werden. Ganz abgesehen davon: Die In-vitro-Studien zu De- und Remineralisationsvorgängen finden an 100 bis 200 µm tiefen Initialläsionen statt. Ob und ggf. wie die dabei gewonnenen Erkenntnisse auf die klinische Realität übertragen werden können, ist noch nicht geklärt [14].

Thylstrup und Fejerskov [36] gehen sogar davon aus, dass weiße Flecken auf Glattflächen in erster

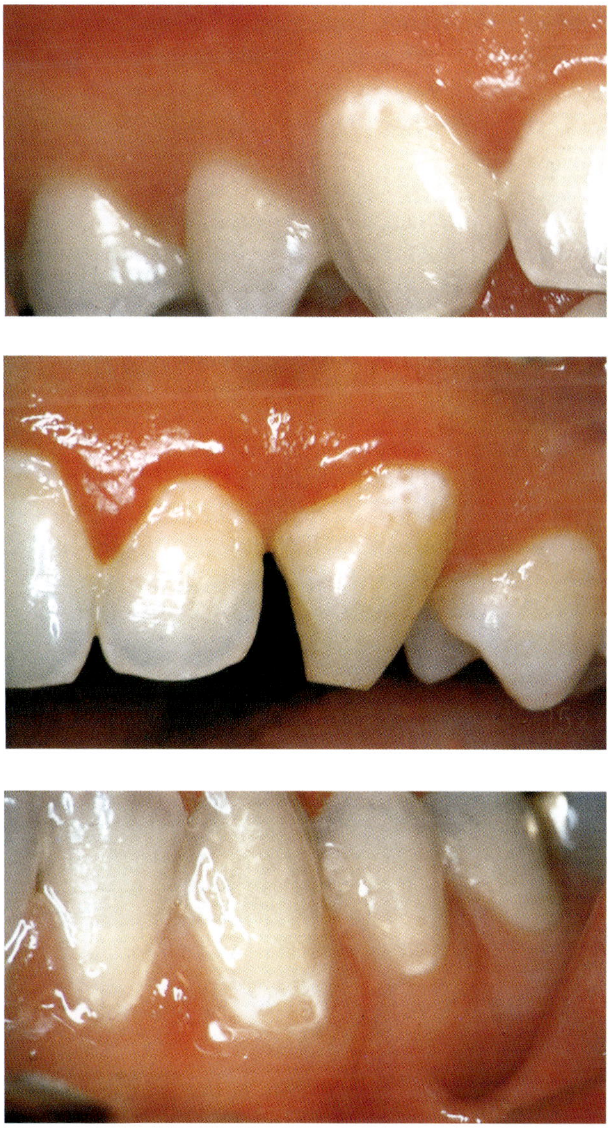

a

b

c

Abb. 8-3a bis c Die kreidigen Flecken, insbesondere im Bereich der Zahnhälse von 13 (a) und 23 (b), sind die sichtbaren Zeichen der Initialkaries. Durch Remineralisation können sie wieder verschwinden. Bei Zahn 33 (c) liegt eine Kavitation vor. Mit einer Restitutio ad integrum kann hier nicht mehr gerechnet werden, weil u.a. eine Matrixstruktur fehlt, um die Repräzipitation von Kalziumphosphatverbindungen zu ermöglichen.

Linie durch Abrasion (z.B. als Folge von Mundhygienemaßnahmen) kleiner werden oder verschwinden. Klarheit besteht lediglich insoweit, dass eine „Heilung" nur möglich ist, solange die Läsion noch nicht zu einer Kavitation geführt hat [30] und ihre Ausdehnung auf den Schmelz beschränkt bleibt (Abb. 8-3).

Bei derartig lückenhaften Kenntnissen allein auf dem Gebiet der Grundlagenforschung wäre es keinem praktizierenden Zahnarzt zu verübeln, sich – ganz abgesehen von den Problemen einer korrekten Diagnostik (s. S. 53ff.) – bei Vorliegen einer Initialkaries in der Regel für die Füllungstherapie zu entscheiden.

Hauptargument **gegen** diese Strategie sind die Ergebnisse klinischer Langzeitstudien. Die dabei gewonnenen Daten sprechen eindrucksvoll **für** ein abwartendes Therapiekonzept.

8.2.2 Verlangsamung der Kariesprogression

In Untersuchungen von SHWARTZ [29] zur Progression der Karies in verschiedenen Schichten der Zahnhartsubstanz stellte sich heraus, dass die Karies bei den untersuchten amerikanischen und skandinavischen Probanden nur sehr langsam fortschritt: Bei Milchmolaren dauert es beispielsweise im Durchschnitt nahezu ein Jahr, ehe die äußere Schmelzhälfte durchwandert ist. Bis zum Erreichen der Schmelz-Dentingrenze vergehen weitere zehn bis zwölf Monate. Die korrespondierenden Zahlen für frisch durchgebrochene Sechsjahrmolaren liegen etwa doppelt, bei älteren Jugendlichen etwa viermal so hoch. Das bedeutet konkret: Bei einem 15- oder 16-jährigen Jugendlichen werden im Durchschnitt acht Jahre bis zum Erreichen der Schmelz-Dentingrenze benötigt (Tab. 8-1a und b).

Tabelle 8-1a Durchschnittliche Kariesprogression in der äußeren Schmelzhälfte (nach [29]).

Milchzahn	1 Jahr
Sechsjahrmolar (10-Jährige)	2 Jahre
Sechsjahrmolar (17-Jährige)	3,5 Jahre

Tabelle 8-1b Durchschnittliche Kariesprogression in der inneren Schmelzhälfte (nach [29]).

Milchzahn	1 Jahr
Sechsjahrmolar (10-Jährige)	3,5 Jahre
Sechsjahrmolar (17-Jährige)	4,5 Jahre

So wichtig derartige Durchschnittswerte für eine erste Orientierung auch sind, so wenig sagen sie über die tatsächlichen Verhältnisse im Einzelfall aus. Für den Kliniker erheblich interessanter ist die Verteilung der Einzelwerte und somit die Beantwortung der Frage, ob eine derartig langsame Kariesprogression nur auf einer geringen Anzahl „positiver Ausreißer" beruht oder ob tatsächlich ein wesentlicher Teil der Gesamtpopulation ein entsprechendes Verhalten aufweist. In diesem Zusammenhang können Untersuchungen von PITTS zitiert werden [27]: Er stellte u.a. fest, dass 50% aller in der äußeren Schmelzhälfte liegenden kariösen Läsionen auch sechs Jahre später noch als Schmelzkaries diagnostiziert werden können. Bezieht man auch die in der inneren Schmelzhälfte liegenden Läsionen in die Ausgangswerte mit ein, so sind nach dem gleichen Zeitraum immerhin noch 30% als auf den Schmelz beschränkte Demineralisationen im Röntgenbild zu erkennen (Abb. 8-4).

Für die Einzelfallentscheidung von Bedeutung ist offensichtlich auch die Anzahl vorhandener **Mutans-Streptokokken:** Wird zusätzlich zu klinischen und röntgenologischen Befunden noch die Anzahl der in der Approximalplaque vorhandenen Mutans-Streptokokken ermittelt, können deutlich exaktere Aussagen zur Kariesprogression, -stagnation oder -regression getroffen werden als ohne mikrobiologischen Befund [16]. Eindeutige Aussagen liegen ebenfalls vor zum Zusammenhang zwischen Plaque-Index bzw. Gingiva-Blutungs-Index und der Kariesprogression: Aus der An-/Abwesenheit von Plaque kann **kein** Rückschluss auf die Aktivität einer Initialläsion gezogen werden! Anders bei Vorliegen einer Blutung: Dort, wo eine Blutung registriert wird, kann von

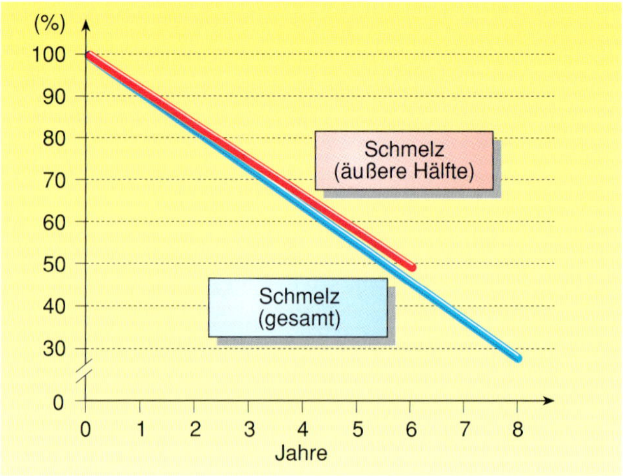

Abb. 8-4 Häufigkeit im Schmelz lokalisierter Läsionen (in Prozent) in Abhängigkeit von dem radiologisch diagnostizierten Ausgangsbefund und dem seither verstrichenen Überwachungszeitraum (nach [27]).

Tabelle 8-2 Entwicklung radiologisch registrierter Schmelzläsionen innerhalb von neun Jahren (14–23) (Grad 0: keine Karies; Grad 1: Karies in der äußeren Schmelzhälfte; Grad 2: Karies in der inneren Schmelzhälfte) (nach [11]).

	Grad 0	Grade 1 und 2
Grad 0	42%	24%
Grade 1 und 2	11%	31%

einer aktiven, d.h. progredienten Initialläsion ausgegangen werden [10].

Eine sofortige Füllungstherapie scheint angesichts der o.a. Fristen – zumindest bei Personen mit niedrigem und mittlerem Kariesrisiko – nicht angebracht (die durchschnittliche Überlebensdauer einer Füllung wäre geringer anzusetzen als die Ausbreitungsgeschwindigkeit einer sich selbst überlassenen Läsion!).

Ähnliche Schlussfolgerungen ergeben sich auch aus dem Datenmaterial Schweizer Publikationen (Tab. 8-2): So untersuchte beispielsweise GERMANN [11] den Zustand von Approximalflächen bei Züricher Kindern über einen Zeitraum vom 14. bis 23. Lebensjahr. Er stellte hierbei fest, dass von 428 gesunden Fällen immerhin noch 42% unverändert geblieben waren, 24% wiesen eine Schmelzläsion auf. Bei 301 Flächen mit radiologischen Schmelzläsionen wurde nach Ablauf der neun Jahre zwar nur in 11% der Fälle eine Remineralisation registriert, weitere 31% der Läsionen waren jedoch nach wie vor auf den Schmelz beschränkt.

Ähnlich beeindruckend sind Informationen von RUGG-GUNN [28]: Bei 13-Jährigen röntgenologisch registrierte Karies hat in 65% der Fälle noch nicht die Schmelz-Dentingrenze erreicht! Hier werden die Auswirkungen – rein zeitlich gesehen – für die Praxis deutlich: Auf mehr als 50% der Füllungen im Approximalbereich könnte in dieser Altersgruppe verzichtet werden!

8.3 Konsequenzen für die Behandlungsplanung

8.3.1 Diagnostik

Im Rahmen der Diagnostik ist – in Abhängigkeit vom individuellen Kariesrisiko – die ganze Palette der nicht-invasiven Möglichkeiten moderner Kariesdiagnostik indiziert (s. S. 53 ff.). Routinemäßig kommen zur Anwendung:

- Regelmäßige Anfertigung von **Bissflügelaufnahmen** zur Diagnose von approximalen Schmelzläsionen. Bitewing-Röntgenbilder sind auch heute noch für die Diagnose der Approximalkaries die Methode der Wahl, wobei je nach Untersuchung zwischen 55 und 85% der Karies der äußeren Dentinhälfte erkannt werden (u.a. [23, 25]). Das heißt: Bis zu 45% der vorhandenen Dentinläsionen würden nicht versorgt! Da das wahre Ausmaß der Karies bei der Beurteilung anhand des Röntgenbildes somit unterschätzt wird, ist die radiologische Diagnostik zu ergänzen um
- die **Fiberoptikttransillumination (FOTI)**, d.h. die Untersuchung mit einer modernen Kaltlichtsonde. Zwar wird die auf den Schmelzbereich beschränkte Karies – vor allem im Seitenzahnbereich – nur vergleichsweise schlecht erkannt. Das Ausmaß der im Grenzbereich zwischen Schmelz und Dentin liegenden Läsionen wird durch FOTI jedoch sicherer diagnostiziert [5, 26]. Die Entscheidung für oder gegen eine Füllungstherapie steht dann auf soliderer Basis.

Neuere Diagnoseverfahren, die auf der Messung des elektrischen Widerstandes bzw. der Fluoreszenz der Zahnhartsubstanz beruhen, sind insbesondere dann (als zweite Meinung) indiziert, wenn es darum geht, Dentinkaries bei Zähnen mit makroskopisch intakter Oberfläche („hidden caries“) zu erkennen [21]. „Obsolet, ja nahezu ein Kunstfehler“ ist es nach Angabe von CURILOVIC [7], die Interdentalkariesdiagnostik klinisch mit der Sonde vorzunehmen, da bei einem derartigen Vorgehen der noch intakte oberflächliche „Schmelzdeckel“ zerstört und somit die Chance für eine Ausheilung der Karies iatrogen vertan werden kann (Abb. 8-5).

Ähnliches muss nach Untersuchungen von EKSTRAND [9] und VAN DER LAAN-VAN DORP [37] offensichtlich auch für die Diagnose der Fissurenkaries angenommen werden.

Nach heutigem Erkenntnisstand ist die Kariesdiagnostik mit der Sonde – sofern nicht bereits eine Kavitation vorliegt – kontraindiziert!

Ganz abgesehen davon wird bei Verwendung der Sonde nur etwa jede dritte manifeste Karies (mit Kavität!) im Approximalbereich bei der klinischen Inspektion erkannt [20].

8.3.2 Therapie

Als Entscheidungshilfe für oder gegen ein noninvasives Vorgehen wird neben der Ausdehnung der Karies auch die individuelle Kariesaktivität herangezogen.

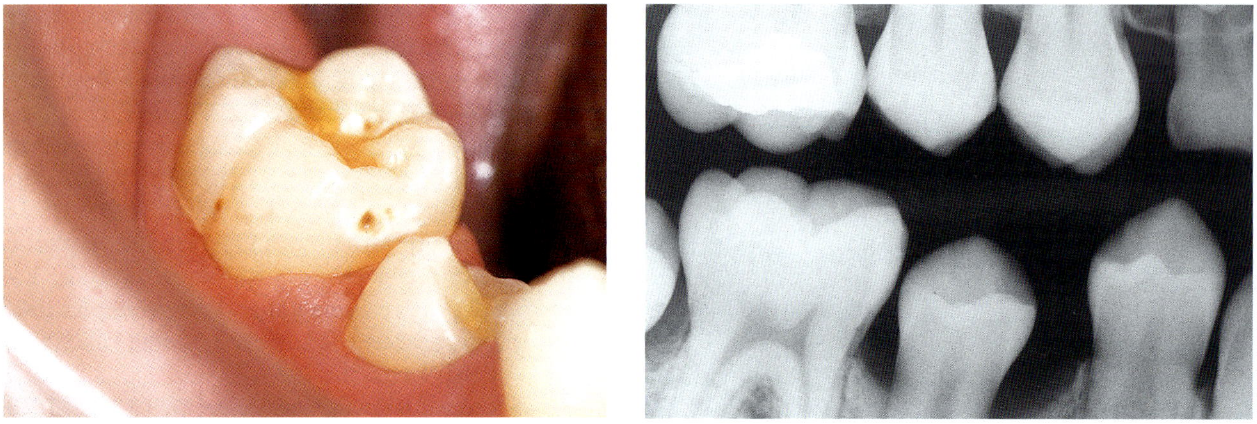

a b

Abb. 8-5a und b Iatrogener Schaden durch forcierte Sondierung. Im Bereich des Kontaktpunktes (a) wurde die Schmelzoberfläche zerstört, obwohl laut radiologischer Diagnostik (b) gute Chancen für eine erfolgreiche Remineralisation bestanden hätten.

Folgendes, auf den aktuellen Kenntnissen basierendes Konzept kann dabei als Richtschnur dienen (Tab. 8-3).

Approximal- und Glattflächenkaries

- Bei röntgenologischer Diagnose einer auf die äußere Schmelzhälfte beschränkten Läsion oder Vorliegen eines Kreideflecks keine Kavitätenpräparation, sondern Hinweis auf die Situation und somit Motivation für verstärkte Mundhygiene (Zahnseide) und Fluoridierung. Die häufigere Anwendung **niedrig konzentrierter fluoridhaltiger Präparate** (Tabletten, Spülungen, Zahnpasten, ggf. 0,1%ige Gele) ist hierbei der Applikation höher konzentrierter (> 1% F) Lösungen, Gele oder Lacke vorzuziehen. Letztere führen zwar initial zu einer

Tabelle 8-3a Empfehlungen zur Therapie der Approximalkaries bei radiologischer Lokalisation der Läsion in der äußeren und inneren Schmelzhälfte.

Befund, Diagnose	Therapie
Initialkaries, lt. Röntgenbefund in der „äußeren Schmelzhälfte“	• Information des Patienten • Prophylaxe (insbesondere: Interdentalraumhygiene, Fluoride) • engmaschiges Recall
Initialkaries, lt. Röntgenbefund in der „inneren Schmelzhälfte“	bei geringem Kariesrisiko: • Information des Patienten • Prophylaxe (s.o.) • engmaschiges Recall bei hohem Kariesrisiko: • Füllung • Verringerung des Kariesrisikos

Tabelle 8-3b Empfehlungen zur Therapie der Glattflächenkaries.

Befund, Diagnose	Therapie
Kreidefleck (evtl. verfärbt)	• Information des Patienten • Prophylaxe (insbesondere: Mundhygiene, Fluoride) • engmaschiges Recall
kleinflächig eingebrochene Oberfläche	• Füllung
großflächig eingebrochene Oberfläche	• Füllung und Verringerung des Kariesrisikos

Tabelle 8-3c Empfehlungen zur Therapie der Fissurenkaries.

Befund, Diagnose	Therapie
intakte Oberfläche mit gering ausgedehnter Verfärbung (hellbraun/dunkelbraun) oder Entkalkung	• Information des Patienten • Prophylaxe (insbesondere: Fluorid-Lack, Chlorhexidin-Lack) • Fissurenversiegelung • engmaschiges Recall
intakte Oberfläche mit deutlicher Entkalkung am Fissurengang	• erweiterte Fissurenversiegelung oder • konventionelle Füllung
defekte Oberfläche	• erweiterte Fissurenversiegelung oder • konventionelle Füllung

schnelleren Remineralisation der Schmelzoberfläche, verhindern auf diese Weise jedoch eine mögliche Remineralisation tiefer liegender demineralisierter Schmelzschichten [33, 35].

- Hat die Karies die innere Schmelzhälfte erreicht, wird die Wahrscheinlichkeit einer korrekten Entscheidung immer schwieriger, da eine ausschließlich radiologische Diagnostik, wie bereits angedeutet, nur begrenzte Aussagen über das tatsächliche Ausmaß der kariösen Zerstörung zulässt. Nach Mejare [22] liegt bei etwa 50% der radiologisch als in der inneren Schmelzhälfte lokalisierten Läsionen von Approximalflächen histologisch nämlich bereits eine Dentinkaries vor! Als Entscheidungshilfe bietet sich in derartigen Fällen der Einsatz der Kaltlichtsonde sowie die Berücksichtigung der individuellen Gebissgesundheit an (Abb. 8-6).

Wie aus Berechnungen von Gröndahl [12] hervorgeht, hängt die Wahrscheinlichkeit für eine Fehlentscheidung offensichtlich nicht nur von der Ausdehnung der röntgenologisch sichtbaren Demineralisation, sondern insbesondere auch von der Anzahl vorhandener Kavitäten ab: Je weniger Kavitäten im Mund vorhanden sind, desto häufiger werden Fehlentscheidungen zugunsten einer Eröffnung der Läsion getroffen!

Ein weniger radikales Vorgehen, d.h. eine abwartende Haltung, scheint in derartigen Fällen durchaus angebracht.

Dies gilt ebenfalls, wenn aufgrund anamnestischer Daten (Ernährungsverhalten, Fluoridanwendung etc.), der Erhebung klinischer Indizes (SBI, PFRI etc.) sowie ggf. ergänzender mikrobiologischer oder sonstiger Testverfahren von einem aktuell niedrigen individuellen Kariesrisiko ausgegangen werden kann.

Sind hingegen bereits mehrere – insbesondere erst in den letzten ein bis drei Jahren durchgebrochene – Zähne betroffen und ist eine Intensivierung der individuellen Kariesprophylaxe nicht zu erwarten, scheint die konventionelle Füllungstherapie das Mittel der Wahl.

a 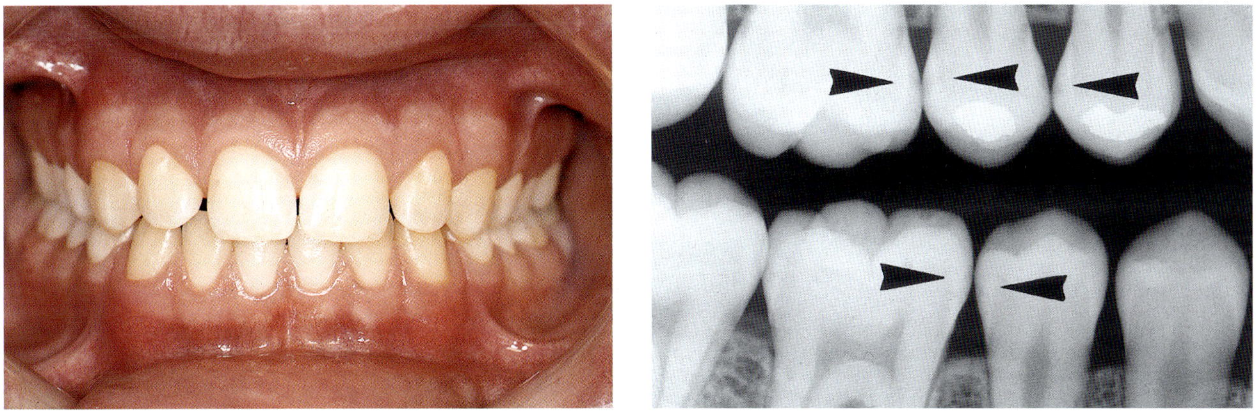 b

Abb. 8-6a und b Patient mit guter Mundhygiene und geringer Anzahl an Füllungen (a), aber multiplen, auch in die innere Schmelzhälfte reichenden Läsionen (b). In diesem Fall ist eine abwartende Haltung indiziert, weil seit dem Durchbruch der betroffenen Zähne schon erhebliche Zeit (Prämolaren 3 Jahre; Sechsjahrmolaren 7–8 Jahre) verstrichen ist.

Fissurenkaries

- Liegt lediglich eine Verfärbung (hell-/dunkelbraun) oder eine entkalkte Zone geringen Umfangs vor und erscheint die Oberfläche intakt, wird der Patient über die Situation informiert. Bei niedrigem Kariesrisiko und guter häuslicher Mitarbeit sind die Versiegelung der betroffenen Zähne und abwartendes Verhalten bei engmaschigen Kontrollen indiziert.
- Erscheint die Oberfläche intakt, sind jedoch deutliche Verfärbungen und/oder Entkalkungszonen am Fissureneingang zu erkennen, sollte möglichst zahnschonend eröffnet werden.

Die Entscheidung für eine erweiterte Fissurenversiegelung oder eine konventionelle Füllungstherapie muss dann **befundgerecht** getroffen werden. Gleiches gilt beim Vorliegen kariöser Läsionen.

8.4 Zusammenfassung

Die Auswertung einer Anzahl klinisch-epidemiologischer Studien aus den letzten Jahren zeigt, dass hinsichtlich der Therapie der Schmelzkaries ein weniger radikales Vorgehen indiziert erscheint.

Bei regelmäßiger effizienter Belagsentfernung und Anwendung geeigneter Fluoridierungsmaßnahmen führt Schmelzkaries nicht schicksalhaft zur Füllungstherapie, sondern kann entweder vollständig ausheilen oder zum Stillstand gebracht werden. Die korrekte Entscheidung erfordert den gezielten Einsatz moderner diagnostischer Hilfsmittel und ein auf den individuellen Mundbefund sowie die Mitarbeit des Patienten abgestimmtes Vorgehen. Insbesondere scheinen indiziert:

- Gebrauch von **Sonden** nur als Tastinstrument bzw. zum Entfernen von Plaqueresten am Fissurenfundus (keine „forcierte" Sondenanwendung, weder interdental noch im Bereich der Fissuren!).
  Stattdessen: Abstützung der Diagnostik auf visuelle Untersuchung plus Bissflügelaufnahmen, ggf. ergänzt um die Fiberoptiktransillumination (FOTI) oder Widerstands- bzw. Fluoreszenzmessungen.
- **Abwartendes Verhalten** bei Läsionen vor Erreichen der Schmelz-Dentingrenze, intakter Oberfläche und gering ausgeprägten Verfärbungen, sofern gute Compliance des Patienten, effektive Prophylaxe und ein an das individuelle Kariesrisiko angepasstes Recall sichergestellt sind.

Ausgewählte Literatur

Das vollständige Literaturverzeichnis finden Sie auf unserer Homepage www.urbanfischer.de/Zahnmedizin/Kinderzahnheilkunde.

[3] Backer-Dirks, O.: Posteruptive changes in dental enamel. J. dent. Res. 45, 503 (1966).
[7] Curilovic, Z., Saxer, U. P., Marthaler, T. M.: Radiologische Kariesläsion im Schmelz – füllen oder abwarten? Schweiz. Mschr. Zahnheilk. 93, 930 (1983).
[14] Hellwig, E.: Stadien der Karies. Oralprophylaxe 20, 132 (1998).
[20] Lussi, A.: Methoden zur Diagnose der Karies. Oralprophylaxe 21, 68 (1999).
[21] Lussi, A., Hotz, P.: Die Approximal- und Glattflächenkaries. Dtsch. zahnärztl. Z. 50, 782 (1995).

9 Werkstoffkundliche Aspekte für ein modernes Behandlungskonzept in der Kinderzahnheilkunde

von Roland Frankenberger, Norbert Krämer und Anselm Petschelt

Inhaltsübersicht

9.1 Füllungsmaterialien für das Milchgebiss

Amalgam ist mittlerweile aus der Kinderzahnheilkunde verdrängt worden. Aber nicht nur hier, auch im übrigen Bereich der Zahnerhaltung ist die Verwendung von Amalgam in Deutschland rückläufig. Nachdem bereits 1992 die Indikation für dentale Amalgame geändert wurde („Amalgame werden nur noch im kautragenden Bereich eingesetzt, wenn andere plastische Füllungswerkstoffe nicht indiziert sind und andere Restaurationstechniken nicht in Frage kommen"), war der Abschied von diesem Füllungsmaterial eingeläutet worden. Für die Kinderzahnheilkunde wurde zusätzlich eine Empfehlung des damaligen Bundesgesundheitsamtes publiziert, die vorsah, dass „bei Kleinkindern bis zum 6. Lebensjahr, vornehmlich in den ersten drei Lebensjahren, besonders vorsichtig abgewogen werden soll, ob Füllungen mit Amalgam notwendig sind" [13]. Innerhalb der darauf folgenden Jahre sind diverse Empfehlungen des heutigen Bundesinstituts für Arzneimittel und Medizinprodukte (BfArM) und wissenschaftlicher Verbände veröffentlicht worden, die die Kinderzahnheilkunde als amalgamfreien Bereich manifestierten [74].

Aufgrund dieser Tatsachen, aber auch, weil die Entwicklung im Bereich der Amalgamalternativen beachtliche Erfolge zu verbuchen hat, sollte Amalgam im Milchgebiss nicht mehr erste Wahl sein.

9.1.1 Konventionelle Glasionomerzemente (GIZ)

Die chemischen Grundlagen der GIZ (oder Polyalkenoatzemente; z.B. Ketac® Fil, Fa. 3M Espe, Seefeld) beinhalten die Reaktion von Kalzium-Aluminium-Fluoro-Silikatgläsern mit Polyakrylsäure, wobei diese Säure-Base-Reaktion sowohl feuchtigkeits- (Ionenausschwemmung) als auch austrocknungsempfindlich (Wasserverlust) ist [16, 34, 68, 94, 134, 138]. Die Abbindereaktion ist von zwei Härtungsphasen gekennzeichnet, wobei sich im Verlauf der ersten Phase nach ca. 10 min das instabile, sehr feuchtigkeitsempfindliche Kalziumpolykarboxylat bildet. Erst nach 24 Stunden ist die zweite Phase abgeschlossen, ein stark vernetzter und folglich stabilerer Aluminium-Polykarboxylatkomplex ist synthetisiert [68, 99, 100, 104, 134, 150].

GIZ weisen eine unter allen Füllungswerkstoffen einzigartige chemische Eigenhaftung an den Zahnhartsubstanzen auf. Bindungspartner ist das Hydroxylapatit, das durch Ionen- und Wasserstoffbrückenbindungen von der Copolymersäure des GIZ angesteuert wird. Die Haftung ist jedoch mit ca. 5 MPa an Dentin und Schmelz im Vergleich zur Adhäsivtechnik mit Hilfe moderner Haftvermittlersysteme geringer [94, 100, 145]. Dafür ist das Wärmeausdehnungsverhalten von GIZ im Vergleich zu Komposit deutlich günstiger für die dauerhafte Dichtigkeit [104].

GIZ sind das einzige Füllungsmaterial, das dauerhaft klinisch relevante Fluoridmengen an die Umgebung der Füllung abgibt.

Die daraus abzuleitende **kariesprotektive Wirkung** ist anhand zahlreicher kontrolliert-klinischer Langzeitstudien nachgewiesen worden, im Rahmen derer bei GIZ wenig Sekundärkaries diagnostiziert wurde [22, 39, 41, 42, 43, 66, 82, 84, 102, 125]. Es wird aber auch berichtet, dass die Abgabe von Fluorid im Verlauf der ersten Wochen nachlässt [2, 27, 39, 141]. Diesem Phänomen jedoch wirkt das **„Akku"-Verhalten** der GIZ entgegen, da eine GIZ-Füllung imstande ist, exogen zugeführte Fluoridionen aufzunehmen und sich regelrecht „wieder aufzuladen" [39, 42, 67]. Ob durch Fluoridabgabe und Akkumulationsverhalten jedoch auch positive Effekte für nicht oder initial kariöse Nachbarzähne resultieren, ist noch nicht komplett evaluiert [23, 26, 71, 117].

In der Klinik sind die GIZ aber mit folgenschweren **Nachteilen** behaftet. Die mangelhafte Toleranz gegenüber Feuchtigkeitszutritt und -entzug innerhalb der beiden Härtungsphasen führt zu schlechteren Materialparametern, die wiederum die Prognose für die gesamte Restauration gefährden [16, 17, 34, 139]. Dieses Phänomen kann durch das Einstreichen des frisch applizierten GIZ mit einem Bondingmaterial oder speziellem Lack (z.B. Final Varnish® LC, Fa. Voco, Cuxhaven) weitgehend verhindert werden [16, 107]. Im Fall einer Black-I- oder -II-Restauration aber ist durch die kaum vorhandene Modellierbarkeit des Materials ein Einschleifen meist unumgänglich und wirft das Problem von neuem auf [44, 82].

Für das Verhalten von GIZ in Milchmolaren jedoch bleibt auch nach perfekt abgeschirmter Härtung die Biegefestigkeit dieser Materialgruppe unter dem benötigten Niveau, um dauerhaft frakturresistent zu sein.

Die **Biegefestigkeit** ist bei ca. 15–20 MPa angesiedelt, woraus vor allem Probleme in der Black-Klasse-II entstehen, da durch die charakteristisch niedrige Biegefestigkeit gehäuft Isthmusfrakturen und marginale Aussprengungen beobachtet werden mussten [36, 82, 83].

Tabelle 9-1 Zusammensetzung zweier typischer Glasionomervertreter (Vitremer®, Photac® Fil Aplicap, Fa. 3M Espe). Beide Materialien enthalten anteilig etwa 20 Gew.-% Matrixbestandteile. Der Füllkörperanteil ist geringer als bei hochgefüllten Feinpartikelhybridkompositen. Neben der „Autocure"-Komponente (= autopolymerisierender Anteil der Kompositmatrix) könnte der höhere Wassergehalt von Vitremer® eine Erklärung für die bessere Dunkelhärtung gegenüber Photac® Fil Aplicap sein [15a].

Bestandteile	Vitremer®	Photac® Fil Aplicap
Polyacrylsäure oder eine modifizierte Poly(acryl)säure mit einer lichtaktivierbaren, polymerisierbaren Seitenkette	etwa 15 Gew.-% hier: Polyacrylsäure-Copolymer	etwa 9 Gew.-% hier: Copolymersäure
photopolymerisierbares Monomer	etwa 5 Gew.-% hier: HEMA	11 Gew.-% hier: (Bis)methacrylate, HEMA
ionisierbare Gläser	etwa 70 Gew.-% hier: Fluoraluminiumsilikat-Glas	73 Gew.-% hier: Natrium-Strontium-Lanthan-Fluorosilikat-Glas
Wasser	etwa 8 Gew.-%	etwa 6 Gew.-%

Zu Zeiten ihrer Markteinführung Ende der 70er-Jahre waren alle GIZ ausschließlich als Handmischvariante zu bekommen. Dies barg den Nachteil, dass schon geringe Abweichungen von der idealen Zusammensetzung beim Mischen von Pulver und Flüssigkeit zu schwer voraussagbaren Veränderungen der werkstoffkundlichen Eigenschaften geführt haben [40, 94, 131]. Seit Einführung der Darreichungsform als vordosierte Kapsel sind diese Probleme jedoch nicht mehr aufgetreten.

Neben der sich als problematisch erweisenden Biegefestigkeit wird auch die **Abrasionsresistenz** der GIZ deutlich kritischer als die der Komposite eingeschätzt [4, 98, 116]. Die Indikation für die permanente Klasse-II-Versorgung wird hierdurch zwar fraglich, aber da im Milchgebiss andere Vergleichsparameter gelten, kann dieser Einwand nicht absolut gesehen werden.

Die Frage der **Pulpaverträglichkeit** von GIZ ist zwar umstritten [68, 69, 70, 115], klinische Studien berichten aber nicht von häufigen Pulpaschädigungen. Wegen der befürchteten Pulpatoxizität wird in als pulpanah eingeschätzten Bereichen („Caries profunda") die punktuelle Applikation kalziumhydroxidhaltiger Präparate empfohlen [115].

9.1.2 Metallverstärkte Glasionomerzemente (MGIZ)

Mitte der 80er-Jahre wurde eine modifizierte GIZ-Form eingeführt, die sog. metallverstärkten GIZ (MGIZ) oder Cermet-Zemente (z.B. Ketac® Silver, Fa. 3M Espe) [99]. Durch hohe Temperaturen wurden Metallpartikel (vornehmlich gesintertes Silber) an das Glaspulver des GIZ gebunden [153].

Als Indikation war durch die graue Farbe von jeher ausschließlich der Seitenzahnbereich vorgesehen. Die zumindest amalgamähnliche Erscheinungsform war dem kommerziellen Erfolg der MGIZ sehr zuträglich. Der Silberanteil beträgt ca. 40 Gew.-% (Ketac® Silver), die graue Farbe der MGIZ jedoch wird nicht durch das Silber, sondern durch den Zusatz von Titanoxid hervorgerufen [99].

Die gerade im Milchgebiss attraktive Fluoridabgabe der MGIZ wird im Vergleich zu den GIZ als niedriger beurteilt [39, 145] und auch die aus dem Zusatz von Metallen erhoffte Verbesserung der werkstoffkundlichen Performance blieb aus und konnte weder in vitro noch in vivo nachgewiesen werden [98, 99, 149].

Da für eine die klinische Situation simulierende Untersuchung der Frakturresistenz vor allem Ermüdungsphänomene interessant sind [44, 139], wurden im Rahmen von In-vitro-Tests Dauerfestigkeitsprüfungen ebenso berücksichtigt wie abrasive Prozesse. Präklinische wie klinische Tests endeten mit dem Resultat, dass die eingesinterten Metallpartikel keine Verbesserungen werkstoffkundlicher Parameter für MGIZ brachten.

Eine prospektive klinische Studie an unserer Klinik (Ketac® Silver) entspricht diesem Bild, da neben einer nicht suffizienten Abrasionsresistenz in erster Linie in Kavitäten der Black-Klasse-II aufgrund der geringen Biegefestigkeit gehäuft Frakturen am Isthmus und in marginalen okklusalen Arealen zu beklagen waren [68, 70].

9.1.3 Hoch visköse Glasionomerzemente (HGIZ)

Die Entwicklung der hoch viskösen GIZ (HGIZ) war primär auf die **ART-Technik** (=**A**traumatic **R**estorative **T**reatment) abgestimmt. Die ART-Technik sieht das Exkavieren und Füllen von kariösen Läsionen ohne Strom und aufwändige Instrumentierung – z.B. für zahnärztliche Programme in der Dritten Welt – vor. Die eigens dafür konzipierten GIZ (z.B. Fuji® IX, Fa. GC, B-Leuven) sollten deswegen in erster Linie **fingerstopfbar** sein. Durch das Fehlen von Elektrizität wurden ausschließlich Handmischpräparate mit hoher Viskosität vermarktet, woher auch der Klassifikationsterminus rührt [53, 93]. Die hohe Zähigkeit wird durch eine kleinere Korngröße und durch die Zugabe von Polyacrylsäure bereits ins Pulver hervorgerufen, was den GIZ-typischen Abbindemodus jedoch nicht tangierte [58, 95]. In Analogie zu den ersten beiden Generationen von GIZ sind metallfreie (Ionofil® Molar, Fa. Voco; Fuji® IX, Fa. GC; Ketac® Molar, Fa. 3M Espe) und metallverstärkte (Hi-Dense®, Fa. Shofu, Ratingen) Präparate anzutreffen. Das Pulver der metallverstärkten HGIZ wird durch Zumischen von Metallspänen einer Legierung aus Silber, Zinn und Kupfer (18 Gew.-%) sowie Titandioxid (4 Gew.-%) modifiziert. Die im Vergleich zu allen anderen GIZ am ehesten „amalgamähnliche" Verarbeitung dieser GIZ macht die HGIZ für Milchmolarenfüllungen interessant, da in Anbetracht der oft begrenzten Mitarbeit der kleinen Patienten jede Arbeitserleichterung als angenehm empfunden wird.

In werkstoffkundlichen Untersuchungen konnte für die HGIZ eine im Vergleich zu den konventionellen GIZ verbesserte Abrasionsbeständigkeit festgestellt werden.

Dies ist im Wesentlichen der feineren Körnung (Ketac® Silver 14 µm, Ketac® Molar 2,7 µm) mit einer daraus resultierenden besseren Verteilung des Pulvers in der Matrix zu verdanken. Die von manchen Herstellern jedoch angegebene höhere Frakturresistenz von HGIZ im Vergleich zu den klassischen GIZ oder MGIZ war in unserem werkstoffkundlichen Labor zumindest für Hi-Dense® (Fa. Shofu) und Ketac® Silver (Fa. 3M Espe) nicht verifizierbar. Auch eine klinisch-prospektive Studie aus unserer Poliklinik mit HGIZ-Milchmolaren-Restaurationen aus Hi-Dense® entsprach diesem Bild: Analog zur o.g. klinischen Studie mit Ketac® Silver erwies sich auch bei Hi-Dense® die Biege- und Kantenfestigkeit als nicht

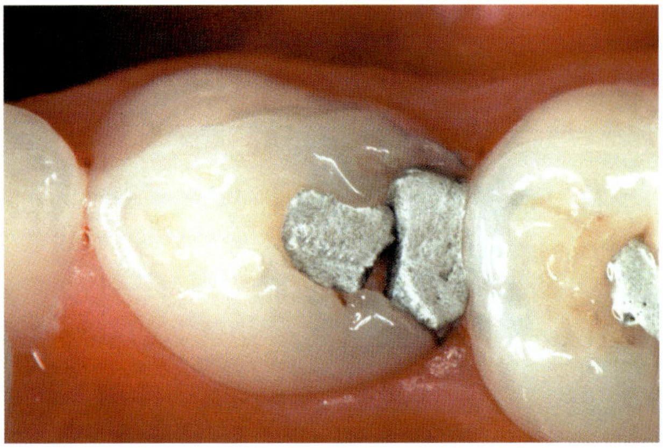

Abb. 9-1 HGIZ in einem Milchmolaren nach 2 Jahren.

zufriedenstellend, da bei Restaurationen der Black-Klasse-II häufig Isthmusfrakturen zu beklagen waren [79, 83] (Abb. 9-1).

Ein **Handlingproblem** entsteht, wenn die Vorbereitung der Materialien nicht exakt gemäß den Herstellerangaben verrichtet wird. Die von den Firmen gelieferten Hilfsmittel sind in der Regel ein Aktivator, mit dem die Polyacrylsäure aus einem Kissen gedrückt und auf das Glaspulver gegossen wird, und ein Applikator, mit dem das Material nach dem maschinellen Mischen der aktivierten Kapsel in die Kavität eingebracht wird. Einzige nicht auf den ersten Blick erkennbare Fehlerquelle ist der Aktivierungsmechanismus. Bei dem von der Fa. 3M Espe gelieferten Instrumentarium wird die Kapsel für 3 s aktiviert, d.h., der Bügel des Aktivators muss auch für diese 3 s in der Aktivierungsstellung gehalten werden, damit die visköse Säure komplett aus dem Kissen gedrückt werden kann. Ein kurzes, wiederholtes Pressen für 3 s ist nicht ausreichend. Werden wie z.B. von der Fa. Voco aktivierbare Kapseln angeboten, so ist darauf zu achten, dass diese während des drehend zu verrichtenden Aktivierungsvorgangs in senkrechter Richtung verbleibt, um die Säure durch die Schwerkraft aus dem Kissen entweichen lassen zu können. Bei der im Vergleich zu den konventionellen GIZ höheren Viskosität der HGIZ kommt es ansonsten zu einer weiteren Steigerung der Zähigkeit bis hin zur bröseligen Konsistenz, die sowohl die Applikation als auch die Adaptationsfähigkeit der HGIZ drastisch verschlechtert.

9.1.4 Kunststoffmodifizierte Glasionomerzemente (KGIZ)

Gegen Ende der 80er-Jahre wurden aufgrund der nicht steuerbaren und vielfach als zu kurz eingeschätzten Verarbeitungszeit der GIZ die kunststoffmodifizierten GIZ (KGIZ) eingeführt. Man band Methacrylatgruppen an die Polyacrylsäure und erreichte so eine initiale Photopolymerisation, verbunden mit einer **steuerbaren Verarbeitungszeit.**

Der methacrylierten Polyacrylsäure werden ein photopolymerisierbares Monomer (meist **HEMA** [**H**ydroxy-**E**thyl-**M**eth**a**crylat]), ionisierbare Gläser und Wasser zugegeben [3]. Nach dem Mischen wird durch die Belichtung eine Polymerisation der Methacrylatgruppe mit HEMA, eine Eigenpolymerisation des HEMA oder eine Eigenpolymerisation der reaktionsfähigen Methacrylat-Seitenkette hervorgerufen. Nach der Photopolymerisation kommt es wie bei den GIZ zur Säure-Base-Reaktion. Dies hat auch den werkstoffkundlichen Vorteil der schnelleren Bildung eines stabilen Gefüges und einer konsekutiv erhöhten Biegefestigkeit [148]. Repräsentanten der KGIZ sind Photac® Fil Quick (Fa. 3M Espe; Abb. 9-2), Vitremer® (Fa. 3M Espe) und Fuji® II LC (Fa. GC).

Die für GIZ wesentliche Salz-Reaktion ist durch die Substitution von Wasser durch wasserlösliche Monomere bei den KGIZ stark verlangsamt. Ist in diesem System zu wenig Wasser enthalten, kann die eigentlich für die GIZ-Charakteristik unabdingbare Säure-Base-Reaktion gar nicht mehr ablaufen, wie dies von Geristore® (Fa. Den-Mat, Santa Maria, USA) und Variglass® (Fa. Dentsply, Milford, USA) berichtet wurde [100], weshalb diese Produkte einer anderen Materialklasse zugeordnet werden müssten.

Polymerisierte KGIZ sind durch die Präsenz **zweier Matrixsysteme** charakterisiert, denn neben der durch die Säure-Base-Reaktion synthetisierten ionischen Struktur besteht auch eine Kunststoffmatrix, d.h., dass bei einem KGIZ immer beide chemischen Reaktionen nebeneinander ablaufen. Daraus folgt, dass die Säure-Base-Reaktion auch ohne separate Lichtpolymerisation zum Abbinden des KGIZ führt [95].

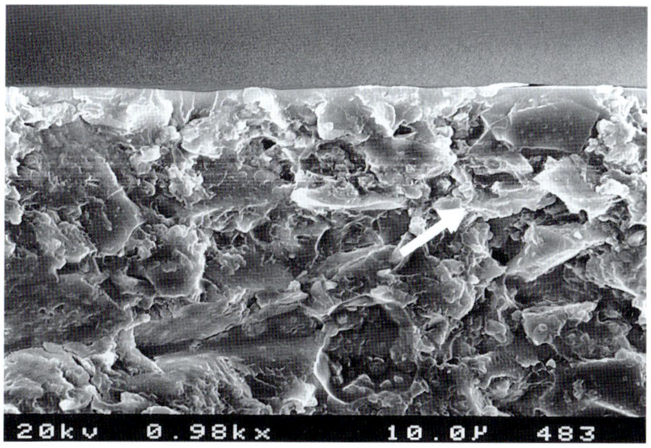

Abb. 9-2 Photac Fil® (Fa. 3M Espe) im Bruchpräparat.

Der große Vorteil der KGIZ besteht im durch den Behandler zu steuernden Abbindeverhalten und der Tatsache, dass die Füllung in einer Sitzung appliziert und poliert werden kann.

Aber auch die **Toleranz gegenüber Feuchtigkeitsveränderungen** nach dem Legen zeigt sich verbessert [17], wodurch das Ausarbeiten der Restauration in einer Sitzung möglich gemacht wurde. Die Haftung der KGIZ an den Zahnhartsubstanzen wird nach individuell unterschiedlicher Vorbehandlung z.B. mit einem Primer (Fa. 3M Espe) oder Conditioner (Fa. GC) höher eingeschätzt als bei den GIZ [37, 97, 100].

Die **Fluoridabgabe** ist mit den konventionellen GIZ vergleichbar [2, 42], auch hier wird ein Aufladeeffekt z.B. durch Fluoridgel beschrieben [135].

In werkstoffkundlicher Hinsicht wird die **Biegefestigkeit** im Vergleich zu den GIZ zwar als doppelt so hoch eingeschätzt, bleibt aber um den Faktor zwei unter dem von Kompositen bekannten Niveau [4, 94, 100].

Nicht nur in ästhetischer Hinsicht ist die **Oberflächenrauigkeit** der KGIZ problematisch (Füllkörpergröße bis 200 µm) [143]. Die Füllerdimensionierung und der schlechte Verbund innerhalb des Gefüges führen zu den innerhalb dieser Materialgruppe schlechtesten Abrasionseigenschaften [116].

Die im Vergleich zu GIZ gute Biegefestigkeit hat sich jedoch in klinischen Studien mit der Verwendung als Milchmolarenfüllungswerkstoff als positiv herausgestellt [76, 95].

Durch die Einführung der Kompomere ist der Einsatzbereich der KGIZ jedoch heute fast ausschließlich auf die Milchzahnfüllungstherapie und das Befestigen indirekter Restaurationen limitiert.

9.1.5 Polyalkensäuremodifizierte Komposite (Kompomere)

1994 wurde eine prima vista völlig neue Materialgruppe vorgestellt. Die Kompomere waren ursprünglich als Hybridstufe zwischen **Kompo**siten und Glasiono**mer**zementen konzipiert worden, um die Hauptvorteile beider Materialien zu vereinen, nämlich die Fluoridabgabe der GIZ und die Ästhetik und Widerstandsfähigkeit der Komposite (z.B. Dyract® AP, Fa. DeTrey, Konstanz; Compoglass® F, Fa. Vivadent, FL-Schaan; Hytac® und F2000®, Fa. 3M Espe; Luxat®, Fa. DMG, Hamburg; Glasiosite®, Fa. Voco). In Wirklichkeit stehen diese Materialien den Kompositen viel näher, was schon daran zu erkennen ist, dass es sich immer um **Einkomponentenmaterialien** handelt. International hat sich deswegen auch der Begriff

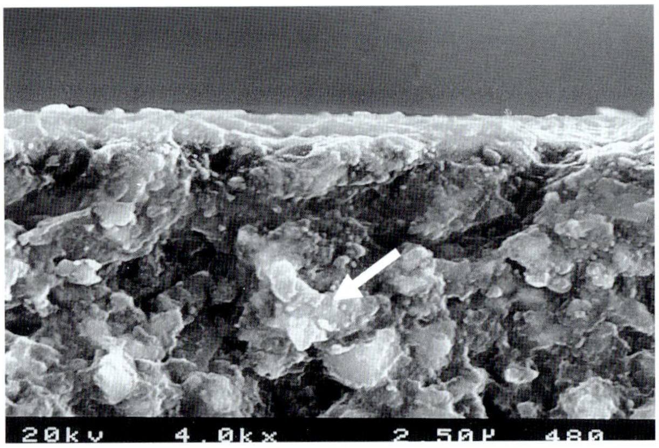

Abb. 9-3 Dyract® (Fa. DeTrey) im Bruchpräparat.

polyalkensäuremodifizierte Komposite durchgesetzt, mit dem der chemischen Komposition eher entsprochen werden kann.

Die charakteristischen **Hauptinhaltsstoffe** belegen dies:

- Füllkörper: Fluorosilikatglas (73–79 Gew.-%)
- Urethandimethacrylat (UDMA) oder andere komposittypische Monomere
- amphiphiles Monomer mit Dicarbonsäure für Salzreaktion und polymerisierbaren Methacrylatgruppen und
- Initiatoren (Kampferchinon) und Stabilisatoren.

Die durchschnittliche Größe der Füllkörper beträgt ca. 2,5 µm (Abb. 9-3), was ebenfalls die Verwandtschaft zu den Kompositen belegt, da z.B. die KGIZ bis zu 200 µm große Füller aufweisen.

Außerdem ist in Kompomeren – wie bei den GIZ unabdingbare Voraussetzung für die Zuordnung in die Materialklasse – kein Wasser enthalten.

Im Vergleich zu den GIZ kann die Säure-Base-Reaktion bei den polyalkensäuremodifizierten Kompositen nicht sofort starten, da initial kein Wasser im System enthalten ist.

Das im Vergleich zu den Kompositen entscheidende Kriterium ist die Addition neuartiger Matrixmonomere (z. B. TCB in Dyract® AP, DCDMA in Compoglass® F). Diese sind als Haftungsmediatoren für den Verbund mit den reaktiven Gläsern sowie (durch die Dicarbonsäuregruppen) mit den Zahnhartsubstanzen integriert worden.

Entsprechend den chemischen Grundlagen ist der Polymerisationsmechanismus eine reine Kompositreaktion. Durch die Photoinitiierung härtet die Kunststoffmatrix infolge der Reaktion der Methacrylatgruppen (Aufbrechen der Kohlenstoffdoppelbindungen und Kettenbildung) und schrumpft in Analogie zu modernen Feinpartikelhybridkompositen. Über die Carboxylatgruppen der innovativen Monomere kommt es entsprechend der Herstellerangaben nach sekundärer Wasseraufnahme zur GIZ-typischen Säure-Base-Reaktion. Dies wird dadurch ermöglicht, dass die Fluorosilikatgläser nicht komplett silanisiert sind und durch die beschriebene Ionisierung unter Katalyse von Metalloxidpigmenten komplett in die Matrix eingebunden werden sollen [69].

Die Wasseraufnahme ist wissenschaftlich bewiesen, so wurde für Dyract® nach 28 Tagen Wasserlagerung eine deutliche Volumenzunahme registriert [3, 4]. Eine Untersuchung aus unserem Labor konnte zeigen, dass bei Vollkeramikkronen aus IPS Empress bei einem Stumpfaufbau zusammen mit dem adhäsiven Befestigen mit Kompomerzement ohne mechanische Belastung nach zwölf Monaten sieben von acht Kronen gesprungen waren [136]. Das legt die Vermutung nahe, dass durch die systemimmanente hygroskopische Expansion der Kompomere dünne Kavitätenwände frakturgefährdet wären. Der erhoffte Antagonismus zur initialen Polymerisationsschrumpfung konnte bislang nicht nachvollzogen werden [3].

Kompomere weisen durch ihre hydrophilen Eigenschaften eine nachgewiesene hygroskopische Expansion auf, die klinische Konsequenzen haben kann.

Eigentlich waren die polyalkensäuremodifizierten Komposite als Materialien mit Eigenhaftung an den Zahnhartsubstanzen konzipiert worden, da angenommen wurde, dass die Carboxylatguppen der Dicarbonsäure ähnlich wie bei den GIZ als Haftungsmediatoren agieren würden. Das trifft nicht zu. Ergänzung zu den Kompomeren ist daher immer ein simplifiziertes Bondingsystem als selbstkonditionierendes und selbstprimendes Adhäsiv. Dabei handelt es sich um Einflaschensysteme auf Aceton- (z.B. Prime & Bond® 2.0, 2.1 und NT, Fa. DeTrey; Solist®, Fa. DMG; Hytac OSB®, Fa. 3M Espe) oder Wasserbasis (z.B. Syntac® Single-Component®, Fa. Vivadent; F2000®, Fa. 3M Espe; Prompt®, Fa. 3M Espe). Die Haftungscharakteristika werden im nächsten Kapitel beleuchtet (s. S. 165 ff.).

Die werkstoffkundliche Analyse der Kompomere zeigt in der Regel mit Kompositen vergleichbare Resultate: Druck-, Zug- und Biegefestigkeit sind ebenso kompositähnlich wie die ästhetische Performance.

Anders jedoch präsentieren sich die Fakten bei Untersuchungen zur **Materialermüdung.** Hier zeigen die

Kompomere, dass nach Dauerbelastung die Festigkeitsermüdungsgrenze („Flexural Fatigue Limit") bedenklich weit absinkt, was auch durch die Wasseraufnahme erklärt wird [44]. Für den Fall einer unbefriedigenden Schmelzhaftung kann dies beim Einsatz im Seitenzahnbereich auch Konsequenzen für die marginale Frakturanfälligkeit von Kompomerrestaurationen haben [44]. Ferner wird die Abrasionsresistenz für den Einsatz im kaulasttragenden Seitenzahnbereich als kritisch eingeschätzt [6, 85, 116]. Mit der Einführung modifizierter Materialien (z.B. Dyract® AP, Fa. DeTrey) versuchen die Hersteller jedoch, dieses Manko zu beheben. Für die Black-Klasse-V haben sich Kompomere mittlerweile bewährt, da über mehrere Jahre hohe Retentionsraten und zufriedenstellende ästhetische Resultate zu beobachten sind [1, 124].

Die Kombination aus einfacher Handhabung, der angegebenen Umgehung der Maxime Kofferdam und dem guten ästhetischen Erscheinungsbild haben die Kompomere bis heute zu einer festen Marktgröße heranreifen lassen. Es ist jedoch eindringlich davor zu warnen, lediglich aufgrund dieser Aspekte die Indikationsgrenze zu überschreiten und wissenschaftlich nicht belegte Gebiete zu beschreiten.

9.2 Werkstoffkundliche Voraussetzungen für die minimalinvasive Restauration des Wechselgebisses mit Kompositen

9.2.1 Werkstoffkunde der Komposite

Komposite (lat. *componere* = zusammenfügen) sind definitionsgemäß zusammengesetzte Werkstoffe. Einer organischen Matrix werden anorganische Füllkörper beigefügt, um die Polymerisationsschrumpfung von ca. 15 auf ca. 3% zu reduzieren und um die materialkundlichen Eigenschaften zu verbessern [128]. Der Verbund zwischen Füllern und Matrix wird durch eine Behandlung der Füller mit einem Silanhaftvermittler bewirkt.

Den Anfang der geschichtlichen Entwicklung der Komposite stellten Autopolymerisate dar. Erster Repräsentant der Kunststoffe mit Glasfüllern war Cadurit® (Fa. 3M Espe) auf Epiminbasis im Jahr 1959. 1962 inaugurierte Bowen das als „Bowen-Molekül" bekannte 2,2-Bis-(4[3'-methacryloyl-oxy-2'hydroxy-propoxy)-phenyl]propan **(Bis-GMA)**, eine Synthese aus Bisphenol A und Glycidylmethacrylat. Erstes auf Bis-GMA basierendes Zwei-Pastenkomposit war Adaptic® (Fa. 3M Espe). 1974 wurde die Palette der bifunktionalen Moleküle um Urethandimethacrylat (UDMA) erweitert. Prozentual geringe, für den klinischen Einsatz jedoch unabdingbare Ingredienzien sind Inhibitoren (0,1% z.B. butyliertes Hydroxytoluen, um die Verarbeitungszeit einzustellen) und Stabilisatoren.

Die Startreaktion geht durch addierte Initiatoren vonstatten. Bei den Autopolymerisaten stellen Benzoylperoxid und aromatische tertiäre Amine die notwendigen freien Radikale zur Verfügung, bei den später marktüblichen UV-Licht-aktivierten Systemen spaltet das UV-Licht (Wellenlänge 365 nm) Benzoinmethylether in freie Radikale auf. Bei den heutigen Systemen führt sichtbares Licht (468 ± 20 nm) eine Spaltung von Kampferchinon herbei, das in Zusammenwirkung mit einem aliphatischen tertiären Amin die Bildung freier Radikale verursacht.

9.2.2 Einteilung der Komposite

Die für den Einsatz als Füllungsmaterial notwendigen werkstoffkundlichen Parameter Dimensionsstabilität, Abrasionsresistenz, reduzierte Polymerisationsschrumpfung, Röntgenopazität und Biegefestigkeit machen den Füllkörperzusatz unabdingbar. Sowohl der Füllertyp als auch der Füllstoffgehalt bestimmt maßgeblich das klinische Verhalten des Füllungskunststoffs.

Der mittlere Durchmesser der Füllerpartikel rangiert bei den zahnärztlichen Kompositen zwischen 0,05 und 100 µm. Charakteristische Füllstoffe sind kristallines Quarz und Gläser wie z.B. Barium-Aluminium-Silikate. Die Größe der Füllkörper bestimmt auch die Unterteilung in verschiedene Kompositklassen [83].

Makrofüller

Die erste Stufe der historischen Entwicklung der Komposite wurde durch die Makrofüller repräsentiert. Sie enthalten 10–100 µm große Partikel (Durchschnitt 15 µm) bei einem Füllstoffgehalt von ca. 75 Gew.-%, wodurch eine Hochglanzpolitur in der Praxis nicht möglich ist. Wurden die Makrofüller durch mechanische Beanspruchung aus der Matrix gerissen, potenzierte sich die Oberflächenrauigkeit und Abrasion des Materials, was im Seitenzahnbereich schnell zum Verlust der anatomischen Form der Restaurationen führte und ferner die Plaqueanlagerung begünstigte. Makrofüller werden heute aufgrund dieser Nachteile nicht mehr als Füllungsmaterialien vermarktet. Die Wasseraufnahme von Makrofüllern liegt bei ca. 0,5%.

Mikrofüller

Zur notwendigen Verbesserung der Polierbarkeit wurden die Mikrofüller mit einer durchschnittlichen

Tabelle 9-2 Zusammensetzung von Kompositen (mod. nach GEURTSEN [55a]).

Bestandteile Kunststoffmatrix	Abkürzung – Kurzbezeichnung	Chemische Bezeichnung
Monomer	Bis-GMA	Bisphenol-A-Glycidyl-Methacrylat sog. Bowen-Kunststoff
	UDMA	Urethandimethacrylat
Komonomer	TEDMA	Triethylen-Glycol-Dimethacrylat
	EDMA	Ethylen-Glycol-Dimethacrylat
Initiator (Autopolymerisat)	Peroxide	Benzoylperoxid
Initiator (Photopolymerisat)		Kampferchinon
Akzelerator		z.B. Dihydroxyethyl-p-Toluidin
Inhibitor		z.B. Eugenol
Haftvermittler		
Haftvermittler	Silan	z.B. Methacryloxypropyl-trimethoxysilan
Füllkörper		
Makrofüller	Quarz, Glas, Keramik	Lithium-Aluminium-Silikat SiO_2, Quarze
Mikrofüller	feinstteiliges SiO_2	z.B. pyrogenes SiO_2

Partikelgröße von 0,05 µm vorgestellt. Durch die bei dieser Füllergröße erschwerte Matrixbenetzung der Füllkörper beträgt der Anteil nur ca. 50 Gew.-%. Dadurch ist die Wasseraufnahme im Vergleich zu den Makrofüllern höher (1,5%). Durch die Füllungscharakteristik ergibt sich eine relativ niedrige Viskosität und schlechte Modellierbarkeit, außerdem ist die Abrasionsresistenz der bei gleicher Füllerverteilung als homogen bezeichneten Mikrofüller aufgrund des niedrigeren Elastizitätsmoduls relativ niedrig.

Die Verschleißbeständigkeit konnte durch die Einführung der inhomogenen Mikrofüller entscheidend verbessert werden. Hierbei werden industrielle Präpolymerisate mit extrem hoher Füllkörperquote (Durchmesser ca. 200 µm) fabriziert und anschließend einem homogenen Mikrofüller beigemengt. Dadurch wächst der Fülleranteil auf bis zu 70 Gew.-%, was z. B. bei Heliomolar® radiopaque (Fa. Vivadent) zu einer **guten Eignung für den Seitenzahnbereich** beigetragen hat.

Hybridkomposite

Eine Weiterentwicklung sind die Hybridkomposite, welche die positiven Eigenschaften von Makro- und Mikrofüllern verbinden.

Die Polierbarkeit und die optimierten mechanischen Eigenschaften machen die Hybride zu ubiquitär einsetzbaren Kunststoffen [69].

Der Füllkörpergehalt beträgt ca. 80 Gew.-% (Minifüller 0,05 µm, maximale Größe 5 µm). Beträgt der Durchmesser der größeren Füller unter 1,5 µm (Abb. 9-4), so spricht man von Feinpartikelhybridkompositen (z.B. Pertac® II, Fa. 3M Espe; Tetric Ceram®, Fa. Vivadent; Z 100®, Fa. 3M Espe).

Die werkstoffkundlichen Daten wurden im Vergleich zu den Vorgängergenerationen weiter verbessert. Sowohl die Abrasionswerte als auch die Farbstabilität sind als zufriedenstellend einzustufen [56, 152]. Durch die reduzierte Füllkörpergröße ist die Polierbarkeit der Feinpartikelhybride mit denen der Mikrofüller vergleichbar.

In jüngster Zeit haben aber vermehrt Modifikationen der Hybride Schlagzeilen gemacht, die entweder durch höhere (stopfbare) oder niedrigere Viskosität (fließfähige), oder durch Matrixmodifikationen (Ormocere) charakterisiert sind.

Stopfbare Komposite („Packables")

Da Kompositfüllungsmaterialien durch die Verdrängung des Amalgams für die zahnärztliche Praxis immer attraktiver wurden, entstanden schnell Verbesserungswünsche. Viele Behandler empfanden die Herstellung eines suffizienten Approximalkontakts und das Modellieren im Okklusalbereich als sehr mühsam. Der überwiegende Anteil deutscher Zahnärzte hatte während der universitären Ausbildung nie Komposite im Seitenzahnbereich verwendet und war

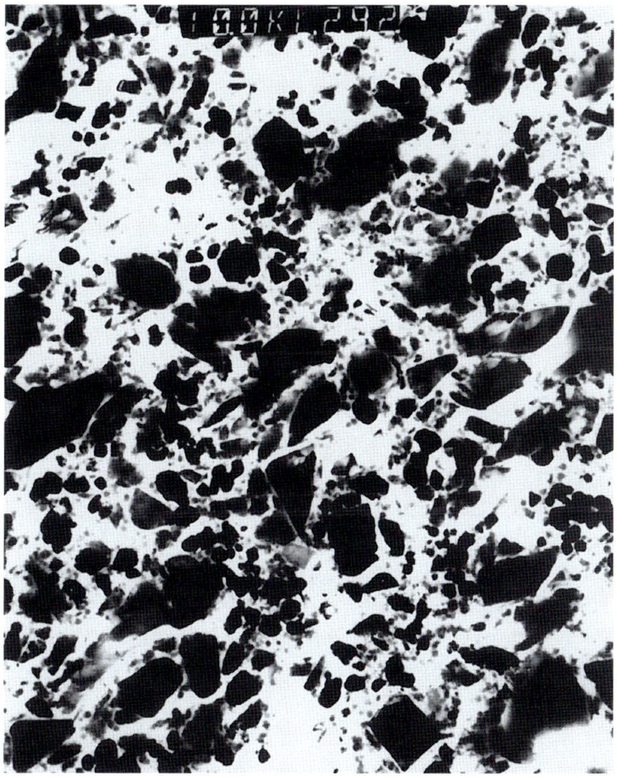

Abb. 9-4 Darstellung der Füllkörper von Pertac® II (Fa. 3M Espe) im Transmissionselektronenmikroskop (1:10 000).

daher ausschließlich auf das Stopfen von Amalgamfüllungen trainiert, woraus auch die Forderung nach stopfbaren Kompositen entstand. Die Hersteller versuchten, diesem Trend mit der Einführung der stopfbaren („packable") Kunststoffe gerecht zu werden. Der anfangs aus den USA vorgeschlagene Begriff „condensable" setzte sich nicht durch, da bei Kompositen generell nicht wie beim Amalgam durch manuelle Krafteinwirkung eine Volumenverkleinerung erzwungen werden kann.

Das erste stopfbare Komposit auf dem deutschen Markt war Solitaire® (Fa. Heraens Kulzer) dessen Werbung neben der stopfbaren Konsistenz auch eine erheblich reduzierte Polymerisationsschrumpfung versprach. Diese Ankündigungen führten zu einem überwältigenden kommerziellen Erfolg, der aber mittlerweile wieder abgeklungen ist, da offensichtlich mit dem Erreichen einer anderen Viskosität **werkstoffkundliche Nachteile** verbunden waren. So waren die Biegefestigkeit und das Ermüdungsverhalten des hoch viskösen Materials deutlich schlechter als bei vergleichbaren Kompositen, was in einer Feldstudie unserer Klinik nach einem Jahr Beobachtungsdauer mit 11% Verlusten dokumentiert wurde [80]. Frakturen stellten die Hauptursache für die zu erneuernden Füllungen dar [80].

Aus den USA wurden ebenfalls stopfbare Komposite eingeführt, wie z.B. A.L.E.R.T.® (Amalgam like esthetic restorative treatment, Fa. Jeneric/Pentron, Wallingford, USA) oder SureFil® (Dentsply DeTrey, Konstanz). Mittelfristige klinische Erfolge sind hierzu jedoch nicht bekannt.

Insgesamt stellen die stopfbaren Komposite bezüglich der Modellierbarkeit sicher einen Vorteil dar, der sich aber nur bei größeren Wiederholungsfüllungen bemerkbar macht.

Für minimalinvasive Versorgungen sind „Packables" aufgrund klinischer Erfahrungen und wegen der nachgewiesen schlechteren Adaptation an die Zahnhartsubstanzen abzulehnen.

Fließfähige Komposite („Flowables")

Eine gegenläufige Tendenz zeichnet sich bei den fließfähigen Kompositen („Flowables") ab. Einige dieser Produkte wurden eigentlich als Mediatoren für das kritische Adaptationspotential stopfbarer Komposite konzipiert wie z. B. Flow it!® (als Liner für A.L.E.R.T.®, Fa. Jeneric/Pentron) bzw. für das adhäsive Befestigen vorgeformter Keramikinserts (Sonic-Sys® Inlay, Fa. KaVo, Biberach/Fa. Vivadent). Wie schon bei der Einführung der Kompomere beobachtet, erfreuten sich die Flowables schnell auch in anderen Indikationsbereichen großer Beliebtheit.

Die Herstellung von Flowables geht in der Regel so vonstatten, dass der Füllstoffanteil konventioneller Feinpartikelhybridkomposite herabgesetzt wird oder typische Viskositätsverdünner wie TEGDMA zur Matrix zugefügt werden [7, 52]. Trägt man jedoch alle werkstoffkundlichen Daten zusammen, so wird deutlich, dass zwischen den standfesten und den spritzbaren Kompositen wenig Unterschiede bestehen. Neben dem unterschiedlichen Elastizitätsmodul (ca. 50% der konventionellen Komposite) bedingt der niedrigere Füllstoffgehalt ferner eine geringere Röntgenopazität [11, 106], Transparenz und Vickershärte [52]. Die wissenschaftliche Sachlage ist jedoch bis heute wesentlich mehr auf subjektives behandlerisches Gefühl gestützt als auf wissenschaftliche Daten, daher bleiben viele Fragen noch offen.

Im Rahmen einer Übersichtsarbeit aus unserer Klinik wurden bekannte und neue Fakten zur Beleuchtung dieses Themas zusammengetragen. Als vorteilhaft bei der Anwendung von Flowables hat sich die CBF- (Composite-bonded-to-flowable) oder Lining-Technik durch positive Ergebnisse in In-vitro-Untersuchungen herausgestellt. Nach dem Bonding wird im approximalen Kasten eine dünne Schicht fließfähigen Komposits aufgetragen und am kompletten

Kavitätenboden verteilt. So wird ein gutes Anfließen des Kompositmaterials an die Zahnhartsubstanzen gewährleistet, was positive Effekte für die interne Adaptation der Restauration zeigte [45].

> Die CBF-(composite-bonded-to-flowable-)Technik verbessert die Adaptation von visköseren Kompositen an die Kavitätenwand.

In kleinen Kavitäten ohne Okklusions- und Artikulationskontakte können diese Materialien auch alleine eingesetzt werden, denkbar ist ein Einsatz als Füllungsmaterial für erweiterte Fissurenversiegelungen. Die Abrasionsbeständigkeit und das Dichtigkeitsverhalten wurden bereits präklinisch an unserer Klinik untersucht und zeigen mit herkömmlichen Versieglern (z. B. Helioseal®, Fa. Vivadent) vergleichbare Resultate [24, 151].

> Für größere Kavitäten sind Flowables als alleiniges Füllungsmaterial aufgrund der höheren Polymerisationsschrumpfung und der schlechteren werkstoffkundlichen Daten nicht indiziert [52].

Ormocere

Anfang der 90er-Jahre machte eine neue Füllstoffklasse Furore, anhand derer es erstmals gelungen war, eine organisch modifizierte Keramik (**or**ganically **mo**dified **cer**amic) in plastischer Form zu synthetisieren. Der Begriff trügt jedoch ein wenig, da es sich nach wie vor um ein Komposit im eigentlichen Sinn (organische Matrix-Silan-Füllkörper) handelt. Anorganische Si-O-Si-Bindungen des Kieselglases werden über Silicium-Kohlenstoff-Bindungen in die organische Kunststoffmatrix integriert und reduzieren sowohl die Polymerisationsschrumpfung als auch die Abgabe organischer Bestandteile in die Mundhöhle [155].

Momentan befinden sich zwei Vertreter dieser Werkstoffgattung auf dem Markt (Definite®, Fa. Degussa Dental, Hanau und Admira®, Fa. Voco).

Trotz aller Innovativität ist von den Ormoceren nicht zu erwarten, dass im Vergleich zu den Feinpartikelhybridkompositen der entscheidende Durchbruch gelungen ist. Wesentlicher Einwand dagegen ist die Tatsache, dass sich der Applikationsmodus in einzelnen Inkrementen zur Reduzierung der polymerisationsinduzierten Spannungen auch bei Verwendung von Ormoceren nicht verändert.

Erste klinische Resultate mit Definite® zeigen keine besseren Resultate als vergleichbare Studien mit Hybridkompositen für den Seitenzahnbereich [127].

Das Argument der geringeren Monomerfreisetzung bei Ormoceren rückt in den Hintergrund, da diese Produkte wie die Komposite mit Haftvermittlern verarbeitet werden müssen, welche dieselben Monomere enthalten und auch potenziell freisetzen können wie andere marktübliche Schmelz- und Dentinbondingsysteme.

9.3 Anforderungen an Komposite im Seitenzahnbereich

9.3.1 Verschleißbeständigkeit

Im Vergleich zum Amalgam ist die Abrasionsbeständigkeit aller Komposite geringer.

Hier ist vor allem die Unterscheidung zwischen okklusal belasteten Arealen (occlusal contact area) und nicht belasteten Abschnitten (contact free area) wichtig. Beide Abrasionsformen können in vitro mit Hilfe geeigneter Labormethoden evaluiert werden. Den bedeutendsten Mechanismus stellt hierbei die Oberflächenermüdung dar, im Rahmen derer einzelne Füller bei Belastung aus der Kunststoffmatrix herausgerissen werden, was durch den Verschleiß der weniger abrasionsbeständigen Matrix zur Abrasion des Materials führt [126]. Werkstoffkundlich relevante Parameter für die Verschleißbeständigkeit sind die Resistenz der Matrix selbst (bei Ormoceren geringfügig höher), Füllkörpergehalt und -form (runde Füller z.B. werden weniger leicht aus der Matrix gezogen) sowie die Dauerhaftigkeit des Verbundes zwischen Füllern und Matrix [137].

> Je größer die Füllungsfläche im okklusal belasteten Seitenzahnbereich ist, desto schlechter ist die Prognose der Füllung im Hinblick auf Abrasion und Degradation.

Oberstes Gebot im Rahmen der Präparation ist es daher, die Gesamtoberfläche der späteren Füllung möglichst klein zu halten. Dies gelingt am besten, wenn nur das kariös infizierte Gewebe entfernt wird und nicht nach der Black-Regel „extension for prevention" aufgezogen wird. So kann das Ziel, die maximale Abstützung auf den Schmelz begrenzt zu lassen, am leichtesten erreicht werden.

9.3.2 Schmelzhaftung

Grundlegender Feind für eine gute Adaptation an die Zahnhartsubstanzen ist neben dem ungünstigen Wärmeausdehnungskoeffizienten vor allem die Polymerisationsschrumpfung der Komposite, die eine klebende Verankerung zwingend erfordert [69]. Da Komposite keine Eigenadhäsion zu Schmelz und

Dentin besitzen wie z.B. die Glasionomerzemente, würden sich bereits im Zuge der Photopolymerisation Spalten an den Füllungsrändern bilden.

Die in Folge der Polymerisationsschrumpung auftretende Sekundärkaries wird noch heute als potenzieller Hauptnachteil von Kunststofffüllungen, vor allem im kaubelasteten Seitenzahnbereich, eingeschätzt [8, 15, 19, 32, 35, 128].

So stellte die Integration adhäsiver Konzepte einen Durchbruch bei der klinischen Anwendung von Kompositen dar. Erst durch die adhäsive Verankerung gelang es, einen Antagonismus zur Polymerisationsschrumpfung zu etablieren, mit der Möglichkeit, dauerhaft wandständige Restaurationen anzufertigen.

Der Grundstein jeglicher Adhäsion in der zahnmedizinischen Füllungstherapie wurde 1955 mit der Einführung der **Schmelz-Ätz-Technik** durch Buonocore gelegt [14]. Die Haftung am Schmelz wird daher heute bezüglich ihrer klinischen Eignung durchweg positiv eingeschätzt [9, 10, 18, 21, 28, 65]. Ätzen mit 30- bis 40%iger Phosphorsäure schafft eine ideale Oberflächenmorphologie für die mikromechanische Verankerung von Kunststoffen (Abb. 9-5). Durch die unterschiedliche Säurelöslichkeit der Schmelzprismen im Zentrum und in der Peripherie entsteht eine raue Struktur, die ungefüllten und gefüllten Adhäsiven das Einfließen ermöglicht und via Photopolymerisation zu einer engen Verzahnung mit dem Zahnschmelz führt [113]. Dadurch kann auch eine Stabilisierung der im Zuge der Präparation geschwächten Zahnhartsubstanz erzielt werden [30].

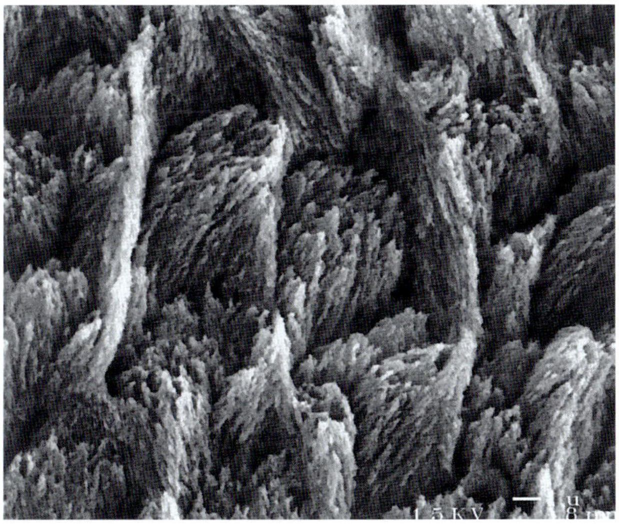

Abb. 9-5 Schmelzätzmuster nach 30 s Ätzen mit 32% Phosphorsäure.

Die Notwendigkeit der **Schmelzabschrägung** im Seitenzahnbereich wird immer wieder diskutiert. Obwohl In-vitro-Resultate die Überlegenheit der Anschrägung belegen [105, 112], gibt es klinisch noch keinen Beweis für dieses Paradigma. Auf jeden Fall sollen Dentinprimer nicht in die geätzte Schmelzoberfläche einmassiert werden, da sich die Haftungsprognose dadurch verschlechtert [47].

Die durch die Schmelz-Ätz-Technik produzierte Schmelzhaftung ist ausreichend, um den durch die Polymerisationsschrumpfung des Komposits erzeugten Kräften wirksam entgegenzutreten.

Im Zuge der Vereinfachung der oft als kompliziert empfundenen Adhäsivtechnik haben sich in den letzten Jahren merkliche Entwicklungen vollzogen, um die separate Ätzung des Schmelzes mit Phosphorsäure zu umgehen, und sofort mit **einer** Adhäsivlösung Schmelz **und** Dentin vorzubehandeln. Der Beginn dieses Trends kam 1994 mit der Einführung der Kompomere, als die Hersteller versprachen, mit den systemimmanenten One-bottle-Adhäsiven auch am Schmelz eine suffiziente Haftung aufbauen zu können. Diese Systeme zeigten zwar eine akzeptable Dentinhaftung, die an klinisch dokumentierten Retentionsraten der Klasse V bestätigt wird [109]. Die Schmelzhaftung stellte sich jedoch in einigen Untersuchungen als zu niedrig heraus, um den Kräften der Polymerisationsschrumpfung ohne Spaltbildung im Schmelz widerstehen zu können. Klinisch beobachtete Verfärbungen gerade im marginalen Schmelzanteil belegen dies eindrucksvoll [1, 57].

Die Entwicklung auf diesem Sektor zeigte sich jedoch kontinuierlich anhand weiterer Innovationen. Das System Clearfil Liner Bond® (heute Clearfil Liner Bond® 2V, Fa. Kuraray, Tokio, Japan) war der erste Repräsentant einer Generation selbstätzender Primer, die in der Lage waren, ohne Phosphorsäureätzung ein Schmelzätzmuster zu erzeugen. Tiefe und Ausprägung dieser Interaktionsform wurden jedoch als geringer bezüglich Morphologie und Effektivität beschrieben, wenngleich die Dentinhaftung auch in vivo als zuverlässig angegeben wurde [111]. Eine ähnliche Vorgehensweise mit Hilfe von in den Primer integrierten Phosphorsäureestern verfolgt auch Etch & Prime® 3.0 (Fa. Degussa), welches für das Ormocer Definite® und für andere Füllmaterialien vermarktet wird und laut ersten initialen Untersuchungen eine gute Schmelzhaftung gewährleistet. Durch die Instabilität des Systems müssen zwei Flüssigkeiten vermischt werden, um das säureaktive selbstkonditionierende und selbstprimende Adhäsiv zu erhalten.

Eine ältere Idee wurde von DeTrey mit der Einführung des Non-Rinse-Conditioners (NRC®) als Phosphorsäureersatz aufgegriffen. Das Adhäsivsystem Scotchbond Multi-Purpose® (Fa. 3M Espe) wurde zur Markteinführung mit einem maleinsäurehaltigen (10%) Etchant vorgestellt, um Schmelz und Dentin gleichzeitig zu konditionieren. Aufgrund der wenig zufriedenstellenden Schmelzhaftung, die auch klinisch in Form von Randverfärbungen dokumentiert ist, wurde im Rahmen von Modifikationen später die Maleinsäure durch konventionelle Orthophosphorsäure ersetzt. Aufgrund dieser Erfahrungen ist die Prognose für NRC® daher ungünstig, wenn auch der Schritt des Abspülens weggelassen werden kann, da NRC® lediglich verblasen wird [38].

Ein neues Konzept der Schmelzhaftung wird von dem ähnlich wie Etch & Prime® 3.0 als selbstkonditionierendes und selbstprimendes Adhäsiv vorgestellten Prompt® (Fa. 3M Espe) verfolgt. Ebenfalls aus zwei Komponenten bestehend, wurden für dieses Adhäsivsystem bislang gute Schmelzhaftungen und mikromorphologische Aspekte (Abb. 9-6) publiziert.

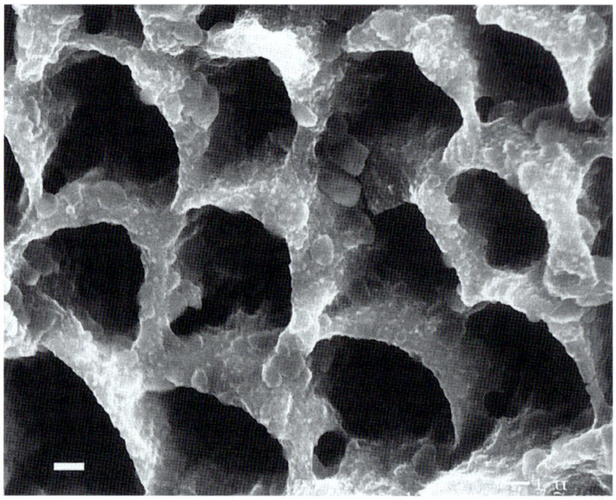

Abb. 9-6 Unterseite einer Füllung an der Grenzfläche zum Schmelz nach Vorbehandlung mit Prompt L-Pop (Fa. 3M Espe). Balken: 1 µm.

Aufgrund der vielfach dokumentierten Zuverlässigkeit ist die Phosphorsäure für das Erreichen eines klinisch akzeptablen Schmelzverbundes nach wie vor erste Wahl.

Dennoch kann von den Entwicklungen auf diesem Gebiet mit dem Ziel, die Phosphorsäureätzung überflüssig zu machen, in naher Zukunft viel erwartet werden.

9.3.3 Dentinbonding

Sofort nach der Inauguration der Schmelz-Ätz-Technik wurden erste Anstrengungen unternommen, auch das Dentin als Bondingsubstrat zu nutzen. Alle Versuche waren jedoch jahrzehntelang erfolglos, da das Dentin im Vergleich zum Schmelz durch die intrinsische Feuchtigkeit (hydrophile Eigenschaft/Komposit ist hydrophob), die tubuläre Mikrostruktur und den höheren Anteil an organischen Verbindungen ein wesentlich ungünstigerer Haftungspartner ist. Außerdem ist das Dentin nach der rotierenden Präparation oder Kariesexkavation von einer charakteristischen Schmierschicht bedeckt, die den Aufbau einer möglichen Haftung weiter erschwert (Abb. 9-7). Die Schmierschicht besteht aus einem Brei aus zermahlenen Dentinresten, Bakterien und Wasser.

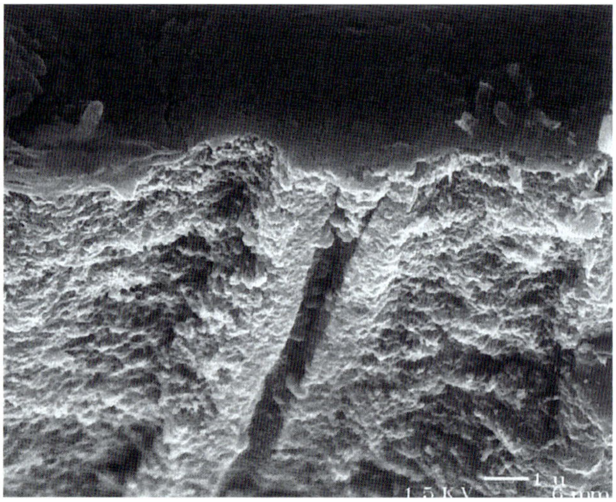

Abb. 9-7 Schmierschicht im REM (1:3000). Die Schmierschicht hat sich in den angebrochenen Dentintubulus hineingepresst.

Klinische Konsequenz aus den früheren Misserfolgen mit Kompositrestaurationen war das Abdecken der Dentinareale der Kavität mit konventionellen Unterfüllungsmaterialien wie z.B. Zinkphosphatzement, um die Dentinwunde abzudecken und postoperativen Hypersensitivitäten entgegenzuwirken, bevor die Schmelzränder der Kavität mit Phosphorsäure konditioniert wurden, um das Einfließen eines ungefüllten Haftvermittlers zum Komposit zu ermöglichen.

Um jedoch die ganze Fläche der präparierten Kavität zur Verankerung des Komposits nutzen zu können, wurde eine zumindest ähnlich effektive Dentinhaftung immer angestrebt [25]. Erste Erfolge wurden jedoch erst Jahrzehnte später erreicht. Die Fortschritte auf diesem Sektor sind anhand unterschiedlicher Entwicklungsstufen sichtbar, die als Dentinbonding-Generationen bezeichnet werden.

Historische Anfänge

Die erste und zweite Generation konnten nie den Anforderungen für den klinischen Einsatz gerecht werden, da lediglich eine Bindung an die Schmierschicht erreicht wurde. Die Vertreter dieser Entwicklungsstufen erzielten zwar eine gute Infiltration der Schmierschicht, die Haftung des Komposits wurde aber wiederum durch die zu geringe Adhäsion der Schmierschicht am Dentin begrenzt. Außerdem ist die Schmierschicht hydrolytischen Degradationsprozessen ausgesetzt, was insgesamt dazu führte, dass die beiden initialen Generationen nie klinisch erfolgreich waren [61, 114].

Adhäsive mit selektiver Schmelzätzung (dritte Generation)

Erste klinische Erfolge wurden Ende der 80er-Jahre erst von der dritten Generation berichtet (z.B. Syntac classic®, Fa. Vivadent; A.R.T. Bond®, Fa. Coltene, CH-Altstätten; Solobond Plus®, Fa. Voco) [45, 46, 49, 50, 87]. Hier wird der präparierte Schmelz konventionell mit 30- bis 40%iger Phosphorsäure konditioniert, das Dentin soll dabei im eigentlichen Sinn der dritten Generation aber ausgespart werden (selektive Ätzung).

Condi-Primer (selbstätzende oder selbstkonditionierende Primer mit z.B. 4%iger Maleinsäure) lösen die Schmierschicht auf und besitzen genügend Azidität, um auch das unter der Schmierschicht befindliche Dentin oberflächlich zu entkalken. Hydroxylapatit und Phosphate werden aus der Dentinmatrix gelöst und nur organische Komponenten bleiben zurück. Dies führt dazu, dass ein instabiles Gefüge aus Kollagenfasern freigelegt wird. Der Primer beinhaltet immer ein amphiphiles Molekül (z.B. Hydroxyethylmethacrylat [HEMA] oder TEGDMA), welches das Kollagen imprägniert und für die Bindung eines hydrophoben Materials wie Methacrylate empfänglich macht [114, 121]. Condi-Primer werden nach einer gewissen Einwirkperiode von in der Regel 30 s lediglich verblasen, um die enthaltenen Lösungsmittel (Aceton, Alkohol oder Wasser) zu verflüchtigen. Dadurch werden die aufgelöste Schmierschicht und die anorganischen Komponenten des dekalzifizierten Dentins wieder mit in den Verbund integriert. Das so aufgebrachte Bonding-Agent dringt in die wie beschrieben vorbehandelte Oberfläche ein und erreicht schließlich auch die interfibrillären Bereiche des Kollagen„schwamms". So wird eine Mischzone aus demineralisiertem Dentin und ungefülltem Kunststoff etabliert, die **Hybridschicht** genannt wird und im Vergleich zu den ersten beiden Versuchsgenerationen den entscheidenden Quantensprung für das erfolgreiche Dentinbonding bewirkte.

In der Praxis ist das Konzept der dritten Generation jedoch kaum nachzuvollziehen. Während für die ursprüngliche Indikation als Dentinversiegler bei zahnfarbenen Inlaysystemen noch große Kavitäten die Regel waren, ist ein selektives Ätzen der oft dünnen Schmelzränder bei kleinen Primärläsionen häufig nicht zu bewerkstelligen. Vor allem im Hinblick auf minimalinvasive Vorgehensweisen ist ein gleichzeitiges Ätzen von Schmelz **und** Dentin erstrebenswert. Dies wurde schließlich bei der Entwicklung der vierten Generation in die Tat umgesetzt.

Bleibt lediglich noch die Frage, ob Adhäsive der dritten Generation auch **mit** Total Etching verarbeitet werden können. Die bisher publizierten Daten bejahen dies [46, 60].

Total Etching (vierte Generation)

Charakteristische Eigenschaft innerhalb dieser Entwicklungsstufe ist das **simultane Ätzen beider Zahnhartsubstanzen mit Phosphorsäure** („total etching"; z.B. All-Bond® 2, Fa. Bisco, Itasca, USA; Scotchbond Multi-Purpose®, Fa. 3M Espe; EBS®, Fa. 3M Espe; Gluma Solid Bond®, Fa. Heraeus-Kulzer, Dormagen; OptiBond® FL, Fa. Kerr, Orange, USA). Dem Primer fällt dann im Gegensatz zur dritten Generation „nur" die Aufgabe der Modifikation der hydrophilen Oberfläche mit Hilfe enthaltener amphiphiler Moleküle zu.

Im Vergleich zur dritten Generation muss die Kavität aber wie bei der Schmelz-Ätz-Technik unabdingbar abgesprayt werden, wodurch die im Zuge der Konditionierung gelösten anorganischen Komponenten komplett aus dem System eliminiert werden.

Um den Erfolg der Schmelzätzung sichtbar zu machen, müssen zumindest die Schmelzränder getrocknet werden. Dadurch wird aber dem instabilen kollagenen Fasergeflecht wichtige Feuchtigkeit entzogen, woraus ein Zusammenfallen und Verkleben des Kollagens resultiert, das nicht oder kaum penetriert werden kann [9, 31, 33, 48, 118]. Aus dieser misslichen Lage wurde der Terminus **„wet bonding"** geboren, da das Belassen sichtbarer Feuchtigkeit auf der Dentinoberfläche diesen Kollagenkollaps verhindert und die Penetration in die interfibrillären Räume gewährleistet [72, 73, 108] (Abb. 9-8 und 9-9).

Die Problematik des „wet" oder treffender „moist bonding" muss jedoch vor dem Hintergrund der im Primer enthaltenen Lösungsmittel erläutert werden. Diese Lösungsmittel dienen dazu, die amphiphilen Moleküle an die geplante Wirkungsstätte zu transportieren und werden ausschließlich in Form von Aceton, Alkohol und Wasser zugefügt. Der Begriff des „wet bonding" stammt jedoch aus Untersuchungen, die mit acetonbasierten Systemen (z. B. All-Bond® 2, Fa. Bisco) durchgeführt wurden.

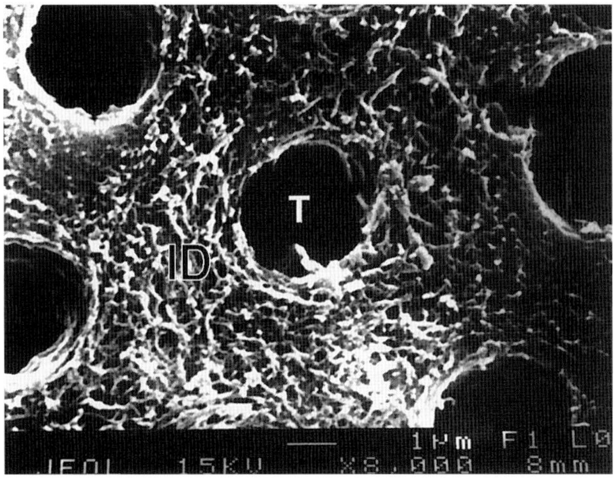

Abb. 9-8 Geätzte und abgesprayte Dentinoberfläche im REM (1:5000). T: Tubulus, ID: Intertubuläres Dentin mit freigelegtem Kollagenfasergeflecht.

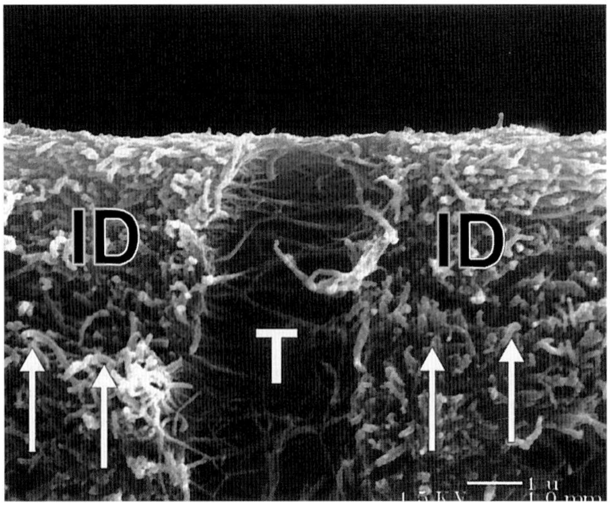

Abb. 9-9 Geätztes Dentin als Bruchpräparat im REM (1:5000). Das intertubuläre Dentin (ID) ist bis auf 4 µm demineralisiert (Pfeile). An der Wand des Tubulus (T) sind demaskierte Kollagenfasern des peritubulären Dentins erkennbar.

Bei **Aceton als Lösungsmittel** ist es in der Tat so, dass nur feuchtes Dentin als Bindungspartner für solche Systeme funktioniert. In der Praxis ist dieses feuchte Bonding jedoch nicht durchführbar, da der Schmelz zur Visualisierung des Ätzmusters immer getrocknet werden muss. Daher ist dann ein Wiederanfeuchten des Dentins notwendig („re-wetting"), um durch ein erneutes Aufquellen des kollabierten kollagenen Netzwerks die Penetration der amphiphilen Moleküle zu erreichen. Auf getrocknetem Dentin sind acetonhaltige Primer daher signifikant weniger wirksam [120, 148]. Die daraus resultierende unvollständige Penetration zieht nicht ausgefüllte Bereiche der nanoskopischen interfibrillären Räume nach sich, welche als „Nanoleakage" wissenschaftlich dokumentiert sind [130].

Weniger Anfälligkeit für die beschriebene Problematik zeigen die **wasser-** (z.B. Scotchbond Multi-Purpose®, Fa. 3M Espe; EBS®, Fa. 3M Espe) und **wasser/alkoholbasierten Systeme** (z.B. OptiBond® FL, Fa. Kerr; Scotchbond® 1, Fa. 3M Espe), da durch das im Primer enthaltene Wasser auch ohne Re-wetting eine akzeptable Rehydrierung erreicht wird [48, 54].

Unter Einhaltung dieser Gesichtspunkte werden in der relevanten Literatur für die vierte Generation unter Anwendung von Total Etching die höchsten Haftwerte dokumentiert [121].

Typisches Merkmal aller Vertreter der dritten und vierten Generation ist die Darreichung von Primer und Bonding in unterschiedlichen Fläschchen. Der flüchtige Primer ist im Hinblick auf seine Aufgabe der Penetration hydrophil, das Bonding-Agent dient nur als Haftvermittler mit guten mechanischen Eigenschaften und ist hydrophob [29]. Diese Darreichungsform erscheint für viele Behandler aber kompliziert und manchmal verwirrend [20]. Die Forderung an die Dentalfirmen lautete daher bald Adhäsive aus einer Flasche anzubieten.

One-Bottle-Bonds mit separater Phosphorsäureätzung (fünfte Generation)

Dies führte rasch zur Vorstellung der fünften Generation („one-bottle-bonds"), bei der charakteristischerweise das eigentliche Bondingsystem (unabhängig von der zu applizierenden Säure) immer in **einer** Flasche enthalten ist.

Erste Erscheinungsform dieser neuesten Gruppe von Adhäsiven war das Kompomerbonding Dyract® PSA (Fa. DeTrey), das aufgrund der gewaltigen Akzeptanz in nur leicht modifizierter Form (Prime & Bond® 2.0) auch für Komposite vorgestellt wurde. Bei den Einflaschenhaftvermittlern finden sich alle Eigenheiten der beiden Vorgängergenerationen wieder. Es werden sowohl selbstkonditionierende (Prime & Bond® NT, Fa. DeTrey; Syntac® Single-Component®, Fa. Vivadent) als auch Total-etching-Bondings (Scotchbond® 1, Fa. 3M Espe; Syntac Sprint®, Fa. Vivadent; One-Step®, Fa. Bisco; Solobond® M, Fa. Voco; OneCoatBond®, Fa. Coltene) dieser Klasse zugeordnet. Prime & Bond® NT und Syntac® SC werden bei Kompomeren als selbstkonditionierendes Adhäsiv eingesetzt, mit Kompositen aufgrund der wie beschrieben schlechten Schmelzhaftung jedoch immer mit Total Etching empfohlen [5, 9, 51, 55].

Obwohl in der Literatur wiederholt von im Vergleich zu den aufwändigeren Systemen schlechteren Resultaten berichtet wird [46, 48, 49, 50, 62, 63, 64], sind diese Adhäsive aufgrund der zumindest suggerierten einfacheren Anwendung klare Marktführer geworden. Am Anfang der Entwicklung wurden von den Herstellern meist mehrere Lagen Adhäsiv empfohlen, was die Anwendung meist nicht schneller gestaltete als bei Systemen aus mehreren Flaschen. Jedoch vor allem die damit vermiedene Gefahr der Verwechslung stellte den kommerziellen Erfolg sicher.

Aus werkstoffkundlicher Sicht ist es aber plausibel, dass die Eigenschaften „Penetrationsfähigkeit" und „mechanische Stabilität" im Vergleich zu Generation drei und vier einen Kompromiss darstellen, da nicht beide Punkte voll entwickelt sein können [46]. Entsprechend fallen auch die in vitro gewonnenen Daten unter Anwendung dieser Generation von Adhäsivsystemen meist ungünstiger aus [101].

Trotz aller Skepsis muss abschließend darauf hingewiesen werden, dass eine klinische Studie aus unserem Haus mit dem Einflaschenadhäsiv Syntac Sprint® nach zwei Jahren klinischer Tragedauer gute Resultate zeigt [132].

Mischpräparate ohne Phosphorsäureapplikation (sechste Generation)

In jüngster Zeit machten die im Rahmen der Schmelzhaftung erwähnten Systeme von sich reden, mit Hilfe derer die Phosphorsäureätzung umgangen werden soll. Da diese Bondings (Etch & Prime® 3.0, Fa. Degussa; Prompt®, Fa. 3M Espe) aufgrund der Instabilität des sauren aktivierten Phosphorsäureesters jedoch nicht aus einer Flasche appliziert werden können, sollten sie ebenso wie die Kombination aus NRC® (Fa. DeTrey) und Prime & Bond® NT einer neuen Generation zugeordnet werden. Über die klinische Eignung sind bisher wenige Fakten bekannt, für Prompt® jedoch besteht eine breite Palette von weltweiten In-vitro-Untersuchungen. So konnte für Prompt® im TEM eine Hybridisierung ähnlich wie bei Phosphorsäureätzung nachgewiesen werden [51].

Die Bondingsysteme der sechsten Generation kommen ohne separate Phosphorsäureätzung aus, da der Schmelz mit demselben Adhäsivgemisch vorbehandelt wird wie das Dentin.

Gefüllte Adhäsive

Unabhängig von der Zugehörigkeit zu den neueren Generationen, wird eine bestimmte Modifikation der Bonding-Agents momentan favorisiert. Durch Zugabe größerer Mengen von anorganischen Füllkörpern (z.B. 48% bei OptiBond® FL und 26% bei OptiBond® Solo, Fa. Kerr) gelang es, das adhäsive Potenzial noch zu steigern (Abb. 9-10, 9-11 und 9-12) [129].

Durch diese Addition von Füllern wird eine merkliche **Viskositätserhöhung des Bondingharzes** bewirkt, die im Zuge des Verblasens dazu führt, dass die Schichtstärke des Bondings nicht zu dünn wird. Dadurch wird eine elastischere Verbundzone geschaffen, die in diversen In-vitro-Untersuchungen zu **reduzierten Randspalten** geführt hat.

Eine ähnliche Wirkung kann auch mit der o.g. **CBF-Technik** erreicht werden [146], da durch eine intermediäre Schicht mit geringerem Elastizitätsmodul die auf die Grenzfläche einwirkenden Polymerisationskontraktionsspannungen offensichtlich reduziert werden können, was sich positiv auf das Randverhalten auswirkt [8, 52, 75, 142]. Ersten In-vitro-Er-

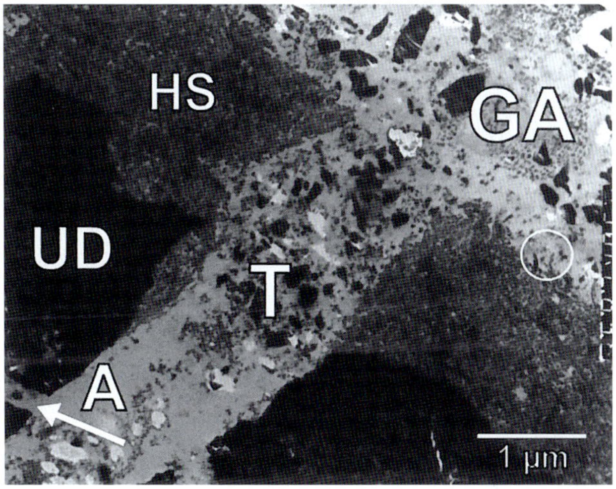

Abb. 9-10 Interface für OptiBond® FL (Fa. Kerr) im TEM (1:10 000). HS: Hybridschicht, UD: unverändertes Dentin, T: Tubulus; GA: gefülltes Adhäsiv. Kreis: Die Kollagenfasern zeigen die charakteristische „Teppichfransenform" durch das Einmassieren des Primers. A: Die Füller des Adhäsivs dringen bis in die lateralen Anastomosen ein (Pfeil).

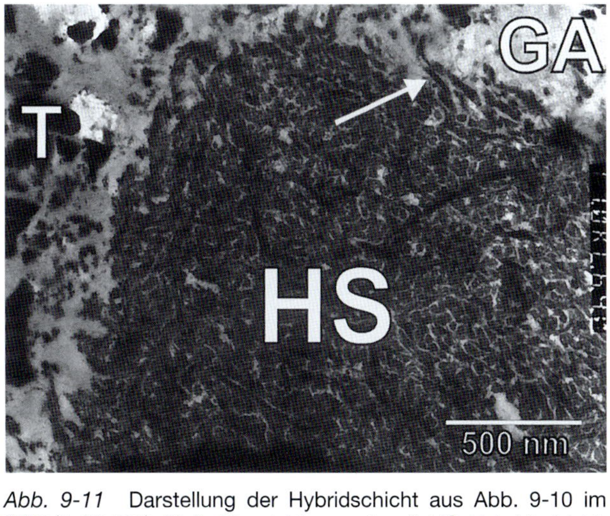

Abb. 9-11 Darstellung der Hybridschicht aus Abb. 9-10 im TEM (1:20 000). Pfeil: „Teppichfransenform", HS: Hybridschicht; GA: gefülltes Adhäsiv; T: Tubulus.

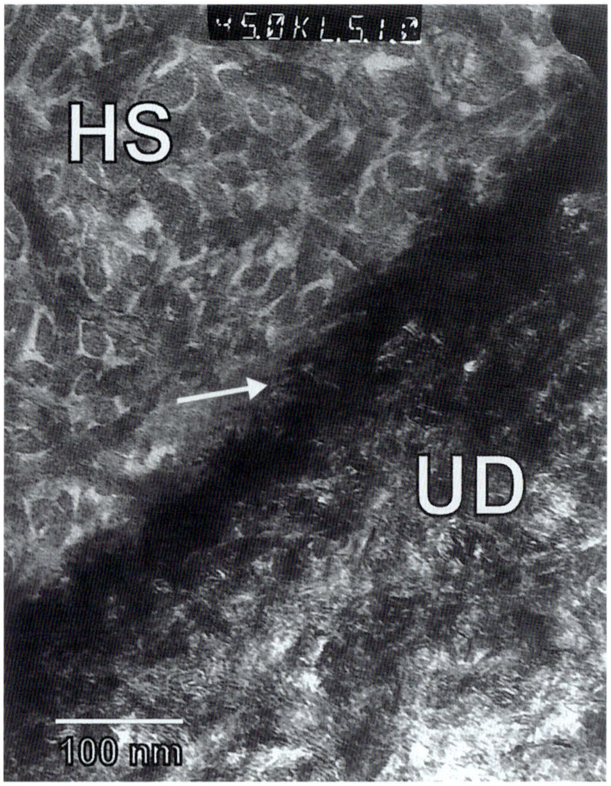

Abb. 9-12 Übergangszone zwischen mineralisiertem Dentin und Hybridschicht (1:45 000). Nicht dekalzifizierte Hydroxylapatitkristalle (Pfeil) sind erkennbar. HS: Hybridschicht; UD: unverändertes Dentin.

gebnissen zufolge kann jedoch bei der Verwendung eines gefüllten Adhäsivs auf die CBF-Technik (und umgekehrt) verzichtet werden [45, 52].

Werden die aufgeführten Probleme bei der Anwendung moderner Dentinadhäsive berücksichtigt, bietet das Dentinbonding eine hervorragende Erweiterung des Spektrums der zahnfarbenen, adhäsiven Restauration. Es wird eine dichte Versiegelung der Dentinwunde erreicht wie mit keinem Unterfüllungsmaterial vorher. Dies wirkt sich positiv auf den Tragekomfort des Patienten aus, da die früher gefürchteten und oft bei Kompositfüllungen beklagten Hypersensitivitäten auf ein Minimum reduziert werden können. Eine klinische Studie an unserer Klinik mit den Kombinationen Syntac® classic/Tetric® (Fa. Vivadent) und EBS®/Pertac® zeigt nach mittlerweile drei Jahren Beobachtungsdauer 100% Retention und 0% Hypersensitivitäten, was den Erfolg minimalinvasiver Techniken unter kompromissloser Anwendung der Adhäsivtechnik ohne Unterfüllung (Total Bonding) eindrucksvoll bestätigt [81, 86].

Probleme bei der Anwendung

Die vielen zu berücksichtigenden Faktoren auf dem Weg zur klinisch ausreichenden Haftung weisen darauf hin, dass das Dentinbonding anders als die Schmelzhaftung einer erheblichen Techniksensitivität unterworfen ist. Eine Studie von CIUCCHI konnte belegen, dass die Anwendung identischer Adhäsive durch unterschiedliche Operateure zu Ergebnissen geringer Prädiktabilität führten [20]. PESCHKE konnte für OptiBond® FL den Effekt von Behandlungsfehlern in vitro ebenso beweisen [123] wie eine ähnliche Studie aus unserer Klinik mit Syntac® classic, Scotchbond Multi-Purpose® und Prime & Bond® 2.1 [48].

Alle Abweichungen vom geforderten Behandlungsprotokoll für Dentinadhäsive verschlechterten die Resultate katastrophal.

Als relevante und täglich passierende **Behandlungsfehler** zu nennen sind:

- zu langes Ätzen des Dentins
- zu langes Trocknen
- verkürzte Einwirkzeiten vor allem der Primerlösungen.

Das **Überätzen** des Dentins führt zu tieferen Demineralisationszonen und erlaubt es dem Primer dann nicht, die länger gewordene Strecke bis zum unveränderten, nicht demineralisierten Dentin zurückzulegen. Resultat vor allem nach längerer Zeit ist eine zunehmende hydrolytische Zersetzung der nicht von Bonding-Agent umhüllten organischen Strukturen mit der Folge einer erhöhten Randundichtigkeit, klinisch durch das Auftreten von Hypersensitivitäten lange vor dem definitiven Versagen der Restauration angekündigt.

Anhand der Schilderung der klinischen Situation ist die Lösung jedoch leicht aufzuzeigen: Die Kavität wird komplett mit Phosphorsäure geätzt, es soll aber darauf geachtet werden, dass der Schmelz für mindestens 30 s und das Dentin für maximal 15 s konditioniert wird, um optimale Voraussetzungen für das komplette Verkleben mit beiden Zahnhartsubstanzen zu schaffen.

Da niemals alle Areale der Kavität für genau die vorgesehene Periode vorbehandelt werden können, empfiehlt sich ein Ätzen von peripher nach zentral, um die Zeiten 15 s (Dentin) und 30 s (Schmelz) annähernd einhalten zu können.

Tritt aber, wie klinisch oft beobachtet, mehr Säure aus als gewünscht, ist innerhalb weniger Augenblicke die Kavität mit Phosphorsäure vollgefüllt und das eigentliche Vorhaben ist gescheitert. Da es kaum als praxisnaher Tipp betrachtet werden kann, nun den ganzen Vorgang neu zu starten, empfiehlt es sich, die Zeitrechnung nach diesem Lapsus neu zu beginnen und nur auf das Dentin auszurichten. Das nach 15–20 s erreichte Schmelzätzmuster ist neueren Untersuchungen zufolge ausreichend dazu in der Lage, eine dauerhafte Verbindung zum Schmelz zu gewährleisten.

Eine längere Applikation der Säure auf das Dentin ist nicht mehr auszugleichen und verschlechtert die Prognose für eine dichte Versiegelung der Dentinwunde drastisch.

Das **Übertrocknen** der geätzten Dentinoberfläche führt wie beschrieben zum Kollagenfaserkollaps und sollte daher vermieden werden. Jeder kritische Behandler weiß jedoch, dass dies im klinischen Alltag unmöglich ist. Um das Schmelzätzmuster darzustellen, ist ein gewisses Maß an Trocknung notwendig, sodass zumindest einige Dentinareale der Kavität immer übertrocknet werden. Gerade die Abschnitte mit dem geringsten Abstand zur Pulpa, vor allem nahe der Schmelzbegrenzung im approximalen Kasten, sind davon betroffen. Die klinische Konsequenz daraus wird von der Primer- bzw. Lösungsmittelphilosophie des individuell applizierten Adhäsivsystems bestimmt.

Im Fall von acetonbasierten Systemen ist es ratsam, das Dentin z.B. mit einem angefeuchteten Applikationsbürstchen erneut mit Wasser zu benetzen.

Andernfalls müssen schon im Zuge der Photopolymerisation interne Spalten zwischen Dentin und Komposit in Kauf genommen werden.

Wasserbasierte Systeme können das kollabierte Fasergeflecht durch den bis zu 50%igen Wassergehalt leichter ausgleichen und sind ebenso wie Wasser Alkoholbasierte Systeme in dieser Hinsicht weniger techniksensitiv [59, 119, 122].

Bei Systemen mit wasserhaltigen Primern besteht jedoch das Problem, dass das im Primer enthaltene Wasser im Zuge des Verblasens auch wieder aus dem System eliminiert werden muss, damit nicht das konsekutiv applizierte Bonding-Agent mit dem Restwasser vermengt wird.

Wasserbasierte Primer müssen nach der charakteristischen Einwirkperiode aktiver verblasen werden als Aceton-Gemische, deren Lösungsmittel aufgrund der höheren Flüchtigkeit binnen weniger Augenblicke verdunsten kann.

Da beide momentan auf dem Markt erhältlichen Adhäsivsysteme der sechsten Generation auf Wasserbasis hergestellt werden, besteht eine ähnliche Problematik wie bei den wasserbasierten Systemen der vierten Generation, dass das für die Applikation notwendige Wasser vor dem Aufbringen des Komposits wieder aus dem System entfernt wird. Da bei diesen Adhäsiven keine weitere Lösung mehr zum Einsatz kommt, besteht auch hier die Gefahr, dass sich an vereinzelten Stellen in der Kavität **„dry spots"** bilden, wodurch die Ausprägung des Interaktionsmusters teilweise minimal ist. Erste Resultate in vitro zeigen, dass auch hier eine multiple Applikation der Adhäsivgemische sinnvoll sein kann, sodass das Komposit erst dann appliziert wird, wenn die ganze Kavität ein glänzendes Erscheinungsbild bekommt [51].

Auch nach der Applikation des Bonding-Agents ist beim Umgang mit dem Luftbläser Vorsicht geboten. Zum einen sollte auch dem Adhäsiv Zeit gegeben werden, um in das entkalzifizierte Dentin eindringen zu können, und zum anderen sollte das Bondingharz nicht zu sehr ausgedünnt werden, da durch die charakteristische Sauerstoffinhibitionsschicht eine Polymerisation dann eventuell nicht mehr möglich ist. Außerdem bietet eine dickere Adhäsivschicht ähnlich wie die CBF-Technik die Möglichkeit einer elastischen Intermediärzone zur Kompensation von Polymerisationsschrumpfungsspannungen. Aber auch diese Medaille hat eine Kehrseite, da im Fall der Verwendung eines ungefüllten Adhäsivs eine stärkere Schicht dieses Bonding-Agents aufgrund der nicht vorhandenen Röntgenopazität bei späteren Bissflügel- oder Zahnfilmen als Randversagen missinterpretiert werden könnte [110]. Ideal in diesem Zusammenhang sind die gefüllten Adhäsivsysteme, deren röntgensichtbare Füllkörper dieses Problem vermeiden helfen.

Da jeder Zahnarzt an eine gewisse Behandlungsgeschwindigkeit gewöhnt ist, werden die für das Dentinbonding erforderlichen Penetrationszeiten oft als zu lang empfunden.

Es ist fatal für das behandlerische Resultat, wenn aus Zeitgründen die Einwirkzeiten der Adhäsivsysteme willkürlich verkürzt werden. Dies führt zu drastisch reduzierten Ergebnissen für die Dentinhaftung und muss unbedingt vermieden werden.

Demzufolge ist die Präsenz geeigneter Primer und Bondings alleine noch kein Garant für den klinischen Erfolg, da diese Chemikalien ihre Zeit zur Erfüllung ihrer charakteristischen Aufgabe benötigen [50, 62, 114].

Gerade in der Techniksensitivität liegt die große Chance innovativer Konzepte im Rahmen der Erarbeitung neuer Adhäsionsstrategien. Deswegen erleben gerade die älteren selbstkonditionierenden Systeme momentan einen Boom, da Probleme wie Übertrocknen oder moist bonding ohne Phosphorsäureätzung des Dentins keine Rolle spielen und damit trotz scheinbar höherem Aufwand weniger Techniksensitivität aufweisen. Es ist zu erwarten, dass selbstkonditionierende Einflaschenadhäsive wie z.B. Prompt® (Fa. 3M Espe) in naher Zukunft weiter optimiert werden, was die Problematik der Techniksensitivität des Dentinbondings wahrscheinlich reduzieren wird.

Unterfüllung oder Total Bonding?

Oft wird aufgrund des durch ältere Ausbildungsformen generierten Misstrauens gegenüber der Verwendung von Kompositen im Seitenzahnbereich das Legen einer Unterfüllung (z.B. mit einem fluoridfreisetzenden GIZ) als „Auffangnetz" für das eventuell eintretende adhäsive Versagen favorisiert. Auch die weiter unten erläuterte Problematik des Wiederentfernens einer Kompositfüllung ohne Unterfüllung spricht für das Legen einer Unterfüllung. Bei minimalinvasiv präparierten Kavitäten jedoch stellt die Unterfüllung nur eine Arbeitserschwernis dar, da durch die Applikation von Linern in kleinen Kavitäten oft nachfiniert werden muss, um die Randbereiche von verschmiertem Unterfüllungsmaterial freizubekommen.

> Vor allem in kleinen Kavitäten empfiehlt sich „Total Bonding", da neben der Arbeitserleichterung auch eine Verbesserung der Gesamtadhäsion zu verzeichnen ist.

Pulpaverträglichkeit

Die Pulpaverträglichkeit von Adhäsiven ist von folgenden Faktoren abhängig:

- Konzentration des Konditionierungsmittels
- Restdentindicke
- Alter des Patienten
- resultierender Randabdichtung
- Bondingmaterial.

Da im Idealfall die Applikationsdauer der Säure nur 15 s beträgt, ist durch die Phosphatpuffer in den Dentinkanälchen nicht von einer Schädigung des Pulpasystems auszugehen. Ferner handelt es sich bei der Versorgung minimalinvasiv präparierter Kavitäten nicht wie z.B. bei einer Kronenpräparation um frisch angeschnittenes Dentin, sondern um kariös verändertes Dentin, das eine wesentlich geringere Permeabilität aufweist und somit die Gefahr der Pulpaschädigung durch diverse Komponenten der Adhäsivsysteme in den Hintergrund treten lässt. Ferner weisen diverse Untersuchungen auch zu direkten Überkappungen mit Hilfe moderner Adhäsivsysteme auf eine gute Biokompatibilität hin. Aufgrund der momentan noch zu beobachtenden Widersprüche in der Literatur kann eine direkte Überkappung mit Adhäsivsystemen noch nicht empfohlen werden [77, 78].

> Die entscheidende Bedeutung im Rahmen der Versorgung der Dentinwunde kommt einer guten Randabdichtung und internen Adaptation zu.

Dies gelingt am besten unter voller Ausschöpfung der zur Verfügung stehenden adhäsiven Maßnahmen, d.h. mit Total Bonding, dem kompletten Verkleben des Restaurationsmaterials mit der Kavität ohne Legen einer Unterfüllung [53, 55, 133].

Ist ein Adhäsivsystem jedoch nicht in der Lage, die Polymerisationsschrumpfung wirksam zu kompensieren (z.B. im Fall einer inkorrekten Anwendung), besteht für die Pulpa höchste Gefahr, da über den konsekutiv entstehenden Spalt Bakterien ungehindert bis zur Pulpa vordringen und eine Infektion hervorrufen können.

> Kein momentan auf dem Markt erhältliches Adhäsivsystem ist in allen Situationen in der Lage, immer 100% dichte Füllungen zu gewährleisten [147]. Bei korrekter Anwendung jedoch ist der prozentuale Anteil an Spaltbildungen laut erster langfristiger Erfahrungen klinisch nicht relevant [92].

Eine rasterelektronenoptische Randspaltanalyse der o.g. Studie aus unserer Klinik mit Kompositen im Seitenzahnbereich stellte nach zwei Jahren 1% Randspalten ohne Bildung von Sekundärkaries fest [81, 86], obwohl weder mit Umhärtungstechnik, noch mit Lichtkeilen [89, 90], noch mit Schmelzabschrägung gearbeitet worden war.

9.3.4 Ausarbeiten und Politur

Im Vergleich zum Amalgam ist die Endbearbeitung der Kompositfüllung wesentlich schwieriger.

Unter ästhetischen Gesichtspunkten ist eine perfekte farbliche Adaptation zwar wünschenswert, im Rahmen der Politur jedoch besteht die Gefahr, entweder Überschüsse stehenzulassen oder durch zu aggressives Ausarbeiten unter Zeitdruck unnötig Zahnhartsubstanz „weg" zu polieren. Hier haben sich Systeme bewährt, die mit abnehmender Körnung arbeiten, wie z.B. SofLex®-Scheiben (Fa. 3M Espe). Für Fissurenbereiche hat sich das siliciumcarbidbelegte Bürstchen Occlubrush® (Fa. Hawe Neos, CH-Bioggio) vielfach bewährt, da dadurch kaum Materialabtrag bedingt wird.

Vor allem im Approximalraum stellen Überschüsse ein Problem dar. Wo beim Legen einer Amalgamfüllung nach dem Abnehmen des Matrizenbandes noch nachkonturiert werden konnte, ist bei Kompositrestaurationen mit dem Augenblick der Photopolymerisation kein leichtes formveränderndes Arbeiten mehr möglich. Es bleibt nur die rotierende oder feilende Bearbeitung mit der Gefahr, den Zahn im Approximalraum dauerhaft zu schädigen.

Nicht nur im Hinblick auf das Erzielen eines anatomisch korrekten Approximalkontaktes ist das stramme Verkeilen unabdingbare Voraussetzung für die Applikation des Komposits.

Zum effektiven Erkennen und Entfernen von approximalen Überschüssen konnte der positive Effekt einer Lupenbrille (2,3fache Vergrößerung) bereits nachgewiesen werden [45].

9.3.5 Röntgenopazität

Die Forderung nach röntgenopaken Kompositen ist vor dem Hintergrund der Kontrolle von Sekundärkaries und approximalen Überhängen (s.o.) ein wichtiges Thema. Es bestehen jedoch Unterschiede zwischen den vermarkteten Kunststoffen, wobei die Addition ytterbiumfluoridhaltiger Füller (z.B. in Tetric Ceram®, Fa. Vivadent) die höchsten Werte ergibt [11, 146]. Dies ist vor allem dann wichtig, wenn mit gefüllten Adhäsiven oder der CBF-Technik gearbeitet wird, die vor allem im kritischen marginalen Bereich röntgenologisch nachweisbar sein müssen.

9.3.6 Biokompatibilität

Betrachtet man die Ingredienzien heutiger Füllungskunststoffe, so erscheinen Einwände gegen die Biokompatibilität von Kompositen angebracht. Stanley jedoch weist darauf hin, dass einzelne eventuell toxische Bestandteile nicht isoliert betrachtet und gewertet werden dürfen [140].

Die systemische Wirkung einzelner Stoffe, die durch den Nahrungsabrieb der Füllung in den Magen-Darm-Trakt gelangen können, ist auf lange Zeit nicht vorherzusehen. Vor allem die zunehmende Allergisierung der Bevölkerung darf in diesem Zusammenhang nicht außer Acht gelassen werden. Nicht zuletzt deshalb ist eine gute Anamnese und Aufklärung der Patienten eine conditio sine qua non in der modernen adhäsiven Füllungstherapie.

9.3.7 Erneuerung und Reparabilität

Die Quote der Wiederholungsfüllungen (Sekundärversorgung) im Rahmen der Füllungstherapie in Deutschland lässt darauf schließen, dass auch im Optimalfall eine Kompositfüllung irgendwann ausgetauscht werden muss.

Für diese Situation konnte gezeigt werden, dass im Fall einer kompletten Erneuerung im Vergleich zum Amalgam sowohl der Zahnhartsubstanzverlust als auch die benötigte Zeit etwa doppelt so hoch ist [88]. Besonders problematisch sind in diesem Zusammenhang Füllungen, die ohne Unterfüllung gelegt wurden, da dünne Kompositschichten mit bloßem Auge kaum zu erkennen sind und sich nicht alle Kunststoffe durch Kratzen mit der Sondenspitze (Abrieb des Metalls) verfärben lassen. Hier kann nur eine **Lupenbrille** Abhilfe schaffen.

Es stellt sich jedoch auch die Frage, **wann** eine Füllung komplett ausgetauscht werden muss. Gerade auf diesem Sektor muss im Rahmen adhäsiver Maßnahmen ein weiterer Paradigmenwechsel eingeläutet werden. Sollte unter einer Kompositfüllung im Seitenzahnbereich Sekundärkaries diagnostiziert werden, stellt sich das Problem der guten farblichen Adaptation an die Zahnhartsubstanzen nicht mehr, da kariöses Dentin im Vergleich zur Kompositfüllung eine gute Demarkationslinie bietet. Im Fall von Frakturen (am Isthmus oder in marginalen Bereichen) sollte ohne Präsenz von Karies nicht mehr empfohlen werden, die ganze Füllung auszutauschen.

Im Fall einer **Teilreparatur** der Füllung jedoch besteht das Problem, dass der Verbund zwischen dem gealterten, in der Kavität belassenen Komposit und dem als Reparaturfüllung aufgetragenen „frischen" Komposit als problematisch betrachtet wird [12, 156]. Neueren Untersuchungen aus unserer Klinik zufolge ist es obsolet, die gealterte Kompositoberfläche lediglich zu säubern und in einen neuen Verbund mit einzubeziehen. Es hat sich gezeigt, dass eine charakteristische Bearbeitung des belassenen Kunststoffs das adhäsive Potential wesentlich verbessert. Eine einfache Methode der Vorbehandlung ist das Anrauen des Komposits mit einem grünen Siliciumcarbidsteinchen, da eine rauere, retentive Oberfläche geschaffen wird und das Steinchen zusätzlich durch die Porosität Staubteilchen aufzunehmen imstande ist. Eine aufwändigere Möglichkeit ist das intraorale Sandstrahlen des Komposits (z.B. CoJet®, Fa. 3M Espe), was ähnliche Voraussetzungen schafft. Nach erfolgter Vorbehandlung kann die komplette Kavität inklusive Komposit adhäsiv vorbehandelt werden.

Ausgewählte Literatur

Das vollständige Literaturverzeichnis finden Sie auf unserer Homepage www.urbanfischer.de/Zahnmedizin/Kinderzahnheilkunde.

[39] Forss, H., Seppä, L.: Prevention of enamel demineralisation adjacent to glass ionomer filling materials. Scand J Dent Res 98, 173 (1990).

[51] Frankenberger, R., Perdigão, J., Rosa, B. T., Lopes, M.: „No-bottle" vs. „multi-bottle" adhesives – a microtensile and micromorphological study. Dent Mater 17, 373 (2001).

[52] Frankenberger, R., Schmidt, G., Krämer, N., Petschelt, A.: Fließfähige Komposite („Flowables"). Quint Zahnärztl Lit 50, 1145 (1999).

[83] Krämer, N., Frankenberger, R.: Clinical behaviour of a condensable metal-reinforced glass ionomer cement in primary molars. Br Dent J, 190, 317 (2001).

[119] Perdigao, J., Frankenberger, R.: Effect of solvent and re-wetting time on dentin adhesion. Quintessence Int, 32, 385 (2001).

[147] Van Meerbeek, B., Perdigao, J., Lambrechts, P., Vanherle, G.: The clinical performance of adhesives. J Dent 26, 1 (1998).

10 Füllungstherapie im Milchgebiss

von Norbert Krämer und Klaus Pieper

Inhaltsübersicht

10.1 Einleitung

Die Behandlung und der Erhalt von Milchzähnen erfolgen in der Bundesrepublik Deutschland immer noch nicht mit der notwendigen Intensität. Trotz des allgemeinen Kariesrückgangs bei Kindern und Jugendlichen bleibt der Sanierungsgrad im Milchgebiss nach wie vor unbefriedigend [28, 92]. Dabei liegt der Anteil der unversorgten kariösen Läsionen umso höher, je jünger die Patienten sind. Obwohl die Bedeutung einer früh einsetzenden Zahnsanierung unter Fachleuten unumstritten ist, wird diese offensichtlich meistens zu spät begonnen.

Die Früherfassung und Frühbehandlung aller kariösen Läsionen an Milchzähnen spielt eine besondere Rolle: Durch eine rechtzeitig einsetzende Füllungstherapie können einerseits kieferorthopädische Folgebehandlungen vermieden werden, andererseits die Zahl kariogener Keime in der Mundhöhle reduziert werden, sodass günstigere Voraussetzungen für die Primärprophylaxe an bleibenden Zähnen entstehen. Auch für den Aufbau einer angstfreien Beziehung Kind – Zahnarzt ist es besser, wenn die Zahnbehandlung mit vorbeugenden Maßnahmen oder der Präparation einer kleinen Kavität und nicht mit einer Trepanation oder Extraktion beginnt. Unterschätzt wird häufig auch die Bedeutung der Therapie der Frontzähne für die Sprachentwicklung (Phonetik) und die Ästhetik (psychische Komponente).

Durch Inspektion allein ist eine Früherfassung vor allem an den Approximalflächen von Milchmolaren kaum gewährleistet. Bei alleiniger klinischer Untersuchung werden 40–70% der Läsionen an Approximalflächen der Seitenzähne übersehen. Dies trifft meist auf kleine Defekte zu. Eine rechtzeitige und vollständige Diagnose der Karies an Milchzähnen wird nur durch Anfertigen von Bissflügelaufnahmen (Abb. 10-1) oder durch eine zusätzliche Untersuchung mit der Kaltlichtsonde ermöglicht (s. S. 54ff.). Nur so können irreversible Pulpaschädigungen vermieden werden.

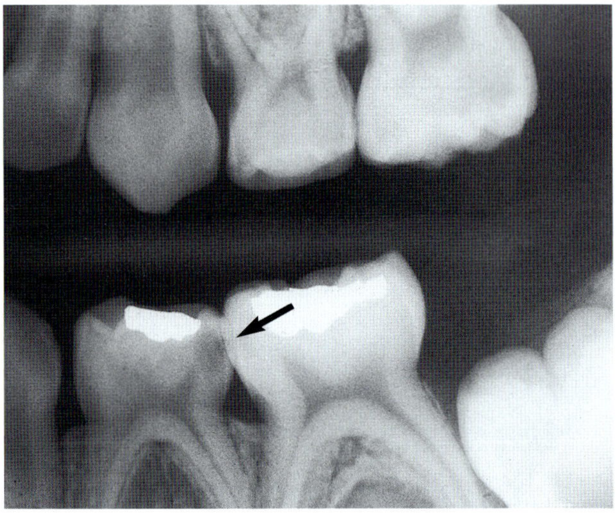

Abb. 10-1 Approximalkaries im Röntgenbild (Bissflügelaufnahme).

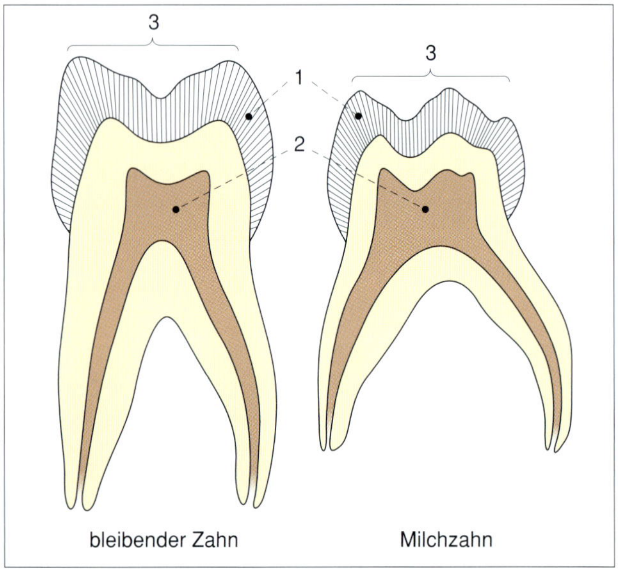

Abb. 10-2 Abweichung der Anatomie bei Milchmolaren. Die Regionen der in Tabelle 10-1 beschriebenen makromorphologischen Besonderheiten (1–3) werden an diesem Schema angezeigt.

10.2 Morphologische Merkmale der Milchzähne

Bei der Kariestherapie im Milchgebiss gelten im Prinzip die gleichen Grundsätze wie bei der konservierenden Versorgung der bleibenden Zähne. Schon bei der Kavitätenpräparation muss aber berücksichtigt werden, dass es einige anatomische Unterschiede zwischen Milchzähnen und bleibenden Zähnen gibt. Für die klinische Praxis sind mikro- und makromorphologische Besonderheiten von Bedeutung (Tab. 10-1 und Abb. 10-2), die im Folgenden bei den entsprechenden praktischen Empfehlungen berücksichtigt werden.

Die Abrasion der Milchmolaren wird wegen des geringeren Mineralgehalts und höheren Porenvolumens des Schmelzes [112] – vor allem vor dem Durchbruch der Sechsjahrmolaren – höher eingeschätzt als die Abrasion der bleibenden Seitenzähne. Dies mag der Grund dafür sein, dass die Ansprüche an Füllungsmaterialien bezüglich ihres Verschleißverhaltens geringer sind.

Tabelle 10-1 **Makro- und mikromorphologische Besonderheiten im Milchgebiss.**

makromorphologische Besonderheiten	mikromorphologische Besonderheiten
1 Der Schmelzmantel der Milchzähne ist an keiner Stelle dicker als 1 mm, deshalb wird er viel schneller von der Karies durchbrochen als der massivere Hartsubstanzmantel der permanenten Zähne	1 Die Schmelzoberfläche ist durch eine weitgehend prismenlose Schmelzoberfläche gekennzeichnet (Schichtstärke: 30–100 μm)
2 Die Pulpakammern der Milchzähne sind relativ größer, und die Pulpahörner liegen wesentlich näher zur Außenfläche; insbesondere die mesialen Pulpenhörner der ersten Milchmolaren dehnen sich weit aus	2 Die Schmelzprismen im Zervikalbereich steigen von der Schmelz-Dentingrenze kauflächenwärts an
3 Die Kauflächen der Milchmolaren sind schmaler, ihre Bukkal- und Lingualflächen divergieren in Richtung auf einen deutlich ausgeprägten zervikalen bzw. basalen Schmelzwulst	3 Der Mineralgehalt des Milchzahnschmelzes ist geringer als bei der bleibenden Dentition
4 Die Milchmolaren haben einen breiteren und flacheren Approximalkontakt	4 In Milchzähnen ist der pränatal gebildete Schmelz deutlich weniger dicht mineralisiert als der postnatale Schmelzmantel

10.3 Kariesexkavation

Eine sichtbare bzw. sondierbare kariöse Läsion oder im Röntgenbild bis zur Schmelz-Dentingrenze diagnostizierbare Karies muss exkaviert werden. Grundsätzlich ist dabei ein übersichtlicher Zugang zu schaffen. Die unterminierenden Schmelzanteile müssen jedoch nicht immer vollständig entfernt werden. Dies hängt hauptsächlich von der Retentionsart des Füllungsmaterials ab.
Für die Entfernung des erweichten, meist hellgelb und feucht wirkenden (proteolysierten) Dentins bieten sich insbesondere bei ängstlichen Kindern scharfe Handinstrumente (Löffelexkavator) an (Abb. 10-3). Die darunter liegende kariös veränderte und härtere Dentinschicht sollte mit einem Hartmetall-Rosenbohrer in angemessener Größe bearbeitet werden.

Im Bereich der **Reizdentinbildung** ist auf eine vorsichtige Exkavation zu achten. Eine forcierte Vorgehensweise birgt die Gefahr der Pulpaeröffnung. Die Unterscheidung zwischen Reizdentin und kariös verändertem Dentin ist häufig nur schwer möglich. Einige Autoren empfehlen daher, im Zweifelsfall eher weniger umfangreich zu exkavieren, um die Gefahr einer Pulpabehandlung zu umgehen [116]. Bei weniger akuten, älteren und flachen Läsionen wird das Belassen von kariös verändertem Dentin vorgeschlagen, da hier von einer geringen Menge Mikroorganismen ausgegangen wird [45]. All diese Vorschläge bergen das Risiko, dass trotz symptomloser Zustände aufgrund der eingeschränkten diagnostischen Möglichkeiten ein chronischer Prozess übersehen wird. Insofern bedarf es einer situationsbezogenen Abwägung, ob z.B. bei einem unkooperativen Kind durch behutsames Vorgehen eine Eröffnung der Pulpa mit dem Risiko einer nachfolgenden Komplikation auch bei dichtem Kavitätenverschluss vermieden werden soll. Demgegenüber können bei guter Compliance eher „klare Verhältnisse" mit einer ggf. „rechtzeitigen" endodontischen Maßnahme riskiert werden.

Eine neue, schmerzfreie, gering invasive Methode der Kariesexkavation wurde 1998 mit dem chemicomechanischen Verfahren Carisolv™ vorgestellt. Es besteht aus zwei Komponenten, die erst kurz vor der

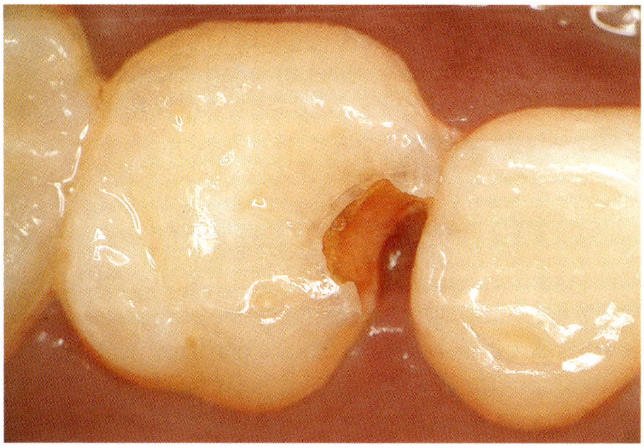

Abb. 10-3 Approximalkaries mit erweichtem, feucht wirkendem Dentin. Zur schonenden Entfernung der Karies bietet sich ein Löffelexkavator an.

Behandlung vermischt werden können (Komponente 1: hochvisköses Gel, wesentliche Bestandteile sind die Aminosäuren, Glutaminsäure, Leucin und Lysin in 0,1 M Konzentration; Komponente 2: 0,5%ige Natriumhypochloritlösung). Dabei wirkt das Prinzip der Chloridierung der Kollagenmoleküle durch Natriumhypochlorit. Die beigefügten Aminosäuren zeichnen sich dadurch aus, dass nur das denaturierte Kollagen des kariös veränderten Dentins gelöst wird. In-vitro-Untersuchungen konnten zeigen, dass mit diesem System Dentinkaries vollständig entfernt werden kann [48]. Mit diesem neuen Verfahren kann das unangenehme „Rumpeln" eines Rosenbohrers vermieden werden. Allerdings muss die Dentinkaries frei zugänglich sein. Ansonsten muss zuvor der Schmelz rotierend entfernt werden. Wie eigene Erfahrungen mit der Methode bestätigten, ist sie bis zur erfolgreichen Kariesentfernung mit einem sehr großen Zeitaufwand verbunden. Da das Aufbringen des Gels bei einer $d_{3/4}$-Karies etwa dreimal wiederholt und die Einwirkzeit einkalkuliert werden muss, sowie die Anwendung des Exkavators zeitlich zu Buche schlägt, ist bei unkooperativen Kindern womöglich schnell die „Compliance-Grenze" erreicht.

10.4 Präparationsrichtlinien im Milchgebiss

Bei der Gestaltung von Milchzahnkavitäten ist zu berücksichtigen, dass der Abstand zwischen Zahnoberfläche und Pulpa im Durchschnitt nur 2–3 mm beträgt. Angesichts dieser makromorphologischen Besonderheit stellt sich einerseits die Frage, ob es noch zeitgemäß ist, bei der Präparation von Milchzahnkavitäten nach den wenig Substanz schonenden Black-Regeln vorzugehen. Andererseits weist die in Tabelle 10-1 beschriebene Mikrostruktur des Schmelzes der ersten Dentition auf das Problem einer alternativen, mikromechanischen Verankerung von Füllungen hin. Zur Klärung dieser Fragestellung sollen im Folgenden die Präparationsrichtlinien für die makro- und mikromechanische Retention gegenübergestellt werden.

10.4.1 Makromechanische Retention

Die makromechanische Verankerung der Füllungen wird durch eine unterminierende Präparation erreicht. Wie bei der bleibenden Dentition werden zur Reduktion der Spannungen in Füllung und Zahn alle Winkel und Kanten abgerundet [109]. Besondere Beachtung finden in der ersten Dentition die teilweise sehr engen Platzverhältnisse mit der Gefahr der Pulpaeröffnung.

Klasse-I-Kavitäten

Bei der Gestaltung von konventionellen Klasse-I-Kavitäten an Milchmolaren sollten alle kariesanfälligen Bereiche der Kaufläche eingeschlossen, die Präparation dabei allerdings so schmal wie möglich gehalten werden (Abb. 10-4). Die Cristae, welche die Kauflächen des ersten unteren und zweiten oberen Molaren queren, sind möglichst zu schonen.

Der okklusale Kasten sollte je nach Verschleißbeständigkeit des Füllungsmaterials 1,5–2 mm tief sein. Bei den ersten Oberkiefermolaren muss vor allem im Bereich des häufig sehr ausladenden mesiobukkalen Pulpenhorns auf die Gefahr einer iatrogenen Eröffnung der Pulpa geachtet werden. Die Kavitätenwände sollten leicht nach okklusal konvergieren. Als günstig haben sich hierfür birnenförmige Diamantschleifinstrumente mit einem kurz belegten Arbeitsende erwiesen (z.B. Birne Nr.: 365.4 C, F; Fa. Premier). Die Größe des Präparationsinstruments sollte sich an der Ausdehnung der kariösen Läsion orientieren. Auch der Einsatz aufeinander abgestimmter Diamant-Körnungen (Präparation der Kavität bei etwa 100 000 U/min und 80 µm Körnung; Finieren bei etwa 40 000 U/min und 20 µm Körnung) beschleunigt die Präparation der Kavität und steigert die Randqualität der Füllung.

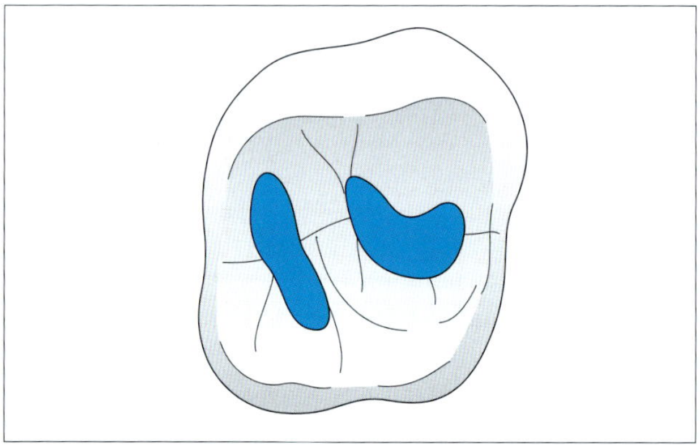

Abb. 10-4 Klasse-I-Kavität an Zahn 55. Die Umrissform zeigt die Ausdehnung der Kavität bei makromechanischer Retentionsform an. Der Transversalwulst kann ggf. belassen werden.

Klasse-II-Kavitäten

Der Spielraum für die Gestaltung einer konventionellen Klasse-II-Kavität im Milchgebiss ist extrem eng. Einerseits sollen Pulpa und Zahnmaterial geschont werden, andererseits kann – gerade auch bei den neueren Werkstoffen – nur durch eine genügende Dicke des Füllungsmaterials von 1,5–2 mm ein vorzeitiger Füllungsverlust durch Fraktur vermieden werden.

Die sorgfältige Beachtung biomechanischer Grundsätze und werkstoffkundlicher Aspekte ist oberstes Gebot.

Bereits in den 50er-Jahren gaben Laboruntersuchungen erste Hinweise darauf, welche Gesichtspunkte bei der Präparation von Kavitäten an Milchmolaren zu beachten sind. So zeigten Belastungsmessungen an Milchzahnmodellen, dass die beste Vorbeugung gegen Füllungsfrakturen durch Präparationen mit einem weiten Isthmus, einem abgerundeten Kavitätenboden, einem abgerundeten approximal-pulpalen Winkel und Retentionsrillen im approximalen Kasten erreicht wird [71]. Auf der Basis dieser und später durchgeführter spannungsoptischer Untersuchungen können folgende Schlüsse gezogen werden [59, 109]:

- Durch das Abrunden von Winkeln und Kanten werden die Spannungen in Füllung und Zahn deutlich vermindert.
- Wird der Isthmus verbreitert oder der Kavitätenboden tiefer gelegt, d.h. das Volumen der Füllung vergrößert, nehmen die Spannungen in der Füllung ab.
- Mit zunehmender Breite oder Dicke der Füllung steigen allerdings die Spannungen im Zahn, sein Widerstand gegen Verformung und Fraktur nimmt ab.
- Löcher und Rauigkeiten auf der Oberfläche einer Klasse-II-Füllung führen zu einer Erhöhung der Spannungen in der Füllung.
- Konvergieren die Kavitätenwände leicht kauflächenwärts, so treten geringere Spannungskräfte bei Belastung des Füllungsrandes auf, und Füllungsrandbrüche kommen seltener vor.

Umstritten war lange Zeit, ob bei Milchzähnen zur Vermeidung von Brüchen am Isthmus unbedingt interne Verankerungsrillen im approximalen Kasten nötig sind, wie es Markley [80] nach entsprechenden Untersuchungen für bleibende Zähne gefordert hatte. Neueren Studien zufolge sind diese Verankerungsrillen bei Milchmolaren nicht unbedingt erforderlich [84, 85].

Wie sieht nun die **ideale Klasse-II-Kavität** für Milchzähne aus? Der okklusale Kasten wird ähnlich wie bei der Klasse-I-Kavität präpariert, dabei ist auf gute Ausrundung der Winkel zu achten. Die Isthmusbreite sollte etwa ein Drittel des Höckerabstandes betragen, mindestens aber 1,5 mm. Die bukkale und die orale Wand des approximalen Teils der Kavität sollen in zervikaler Richtung divergieren (Abb. 10-5a und b).

Praktisch wird diese Form erreicht, indem der approximale Kasten mit der kleinsten Diamantbirne (z.B. Nr. 830/314/010, Fa. Komet; Nr. 362.25 C, F; Fa. Premier) oder dem kleinsten Hartmetallbohrer (z.B. Komet Nr. H 7/314/010) präpariert wird – unter leichter Pendelbewegung von bukkal nach lingual. Die kleine Instrumentenform vermindert dabei das Risiko einer Verletzung des Nachbarzahnes. Die Stufe sollte etwa 1,5 mm tief sein und möglichst direkt unter der Kontaktfläche zum Nachbarzahn enden, sofern die Karies eine solch geringe Ausdehnung zulässt. Durch Abrunden des Winkels zwischen dem Kavitätenboden und der pulpalen Wand des approximalen Kastens wird dem Füllungsbruch am Isthmus vorgebeugt. An jeder Stelle dieser Abrundung sollte die Materialstärke des Füllungsmaterials (ohne Unterfüllung) mindestens 1,5 mm betragen.

Klinische Untersuchungen zeigen, dass auch bewährte Füllungsmaterialien wie Amalgam gerade am Übergang zum approximalen Kasten leicht frakturieren (Abb. 10-6) [7, 75, 95, 124]. Zur Abstützung des Kaudrucks auf der Randleiste der Restauration sollte die Breite der approximalen Stufe eher mehr als 1 mm

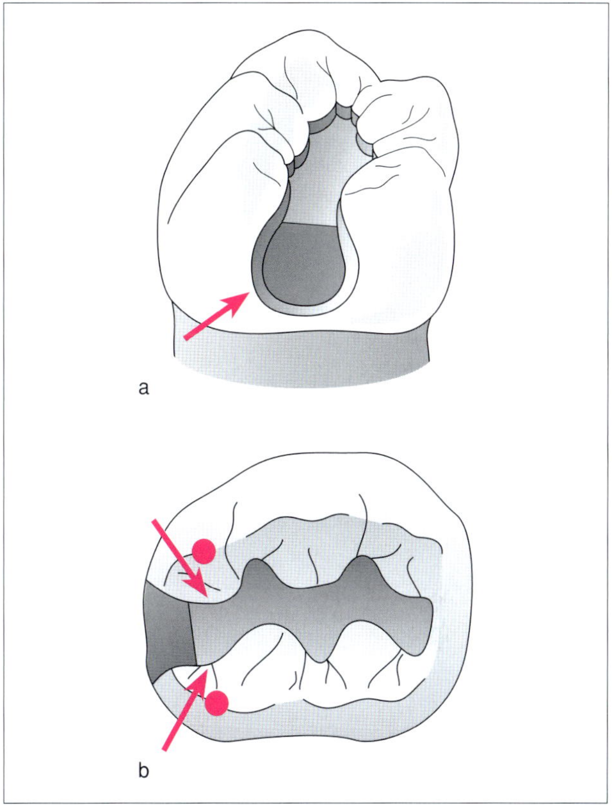

Abb. 10-5 Klasse-II-Kavität an Zahn 75 (makromechanische Retentionsform). Es sollte auf eine gute Ausrundung sämtlicher Winkel geachtet werden (a; Pfeil). Die zervikale Stufe darf nicht abfallend präpariert sein (a). Zur Reduktion der Frakturgefahr muss der Isthmus ausreichend dimensioniert sein (b; Pfeil). Die markierten Punkte kennzeichnen die Höckerspitzen.

a) Ansicht von approximal.

b) Ansicht von okklusal.

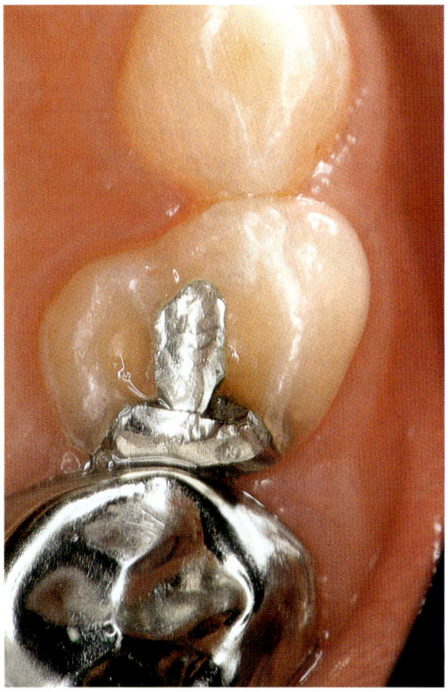

Abb. 10-6 Amalgamfüllung nach etwa einjähriger Liegedauer. Aufgrund Unterdimensionierung ist die Füllung im Bereich des Isthmus frakturiert.

betragen. Gerade in dieser Region ist die Gefahr der iatrogenen Pulpaeröffnung aufgrund des geringen Abstandes zwischen Schmelzoberfläche und Pulpa (ohne Reizdentinbildung etwa 1,6 mm) besonders hoch (siehe Abb. 10-17a).

Die hier genannten metrischen Angaben beziehen sich zum großen Teil auf Erfahrungen mit dem Werkstoff Amalgam. Daher sind bei der makromechanischen Kavitätenpräparation grundsätzlich die werkstoffkundlichen Eigenschaften des jeweiligen Füllungsmaterials zu berücksichtigen. Bei Füllungsmaterialien, für die nur begrenzt klinische Erfahrungen vorliegen, bieten Parameter wie Biege-, Druck- und Zugfestigkeit oder die Abrasionsbeständigkeit in unterschiedlichen In-vitro-Simulationen einen wichtigen Vorhersagewert.

Für den möglichst langfristigen Erfolg der Füllung ist bei Klasse-II-Kavitäten das **Glätten der Kavitätenränder** von besonderer Bedeutung. Unterminierende Schmelzanteile sollten dabei aufgrund der Frakturgefahr entfernt werden. Bei der Verwendung von rotierenden Systemen zur Randglättung sollten genau wie schon bei der Klasse-I-Kavität zur Präparation und zum Finieren der Kavität die gleichen Formen benutzt werden. Neben Feinkorndiamantfinierern oder gewendelten birnenförmigen Hartmetallfinierern können im approximalen Kasten Gingivalrandschräger zum Brechen der losen Schmelzprismen am Kavitätenrand und zur Schonung des Nachbarzahnes eingesetzt werden.

Kavitäten im Frontzahnbereich

Makromechanische Präparationsformen wie Schwalbenschwanzretentionen sind bereits seit den 70er-Jahren auch im Milchgebiss veraltet [21]. Die ungünstigen Platzverhältnisse und die meist großflächigen kariösen Hartsubstanzverluste gerade bei der sog. Fläschchenkaries lassen keine unterminierende Präparation zu. Die typische Ausdehnung einer Approximalkaries im Milchgebiss zeigt das klinische Bild eines fünfjährigen Jungen (Abb. 10-7). Meist ist der Defekt klinisch aufgrund der geringen Höhe der Frontzahnkrone und der raschen Ausbreitung der Karies nicht nur auf den Approximalkontaktbereich beschränkt. In der Regel ist ebenso die Versorgung der Inzisalkante notwendig. Platz für eine makromechanische Retention der Füllung bleibt nicht.

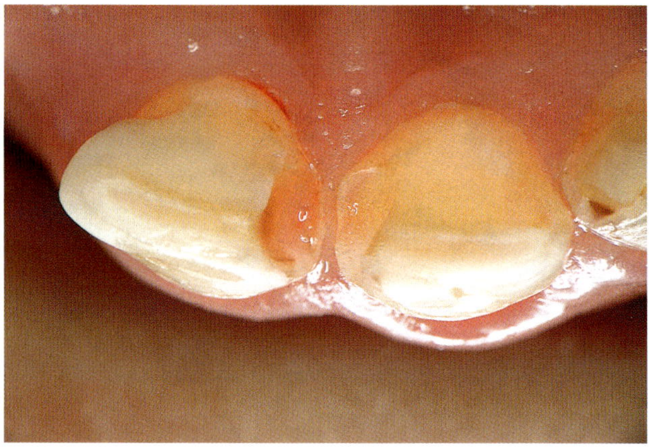

Abb. 10-7 Typische Ausbreitung der Karies im Frontzahnbereich eines fünfjährigen Patienten. Die Inzisalkante ist meist von der Läsion betroffen.

Klasse-V-Kavitäten

Zervikale kariöse Läsionen mit Begrenzung der Kavitätenränder im Dentin sind im Milchgebiss eher selten. In der Regel liegt die Schmelz-Zementgrenze etwa 1 mm subgingival. Daher ist meist eine schmelzbegrenzte Kavität zur Versorgung vorhanden. Die Ausdehnung der Kavität hängt ausschließlich von der Kariesausbreitung ab. Bei der Restaurierung eines Zahnes im nicht kaubelasteten Bereich kann die Kavitätentiefe auf etwa 1 mm begrenzt werden.

Spezielle Kavitätenform

Für die Versorgung approximaler Läsionen im Milchgebiss wurde auch die sog. **Tunnelpräparation** vorgeschlagen [17, 60, 64]. Ausgehend von der lateralen Fossa soll unter Erhalt der Randleiste die Exkavation der Karies über einen okklusalen Zugang erfolgen

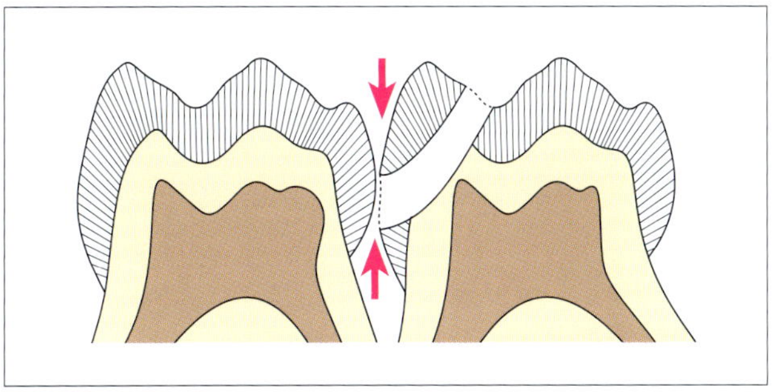

Abb. 10-8 Schematische Darstellung der Tunnelpräparation. Die Präparation geht von der Randleistenfissur aus. Die Probleme werden in der vollständigen Kariesentfernung und kompletten Füllung im Bereich des Approximalkontaktes gesehen (Pfeil).

(Abb. 10-8). Die Füllung wird approximal nur so weit wie nötig aufgezogen. Ein Finieren der approximalen Präparationsränder ist nur sehr bedingt möglich. Die Kavität wird nach dem Anlegen einer Matrize von okklusal gefüllt. Hierbei ist ein ausreichender Stopfdruck bzw. gutes Fließverhalten notwendig, um das Füllungsmaterial vollständig in die Kavität einzubringen.

Bei der klinischen Beurteilung des Verfahrens zeigten sich jedoch Probleme bezüglich der übersichtlichen und vollständigen Kariesentfernung, des Glättens der Kavitätenränder approximal und des Füllens der Kavität. Entsprechend wurden klinisch Randleistenbrüche, Randspalten, Sekundärkaries oder unvollständige, blasige Füllungen auch bei adhäsiver Versorgung beobachtet [41, 90, 103].

10.4.2 Mikromechanische Retention

Schon seit den 70er-Jahren wird die Anwendung der Substanz schonenden mikromechanischen, adhäsiven Versorgung auch für Milchzähne empfohlen [78, 108, 110]. Dabei stellt sich allerdings die Frage, ob die Schmelzätztechnik bei Milchzähnen generell anwendbar ist. Bekanntlich kommt die Haftung von Kunststoff auf der geätzten Schmelzoberfläche in erster Linie durch Einfließen in ein retentives Ätzmuster zustande. Dieses Muster entsteht nach Säurekonditionierung (32- bis 37%ige Phosphorsäure) durch die unterschiedliche Säurelöslichkeit der Schmelzprismen im Zentrum und in der Peripherie.

Als strukturelle Eigenart der Milchzähne wird aber angegeben, dass der Oberflächenschmelz prismenfrei sei, sodass bei der Behandlung mit Säure kein retentives Ätzmuster entstehen könne [102, 111]. Allerdings ist diese prismenfreie Schicht nur 30–100 µm dick (siehe Tab. 10-1). Ihre Dicke nimmt von den Schneidezähnen über die Eckzähne zu den Molaren zu. Mikromorphologische Untersuchungen haben ergeben, dass in dieser oberflächlichen Schicht durchaus Schmelzprismen zu finden sind, allerdings nur unregelmäßig angeordnet [29, 66, 102, 131].

Der aprismatische Schmelz wird beim Präparieren entfernt, wenn die Ränder der Kavität im Sinne der Schmelzätztechnik abgeschrägt werden. Danach kann auch am Milchzahn ebenso wie in der bleibenden Dentition durch Anätzen mit Phosphorsäure immer ein retentives Ätzmuster erzeugt werden (Abb. 10-9).

Die **Ätzzeit** auf der präparierten Schmelzoberfläche sollte 30 s betragen [44, 54, 100]. Längere Ätzzeiten bedeuten ein erhebliches Abflachen des Ätzmusters. Die mikromechanische Retention ist mit der bleibenden Dentition durchaus vergleichbar [47]. Die Schmelzoberfläche und damit das Ätzmuster variieren jedoch individuell sehr stark [114].

Während die Adhäsion am Schmelz der ersten Dentition geklärt scheint, liegen zur **Haftung** von Komposit am Milchzahndentin unterschiedliche Ergebnisse vor. Mikromorphologische Studien weisen generell darauf hin, dass Adhäsiv-Dentin-Interaktionsstrukturen bei Milchzahndentin deutlich dicker als beim Dentin der bleibenden Zähne sind. Grundsätzlich schneiden Einflaschensysteme am Milchzahndentin im Milchgebiss besser ab als Mehrflaschensysteme, die allerdings am Dentin bleibender Zähne günstigere Haftwerte zeigen als am Dentin der ersten Dentition. Für Einflaschensysteme in Kombination mit Kompomeren unterscheidet sich die Verbundfestigkeit mit dem Dentin der ersten und

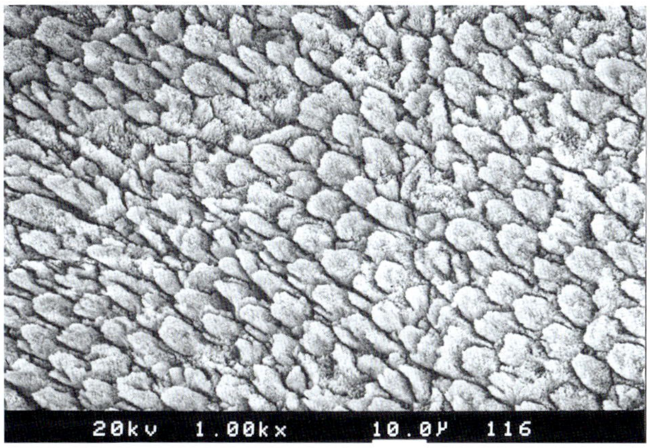

Abb. 10-9 Auch im Milchgebiss kann durch Anätzen mit 37%iger Phosphorsäure ein retentives Ätzmuster erzielt werden (rasterelektronenmikroskopische Darstellung bei 1000facher Vergrößerung des angeätzten Milchzahnschmelzes). Dabei hat es sich bewährt, die oberflächliche, prismenfreie Schmelzschicht zu entfernen und anschließend die Kavitätenränder 30 s mit der Säure zu konditionieren.

zweiten Dentitionen nicht [39]. Dies wird mittlerweile auch durch einige klinische Studien bestätigt [3, 5].

Klasse-I-Kavitäten

Das Design der Kavität bei der mikromechanischen Präparationstechnik orientiert sich ausschließlich an der Kariesausbreitung.

Die Kavität sollte so zierlich wie möglich gestaltet werden.

Im Gegensatz zur makromechanischen Präparationstechnik werden dabei mehrere kleine Füllungen auf der Okklusalfläche bzw. angrenzend nach palatinal oder bukkal toleriert. Damit ist die gleichzeitige Abstützung sowohl auf dem Füllungswerkstoff als auch auf dem Zahnschmelz gewährleistet. Es sollten je nach Größe der kariösen Läsion möglichst kleine Präparationsinstrumente verwendet werden.

Bereits HOTZ [55] schlug vor, beginnende kariöse Läsionen in den Fissuren von Milchmolaren im Sinne einer **erweiterten Fissurenversiegelung** zu versorgen. Dabei werden unter Schonung von gesundem Schmelz nur die kariösen Fissurenanteile mit einem feinen Diamanten (z.B. Fa. Komet Nr. 806-314-466514-031 oder 500-204-0011001-006) eröffnet [18].

Die Entscheidung, ob das Fissurenrelief aufgezogen wird, sollte wie bei der bleibenden Dentition visuell anhand des klinischen Bildes vorgenommen werden. Die Erweiterung ist indiziert, wenn weißlich opake Veränderungen auf eine kariöse Veränderung hindeuten („Kavitation").

Verfärbungen in der Fissur liegen in der Regel bereits vor (Abb. 10-10). Falls die Läsion auf den Schmelz beschränkt ist, kann auf eine weitergehende Präparation verzichtet werden. Sollte die Läsion bereits leicht ins Dentin vorgedrungen sein, muss das kariöse Dentin selbstverständlich vollständig entsprechend der o.g. Kriterien exkaviert werden.

Die **Tiefe** der Kavität hängt von der Kaubelastung ab. Bei Okklusionskontakten auf der Füllung ist (wie bei makromechanischer Präparationsform) eine Materialstärke von etwa 1,5 µm anzustreben. Nach der Kariesentfernung müssen die Kavitätenränder lediglich geglättet werden. Im Rahmen der Adhäsivtechnik haben sich dazu Feinkorndiamanten (Korngröße 15–25 µm) bewährt. Unterminierende Schmelzanteile können im Gegensatz zu makromechanischen Kavitätenformen belassen werden.

Zur Frage der **Anschrägung** von Klasse-I-Kavitäten im Milchgebiss gibt es unterschiedliche Empfehlungen. Während eine leichte Anschrägung der Kavitätenränder eine Verbesserung der marginalen Adaptation bedeutet [89], wird dabei aber auch eine Vergrößerung der Füllungsoberfläche in Kauf genommen. Aufgrund der geringeren Abrasionsbeständigkeit der Milchmolaren führen dünne Füllungsränder bei der Anwendung von spröden Werkstoffen leichter zu Aussprengungen am Füllungsrand [51]. Daher erscheint bei Ausbildung von eher flächenhaften Okklusionskontakten im Milchgebiss die Anschrägung von Klasse-I-Füllungen nicht empfehlenswert. Außerdem sollte bei der Präparation solch zierlicher Anschrägungen die Fähigkeit des Kindes zur Mitarbeit berücksichtigt werden. Ohne Entfernung der prismenlosen Schmelzoberfläche kann der Randschluss der Füllungen ggf. durch eine Verlängerung der Ätzzeit auf 120 s optimiert werden [113].

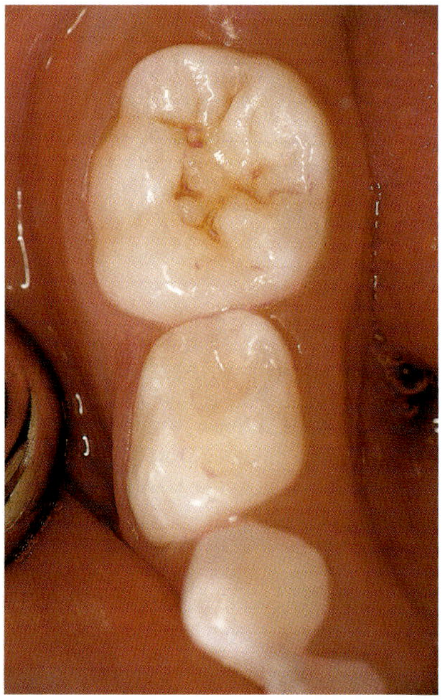

Abb. 10-10 Eine ältere Fissurenkaries muss im Milchgebiss nicht unbedingt entfernt werden. Eine Füllungstherapie bzw. erweiterte Fissurenversiegelung ist nur dann indiziert, wenn sich mit der Sonde erweichtes Dentin tasten lässt.

Klasse-II-Kavitäten

Für approximale Seitenzahnkavitäten bieten sich ähnlich wie in der bleibenden Dentition verschiedene Möglichkeiten zur defektorientierten, minimalinvasiven Versorgung an. Die Lokalisation und die Möglichkeiten des Zugangs bestimmen die Kavitätenform und -größe.

Bei **regulären Approximalkontakten** ist die Präparation okklusal zu beginnen, d.h., die Randleiste muss zur übersichtlichen Exkavation der Approximalkaries geopfert werden. Die Zugangskavität ist dabei aber lediglich so weit zu öffnen, dass die Karies vollständig entfernt werden kann. Für die Präparation empfehlen wir ebenfalls, wie oben genannt, kleine birnenförmige Diamanten, um den Nachbarzahn möglichst zu schonen. Ein zusätzliches Verkeilen mittels Holzkeil kann für einen ausreichenden Abstand zwischen den Zähnen und ein übersichtliches Arbeitsfeld sorgen. Die endgültige Kavitätenform entspricht der eines approximalen Kastens, ähnlich einer Amalgamkavität. Ein „Aufziehen" der Fissur aus Retentionsgründen ist nicht erforderlich.

Aufgrund der besonderen mikromorphologischen Gegebenheiten der Milchzähne sollten die Kavitätenwände approximal mit einem flammenförmigen Diamanten (z.B. Nr. 260.8 F, VF; Fa. Premier) geweitet werden. Dadurch wird gewährleistet, dass das Ätzgel die Kavitätenwand vollständig benetzt und aufgrund der Entfernung der aprismatischen Schmelzoberfläche die Retention gerade im sensiblen approximalen Anteil der Kavität entscheidend verbessert wird.

In der **Zervikalregion** der Kavität ist eine Anschrägung problematisch. Dünn auslaufende Kavitätenränder in diesem Bereich bergen die Gefahr der Überschussbildung, vor allem wenn das Anlegen des Matrizenbandes nicht ideal möglich ist. Zusätzlich muss einkalkuliert werden, dass bei eng stehenden ersten Molaren die Approximalkaries oft erst spät erkannt wird. In der Folge muss mit einer weit unterminierenden Dentinkaries gerechnet werden. Inwieweit und in welcher Qualität zervikal nach der Exkavation und Präparation überhaupt noch Schmelz zur Anwendung der SÄT (Schmelzätztechnik) vorhanden ist, ist im Einzelfall zu prüfen.

Abschließend sollten die Kavitätenränder mit einem birnen- bzw. flammenförmigen Feinkorndiamanten finiert und lose Schmelzprismen entfernt werden. Im Gegensatz zu den Richtlinien bei der makromechanischen Präparation soll unterminierter Schmelz belassen werden.

Zur Schonung des Nachbarzahnes bietet sich im Milchgebiss wie bei der bleibenden Dentition die nieder- oder hochfrequente **oszillierende Kavitätenpräparation** an [57]. Aufgrund des vergleichsweise geringeren Mineralgehaltes des Milchzahnschmelzes ist die Effizienz dieser Systeme als günstiger zu beurteilen. Während niedertourige Antriebssysteme z. B. „Eva-Gerät" (Fa. KaVo, Biberach; Hubauslenkung 0,4 mm; Drehzahlbereich ca. 25 000 pro Minute) zum Ausarbeiten von Füllungen oder Finieren und Anschrägen der Kavitätenränder geeignet sind, werden sog. „sonoabrasive" Verfahren zur Kavitätenpräparation und -gestaltung angeboten. Der Ansatz („Airscaler"; Sonicflex® 2000 L, Fa. KaVo, Biberach) ist pneumatisch angetrieben und arbeitet im Schallbereich ab 6,5 kHz (Amplitude zwischen 60 und 1000 µm). Einseitig belegte, diamantierte Ansätze garantieren die minimal-invasive und den Nachbarzahn schonende Vorgehensweise. In der bleibenden Dentition ist die Effizienz des Substanzabtrages im Vergleich zur rotierenden Vorgehensweise eher umstritten. Demgegenüber funktioniert das oszillierende Präparationssystem am Milchzahndentin relativ gut. Mit Hilfe der speziellen Ansätze („Tropfenform") lassen sich im Milchgebiss unter maximaler Hartsubstanzschonung minimal-invasive Kavitäten präparieren (siehe Abb. 10-27b). Die neu angebotenen Instrumente zur okklusalen Erweiterung der Fissur (Sonic Seal®, Fa. KaVo, Biberach) konnten sich im Milchgebiss aufgrund der geringen Standzeit der Diamanten noch nicht bewähren.

Ist der **Approximalraum direkt zugänglich** (bei fehlendem Nachbarzahn oder einer offenen Nachbarkavität), kann versucht werden, die Randleiste zu belassen. Allerdings ist dies wegen der geringen Höhe der klinischen Milchzahnkrone oft ein schwieriges Unterfangen (Abb. 10-11). Es besteht daher die Gefahr, dass die Randleiste bei der Präparation doch verletzt wird. Die Slot-Präparation verspricht dann den längerfristigen Erfolg.

Kavitäten im Frontzahnbereich

An den Frontzähnen ist die Anwendung der SÄT das Mittel der Wahl [4]. Nach der Kariesentfernung sind die Anschrägung des Kavitätenrandes und die Entfernung der prismenlosen Schmelzoberfläche ausreichend. Dabei sollte ein Schmelzsaum von etwa 2 mm

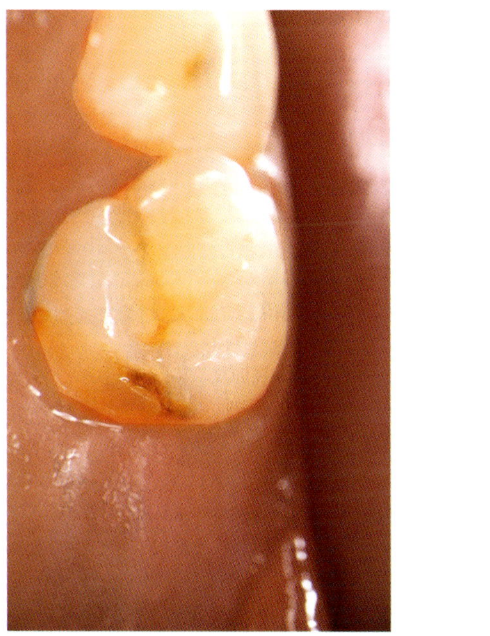

Abb. 10-11 In diesem Fall kam es zum vorzeitigen Verlust des Zahnes 55. Die Randleiste ließ sich bei der Versorgung der Approximalkaries an 54 distal nicht erhalten.

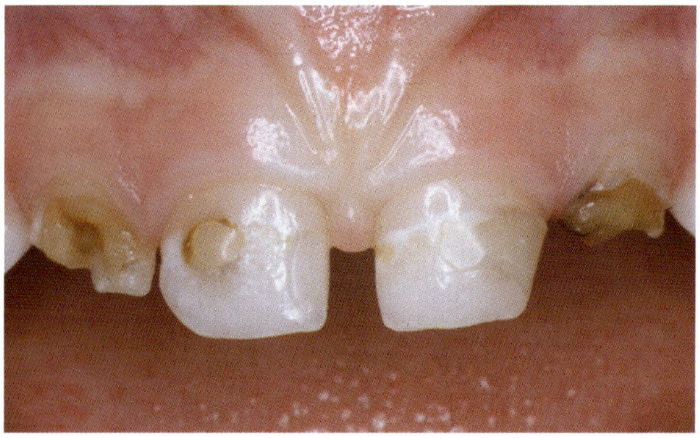
a

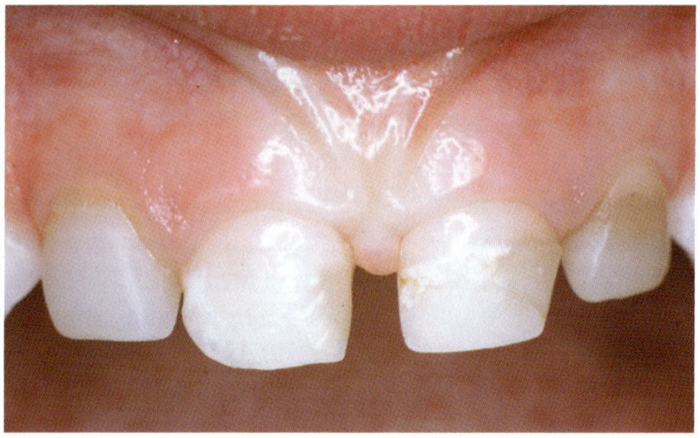
b

Abb. 10-12a und b Bei einem dreijährigen Jungen mussten die Frontzähne aufgrund einer „Fläschchenkaries" wieder vollständig aufgebaut werden.

mit einem feinkörnigen Diamanten (z.B. „American Football" Nr. 243/015 F, Fa. Premier) angeschrägt werden. Je nach Größe der Kavität kann es teilweise notwendig sein, den Zahn zirkulär mit Komposit wieder aufzubauen. Im zervikalen Anteil sollte eine Stufe angelegt sein. Dies erleichtert das Anlegen von Kofferdam, der Matrize bzw. der konfektionierten Krone bei der Restauration des Zahnes und verhindert das Verbleiben unnötiger Überschüsse. Aufgrund der Erfahrungen mit Komposit im Seitenzahnbereich sollte eine Kavitätentiefe von etwa 1 mm angestrebt werden (Abb. 10-12a und b).

Klasse-V-Kavitäten

Zahnhalskavitäten an Milchzähnen sind in der Regel vollständig schmelzbegrenzt. Die mikromechanische Präparation gestaltet sich daher analog den Richtlinien im Frontzahnbereich. Nach Entfernung der Karies wird die Kavität zirkulär angeschrägt. Wegen des geringen Abstandes zur Pulpa sollte auf ein unnötiges zusätzliches Tieferlegen (nur für die Unterfüllung) verzichtet werden.

10.5 Hilfsmittel zur Füllungstherapie

Je nach Füllungstherapie und -technik sind einige Hilfsmittel unabdingbar; auf die wichtigsten soll hier – unabhängig von der Art und Weise der angewendeten Füllungstherapie – eingegangen werden.

10.5.1 Kofferdam

Die Anwendung von Kofferdam in der Kinderzahnheilkunde wird von einigen Autoren grundsätzlich gefordert [123]. Warum für die Behandlung im Milchgebiss diese Forderung eher erfüllt werden sollte als für die Erwachsenenbehandlung, ist auf den ersten Blick nicht einsehbar. Bei bestimmten, in der Kinderzahnheilkunde verwendeten Füllungsmaterialien (Glasionomerzemente) wird gar auf die Problematik einer zu starken Austrocknung hingewiesen [61]. Da sich an unseren Kliniken hauptsächlich junge Patienten mit geringer Kooperationsfähigkeit vorstellen, ist die grundsätzliche Behandlung unter Kofferdam oft nur schwer möglich [50].

Andererseits sind die **Vorteile** des absoluten Trockenlegens unverkennbar bzw. bei Anwendung der SÄT unbedingt notwendig (Abb. 10-13):
- übersichtliches und trockenes Arbeitsfeld
- Abhalten der Weichteile
- Verringerung der Verletzungsgefahr der Weichteile
- Aspirationsprophylaxe.

Für das Legen des Kofferdams werden **unterschiedliche Techniken** vorgeschlagen.

Bei Fissurenversiegelungen oder Klasse-I-Defekten bietet es sich an, nur den **einzelnen Zahn** unter Einsatz einer Klammer zu isolieren. Damit die richtige Stelle für die Stanzung markiert werden kann, wird der Kofferdam zunächst auf dem Spannrahmen befestigt. Anschließend kann er im Mund einprobiert und

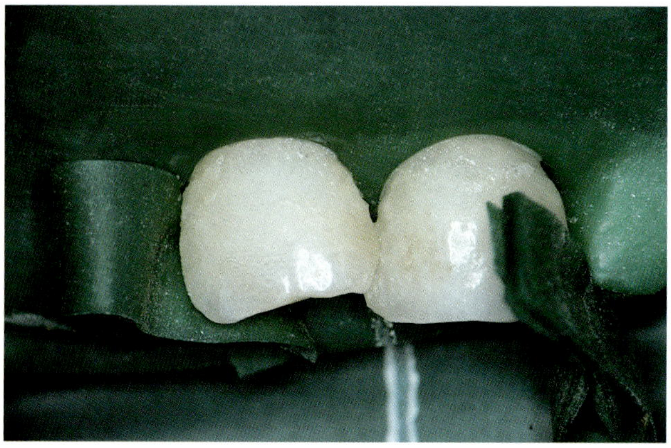

Abb. 10-13 Vor allem bei Anwendung der SÄT ist eine absolute Trockenlegung erforderlich. In diesem Fall war die Versorgung der Zähne 51 und 61 nötig. Zum Fixieren wurden Gummilaschen verwendet.

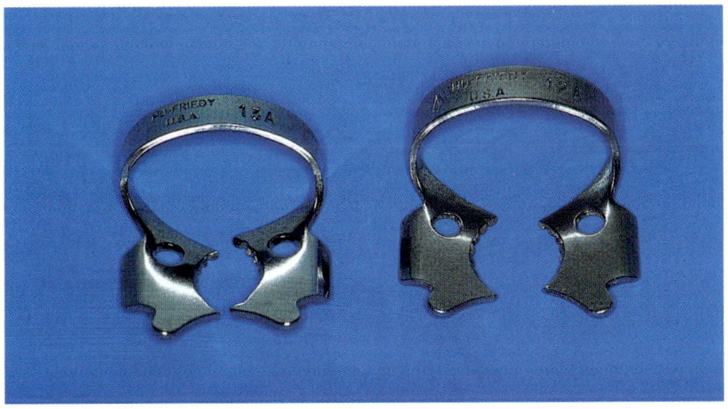

Abb. 10-14 Die gezackten Milchmolarenklammern (12A, 13A) passen sich in der Regel der Zahnform gut an, um einen stabilen und schmerzarmen Halt des Kofferdams zu gewährleisten.

die Lokalisation des Zahnes entsprechend auf dem Spanngummi gekennzeichnet werden. Schablonen, mit denen die Löcher für die Zähne markiert werden können, geben die individuellen Gegebenheiten oft nur schlecht wieder. Fehlstellen bei der Isolation der Zähne sind die Folge.

Im **Molarenbereich** haben sich gezackte Flügelklammern (Nr.: 12A, 13A, Fa. HuFriedy, Abb. 10-14) bewährt. Beim Platzieren der Klammer im Mund ist darauf zu achten, dass das Zahnfleisch bzw. die Weichgewebe nicht verletzt werden. Bei unvorsichtigem Vorgehen rutscht die Klammer leicht über den ausgeprägten zervikalen Schmelzwulst und führt zu unangenehmen Beschwerden, meist im nicht anästhesierten oralen Bereich. Gegebenenfalls ist eine vorherige Einprobe der mit Zahnseide gesicherten Klammer sinnvoll und führt zu einer besseren Akzeptanz beim kleinen Patienten. Teilweise ist es notwendig, die Klammerbacken etwas zu entschärfen, dabei werden die Enden der Backen (bei Milchmolarenklammern vorwiegend auf der oralen Seite) mit einem Steinchen abgerundet. Dadurch kann die Klammer gleichmäßiger und mit besserem Halt, ohne Beschwerden zu verursachen, dem Zahn anliegen.

Müssen **mehrere Zähne** in einem Quadranten behandelt oder Approximalkontakte restauriert werden, bietet sich die Isolation einer gesamten Zahngruppe an. Der Kofferdam wird am distal gelegenen Zahn mit einer Flügelklammer fixiert. Mesial können Klammern, Wedjets oder Gummilaschen angewendet werden. Nachdem der Spanngummi fixiert wurde, kann er mit Zahnseide in den Approximalräumen eingeklemmt werden.

Einige Autoren empfehlen die Verwendung eines Gleitmittels zum Überstreifen des Kofferdams [61, 116]. Die zu diesem Zweck befürwortete Anwendung eines hydrophilen Lokalanästhetikums hilft sicherlich, die Schmerzen beim approximalen Fixieren der Folie mittels Zahnseide zu reduzieren. Die großzügige Anwendung einiger Oberflächenanästhetika birgt aber auch die Gefahr der Überdosierung. Andere Gleitmittel lassen sich allerdings manchmal nach dem Platzieren des Kofferdams nur schwer entfernen und können die Anwendung der Schmelzätztechnik beeinträchtigen. Im Milchgebiss passt sich der Kofferdam nach dem Umschlagen der Ränder der Zahnform sehr gut an. Zur sicheren Isolation des Zahnes bei der Anwendung von adhäsiven Techniken sollte gerade bei tiefen approximalen Kästen der Zahn mit Zahnseide zusätzlich eingebunden werden.

Beim Herausnehmen sollten zunächst die Klammern bzw. die Gummilaschen entfernt werden. Nach Dehnen des Kofferdams können die approximalen Stege mit einer vorne abgerundeten Schere (Kindernagelschere) durchtrennt werden. Auf diese Weise lässt sich der Spanngummi ohne unangenehmes „Schnalzen" ausgliedern.

Als weitere Möglichkeit wird vorgeschlagen, bereits zur Präparation den Kofferdam anzulegen [8]. Bei dieser Technik wird eine Perforation für den **gesamten Quadranten** gestanzt (**„Langlochtechnik"**). Der Spanngummi wird anschließend über die platzierte flügellose Klammer gestülpt. Aufgrund der engen Verhältnisse im Kindermund wird dem Patienten gerade an dieser Stelle besondere Mitarbeit abverlangt. Mesial reicht eine Fixierung mittels Gummilasche aus. Das quadrantenweise Schlitzen des Kofferdams führt jedoch zu einer schlechteren Isolation im kritischen Approximalbereich. Über die weite Öffnung kann sowohl Speichel als auch Sulkusfluid oder Blut ins Arbeitsfeld vordringen. Diese Technik ist daher bei Anwendung der adhäsiven Füllungstherapie eher ungeeignet.

10.5.2 Matrizentechnik

Bei approximalen Kavitäten ist die Anwendung von Matrizen entscheidend für eine **optimale Approximalkontaktgestaltung** und **marginale Adaptation** der Füllung. Matrizen müssen daher approximal die Kavitätengrenzen vollständig umfassen. Sie sollten sich so konturieren lassen, dass der Approximalkontakt wieder hergestellt wird und die Matrize sicher und stabil dem Zahn (auch bei etwaigen Kopfbewegungen des Kindes) anliegen kann.

Metallmatrizen haben dabei grundsätzlich den Vorteil, dass sie auch über enge Kontaktpunkte platziert werden können. In der adhäsiven Zahnheilkunde wird heute keine Notwendigkeit mehr gesehen, mit transparenten Matrizen zu arbeiten. Eine ausreichende Lichtpolymerisation von zahnfarbenen, rein lichthärtenden, plastischen Füllungsmaterialien kann auch mit metallischen Bändern erreicht werden [23].

Bei der Auswahl des Matrizensystems ist zu berücksichtigen, dass die kindliche Mundhöhle keinen Platz für sperrige Matrizenhalter bietet. Ein überdimensionierter Halter wird leicht durch die Lippe oder Zunge abgehebelt.

Bei der Wahl der richtigen Matrize muss außerdem die anatomische Form der Milchmolaren beachtet werden. Die Milchmolaren sind kürzer als die bleibenden Zähne und im Zervikalbereich abgerundet. Die Vorwölbung der Lingualfläche liegt mehr in Richtung des Zahnfleischrandes. Lingual- und Bukkalfläche konvergieren insgesamt wesentlich stärker in Richtung auf die Kaufläche als beim bleibenden Zahn. Um ein Abgleiten des Bandes nach okklusal zu verhindern, muss die Matrize unter der zervikalen Vorwölbung halten.

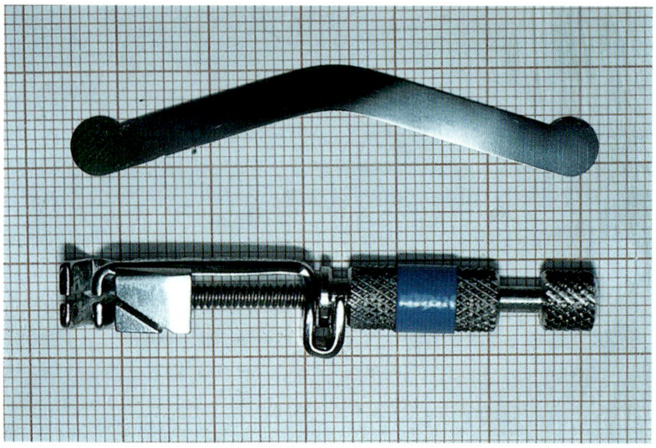

a

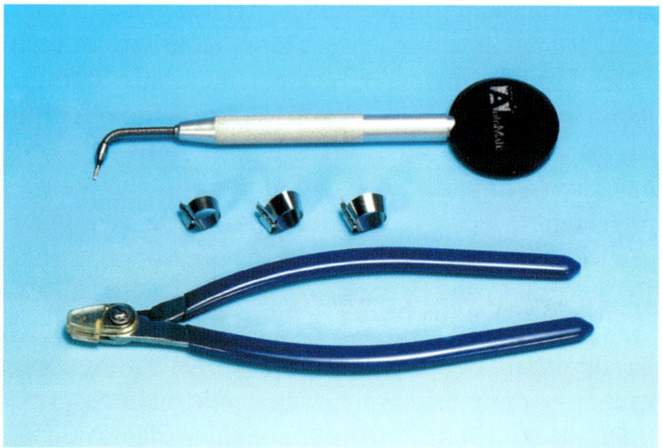

b

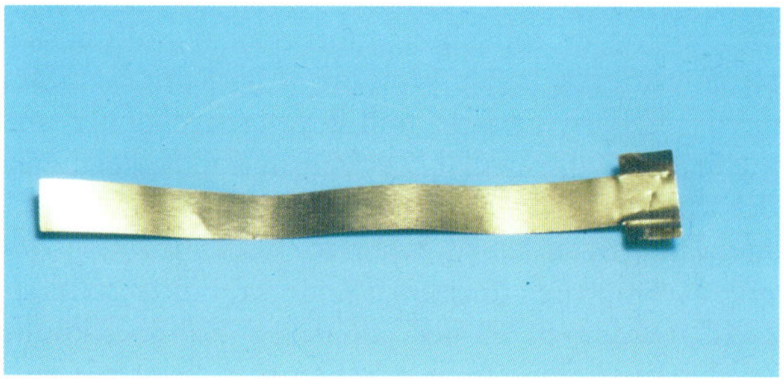

c

Abb. 10-15

a) Tofflemire-Matrize® mit dem entsprechenden Kinderband.

b) Automatrix-Matrize® mit Bändern unterschiedlicher Größe.

c) T-Matrize.

Am besten geeignet für die Kinderbehandlung ist deshalb die Tofflemire®-Ringbandmatrize mit einem kleinen Konturband (Tofflemire® Nr. 13, Stärke: 0,04 mm, 0,025 mm; Fa. Henry Schein, Abb. 10-15a) oder die kleinste Automatrix®-Matrize (Automatrix® mittel-dünn; Fa. DeTrey/Dentsply, Abb. 10-15b). Durch ihre geringe Höhe können diese Matrizenbänder vor allem oral relativ schmerzfrei platziert werden. Hohe Bänder haben den Nachteil, dass sie weit in den Sulkus geschoben werden müssen. Alternativ können auch einfache T-Matrizen verwendet werden, die sich sehr gut konturieren lassen (Abb. 10-15c).

In Ausnahmefällen wird für sehr empfindliche Kinder auch die Cervix-Matrize (Cervix-Matrize nach Fust®, Fa. Apex Dental Fust AG) verwendet. Diese kann schmerzfrei positioniert werden, hat aber den Nachteil, dass sie an Milchmolaren schlecht verkeilt werden kann. Der Halt ist ausschließlich über die Flügel gewährleistet, die am Nachbarzahn im Bereich der Schmelzwülste fixiert werden.

Für die **Adhäsivtechnik** werden durchsichtige Matrizenfolien angeboten (z.B. Lucifix® Matrix System, Posterior® Matrix System; Fa. Hawe Neos Dental). Diese Bänder sind relativ dick und lassen sich nur schwer über enge Approximalkontakte schieben. Zudem passen sie sich der Anatomie der Milchzähne sehr schlecht an. Der Halt über den zervikalen Schmelzwulst ist kaum gewährleistet. Für kleine Kavitäten („Slot“) in der adhäsiven Zahnheilkunde bietet sich daher die Anwendung von durchsichtigen Strips an, die ausschließlich approximal verkeilt werden.

Allerdings lassen sich diese Bänder nur schwer im Approximalraum adaptieren.

Da die Gestaltung des Approximalkontaktes von zahnfarbenen Materialien im Vergleich zu Amalgam in der plastischen Füllungstherapie aufgrund des fehlenden Stopfdrucks schwierig ist, empfahlen einige Autoren ein „Auseinander-Pressen“ der Zähne mit geeigneten Instrumentarien zur adäquaten Kontaktpunktgestaltung [24]. Seither sind zahlreiche Systeme auf den Markt gekommen, die eine Lösung für diese Problematik anbieten. Das 3M-Sektionssystem® wird beispielsweise seit 1999 als mehrteiliges Haltesystem angeboten. Dabei wird mittels eines offenen Ringes eine flexible einseitige Matrize im Approximalraum verkeilt (mehrteiliges Matrizenhaltesystem, Fa. 3M Espe, Seefeld). Der Druck auf den Zahnzwischenraum reicht in der Regel aus, um ausreichend Platz für eine anatomische Rekonstruktion des Approximalraumes zu erzielen.

10.5.3 Schutz der Pulpa

Die Forderung, unter jede Milchzahnrestauration eine Unterfüllung zu legen [123], sollte aufgrund der jüngsten Entwicklung auf dem Sektor der Füllungsmaterialien überdacht werden. Je nach Pulpaverträglichkeit des Werkstoffes ist eine Unterfüllung notwendig. Wie anhand der Wirkungsweise der modernen Dentinadhäsive in der bleibenden Dentition beschrieben wird (s. S. 187 ff.), ist der Verzicht auf eine feste Unterfüllung bei Anwendung der SÄT in Verbindung mit einem Dentinbonding durchaus möglich. Im Milchgebiss ergibt sich so die Chance, sehr substanzschonend eine Füllung zu legen [10, 35, 36, 53]. Eine iatrogene Eröffnung der Pulpa kann vermieden werden, da keine zusätzliche Hartsubstanz für die Unterfüllung geopfert werden muss.

In tiefen Kavitäten wird bei makroretentiver Vorgehensweise ein Pulpaschutz mit einem kalziumhydroxidhaltigen Präparat empfohlen. Dabei kommen primär reines Kalziumhydroxid oder als Kompromisslösung Kalziumhydroxid-Zemente auf Kunststoffbasis in Frage [115].

10.6 Materialien zur Füllungstherapie

In den letzten Jahren hat nicht nur wegen der anhaltenden Amalgamdiskussion, sondern auch wegen des Wunsches nach einer zahnfarbenen Versorgung eine rasante Entwicklung von neuen Materialien eingesetzt. Dabei fällt auf, dass gerade für den Bereich der Milchzahnrestauration Materialien angeboten werden, die in der bleibenden Dentition allenfalls als Langzeitprovisorium gelten. Leider geben die Hersteller häufig den Indikationsbereich „Füllungsmaterial für Klasse-I- und -II-Kavitäten in der ersten Dentition" an, ohne dass ausreichende Untersuchungen zur Eignung dieser Materialien vorliegen. Zur Klärung der Frage, ob ein neuer Werkstoff für das Milchgebiss geeignet ist, müssen sowohl zahlreiche werkstoffkundliche als auch klinische Parameter berücksichtigt werden.

Ebenso wie in der bleibenden Dentition sollten Füllungsmaterialien im Milchgebiss eine gewisse **Verschleißbeständigkeit** aufweisen. In der Nutzungsphase vor der ersten physiologischen Bisshebung muss mit einem erhöhten Verschleiß des Zahnes und auch des Füllungsmaterials gerechnet werden. Empfehlungen bezüglich der Abrasionsresistenz von Füllungsmaterialien auf der Grundlage klinischer Erfahrungen wurden bis dato noch nicht gegeben. Hinsichtlich dieses Parameters werden von einigen Autoren deutlich geringere Anforderungen als in der bleibenden Dentition gestellt [86, 91].

Der von der American Dental Association (ADA) für Milchmolarenfüllungen vorgegebene Richtwert von 50 μm Abrasion pro Jahr [121] lehnt sich unmittelbar an eine Empfehlung der ADA für Seitenzahnfüllungen in der bleibenden Dentition (250 μm in fünf Jahren) an [1]. Wird die In-vivo-Abrasion in Relation zur Zahnhartsubstanz gemessen, erscheint diese Vorgabe durchaus sinnvoll [74, 76]. In der Regel liegen zu neuen Materialien noch keine ausreichenden Daten vor. Insofern sind die Beurteilung in Kausimulatoren sowie die Bewertung der Biege-, Druck- oder Zugfestigkeit von besonderer Bedeutung.

Da die Sekundärkariesrate bei Milchzahnfüllungen häufig erhöht ist, muss die Frage der **marginalen Adaptation** und der **Adhäsion** an die Zahnhartsubstanz besonders beachtet werden. Vor dem Hintergrund der Kooperationsfähigkeit der Kinder kommt zusätzlich der Handhabung und der Verarbeitung von Füllungsmaterialien besondere Bedeutung zu.

10.6.1 Problematik der Amalgamanwendung bei Milchzähnen

Nach der Empfehlung des Bundesgesundheitsamtes (BGA) vom Herbst 1992, Amalgam bei Kindern unter sechs Jahren nicht mehr einzusetzen, stellt sich die Frage, ob dieser Werkstoff überhaupt noch bei Milchzähnen verwendet werden kann [12].

Prinzipiell lassen sich mit Amalgam auch an Milchzähnen gute Sanierungsergebnisse erzielen. Dazu liegen zahlreiche retro- und prospektive Untersuchungen vor [52, 62, 75, 77, 127]. Interessant sind Studien, die im Split-Mouth-Vergleich Amalgam mit neueren Werkstoffen verglichen und einen längeren Beobachtungszeitraum aufwiesen. So ermittelten wir im Rahmen einer Nachuntersuchung für mehrflächige Amalgamfüllungen an Milchmolaren eine Vier-Jahres-Überlebensrate von 55% [92]. Die mittlere Überlebenszeit für Klasse-II-Amalgamfüllungen wurde von Welbury auf 3,5 Jahre geschätzt [129]. Grundsätzlich hängt die Überlebenszeit von Milchzahnfüllungen sehr stark vom Alter der Patienten zum Zeitpunkt der Behandlung ab. So ist die Verlustrate von Amalgamfüllungen, die im Vorschulalter gelegt wurden, wesentlich größer als bei Schulkindern [50]. Zusätzlich beeinflusst die Größe der Restauration die Verlustrate und den Zeitpunkt. So beschrieb Braff eine Verlustquote von 89% für mehrflächige Amalgamfüllungen (Beobachtungszeitraum: 3 Jahre; Alter der Patienten: 4 Jahre) und empfahl, bei großen Kavitäten eher konfektionierte Milchzahnkronen einzusetzen [11].

Anhand der klinischen Daten wird deutlich, dass der Füllungstherapie mittels Amalgam im Milchgebiss Grenzen gesetzt sind. In Abhängigkeit vom Patientenalter (ab Schulalter) und von der Größe der Füllung (maximal dreiflächig) war es möglich, den Milchzahn mit Amalgam bis zur natürlichen Exfoliation zu restaurieren.

Da heute auch für die Versorgung okklusionstragender Restaurationen an Milchmolaren Alternativen (s.u.) zur Verfügung stehen und die Rechtslage problematisch ist, sollte der Werkstoff Amalgam nicht mehr für die Versorgung von Milchzahnkavitäten eingesetzt werden.

Andere Materialien müssen sich allerdings an den mit Amalgam erzielten Ergebnissen messen lassen. Die Kinderzahnheilkunde verliert ein einfach zu verarbeitendes Material, das aufgrund der Korrosion Fehler in Grenzen verzeiht, aber nicht unbedingt den Erfolg bis zur natürlichen Exfoliation der Milchzähne verspricht.

10.6.2 Glasionomerzemente

Konventionelle Glasionomerzemente (GIZ)

Konventionelle Glasionomerzemente werden sowohl in Front- als auch in Seitenzahnkavitäten des Milchgebisses eingesetzt [94]. Sie werden vor allem wegen der leichten Handhabung oft verwendet.

Bei der Präparation muss aufgrund der werkstoffkundlichen Schwächen in jedem Bereich der Füllung auf eine **makromechanische Retentionsform mit ausreichender Materialstärke** (1,5–2 mm) geachtet werden [2, 32]. Dünn auslaufende Ränder sind wegen der Frakturgefahr und der unzureichenden Haftung des Materials an den Zahnhartsubstanzen zu vermeiden. Aus Kapselpräparaten lässt sich das Material leicht applizieren. Daher werden GIZ häufig bei der Behandlung von wenig kooperativen Kindern eingesetzt [69].

Aufgrund der im Vergleich zu Amalgam niedrigen Viskosität und klebrigen Konsistenz ist das Material **nur bedingt stopfbar.** Zur Kondensation von GIZ bieten sich daher der Kavitätengröße angepasste Kugelstopfer oder Heidemann-Spatel an, die, mit GIZ-Pulver bestäubt, ein Herausziehen des Materials aus der Kavität verhindern sollen.

Nach der Modellation muss das Material mit einem Lack (Bondmaterial eines Füllungskomposits) abgedeckt werden. Ein vorzeitiger Kontakt des Polyalkenoatzements mit Speichel führt zu einem oberflächlichen Schmierfilm. Das Material härtet erheblich langsamer aus, und die Druckfestigkeit ist reduziert [83]. Nach etwa 15 min sollten zunächst nur die groben Überschüsse mit Konturierdiamanten unter Spraykühlung entfernt werden. Bei forciertem Trockenblasen oder trockener Ausarbeitung besteht die Gefahr der oberflächlichen Rissbildung (Craquelierung) durch wärmebedingten Wasserentzug.

Bei der **Gestaltung von Klasse-II-Kavitäten** sollte auf Okklusionskontakte im Bereich der Randleiste verzichtet werden, da sich hier häufig klinisch eine erhöhte Frakturgefahr der Füllungen zeigte [2]. Zur Konturierung und Glättung der Oberfläche bieten sich feinstkörnige Diamanten (Körnung 10–20 µm) und Silikonpolierer an. Der approximale Anteil kann mit flexiblen Aluminiumoxid-Schleifscheiben oder Polierstreifen bearbeitet werden.

Bis heute liegen bezüglich der Glasionomerzemente vor allem in Klasse-I- und -II-Kavitäten umfangreiche klinische Erfahrungen vor [21, 40]. Als **Schwachpunkte** konnten dabei mangelnde Verschleißfestigkeit, das Auftreten von Randspalten sowie Füllungsfrakturen (meist aufgrund geringer Schichtstärke) erkannt werden. Der Anteil an Sekundärkaries wird als eher gering beschrieben [118, 120].

Die **Überlebenswahrscheinlichkeit** von kleinen, nicht okklusionstragenden Restaurationen ist wesentlich höher als von großen Klasse-II-Füllungen [32, 38, 42, 49, 96, 97, 128, 129]. Im Vergleich zu Amalgam wird die Haltbarkeit von Glasionomerzementen im Milchgebiss geringer eingeschätzt [32, 62, 87, 129].

Exemplarisch konnte QVIST im direkten Vergleich eine signifikant höhere **Überlebensrate** für Amalgam (Dispersalloy®, Überlebensrate nach drei Jahren: 82%) im Vergleich zu einem Glasionomerzement (Ketac Fil®, Fa. 3M Espe, Überlebensrate nach drei Jahren: 63%) in der ersten Dentition berechnen. Als Hauptursache für den Verlust wurden beim Amalgam Karies in Nachbarschaft zur Füllung und beim GIZ Füllungsfrakturen genannt [98].

Cermetzemente

Seit der Markteinführung werden Cermetzemente gerne als Amalgamalternative eingesetzt [26, 50, 65, 67, 117]. Im Gegensatz zu den konventionellen GIZ beschränkt sich der Anwendungsbereich fast ausschließlich auf den **Seitenzahnbereich.** Bezüglich der Präparationsrichtlinien und bei der klinischen Vorgehensweise gibt es jedoch keinen Unterschied zwischen den beiden Materialgruppen.

Aufgrund der weiten Verbreitung des Materials liegen bis heute zahlreiche klinische Studien vor [26, 50, 65, 68, 117]. Die Aussagekraft wird jedoch durch den meist kurzen Zeitraum der Studien (weniger als drei Jahre) relativiert. Grundsätzlich konnten die Erfahrungen mit den konventionellen GIZ bestätigt werden [38].

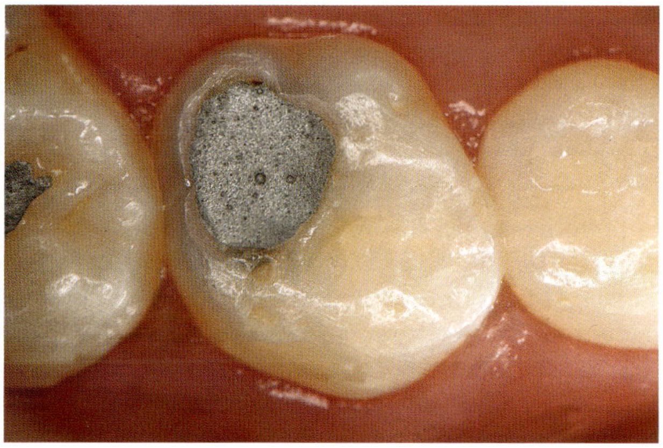

Abb. 10-16 Cermetzementfüllung nach fünf Jahren. Die marginale Stufenbildung weist auf die Abrasion des Füllungsmaterials hin. Die Oberfläche ist blasig und rau.

Als **Hauptprobleme** werden die raue Oberfläche (teilweise auch mit Luftblasen) sowie die geringe Abrasions- (Unterschuss, Formverlust) und Frakturresistenz (Füllungsrandfrakturen, Verlust des approximalen Füllungsanteils) genannt (Abb. 10-16) [58, 65, 67]. Darüber hinaus kam es gehäuft zum vollständigen Füllungsverlust, wenn die oben beschriebene makromechanische Retention nicht vorhanden war [63]. Die Materialschwächen sind letztlich auch klinisch für das deutlich schlechtere Abschneiden in Klasse-II-Kavitäten verantwortlich [50, 67].

Beim Vergleich mit Amalgam oder Komposit schneidet der Cermetzement vor allem in großen Kavitäten deutlich schlechter ab [32, 50, 58].

In vergleichenden Studien mit Kontrollgruppe werden die konventionellen [63] oder lichthärtenden GIZ [16, 34] den Cermetzementen vorgezogen.

Stopfbare Glasionomerzemente

Die stopfbaren GIZ sind wegen der amalgamähnlichen Verarbeitung auch für das Milchgebiss interessant.

Die hoch visköse Konsistenz, die letztlich für die Namensgebung verantwortlich war, sorgt für ein einfaches „Handling" des Materials. Aufgrund der Eigenschaften (geringe Biegefestigkeit) liegt die Hauptindikation in der Restauration **einflächiger Kavitäten** bzw. der **semipermanenten Versorgung** bei unkooperativen Kindern. Auch hier müssen dieselben Richtlinien wie bei der Verarbeitung konventioneller GIZ eingehalten werden (siehe Abb. 10-3, Abb. 10-17a und b).

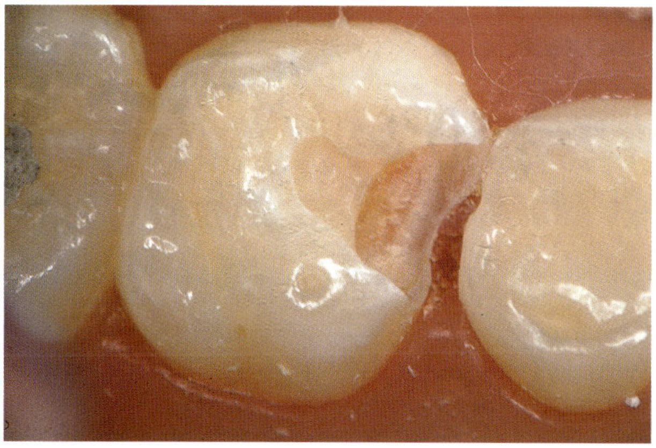

a

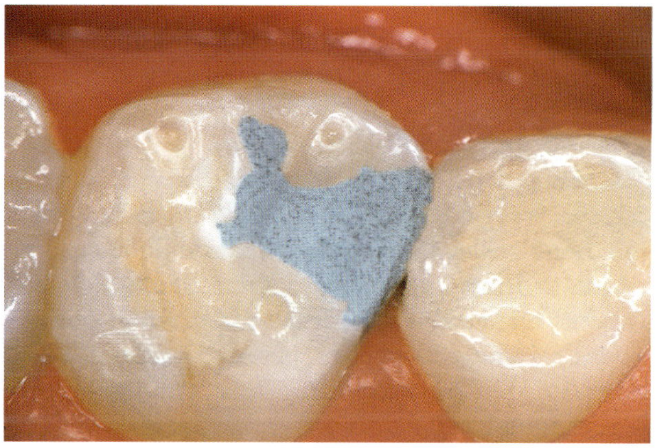

b

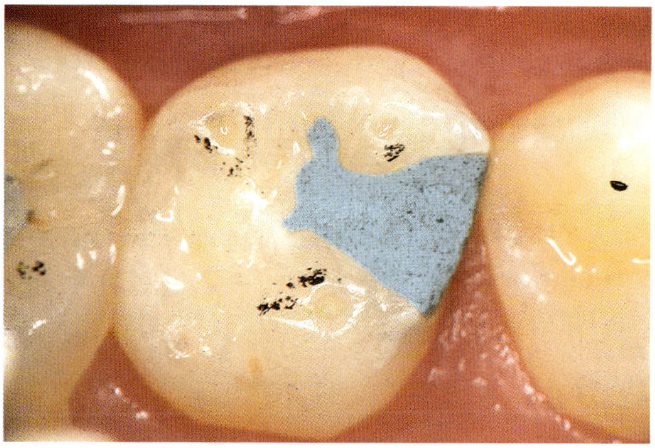

c

Abb. 10-17

a) Am Zahn 65 wurde eine mo-Kavität zur Aufnahme einer stopfbaren Hi-Dense®-Füllung präpariert (makromechanische Retention).

b) Als Füllungsmaterial wurde Hi-Dense® verwendet. Man erkennt die GIZ-typische raue Oberfläche.

c) Zwei Jahre nach dem Legen ist die Restauration noch in situ. Aufgrund der relativ geringen Größe der Füllung sind kaum Verschleißerscheinungen zu erkennen.

Eine **makromechanische, retentive Präparation** sollte angestrebt, dünn auslaufende Ränder sollten vermieden werden, auch wenn einzelne Hersteller für diese GIZ erhöhte Haftwerte nachwiesen.

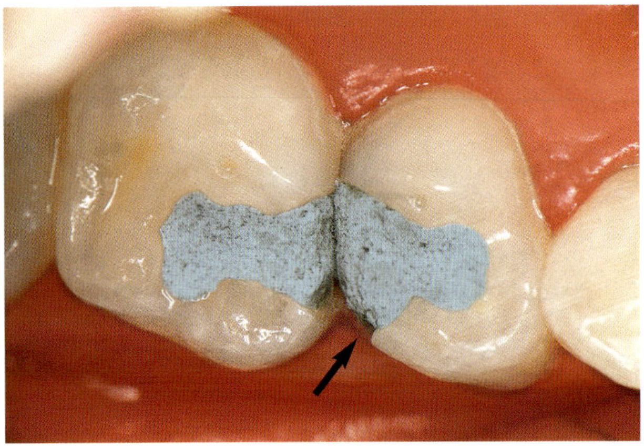

Abb. 10-18 Ein Problem der stopfbaren GIZ ist die geringe Biegefestigkeit. Dies zeigt sich deutlich anhand der Fraktur im Bereich des approximalen Kastens.

Um einen vorzeitigen Feuchtigkeitszutritt zu vermeiden, sollte die Füllung nach dem Legen unbedingt mit **Bond** abgedeckt werden. Andernfalls muss mit einem deutlichen vorzeitigen Verschleiß gerechnet werden. Die endgültige Ausarbeitung sollte in einer zweiten Sitzung stattfinden. Trotz der feineren Körnung sind die Materialien dieser Werkstoffgruppe nur mäßig polierbar.

Klinische Studien wurden bis heute kaum publiziert [40, 79]. Marks konnte in einer Kurzzeitstudie nach einem Jahr Beobachtungszeit keinen Unterschied zwischen dem hoch viskösen Glasionomerzement Ketac Molar® und einem Kompomer finden [82].

Nach längerer Beobachtungszeit (eigene, inzwischen mehr als zweijährige Erfahrungen mit dem metallhaltigen stopfbaren GIZ [Hi-Dense®, Fa. Shofu, Ratingen]) ließen sich die In-vitro-Ergebnisse bestätigen [69] (s. S. 131). Es zeigte sich, dass bei sehr großen Füllungen die Gefahr der teilweisen Fraktur vor allem im Approximalbereich groß ist (Abb. 10-18). Entsprechend konnte eine Überlebensrate von lediglich 66% für Klasse-II-Füllungen nach zwei Jahren berechnet werden. Die Materialien bewährten sich wegen ihrer einfachen und schnellen Handhabung vor allem in Klasse-I-Kavitäten (Überlebensrate: 92%) und bei unkooperativen Kindern.

Lichthärtende Glasionomerzemente

Lichthärtende GIZ (oder auch RM-GIC) wurden zur Verwendung im **Front- und Seitenzahnbereich** des Milchgebisses vorgeschlagen [19, 96]. Diese weit reichende Empfehlung erfolgte primär aufgrund des behandlungstechnischen Vorteils der **steuerbaren Erhärtungsreaktion.**

Auch bei Anwendung dieser Glasionomervariante unterscheiden sich die Präparationsrichtlinien nicht von der traditionellen Form. Aufgrund der beschriebenen Probleme bei der Haftung an den Zahnhartsubstanzen sollten diese Materialien unbedingt makromechanisch verankert werden.

Beim Legen der Füllung ist darauf zu achten, dass Materialien, die ohne Lichtzutritt nicht ausreichend härten [14, 15], in kleinen **Schichten** (Schichtstärke maximal 2 mm) polymerisiert werden. Nach der Härtung ist ein „Bonding" nicht notwendig. Die Füllung kann direkt ausgearbeitet und poliert werden. Die groben Gläser im Material bestimmen die Oberflächenrauigkeit und Farbe der Restauration (Abb. 10-19).

Bis heute liegen einige klinische Erfahrungen vor [18, 20, 25, 34, 96]. Die etwas günstigeren werkstoffkundlichen Parameter (Biege-, Druck- und Zugfestigkeit, Haftung an der Zahnhartsubstanz nach Konditionierung) scheinen dafür verantwortlich zu sein, dass bereits im Kurzzeitvergleich gegenüber Cermetzement bzw. traditionellen GIZ weniger marginale Defekte bzw. Füllungsfrakturen beobachtet wurden [34, 96]. Als Hauptursache für den Verlust von RM-GIC werden in klinischen Studien Sekundärkaries und Retention genannt [37]. Auch nach dreijähriger Liegedauer konnte Qvist im Rahmen einer klinischen Untersuchung günstige Überlebenraten für unterschiedliche RM-GIC bestimmen. Dabei zeigte sich der Erfolg (Überlebensrate: 81–86%) für alle drei Materialien dieser Gruppe unabhängig davon, ob ein Conditioner zur Vorbehandlung eingesetzt wurde oder nicht [99].

Abschließend bleibt festzustellen, dass vor dem Hintergrund der Kompomerentwicklung die Anwendung dieser Materialien eher zurückgegangen ist.

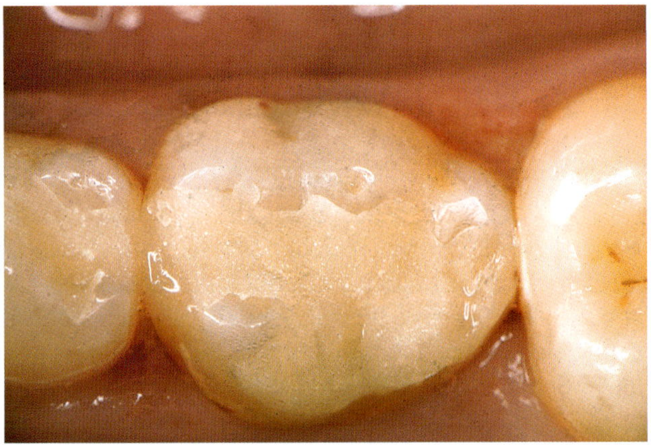

Abb. 10-19 LC-GIZ Füllung an Zahn 74/75 nach dem Legen und Ausarbeiten. Erkennbar sind die raue Oberfläche (schlechte Polierbarkeit) und die schlechte farbliche Adaptation.

10.6.3 Kompomere

Kompomere werden seit der Markteinführung 1994 von den Herstellern für das Milchgebiss empfohlen, und zwar sowohl für den Seiten- als auch für den Frontzahnbereich [33, 70, 105]. Aufgrund des dargestellten Haftungsprinzips (s. S. 133 ff.) kann grundsätzlich ein **mikromechanisches Kavitätendesign** angestrebt werden, wobei die gute Haftung am Dentin möglichst vollständig ausgenutzt werden sollte.

Die Anwendung von Kofferdam ist keine Conditio sine qua non. Allerdings sollte während der kompletten Applikationsdauer von Dentinadhäsiv und Füllungsmaterial darauf geachtet werden, dass die Kavität frei von Speichel, Blut oder Sulkusfluid bleibt. Wie wichtig ein trockenes Arbeitsfeld ist, zeigen die Ergebnisse bei Behandlung unterschiedlich kooperativer Kinder [101]. Bei schlechter Mitarbeit trat anschließend eine hohe Sekundärkariesrate auf. Zur gerichteten Polymerisation der Füllung vor allem approximal empfehlen sich durchsichtige Matrizen. Nach Erhärten des Füllungsmaterials kann die Restauration in derselben Sitzung, wie schon bei den RM-GIC beschrieben, ausgearbeitet werden (Abb. 10-20).

Mittlerweile liegen zahlreiche klinische Erfahrungen mit diesen Materialien vor. So konnte ROETERS in einer prospektiven klinischen Studie mit dem Kompomer Dyract® (Fa. Dentsply DeTrey, Konstanz) in Klasse-I- und -II-Milchzahnkavitäten belegen, dass auch bei mikromechanischer, adhäsiver Verankerung ein für die erste Dentition langfristiger Erfolg möglich ist [105, 106]. Die im Vergleich zu den GIZ verbesserten mechanischen Eigenschaften schlagen sich in einer verminderten Frakturhäufigkeit nieder. Auch die Abrasion scheint nach zwei Jahren im Milchgebiss noch keine Rolle zu spielen (Abb. 10-21). Nach Angaben der Autoren ist auch die Compliance der kleinen Patienten für einen Erfolg dieses Kompomers ausreichend. Es entwickelt sich kaum Sekundärkaries, und farbliche Veränderungen sind nur oberflächlich. Im Milchgebiss scheint auch die Vorbehandlung des Schmelzes mit dem Einkomponen-

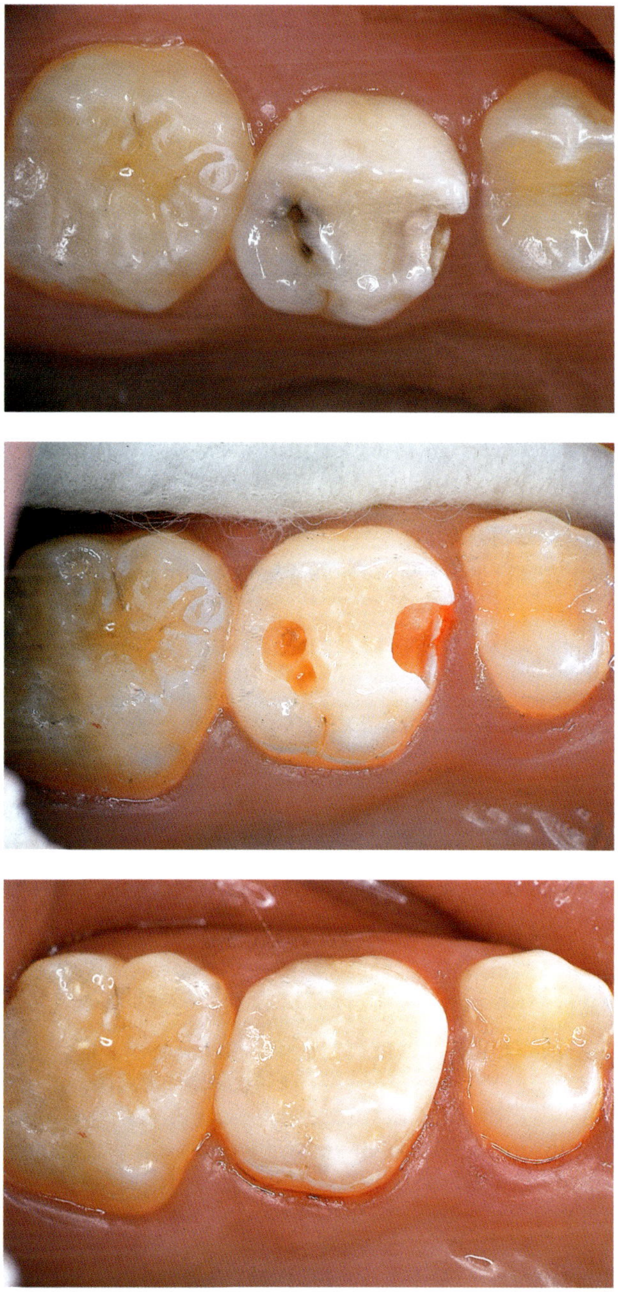

a

b

c

Abb. 10-20

a) Der Zahn 65 dieses zehnjährigen Jungen weist okklusal und mesial eine Karies auf.

b) Bei der Präparation wird eine Caries profunda sichtbar.

c) Ausgearbeitete Füllung.

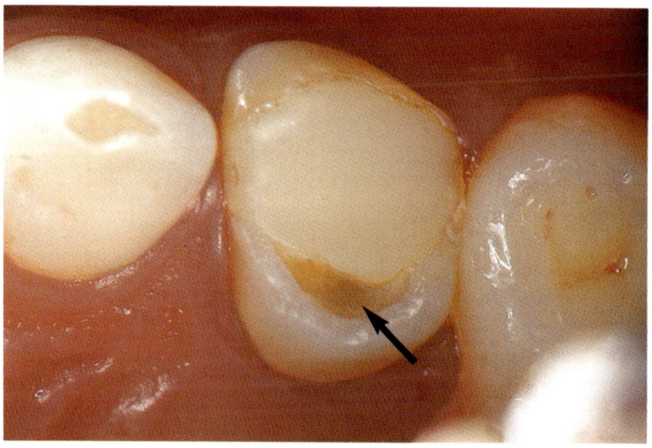

Abb. 10-21 Großflächige Dyract®-Füllung zwei Jahre in situ. Die klinisch beschriebene Tendenz zur Abrasion wird anhand der planen Oberfläche deutlich. Es zeigen sich jedoch keine Randverfärbungen oder marginalen Diskontinuitäten. An der mit Pfeil gekennzeichneten Stelle liegt Dentin frei.

tenhaftvermittler für den klinischen Erfolg auszureichen. Der Verzicht auf eine Unterfüllung zugunsten des Dentinadhäsivs verursachte im Untersuchungszeitraum bisher weder Hypersensitivitäten, noch musste eine Füllung wegen Beschwerden erneuert werden [105].

Im Split-Mouth-Vergleich mit adhäsiv eingebrachten Kompositen konnte klinisch kein Unterschied beobachtet werden [6, 56]. Allerdings konnte beim Vergleich mit einem konventionellen GIZ für Dyract® eine signifikant höhere mittlere Überlebenszeit berechnet werden [130]. Ein wichtiger Aspekt für den Erfolg von Kompomeren im Milchgebiss scheint jedoch die korrekte Anwendung eines **Adhäsivs** zu sein. So warnte Qvist davor, Kompomere ohne Adhäsiv einzusetzen (Abb. 10-22). Die klinische Erfolgsrate von Dyract® ohne Haftvermittler war signifikant reduziert [99]. Entsprechend gering fiel die Überlebensrate auch bei einer in dänischen Jugendzahnkliniken durchgeführten Studie aus. Als Hauptgrund für die hohe Verlustrate von Dyract® nach zwei Jahren (22%) wurden Retentionsverluste genannt, die mit einer unklaren Handhabung des Einkomponentenmaterials oder dem Verzicht auf Kofferdam begründet wurden [3]. Allerdings liegen heute klinische Studien vor, die bei der restaurativen Versorgung von Patienten mit erhöhtem Kariesrisiko Kompomere als erfolgreiche Variante empfehlen [46]. Ob künftig die Anwendung von „All-in-one"-Adhäsiven (Dentinadhäsive der sechsten Generation, s. S. 143) eine vereinfachte Applikation von Kompomeren in der ersten Dentition ermöglicht, müssen weitere klinische Untersuchungen zeigen.

Auch im Frontzahnbereich ist, wegen der relativ einfachen Handhabung und der guten Haftung, eine Verbesserung im Vergleich zu den Glasionomerzementen zu erwarten (Abb. 10-23). Kompomere bieten eine Alternative für Kinder, denen die zeitaufwändige Säureätztechnik nicht zugemutet werden kann (z.B. bei der Versorgung der sog. Fläschchenkaries).

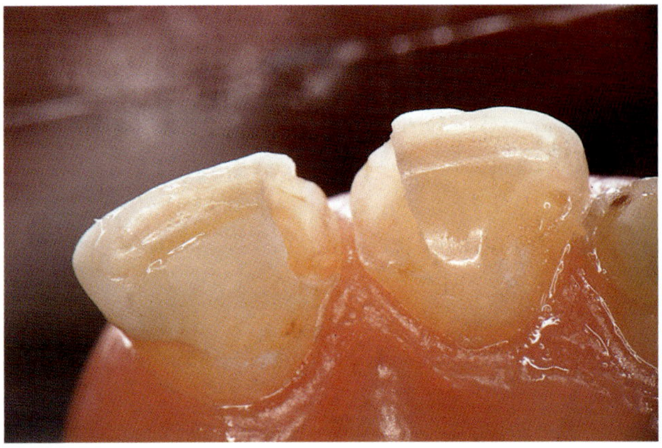

a

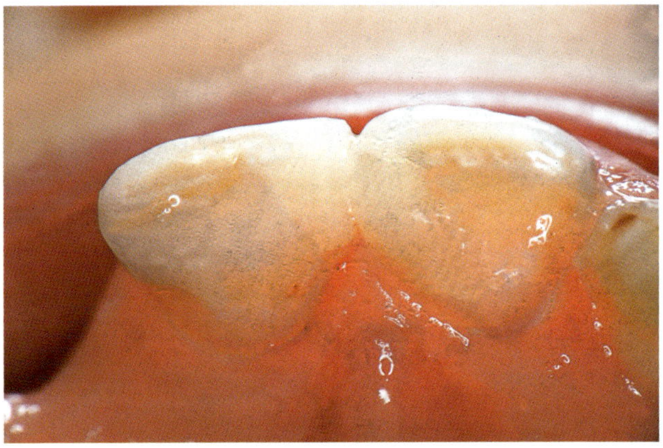

b

Abb. 10-23 Kompomere eignen sich auch zur Anwendung im Frontzahnbereich (hier: Zahn 51 und 61). Die Präparation wird grundsätzlich nach den mikromechanischen Kriterien durchgeführt. Eine Unterfüllung ist nicht notwendig. Die Kavitätenränder werden im Gegensatz zur SÄT nicht angeschrägt (a). Die gelegten Kompomerfüllungen sind bezüglich der Ästhetik mit Kompositfüllungen vergleichbar (b).

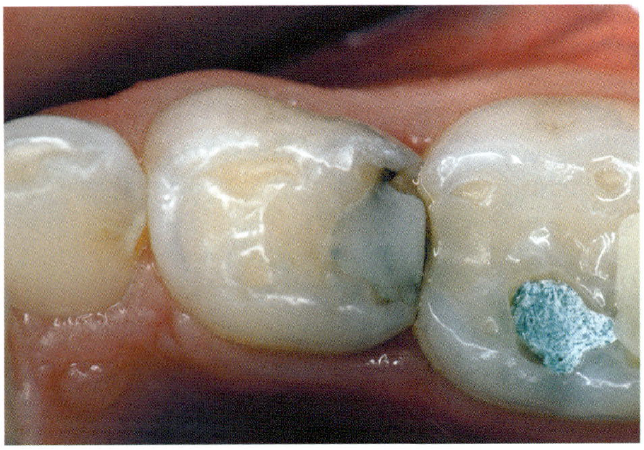

Abb. 10-22 Randverfärbungen an Kompomerfüllungen beruhen meistens auf mangelhafter Verarbeitung des Adhäsivs.

10.6.4 Komposite

Nachdem die bereits 1955 von Buonocore [13] vorgestellte Schmelzätztechnik Anfang der 70er-Jahre mit den Kompositsystemen kombiniert und erstmalig am Patienten eingesetzt wurde, setzte man verständlicherweise große Hoffnungen in diese Materialgruppe [9]. Deshalb wurden bis heute zahlreiche klinische Studien zum Einsatz dieser Materialgruppe im Milchgebiss durchgeführt [7, 30, 43, 72, 86, 87, 88, 104, 119, 122, 125, 126]. Der ersten Begeisterung folgte bald Ernüchterung. Kilpatrik schätzt aufgrund der vorliegenden Langzeiterfahrungen die Überlebenszeit einer Kompositfüllung an Milchmolaren auf maximal drei Jahre (Abb. 10-24) [62].

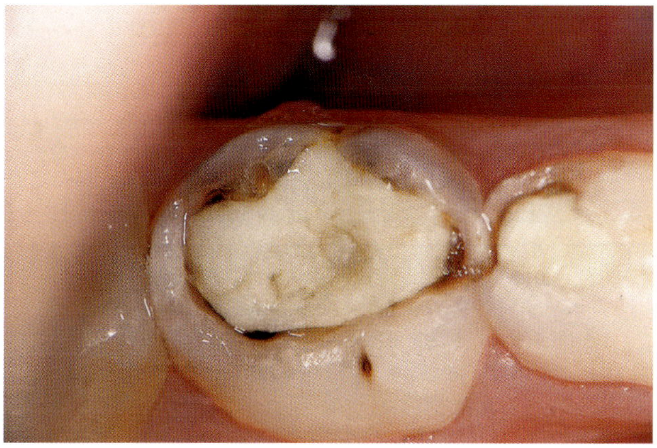

Abb. 10-24 Misserfolge bei Kompositfüllungen hängen meist mit anwenderbedingten Fehlern zusammen. Die Folge ist der Verlust der Füllung oder, wie hier zu sehen, Sekundärkaries.

In der Kinderzahnheilkunde machte sich die Anfälligkeit der Komposite gegenüber kooperations- und anwendungsbedingten Fehlern stark bemerkbar. Die im Vergleich zu den GIZ guten mechanischen Eigenschaften werden durch den **ungünstigen thermischen Ausdehnungskoeffizienten** und die **Polymerisationsschrumpfung** relativiert [73]. Auch „Handling"-Probleme waren zu einem beträchtlichen Anteil für Füllungsimperfektionen verantwortlich [125]. Milchmolaren, die nach der natürlichen Exfoliation untersucht wurden, wiesen vor allem approximal-zervikal bis zu 42% Randspalten und bis zu 58% Sekundärkaries auf. 95% der Restaurationen zeigten Fehlkonturierungen oder Oberflächenimperfektionen [126].

Bezüglich der Abrasionsstabilität der Komposite liegen Langzeiterfahrungen ausschließlich mit den älteren, mit Makrofüllern versehenen Hybridkompositen vor. Dabei wurde, wie schon in der bleibenden Dentition, eine fortschreitende Abrasion des Kompositmaterials beschrieben [122].

Um den Erfolg von Kompositen im Milchgebiss nicht von vornherein zu gefährden, sind ein übersichtliches trockenes Arbeitsfeld, das Anlegen von Kofferdam, ausreichende Kooperation des Kindes und konsequentes Einhalten der Herstellervorschriften (für Komposite und entsprechende Haftvermittler) strikt zu berücksichtigen.

Komposite eignen sich für die Versorgung von **Klasse-I- und -IV-Kavitäten** im Milchgebiss gut [107], bei zirkulärer Schmelzbegrenzung auch für Klasse-V-Füllungen. Wegen der bereits erwähnten Probleme beim Anätzen des Milchzahnschmelzes ist beim Präparieren der Kavität der Schmelzrand möglichst breit anzuschrägen. Zusätzliche makromechanische Retentionshilfen sind nicht erforderlich. Zirkuläre Karies an Schneidezähnen kann nach entsprechendem Beschleifen der Zähne unter Zuhilfenahme vorgefertigter Hülsenkronen (z.B. Frasaco Strip Crown Nr. ST-K 5K, Abb. 10-25 und 10-26) mit Kompositen versorgt werden.

Bei der Versorgung von **Klasse-II-Kavitäten** mit Kunststoffen kann, wie für die bleibende Dentition beschrieben, ebenfalls „minimalinvasiv" vorgegangen werden. Jedoch ist die Adhäsivtechnik bei approximaler Beteiligung nur möglich, wenn keine Kompromisse beim Behandeln eingegangen werden müssen (Abb. 10-27). Ansonsten ist die Versorgung von Klasse-II-Kavitäten nicht indiziert [29, 43].

Ferner sollten bei der Verwendung von Kompositen im Milchgebiss immer Dentinadhäsive zum Einsatz kommen, um die zur Verfügung stehenden Oberflächen vollständig für die Verankerung der Restauration zu nutzen („total bonding") [36], auch wenn

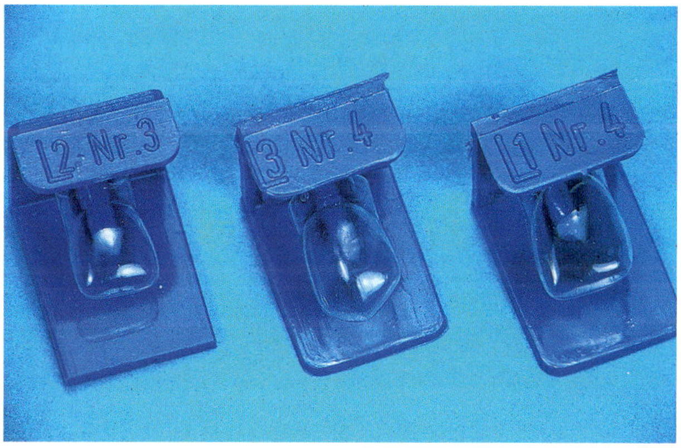

Abb. 10-25 „Frasaco Strip"-Kronen der kleinsten Größe eignen sich auch zum Aufbau von Milchfrontzähnen. Hauptproblem ist die zervikale Anpassung der Kronen.

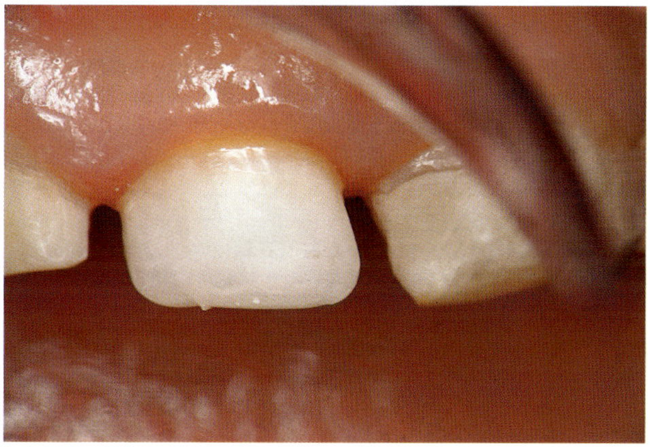

Abb. 10-26 Kompositaufbau des Zahnes 51. Die klinische Krone wurde mittels SÄT und „Frasaco Strip"-Krone wieder vollständig aufgebaut.

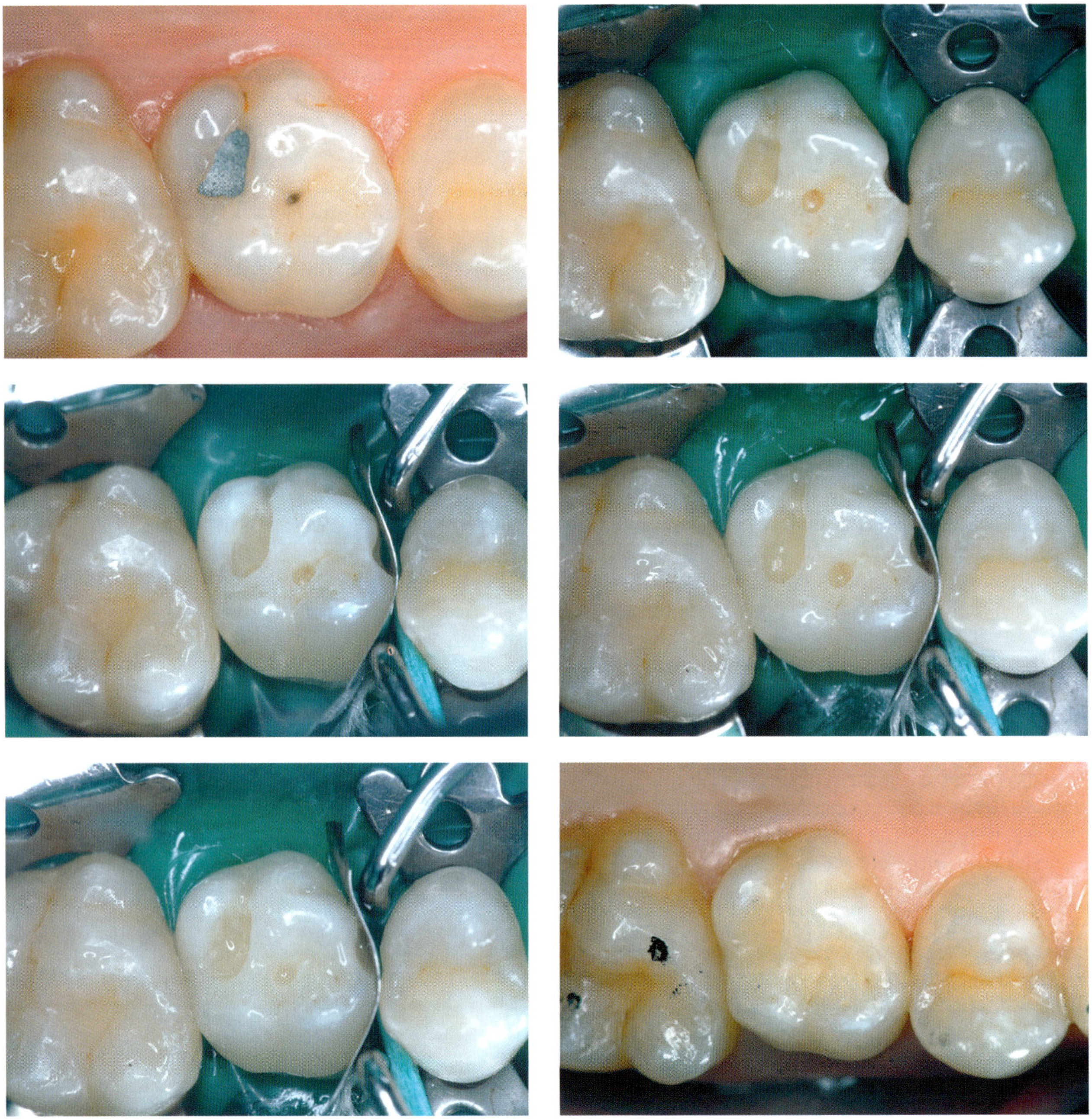

Abb. 10-27

a) Persistierender Milchzahn bei einem 13-jährigen Patienten. Aufgrund der guten Mitarbeit konnte die Versorgung der defekten Füllung und der Approximalkaries adhäsiv mit Komposit durchgeführt werden.

b) Zur maximalen Substanzschonung wurde jede Kavität separat angelegt. Die mesiale „Slot"-Präparation erfolgte ausschließlich mit oszillierenden Instrumenten (Sonic Sys®).

c) Nach dem Anätzen und schonenden Trocknen ist das opake Ätzmuster des Milchzahnschmelzes zu erkennen. Zur Gestaltung der Approximalfläche wurde hier das 3M-Sektionssystem eingesetzt. Um zervikal einen möglichst dichten Verschluss der Kavität zu gewährleisten, wurde die Matrize zusätzlich verkeilt.

d) Die Zahnhartsubstanzen wurden mit dem Mehrflaschenadhäsiv der dritten Generation (Syntac Classic®, Fa. Ivoclar Vivadent) vorbehandelt.

e) Um eine vollständige Benetzung der Kavitätenwände zu garantieren, wurde im ersten Schritt Tetric Flow® eingebracht.

f) Die Okklusionskontrolle schließt die Füllungstherapie am Zahn 65 ab.

dadurch Randundichtigkeiten nicht vollständig vermieden werden können [43]. Auf das Legen einer Unterfüllung kann wie bei den Kompomeren verzichtet werden.

Die Anwendung von Kompositen im Milchgebiss ist durchaus Erfolg versprechend. Die Ergebnisse haben sich durch die modernen Komposite (Feinpartikelhybridkomposite), die Verwendung von Dentinhaftvermittlern und durch bereits in der bleibenden Dentition bewährte neue Techniken (Inkrementtechnik, Umhärtungstechnik) noch verbessert [29, 43]. So wurden in klinischen Studien Erfolgsraten zwischen 98% (nach einem Jahr) und 89% (nach drei Jahren) berechnet [6, 56]. Gegen Komposite spricht vornehmlich der große zeitliche Aufwand beim Legen und die dafür erforderliche Mitarbeit des Kindes.

10.7 Zusammenfassende Bewertung der Füllungsmaterialien für das Milchgebiss

Die in diesem Kapitel vorgestellten Präparationsrichtlinien sollen Hilfestellung und Denkanstoß zugleich sein, um mit der Füllungstherapie im Milchgebiss den bestmöglichen Erfolg zu erzielen. Wichtig ist dabei die Unterscheidung zwischen makro- und mikroretentiver Präparation.

Obwohl die **Glasionomerzemente** durch die rasch fortschreitende Entwicklung auf dem Materialsektor ins Hintertreffen geraten sind, sollten bei der Entscheidung über ihren Einsatz die hohe Fluoridabgabe und die positiven Ergebnisse klinischer Studien berücksichtigt werden. Mit der Entwicklung der stopfbaren Glasionomerzemente wurde ein erheblicher Fortschritt auf dem GIZ-Sektor erreicht. Aufgrund des hervorragenden Abrasionsverhaltens der stopfbaren Glasionomerzemente können diese für Klasse-I-Füllungen im Milchgebiss empfohlen werden. Durch die einfache Handhabung kann das Material auch unter schwierigen Bedingungen (bei unkooperativen Kindern) temporär eingesetzt werden.

Kompomere haben das Potenzial einer **Amalgamalternative** im Milchgebiss. Die vorliegenden Langzeitergebnisse zeigen auch in Klasse-II-Kavitäten positive Resultate. Allerdings setzt ihr Einsatz eine ausreichende Mitarbeit des kleinen Patienten voraus, damit keine Fehler beim Einsatz des Adhäsivs auftreten.

Die Verarbeitung von Kompositen erfordert den größten zeitlichen und technischen Aufwand, der nicht jedem Kind ohne weiteres zugemutet werden kann. Aufgrund der Erfahrungen in beiden Dentitionen lassen sich dabei langfristige Erfolge erzielen.

Nach endodontischer Behandlung und bei großen Kavitäten im Milchgebiss sollte statt einer Versorgung mit plastischen Füllungsmaterialien der Restauration mit **konfektionierten Stahlkronen** der Vorzug gegeben werden (s. S. 214ff.) [31].

Danksagung

Herrn Priv. Doz. Dr. Roland Frankenberger und Herrn Dipl.-Ing. Jürgen Sindel (†) danken wir für die rasterelektronenmikroskopische Abbildung.

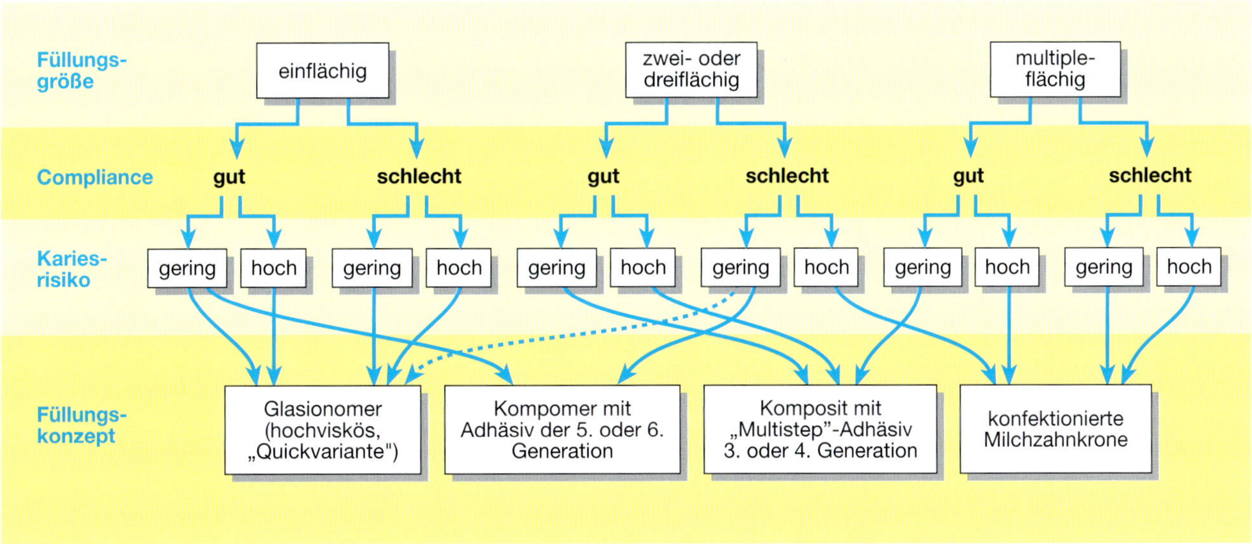

Organogramm 10-1 Seitenzahnversorgung – Auswahl eines geeigneten Füllungskonzepts.

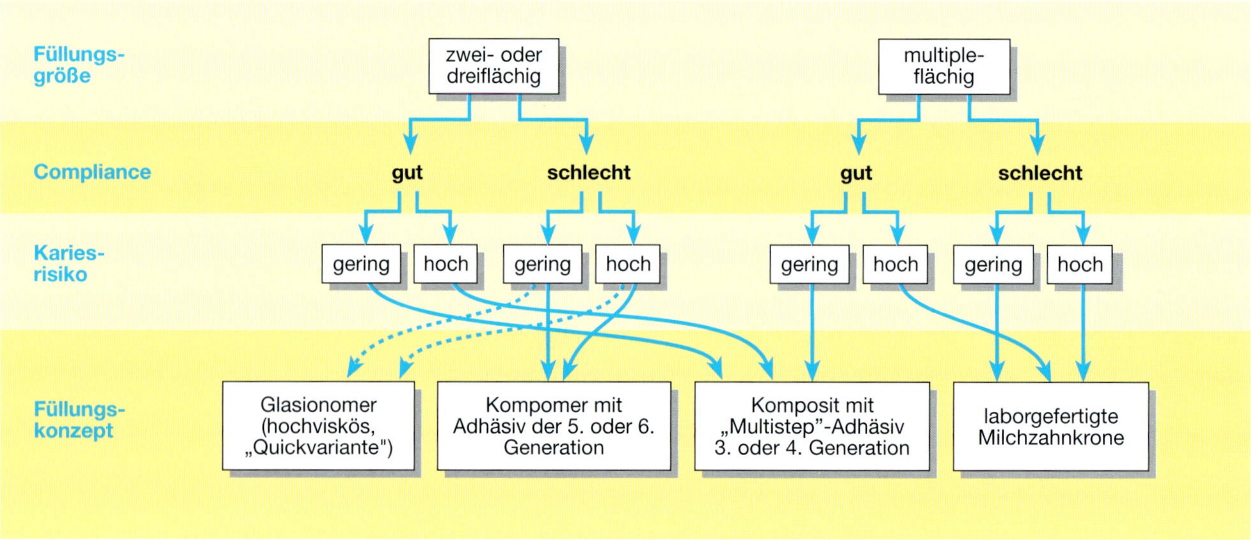

Organogramm 10-2 Frontzahnversorgung – Auswahl eines geeigneten Füllungskonzepts.

Ausgewählte Literatur

Das vollständige Literaturverzeichnis finden Sie auf unserer Homepage www.urbanfischer.de/Zahnmedizin/Kinderzahnheilkunde.

[2] Andersson-Wenckert, I. E., van Dijken, J. W. V., Stenberg, R.: Effect of cavity form on the durability of glass ionomer cement restorations in primary teeth: A three-year clinical evaluation. J Dent Child 62, 197 (1995).

[40] Frankenberger, R., Sindel, J., Krämer, N.: Viscous glass-ionomer cements: a new alternative to amalgam in the primary dentition? Quintessence Int 28, 667 (1997).

[57] Hugo, B.: Oszillierende Verfahren in der Präparationstechnik (Teil I). Schweiz Monatsschr Zahnmed 109, 140 (1999).

[62] Kilpatrik, N. M.: Durability of restorations in primary molars. J Dent 21, 67 (1993).

[69] Krämer, N., Frankenberger, R.: Clinical performance of a condensable metal-reinforced glass ionomer cement in primary molars. Br dent J 190, 317 (2001).

[130] Welbury, R. R., Shaw, A. J., Murray, J. J., Gordon, P. H., McCabe, J. F.: Clinical evaluation of paired compomer and glass ionomer restorations in primary molars: final results after 42 months. Br dent J 189, 93 (2000).

11 Füllungstherapie im Wechselgebiss (Seitenzähne)

von ANSELM PETSCHELT, ROLAND FRANKENBERGER und NORBERT KRÄMER

Inhaltsübersicht

11.1 Fissurenversiegelung

11.1.1 Einleitung, Definition

Im jugendlichen Alter stellen die okklusalen Fissuren und Grübchen die Prädilektionsstellen für Karies dar. Die Fissuren als Retentionsstelle sammeln leicht Plaque und in der Folge entsteht Karies (Abb. 11-1). Während Fluoride an den Approximalflächen und Glattflächen zu einem deutlichen Kariesrückgang von 60–80% beitragen, ist die Wirkung in der Tiefe der Fissuren geringer. Der Grund hierfür liegt in der komplexen Anatomie und der damit verbundenen erschwerten Zugänglichkeit für präventive Maßnahmen. Die Kariesprävalenz in den Fissurensystemen der Molaren liegt bei zwölf- bis 14-jährigen Schülern bei mehr als 50% (siehe auch Kap. 2 „Epidemiologie der Gebisserkrankungen") [26]. Zusätzliche Brisanz erhält die Thematik dadurch, dass die Karies häufig sehr unterminierend voranschreitet und spät erkannt wird. Gerade bei Kindern und Jugendlichen ist deshalb eine frühzeitige Diagnostik der Fissurenkaries und korrekte Einschätzung des Behandlungsbedarfs zur Vermeidung größerer Defekte essenziell (s. S. 15 und 56f.) [20].

Deshalb lag es nahe, die Karies auslösende Plaque und das Substrat (Zucker) von den Fissuren mechanisch fern zu halten. Zwar wird seit über 100 Jahren über die Versiegelung der Fissuren als Mittel der Kariesprophylaxe nachgedacht, jedoch stand der Zahnmedizin erst seit der Entwicklung der Schmelz-Ätz-Technik eine Methode zur Verfügung, mit der es gelingt, Zahnoberflächen bakteriendicht zu verschließen.

Zwei **Formen** der Fissurenversiegelung müssen heute unterschieden werden:

- die präventive Fissurenversiegelung und
- die erweiterte Fissurenversiegelung.

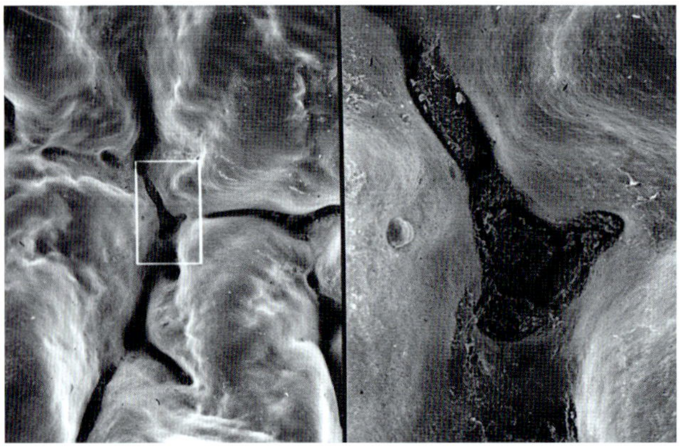

Abb. 11-1 Die rasterelektronenmikroskopische (REM) Aufnahme zeigt den Fissurenausschnitt eines unteren Molaren (13fache Vergrößerung). Deutlich ist im Bereich der Zentralfissur Plaque am Fissurenfundus zu erkennen (Detailaufnahme rechts).

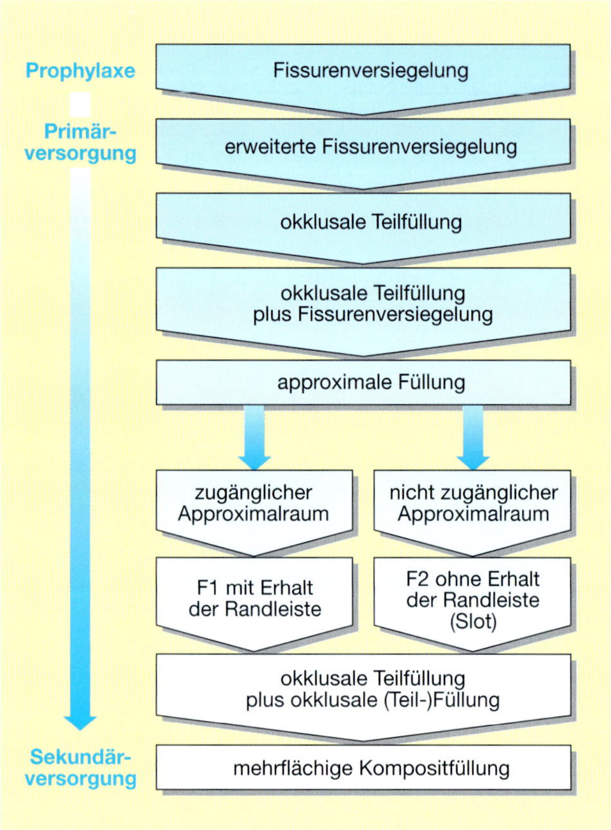

Abb. 11-2 Versorgungskonzept (Flowchart).

Die **präventive Fissurenversiegelung** ist definiert als der Verschluss der kariesfreien oder auch verfärbten Fissur oder Grübchen, ohne sie aufzuschleifen. Die präventive Fissurenversiegelung wird auch als prophylaktische oder einfache Versiegelung bezeichnet.

Bei der **erweiterten Fissurenversiegelung** wird in der Regel mit einem rotierenden Instrument die Fissur leicht ausgeschliffen. Leiten lässt man sich dabei von der meist schon verfärbten Fissur. Wird beim Eröffnen Dentinkaries entdeckt, wird die Karies exkaviert. Die erweiterte Fissurenversiegelung wird deshalb auch als prophylaktische adhäsive Füllung bezeichnet. Sie stellt die primäre Versorgung von kleinen kariösen Defekten dar und steht zu Beginn eines minimalinvasiven Restaurationskonzeptes (Abb. 11-2). Es kann damit ein großflächiges „Aufziehen" der okklusalen Fissuren vermieden werden. Dies stellt eine Abkehr vom Blackschen Prinzip des „Extension for Prevention" dar.

11.1.2 Indikationen

Prophylaktische Fissurenversiegelung

Aufgrund der besonderen Kariesgefährdung der Fissuren besteht bei den meisten Kindern eine Indikation für die prophylaktische Versiegelung. Diese Ansicht hat sich erst in den letzten Jahren herauskristallisiert und wurde früher abgelehnt.

Besteht ein generelles Kariesrisiko, sollten alle Fissuren und Grübchen versiegelt werden (s. S. 102). Eine lokale Indikation für die Versiegelung ist besonders bei stark zerklüfteten Fissuren gegeben.

Auf eine Versiegelung kann eventuell verzichtet werden, wenn nicht verfärbte, gesund aussehende Fissuren bei sehr flachem Kauflächenrelief vorhanden sind und das generelle Kariesrisiko des Patienten als gering einzustufen ist. Durch die bloße Betrachtung der Fissuren von okklusal kann allerdings nicht auf die Form der Fissur geschlossen werden (Trichter-, Ampullen-, Furchenform usw.), die maßgeblich das lokale Kariesrisiko bestimmt (Abb. 11-3a bis e). Ist man bezüglich der lokalen wie generellen Einschätzung des Kariesrisikos im Zweifel, sollte heute immer die Entscheidung zu Gunsten einer prophylaktischen Fissurenversiegelung fallen.

Der beste **Zeitpunkt** für die prophylaktische Versiegelung ist kurz nach dem Abschluss des Zahndurchbruchs. Für die ersten Molaren liegt das in der Regel zwischen dem sechsten und achten Lebensjahr, für die Prämolaren und zweiten Molaren analog zwi-

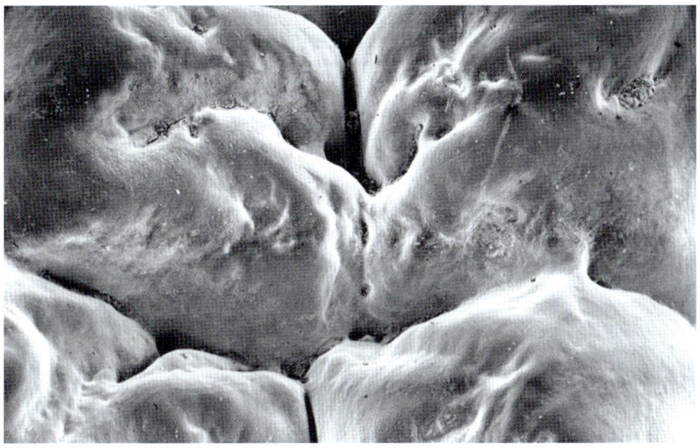

Abb. 11-3a Stark zerklüftetes Fissurenrelief eines Unterkiefermolaren (REM, 13fach). Es wird deutlich, dass in einem Zahn durchaus unterschiedliche Fissurenformen vorliegen.

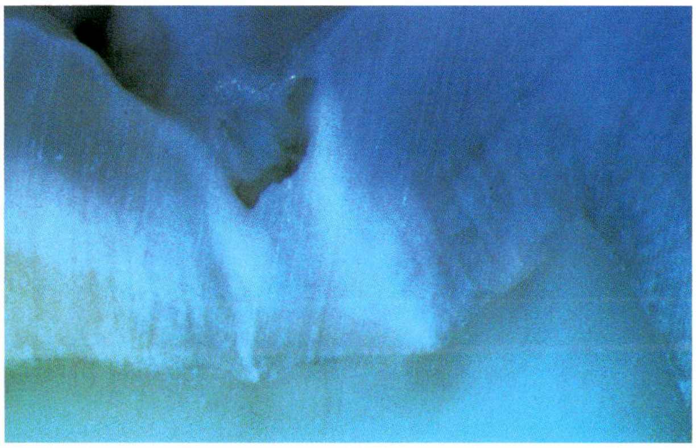

Abb. 11-3c Flaches Fissurenrelief (Auflichtmikroskop, 40fache Vergrößerung). Das Risiko, in diesem Bereich Karies zu bekommen, ist relativ gering, da die Vertiefung der Zahnreinigung zugänglich ist.

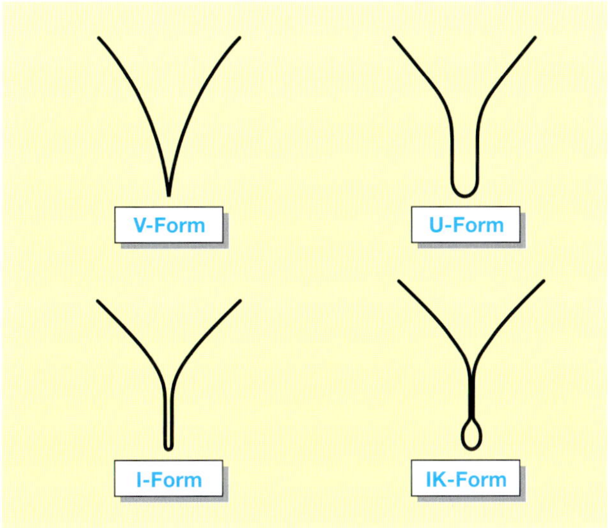

Abb. 11-3b Mögliche Fissurenformen. Die I- und die IK-Form (Ampullenform) sind der Zahnreinigung am wenigsten zugänglich. Da an einem Zahn durchaus unterschiedliche Fissurentypen vorkommen können, ist jeder Bereich für sich einer genauen Diagnostik zu unterziehen.

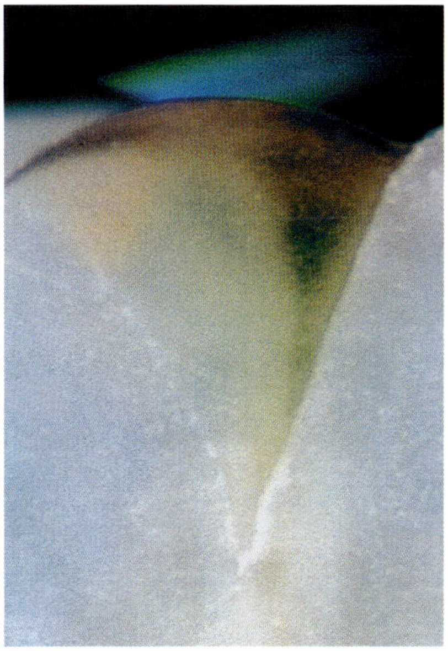

Abb. 11-3d V-förmige Fissur, die sich einfach versiegeln ließ (Auflichtmikroskop, 40fache Vergrößerung).

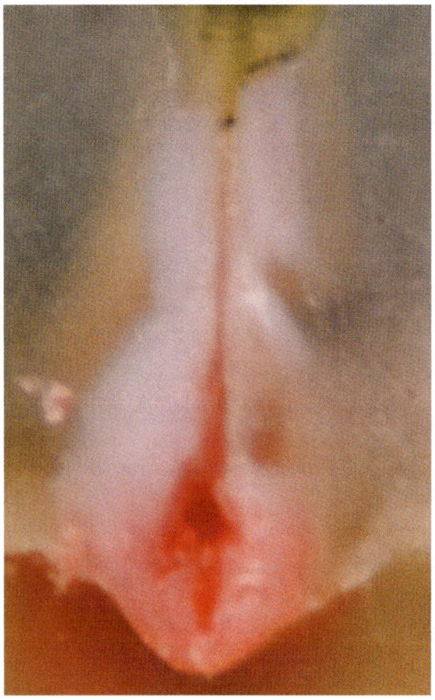

Abb. 11-3e Ampullenförmige Fissur, die am Fissurenfundus bereits kariös verändert ist (Auflichtmikroskop, 40fache Vergrößerung). Dieser Fall verdeutlicht, dass eine Erweiterung der Fissur im Zweifelsfall (unklare kariöser Prozess) das günstigere Vorgehen wäre.

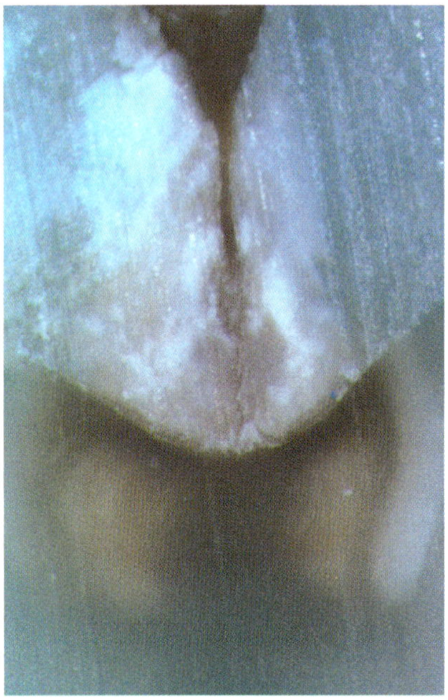

Abb. 11-4 Wie unterminierend und versteckt Dentinkaries voranschreiten kann, verdeutlicht das Schnittbild eines anderen Molaren. Die Oberfläche schien intakt und wurde im Rahmen einer „In-vitro"-Untersuchung versiegelt.

schen dem elften und 13. Lebensjahr. Wichtige Voraussetzung ist jedoch, dass der durchbrechende Zahn ausreichend (zumindest relativ) trocken gelegt werden kann.

Erweiterte Fissurenversiegelung

Ab wann die Indikation zum Einsatz von rotierenden oder oszillierenden Instrumenten zur Erweiterung der Fissur gegeben ist, hängt sehr stark vom Alter des Patienten (wie lange ist der Zahn bereits in der Mundhöhle?) und vom klinischen Erscheinungsbild der Fissur ab. Ergänzend wird auch die Verwendung zusätzlicher Hilfsmittel zur Diagnostik empfohlen.

Visuelle Kriterien, wie weiße und braune Opazität der Fissur innerhalb der ersten vier Jahre nach dem Durchbruch des Zahnes, sprechen für einen Interventionsbedarf (Abb. 11-4).

Die Unsicherheit dieser rein visuellen Kontrolle nach Lufttrocknung und ohne Sondierung der Fissur soll im Zweifelsfall durch weitere diagnostische Methoden (Bissflügelröntgenaufnahmen, laserinduzierte Fluoreszenz, elektrische Widerstandsmessung) beseitigt werden [36, 40].

11.1.3 Materialien

Seit Beginn der 70er-Jahre haben sich Fotopolymerisate auf Bis-GMA-Basis zur Fissurenversiegelung durchgesetzt. Da diese Materialien im Aufbau weitgehend den Füllungskompositen entsprechen, ergänzen diese heute das komplexe adhäsive Füllungskonzept im Front- und Seitenzahnbereich. Insofern sollte bei der Materialauswahl grundsätzlich berücksichtigt werden, inwieweit es sich hier um einen isolierten Eingriff oder um eine kombinierte Intervention mit angrenzender Füllungstherapie handelt. Nachdem jeder Komposithersteller bemüht ist, eine geschlossene Produktpalette anzubieten, sind in der Regel auch alle aufeinander abgestimmten Materialien (Adhäsiv, Fissurenversiegler, Komposite unterschiedlicher Viskosität) für die ggf. komplexe Therapie verfügbar.

Komposite

Versiegelungsmaterialien auf Kompositbasis stellen heute den Standard für die prophylaktische und erweiterte Fissurenversiegelung dar. Je nach okklusaler Belastung, Fissurentiefe und -weite können Komposite mit einem **Füllkörpergehalt** von 1 bis ca. 70 Gew.-% verwendet werden. Vollständig ungefüllte Kompositversiegler können sich aufgrund der hohen Polymerisationsschrumpfung (und der damit verbundenen Zugbelastung auf die Verbundzone) leicht vom Schmelz ablösen [2]. Dies wurde u.a. als eine Ursache für vorzeitige Versieglerverluste gesehen. Durch das Zufügen geringer Füllkörperanteile sollen nicht nur die Spannungen am marginalen Areal der Versiegelung reduziert werden, man erwartet auch eine erhöhte mechanische Widerstandsfähigkeit (Abrasionsbeständigkeit).

Kompositversiegler werden nach der **Farbe** (klar, eingetrübt transparent, weiß-opak, zahnfarben) oder nach dem **Aushärtemodus** (Fotopolymerisation oder chemisch härtend) unterschieden. Klare oder transparente, gering gefüllte Komposite haben den Vorteil einer guten Penetrierbarkeit in das komplexe Fissurenrelief und einer guten Kontrollmöglichkeit bezüglich Blasen im Versiegler. Eingetrübte oder opak-weiße Versiegler zeichnen sich durch einen guten Kontrast gegenüber der Zahnhartsubstanz aus (visuell kontrollierbar). Aufgrund der geringen Abrasionsresistenz dieser Materialien besteht jedoch die Gefahr, dass bereits nach kurzer Zeit nicht einsehbare Blasen, vor allem nach dem empfohlenen Aufschütteln, übersehen und eröffnet werden oder Teile der Versiegelung vollständig abradiert werden. Zahnfarbene Versiegelungsmaterialien liegen als sog. „Flowables" vor, weisen aber auch für die prophylaktische Fissurenversiegelung ein gutes Fließverhalten auf (Abb. 11-5) [47]. Vorteil dieser bis zu 72 Gew.-% gefüllten Materialien ist eine relativ hohe Abrasionsbeständigkeit [48]. Die klinische Erfolgsrate ist von der Farbe des Versieglers unabhängig [52].

Für **chemisch härtende Systeme** wurden bis zu Beginn der 90er-Jahre günstigere Ergebnisse als Fissurenversiegler beschrieben [35]. Nachteil dieser Zwei-Komponenten-Materialien ist allerdings, dass beim Anmischen Luftblasen eingebracht werden können und der Polymerisationsvorgang vom Zahnarzt nicht selbst gesteuert werden kann. Im Zusammenhang mit dem häufig kombinierten Vorgehen bei der Füllungstherapie (einschließlich der Versiegelung der angrenzenden Strukturen) haben sich lichthärtende Materialien auf Dimethacrylatbasis in den letzten Jahren durchgesetzt. Bezüglich der Haftfestigkeit oder Retentionsrate konnte jedoch zwischen den beiden Polymerisationssystemen kein Unterschied gefunden werden [52].

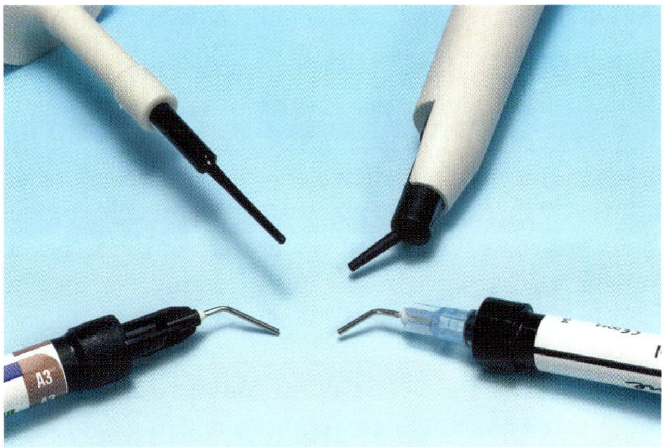

Abb. 11-5a Flowable Komposite werden mit relativ dünnen Kanülen angeboten. Dünne Metallkanülen eignen sich am besten zur Applikation des Materials in die Fissur.

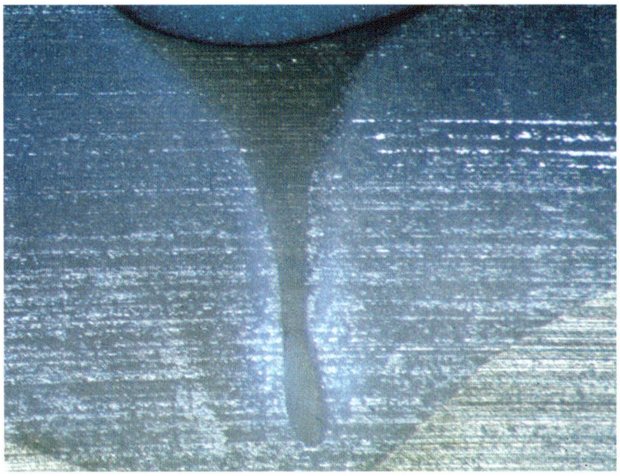

Abb. 11-5b Nahezu vollständig ausgeflossene ampullenförmige Fissur mit dem Material Tetric Flow® (Auflichtmikroskop, 40fache Vergrößerung, Fa. Ivoclar Vivadent).

Bezüglich der Anwendung von **niedrig viskösen, methacrylathaltigen Versiegelungsmaterialien** wurden jedoch grundsätzlich Bedenken geäußert. OLEA wies 1996 auf den östrogenen Einfluss von unpolymerisiertem Bisphenol-A in Zellkulturen hin [41]. Bisphenol-A wird Versieglern zugesetzt, um eine rasche und ausreichende Oberflächenhärte der Materialien zu erzielen. In jüngeren Untersuchungen konnte jedoch gezeigt werden, dass der Anteil der Absonderung von unpolymerisierten, zytotoxischen Bestandteilen aus Versieglern beispielsweise durch Entfernung der Schmierschicht vor Abnahme des Kofferdams erheblich minimiert werden kann [46].

Adhäsive

Eine der am häufigsten diskutierten Fragen ist, inwieweit im Rahmen der Fissurenversieglung zusätzlich zum Versieglungsmaterial ein Bonding auf die konditionierte Zahnoberfläche aufgebracht werden sollte. Während der Einsatz der „Flowables" oder hoch visköser Versiegler bei der erweiterten Fissurenversieglung mit in der Regel eröffnetem Dentin den Einsatz eines Dentinadhäsivs notwendig macht (s. Kap. *Werkstoffkundliche Aspekte*), wird bei der prophylaktischen Versiegelung und der Konditionierung von ausschließlich Schmelzarealen der Einsatz eines ungefüllten Bondings vor der Applikation noch diskutiert. Irinoda konnte zeigen, dass gefüllte Versiegler den angeätzten Schmelz nur unzureichend penetrieren können [24]. Die klinische Erfolgsrate von Fissurenversiegelungen wurde jedoch durch die Verwendung von ungefüllten Adhäsiven nicht signifikant verbessert [4]. Allerdings könnte der Einsatz eines Adhäsivs unter erschwerten Bedingungen **positive Auswirkungen** haben:

- Der Einsatz eines gefüllten Adhäsivs verringerte die Empfindlichkeit gegenüber dem Zutritt von Feuchtigkeit bei der Versiegelung [18].
- Adhäsive der sechsten Generation ermöglichen einen Schmelzverbund bei der Versiegelung auch ohne separate Phosphorsäureätzung [6].

Kompomere

Mittlerweile werden auch Kompomermaterialien als Versiegler angeboten. Diese hydrophil modifizierten Komposite sollen vor allem unter schwierigen Bedingungen eine erfolgreiche Versiegelung gewährleisten. Wie bei den Kompositen ist diese Materialgruppe gegenüber den Füllungsmaterialien in ihrem Füllkörpergehalt reduziert. Bei der werkstoffkundlichen Analyse zeigten Kompomerversiegler eine geringe Abrasionsbeständigkeit, aber eine gute Penetrationsfähigkeit und Dichtigkeit des Versieglers [47, 48]. Klinische Langzeitbeobachtungen zu diesen Materialien liegen jedoch noch nicht vor.

Glasionomerzemente

Konventionelle Glasionomerzemente als Fissurenversiegler spielen für die Kinderzahnheilkunde heute keine Rolle mehr. Wegen der geringen Haftung an der Zahnhartsubstanz treten schon nach kurzer Liegedauer hohe Verlustraten auf (Abb. 11-6). So bezeichnete Williams schon 1996 Glasionomerzemente lediglich als Fluoriddepot für Fissuren oder Grübchen [55].

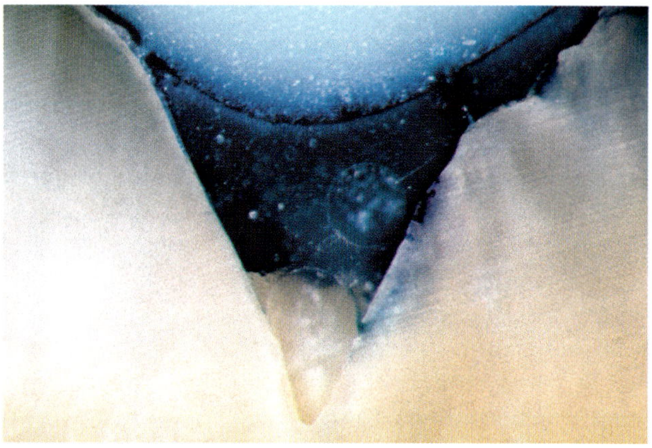

Abb. 11-6 Die Fissur eines Molaren wurde mit einem lichthärtenden Glasionomerzement nur unvollständig versiegelt (Auflichtmikroskop, 40fache Vergrößerung). Nach der Farbstoffpenetration zeigte sich die Undichtigkeit der Fissur, Blasen im und unter dem Material.

11.1.4 Praktisches Vorgehen

Prophylaktische Fissurenversiegelung

Die Fissurenversiegelung sollte, wie jede adhäsive Füllung, nach Möglichkeit nur unter adäquater Trockenheit (**Kofferdam**) durchgeführt werden (Abb. 11-7). Da aber gerade die Hauptindikation der Fissurenversiegelung im Wechselgebiss liegt und die Zähne im Seitenzahnbereich bei unseren jungen Patienten teilweise nicht ganz durchgebrochen sind, kann sich das Anlegen von Kofferdam schwierig gestalten (Abb. 11-8). Untersuchungen zeigten, dass mit korrektem relativen Trockenlegen (Watterollen) und geschicktem Assistieren der Helferinnen ähnlich gute Ergebnisse wie unter Kofferdam erreichbar sind [52]. Dennoch sollte es immer Ziel sein, Kofferdam zu legen. Speichelkontamination des konditionierten

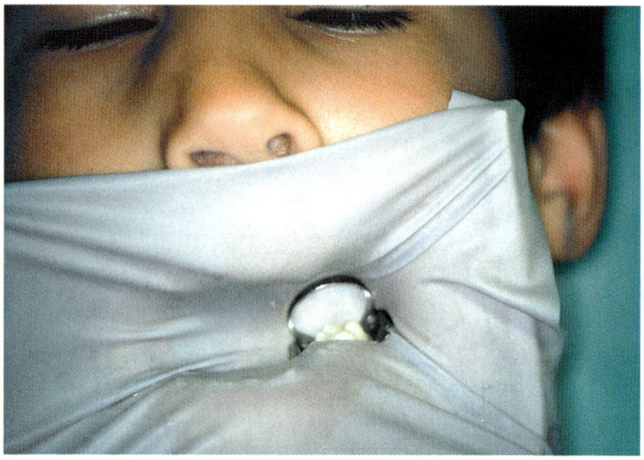

Abb. 11-7 Fissurenversiegelungen sollten möglichst unter Kofferdam erfolgen. In der Regel reicht die Isolation des einzelnen Zahnes dazu aus.

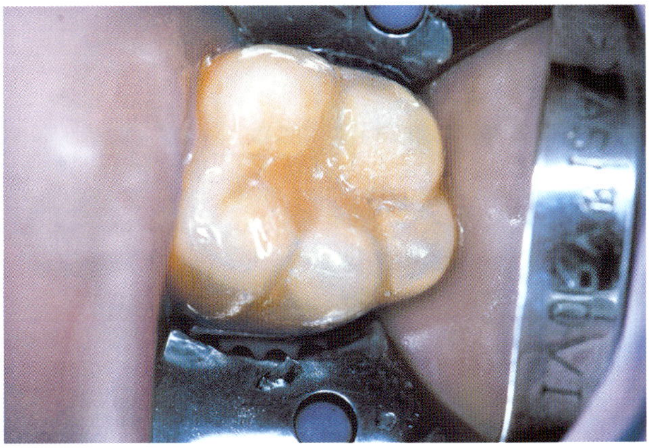

Abb. 11-8 Zur Einzelzahnisolation bieten sich auch unter schwierigen Bedingungen Klammern des Typs A12 oder A13 an.

Schmelzes bedeutet eine deutliche Verschlechterung der Retentionsrate [10].

Im nächsten Schritt werden die Fissuren **gereinigt.** Die beste Möglichkeit stellt das Pulverstrahlgerät dar. Die feinen Partikel dringen tief in die Fissur ein und reinigen sie wirkungsvoll (Abb. 11-9) [17]. Alternativ zu diesem Verfahren bietet sich das Reinigen der Fissuren mit rotierendem Bürstchen oder Kelch und einer wässrigen Aufschlämmung von Bimsmehl an.

Anschließend wird die Fissur mit Wasserspray gründlich abgesprayt. Mit 30–40%igem Ortho-Phosphorsäuregel wird das Fissurenrelief 30 s lang **angeätzt.** Die Darreichungsform „Gel" hat dabei den Vorteil, dass es gezielt auf das Fissurenrelief aufgebracht werden kann. Ein Unterstützen der Ätzung durch Ultraschall wird als positiv beschrieben [26].

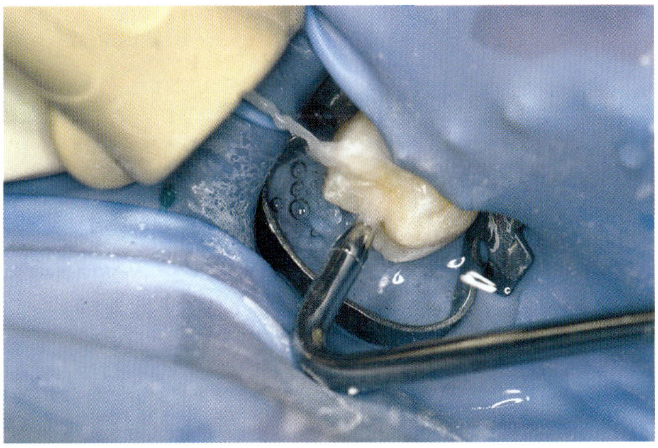

Abb. 11-9 Zur Reinigung bietet sich der Einsatz eines Pulverstrahlgerätes an. Das Anlegen von Kofferdam vor dem Abstrahlen der Fissur erleichtert das Absaugen und ist somit für den Patienten angenehmer. Darüber hinaus ermöglichen die so erreichten trockenen und sauberen Verhältnisse in der Mundhöhle eine bessere visuelle Kariesdiagnostik. Im vorliegenden Fall war die Erweiterung der Fissur indiziert (s. Abb. 11-13).

Durch längere Ätzzeiten konnte keine Verbesserung der Verbundwerte des Komposits an die Zahnhartsubstanz erzielt werden [52]. Durch wiederum 30 s langes Absprayen mit dem Luft-Wasser-Spray werden Säure und gelöster Zahnschmelz entfernt. Die exakte Beachtung der Absprühzeit ist dabei nicht so bedeutend wie das vollständige Erfassen der Oberfläche mit dem Luft-Wasser-Spray. Vor dem **Trockenblasen** der Zahnoberfläche sollte am Latexhandschuh überprüft werden, ob keine Feuchtigkeit aus dem Luftbläser mehr entweicht. Wenn die Fissuren jetzt mit Luft trocken geblasen werden, kann man die Wirkung der Säure durch die weiße Verfärbung des Zahnschmelzes überprüfen. Der angeätzte Zahnschmelz ist sehr verletzlich. Schon das Berühren mit einem Wattepellet zerstört das fragile Ätzrelief. Der angeätzte Zahnschmelz darf auch nicht mit Speichel kontaminiert werden. Sollte es dennoch einmal unter relativer Trockenheit vorkommen, dass Speichel auf den angeätzten Zahnschmelz gelangt, muss die Fissur erneut gespült, getrocknet und ein zweites Mal mit Säure für 15 bis 20 s angeätzt werden [52], denn Speichel würde den bakteriendichten Verschluss verhindern.

Zur Unterstützung des Trocknens kann bei der prophylaktischen Versiegelung **Azeton** verwendet werden. Es ist allerdings beim Aufbringen, z.B. mit einem Wattepellet, darauf zu achten, dabei das Ätzrelief nicht zu zerstören. Bei der erweiterten Fissurenversiegelung mit Eröffnung des Dentins sollte auf ein zu starkes Austrocknen des Dentins mit Azeton verzichtet werden.

Im nächsten Schritt wird der **Versiegler** aufgetragen. Die zusätzliche Verwendung eines Bondings ist in der Regel nicht notwendig. Alternativ zu einem Sealer kann auch ein niedrig visköses Komposit („Flowable") eingesetzt werden. Untersuchungen, auch im eigenen Haus, konnten zeigen, dass diese geringer gefüllten, fließfähigen Komposite die Fissuren komplett ausfüllen können [54]. Viele Hersteller bieten für das Auftragen/Einbringen des Versieglers Applikationshilfen an. Als nicht besonders geschickt erwiesen sich dünne Kanülen, die einfach auf die Versieglerkartusche aufgesteckt werden. Ein genaues Dosieren ist damit kaum möglich. Da Überstände die Qualität und den Erfolg der Versiegelung beeinflussen können [16], ist es besser, das Fissurenversiegler-Komposit mit einer stumpfen zahnärztlichen Sonde, Parodontalsonde oder einem dünnen Zementstopfer aufzutragen. Man nimmt mit der Sonde einen Tropfen auf und lässt das Komposit vom Rand in die Fissuren hineinfließen. Alternativ bietet sich auch die Verwendung der Kapillare aus dem Delton®-System an. Diese gewährleisten das dosierte, aber berührungsfreie Auftragen des Versieglers. Wenn zu viel Komposit auf den Zahn aufgetragen wurde, kann der Überschuss mit einem Wattepellet entfernt werden. Dazu sollte das Pellet jedoch von der Randleiste aus das überschüssige Material aufsaugen. Kleine, sichtbare Luftblasen im Komposit können mit der zahnärztlichen Sonde entfernt werden.

Eine Penetrationszeit für das Komposit von mindestens 20 s ist Grundvoraussetzung für eine gute Qualität der Versiegelung und sollte in jedem Fall eingehalten werden.

Hat man sich von der kompletten Versiegelung der Fissur überzeugt und die Penetrationszeit abgewartet, kann im nächsten Schritt das Komposit für 40 s **polymerisiert** werden. Sollte an einer Stelle nach dem Polymerisieren noch ein Unterschuss vorhanden sein, kann jetzt jederzeit noch einmal Versiegler aufgetragen werden. Manche Autoren empfehlen vor dem Entfernen des Kofferdams, die oberflächlich nicht polymerisierte Schicht (Sauerstoffinhibitionsschicht) aufgrund der beschriebenen Problematik zu entfernen. Mit einem Bürstchen und Wasser lässt sich die glänzende Inhibitionsschicht einfach entfernen.

Die Kontrolle der **Okklusion** stellt den nächsten Behandlungsschritt dar. Vorkontakte können mit einem Diamantschleifer eingeschliffen und anschließend poliert werden. Zum Abschluss der Behandlung soll die Fissur/der Zahn mit einem Fluoridpräparat touchiert werden (Abb. 11-10).

Erweiterte Fissurenversiegelung

Die invasive oder erweiterte Fissurenversiegelung erfolgt im Prinzip analog zur Vorgehensweise bei der prophylaktischen Versiegelung.

Zusätzlich wird nach der Reinigung und der Entscheidung für die Erweiterung aufgrund der Kontrolle des Fissurenreliefs (z. B. visuell oder mit Laserfluores-

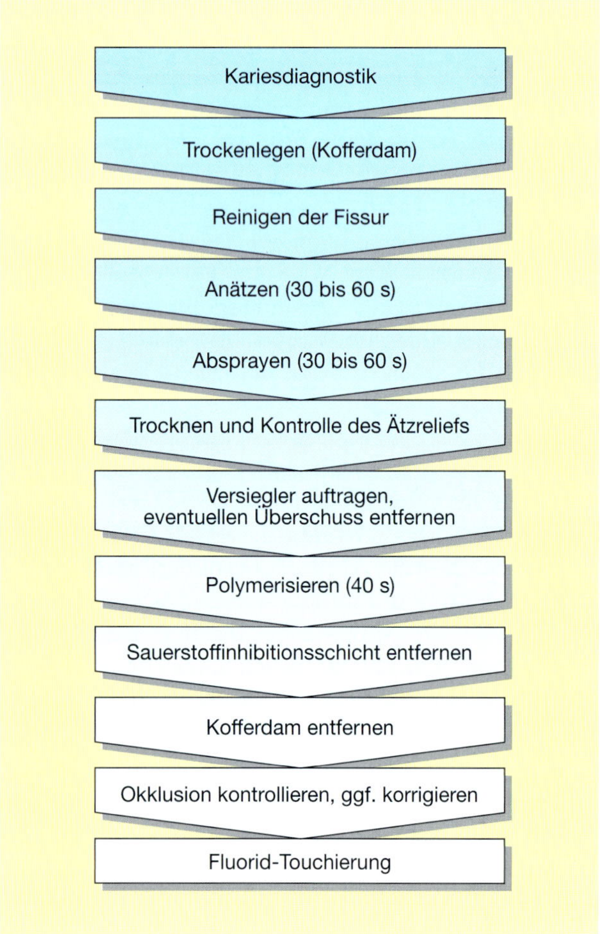

Abb. 11-10a Arbeitsablauf Fissurenversiegelung.

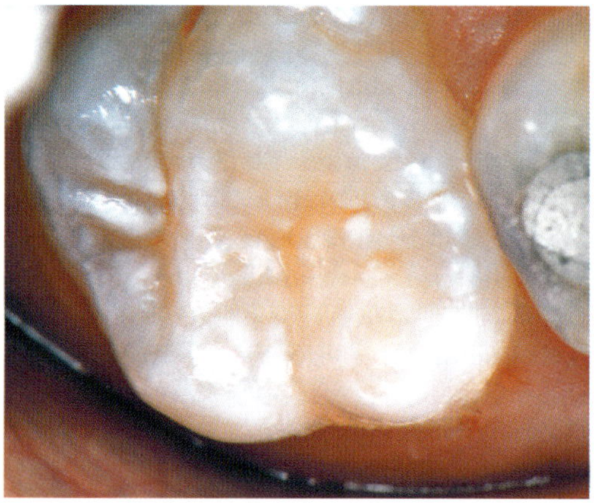

Abb. 11-10b Aufgrund des Kariesrisikos (der achtjährige Patient benötigte bereits mehrere Milchzahnfüllungen, wie anhand des Zahnes 55 zu sehen ist) war die prophylaktische Versiegelung des Zahnes 26 indiziert.

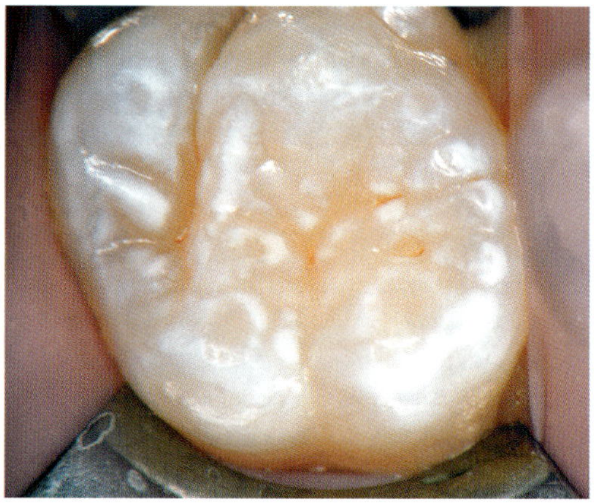

Abb. 11-10c Nach Reinigung der Fissur sind noch keine weißlich-opaken Veränderungen des Schmelzes zu beobachten. Auf eine Erweiterung der Fissur wurde daher verzichtet. Eine zusätzliche Desinfektion der Fissur, wie noch Anfang der 90er-Jahre empfohlen, wurde aufgrund der fehlenden Evidenz nicht durchgeführt [52].

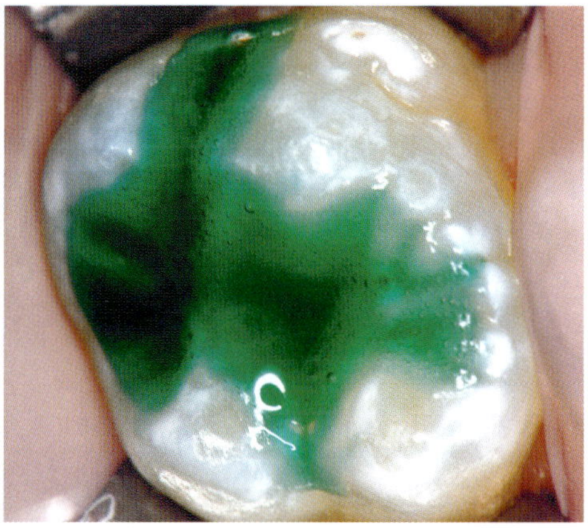

Abb. 11-10d Beim Anätzen des Schmelzes sollte darauf geachtet werden, dass die Nebenfissuren und die palatinale Fissur (im Unterkiefer das bukkale Grübchen) mit erfasst werden.

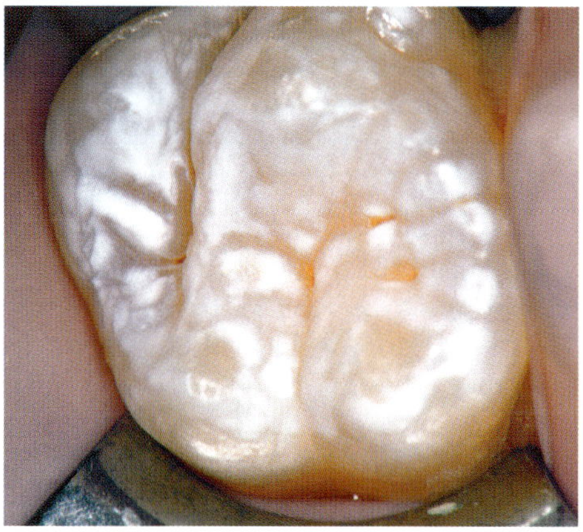

Abb. 11-10e Nach dem Absprühen des Ätzgels und dem Trocknen ist die weißlich opake Veränderung des Schmelzes deutlich zu erkennen.

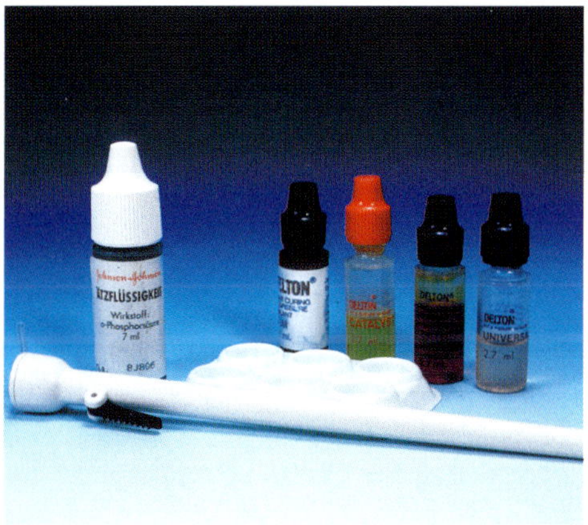

Abb. 11-10f Im vorliegenden Fall wurde die Fissur mit dem Autopolymerisat Delton® tinted versiegelt. Die Kapillare erleichtert die berührungsfreie Applikation des dünn fließenden Versieglers.

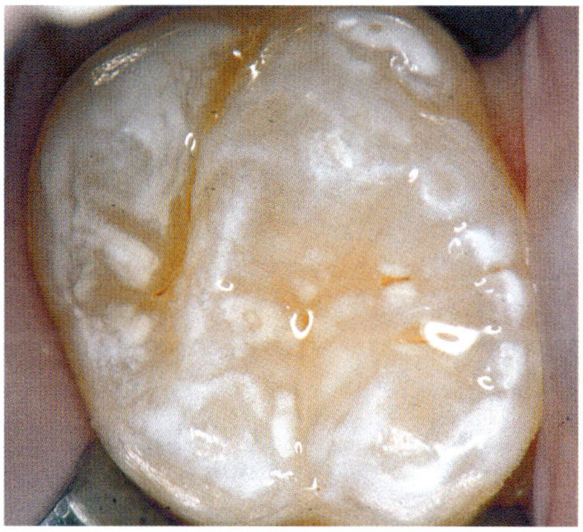

Abb. 11-10g Nach dem dosierten Einbringen des Versieglers und der Polymerisation (am Farbumschlag zu erkennen) kann bei dem fast durchsichtigen Material die Blasenfreiheit erkannt werden. Vor der Abnahme des Kofferdams sollte jedoch die glänzende Inhibitionsschicht entfernt werden.

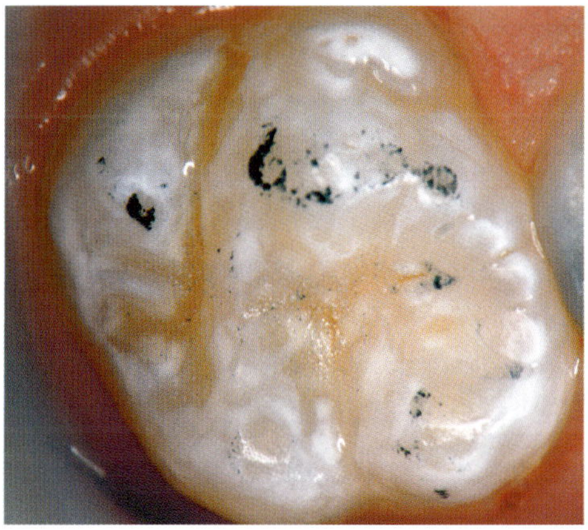

Abb. 11-10h Nach Entfernung des Kofferdams schließt die Okklusionskontrolle und Politur die Behandlung ab. Der jetzt matte Versiegler ist deutlich gegenüber der Zahnhartsubstanz zu erkennen.

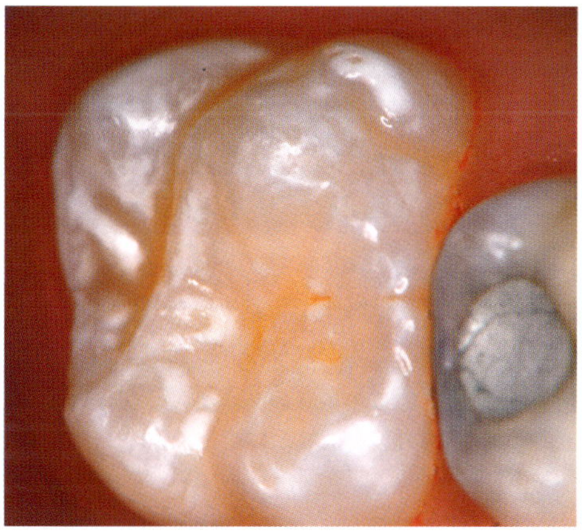

Abb. 11-10i 18 Monate nach dem Legen zeigt sich die Versiegelung noch intakt.

zenz) die **Fissur mechanisch** eröffnet (Abb. 11-11). Anschließend können die kariösen Anteile des Schmelzes rotierend mit einem Feinkorndiamanten (DeCraene-Instrument) [7] oder oszillierend mit dem Sonic® Seal-Ansatz entfernt werden (Abb. 11-12). Flammenförmige Ansätze haben den Nachteil, dass sie die Fissur aufgrund der bauchigen Form unnötig stark erweitern. Erst nach der Eröffnung des Dentins kann dann beurteilt werden, ob eine Füllungstherapie notwendig ist oder die Fissur noch versiegelt werden kann. Daher ist es wichtig, möglichst **minimalinvasiv** vorzugehen. Die oszillierende Bearbeitung hat dabei den Vorteil, dass sie besonders effektiv in kariös verändertem Schmelz arbeitet. Allerdings nutzt sich die diamantierte Beschichtung der Sonic®

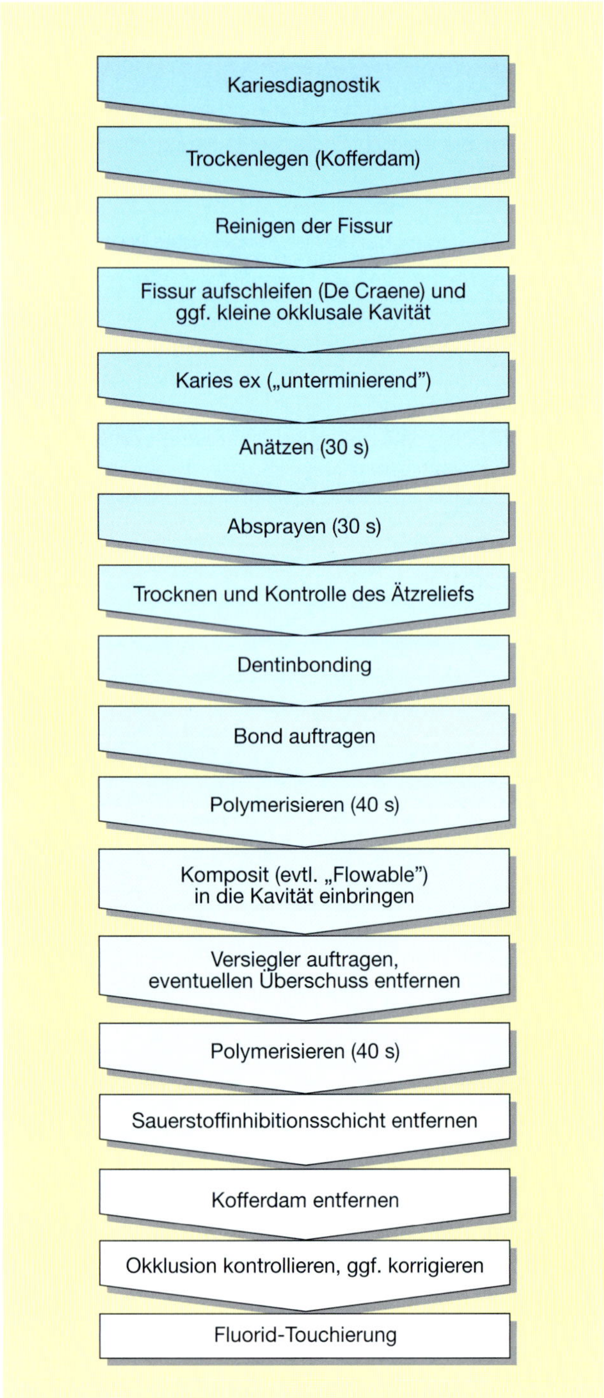

Abb. 11-11 Arbeitsablauf erweiterte Fissurenversiegelung.

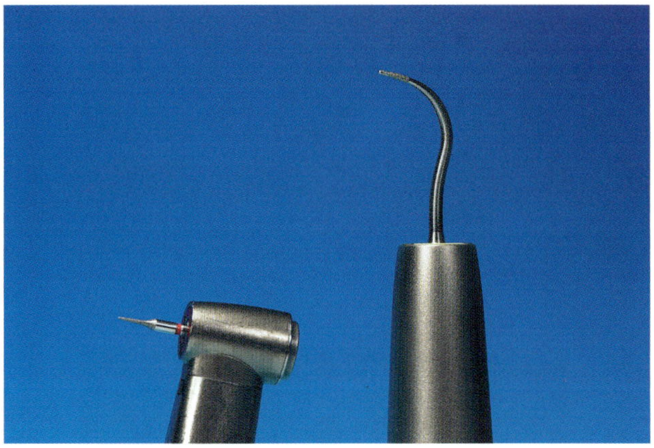

Abb. 11-12 Das DeCraene-Instrument (z.B. Fa. Gebr. Brasseler, links) oder der Sonic® Seal (Fa. KaVo, rechts) eignen sich zur Erweiterung der Fissur.

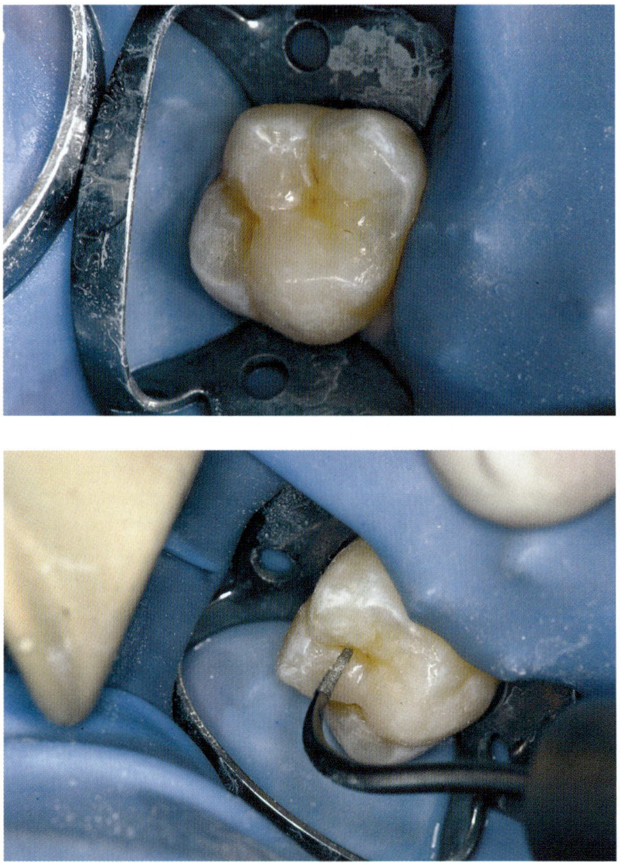

a

b

Abb. 11-13a und b Verfärbte Fissur eines oberen Molaren (a). Erst nach der Erweiterung mit Sonic® seal (b) wird deutlich, dass die weißlich-opake Veränderung bereits das Dentin erreicht hat.

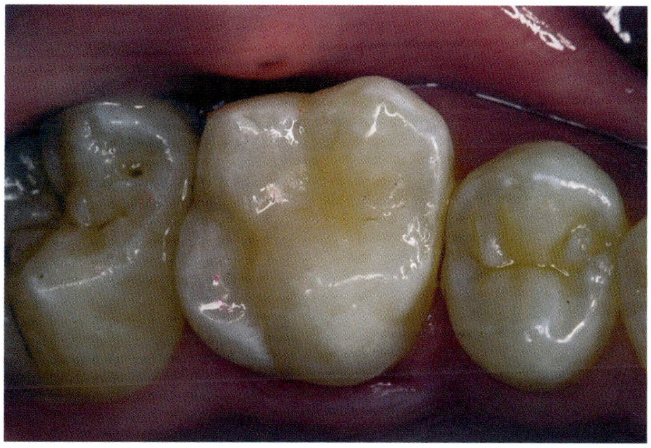

Abb. 11-13c Abgeschlossene Versiegelung mit einem „Flowable“.

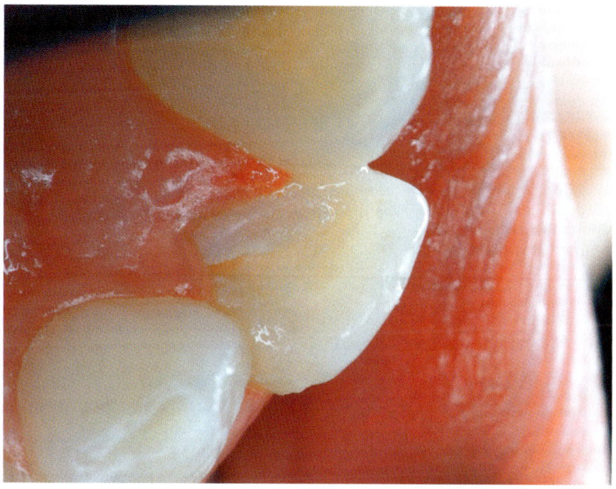

Abb. 11-14a Foramen-caecum-Karies am im Durchbruch befindlichen Zahn 12. Das Anlegen von Kofferdam bei dem achtjährigen Jungen war auch aufgrund der mangelnden Mitarbeit nicht möglich, die Behandlung aber bereits dringend indiziert.

Seal-Ansätze sehr schnell ab. Die Konditionierung und das Füllen der Fissur erfolgt analog zur dargestellten Vorgehensweise bei der Füllungstherapie. „Flowables" in Kombination mit dem jeweiligen Dentinadhäsivsystem sind für die in der Regel okklusal belasteten Fissurenareale zu bevorzugen (Abb. 11-13). Bei schwierigen Verhältnissen (Unmöglichkeit des Anlegens von Kofferdam) und der Notwendigkeit der Behandlung (Zahn im Durchbruch, aber bereits kariös) bietet sich auch die Anwendung von „All-in-one"-Adhäsiven an (Abb. 11-14). Gegenüber der konventionellen Schmelzätzung kann so ein schwieriger Wechsel der Watterollen, der nach dem Absprühen der Phosphorsäure notwendig ist, vermieden werden.

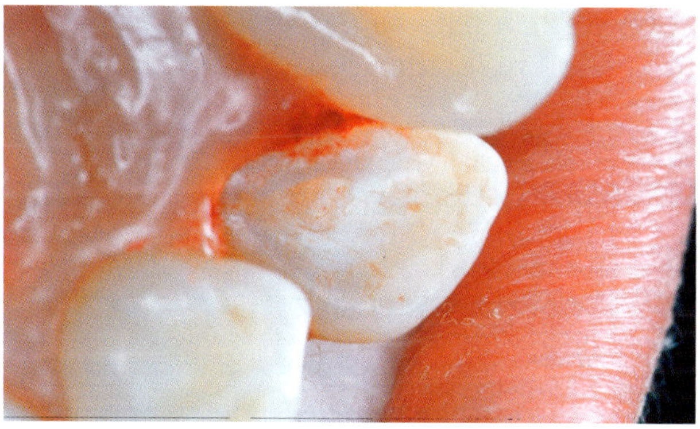

Abb. 11-14b Ein zufrieden stellendes Ergebnis konnte hier nur mittels der Isolation der Kavität mittels eines Retraktionsfadens gelingen. Deshalb zeigen sich an der Versiegelung mit einem „All-in-One“-Adhäsiv und einem „Flowable“ Kompomer nach dem Legen Blutungsreste.

11.1.5 Kontrolle und Reparatur der Fissurenversiegelung

Jede Versiegelung soll alle sechs Monate auf eröffnete Blasen, Vollständigkeit und Unversehrtheit kontrolliert werden (Abb. 11-15).

Natürlich kann sich eine Inspektion in der Mundhöhle nur auf die klinische Kontrolle beschränken. Zeigen sich jedoch am Rand einer Fissurenversiegelung deutliche Verfärbungen, ist davon auszugehen, dass sich der adhäsive Verbund mit dem Zahnschmelz gelöst hat. Die losen Anteile der Fissurenversiegelung können eventuell mit einem Handinstrument „weggesprengt" werden. Gelingt dies nicht, werden nur die gelockerten Anteile mit einem Diamantschleifer entfernt. Die intakten Bereiche der Fissurenversiegelung werden belassen.

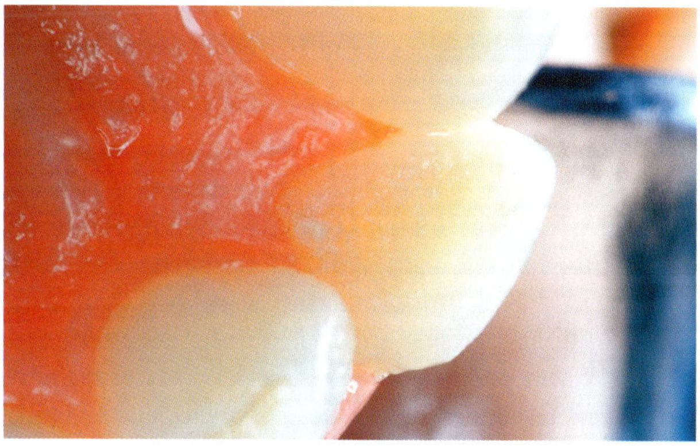

Abb. 11-14c Eine Woche nach dem Legen bestätigt die dichte Plaquebesiedlung die Notwendigkeit der Intervention.

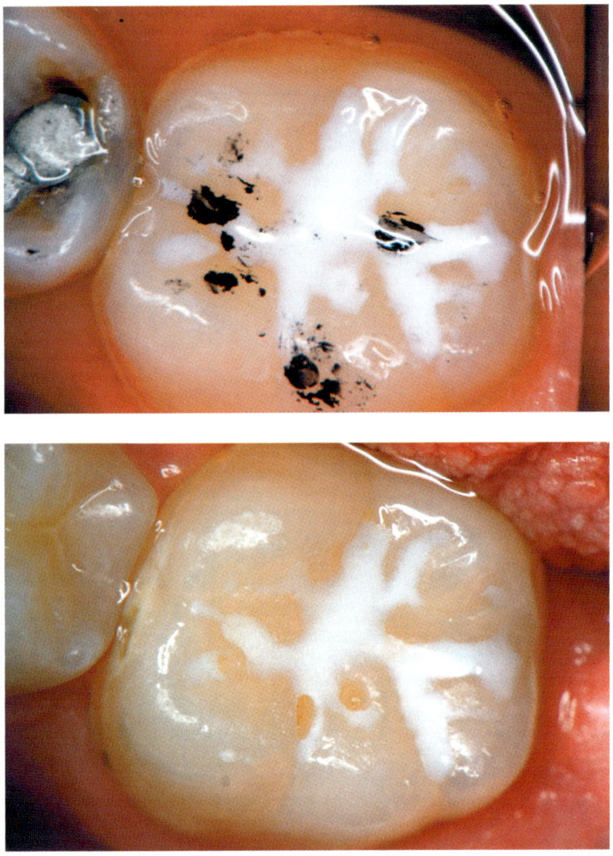

Abb. 11-15a und b Zwei Jahre nach der Applikation des weißlich-opaken Versieglers (a) zeigten sich Blasen im Material (b). Die Reparatur des Areals wurde entsprechend durchgeführt.

Die nun wieder sichtbare Fissur wird kontrolliert, ggf. im Sinne einer erweiterten Fissurenversiegelung rotierend aufgeschliffen. Die weiteren Behandlungsschritte erfolgen wie oben (im Kapitel „Praktisches Vorgehen") beschrieben. In gleicher Art und Weise geht man vor, wenn ein Teil der Fissurenversiegelung verloren gegangen ist. Es wird auch in diesem Fall der Rest der Versiegelung kontrolliert und belassen. Erneuert wird nur der verloren gegangene Bereich (Abb. 11-16).

11.1.6 Bewertung, Ausblick

Adhäsive Versiegelungen können an den Molaren die Entstehung von Karies verhindern sowie das Fortschreiten der Demineralisation unterbinden. Entsprechend ist die Fissurenversiegelung als wirkungsvoller Pfeiler der Prophylaxe aus der Praxis der Kinderzahnheilkunde nicht mehr wegzudenken [53]. Damit kann ein weiterer Rückgang der Kariesprävalenz im okklusalen Molarenbereich erzielt werden [34, 51]. Epidemiologische Studien zeigen, dass sich Fissurenversiegelungen besonders positiv auf die Kariesrate sog. Risikokinder auswirken [9]. Trotz des zeitlichen Aufwandes wird daher der Kosten-Nutzen-Effekt der Fissurenversiegelung positiv gesehen [12].

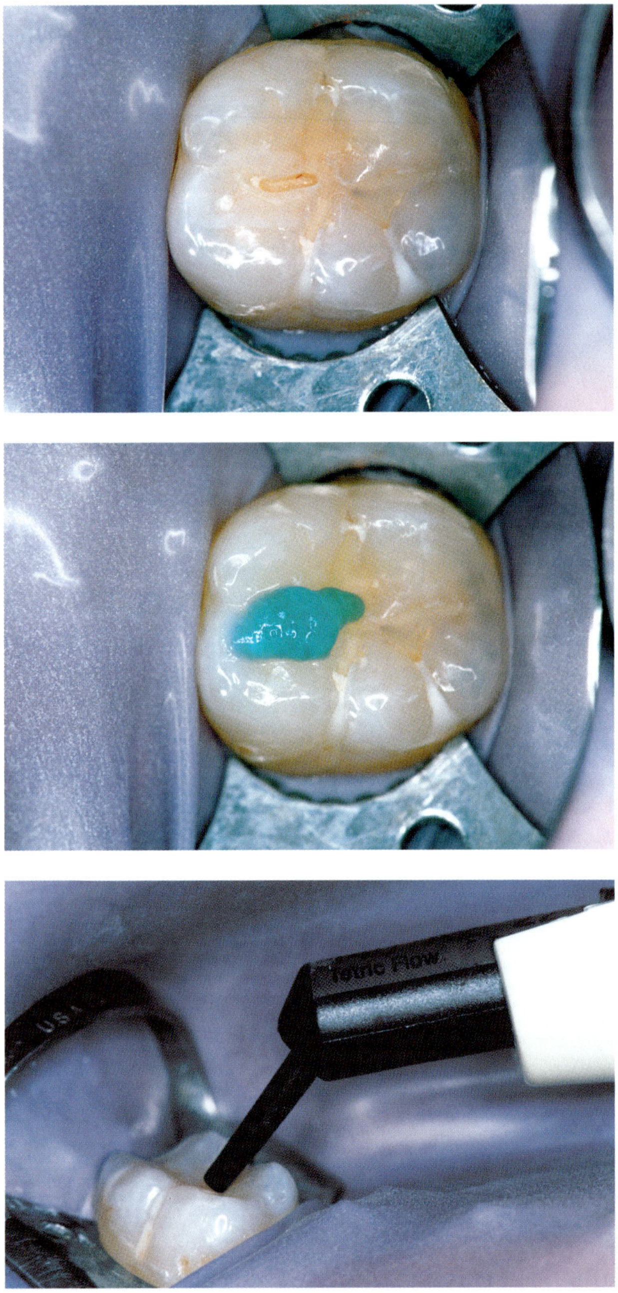

Abb. 11-16a bis c In diesem Fall musste der mesiale Anteil der Versiegelung erneuert werden (a). Nach der isolierten Erweiterung und Konditionierung (b) wurde die Versiegelung mit einem „Flowable" Komposit durchgeführt (c).

Es darf aber nicht übersehen werden, dass fehlerhafte Versiegelungen ein Voranschreiten der Karies begünstigen. Deshalb ist die regelmäßige Kontrolle der Versiegelungen alle sechs Monate angezeigt. Besonders innerhalb der ersten sechs Monate zeigte sich der höchste Bedarf an Nachversiegelungen [8]. Eine Versiegelung muss immer dann als insuffizient angesehen werden, wenn sich der adhäsive Verbund zwischen Versiegelungsmaterial und Zahnschmelz löst oder wenn sich Blasen mit Eröffnung des Fissurenfundus zeigen. Dies kann zum vollständigen oder teilweisen Retentionsverlust des Versiegelungsmaterials führen. Mehrere klinische Studien berichten über eine jährliche Verlustrate von 5–10% bei Versiegelungen in permanenten Molaren [1]. Für den langfristigen Erfolg einer Fissurenversiegelung scheinen die Penetration des Komposits in die Fissuren und die Abdichtung der Fissuren zur Mundhöhle (und damit zu den Karies auslösenden Faktoren) entscheidend zu sein. Die prophylaktische Fissurenversiegelung stellt somit eine präventive Maßnahme dar, die die Entstehung von Karies in Fissuren und Grübchen wirkungsvoll verhindert.

11.2 Kompositfüllungen bei Klasse-I- und Klasse-II-Kavitäten

11.2.1 Präparationsrichtlinien

Schmelz-Ätz-Technik (SÄT) im Seitenzahnbereich

Im Frontzahnbereich wird bei adhäsiven Füllungen für die Schmelz-Ätz-Technik der Kavitätenrand im Schmelz angeschrägt. Dies kann im Seitenzahnbereich nur bedingt empfohlen werden. Da alle Komposite, vor allem die weniger hoch gefüllten, nach wie vor abradieren, soll eine Präparations- und Füllungstechnik darauf abzielen, den Gegenzahn weitgehend auf Zahnhartsubstanz und nicht auf Füllungsmaterial abzustützen. Auf der Okklusalfläche führt aber ein Anschrägen zu einer ungleich größeren Füllungsoberfläche, und damit steigt die Wahrscheinlichkeit, dass die Gegenzahnabstützung nicht mehr auf dem Zahnschmelz liegt. Dies bedeutet wiederum, dass unter okklusaler Belastung die Kompositfüllung stärker abradieren kann. Meist wird behauptet, durch den Verzicht auf das Anschrägen entstünde ein Ätzrelief, das weniger retentiv sei, da die Schmelzprismen nicht von ihrer Stirnseite angeätzt würden, sondern von der ungünstigeren Längsseite. Neuere strukturelle Untersuchungen an Zahnschmelz im Seitenzahnbereich deuten jedoch darauf hin, dass die Schmelzprismen überhaupt nicht senkrecht zur Zahnoberfläche verlaufen. Somit werden bei der klassischen Kastenpräparation ohne Anschrägen die Schmelzprismen nicht ausschließlich längs angeschnitten.

Im Bereich des approximalen Kastens sind dem Behandler bei der Bearbeitung und dem Anschrägen Grenzen durch den Nachbarzahn gesetzt, auch wenn hierfür spezielle Präparationsinstrumente (z.B. Sonicsys®, Fa. KaVo, Biberach; Cavishape®, Fa. Intensiv, Grancia, Schweiz) entwickelt wurden. Des Weiteren führt im approximal-zervikalen Bereich des Kastens ein Anschrägen zusätzlich zum Verlust von Zahnschmelz. In dieser Region ist aufgrund der Lokalisation der Karies nahe an der Schmelz-Zement-Grenze kaum Schmelz für ein retentives Ätzmuster vorhanden. Sehr unkonventionelle Präparationsmethoden wurden entwickelt, um die herkömmlichen Techniken mit Diamantschleifern sowie Rosenbohrern zu ersetzen. Die Tunnelpräparation ist ein solcher Versuch, unter Erhalt der Randleiste eine Approximalkaries anzugehen. Die Karies lässt sich allerdings nur unvollkommen exkavieren. Es entsteht zum Nachbarzahn hin eine undefinierte Kavität.

Präparation im Dentin

Bei der Primärversorgung approximaler kariöser Läsionen im Wechselgebiss kommt es nicht so häufig vor, dass man beim Exkavieren der Karies unterhalb der Schmelz-Zement-Grenze gelangt. Wenn dies dennoch der Fall sein sollte, dann ist ein 90°-Kavitätenrand zu präparieren. Für die Versorgung mit einem Dentinadhäsiv hat sich das als günstig herausgestellt. Dennoch ist die Haftung von Komposit an Dentin schlechter als an angeätztem Zahnschmelz. An künstlich gealterten Füllungen im Labor werden im Bereich des Dentins praktisch immer schlechtere Randqualitäten als an schmelzbegrenzten Kavitäten beobachtet. Ferner lassen sich mit Farbstoffpenetrationsversuchen immer Undichtigkeiten feststellen. Trotz dieser Befunde gibt es viel versprechende klinische Studien an dentinbegrenzten Kavitäten, die auch nach Jahren noch klinisch akzeptable Randqualitäten für die Füllungen zeigen. Der Versorgung mit Kompositfüllungen werden allerdings weniger durch die Tiefe des approximalen Defekts Grenzen gesetzt, sondern eher dadurch, dass es nicht mehr möglich ist, die Kavitäten absolut trocken zu legen (weil die Verwendung von Kofferdam nicht mehr möglich ist!).

Kavitätenpräparation/Präparationsrichtlinien

Bei der Primärversorgung von Zähnen haben sich die Präparationsrichtlinien in den letzten Jahren grundlegend gewandelt. Sie lassen sich im Wesentlichen in fünf Punkte fassen:

- Streng schadensgerecht
- gering extendieren
- möglichst Erhalt der Kaufläche und der Randleiste
- möglichst Erhalt des Approximalkontaktes
- mehrere kleine Kavitäten sind besser als eine große Kavität.

Mit einem kleinen, birnenförmigen Diamantschleifer wird durch Abtragen von Zahnschmelz der Defekt dargestellt. Die Karies wird anschließend niedertourig mit einem Rosenbohrer exkaviert. Dabei soll man unterminierend vorgehen, um Zahnschmelz zu schonen. Dies hat allerdings Grenzen, die in der Geometrie des Bohrers und der Kavität liegen. Wenn nötig, muss daher mit einem Schleifer die Zugangskavität weiter aufgezogen werden, um die Karies vollständig auch unter überhängenden Schmelzarealen ausräumen zu können. Lose Schmelzprismen am Kavitätenrand werden nach dem Exkavieren mit einem feinen Diamantfinierer entfernt (Grobpräparation, Karies exkavieren, Feinpräparation).

Okklusale Kavität (F1)

Die von Black inaugurierte Präparationstechnik („Extension for prevention") ist für die Primärversorgung mit Kompositen heute nicht mehr zeitgemäß. Gemäß den adhäsiven Präparationsrichtlinien (s.o.) wird eine **defektorientierte, minimalinvasive Kavität** aufgezogen, gerade so groß, dass die Karies sicher entfernt werden kann (Abb. 11-17). Finden sich auf einer Okklusalfläche mehrere Defekte, wird auch in diesem Fall nicht die ganze Kaufläche aufgezogen, sondern es sind mehrere kleinere Präparationen vorzunehmen. Dünne Zahnhartsubstanzbrücken zwischen den kleinen Kavitäten belässt man. Für die adhäsive Restaurationstechnik im Seitenzahnbereich gilt: Lieber mehrere kleinere Kavitäten als eine große (Abb. 11-18a bis e). Verdächtige Fissuren können im Sinne der erweiterten Fissurenversiegelung aufgezogen werden.

Aufgrund der im Rahmen der Verschleißbeständigkeit beschriebenen Besonderheiten für Kompositfüllungen (vor allem der weniger hoch gefüllten Kompositmaterialien, z.B. „Flowable", Fissurenversiegler; s. S. 137) verzichten wir auf die Abschrägung der

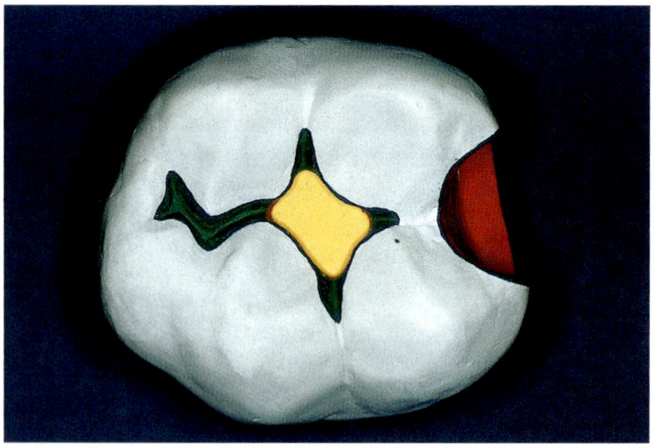

Abb. 11-17 Minimalinvasive Präparationsform für eine F1-Kavität am Modell. Der kariöse Bereich ist exkaviert worden. Das Fissurensystem wird bei Bedarf erweitert.

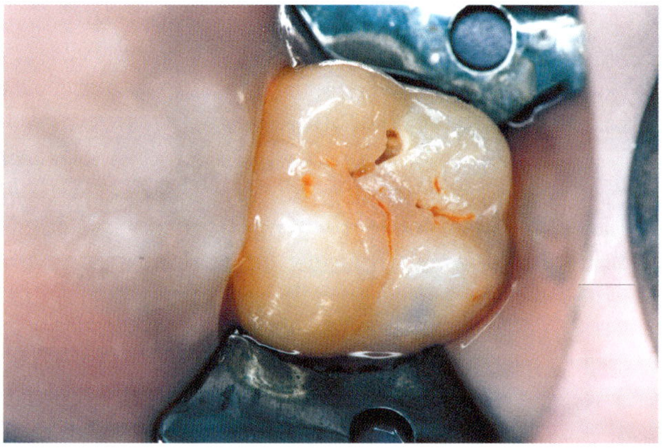

Abb. 11-18b Nach der schonenden Eröffnung der verfärbten, aber nicht eingebrochenen Fissur zeigt sich die Dentinkaries.

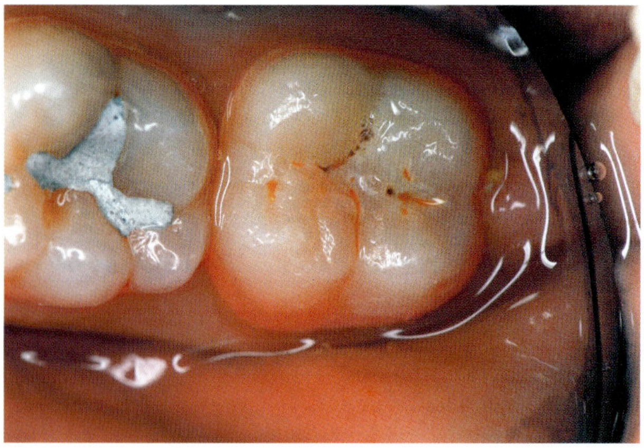

Abb. 11-18a Gerade durchgebrochener 12-Jahr-Molar bei einem 14-jährigen Jungen. Die Diagnostik der Karies erwies sich nicht nur aufgrund der Lokalisation als schwierig. Röntgenologisch konnten keine Auffälligkeiten festgestellt werden. Zusätzliche Hilfsmittel zur Diagnostik wären hilfreich.

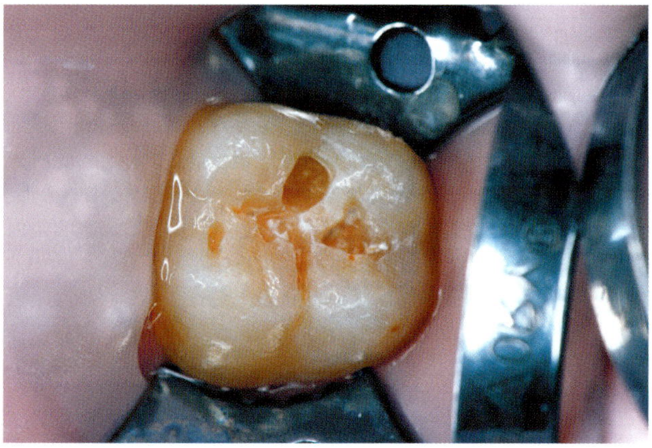

Abb. 11-18c Anschließend musste das gesamte Fissurenrelief aufgezogen werden.

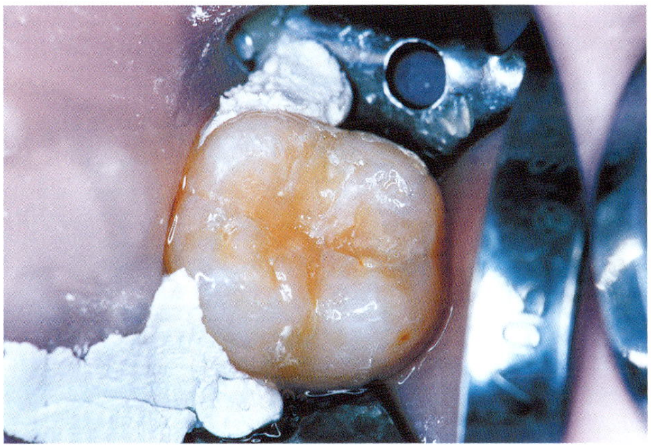

Abb. 11-18d Die Füllungstherapie erfolgte mit einem Mehrflaschenadhäsiv, einem „Flowable" und dem dazu gehörigen Feinpartikelhybridkomposit. Zur Abdichtung des Kofferdams diente Cavit® (Fa. 3M Espe).

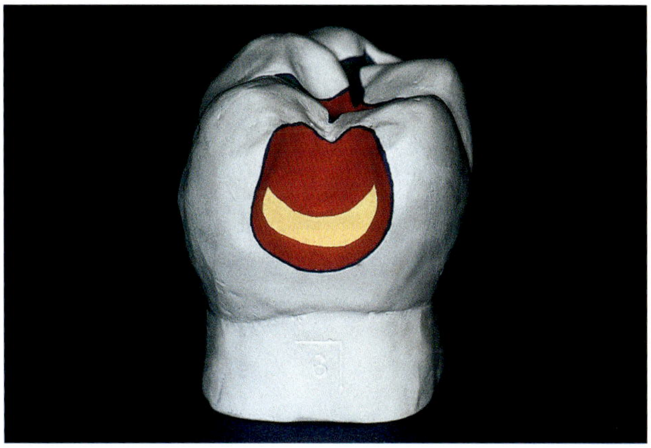

Abb. 11-19 Minimalinvasive Präparationsform im Seitenzahnbereich am Modell. Die Approximalkaries wird exkaviert und die Kavitätenränder werden geglättet. Weitere makromechanische Retentionen im Fissurenrelief sind nicht notwendig. Die Slotpräparation ist ausreichend.

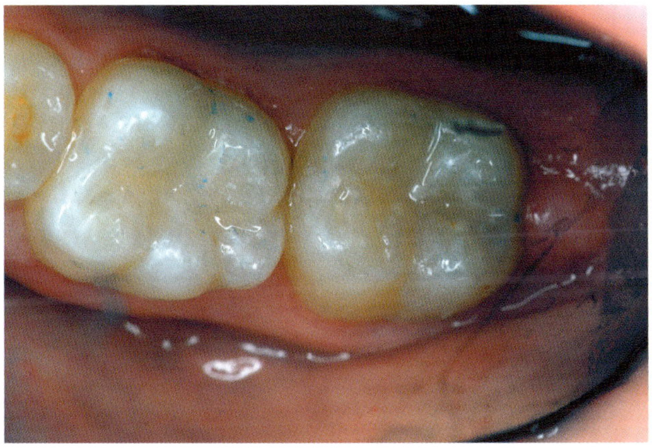

Abb. 11-18e Situation nach Abnahme des Kofferdams und Okklusionskontrolle. Die zahnfarbene Versorgung ist kaum sichtbar. Die defekte Glasionomerzementfüllung am Zahn 36 wurde ebenfalls erneuert.

Ränder im okklusalen Bereich, um Randfrakturen und Verschleiß der Füllung zu vermeiden.

Approximale Kavitäten

Für eine Amalgamfüllung wie für ein Inlay musste man eine makromechanisch gestaltete, retentive Kavität präparieren, um den Halt der Füllung zu gewährleisten. Heute eröffnet die Adhäsivtechnik auch für die Versorgung approximaler Seitenzahnkavitäten neue Möglichkeiten der defektorientierten, minimalinvasiven Restauration. Normalerweise wird der Nachbarzahn in Kontakt mit dem zu restaurierenden Zahn stehen, d. h. der Approximalraum ist nicht direkt zugänglich. In diesem Fall kann man nur durch Entfernen der Randleiste Zugang zum kariösen Defekt erlangen. Fast wie bei der Präparation eines approximalen Kastens für eine Amalgamfüllung wird eine leicht **unter sich gehende birnenförmige Kavität** angelegt, die nur durch die Ausdehnung der Karies definiert ist (Abb. 11-19). Dabei muss sehr vorsichtig vorgegangen werden, um den Nachbarzahn nicht zu verletzen. Untersuchungen konnten zeigen, dass dies mit rotierenden Instrumenten und Gingivalrandschrägern sehr wohl möglich ist, dass es aber bei der rotierenden Präparation approximaler Kavitäten auch bei noch so vorsichtiger Vorgehensweise immer zur Verletzung des Nachbarzahnes kommt.

Neuere Präparationstechniken mit schall-/ultraschallbetriebenen Instrumenten haben hier große Vorteile. Mit Hilfe dieser neuen Techniken können saubere Kavitäten ohne größere Schmelzausbrüche und vor allem ohne die Gefahr der Verletzung des Nachbarzahnes sicher geschaffen werden. Leider sind im Augenblick diese neuen Instrumente noch wenig verbreitet.

Auf eine weitere Anschrägung über die Glättung der Kavitätenränder hinaus wird verzichtet. Für die aufsteigenden approximalen Kavitäten werden dadurch die Schmelzprismen meist ausreichend senkrecht angeschliffen. Im zervikalen Bereich bedeutet eine Anschrägung die Gefahr der Überschussbildung. Zusätzlich wird die Haftung an der aprismatischen, zervikalen Restschmelzschicht mit Hilfe der SÄT eher kritisch beurteilt.

Ist der Approximalraum **direkt zugänglich** (z.B. bei einer großen Kavität mesial, distal oder fehlendem Nachbarzahn), kann approximal unter Erhalt der Randleiste eine kleine, einflächige Kavität angelegt werden (Abb. 11-20 und 11-21). Limitierende Faktoren für dieses Vorgehen sind die Größe der Kavität am Nachbarzahn und vor allem die Zugänglichkeit mit rotierenden Instrumenten. Manchmal ist es unmög-

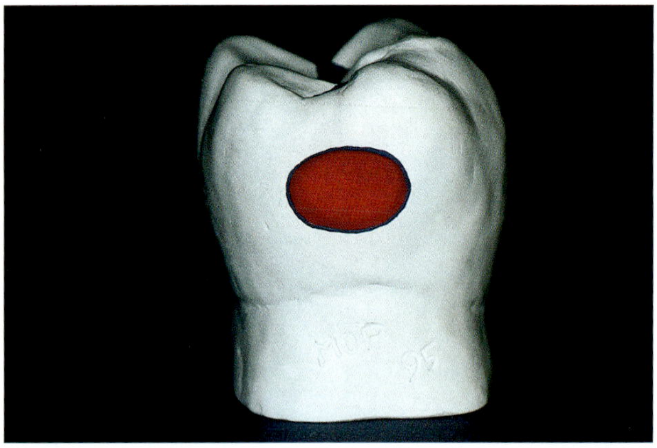

Abb. 11-20 Bei direktem Zugang kann die Approximalkaries ohne Verlust der Randleiste versorgt werden. Gerade im Wechselgebiss ist diese Möglichkeit beim Zahnwechsel öfter vorhanden.

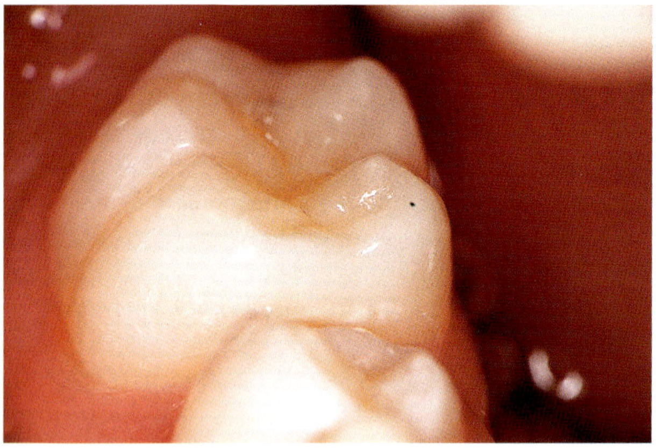

Abb. 11-21 Klinische Situation einer Approximalkaries im Wechselgebiss. In diesem Fall ist die Versorgung der Schmelzkaries noch nicht indiziert, zeigt aber die Möglichkeit des direkten Zugangs und einer Substanz schonenden Versorgung auf.

lich, den Defekt mit einem Winkelstück zu eröffnen. Ein gerades Handstück ist dann gelegentlich besser geeignet. Auch für das Exkavieren der Karies bietet sich, vor allem für kariöse Defekte an Mesialflächen, das Handstück an. Distal lokalisierte kariöse Läsionen können nur mit dem Winkelstück, wenn überhaupt, unter Erhalt der Randleiste angegangen werden. Oszillierende Instrumente können hier ebenfalls hilfreich sein und die Indikation für ein solches Zahnsubstanz schonendes Vorgehen an den Mesial- und Distalflächen erweitern [23].

11.2.2 Farbauswahl

Die korrekte Farbe spielt zwar im Seitenzahnbereich eine untergeordnete Rolle, aber dennoch soll, um die richtige Farbe der Füllung zu erzielen, die Farbauswahl grundsätzlich **vor** dem Anlegen des Kofferdams erfolgen. Schon wenige Minuten nach dem absoluten Trockenlegen eines Zahnes führt nämlich der Feuchtigkeitsverlust zu einer sichtbaren Aufhellung des Zahnes, sodass eine zu helle Farbe ausgewählt werden würde. In der Praxis spielt dies allerdings kaum eine Rolle, da moderne Komposite in den erstrebten kleinen Kavitäten einen Chamäleoneffekt zeigen. Sie nehmen anscheinend die Farbe der umgebenden Zahnhartsubstanzen an. Deshalb kommt man bis auf ganz wenige Fälle bei der Restauration im Seitenzahnbereich mit einer Universalfarbe (A 2) gut aus.

11.2.3 Kofferdam und Zahnreinigung

Für die adhäsiven Techniken einschließlich Dentinbonding ist ein sauberer und trockener Zahn eine Conditio sine qua non. Deshalb muss Kofferdam mindestens um den zu restaurierenden Zahn gelegt werden, bzw. wenn ein approximaler Defekt zur Versorgung ansteht, müssen zusätzlich die Nachbar-

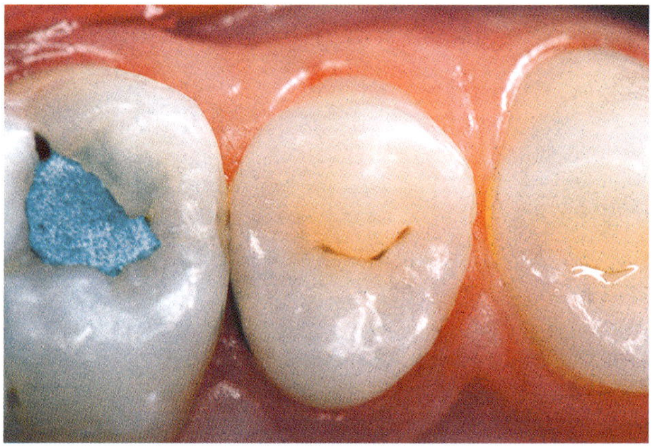

Abb. 11-22a Approximalkaries bei einer 13-jährigen Patientin. Bereits kurz nach dem Durchbruch ist der Zahn 25 kariös. Das Fissurenrelief ist leicht verfärbt.

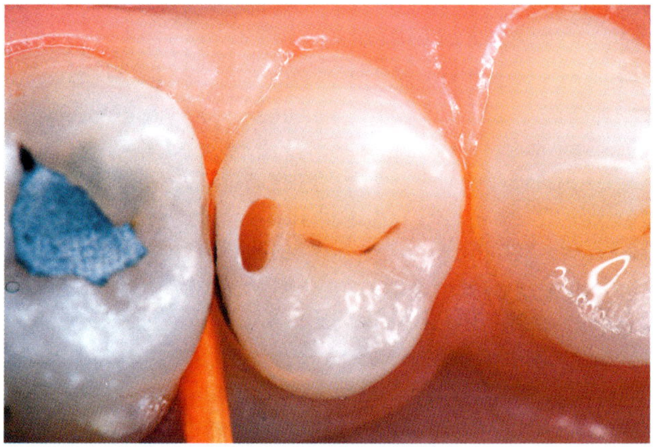

Abb. 11-22b Es wurde rotierend ein kleiner Zugang zur Eröffnung der Approximalkaries angelegt.

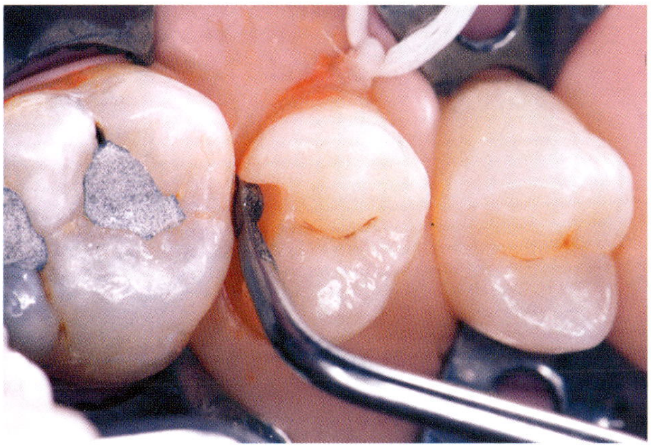

Abb. 11-22c Zur Präparation des Kastens wurde oszillierend mit Sonic® Sys gearbeitet (hier bereits mit angelegtem Kofferdam).

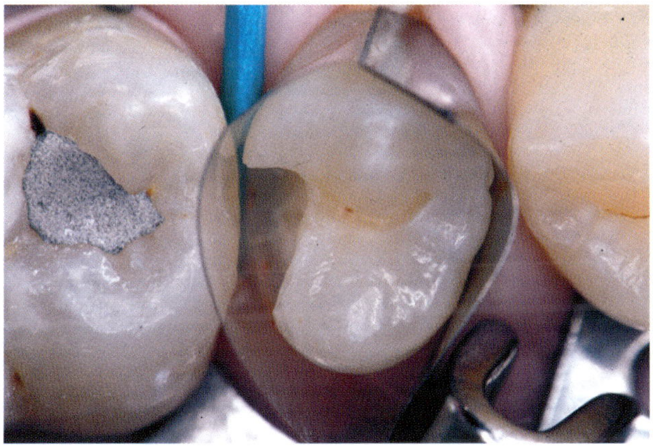

Abb. 11-22d Nach der Kariesexkavation ist die Kavitätenausdehnung dargestellt. Das Fissurenrelief wurde aufgrund der Kariesanfälligkeit des Kindes aufgezogen. Auf eine Unterfüllung wurde in diesem Fall verzichtet („Total Bonding"). Bei größeren Kästen hat es sich bewährt, alle möglichen Haftmechanismen in der Kavität (am Schmelz und am Dentin) auszunutzen. Die teilweise Matrize wurde mit einem dünnen Holzkeil zervikal fest fixiert.

zähne mit einbezogen werden. Die Zähne werden anschließend instrumentell gereinigt. Eine wässrige Aufschlämmung von Bimsmehl oder die Verwendung eines Pulverstrahlgerätes (z.B. Cavi-Jet®, Fa. Dentsply, Milford, USA) haben sich bewährt. Auch fluoridhaltige Reinigungspasten sind verwendbar, da die Schmelz-Ätz-Technik hierdurch kaum beeinträchtigt wird. Mit dem Spray werden alle Pastenreste gründlich entfernt, anschließend wird die Kavität trocken geblasen (Abb. 11-22a bis d).

11.2.4 Vorbereiten der Kavität

Prinzipiell stehen mehrere Möglichkeiten für die **Versorgung der Dentinwunde** zur Verfügung. Beim konventionellen Vorgehen wird eine Unterfüllung aus Zement gelegt. Glasionomerzemente haben sich bewährt, da sie am Dentin haften und eine zweite Barriere in der Tiefe der Kavität darstellen. Dieses Vorgehen wird heute immer mehr zu Gunsten des total adhäsiven Vorgehens verlassen. Auch bei sehr tiefen kariösen Läsionen verzichten wir auf einen prophylaktischen Schutz der Pulpa mit einem Kalziumhydroxid-Präparat (sog. Cp-Behandlung). Der bakteriendichte Verschluss der Dentinwunde scheint für dieses Verfahren entscheidend zu sein (Abb. 11-23).

Als nächster Schritt muss bei approximalen Kavitäten eine **Matrize** angelegt werden. Dies gestaltet sich meist nicht einfach, da die lichtdurchlässigen Matrizen deutlich dicker (ca. 50 µm) als Stahlmatrizen (ca. 20 µm) und darüber hinaus nicht so stabil sind. Ohne strammes Vorverkeilen lässt sich dieses Hilfsmittel in den wenigsten Fällen über den Kontaktpunkt schieben. Hat man die Matrize über den Approximalkontakt geschoben, werden die Holzkeile des so genannten „Prewedgeings" entfernt, die lichtdurchlässige Folie vollends in Position gebracht und – falls notwendig – gegen Lichtkeile ausgetauscht. Ein sorgfältiger Sitz der Matrize im approximal-zervikalen Bereich ist unbedingt anzustreben, da hier später beim Ausarbeiten von überhängenden Füllungsanteilen Grenzen gesetzt sind. Gut angebrachte Matrizen, wie auch der optimal eingebundene Kofferdam, haben zusätzlich einen wichtigen **parodontalprophylaktischen Effekt.** Dünne Kunststofffahnen oder überpresste schwer erkennbare Komposite können nicht in den Sulkus gelangen. Die Matrize schützt ferner den Nachbarzahn vor einem versehentlichen Ätzen mit Phosphorsäure (Abb. 11-24a).

Stahlmatrizen haben heute das sehr komplizierte Vorgehen mit lichtdurchlässigen Matrizen abgelöst. In Untersuchungen hat sich nämlich herausgestellt, dass Komposite, die in der Kavität haften, nicht zur Lichtquelle hin schrumpfen. Ferner kann durch das Verwenden von sog. bleitoten Matrizen in Kombination mit einer Klammer der Approximalkontakt sehr gut rekonstruiert werden. Nach Abnahme der nicht lichtdurchlässigen Metallmatrize muss allerdings nochmals von beiden Seiten das Komposit fotopolymerisiert werden. Dieses Vorgehen hat das Legen einer Kompositfüllung im Seitenzahnbereich erheblich vereinfacht.

Mit Phosphorsäuregel (32–37%) wird der Zahnschmelz 30 s lang angeätzt und anschließend für die gleiche Zeitdauer mit Wasserspray abgespült (s. Abb. 11-24a). Dabei hat es sich bei approximalen Kavitäten als vorteilhaft erwiesen, wenn zunächst die okklusalen Anteile und als letztes die approximal-apikalen Bereiche mit Säuregel beschickt werden.

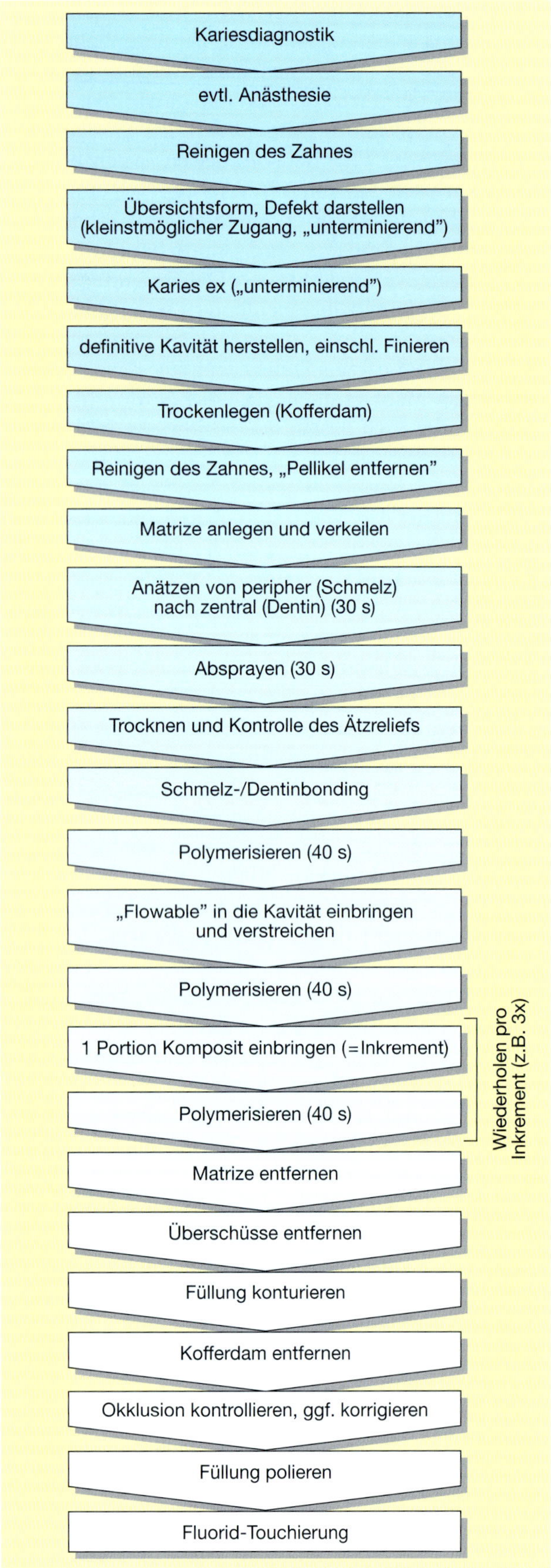

Abb. 11-23 Arbeitsablauf beim Legen der Kompositfüllung.

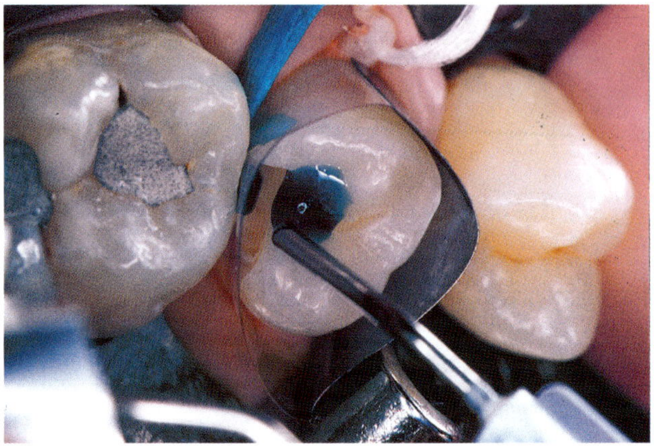

Abb. 11-24a Das Ätzgel sollte zunächst beginnend am Schmelz (Ätzzeit 30 s) und dann auf das Dentin (max. Ätzzeit 15 s) aufgetragen werden, um ein Überätzen zu vermeiden.

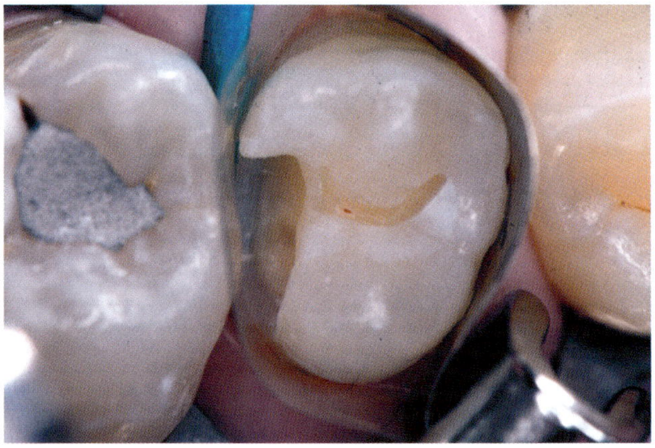

Abb. 11-24b Nach dem dosierten Trocknen kann das Ätzmuster kontrolliert werden.

Der kreidig-weiß erscheinende Zahnschmelz zeigt nach dem Abspülen das korrekte Ätzmuster (Mikroretentionen) an (Abb. 11-24b).

Nach dem Absprayen ist der nächste Schritt die Vorbehandlung der Kavität (Dentin und Schmelz) mit einem geeigneten Schmelz-Dentin-Adhäsiv, z.B. Primer und Adhäsiv [14]. Postoperative Sensibilitäten werden so nachhaltig vermieden (Abb. 11-24c).

Bei den erwünschten kleinen Kavitäten ist das selektive Anätzen nur des Zahnschmelzes Illusion. Deshalb sind die Konzepte des „Total Etching" und „Total Bonding" für kleine Kavitäten sehr praktikabel, da Platz für eine auch kleine Unterfüllung meist nicht vorhanden ist. Deshalb wird mit der gleichen Säure, mit der der Zahnschmelz angeätzt wird, auch die komplette Dentinwunde benetzt. Nach 30 s wird das Säuregel wiederum für 30 s abgesprayt. Alkohol zum Trocknen der Kavität sowie extensives Trockenblasen sollten nicht angewendet werden, um ein übermäßiges Austrocknen des Dentins (Kollabieren

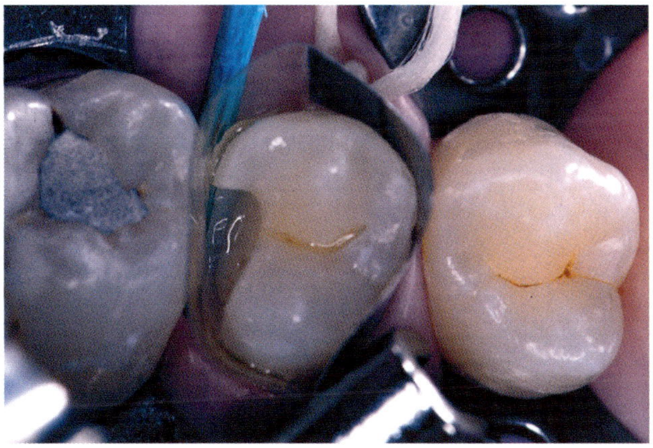

Abb. 11-24c Die Kavität nach der Applikation des Dentinbondings (hier Syntac®, Fa. Ivoclar Vivadent). Vor dem Einbringen des Komposits (Tetric® Ceram, Fa. Ivoclar Vivadent) muss der Kunststoff dünn ausgeblasen und mind. 20 s polymerisiert werden.

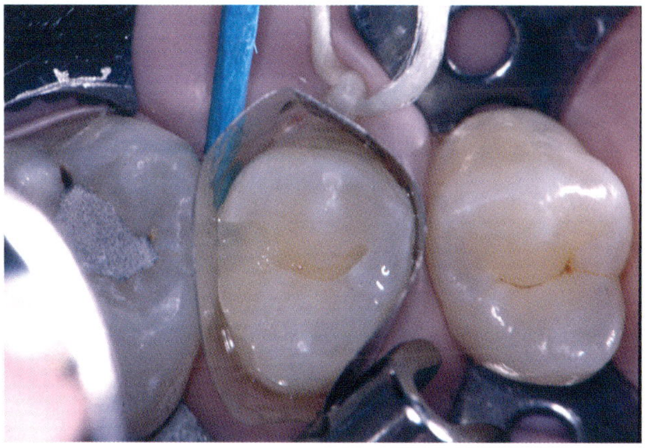

Abb. 11-24d Einbringen des ersten Inkrements in die Kavität. Die Polymerisation (40 s) muss von palatinal durchgeführt werden.

des Kollagenfasergeflechtes) zu vermeiden. Wiederum wird nun das Dentinadhäsiv, z.B. Adhäsiv beim EBS® (Fa. 3M Espe, Seefeld), aufgetragen.

11.2.5 Weitere Schritte beim Legen der Füllung

Nachdem die Dentinversorgung mit einem Dentinadhäsiv erfolgte, wird – in Abhängigkeit von dem verwendeten System – der gemeinsame Haftvermittler (Bond) aufgetragen. Mittels Luftspray wird der Film ausgedünnt und anschließend mit der Lampe für 40 s ausgehärtet. Manche Autoren empfehlen Härtungszeiten von bis zu 60 s. Der so genannte Versieglervorstrich (= Bond = ungefülltes Komposit) erscheint oberflächlich feucht und glasig. Dies ist eine nicht polymerisierte Schicht, die durch Sauerstoffinhibition entsteht. Sie darf in keinem Fall entfernt bzw. zerstört werden. Sie gewährleistet, dass im nächsten Schritt eingebrachtes Komposit sich mit dem Bond verbindet. Diese Schicht härtet mit dem eingebrachten Komposit, das den weiteren Zutritt von Sauerstoff unterbindet, aus. Jede Portion wird für 40 s polymerisiert (Abb. 11-24d und e). Dabei wird mit der Lampe nach Möglichkeit eine zum Kavitätenrand (Zahnschmelz) hin gerichtete Polymerisation angestrebt. In diesem Zusammenhang wird die Weiterleitung der Lichtenergie durch Lichtkeile als eher unzureichend beurteilt. Die Anwendung spezieller Aufsätze für die Lichtquelle (z.B. Proxistab®, Fa. 3M Espe) speziell für den Approximalbereich, um möglichst gezielt und direkt die Härtung zu initiieren, scheint vorteilhaft zu sein. Für das Füllen eines approximalen Kastens haben sich drei Portionen als ausreichend erwiesen. Die ursprünglich von Krejci angegebene rechtwinklige Inkrementtechnik ist wenig praktikabel. Je kleiner die Kavitäten werden, desto weniger lässt sich diese Art des Schichtens durchführen. Die dritte und letzte Portion sollte so eingebracht werden, dass der approximale Kasten ohne viel Überschuss aufgefüllt ist (Abb. 11-24e). Bei der Versorgung von reinen Approximalraumfüllungen, so genannten Slots, haben sich Total Etching und Total Bonding als Technik bewährt. Die Haftung, vor allem auch unter der okklusalen Belastung, ist auf Dauer bei total verankerten Füllungen besser gewährleistet [33].

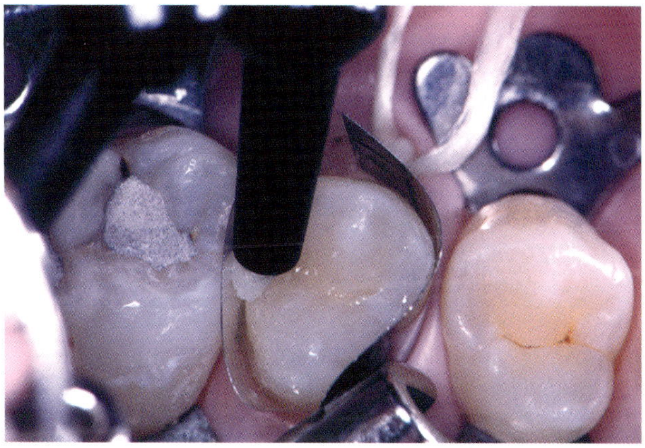

Abb. 11-24e Einbringen der zweiten und anschließend der dritten Portion Komposit. Die Polymerisation sollte anschließend wieder zum Kavitätenrand, also von bukkal, erfolgen.

Die sog. **„Lining-Technik"** stellt eine Modifikation der oben beschriebenen Füllungstechnik dar. Vor den einzelnen Inkrementen (z.B. eines Feinpartikelhybrid-Komposits) wird eine zusätzliche Schicht mit einem fließfähigen Komposit („Flowable") in die Kavitäten eingebracht. Auch wenn klinische Studien eine Überlegenheit dieser Technik noch nicht gezeigt haben, gibt es Hinweise, dass dadurch die interne Adaptation verbessert wird. Dies ist insofern wichtig, als heute häufig hoch visköse Komposite (sog. „Packable"-Komposite) verwendet werden, die den Kavitätenboden nur unvollständig benetzen. Auf die Verwendung eines Bonds kann allerdings auch bei dieser Technik nicht verzichtet werden.

Nachdem die Füllung auf Vollständigkeit kontrolliert wurde, wird die Matrize entfernt. Wie bereits oben erwähnt, muss bei der Verwendung von Stahlmatrizen nochmals von beiden Seiten (oral und vestibulär) mit Licht polymerisiert werden.

Das Bearbeiten der ausgehärteten Kompositfüllung wird eingeteilt in Überschussbeseitigung, Konturieren und okklusales Adjustieren, Finieren und Polieren. Durch das korrekte Ausarbeiten und Polieren werden folgende Eigenschaften der Kompositmaterialen positiv beeinflusst:

- Plaqueakkumulation
- Biegefestigkeit und Ermüdungsverhalten
- Verfärbung und optische Eigenschaften
- Verschleißfestigkeit und Abrasivität.

Es empfiehlt sich, den Kofferdam erst sehr spät zu entfernen, da ein Ausarbeiten der Füllung unter Kofferdam sehr vorteilhaft ist. Okklusale Überschüsse lassen sich mit fein- und feinstbelegten Diamantschleifern entfernen. Dabei ist wieder darauf zu achten, dass eine Bearbeitung von Schmelz auf ein Minimum beschränkt wird. Approximal können Überschüsse mit diamantbelegten Streifen bzw. mit oszillierenden Instrumenten wie Prepcontrol® (Fa. KaVo, Biberach) im EVA®-Kopf (Fa. KaVo, Biberach) mit dem Cavishape®-Instrumentarium (Fa. Intensiv, Lugano, Schweiz) entfernt werden. Bei allen Instrumenten kann man die Bearbeitung nur zum Teil auf überstehende Füllungsanteile beschränken. Zwangsläufig wird immer mehr oder weniger Zahnschmelz tangiert.

Ein besonderes Problem wird in der **Ausarbeitung** der Kompositfüllung gesehen. Der geringe farbliche Kontrast zum Schmelz und die Notwendigkeit der feuchten Bearbeitung bergen die Gefahr des unkontrollierten Zahnhartsubstanzverlustes in sich. Bei der Politur haben sich Systeme bewährt, die abgestuft auf einer immer feineren Körnung aufbauen. Für die Beständigkeit der Ästhetik wird vor allem die Güte der Politur verantwortlich gemacht. Auch in diesem Kriterium zeigen die Feinpartikelhybridkomposite sehr günstige Eigenschaften [25]. Die Forderung nach Röntgenopazität ist vor dem Hintergrund der Kontrolle von Überschüssen im Approximalbereich (z.B. mittels Bissflügelaufnahmen) notwendig und teilweise sehr gut erfüllt. Für die Politur im axialen Approximalbereich haben sich Scheibensysteme bestens bewährt (z.B. Super Snap®, Fa. Shofu, Ratingen; Sof-lex/XT®, Fa. 3M Espe).

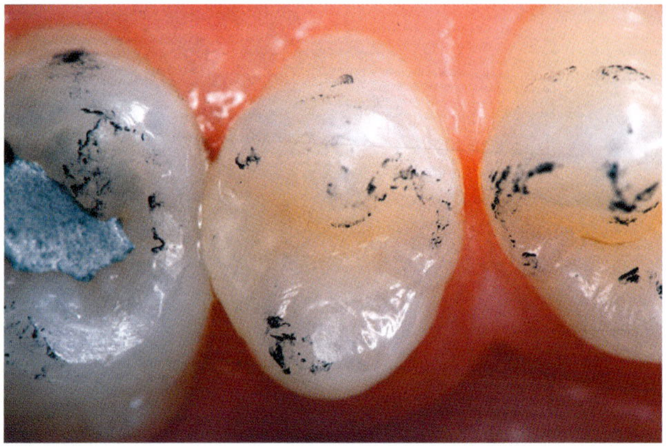

Abb. 11-25a Nach dem Entfernen des Kofferdams und dem Ausarbeiten ist die polierte Kompositfüllung kaum zu erkennen. Die schwarzen Markierungen kennzeichnen die Okklusionskontrolle.

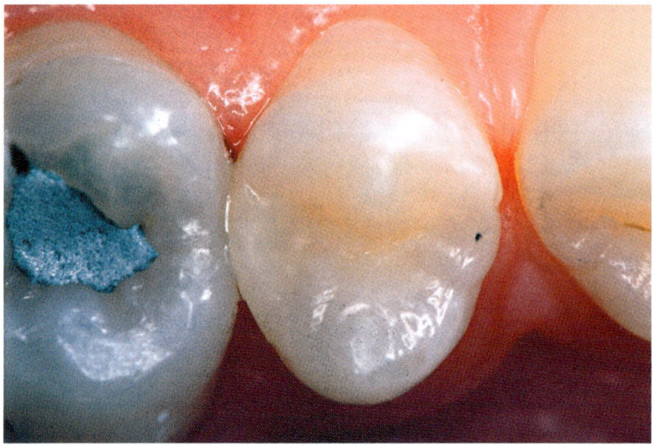

Abb. 11-25b Kompositfüllung an Zahn 25 nach zwei Monaten.

Nach der Okklusions- und Artikulationskontrolle und gegebenenfalls der Korrektur zu hoher Füllungsanteile wird nochmals poliert und die Füllung letztmals kontrolliert. Die Fluoridierung schließt die Sitzung ab (Abb. 11-25a und b).

11.2.6 Erfahrungen, Ausblick

Die Amalgamdiskussion hat Komposite als Alternativmaterialen der Wahl ins Gespräch gebracht. Sie erfüllen in hervorragender Art und Weise die Anforderungen eines Füllungsmaterials für ein minimalinvasives Füllungskonzept. Ferner kommen sie dem Wunsch der Patienten nach zahnfarbenen Restaurationen nach. Obwohl die Abrasionseigenschaften der modernen Feinpartikelhybridkomposite erheblich verbessert werden konnten, war im Seitenzahnbereich vor allem aufgrund der sehr sensitiven Füllungstechnik bei Kompositen eine höhere Verlustquote als bei Amalgamrestaurationen zu registrieren.

Die Misserfolge ließen sich klinisch meist auf eine zu geringe Schichtstärke, mit der Folge von Frakturen, sowie auf Sekundärkaries bei Randspalten zurückführen.

Die Prognose für Seitenzahnkompositfüllungen ist nicht nur infolge der schwierigen Verarbeitung, sondern auch wegen der Materialeigenschaften nur sehr indikationsbezogen zu sehen. Kunststoffe und die konsequente Anwendung der Adhäsivtechnik bieten heute jedoch im Seitenzahnbereich die Chance, im Rahmen der Primärversorgung der Karies eine Kavität **defektorientiert** und **zahnsubstanzschonend** zu gestalten (Abb. 11-26). Das früher beschriebene Verschleißverhalten schränkt die Anwendung auch bei größeren Defekten kaum mehr ein. Falls Kofferdam z.B. bei tiefen approximalen Kästen nicht mehr gelegt werden kann, sind Komposite als Füllungsmaterial jedoch kontraindiziert. Einschränkungen ergeben sich auch, wenn bei approximalen Kavitäten approximal-zervikale Einziehungen ein sicheres dichtes Anlegen von Matrizen verhindern und die Gefahr der Schädigung des Parodonts durch Füllungsüberschüsse besteht. Bei Amalgamfüllungen konnten solche approximal-zervikalen Überschüsse nach dem Abnehmen der Matrize mit geeigneten Schnitzinstrumenten (z.B. Frahm 5 CVFR 2/3 [Fa. Hu-Friedy, Leimen] relativ leicht entfernt werden. Bei Kompositfüllungen ist das praktisch kaum möglich.

Mit dem Verzicht auf eine Unterfüllung und dem **totalen Verkleben** der Kompositfüllungen ergeben sich jedoch neue Probleme. Moderne Komposite können mit dem Auge kaum mehr von Zahnhartsubstanz unterschieden werden. Muss eine adhäsive Kompositfüllung erneuert werden, bereitet dies dem Behandler große Schwierigkeiten. Bei Amalgamfüllungen, wie auch bei Kompositfüllungen mit einer Unterfüllung aus Zement, lässt sich eine neue Füllung ohne größere Verluste an gesunder, nicht kariöser Zahnhartsubstanz erneuern. Untersuchungen von adhäsiven Kompositfüllungen haben ergeben, dass eine Erneuerung zu einem deutlich höheren Verlust an Zahnhartsubstanz führt, d.h., dass die Wiederholungsfüllung wesentlich größer ist als die Primärversorgung. In diesem Zusammenhang muss bei einer Erneuerung darüber nachgedacht werden, nicht mehr die ganze Füllung zu entfernen, umso dem Verlust von Zahnhartsubstanz durch zahnärztliche Bearbeitung vorzubeugen.

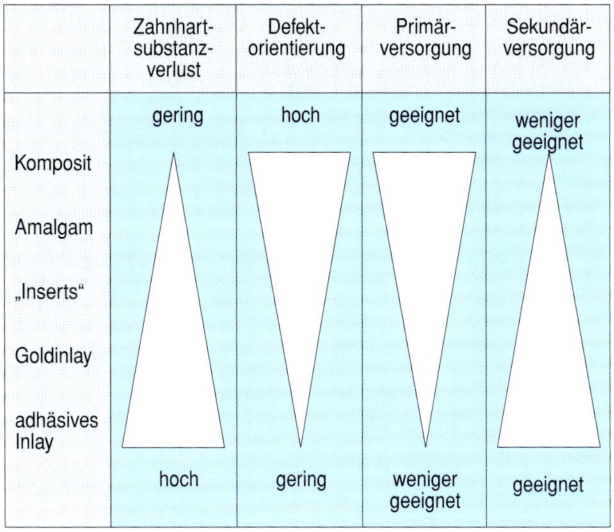

Abb. 11-26 Indikationsbereich von Füllungsmaterialien/-techniken.

Die Suche nach einem Komposit, das bei der Polymerisation nicht schrumpft, vielleicht sogar dabei geringfügig expandiert, muss intensiviert werden, damit der Praktiker eine einfachere und weniger sensitive Füllungstechnik anwenden kann. Erste Ansätze gibt es mit der Entwicklung neuer ringöffnender Monomere (z.B. Oxirane, Silorane [noch nicht auf dem Markt erhältlich], Fa. 3M Espe). Beide Systeme zeigen jedoch noch einige Schwächen, sodass eine Markteinführung noch nicht absehbar ist. Nicht schrumpfende Komposite, die die komplizierte Füllungstechnik für den Zahnarzt vereinfachen, werden wohl noch auf Jahre Wunschtraum bleiben, obwohl alle Komposithersteller fieberhaft daran arbeiten.

11.2.7 Checkliste für die Adhäsivtechnik

1. Trayvorbereitung für adhäsive Füllungen — **Assistentin**

Generell:
- Farbring
- Füllinstrumente für Kunststofffüllungen (Spatel/Stopfer/Modellierinstrumente)
- Matrizenbänder und Keile
- Kofferdam mit Zubehör
- Ausarbeitungs- und Polierinstrumente (Diamantfinierer, Polierscheibchen, Gummipolierer)
- Stoppuhr

In Abhängigkeit vom verwendeten Dentinadhäsivsystem:
- Ätzgel mit Applikationssystem (entfällt bei selbstätzenden Adhäsiven)
- Dentinadhäsiv mit entsprechender Anzahl Pinsel bzw. Bürstchen und Flüssigkeitsträger

2. Behandlungsvorbereitung	Team
Voraussetzung für die korrekte Vorbereitung und Anwendung eines Adhäsivsystems ist die Kenntnis, um welche Generation und Lösungsmittelphilosophie es sich handelt. **Tipp:** Der Klassifikation bzw. der Gebrauchsanweisung ist zu entnehmen, ob ein Adhäsiv mit separatem Ätzgel (Phosphorsäure) verwendet wird und aus wie vielen Komponenten das Dentinadhäsiv besteht. Ein weiteres Unterscheidungskriterium stellt das Lösungsmittel des Dentinadhäsivs dar (Alkohol, Azeton oder Wasser). **Tipp:** Vor allem Azeton, aber auch Alkohol sind flüchtige Lösungsmittel. Dadurch kann bei offener Aufbewahrung die Zusammensetzung und somit die Wirksamkeit des Dentinadhäsivs beeinträchtigt werden. Das Dentinadhäsiv darf deshalb nicht zu lange vor der Anwendung aus der Flasche entnommen werden.	
3. Farbauswahl	**Zahnarzt oder Assistentin**
Die Farbauswahl erfolgt nach Entfernung von alter Restauration und Karies **vor der Trockenlegung.** **Warum?** Trockene Zähne verändern die Farbe und werden heller. Erfolgt die Farbauswahl am trockenen Zahn, wird die Füllung immer zu hell. Dies bedeutet ferner, dass eigentlich korrekte Farben am Sitzungsende zu dunkel erscheinen.	
4. Trockenlegung	**Zahnarzt oder Assistentin**
Möglichst Kofferdam legen. **Warum?** Schützt Patienten vor aggressiven Säuren bzw. **potenziell allergisierenden Monomeren** und Kavität vor Verunreinigung (Kontamination durch Blut oder Speichel).	
5. Matrize legen	**Zahnarzt oder Assistentin**
• Es können Matrizen aus Stahl oder Folie verwendet werden. • Matrize vor dem Aufbringen ätzender Lösungen bzw. Gele anlegen und verkeilen. **Vorteil:** Schützt den Nachbarzahn vor Anätzung. **Nachteil:** Beim Auftrag von Bonding Agents können sich an der Grenze zwischen Matrize und Zahn unkontrollierte Materialüberschüsse bilden („Pooling Effekt“), die als Sekundärkaries missinterpretiert werden könnten.	
6. Vorgehen je nach verwendetem Adhäsivsystem	**Team**
6.1. Applikation von Adhäsiven mit separatem Ätzschritt (3-Schritt- und 2-Schritt-„Total -Etch“-Adhäsive)	**Team**
1. **Schmelzränder** mit Ätzgel beschicken	**Zahnarzt**

Danach:

2. **Dentinflächen** der Kavität mit Ätzgel beschicken **Assistentin**
   Zeit ab Beginn des Säureauftrags auf dem Dentin stoppen!
   Warum? Schmelz kann zwischen 30–60 s geätzt werden, Dentin darf **maximal** 15 s geätzt werden, deshalb bereits zu Beginn des Säureauftrags die Uhr starten, nicht erst danach.
3. 15 s nach Beginn des Dentinkontakts: Ätzgel mit Wasserstrahl entfernen und Kavität absprühen (mindestens 15 s):
   Tipp: Erst mit kleinem Sauger maximal nah an Kavität annähern und die groben Säureanteile absaugen (verhindert das Verteilen des Ätzgels in der Mundhöhle, wenn ohne Kofferdam gearbeitet wird, und das Verspritzen auf Assistenz und Behandler). Erst dann kräftig absprühen.
4. Vorsichtiges Trocknen der Kavität, bis Schmelzränder kreidig-weiß aussehen (Dentin nur 2–3 s stoßartig trocknen). Dazu Luftbläser im Umfeld bewegen bzw. sanft stoßweise Luft zuführen, nicht länger in die Kavität blasen. **Team**
   Warum? Verhindert Übertrocknen des Dentins. Falls Dentin doch zu trocken: Dentin mit feuchtem (nicht nassem) Wattepellet wieder anfeuchten („Moist Bonding"). Besonders bei Verwendung von **azetonhaltigen Primern** muss das Dentin gut feucht bleiben („Wet Bonding"). Es dürfen allerdings keine Wassertropfen auf dem Dentin verblieben sein.
   Tipp: Überschüssiges Wasser eventuell vorher mit kleinem Sauger und Wattepellet entfernen. **Team**
   Moist Bonding: Entweder gar nicht bis zur Visualisierung des Schmelzätzmusters trocknen (direktes Moist Bonding) oder nach der Visualisierung des Ätzmusters Re-wetting betreiben (indirektes Moist Bonding). Denn: Wenn bis zur kreidigen Erscheinung gepustet wird (wie auch immer), ist das Dentin schon übertrocknet.
   Speichel oder Blut müssen nach dem Ätzen sorgfältig von der Kavität ferngehalten werden (am einfachsten mit Kofferdam).
5. Auftragen des Haftvermittlers nach **Gebrauchsanweisung** (Zeitangaben!): **Zahnarzt**
   - Bei **Zwei-Flaschen-Systemen:** Auftragen des Primers, vorsichtig verblasen, Auftragen des Adhäsivs/Bonds, vorsichtig verblasen, Lichthärtung (hier sind zwei verschiedene Materialien aufzutragen).
   - Bei **älteren Systemen** (z.B. Syntac® Classic) ist der Auftrag des Adhäsivs bzw. Bonds in zwei separate Schritte mit unterschiedlichen Materialien (Adhäsive = zweiter Primer und Bond getrennt) unterteilt (hier sind drei verschiedene Materialien aufzutragen!). Bond immer lichthärten.
   - Bei **Ein-Flaschen-Systemen:** Auftragen des Adhäsivs, Verblasen, ggf. erneute Schicht Adhäsiv auftragen, Lichthärtung.

6.2. Applikation von selbstätzenden Primern (Zwei-Schritt-Systeme ohne separates Ätzgel)

Bei der Anwendung von selbstätzenden Primern entfällt das separate Anätzen von Schmelz und Dentin mit Phosphorsäure:

1. Reinigen der Kavität mit Luft/Wasser-Spray.
2. Trocknen der Kavität: Dazu Luftbläser im Umfeld bewegen bzw. stoßweise pusten, nicht länger in die Kavität blasen. **Zahnarzt oder Assistentin**
   Warum? Die Eigenfeuchtigkeit des Dentins sollte erhalten bleiben.
   Tipp: Überschüssiges Wasser mit Wattepellet entfernen
3. Auftragen des Haftvermittlers **nach Herstellerangaben** (Einwirkzeiten und Zeitpunkt/Dauer der Lichthärtung genau beachten)
   Schritt: Selbstätzender Primer
   - Auftragen
   - Verblasen

Schritt: Bond-Material
- Auftragen
- Verblasen

Schritt: Lichthärtung nach Herstellerangaben.

Tipp: Die vom Hersteller angegebenen Einwirkzeiten müssen für jede einzelne Fläche eingehalten werden! **Assistentin**

Achtung: Alle selbstätzenden Materialien enthalten Säurebestandteile: Kontakt mit Haut oder Schleimhäuten kann daher zu (meist reversiblen) Verätzungen führen. Beim Auftragen und Verblasen vorsichtig vorgehen, damit keine Chemikalien in Augen oder andere nicht zu behandelnde Bereiche gelangen.

6.3. Applikation von selbstätzenden Adhäsiven (1-Schritt-Systeme „All-in-One") — Team

Bei der Anwendung von selbstätzenden Adhäsiven entfällt das separate Anätzen von Schmelz und Dentin mit Phosphorsäure. **Team**

„All-in-One"-Produkte enthalten den selbstätzenden Primer und das Adhäsiv in zwei Kissen (Prompt®) oder zwei Fläschchen (Etch&Prime® 3.0). Durch Mischung werden beide Komponenten vor der Anwendung aktiviert. **Team**

1. Reinigen der Kavität mit Luft/Wasser-Spray. **Zahnarzt**
2. Trocknen der Kavität (Dentin nur 2–3 s): Dazu Luftbläser im Umfeld bewegen bzw. stoßweise pusten, nicht länger in die Kavität blasen.
   Warum? Die Eigenfeuchtigkeit des Dentins muss erhalten bleiben.
   Tipp: Überschüssiges Wasser mit Wattepellet entfernen.
3. Auftrag des Adhäsivs **nach Herstellerangaben (hier Prompt®)**:
   1. Aktivieren
   2. Adhäsiv auftragen: Flüssigkeitsmenge auf Schmelz und Dentin **15 s** einmassieren, auf ständige Zufuhr neuer Flüssigkeit achten (z.B. nach jeweils 5 s nachtragen)
   3. Vorsichtig verblasen: überschüssiges Lösungsmittel (Wasser) wird dabei verdampft, bis eine trockene **Glanzschicht** vorliegt **Assistentin**
4. Lichthärtung.
   Tipp: Prompt® kann schon vor der Behandlung aktiviert werden. Die maximale Aufbewahrungszeit im aktivierten Zustand beträgt 2 h. Der aktivierte Blister muss in dieser Zeit vor Lichteinfall geschützt werden, da sonst die Aushärtung beginnt.
   Tipp: Bei großen mehrflächigen Kavitäten müssen die vom Hersteller angegebenen Einwirkzeiten für jede einzelne Fläche eingehalten werden!
   Achtung: Alle selbstätzenden Primer enthalten Säurebestandteile: der Kontakt mit Haut oder Schleimhäuten kann zu (meist reversiblen) Verätzungen führen. Beim Auftragen und Verblasen **vorsichtig** vorgehen.

7. Einbringen des Komposits

Einbringen des Komposits in mehreren Portionen (max. 2 mm) mit schrittweiser Aushärtung. **Team**

Tipp: Lichtquelle so nah wie möglich an Füllung heranbringen. **Assistentin**

Warum? Das Licht kann nur eine begrenzte Materialschichtstärke vollständig aushärten. Die polymerisierbare Schichtstärke ist vom Material und von der Farbe abhängig → Herstellerangaben beachten. **Team**

Mit vergrößertem Abstand (approximaler Kasten und Stahlmatrize!) verliert das Licht schnell an Kraft → wird der Abstand verdoppelt, sinkt die Lichtintensität auf ein Viertel.

8. Ausarbeiten und Polieren der Füllung — Team

11.3 Semipermanente Versorgungsmöglichkeiten

11.3.1 Indikationen zur semipermanenten Versorgung in der bleibenden Dentition

Die Füllungstherapie mit Kompositen und Dentinadhäsiven ist durch eine komplizierte Verarbeitung und eine sehr sensitive Füllungstechnik gekennzeichnet. Einerseits bietet die Versorgung mit Seitenzahnkompositen die Möglichkeit zur defektorientierten und Zahnsubstanz schonenden Versorgung der bleibenden Zähne in der Kinderzahnheilkunde. Andererseits können durch Fehler in der anfälligen Technik durchaus Nachteile mit weit reichenden Folgen verursacht werden. Sind die Bedingungen bei der adhäsiven Therapie nicht optimal, entstehen Randspalten und Sekundärkaries [5, 15]. Meist werden diese kariösen Prozesse recht spät erkannt, was im Wechselgebiss aufgrund des koronal typischen, weit ausladenden Pulpenkavums häufig zu endodontischen Maßnahmen führt. Komposite als Füllungsmaterial sollten daher bei „suboptimalen" Bedingungen nicht eingesetzt werden.

In der Kinderzahnheilkunde müssen dem Praktiker zusätzlich Möglichkeiten vorgestellt werden, um den kritischen Zeitraum (von einem bis zu mehreren Jahren) überbrücken zu helfen, bis eine komplizierte und haltbare plastische Füllung möglich ist. Qvist [44] konnte z.B. zeigen, dass bei Kindern und Jugendlichen unter 16 Jahren Füllungen eine wesentlich geringere mittlere Lebenserwartung aufweisen als bei Personen über 16 Jahren. Dies kann mit mangelnder Mitarbeit sowohl bei der Behandlung als auch bei der Mundhygiene in dieser Altersgruppe erklärt werden. Bereits kurz nach dem Durchbruch der Molaren ist ein Behandlungsbedarf gegeben, wenn die Fissur der Zähne kariös verfärbt ist und der klinische Befund ein schnelles Fortschreiten der Karies vermuten lässt. In diesen Fällen ist ein Anlegen von Kofferdam aufgrund des fehlenden Unterschnittes kaum möglich. Die Zahnfleischkappe, die von distal in das Fissurenrelief hineinragt, erschwert das absolute Trockenlegen zusätzlich (Abb. 11-27). Die Compliance der kleinen Patienten, um chirurgisch die Verhältnisse zu optimieren, ist häufig nicht ausreichend, bzw. die operativ-invasive Maßnahme an sich ist nicht angemessen.

Die zunehmende Polarisierung der Karies [45] führt aber auch dazu, dass eine geringe Anzahl an Kindern bereits im frühen Alter viele und zudem sehr große kariöse Defekte aufweisen (Abb. 11-28). In diesen Fällen wäre oftmals bereits eine prothetische Versorgung der Zähne indiziert. In einigen Fällen wird die Therapie darüber hinaus durch eine geringe Mitarbeit der Patienten erschwert. Da diese Kinder aufgrund von Notfallbehandlungen (Abszesseröffnung) oder Schmerzbehandlungen (Fall von „akuter Karies") oftmals negative Erfahrungen mit dem Zahnarzt machen mussten, kann die Compliance für aufwändige adhäsive Techniken unzureichend sein. Der Behandler benötigt Zeit, um den Patienten an die Praxissituation zu gewöhnen.

Einige Autoren berichteten in den letzten Jahren über eine zunehmende Anzahl von Fällen fehlstrukturierter oder hypoplastischer Sechsjahrmolaren (Abb. 11-29) [50]. Auch hier ist die frühzeitige Therapie indiziert, wenn Defekte der Zahnhartsubstanz ein Fortschreiten der Karies befürchten lassen.

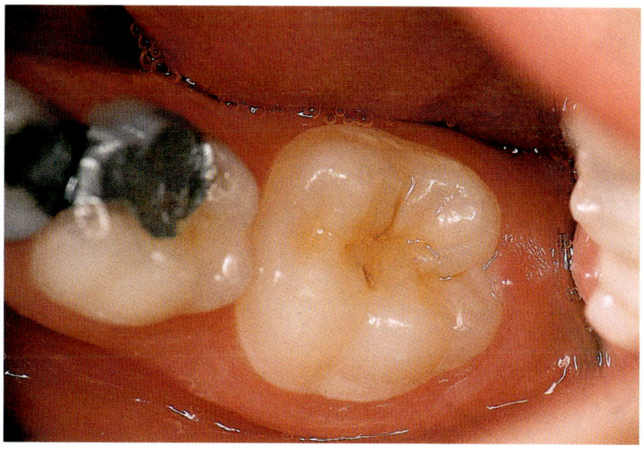

Abb. 11-27 Bereits kurz nach dem Durchbruch weist der Sechsjahrmolar eine behandlungsbedürftige Fissurenkaries auf. Das Anlegen von Kofferdam ist zu diesem Zeitpunkt noch schwierig und ggf. schmerzhaft.

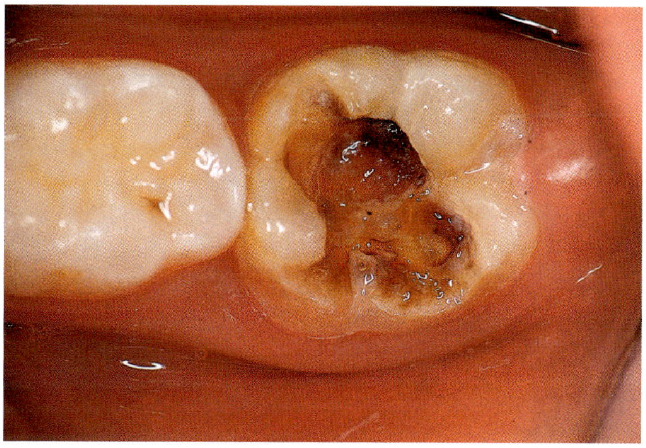

Abb. 11-28 Bei diesem siebenjährigen Mädchen ist die Karies weit fortgeschritten. Mesio-bukkal reicht die Zerstörung schon auf Gingivaniveau. In diesem Fall musste der bleibende Molar endodontisch versorgt werden. Der Erhalt des Zahnes ist noch fragwürdig. Eine rechtzeitige Versorgung auch mit einem nicht längerfristig haltbaren Material wäre Erfolg versprechender gewesen.

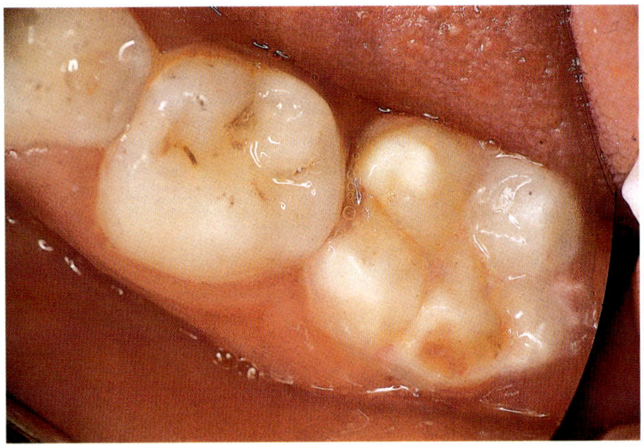

Abb. 11-29 Der Zahn 46 weist disto-bukkal eine hypoplastische Veränderung auf. Da zusätzlich das Fissurenrelief bereits verfärbt ist, sollte die Füllungstherapie schon in dieser frühen Phase des Zahndurchbruchs erfolgen.

11.3.2 Füllungsmaterial

Die beschriebenen Situationen stellen in der Kinderzahnheilkunde durchaus keine Einzelfälle dar. Daher werden Materialien benötigt, die zumindest für einen überschaubaren Zeitraum eine zufriedenstellende Versorgung ermöglichen. Die Ansprüche an das Verschleißverhalten haben insofern nicht die Bedeutung wie bei definitiven Füllungsmaterialien. Der Randschluss und eine ausreichend geringe Frakturanfälligkeit sollten während der Liegedauer allerdings gewährleistet sein. Bei flächenhaften Defekten sollten die Materialien einen ausreichenden adhäsiven Verbund zur Zahnhartsubstanz gewährleisten. Vorteilhaft sind Werkstoffe mit antikariogenen Eigenschaften. Der Fluoridfreisetzung aus Füllungsmaterialien wird in diesem Zusammenhang Bedeutung beigemessen [30, 38]. Wie bei der Therapie im Milchgebiss haben aufgrund der engen Platzverhältnisse, der Schwierigkeit des Trockenlegens und der teils geringen Mitarbeit der Kinder Werkstoffe Vorteile, die einfach und schnell zu applizieren sind.

Glasionomerzemente

Glas-Polyalkenoat-Zemente und vor allem die Cermetzemente wurden teilweise auch zur Versorgung von Klasse-I- und -II-Kavitäten der bleibenden Dentition vorgeschlagen. Interessant ist die Verwendung von Glasionomerzementen im Wechselgebiss aufgrund der schnellen und einfachen Handhabung (Kapselpräparate) und der Fluoridabgabe. Trotz der anhaltenden Amalgamdiskussion und der Suche nach geeigneten alternativen Werkstoffen ist die Zahl der verfügbaren klinischen Langzeituntersuchungen von Cermetzementen zum Einsatz bei bleibenden Zähnen begrenzt [30, 39, 43]. Die dabei gewonnenen Erkenntnisse bestätigen jedoch die in In-vitro-Tests beschriebenen mechanischen Eigenschaften. Es zeigte sich ein deutlicher Unterschied bei der Beurteilung des Werkstoffes in Klasse-I- und -II-Kavitäten.

Ähnlich wie andere Studien [21, 22, 28, 39] stellten wir in einer prospektiven klinischen Langzeitstudie eine deutlich kürzere Überlebenszeit der Klasse-II-Füllungen fest (Abb. 11-30) [30]. Die Verluste ließen sich mit der geringen Biegefestigkeit der Cermetzemente erklären. Bei zwei- bzw. dreiflächigen Kavitäten sind die approximalen Extensionen stärkeren Bruchspannungen durch Scherkräfte ausgesetzt, was zu häufigeren Füllungsfrakturen führt. In unserer Studie gingen die Frakturen, klinisch bewertet, überwiegend von Fissuren, schmalen okkluso-approximalen Übergängen oder großen Poren aus. Außerdem hatten alle gebrochenen Füllungen im Bereich der Fraktur okklusalen Kontakt. Dies führte zu der Annahme, dass der Werkstoff Cermetzement, ähnlich wie bereits bei Kompositinlays [29] beschrieben, einer Materialermüdung unterliegt. Offenbar sind die dem Glasionomerzement zugeschriebenen Selbstheilungsmöglichkeiten von Sprüngen durch Neubildung von Ionenbindungen nicht ausreichend [11]. Die Hypothese, dass Materialermüdung zum Verlust der Füllung durch Fraktur führt, ließ sich durch die vielen Füllungsfrakturen ca. zwei Jahre nach dem Legen erhärten. Gegen Ende des Beobachtungszeitraumes gingen Füllungen kaum mehr durch Fraktur verloren,

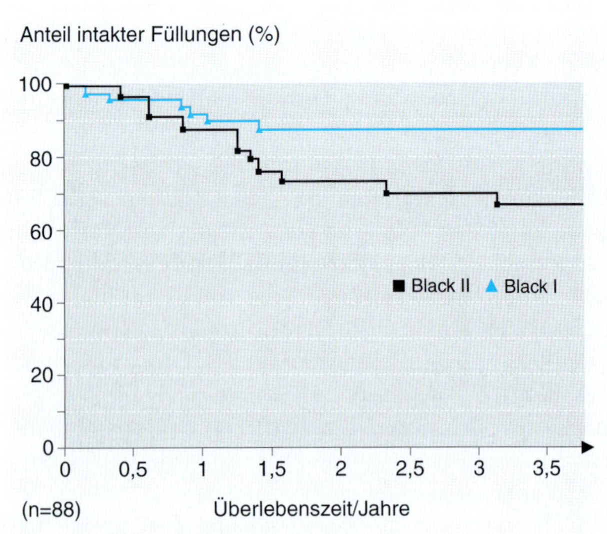

Abb. 11-30 Überlebenskurve nach KAPLAN-MEIER. Die Untersuchungszeit schließt die letzte Nachuntersuchung nicht ein, da als Zensor ausschließlich das Kriterium „Füllungsfraktur“ gewählt wurde. Es zeigte sich ein signifikanter Unterschied zwischen der Überlebenswahrscheinlichkeit von Klasse-I- (n = 49) und -II-Füllungen (n = 39).

da die okklusale Belastung mit zunehmendem Abrieb geringer wurde. Diese Befunde führten zu der Empfehlung, auch bei Cermetzementfüllungen, die okklusal belastet sind, Mindestmaterialstärken einzuhalten. Besondere Sorgfalt muss darauf verwandt werden, zu starke Okklusionskontakte zu reduzieren. Trotz einer geringen Abriebfestigkeit war in unserer Studie die marginale Adaptation nach fünf Jahren nur bei etwa 20% aller Füllungen die Ursache für den Erneuerungsbedarf der Füllung (Abb. 11-31). Trotz ausgeprägter Stufenbildung am Übergang zur Zahnhartsubstanz konnte nur in zwei Fällen eine Sekundärkaries beobachtet werden. Dies dürfte sich mit der guten Wandständigkeit (Abb. 11-32) und der Fluoridabgabe [13, 19, 49] der Cermetzemente erklären lassen.

Cermetzemente können Amalgam zwar nicht ersetzen [39], doch zeigte sich, dass sie teilweise (in Klasse-I- und vorübergehend, d.h. für etwa zwei Jahre, auch in Klasse-II-Kavitäten) eine sinnvolle Alternative sein können.

Die Auswertung unserer Daten zeigte außerdem deutlich, dass bei den klinisch bereits lange etablierten Cermetzementfüllungen bezüglich der Biegefestigkeit und Abrasionsbeständigkeit Verbesserungsbedarf besteht. Mit der Einführung der beschriebenen, hoch viskösen Glasionomerzemente konnte bereits eine abrasionsstabilere Variante bei zum Teil Amalgam ähnlicher Verarbeitbarkeit vorgestellt werden (s. S. 132). Allerdings zeigen die klinischen Daten, dass die ausführlich beschriebenen Erfahrungen mit Cermetzementen als exemplarisch für die konventionellen Glasionomerzemente gesehen werden müssen. Ein „dauerhafterer" Erfolg kann nur für Klasse-I-Restaurationen erwartet werden (Abb. 11-33 und 11-34). In Klasse-II-Kavitäten erwies sich das

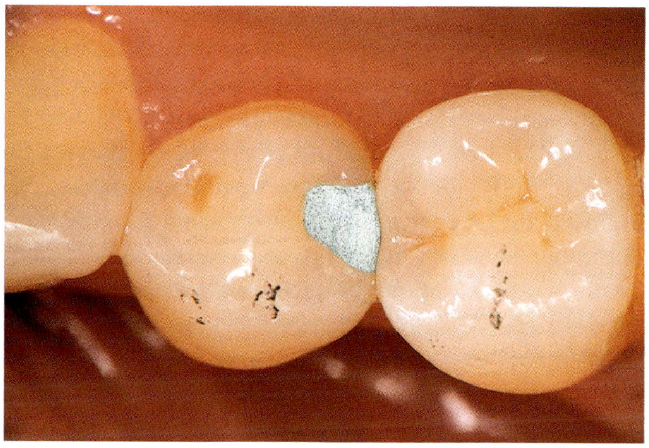

Abb. 11-31 Primärversorgung einer kariösen Läsion sechs Jahre nach dem Legen. Als Versorgung von Defekten bei jugendlichen Patienten bis zur Eingliederung einer hochwertigen Amalgamalternative sind Cermetzemente geeignet.

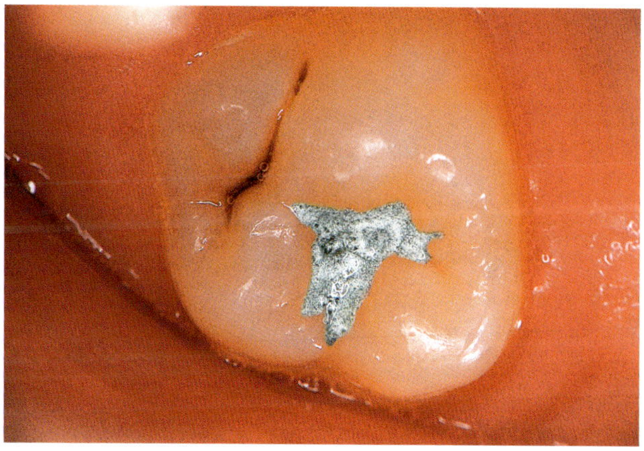

Abb. 11-33a Die Fissurenkaries am Zahn 16 ist sondierbar. Bei dem etwas ängstlichen sechsjährigen Mädchen ist keine ausreichende Kooperation für eine Kompositfüllung vorhanden.

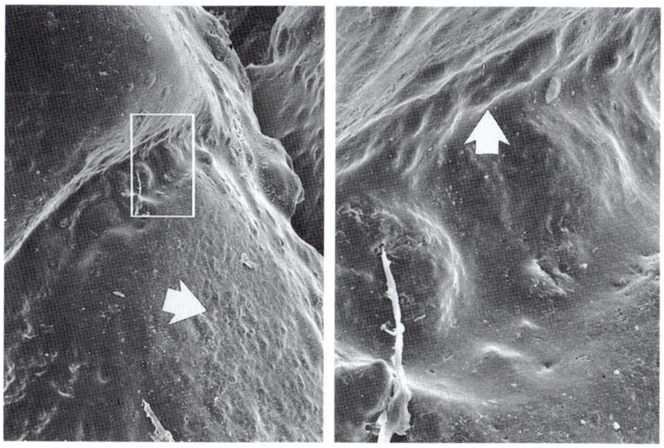

Abb. 11-32 Die REM-Aufnahme zeigt eine Klasse-II-Füllung fünf Jahre nach dem Legen in 40facher Vergrößerung. Deutlich sind in der Übersicht (links) die raue Oberfläche (Pfeil) und in der Ausschnittvergrößerung (rechts) die negative Stufe ohne Spaltbildung am Kavitätenrand (Pfeil) zu erkennen.

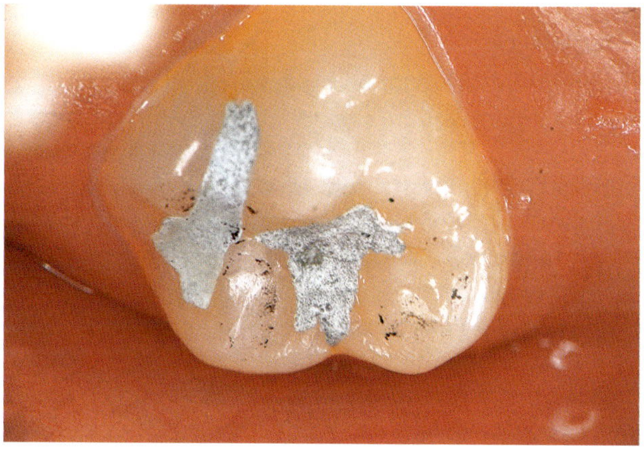

Abb. 11-33b Nach Entfernung der Karies wurde daher eine Hi-Dense®-Füllung gelegt.

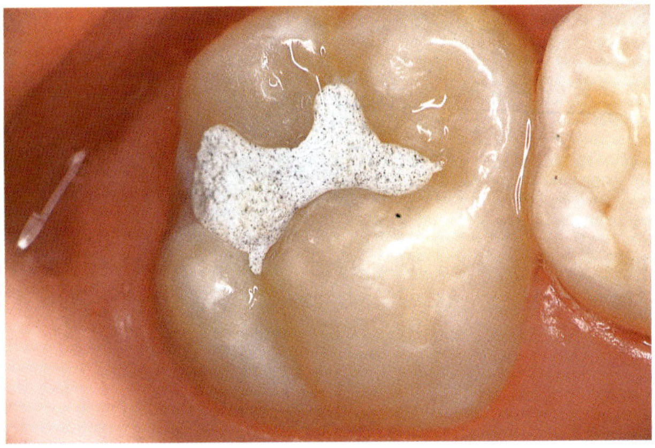

Abb. 11-34 Auch bei größeren einflächigen Füllungen versprechen stopfbare Glasionomerzemente einen längerfristigen Erfolg.

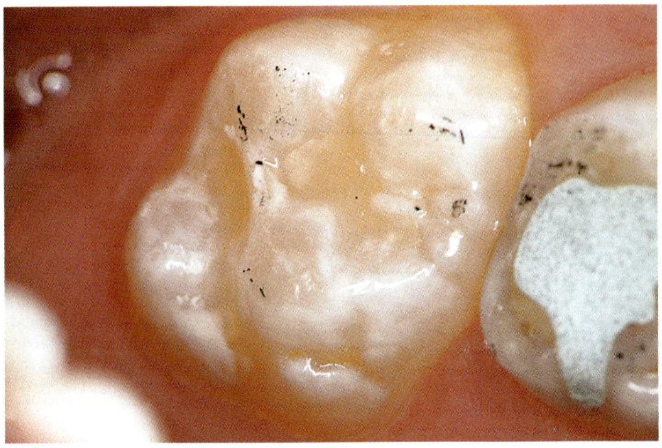

Abb. 11-36 Kompomere werden für den semipermanenten Einsatz in der bleibenden Dentition empfohlen. Ob die Schmelzhaftung auch für den Zeitraum von mehreren Jahren ausreichend ist, kann wie hier kurz nach dem Legen der Füllung noch nicht abgeschätzt werden.

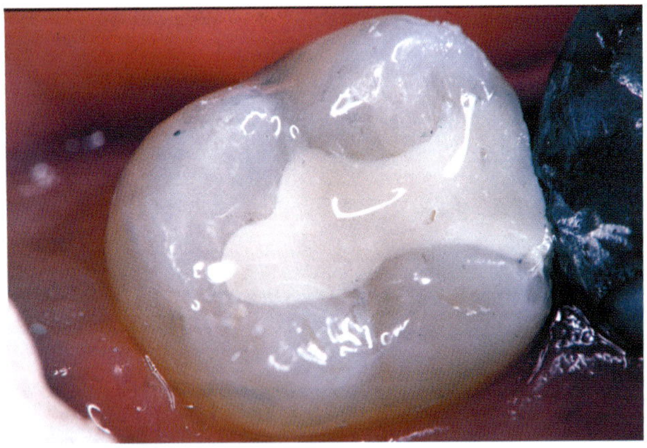

Abb. 11-35 Ketac-Molar®-Restauration. Eine lange Überlebenszeit konnte für diese Versorgung nicht erwartet werden.

nach wie vor schlechte Ermüdungsverhalten der Materialien als limitierend (Abb. 11-35) [27].

Kompomere

Kompomere werden von den Herstellern mittlerweile als permanente, meist jedoch als intermediäre Füllung von Klasse-I- und -II-Kavitäten im permanenten Gebiss empfohlen. In Bezug auf die Kinderzahnheilkunde ist diese Materialgruppe interessant, da die Verwendung von Kofferdam nicht unbedingt erforderlich ist. Dadurch lassen sich im Wechselgebiss offensichtlich auch unter sog. „suboptimalen Bedingungen" Zähne restaurieren. Wegen der guten Dentinhaftung und der relativ hohen Biegefestigkeit verspricht der Werkstoff in größeren Kavitäten eine höhere Erfolgswahrscheinlichkeit als Glasionomerzemente. Inwieweit sich die beschriebene geringere Schmelzhaftung und Fluoridabgabe auch bei der intermediären Versorgung bemerkbar machen, wird heute eher skeptisch gesehen. Klinisch zeigt sich kurz nach dem Legen bei ausschließlichem Gebrauch der empfohlenen „One-bottle"-Adhäsive ein meist unauffälliger Randschluss (Abb. 11-36). Es wird jedoch für diese eher Komposit ähnlichen Materialien bereits heute teilweise zur Anwendung der Schmelz-Ätz-Technik in Kombination mit Kofferdam geraten (Abb. 11-37) [3]. Allerdings fehlen dazu in der internationalen Literatur klinische Langzeiterfahrungen. Kurzzeituntersuchungen nach zwei bis drei Jahren zeigen jedoch deutliche Vorteile, wenn der Schmelz mit Phosphorsäure konditioniert wurde. Die ungünstiger eingeschätzte Abrasionsresistenz spielt beim semipermanenten Einsatz eine untergeordnete Rolle [32]. Eine mögliche weitere Vereinfachung könnte künftig der Einsatz von „All-in-One"-Adhäsiven bei der Füllungstherapie mit Kompo-

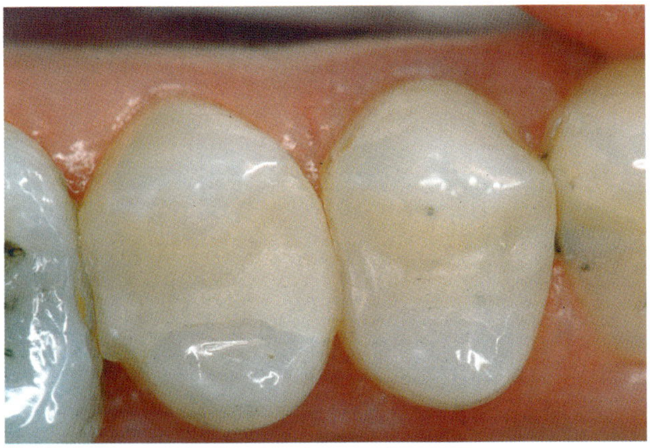

Abb. 11-37 Die mehrflächigen Versorgungen an den Zähnen 24 und 25 mit Kompomeren bleiben vornehmlich aufgrund der verwendeten Phosphorsäurekonditionierung nur am Schmelz auch über längere Zeit intakt.

meren sein. In-vitro-Daten beispielsweise für das Produkt Prompt® (3M Espe, Adhäsiv der sechsten Generation) zeigten durchaus einen gleichwertigen Verbund zwischen Füllungsmaterial und den Zahnhartsubstanzen. Allerdings war eine ausreichende „Hybridisierung" am Dentin nur nach mehrmaligem Auftragen und vorsichtigem Ausblasen zu beobachten [42]. Ob sich daher diese scheinbare „Vereinfachung" auch in der Kinderzahnheilkunde bewährt, muss erst abgewartet werden, denn klinische Langzeitbeobachtungen liegen dazu heute noch nicht vor.

In den letzten Jahren wurde ein Komposit als „ionenaktives" Material (Ariston pHc® [Schaan, Liechtenstein]) zur nicht-adhäsiven Verarbeitung für die Seitenzahnversorgung vorgestellt. Allerdings hat sich dieses zunächst werkstoffkundlich interessante Material in der Klinik nicht bewährt [37]. Erst nach längerer klinischer Beobachtungsdauer zeigte das Kalzium und Hydroxylionen abgebende System ein sehr expansives und daher Hartsubstanz frakturierendes Verhalten [31]. Das Beispiel verdeutlicht, dass gerade bei Materialien für die Füllungstherapie in der Kinderzahnheilkunde ausreichende klinische Erfahrungen vorhanden sein sollten.

11.3.3 Bewertung der semipermanenten Versorgung

Im frühen Wechselgebiss muss mit zahlreichen Situationen gerechnet werden, die den Einsatz komplizierter, fehleranfälliger Verfahren zur Füllung der bleibenden Zähne unmöglich machen. Es werden daher einige Materialien vorgeschlagen, die diesen kritischen Zeitraum überbrücken helfen bzw. ein Fortschreiten der Karies verhindern sollen.

Cermetzementfüllungen und hoch visköse Glasionomerzemente können als semipermanente Versorgungen von Klasse-II-Kavitäten für die Dauer von etwa zwei Jahren betrachtet werden. Besser geeignet sind beide Glasionomerzemente in Klasse-I-Kavitäten. Hier scheint die Indikation überwiegend durch die Abriebfestigkeit limitiert zu sein. Bei Klasse-II-Kavitäten sollte man bei Okklusionskontakt der Füllung auf ausreichende Materialstärken achten. Zusätzlich wäre eine Abstützung auf natürlicher Zahnhartsubstanz wünschenswert.

Der Einsatz der Kompomere in den Klasse-I- und -II-Kavitäten der bleibenden Dentition muss aufgrund der beschriebenen geringen Schmelzhaftung kritisch betrachtet werden. Erfolgreicher sind die Materialien bei adäquater Konditionierung des Schmelzes. Inwieweit hier der Einsatz von Adhäsiven der sechsten Generation klinisch von Vorteil ist, kann heute nur vermutet werden.

Ausgewählte Literatur

Das vollständige Literaturverzeichnis finden Sie auf unserer Homepage www.urbanfischer.de/Zahnmedizin/Kinderzahnheilkunde.

[14] Frankenberger, R.: Zur direkten Kompositfüllung im Seitenzahnbereich unter besonderer Berücksichtigung der Dentinhaftung. Habilitationsschrift, Friedrich-Alexander-Universität, Erlangen (2000).

[23] Hugo, B.: Entwicklung und Anwendungsmöglichkeiten eines neuen oszillierenden Verfahrens zur Präparation approximaler Kavitäten. Habilitationsschrift, Julius-Maximilians-Universität, Würzburg 1999.

[25] Jung, M.: Ausarbeitung und Politur von laborgefertigten Keramik und Kompositinlays in vitro und in vivo. Habilitationsschrift, Justus-Liebig-Universität, Giessen 1998.

[33] Krejci, I.: Zahnfarbene Restaurationen. Qualität, Potential und Indikation. Hanser, München 1992.

[41] Olea, N., Pulgar, R., Perez, P., Olea-Serrano, F., Rivas, A., Novillo-Fertrell, A., Pedraza, V., Soto, A. M., Sonnenschein, C.: Estrogenicity of resin-based composites and sealants used in dentistry. Environ Health Perspect 104, 298 (1996).

12 Inserts bei Klasse-I- und Klasse-II-Kavitäten

von Vitus Stachniss

Inhaltsübersicht

12.1 Einleitung

Medizinhistorisch gehören kegelstumpfförmige Inlays und Inserts zu den ältesten Zeugnissen zahnärztlicher Füllungstechnik. Das Museum für Völkerkunde in Berlin zeigt in seiner Mittelamerikasammlung Schädel mit schmückenden Jadeinlays an Oberkieferfrontzähnen aus dem 6. nachchristlichen Jahrhundert. Hinweise aus unserem lokalen Kulturkreis zu ihrer Verwendung im Sinn von Füllungen aus Walrossbein bei der Kariestherapie finden wir für die Zeit um 1834 von Linderer [18] sowie ab 1901 als sog. Porzellan-Schlifffüllung von Guttmann und Robin [8, 9, 10, 22]. Mit der Einführung der Feingusstechnik zur Herstellung passgenauer Edelmetallinlays verschwand das Verfahren vorübergehend aus dem Blickfeld der Zahnheilkunde. Ab 1980 finden sich wieder Gebrauchsmusterschutz- und Patentanmeldungen mit zum Teil weitgehenden Überschneidungen [2, 13, 14, 27, 28, 30] sowie zahnmedizinische Fachveröffentlichungen [3, 5, 7, 19, 20, 21, 26, 31, 33], in der Regel aber ohne Würdigung und Kenntnisnahme der historischen Vorläufer.

Die aktuelle Bedeutung der Inserttechnik liegt in der Option einer **Amalgam-Nachfolgetechnologie.** Die Inserttechnik steht zwischen der direkten Kompositfüllung und der klassischen Einlagefüllung. Sie nutzt die Vorteile beider Verfahren auch bezüglich der Kosten-Nutzen-Relation.

Auf dem Weg zu einer Füllungstherapie ohne Amalgam sollte eine qualitätssichernde statistische Evaluation diesen Übergang begleiten, um langfristig die Bewährung und Grenzen der Methode aufzeigen zu können.

12.2 Definition und Zielsetzung von Inlay und Insert

In der zahnärztlichen Füllungstherapie verstehen wir unter dem Begriff „Inlay" oder „Einlagefüllung" leicht konische Formkörper, die – in direkter oder indirekter Technik hergestellt – zum Verschluss einer individuell gestalteten Kavität im Zahn dienen. Die geforderte Passungsgüte für Metallinlays, bezogen auf die Breite der – konventionell mit einem nur bedingt mundbeständigen Zinkoxid-Phosphatzement – gefüllten Fügefuge, beträgt optimal ca. 50 µm, real liegt sie meist etwas darüber. Die Kosten sind verfahrensbedingt etwa sechs- bis achtfach höher als jene einer plastischen Füllung. Die mittlere Lebenserwartung liegt bei Edelmetallinlays bei ca. 10 bis 15 Jahren.

> Inserts sind in der Regel konische Formkörper aus meist nichtmetallischen zahnfarbenen Werkstoffen, die im Vergleich zur zahntechnischen Einzelfertigung industriell bis zum Faktor 1 : 30 kostengünstiger anwendungsfertig vorgefertigt werden können.

Der Formkörper wird dann unter Verwendung der Verfahren der dentalen **Adhäsivtechnik** in der Kavität am Schmelz und Dentin mit einem mundbeständigen Komposit geeigneter Viskosität eingeklebt. Allen zur Zeit verfügbaren Insertsystemen liegt die Überlegung zugrunde, die bekannten Nachteile der Randspaltbildung mit Abriss vom Schmelz und vom Dentin infolge der polymerisationsbedingten Schrumpfung des Komposits bei direkten größeren Füllungen, insbesondere unter Kaubelastung im okklusionstragenden Seitenzahnbereich, zu minimieren [1, 4, 7, 19, 20, 21, 22, 31, 32, 33]. Dies wird dadurch erreicht, dass das Volumen des Komposits in der Kavität auf ca. 20% reduziert wird und der Formkörper ca. 80% des Volumens ausfüllt. Weiterhin wird der E-Modul der Füllung durch den eingelagerten keramischen Formkörper erheblich erhöht und die thermische Expansion minimiert. Die Funktion des Komposits ist somit auf die eines an der Keramik und den beiden Zahnhartsubstanzen adhäsiv und mikromechanisch haftenden Fügewerkstoffes reduziert [11]. Die verfahrensbedingt möglichen breiteren Fügefugen bis hin zu einigen 100 µm sind nach den bislang vorliegenden Beobachtungen nicht limitierend. Dies ergibt sich auch aus dem Analogschluss zu den Fünf-Jahres-Ergebnissen von im CAD/CAM-Verfahren gefertigten Formkörpern, bei denen bislang ebenfalls systembedingt breitere Fügefugen bestanden [11, 15].

12.3 Verfügbare Systeme

Seit 1998 werden auf dem deutschen Dentalmarkt vier Systeme angeboten.

12.3.1 Glaskeramische Inserts

Glaskeramische Inserts der Fa. Lee Pharmaceuticals (USA) in verschiedenen Formen und Größen für ein- und mehrflächige Kavitäten [12].

Charakteristika

Werkstoff. Beta-Quartz-Glaskeramik mit schmelzähnlicher Härte und schmelzähnlichem Abrasionsverhalten bei guter Polierbarkeit. Der Werkstoff besitzt im Vergleich zum Schmelz eine etwas höhere Transparenz und Transluzenz bei leichter Opaleszenz und geringer Eigenfarbe. Die Keramikoberfläche ist anwendungsfertig silanisiert.

Darreichungsform. Die Objekte werden offen, d.h. nicht einzeln verpackt, geliefert. Sie haben einen Keramikapplikationspin, der mit einer diamantierten Pinzette das Handling erleichtert. Vor dem Einbringen in die Kavität muss die Keramikoberfläche mit dem Bonding-Material des empfohlenen Kompositfügewerkstoffs bestrichen werden.

Formgebung. Sehr große Formen- und Größenvielfalt (ca. 26) für ein- und mehrflächige Kavitäten kleiner, mittlerer bis großer Ausdehnung, vom Torpedo über Koni (deutlich >5°) bis zu den speziellen Approximalformen.

Präparationsinstrumente. Es werden weder spezielle Präparations- noch Ausarbeitungsinstrumente angeboten.

Anwendungshilfen. Kurzinformation und VHS-Video mit zweckdienlichen Informationen am klinischen Beispiel.

Primärer Einsatzbereich. Erstversorgung von Kavitäten und Revisionsfüllungen okklusal und okklusal-approximal mit nicht rotationssymmetrischer Form mit einer Ausdehnung von ca. 2,5–9,0 mm in vestibulo-oraler Richtung des approximalen Kastens, ca. 2,0–10,0 mm in mesio-distaler Richtung (Längsfissur) und 3,0–5,0 mm in vertikaler Richtung im approximalen Kasten.

Besonderheiten des Systems. Durch das Konzept von Inserts als „Bausteinen", die eine individuelle Kombination der Formkörper ermöglichen, ist eine erhebliche Reduktion des Kompositvolumens in der Kavität zu erreichen. Die Breite der Kompositfügefuge ist abhängig vom Aufwand bei der Angleichung von Kavität und Insert bezüglich Form und Größe, was nach einer gewissen Einarbeitung aber hinlänglich gelingt. Die Breite der Fügefugen liegt bei wenigen Zehntelmillimetern. Das System enthält keine rotierenden Instrumente. Die Vielfalt der Formen und Größen der Inserts ist anfänglich etwas verwirrend.

12.3.2 Feldspatkeramische PMX/MX-Inlays und -Inserts

Feldspatkeramische PMX/MX-Inlays und -Inserts der Fa. Schumacher-Dental-Systems, Rendsburg (BRD) in verschiedenen Formen und Größen für ein- und mehrflächige Kavitäten [27].

Charakteristika

Werkstoff. Konventionelle Feldspatkeramik mit einer Härte, die etwas über der des Schmelzes liegt, bei noch schmelzähnlichem Abrasionsverhalten und ausreichender Polierbarkeit. Der Werkstoff besitzt im Vergleich zum Schmelz eine sehr viel höhere Transparenz und glasige Transluzenz ohne Eigenfarbe. Die gestrahlte Keramikoberfläche ist anwendungsfertig geätzt, silanisiert und mit Kompositbonding benetzt.

Darreichungsform. Die Objekte werden teils offen, teils einzeln verpackt geliefert. Bei offener Packung ist diese ohne UV-Lichtschutz. Das Verfallsdatum weist auf die begrenzte Lagerbeständigkeit des Bonding hin. Die Objekte haben jetzt auch einen Applikationspin, der mit diamantierter Pinzette ein Handling erleichtert.

Formgebung. Gutes Formen- und Größenspektrum für ein- und mehrflächige Kavitäten, konzipiert als „Bausteinsystem", vom Quader über Sandkuchenformen bis zu den speziellen Approximalformen für kleine über mittlere bis große Kavitäten.

Präparationsinstrumente. Es werden weder spezielle Präparations- noch Ausarbeitungsinstrumente angeboten.

Primärer Einsatzbereich. Erstversorgung von Kavitäten und Revisionsfüllungen okklusal und okklusal-approximal mit nicht rotationssymmetrischer Form mit einer Ausdehnung von ca. 2,0–4,5 mm in jeder Richtung.

Besonderheiten des Systems. Durch das Konzept von Inserts als „Bausteinen", die eine individuelle Kombination der Formkörper ermöglichen, ist eine erhebliche Reduktion des Kompositvolumens in der Kavität zu erreichen. Die Breite der Kompositfügefuge ist abhängig vom Aufwand bei der Angleichung von Kavität und Insert bezüglich Form und Größe, was nach einer gewissen Einarbeitung aber hinlänglich gelingt. Die Breite der Fügefugen liegt bei wenigen Zehntelmillimetern. Das System enthält keine rotierenden Instrumente. Die für okklusal-approximale Kavitäten angebotenen L-förmigen Inserts weisen eine gingivale Extension (Lasche) auf, wie sie ähnlich bei einer Hohlkehlpräparation mit einer Diamantflamme auftritt. Diese Lasche entfernen wir in der Regel.

12.3.3 Cerafil®-Kegelstumpfinlays/-inserts

Cerafil®-Kegelstumpfinlays/-inserts der Fa. Komet/Gebr. Brasseler, Lemgo (BRD) in vier verschiedenen Größen für ein- und zweiflächige Kavitäten (Abb. 12-1) [17].

Charakteristika

Werkstoff. Mit Leucitkristallen verstärkte Dentalkeramik (Empress®) mit schmelzähnlicher Härte und schmelzähnlichem Abrasionsverhalten bei guter Polierbarkeit. Die Keramikoberfläche ist anwendungsfertig geätzt und silanisiert. Sehr gute Universalschmelzfarbe bei hervorragender Abstimmung von Transluzenz und Transparenz.

Darreichungsform. Die Objekte werden in einer Einzelschutzverpackung geliefert. Sie sind mit einem aufgeklebten Kunststoffapplikationspin versehen, was ein komfortables Handling ohne Kontamination der Oberfläche ermöglicht. Vor dem Einbringen in die Kavität muss die Keramikoberfläche mit dem Bonding-Material des verwendeten Kompositfügewerkstoffs bestrichen werden.

Formgebung. Keramische Kegelstümpfe mit ca. 4° Konuswinkel in vier Größen von ca. 2,5, 3,0, 3,5 und 4,0 mm Durchmesser bei einer Länge von 4,0 mm.

Präparationsinstrumente. Auf die Keramikkegelstümpfe in Form und Größe abgestimmt enthält das Set je einen normaldiamantierten Konusfräser und einen feindiamantierten Finierer mit 2,35 mm Durchmesser Standardwinkelstückschaft mit großen Wasserleitrillen für die Präparation der für dieses System einmaligen Normkavitäten im niedrig tourigen Bereich. Weiterhin sind vier FG-Instrumente für die okklusale anatomische Ausarbeitung und zum Finieren sowie ein Abrasivkörper-haltiger Kelch und eine Knospe für die Politur enthalten. Zum Finieren im Interdentalbereich steht ein ca. 2 mm schmaler feindiamantierter Finierstreifen in der für diesen Bereich notwendigen geringen Bandstärke von 50 µm vom gleichen Hersteller zur Verfügung.

Anwendungshilfen. Kurzanleitung auf dem Beipackzettel sowie Flyer mit Step-by-step-Informationen mit Farbbildern eines klinischen Falls.

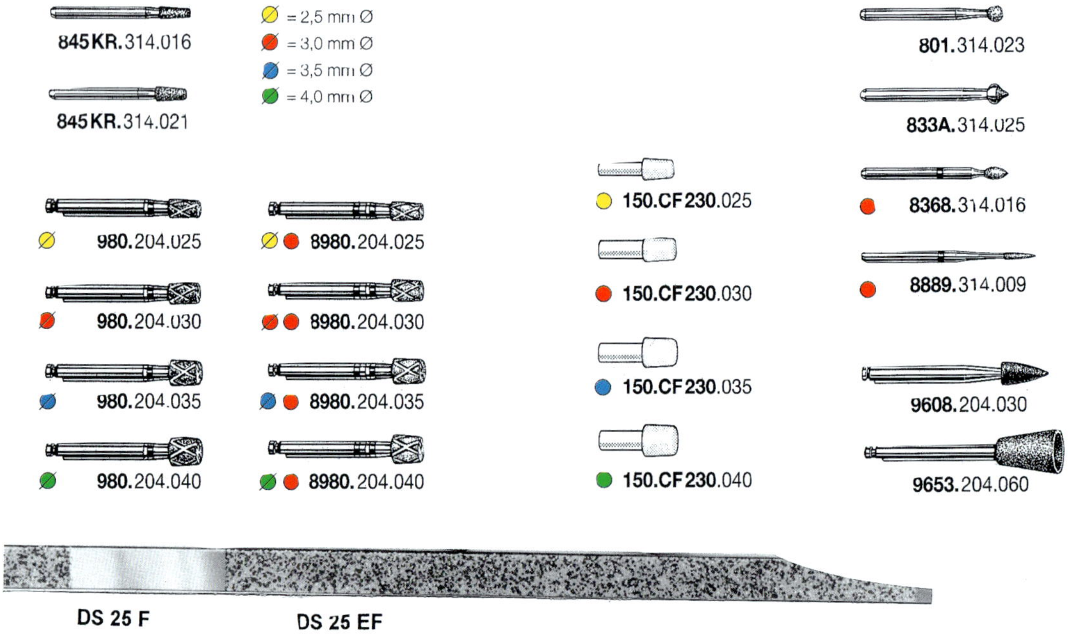

Abb. 12-1 Formen- und Größenübersicht der Präparationsinstrumente, der keramischen Kegelstümpfe und der Instrumente zur Ausarbeitung und Politur des Cerafil®-Systems der Fa. Komet/Gebr. Brasseler.

Figur 845: Koni zur Präparation der Zugangskavität; Figur 980: Koni zur Präparation der Kegelstumpfkavität; Figur 8980: Koni zum Finieren der Kegelstumpfkavität; Figur 150: Keramikkegel zum Verschluss der Kavität.

Rechte Spalte: Instrumente zur okklusalen und approximalen Ausarbeitung und Politur.

Unten: Figur DS 25 F und DS 25 EF: nur 100 bzw. 80 µm dicker und 2,5 mm breiter feindiamantierter Streifen zum Finieren von Approximalflächen, zum leichteren Einführen im Sulkus unterhalb des Kontaktpunktes mit lanzettförmigem Anschnitt.

Primärer Einsatzbereich. Erstversorgung von Kavitäten, Trepanationsöffnungen und Revisionsfüllungen okklusal und okklusal-approximal mit einem Durchmesser von ca. 2,5–4,0 mm, die kegelstumpfförmig präpariert werden können.

Besonderheiten des Systems. Durch die nur bei diesem System realisierte Abstimmung von Form und Größe der kegelstumpfförmigen Präparationsinstrumente mit den Keramikkegeln gibt es kaum Passungsprobleme. Bei gegebener Indikation ist bei einflächigen Kavitäten eine inlaygleiche Passungsgüte mit mittleren Fügefugebreiten im Bereich von 58 ± 22 µm Breite erreichbar. Bei zweiflächigen Füllungen kann die Breite der Fügefuge approximal geringfügig breiter sein. Das System enthält alle notwendigen Instrumente für die okklusale anatomische Ausarbeitung, das Finieren und die Politur.

12.3.4 Approximale Keramikinserts für schall- oder ultraschallunterstützt präparierte Kavitäten

Sonic-Sys® für approximale Inserts; schallaktivierte Feilen der Fa. KaVo, Biberach (BRD) [16] für approximale Empress®-Keramik-Veneers der Fa. Vivadent, Schaan (Lichtenstein), sowie SI-plus®-Instrumente der Fa. Komet, Lemgo (BRD) mit ultraschallaktivierten Feilen (Sonotroden) für SDS®-Typ-D-Inserts der Fa. Schumacher, Rendsburg (BRD), jeweils in mehreren Größen für approximal-okklusale Füllungen (Abb. 12-2a und b) [29].

Charakteristika

Werkstoff. Mit Leucitkristallen verstärkte Dentalkeramik (Empress®) mit schmelzähnlicher Härte und schmelzähnlichem Abrasionsverhalten bei guter Polierbarkeit. Die Keramikoberfläche ist anwendungsfertig gestrahlt, geätzt und silanisiert. Sehr gute Universal-Schmelzfarbe.

Darreichungsform. Die Objekte werden in einer Schutzverpackung geliefert. Sie sind mit einem aufgesteckten Applikationspin versehen, was ein komfortables Handling ohne Kontamination der Oberfläche ermöglicht. Vor dem Einbringen in die Kavität muss die Keramikoberfläche mit dem Bonding-Material des verwandten Komposit-Fügewerkstoffs bestrichen werden.

Formgebung. Konische approximale Veneers in drei Größen von ca. 3,5, 4,5 und 5,5 mm vestibulo-oraler Breite und ca. 3,3–4,3 mm Höhe und dreiseitiger Randanschrägung.

Präparationsinstrumente. Die Vorpräparation erfolgt konventionell mit rotierenden normaldiamantierten Konusfräsern. Es folgt dann das Aufreiben der Kavität mit den Sonotroden. Der Antrieb der Feilen muss über einen instrumentenspezifischen Schwingungsgenerator erfolgen. Dabei überträgt sich die Form der Sonotrode als Negativ auf den Zahn. Die Diamantierung der Sonotroden ist so gewählt, dass ein Finieren der Schmelzränder nicht notwendig ist. Leitrillen am Instrumentenhals führen das Kühlwasser zur Präparationsstelle. Zum Finieren des Interdentalbereichs nach der adhäsiven Zementierung ist der feindiamantierte Finierstreifen DS25 F und DS25 EF (Fa. Komet) zu empfehlen.

Anwendungshilfen. Kurzanleitung auf dem Beipackzettel mit Step-by-step-Informationen.

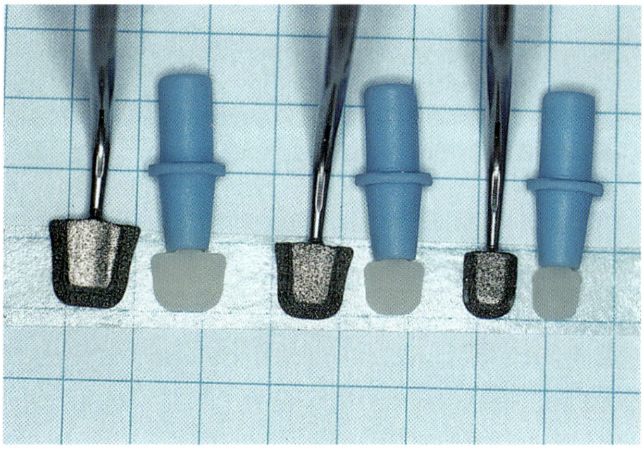

Abb. 12-2a Die Sonic-Sys®-Approximalfeilen mit zugehörigen Empress®-Inserts in der Form eines approximalen Veneers mit Randanschrägung (Raster = 5 mm).

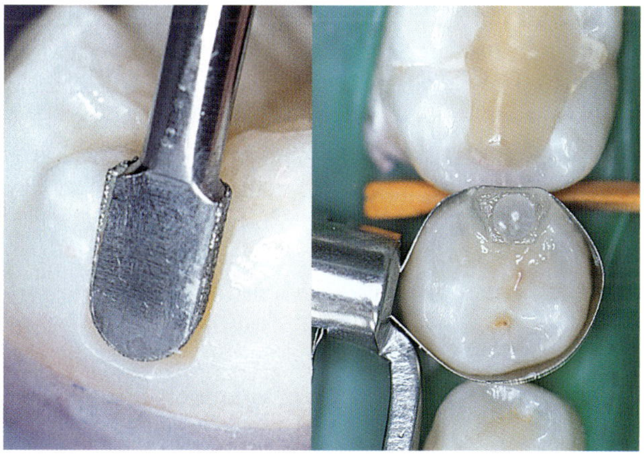

Abb. 12-2b Links: Ausformung einer approximalen Kavität mit einer SI-plus®-Sonotrode. Rechts: Kavität mit approximal-okklusalem SDS®-Typ-D-Insert, Metallmatrize und Keilchen [23].

Primärer Einsatzbereich. Erstversorgung von okklusal-approximalen Kavitäten sowie Revisionsfüllungen im o.g. Größenbereich.

Besonderheiten des Systems. Durch die Abstimmung von Form und Größe der Sonotroden mit den Approximal-Veneers gibt es kaum Passungsprobleme. In der Regel ist eine befriedigende Passung erreichbar. Für die okklusale anatomische Ausarbeitung, das Finieren und die Politur haben sich die rotierenden Instrumente des Cerafil®-Sets bewährt. Zur approximalen Formgebung sind auch mit Holzkeilchen gesicherte Metallmatrizenbänder verwendbar. Für die adhäsive Zementierung werden Komposite verschiedener Viskosität angeboten.

12.4 Allgemeine Voraussetzungen

Die Füllungstechnik mit Inserts steht methodisch zwischen der direkten plastischen Kompositfüllung in Adhäsivtechnik auf der einen Seite und der klassischen Einlagefüllung aus Keramik auf der anderen Seite. Die Übergänge sind fließend. Das angestrebte Ziel ist, die Vorteile beider Verfahren zu kombinieren, um eine metallfreie zahnfarbene Alternative zu Amalgam auch im okklusionstragenden Seitenzahnbereich zu noch sozialverträglichen Kosten realisieren zu können.
Wie können wir dieses Ziel erreichen?

- Es müssen die Optionen der Kariesprophylaxe und der Fluoride in das Behandlungs- und Betreuungskonzept mit einbezogen werden.
- In kleinen bis mittleren Kavitäten, die noch mit kreisförmigem Querschnitt präpariert werden können, ist insbesondere die Variante der kegelstumpfförmigen Inlays als minimalinvasives Verfahren sehr effizient einsetzbar.
- Eine für die Adhäsivtechnik ausreichende Zugänglichkeit und Trockenhaltung des Arbeitsfeldes, im Idealfall mit Kofferdam, muss erreicht werden.
- Für die Adhäsivtechnik am Schmelz sollten die Kavitäten allseitig noch von Schmelz begrenzt sein.
- Die Adhäsivtechnik am Dentin vermag mit einem kraftschlüssigen Klebeverbund auf großen Flächen der Randspaltbildung vorzubeugen.
- Adhäsivtechnik an der Oberfläche der keramischen Formkörper: die Formkörper sind bereits vom Hersteller durch Ätzen, Silanisieren, ggf. auch Bonding für den Zahnarzt anwendungsfertig vorbereitet.
- Zur Umsetzung im Praxisalltag bedarf es noch sachdienlicher Regelungen zur Abrechnung in den Gebührenordnungen, die insbesondere den notwendigen Zeitaufwand berücksichtigen.
- Keramische Inlays/Inserts haben weder zum Komposit noch zum Zahn einen Farbkontrast. Die Verwendung einer Lupenbrille erleichtert die Verarbeitung erheblich.

12.5 Indikationsgebiete

Aus mehrjähriger klinischer Anwendungserfahrung lassen sich folgende therapeutische Einsatzbereiche benennen:

- Erstversorgung von kleinen bis mittleren ein- und zweiflächigen Läsionen der Seitenzähne bei Jugendlichen und Erwachsenen.
- Substitution von Amalgam in kleinen bis mittleren Läsionen bei Erneuerungsbedürftigkeit von Amalgamfüllungen.
- Verschluss von Trepanationsöffnungen im Schmelz, in metallischen und mit Keramik verblendeten sowie vollkeramischen Restaurationen.
- Verschluss von bis ins Dentin reichenden Schmelzdefekten der (tragenden) Höcker von Seitenzähnen.
- Erstversorgung/Substitution von Amalgamfüllungen in Läsionen des Cingulums der oberen Frontzähne.
- Wiederherstellung/Reparatur bestehender Restaurationen.
- Zur Zeit noch in der Evaluation: In Aufbaufüllungen der Seitenzähne nach Endodontie bei noch ausreichender zirkumferenter Zahnhartsubstanz zwecks Reduktion des Kompositvolumens.

12.6 Kontraindikationen

- Kavitäten mit unzureichender Zugänglichkeit
- Kavitäten mit unzureichender Möglichkeit zur Trockenlegung für die Adhäsivtechnik
- approximal sehr tief reichende Läsionen insbesondere ohne Schmelzbegrenzung, kombiniert mit unzureichender Kontrollierbarkeit und Bearbeitbarkeit der Füllung
- relative Kontraindikation: Das Verfahren der Inserttechnik stößt bezüglich des erforderlichen Zeitaufwands an die Grenze der Wirtschaftlichkeit bei großen, dreiflächigen Füllungen.

12.7 Operatives Vorgehen

12.7.1 Arbeitsanleitung: Insertion eines konfektionierten Keramikinlays/-inserts am Beispiel des Cerafil®-Systems

Präparation der Kavität für ein Kegelstumpfinlay

- Konventionelle Präparation der Zugangskavität (hochtourig) mit Übersetzungswinkelstück.
  - Lokalisation: typischerweise in der Fossa der Okklusalfläche oder nahe der approximalen Randleiste
  - Form: kreisrund
  - Durchmesser je nach beabsichtigter Größe
  - Tiefe: ≈ 2,5–3,5 mm.
- Aufreiben der Kavität mit normaldiamantiertem Konusbohrer um weitere 0,5 mm bei niedriger Drehzahl und Spray mit dem Untersetzungswinkelstück.
- Finieren der Kavität mit feindiamantiertem Konus um weitere 0,1 mm auf 2,6, 3,1, 3,6 oder 4,1 mm Durchmesser bei niedriger Drehzahl ebenfalls mit dem Untersetzungswinkelstück. Das Finieren der Kavitätenwände erfolgt bei Drehzahlen, die bei etwa der Hälfte jener liegen, die für das Aufreiben der Kavität mit dem normaldiamantierten Instrument notwendig sind (Tab. 12-1).

Oberfläche der Keramik

Solange das Inlay/Insert nicht kontaminiert wurde, ist für die adhäsive Zementierung keine weitere Vorbereitung wie Ätzen oder Silanisieren notwendig. Die Oberfläche der Beta-Quartz®-Inserts und der Cerafil®-Kegelstumpfinlays ist anwendungsfertig vorbereitet, sie ist geätzt und silanisiert. Nach Abziehen der gelben Lichtschutzkappe wird das Inlay dünn mit Kompositbonding benetzt. Das Kegelstumpfinlay wird erst unmittelbar vor der Applikation entnommen. Zur Entnahme empfiehlt es sich, das Inlay mit einer Pinzette am Handlingpin zu greifen. Jegliche Kontamination muss vermieden werden!

Vorbereitung der Kavität

- Bei zweiflächiger Kavität eine Matrize anlegen und diese verkeilen.
- Das blaue H_3PO_4-Gel (30%ig) mit einer kleinen Kugel oder aus einer Applikationsspritze mit dünner Kanüle nur im Schmelzbereich auftragen. Ätzung für 30 s.
- Absprayen für 30 s und Trocknung, bis der Schmelzrand milchig trübe erscheint.
- Nur im Dentinbereich den Primer eines Dentinadhäsivs mit einem kleinen Kugelstopfer auftragen, nach mind. 15 s Einwirkzeit nur trocknen, **nicht abspülen!**
  Danach ebenfalls nur im Dentinbereich die zweite Komponente des Dentinadhäsivs auftragen, mindestens 15 s warten, ggf. vorhandenen Überschuss nur mit Schaumstoffpellet abtupfen und trocknen, **nicht abspülen!**
- Den Schmelzrand und das Dentin der Kavität nur **dünn** mit Komposit-Bonding benetzen, ggf. einen Überschuss nur mit Schaumstoffpellet abtupfen.
- Ein Zementierungskomposit (z.B. Duo-Cem™, Sonocem™ oder Variolink™) anmischen, einbringen, Inlay/Insert eindrücken.
- Okklusalen Überschuss bis auf einen kleinen Rest abstreifen.
- Mindestens 1 min lang mit intensiver Blaulichtquelle belichten.

Okklusale und gegebenenfalls approximale Ausarbeitung

Okklusalen Überstand mit der Diamantkugel zurückschleifen, okklusale Ausarbeitung und Konturierung mit dem zwiebelförmigen Rekonturierungsdiamanten vornehmen, danach mit feindiamantierten Finierinstrumenten die Keramik-Schmelz-Übergänge finieren. Die Approximalfläche mit einem dünnen, schmalen, feindiamantierten Finierstreifen glätten. Die Schmelz- und Füllungsflächen mit den abrasivkörperhaltigen Gummis (Kelch und Knospe) polieren, abschließend fluoridieren.

Tabelle 12-1 Empfohlene Drehzahlen beim Präparieren und Finieren (Diamant-Konusfräser der Figurgruppe # 980 der Fa. Komet).

Präparieren				
∅ in mm	2,5	3,0	3,5	4,0
U/min	12 000–20 000	10 000–16 000	8 000–12 000	6 000–10 000
Finieren				
∅ in mm	2,6	3,1	3,6	4,1
U/min	6 000–10 000	5 000–8 000	4 000–6 000	3 000–5 000

12.7.2 Klinisches Beispiel: Insertion eines konfektionierten Keramikinlays/-inserts mit dem Cerafil®-System in einer Black-Klasse-II-Situation (Abb. 12-3)

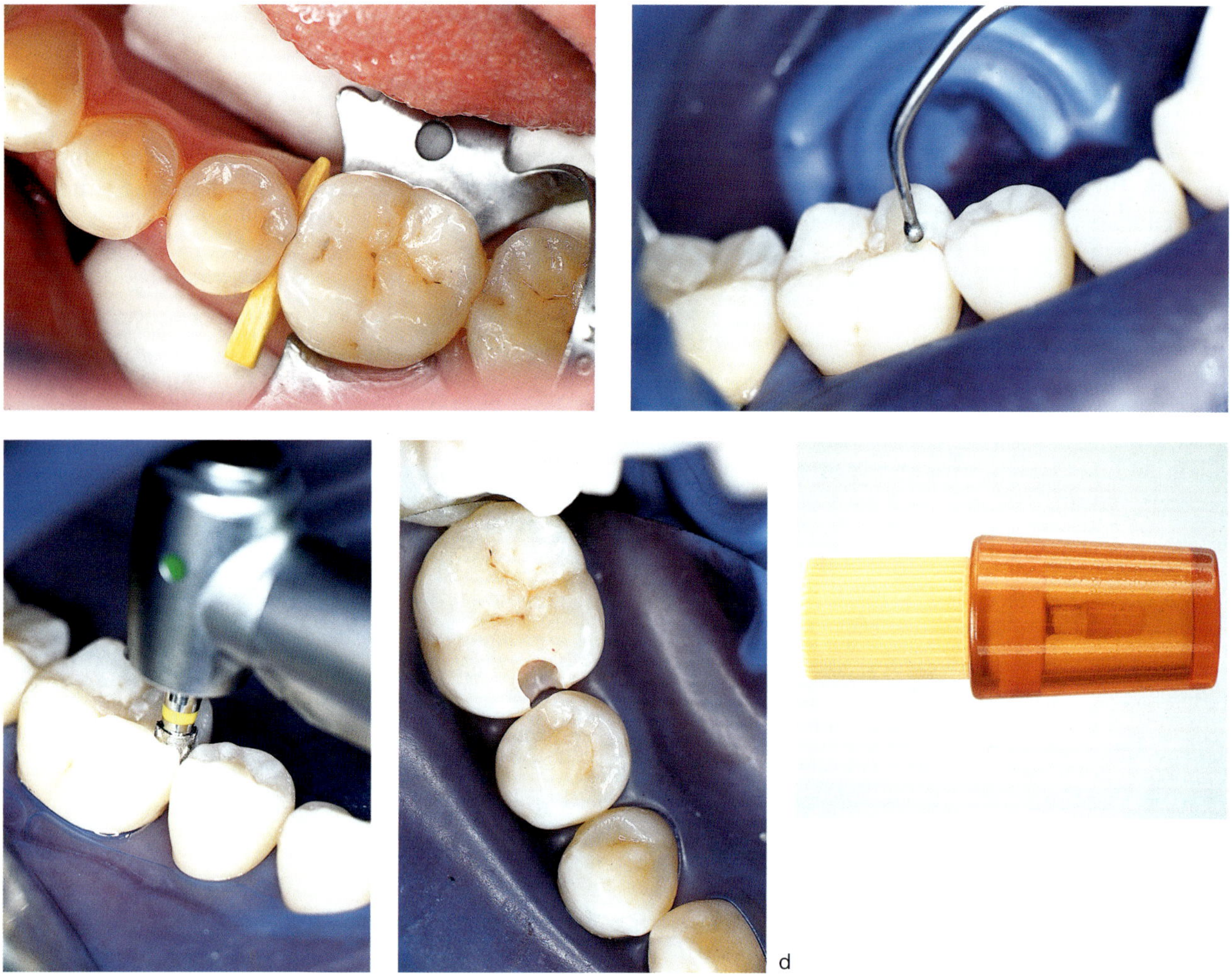

a c b d e

Abb. 12-3 Insertion eines konfektionierten Keramikinlays/-inserts mit dem Cerafil®-System in einer Black-Klasse-II-Situation.

a) Klinische Situation: Bei Inspektion von okklusal erscheint die mesiale Kauleiste des Molaren opaker als distal, die mesiale Grube ist bräunlich verfärbt. Erst nach Separation mittels Holzkeilchen sind die mesial-approximale Karies und Kavität zu erkennen.

b) Abhängig von der Extension der Karies wird die Zugangskavität ggf. mit dem Konusschleifer Fig. 845.314.021 hochtourig unter Spraykühlung erweitert. Das Aufreiben der Kavität zum definitiven Konusprofil erfolgt mit einem normaldiamantierten Fräser der Fig. # 980 mit 2,35 mm Schaftdurchmesser im 5 : 1 übertragenden Winkelstück (empfohlene Drehzahlen s. Text und Tab. 12-1). Der Nachbarzahn kann durch eine Matrize geschützt werden.

c) Nach dem Glätten der Schmelzränder der vestibulären und oralen Flanke des approximalen Kastens wird mit dem Kugelstopfer (≈ 1 mm ∅) blaues H_3PO_4-Ätzgel ausschließlich im Bereich der Schmelzränder aufgetragen. Die Schmelzätzung erfolgt für 30 s, dann absprayen für 30 s mit intensivem Luft-Wasser-Spray, danach Trocknung mit Luft.

d) Die Kavität wird nach dem Prinzip des Total-Bonding verschlossen. Es folgen jetzt die Konditionierung des Dentins und die Benetzung mit dem Dentinadhäsiv. Danach werden Schmelz und Dentin gemeinsam mit Bonding benetzt.

e) Das angelieferte Kegelstumpfinlay ist bereits fertig geätzt und silanisiert. Die Lichtschutzkappe wird abgezogen und das Inlay mit Komposit-Bonding benetzt. Zum Übertragen in die Kavität wird das Kegelstumpfinlay mit einer diamantierten Pinzette am Hals des Handling-Pins gegriffen.

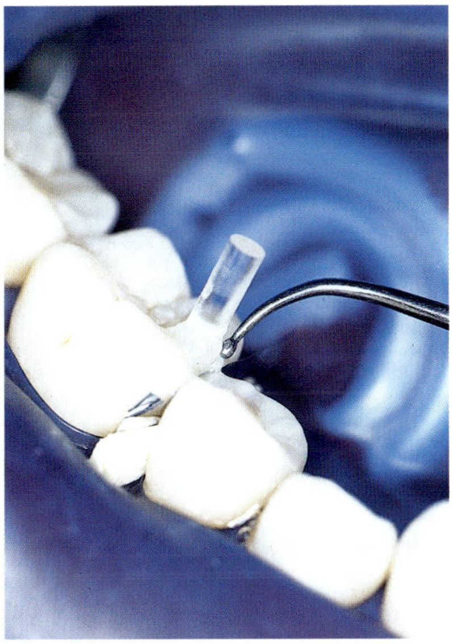
f

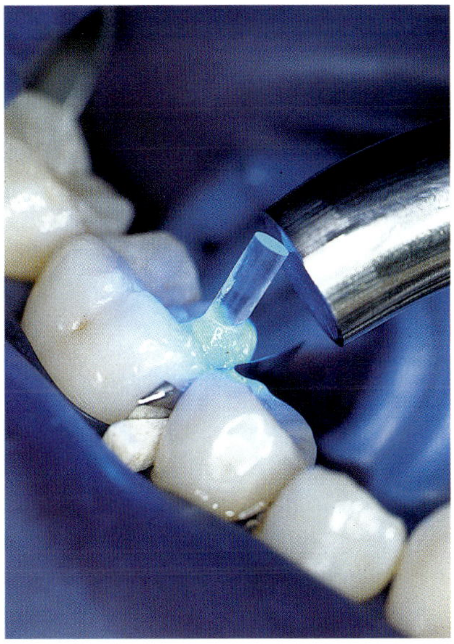
g

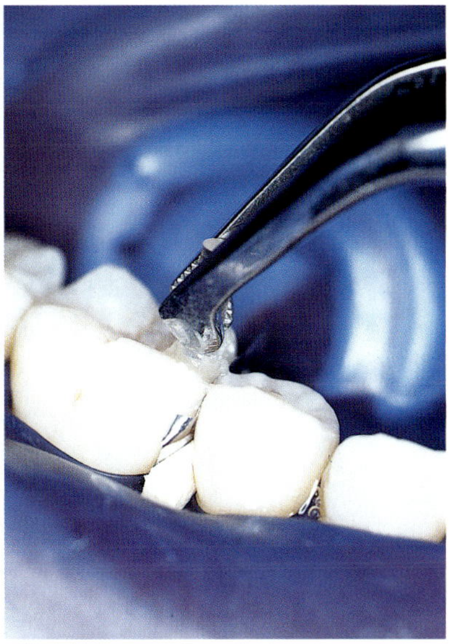
h

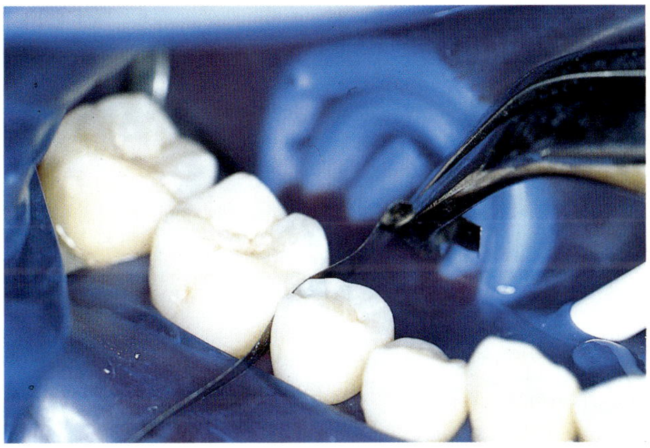
i

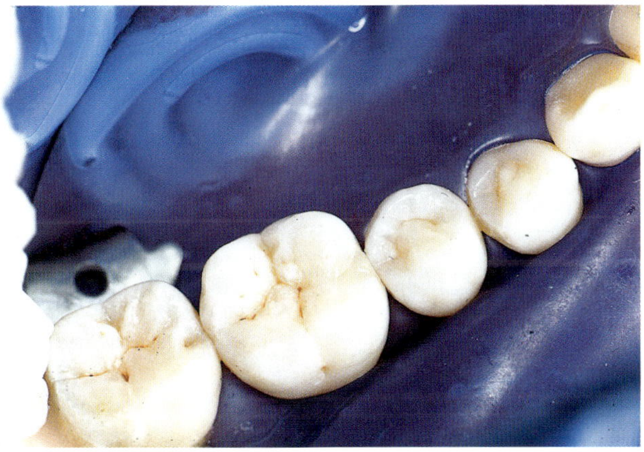
k

Abb. 12-3 Fortsetzung.

f) Ein dualhärtendes Zementierungskomposit wird angemischt, die Kavität etwa zur Hälfte damit gefüllt, das Inlay eingedrückt und grobe Überschüsse mit kleinem Kugelstopfer abgestreift. Die mit dem Holzkeilchen adaptierte Matrize verhindert weitgehend approximal-gingivale Überschüsse.

g) Zur Aushärtung wird das Komposit insgesamt mindestens 1 min lang von mehreren Seiten mit blauem Licht belichtet. Vorzugsweise sollte eine Lampe mit höherer Lichtleistung verwendet werden.

h) Der Handling-Pin aus Kunststoff kann mit der HOW-Zange leicht abgebrochen werden.

i) Das Finieren der Approximalfläche erfolgt mit einem feinstdiamantierten, nur 80 µm dünnen Metallstreifen der Breite 2,5 mm; Fig.# DS 25 F bzw. DS 25 EF. Die HOW-Zange ist ein ideales Instrument zum sicheren Führen dieser Streifen. Mit einem lanzettförmigen Anschnitt kann der Streifen unterhalb des Appoximalkontakts leichter eingeführt werden.

k) Die fertige mesial-okklusale Restauration, ausgeführt mit einem minimalinvasiven Vorgehen. Nach Abnahme des Kofferdams erfolgen die Okklusionskontrolle und die abschließende Fluoridierung.

12.8 Versorgung von Black-Klasse-I-Kavitäten (Abb. 12-4 bis 12-7)

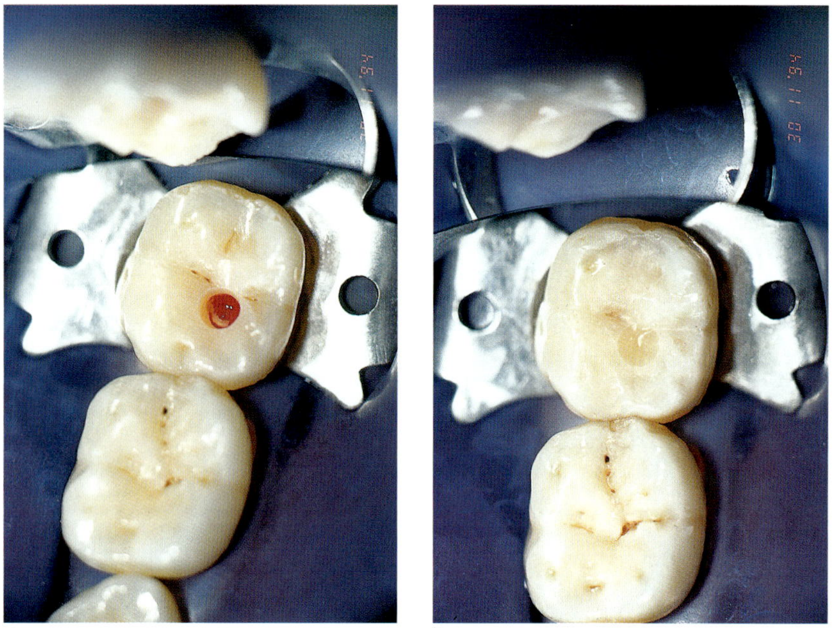

a b

Abb. 12-4

a) Zweiter Unterkiefermolar mit zentraler kariöser Läsion mit Dentinbeteiligung, Zugangskavität, Dentinfärbung mit „caries detector".

b) Zustand nach Verschluss mit keramischem Kegelstumpfinlay der Größe 2,5 mm ∅, anatomischer Ausformung und Politur.

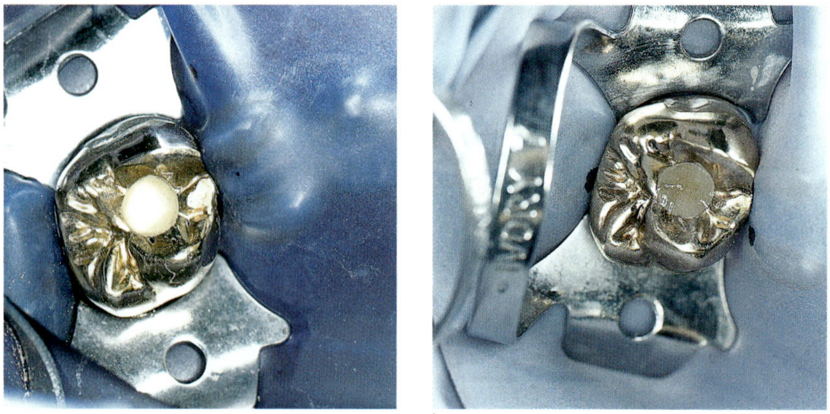

a b

Abb. 12-5

a) Trepanationsöffnung an einem Oberkiefermolaren mit Teilkrone nach Endodontie. Das Pulpakavum ist mit Glasionomerzement aufgefüllt, sodass eine Klebeverbindung zur Keramik möglich wird.

b) Zustand nach Verschluss mit keramischem Kegelstumpfinlay der Größe 3,0 mm ∅, anatomischer Ausformung und Politur.

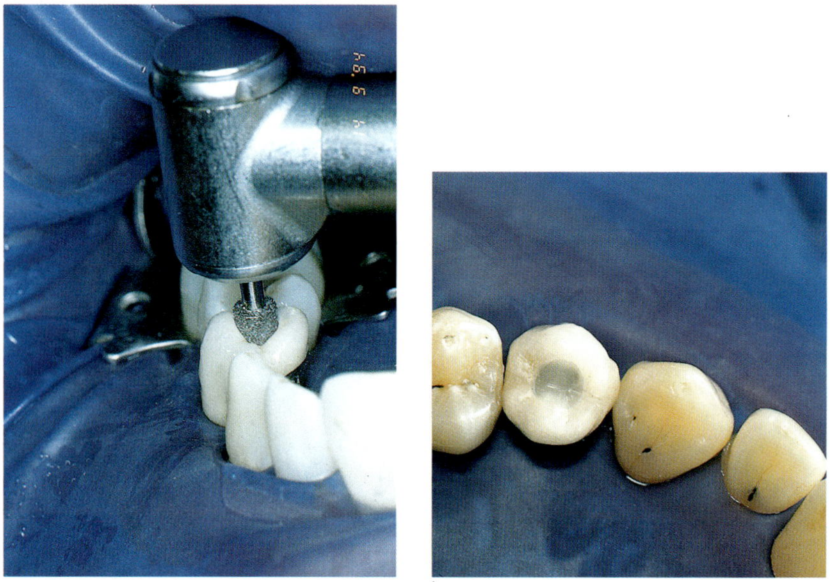

a b

Abb. 12-6

a) Aufreiben einer Trepanationsöffnung an einem ersten Prämolaren mit VMK-Krone. Das Pulpakavum wird mit Glasionomerzement aufgefüllt, sodass eine Klebeverbindung möglich wird.

b) Zustand nach Ätzung der Keramik des Kavitätenrandes mit Keramik-Ätzgel, Silanierung, Bonder-Vorstrich und Verschluss mit keramischem Kegelstumpfinlay der Größe 3,0 mm ∅ (Cerafil®), anatomischer Ausformung und Politur.

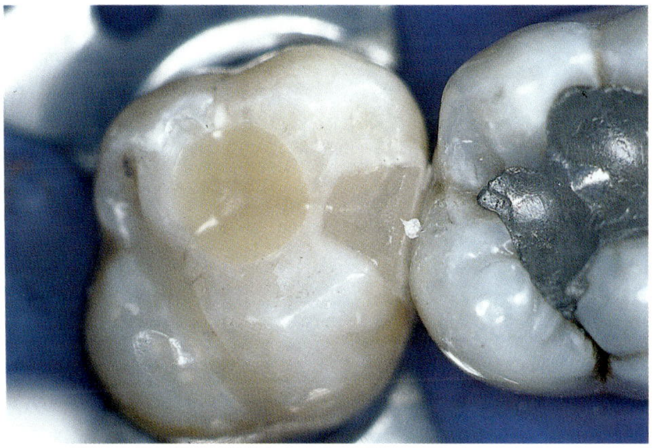

Abb. 12-7 Versorgung eines zweiten Oberkiefermolaren in der mesial-okklusalen Läsion mit einem SDS-Insert und in der zentralen Läsion der Fossa mit keramischem Cerafil®-Kegelstumpfinlay der Größe 3,5 mm ∅, anatomischer Ausformung und Politur sowie erweiterter Fissurenversiegelung der disto-palatinalen Fissur.

12.9 Ergebnisse experimenteller Evaluationen von Insert- und Kegelstumpfinlay-Systemen

In-vitro-Untersuchungen. Es liegen experimentelle Evaluationen mehrerer Untersucher vor, die mehrheitlich das Verfahren des Thermocyclings mit nachfolgender quantitativer Randanalyse anwenden [1, 15, 19, 20, 21].

Übereinstimmend mit diesen zeigen eigene Untersuchungen, dass die Häufigkeit von Randspalten nach Thermocycling am klinisch kritischen Übergang vom Schmelz zur Kompositfügefuge durch den Einsatz von keramischen Kegelstumpfinlays auf Werte im Bereich von 7% der Länge der Fügefuge reduziert werden kann, bei Inserts mit den deutlich breiteren Kompositfugen auf ca. 14% der Randlänge [21].

Bei einflächigen Kavitäten ist mit den Kegelstümpfen des Cerafil®-Systems eine inlaygleiche Passungsgüte mit einer mittleren Breite der Fügefuge von ca. 58 ± 22 µm erreichbar [31]. Bei zweiflächigen Füllungen kann die Breite der Fügefuge approximal geringfügig breiter sein.

Eine **In-vivo-Untersuchung** zum Randverhalten von Inserts nach halbjährlicher klinischer Funktion liegt vor [23]. Auch kann im Analogschluss auf jene Untersuchungen zurückgegriffen werden, die das mittel- bis langfristige Verhalten von adhäsiv befestigten CAD/CAM-Inlays evaluierten, bei denen verfahrenstypisch ebenfalls breitere Kompositfügefugen von ca. 170 bis 270 µm auftraten. Hier liegen bislang keine Befunde vor, die auf ein mittel- bis langfristiges Versagen der in Adhäsivtechnik erzeugten Kompositfügefuge hindeuten [6, 15].

12.10 Qualitätssicherung

An unserer Klinik sind keramische Inserts und Kegelstumpfinlays seit 1993 im Einsatz und seit dem Wintersemester 1994/95 Bestandteil der klinischen Ausbildung der Studierenden sowie der postgraduierten Weiterbildungskurse.

12.11 Weiterentwicklung und Zukunftsperspektiven

Das traditionelle Konzept der zahnärztlichen Kavitätenpräparation benutzt rotierende Instrumente. Daraus resultiert wesentlich die individuelle Form einer Kavität, was bei der Technik der Einlagefüllung die sehr aufwändige zahntechnische Einzelfertigung nach sich zieht. Ganz neue Optionen für passgenaue vorgefertigte mehrflächige Keramikinlays können sich mit Verfahren eröffnen, die in der industriellen Keramikbearbeitung schon längere Zeit bekannt sind und als Option zur Bearbeitung der Zahnhartsubstanzen bis hin zur Kavitätenpräparation grundsätzlich möglich erscheinen. Dies ist die Aktivierung von nicht mehr rotationssymmetrischen Schwingkörpern im Frequenzbereich des Schalls oder Ultraschalls. Der formgebende Schwing- und Schleifkörper selbst ist dabei aus Hartmetall oder diamantbelegt. Je härter und spröder das zu bearbeitende Werkstück, hier die Zahnhartsubstanzen, desto günstiger ist die Bearbeitbarkeit. Verifiziert ist die Erzeugung beliebiger Kavitätenformen in vitro. Der Zeitaufwand ist aktuell allerdings noch größer als jener bei konventioneller Präparation mit rotierenden Instrumenten. Eine weitere Option für einen zahnärztlichen Einsatz von ultraschallaktivierten Schwingkörpern ist das Glätten und Finieren von Zahnhartsubstanzen.

12.12 Zusammenfassung

Nach den vom Bundesgesundheitsamt (BGA) und seinem Nachfolgeinstitut verfügten Einschränkungen der Amalgamanwendung sind verschiedene Ansätze zur Problemlösung denkbar.

Einen Beitrag vermag nach aktuellem Kenntnisstand die Inserttechnik zu leisten. Sie steht als Bindeglied zwischen der direkten Kompositfüllung und der klassischen Einlagefüllung. Inserts sind in der Regel konische Formkörper aus nichtmetallischen zahnfarbenen Werkstoffen, die anwendungsfertig und industriell kostengünstig gefertigt werden können. Der Formkörper wird unter Verwendung der Verfahren der dentalen Adhäsivtechnik in der Kavität mit einem mundbeständigen Komposit geeigneter Viskosität eingeklebt. Den Insertsystemen liegt damit die Überlegung zugrunde, die bekannten Nachteile der Randspaltbildung mit Abriss vom Schmelz und vom Dentin infolge der polymerisationsbedingten Schrumpfung der Komposite bei direkten größeren Füllungen, insbesondere unter Kaubelastung im okklusionstragenden Seitenzahnbereich, zu minimieren. Dies wird dadurch erreicht, dass das Volumen des Komposits in der Kavität auf ca. 20% reduziert wird und der Formkörper ca. 80% des Volumens ausfüllt. Die Funktion des Komposits ist somit auf die eines an der Keramik und den beiden Zahnhartsubstanzen adhäsiv und mikromechanisch haftenden Fügewerkstoffs reduziert.

Der Zeitaufwand liegt im Bereich eines Faktors 2 bis 3 im Vergleich zur direkten konventionellen Kompositfüllung. Die verfahrensbedingt möglichen breiteren Fügefugen sind nach den bislang vorliegenden experimentellen Daten und klinischen Beobachtungen nicht limitierend. Dies ergibt sich auch aus dem Analogschluss zu den Fünf-Jahres-Ergebnissen von im CAD/CAM-Verfahren gefertigten Formkörpern, bei denen ebenfalls systembedingt breitere Fügefugen bestehen. Zum Stellenwert von Insertsystemen liegt seit dem Jahr 2000 eine Stellungnahme der DGZMK sowie eine umfassende Literaturübersicht vor [34, 35].

Ausgewählte Literatur

Das vollständige Literaturverzeichnis finden Sie auf unserer Homepage www.urbanfischer.de/Zahnmedizin/Kinderzahnheilkunde.

[34] Deutsche Gesellschaft für Zahn-, Mund- und Kieferheilkunde: Stellungnahme zu Keramik-Insert 1 vom April 2000.
[35] Federlin, M. et al.: Inserts – megafillers in composite restorations: a literature review. Clin Oral Invest 4, 1 (2000).

13 Zahnersatz – Kinderkronen und -prothesen

von JOHANNES EINWAG

Inhaltsübersicht

13.1 Einleitung

Wie inzwischen vielfach beschrieben und dokumentiert, ist parallel zum allgemeinen Rückgang des Kariesbefalls in den meisten westlichen Industrieländern eine Polarisierung des Kariesbefalls zu beobachten: Einer großen Anzahl von Personen mit keinen, wenigen oder gering ausgeprägten kariösen Läsionen steht eine kleine Gruppe von Patienten mit extrem hohem Kariesbefall gegenüber.

Für die zahnärztliche Praxis ergibt sich aus dieser Entwicklung eine deutliche **Verlagerung der Betreuungsschwerpunkte:**

- Bei ca. 70–80% der Kinder und Jugendlichen wird sich die zahnärztliche Tätigkeit – neben der Prophylaxe – auf die Fissurenversiegelung und erweiterte Fissurenversiegelung konzentrieren.
- Die klassische plastische Füllung verliert zahlenmäßig erheblich an Bedeutung und wird regelrecht ins „therapeutische Abseits" gedrängt.
- Der Großteil des Sanierungsbedarfs entfällt auf ca. 15–20% der Patienten, die eine umfassende und aufwendige Versorgung, z.B. durch endodontische Maßnahmen, Kinderkronen und Kinderprothesen, benötigen.

Auf diese Entwicklung sind die wenigsten Praxen vorbereitet. In der Regel werden lediglich die initialen kariösen Läsionen versorgt. Ist einmal ein Grad der Zerstörung erreicht, der die Wiederherstellung der Milchzahnkrone durch plastische Füllungsmaterialien erschwert oder gar unmöglich macht, wird offensichtlich in den meisten Fällen abgewartet, bis die betroffenen Zähne total zerstört und damit zur Extraktion reif sind [7].

Folgen derartiger „Problemlösungen" sind erhebliche ästhetische und funktionelle Beeinträchtigungen der Patienten. Zusätzlich treten bei 40–50% aller Kinder in der Bundesrepublik Störungen der Kieferentwicklung im Sinne eines sekundären Engstands auf [16], eine Tatsache, die die kieferorthopädische Behandlungsnotwendigkeit erheblich verstärkt.

Ein Großteil der genannten Komplikationen lässt sich jedoch durch Einsatz geeigneter, moderner Behandlungstechniken verhindern. Insbesondere neue Entwicklungen auf dem Gebiet der Konfektionskronen für den Front- und Seitenzahnbereich sowie der Einsatz von Kinderprothesen machen „orale Rehabilitation" auch im Milchgebiss möglich.

13.2 Konfektionierte Kronen

13.2.1 Konfektionskronen im Seitenzahnbereich

Stahlkronen (z.B. der Fa. Unitek) sind schon seit Jahren auf dem Dentalmarkt erhältlich; im angloamerikanischen Sprachraum gehören sie seit Jahrzehnten zur Standardausrüstung der Pädodonten. Ihrem routinemäßigen Einsatz in der Zahnarztpraxis stand jedoch von jeher die umständliche und zeitraubende Bearbeitung bis zur endgültigen Anpassung an den Zahn entgegen, da lediglich die Okklusalfläche vorgeformt war. Ein exakter Randschluss war in den wenigsten Fällen gewährleistet (Abb. 13-1) [4, 9].

Eine echte Neuerung stellen die Stahlkronen der Firma 3M dar. Es handelt sich hierbei um hundertprozentig vorgefertigte Kronen (Material: Nickel-Chrom-Legierung) mit einem elastischen Federrand, der einen exakten Randschluss sicherstellen soll.

Indikationen

Haupteinsatzgebiet ist das Milchgebiss, insbesondere:

- bei Zerstörung der klinischen Krone ohne die Möglichkeit der Restaurierung unter Beibehaltung der Funktion (Abb. 13-2)
- bei mehrflächigem Kariesbefall oder florider Karies
- nach endodontischen Maßnahmen (Abb. 13-3)
- bei Anomalien der Zahnform und -struktur
- bei Verankerungs- oder Retentionsproblemen im Rahmen einer kieferorthopädischen oder prothetischen Behandlung im Kindesalter (Abb. 13-4).

Materialien

Die Grundausstattung bildet ein Sortiment für die acht Milchmolaren mit je sechs Größen. Erfahrungsgemäß werden im Oberkiefer in ca. 80% der Fälle die Größen 3 bzw. 4, im Unterkiefer die Größen 2 bzw. 3 benötigt. Für die einzelnen Konfektionsgrößen sind Nachfüllpackungen à fünf Stück erhältlich. Eine Ausführung für Sechsjahrmolaren ist ebenfalls im Handel.

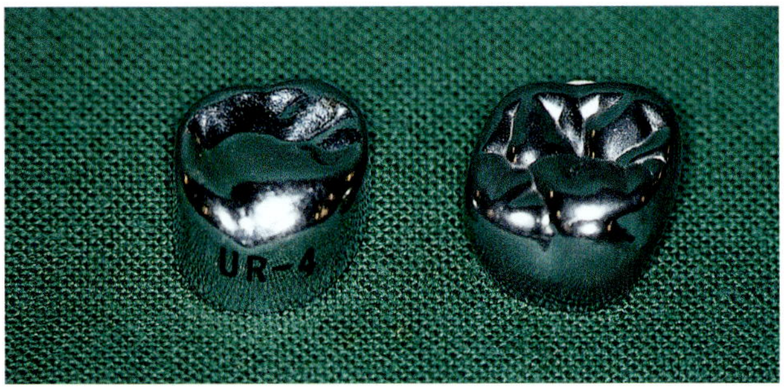

Abb. 13-1 Milchmolaren-Stahlkronen der Firma Unitek (links; lediglich die Okklusalfläche ist vorgeformt) und der Firma 3M (rechts, anatomisch vorgeformt).

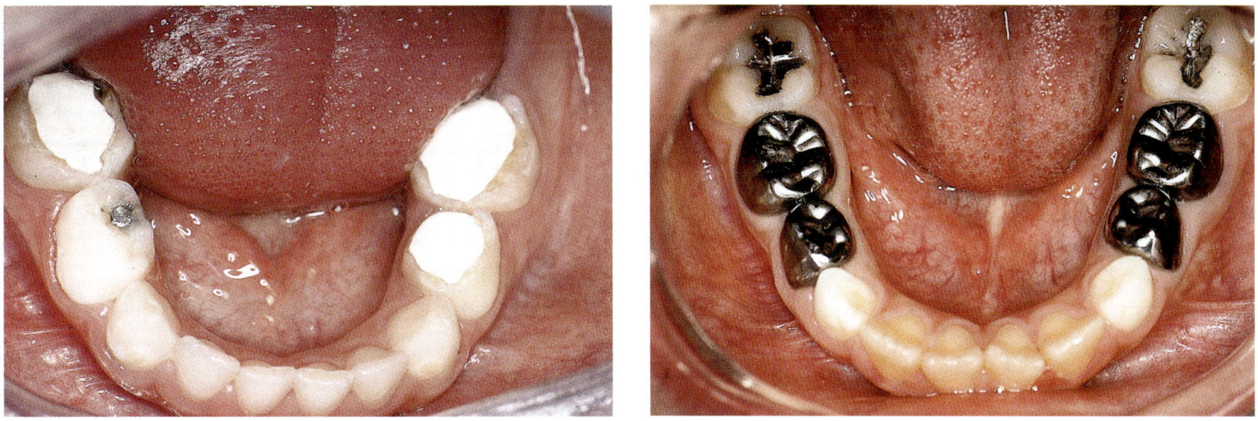

a b

Abb. 13-2 Zustand vor (a) und nach (b) Versorgung der Milchmolaren im Unterkiefer. Eine funktionell einwandfreie Restauration mit plastischen Füllungsmaterialien war nicht möglich.

Abb. 13-3 Zustand nach Trepanation, Entfernung des Kavumdaches, Darstellung der Kanaleingänge sowie Säuberung des Pulpakavums und der Wurzelkanäle bei einem fistelnden Milchmolaren. Bei einer Versorgung mit plastischen Füllungsmaterialien muss angesichts der geringen Überreste an Zahnhartsubstanz (a) mit einer Fraktur des Zahnes gerechnet werden. Die anschließend an die endodontische Behandlung erfolgende Restauration mit einer konfektionierten Krone (b) ist die dauerhaftere Alternative.

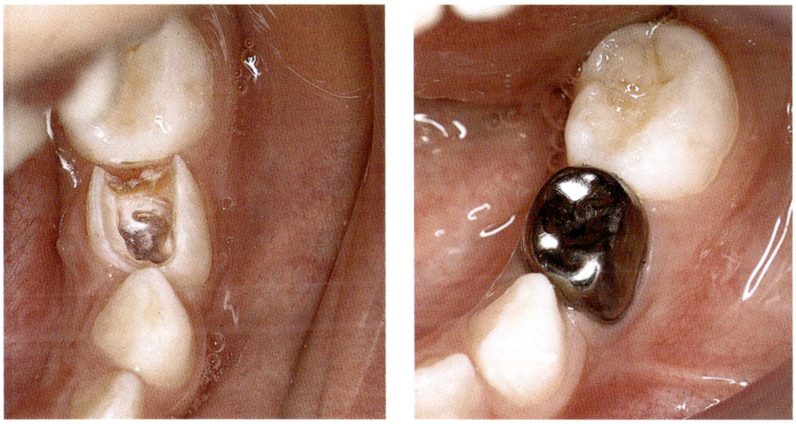

a b

Abb. 13-4 Ausgangssituation nach abgeschlossener konservierender endodontischer und chirurgischer Sanierung bei einem 5,7 Jahre alten Patienten.

a) Ein funktionell befriedigendes Ergebnis konnte nicht erzielt werden: Der Patient kann nicht korrekt kauen, eine fehlerhafte Entwicklung der Kaumuskulatur ist die Folge. Mit einer Reduktion der Bisshöhe und einer Mesialwanderung der zweiten Milchmolaren muss gerechnet werden: Eine Verkleinerung der Stützzone und Störungen des Zahnwechsels wären die Folge. Zusätzlich kommt es an Zahn 85 immer wieder zu schmerzhaften akuten Exazerbationen (Speisereste blockieren die Wurzelkanaleingänge).

b) Die Problemlösung: konfektionierte Kronen mit angelöteten Lückenhaltern.

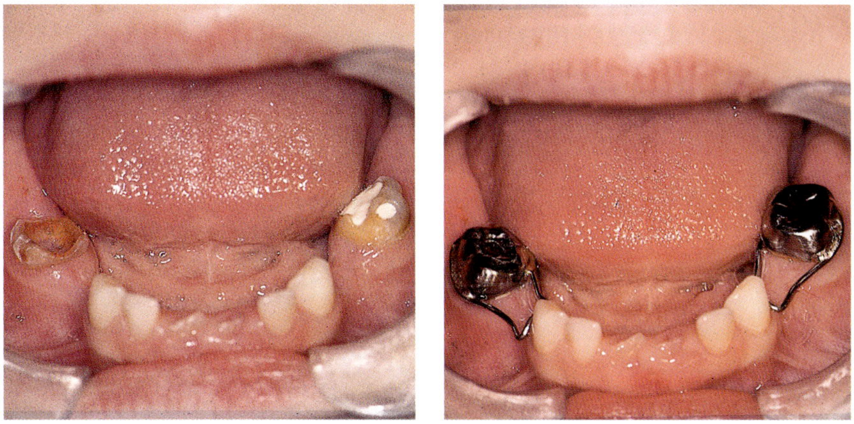

a b

An Instrumentarium zur individuellen Anpassung an den Zahn werden ein mittelgroßer konischer Diamant (z.B. ISO 016), ein mittelgroßer birnenförmiger Diamant (ISO 012), eine Schere, eine Börtelzange, Schleifsteine und Poliergummis benötigt (Abb. 13-5).

Präparation

Zeitaufwand. Der Zeitaufwand für die Präparation des Milchzahnes ist relativ gering, da im Normalfall lediglich die Okklusalfläche reduziert, approximal separiert und der Übergang zwischen den einzelnen Zahnflächen abgerundet werden muss.

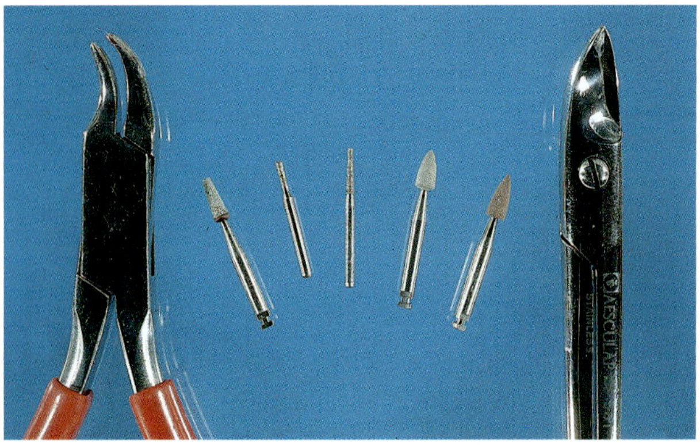

Abb. 13-5 Instrumentarium für die Präparation und korrekte Anpassung der konfektionierten Milchzahnkrone.

Präparationsschritte. Nach Anästhesie, Kariesentfernung, ggf. endodontischer Vorbehandlung und Aufbaufüllung sind im Einzelnen folgende Präparationsschritte zu beachten:

- **Approximalflächen** stufenlos separieren! (Abb. 13-6) Sowohl der Begriff „stufenlos" als auch das „Separieren" sind auf die „Goldwaage" zu legen. Eine stufenlose Präparation ist deswegen erforderlich, weil die vollständig vorgeformte Krone nach zervikal konvergiert! Bei einer stufigen oder hohlkehlförmigen Präparation würde die Krone nicht über die Präparationsgrenze in den zervikalen Bereich des basalen Schmelzwulstes rutschen können, eine Voraussetzung, die für die Retention von entscheidender Bedeutung ist.
  „Separieren" wiederum soll in diesem Zusammenhang zum Ausdruck bringen, dass nur ein geringer Präparationsaufwand erforderlich ist. Wird zuviel Substanz entfernt, ist keine marginale Adaptation im zervikalen Bereich möglich und somit kein akzeptabler Randschluss vorhanden. In der Praxis wird die korrekte Durchführung dieser Regeln durch approximale Präparation mit einem konischen Diamanten – ca. 1 mm subgingival angesetzt – sichergestellt.
- **Okklusalflächen** gleichmäßig um ca. 1–1,5 mm kürzen, dabei das Fissurenrelief erhalten (Abb. 13-7). Mindestens ebenso wichtig wie die Forderung nach einer Reduktion der Okklusalfläche (Platzbedarf für Krone und Zement) ist die Notwendigkeit, das Fissurenrelief zu erhalten. Der Grund hierfür liegt in der Herstellung der konfektionierten Kronen: Es handelt sich hierbei nicht um gegossene, sondern um gestanzte Kronen. Das heißt: Eine Fissur stellt – vom präparierten Zahnstumpf aus gesehen – einen Grat dar. Wird also beispielsweise die Zentralfissur bei der Präparation zu weit nach lingual oder bukkal verlegt, kann die konfektionierte Krone nicht adaptiert werden.
- **Vestibuläre** und **linguale Flächen** – wenn überhaupt – nur äußerst gering beschleifen; in jedem Fall den basalen Schmelzwulst belassen!
  Grund für diese einschneidende Abweichung von den üblichen Regeln der Kronenpräparation ist die bereits o.a. besondere Retention der konfektionierten Krone: Der Halt der Krone am präparierten Milchzahnstumpf wird dadurch sichergestellt, dass der zervikale Federrand der Krone um den zervikalen Teil des basalen Schmelzwulstes „ein-

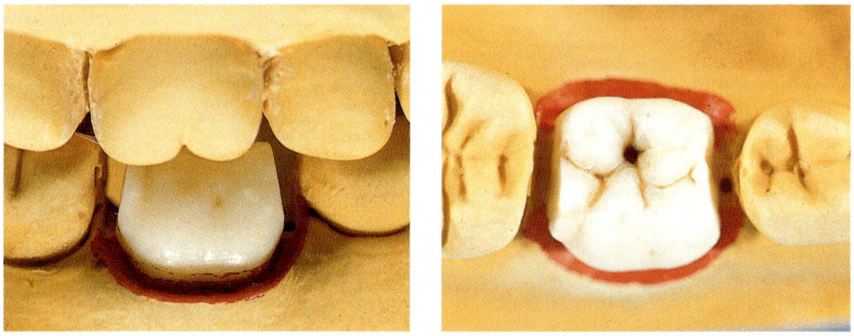

a b

Abb. 13-6 Modellpräparation. Zustand nach approximaler Separation.
a) Ansicht von bukkal.
b) Ansicht von okklusal.

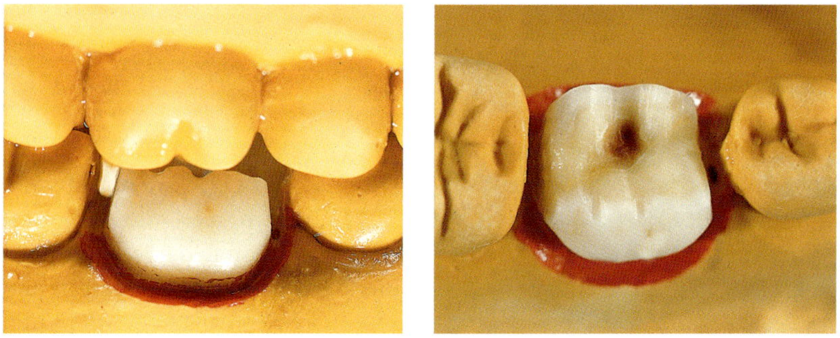

a b

Abb. 13-7 Modellpräparation. Zustand nach okklusaler Reduktion.
a) Ansicht von bukkal.
b) Ansicht von okklusal.

schnappt". Ist der basale Schmelzwulst durch Karies zerstört oder durch übertriebene Präparation entfernt, kann in diesem Teil des Zahnes keine Retention der Krone gewährleistet werden.

- Abrunden der **Übergänge zwischen den Zahnflächen** (Abb. 13-8).
  Bedingt durch die Herstellung ist die innere Kontur der konfektionierten Krone abgerundet. Werden die korrespondierenden Flächen des präparierten Stumpfes nicht abgerundet, schaukelt die Krone. Das Abrunden der Übergänge zwischen den Zahnflächen ist daher eine wesentliche Voraussetzung für die korrekte Adaptation der Krone an den Zahnstumpf.

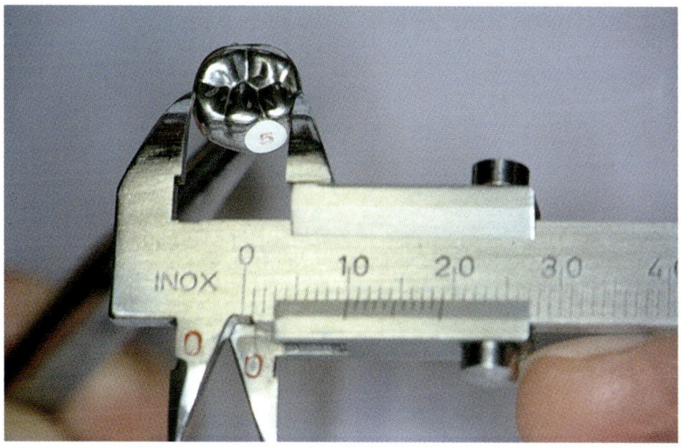

Abb. 13-9 Schieblehre zur Kronenauswahl.

Auswahl der Konfektionsgröße. Entscheidend für die korrekte Anpassung der Konfektionskrone an den Zahn ist die Auswahl der richtigen Konfektionsgröße. In der Regel ist der Anfänger versucht, eine zu große Krone einzusetzen. Der „zervikale Schnappeffekt", der das Umgreifen des basalen Schmelzwulstes durch einen eng anliegenden elastischen Federrand signalisiert, tritt dann nicht mehr auf; der Kronenrand steht ab, meist wird interdental ein Stück der Papille zwischen Kronenrand und Zahnstumpf eingeklemmt. Um derartige Komplikationen zu vermeiden, empfiehlt es sich, zumindest in der Anfangsphase der Erprobung, die mesio-distale Größe des Zahnes genau abzumessen (z.B. mit einer Schieblehre). Auf diese Weise erhält man einen sicheren Anhaltspunkt für die tatsächlich benötigte Konfektionsgröße (Abb. 13-9).

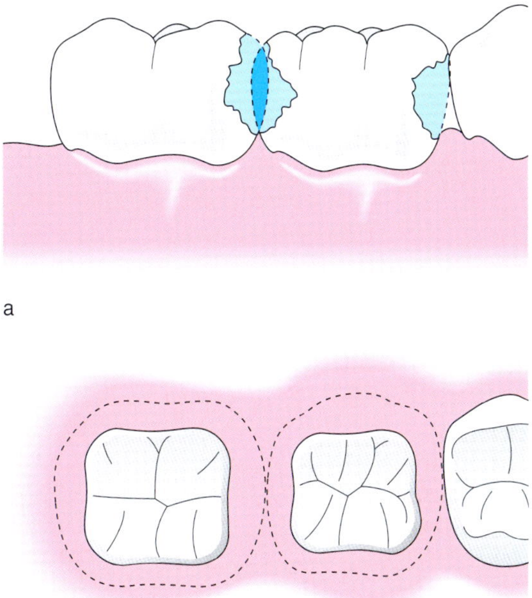

a

b

Abb. 13-10 Modifizierte Präparationstechnik. Bei Verringerung der mesio-distalen Dimension z.B. durch Approximalkaries (a) müssen auch die lingualen/palatinalen und bukkalen Zahnflächen beschliffen werden (b).

Modifikationen der o.g. Präparationsregeln sind erforderlich, wenn der Nachbarzahn als Folge einer Approximalkaries oder großflächiger kariöser Zerstörung aufwandert, d.h. die mesio-distale Dimension der Zähne verringert wird. In solchen Fällen ist die vorgefertigte Krone nach Beschleifen allein der Approximalflächen oder okklusaler Reduktion nie auf Anhieb zu platzieren. Im Vergleich zum „normalen" mesio-distalen Durchmesser ist dann die Milchzahnkrone in bukko-lingualer (bzw. palatinaler) Richtung zu groß! Sie muss daher durch zusätzliches Beschleifen der bukkalen oder oralen Glattflächen an die vorgegebenen Größenverhältnisse der Konfektionskrone angepasst werden (Abb. 13-10).

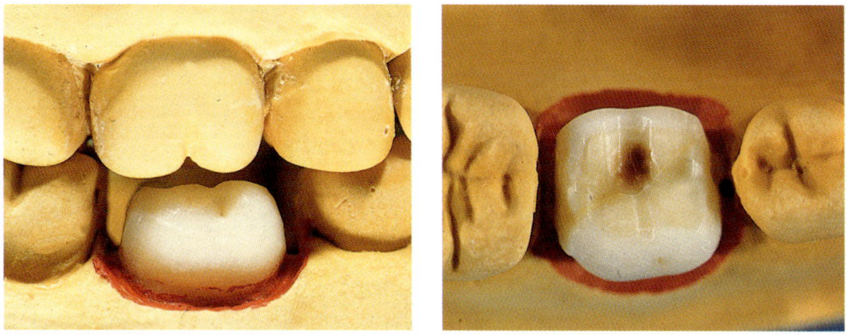

Abb. 13-8 Modellpräparation. Zustand nach abschließender Abrundung.

a) Ansicht von bukkal.
b) Ansicht von okklusal.

a b

Variationen beim Eingliedern sind erforderlich beim Vorliegen eines **abradierten Milchgebisses.** Hier muss der Rand der konfektionierten Krone beschnitten werden, um den Sulcus gingivae nicht zu verletzen und die Passform in der Höhe sicherzustellen. Durch das Beschneiden wird allerdings der Randschluss im Bereich des zervikalen Schmelzwulstes aufgelöst. Die Verwendung einer kleineren konfektionierten Krone löst dieses Problem (Abb. 13-11).

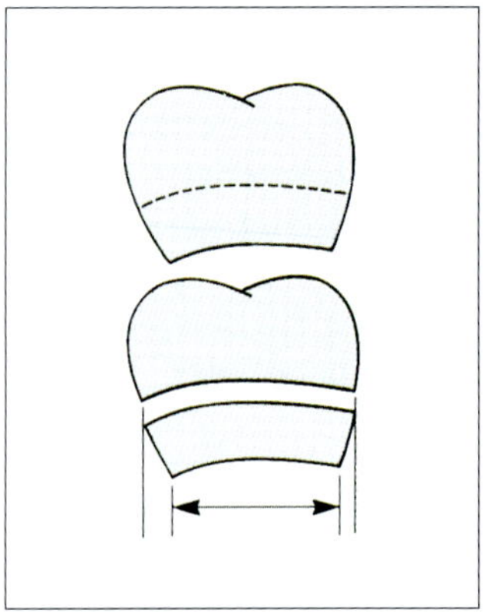

Abb. 13-11 Bei abradierten Milchzähnen muss die konfektionierte Krone vor der Eingliederung gekürzt werden. Bei diesem Vorgang wird der Randschluss aufgelöst, da die Krone nach zervikal konvergiert.

Probleme besonderer Art ergeben sich mitunter bei der Präparation der **ersten Milchmolaren im Unterkiefer.** Werden diese teilweise sehr kleinen Zähne beschliffen, ist häufig die kleinste vorhandene Konfektionskrone noch zu groß. In den genannten Fällen behilft man sich am besten mit einer Konturbandfüllung oder provisorischen Prämolarenkronen.

Adaptation der Krone

Die Krone ist dann richtig ausgewählt, wenn sie beim Einsetzen von lingual bzw. palatinal mit **leichtem Druck** über die Präparationsgrenze in den Sulkus rutscht („Schnapp"-Effekt, s.o.). Ist die Krone zu lang – erkennbar an einer fehlerhaften Okklusion bzw. der Anämie der Gingiva –, muss sie gekürzt werden. Das Kürzen erfolgt mit der Schere; nachgearbeitet wird mit Karborundsteinchen und Gummipolierern. Nach dem Kürzen muss – in Abhängigkeit vom Ausmaß der Kürzung – mehr oder weniger intensiv mittels einer Börtelzange oder Konturierzange der Kronenrand an die individuelle Form des Stumpfes angepasst werden.

Einsetzen der Krone

Nach Reinigung und Entfettung der Krone sowie Trocknen des präparierten Zahnstumpfes wird die Stahlkrone zu ca. drei Vierteln mit sahnig angerührtem Karboxylatzement gefüllt und von lingual/palatinal auf den Zahnstumpf aufgesetzt (im Prinzip ist jeder Zement verwendbar, Karboxylatzement hat jedoch den Vorteil, dass im Rahmen der Abbindephase eine kaugummiartige Konsistenz auftritt, die die Reinigung des Sulcus gingivae und der Interdentalräume erheblich erleichtert).

Im Anschluss an eine Okklusionskontrolle werden die Zementüberschüsse entfernt und die Krone sowie ggf. die Nachbarzähne inkl. der angrenzenden Weichgewebe gesäubert.

Überlebensdauer

Im paarweisen Vergleich erwies sich die Versorgung zwei- und mehrflächig kariöser Milchmolaren mit konfektionierten Kronen der Restauration mit Amalgamfüllungen als deutlich überlegen [1, 3, 8]. Dies gilt sowohl hinsichtlich der Lebensdauer als auch der Erneuerungshäufigkeit (Abb. 13-12). Vergleichende Studien zur Überlebensrate konfektionierter Kronen und adhäsiv befestigter Füllungsmaterialien stehen derzeit noch aus [14].

Als Grund für die unterschiedliche Spannweite der Überlebensraten zwischen Amalgamfüllungen [1, 3, 8, 10, 13, 17] und konfektionierten Kronen [1, 3, 8, 10, 12] muss neben Abweichungen der Stichprobenzusammensetzung auch die unterschiedliche Qualität der eingesetzten Werkstoffe zum Zeitpunkt der jeweiligen Untersuchung (1975, 1981, 1990) in Betracht gezogen werden. Der mit 30,3% überraschend hohe Anteil an erneuerungsbedürftigen Stahlkronen bei Braff ist vermutlich auf die Anwendung der seinerzeit üblichen „teilkonfektionierten" Kronen (d.h., nur die Kaufläche ist vorgeformt) zurückzuführen [1, 3, 8]. Die Eingliederung der sowohl von Dawson [3] als auch von Einwag und Dünninger [8] benutzten vollkonfektionierten Kronen (Ion-Ni-Chro-Kronen®) zeigt deutlich bessere Ergebnisse (Dawson: 12,8%; Einwag: 6,2% Erneuerungsbedarf). Auf die daraus resultierenden Vorteile bezüglich der Wirtschaftlichkeit hat bereits Braff [2] hingewiesen.

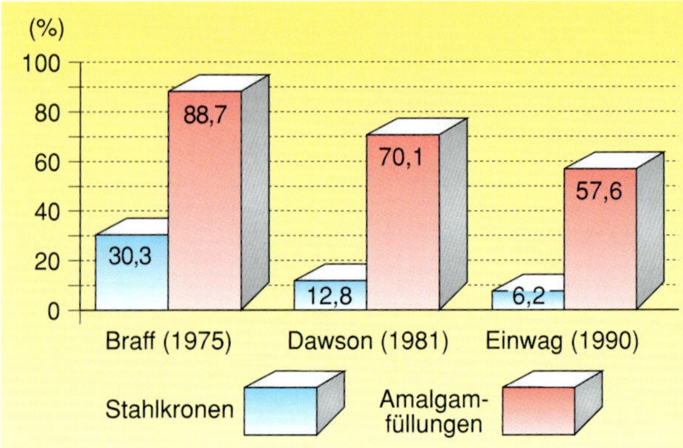

Abb. 13-12 Erneuerungshäufigkeit von Stahlkronen und mehrflächigen Amalgamfüllungen im Milchgebiss.

Materialbedingte Nebenwirkungen, wie z.B. theoretisch denkbare Sensibilisierungen gegen Nickel, wurden bislang nicht beschrieben. Vergleicht man zusätzlich das vergleichsweise einfache Vorgehen bei der Eingliederung konfektionierter Kronen mit den möglichen Schwierigkeiten bei der korrekten Gestaltung mehrflächiger plastischer Füllungen an Milchmolaren, so stellen konfektionierte Kronen die erheblich patienten- wie zahnarztfreundlichere Alternative dar [7].

Eine Besonderheit sind **konfektionierte Kronen für bleibende Zähne** z.B. für Sechsjahrmolaren (Abb. 13-13). Sie haben eine größere anatomische Variationsbreite als Milchmolaren; entsprechend schwierig ist es, geeignete Konfektionskronen zu produzieren. In der Regel ist die Präparation erheblich zeitraubender und der Substanzverlust weitaus größer als bei den Milchmolaren. Zusätzlich entstehen fast immer Schwierigkeiten bei der Anpassung der Krone an den Zahnstumpf. Bedingt durch das Fehlen eines basalen Schmelzwulstes lässt sich die Konfektionskrone trotz eines elastischen Federrandes auf dem konisch beschliffenen Zahn nur schwer fixieren. Störungen der Okklusion sind die Norm, ein exakter Randschluss ist praktisch nicht zu erzielen.

Bleibende Zähne sollten nur in Ausnahmefällen mit Konfektionskronen versorgt werden.

Ihr Einsatz ist lediglich indiziert:
- bei Unsicherheit über das weitere Schicksal des Zahnes, z.B.:
  - nach Wurzelbehandlungen im frühen Wechselgebiss,
  - bei Vorliegen mehrerer kariös zerstörter Sechsjahrmolaren im frühen Wechselgebiss,

  also immer dann, wenn noch nicht geklärt ist, ob einer rein konservativen oder einer chirurgisch-kieferorthopädischen Therapie der Vorzug zu geben ist;
- bei frühzeitigem Verlust der Milchmolaren und gleichzeitiger erheblicher Zerstörung eines oder mehrerer Sechsjahrmolaren,
  - um die Bisshöhe zu sichern
  - um der Entwicklung von Bisslageanomalien entgegenzuwirken und
  - bei Strukturanomalien [6].

In jedem Fall sind die Konfektionskronen auf permanenten Zähnen nur als eine zeitlich befristete Übergangslösung anzusehen. Diese Schlussfolgerung muss aus den Arbeiten von Henderson [9], Lubick [11] und Einwag [5] gezogen werden, die feststellen, dass die „Passgenauigkeit von Konfektionskronen (auch mit einem elastischen Federrand) deutlich schlechter ist als die von gegossenen Kronen. Insbesondere interdental, am Übergang zwischen Krone und Zahnhartsubstanz, sind in jedem Fall Retentionsnischen vorhanden, die die Ansammlung von Plaques begünstigen."

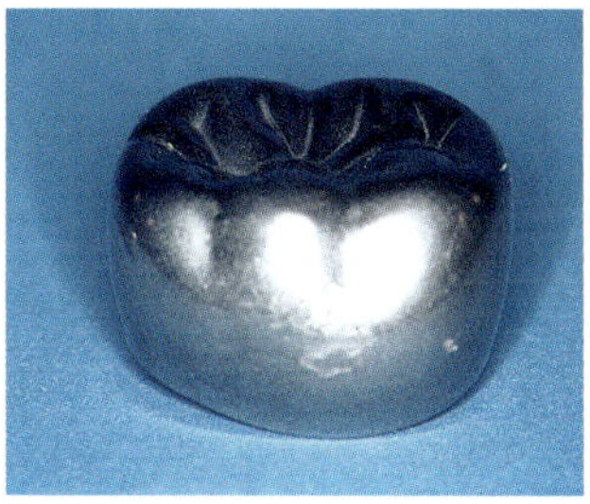

Abb. 13-13 Konfektionierte Ion-Ni-Chro-Krone® (3M) für Sechsjahrmolaren.

Sekundärkaries in diesem Bereich ist nur eine Frage der Zeit [5, 9, 11, 14]. Eine dauerhafte Irritation des marginalen Parodontiums ist die Regel.

Klinisch wird dieser chronische Reiz erst dann interessant, wenn als Folge pathologische Veränderungen im Bereich des Parodontiums auftreten, d.h. Knochenabbau diagnostiziert werden kann. Dies ist bei keinem mit einer Konfektionskrone versehenen Milch- oder Sechsjahrmolaren vor Vollendung des 15. Lebensjahres der Fall.

Verbleiben die Kronen über das 15. Lebensjahr hinaus im Mund, muss mit zum Teil erheblichem Knochenabbau gerechnet werden [5].

13.2.2 Konfektionskronen im Frontzahnbereich

Die Wiederherstellung zerstörter Milchfrontzähne kann aus den verschiedensten Gründen zu einem für den Patienten und den behandelnden Zahnarzt gleichermaßen frustrierenden Erlebnis werden. Hintergrund dieser Feststellung ist die Beobachtung, dass keine der gebräuchlichen Behandlungstechniken die Erwartungshaltung des kindlichen Patienten sowie seiner Eltern nach einer funktionell wie ästhetisch befriedigenden Restauration in dem genannten Indikationsbereich in vollem Umfang erfüllen konnte. Diesem Wunsch standen im Wesentlichen folgende **Hindernisse** entgegen:
- Die Frontzähne der ersten Dentition sind sehr klein, die Milchzahnpulpa ist in der Regel weit ausladend; Unterschnitte zur Retention von Füllungen sind ohne Verletzungen der Pulpa kaum anzubringen.
- Es ist kein Platz für Füllung und Unterfüllung vorhanden.
- Die Anwendung der Säureätztechnik ist wegen der Techniksensitivität (Probleme beim Trockenlegen,

insbesondere bei kleineren Kindern) nur bedingt erfolgreich!

Die Bemühungen der Zahnärzte waren daher in der Regel von dem Bestreben gekennzeichnet, einen im jeweiligen Fall akzeptablen Kompromiss zu finden. Bevorzugte „Lösungen" waren:

- Keine Therapie, in der Hoffnung, dass bis zur physiologischen Exfoliation keine Komplikationen auftreten würden; andernfalls: Extraktion.
- Die Versorgung von Frontzahndefekten allein mit Zement.

Eine ästhetisch und funktionell befriedigende Alternative bietet der Einsatz so genannter **Pedo-Form-Stripkronen®** (Abb. 13-14). Es handelt sich hierbei um der Morphologie der Milchfrontzähne angepasste, vorgefertigte Kunststoffkronen, die als Matrize für Kompositfüllungen dienen. Sie gewährleisten bei

- Traumata im Milchgebiss
- großen kariösen Läsionen (Abb. 13-15)
- Mineralisationsstörungen

eine dauerhafte Wiederherstellung der betroffenen Zähne, vorausgesetzt, eine korrekte Präparation des Zahnstumpfes ist erfolgt.

Im Einzelnen sind folgende **Besonderheiten** zu berücksichtigen:

- Lediglich die Approximalflächen und die Inzisalkanten sollten beschliffen werden (ungefähr 1 mm). Faustregel: Es genügt, so viel Zahnsubstanz zu entfernen, dass die Krone gerade über den Stumpf gezogen werden kann.
- Zur Verbesserung der mechanischen Haftung sollte labial in Höhe des Gingivalrandes ein Unterschnitt in Form eines keilförmigen Defekts im Schmelz angelegt werden (häufig ist eine entsprechende makromechanische Retention bereits durch die bestehende Karies vorgegeben).
- Nach Entfernung der Karies und Abdecken aller frei liegenden Dentinschichten wird der gesamte oberflächliche Schmelz für 30–40 s angeätzt! (Die unstrukturierten Schmelzschichten werden bei der Präparation entfernt!) Es resultiert das gewünschte retentive Ätzmuster (Abb. 13-16).

Das weitere Vorgehen entspricht dem bei der Verwendung von Frasaco-Kronen® im bleibenden Gebiss.

In Einzelfällen ist auch die Versorgung mit „Stiftzähnen" angezeigt. Sie besitzen – da mit der Resorption der Milchzahnwurzeln gerechnet werden muss – einen vergleichsweise kurzen Stift. Die dadurch verringerte Haftung kann durch entsprechende, den Zahnstumpf umfassende Präparation des Zahnes zumindest teilweise ausgeglichen werden (Abb. 13-17).

Für den Frontzahnbereich des Wechselgebisses hat sich bei den oben angeführten Indikationen der Einsatz von **Polykarbonatkronen** (Abb. 13-18) bewährt. Es handelt sich hierbei um zahnfarbene, konfektionierte Kunststoffkronen, die durch den Einbau von Mikroglasfibern einige erstaunliche Eigenschaften besitzen, z.B.:

- Sie sind mit der Zange kalt verformbar. Die neu gebildete Kontur bleibt dabei bestehen.
- Sie können mit der Schere beschnitten sowie mit Diamanten, Fräsen oder Steinchen gleichermaßen gut bearbeitet werden.
- Der Rand ist extrem dünn auszuziehen.

Die Präparation des Zahnes erfolgt stufenlos und möglichst substanzschonend. Anschließend wird mittels eines Formenstabes eine passende Krone ausgesucht, individuell angepasst und schließlich mit Zement eingesetzt. Aufgrund der mechanischen Ei-

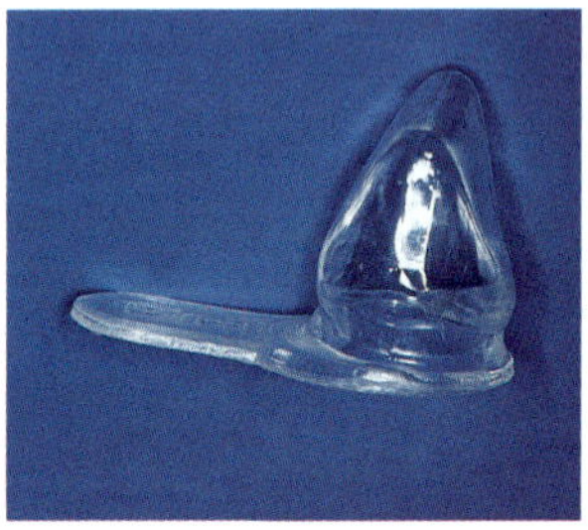

Abb. 13-14 Pedo-Form-Stripkrone® für einen oberen mittleren Schneidezahn im Milchgebiss.

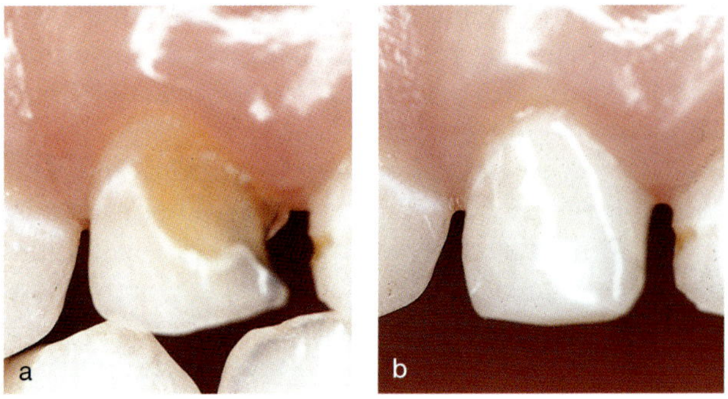

Abb. 13-15 Frontzahnrestauration im Milchgebiss. Zustand vor (a) und nach (b) der Versorgung. Die Rekonstruktion von Zahn 52 erfolgte mittels Stripkrone®.

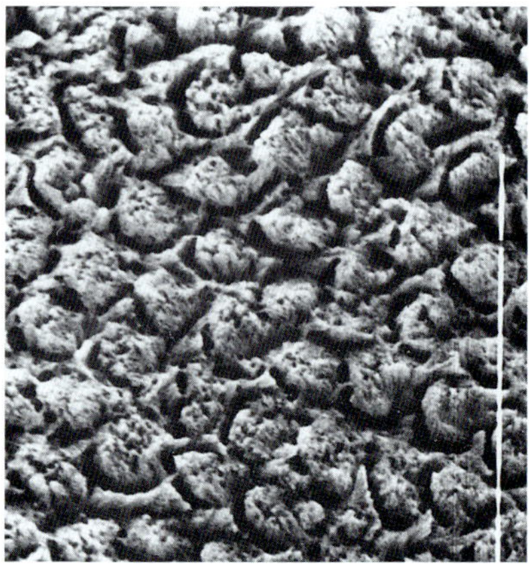

Abb. 13-16 Rasterelektronenmikroskopische Darstellung angeätzter Schmelzprismen eines Milchzahnes. Das gewünschte retentive Ätzmuster ist sichtbar.

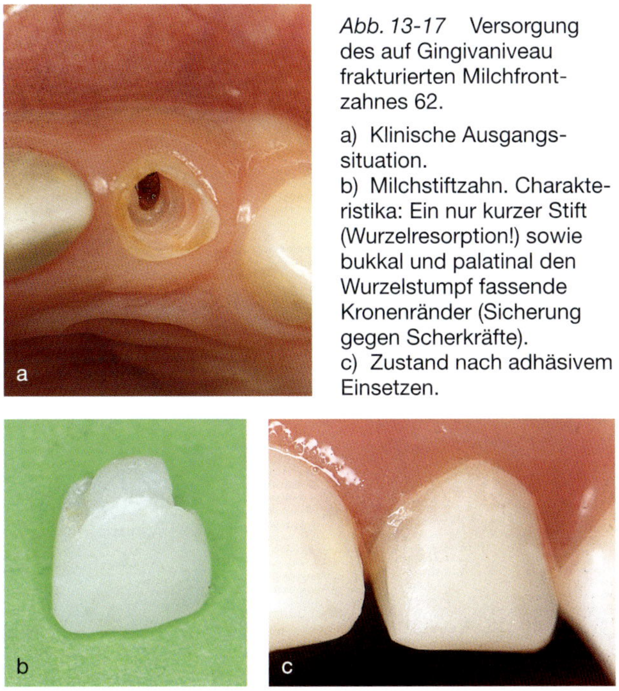

Abb. 13-17 Versorgung des auf Gingivaniveau frakturierten Milchfrontzahnes 62.

a) Klinische Ausgangssituation.

b) Milchstiftzahn. Charakteristika: Ein nur kurzer Stift (Wurzelresorption!) sowie bukkal und palatinal den Wurzelstumpf fassende Kronenränder (Sicherung gegen Scherkräfte).

c) Zustand nach adhäsivem Einsetzen.

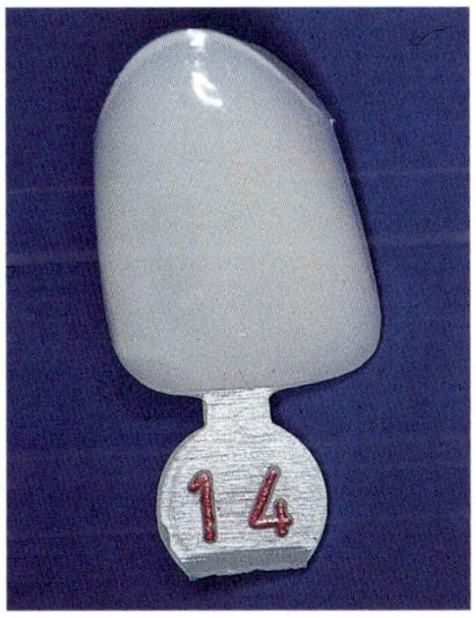

Abb. 13-18 Polykarbonatkrone für einen oberen seitlichen Schneidezahn.

genschaften und ästhetischen Qualitäten muss der Einsatz dieser Kronen im Wechselgebiss als echte Alternative zu der Versorgung mit Kunststoffmantelkronen oder Jacketkronen bezeichnet werden. Insbesondere bei der Wiederherstellung frakturierter Zähne oder der oralen Rehabilitation von Patienten mit Strukturanomalien vor Abschluss der Gebissentwicklung sind sie eine attraktive, kostensparende Lösung [6].

13.3 Kinderprothesen

Trotz Einsatzes aller Möglichkeiten der Prophylaxe und der Zahnerhaltung ist die Extraktion schon von Milchzähnen vielfach nicht zu vermeiden. Insbesondere bei Patienten mit dem so genannten „Baby-Bottle-Syndrom" sind bereits im Alter von zwei Jahren umfangreiche Sanierungsmaßnahmen unter Einbeziehung **multipler Extraktionen** (die vielfach nur in endotrachealer Intubationsnarkose durchgeführt werden können) notwendig, um weitere Schäden für die allgemeine körperliche und seelische Entwicklung wie auch die Gebissentwicklung des Kindes abzuwenden.

13.3.1 Indikationen

Mit der Extraktion wiederum werden jedoch iatrogen Änderungen ausgelöst, denen – insbesondere im wachsenden Organismus – therapeutisch entgegengewirkt werden muss. In Abhängigkeit vom Ausmaß und Zeitpunkt der Extraktionen können auftreten:
- Störungen der Sprachentwicklung
- Störungen der Beiß- und Kaufunktion
- Entwicklung muskulärer Dysfunktionen
- Störungen des Kieferwachstums in allen Dimensionen
- ästhetische Probleme.

In Einzelfällen kann durch abnehmbare oder festsitzende Lückenhalter (s. Abb. 13-4) Abhilfe geschaffen werden. Meist ist jedoch nur durch die Eingliederung von Kinderprothesen eine ästhetisch wie funktionell befriedigende orale Rehabilitation zu erreichen (Abb. 13-19 und 13-20).

13.3.2 Herstellung und Eingliederung (Besonderheiten)

Rein zahlenmäßig handelt es sich bei Kinderprothesen zumeist um Teilprothesen für den Oberkiefer, mit denen zwei bis vier Frontzähne sowie ggf. die ersten Milchmolaren ersetzt werden. Die Verankerung erfolgt mit gebogenen Klammern, vorzugsweise C- oder Adams-Klammern.

Handelt es sich beim Ankerzahn um einen Milchmolaren, so sollte dieser (aus Gründen der Kariesprophylaxe wie auch der Retention) in jedem Fall mit einer konfektionierten Krone versorgt sein.

Bei Restauration zweier nebeneinander stehender Milchmolaren durch konfektionierte Kronen kann der Halt der Prothese auch durch einen Knopfanker gewährleistet werden [7].

Die Prothesenbasis wird – aus ästhetischen Gründen – in der Regel so gestaltet, dass der Kunststoff im Frontzahnbereich nicht nach labial übergreift. Die Frontzähne werden direkt auf den Kieferkamm aufgestellt.

In Einzelfällen kann auch die Anfertigung einer Totalprothese angezeigt sein. Nach Herstellung eines individuellen Löffels werden über eine Alginatabformung Modelle erstellt, Bisshöhe und Bisslage werden

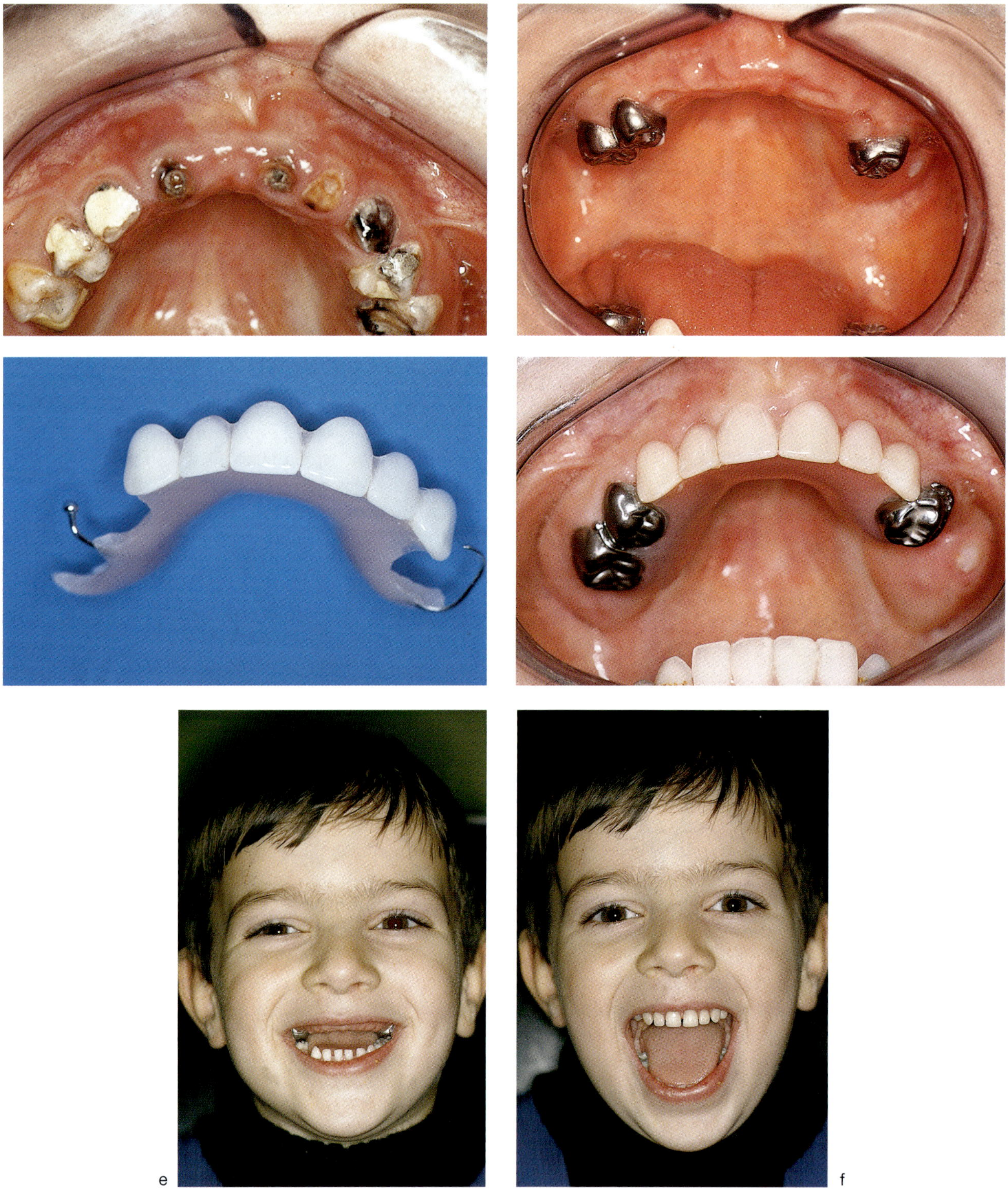

Abb. 13-19 Beispiel für eine orale Rehabilitation im Milchgebiss durch Einsatz von Kronen und Kinderprothesen (Teilprothesen).

a) Ausgangssituation im Oberkiefer.
b) Zustand nach Extraktion der nicht erhaltungswürdigen Zähne sowie der Versorgung von 54, 55 und 64 mittels Endodontie (Formokresol-Technik) und konfektionierter Kronen.
c) Kinderprothese.
d) Kinderprothese eingesetzt.
e) En-Face-Aufnahme ohne Kinderprothese.
f) En-Face-Aufnahme mit Kinderprothese.

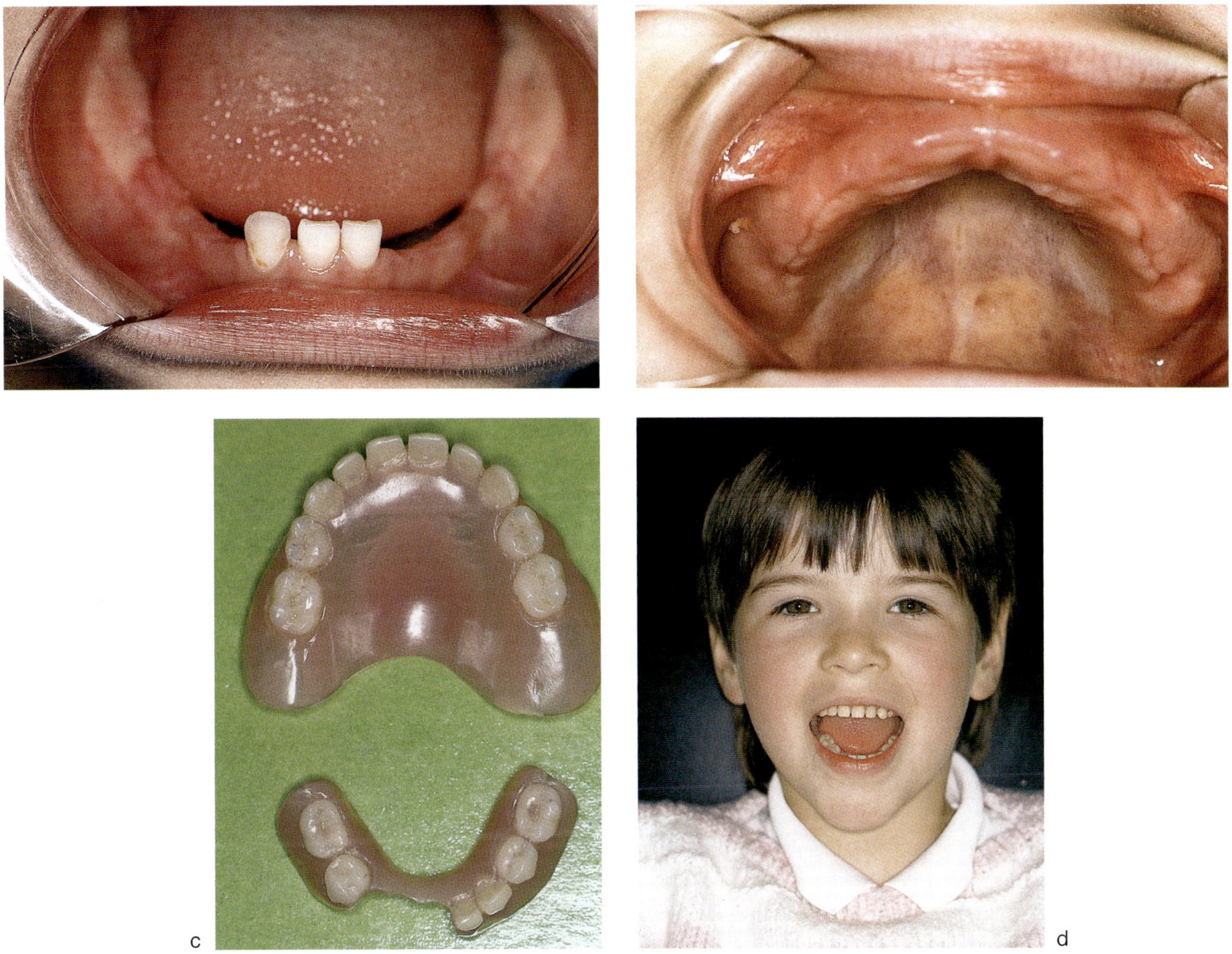

Abb. 13-20 Beispiel für eine orale Rehabilitation im Milchgebiss durch Einsatz von Kinderprothesen (Totalprothese Oberkiefer, Teilprothese Unterkiefer).

a) Klinische Situation im Unterkiefer.
b) Klinische Situation im Oberkiefer.
c) Kinderprothesen für Ober- und Unterkiefer.
d) En-Face-Aufnahme mit eingesetzten Kinderprothesen.

über Wachswälle und Wachseinproben ermittelt. Aufgrund der exzellenten muskulären Adaptation sind bei korrekter Ausführung keine Probleme mit dem Halt der Prothese zu erwarten (Abb. 13-20).

13.3.3 Einflüsse durch das Kieferwachstum

Bedingt durch das Kieferwachstum muss damit gerechnet werden, dass die Kinderprothesen in Abhängigkeit vom Alter des Patienten bei der Eingliederung nach mehr oder weniger kurzer Zeit „umgebaut" werden müssen. Die Häufigkeit entsprechender Änderungen hält sich erfahrungsgemäß jedoch in engen Grenzen.

In der Regel ist im vierten und fünften Lebensjahr keine Umgestaltung der Prothesenbasis notwendig.

Erst im **sechsten Lebensjahr** werden – bedingt durch das Wachstum der Alveolarfortsätze im Zuge der ersten Wechselgebissphase – erste umfassendere Maßnahmen, wie z.B. Ausschleifen der Basis und ggf. Unterfütterung, durchgeführt. Stehen die bleibenden Zähne vor dem Durchbruch, wird das korrespondierende Prothesensegment entfernt.

Geringfügige Variationen des Durchbruchverhaltens im Vergleich zur Norm (verstärkte Distalkippung der oberen mittleren Schneidezähne) werden immer dann beobachtet, wenn das gesamte Frontzahnsegment (d.h. Regio 52 bis 62) der Kinderprothese unmittelbar vor dem Durchbruch von 21 und 11 entfernt wird. Dieser Zustand reguliert sich in der Regel weitgehend selbstständig, spätestens mit der Einstellung der oberen Eckzähne.

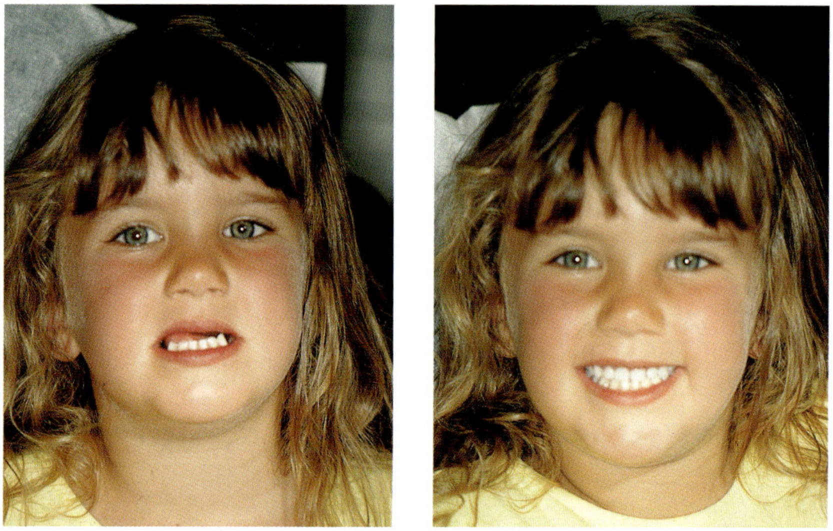

a b

Abb. 13-21 Ästhetische Konsequenzen der prothetischen Versorgung. Vierjährige Patientin vor (a) und nach (b) Versorgung mit einer Totalprothese im Oberkiefer und einer Teilprothese im Unterkiefer.

13.4 Zusammenfassung

Bedingt durch die zunehmende Polarisierung des Kariesbefalls kommt es zu einer Schwerpunktverlagerung der zahnärztlichen Betreuung im Kindesalter. Ein Großteil der vorhandenen Schäden kann nur durch den Einsatz konfektionierter Kronen funktionell und ästhetisch ansprechend restauriert werden. Als praxisnahe Methoden für die Wiederherstellung zerstörter Milchzähne besonders bewährt haben sich hierbei vollständig vorgefertigte Kronen mit einem elastischen Federrand sowie die Pedo-Form-Stripkronen®. Bleibende Zähne sollten nur in den beschriebenen Ausnahmefällen mit Konfektionskronen versehen werden. Aus Gründen der Parodontitisprophylaxe ist der Ersatz durch Guss- bzw. Mantelkronen spätestens im 15. Lebensjahr vorzunehmen.

Auf Lückenhalter und Kinderprothesen sollte immer dann zurückgegriffen werden, wenn die normale Entwicklung der Sprache, der Beiß- und Kaufunktion, der Muskulatur sowie des Kieferwachstums gefährdet ist. Nicht zuletzt besitzen sie – aufgrund der ästhetischen Wirkung – auch einen nicht zu unterschätzenden psychosozialen Effekt durch Wiederherstellung der „Gesellschaftsfähigkeit" (Abb. 13-21).

Ausgewählte Literatur

Das vollständige Literaturverzeichnis finden Sie auf unserer Homepage www.urbanfischer.de/Zahnmedizin/Kinderzahnheilkunde.

[2] Braff, M. H.: Cost-effectiveness of stainless steel crowns vs multisurface amalgam restorations in the posterior primary dentition. J. Pedod. 6, 244 (1982).

[5] Einwag, J.: Die Auswirkungen konfektionierter Stahlkronen auf die Gesundheit des Parodontiums im Milch- und Wechselgebiß. Dtsch. zahnärztl. Z. 38, 67 (1983).

[6] Einwag, J.: Konfektionierte Kronen bei Hartsubstanzanomalien im jugendlichen Gebiß. Quintess. Referat 6550 (1983).

[8] Einwag, J., Dünninger, P.: Stahlkrone vs. mehrflächige Amalgamfüllung – ein klinischer Langzeitvergleich über 8 Jahre. Dtsch. zahnärztl. Z. 50, 504 (1995).

[15] Schulte, A., Hetzer, G.: Konfektionierte Kronen zur Versorgung stark zerstörter Milchzähne. Dtsch. zahnärztl. Z. 54, 595 (1999).

14 Schmerzausschaltung und Sedierung

von Norbert Krämer, Tim Krafft und Manfred Danzl

Inhaltsübersicht

14.1 Einleitung

Die schmerzfreie Behandlung ist in der Kinderzahnheilkunde eine wichtige Voraussetzung für ein vertrauensvolles Verhältnis zwischen Kind und Zahnarzt.

Gerade weil äußere Einflüsse, wie negative Erfahrungen von Eltern, Verwandten oder Freunden, das Verhältnis zwischen Zahnarzt („Bohrer" = „Schmerz") und Kind belasten, sind schmerzfreie Maßnahmen für den kleinen Patienten von besonderer Bedeutung.

Die Schmerzausschaltung in der Kinderzahnheilkunde schließt gerade deshalb die Angstkontrolle mit ein. Kinder bis zum Alter von elf bis zwölf Jahren sind nicht in der Lage, Schmerz von Unbehagen zu unterscheiden [12]. Negative Erfahrungen, die ein Kind einmal aufgrund schmerzhafter Eingriffe beim Zahnarzt gemacht hat, können sich in seinem Gedächtnis einprägen, was zu einer lebenslänglichen Zahnarztphobie beitragen kann.

Vom Zahnarzt wird deshalb nicht nur manuelles Geschick bei der Therapie verlangt. Er sollte auch vor der Behandlung abschätzen können, welche Konsequenzen der eingeschlagene Therapieweg hat bzw. was dem Kind an Schmerzakzeptanz und Mitarbeit abverlangt wird. Negative Erfahrungen für das Kind können nur vermieden werden, wenn bei einem offenen und ehrlichen Umgang angemessene Techniken bei der Therapie angewendet werden. Das heißt, der Behandler muss vor einem Behandlungsabschnitt entscheiden, wann der verbale Zuspruch ausreicht oder wann pharmakologische Mittel zur Angstminderung und Schmerzausschaltung eingesetzt werden müssen (siehe auch Kap. 23 „Psychologische und organisatorische Aspekte einer Zahnarztpraxis für Kinder"). Die in der Literatur angebotenen Methoden zur Schmerz- und Angstkontrolle lassen sich in Maßnahmen mit und ohne Medikamente unterteilen. Die Tabelle 14-1 zeigt ein weites Spektrum an Möglichkeiten für die Behandlung von Kindern, die in der zahnärztlichen Praxis einsetzbaren Mittel sind jedoch begrenzt.

14.2 Angstabbau und Schmerzkontrolle ohne Pharmaka

Viele Kinder lassen sich regulär behandeln. Aufgrund des im Bundesgebiet verbesserten Mundgesundheitszustandes und des damit gestiegenen Bewusstseins für die Vorsorge entsteht meist schon frühzeitig Kontakt mit dem Zahnarzt [36]. Insofern erhält der Zahnarzt schon vom Vorschulkind einen Vertrauensvorschuss.

Angst- und Furchtsituationen können sowohl vom Zahnarzt (Kinderbehandlung wird als „lästiges Übel" betrachtet, psychologisches und pädagogisches Fehlverhalten, Fehleinschätzung des Schmerzes, Hektik in der Praxis), aber auch vom Kind (Lebensalter, Entwicklungsstand, negative Erfahrungen, negativer Einfluss von Eltern etc., Schmerzen mit Beeinträchtigung des Allgemeinzustandes) ausgelöst werden. Bei Kindern ab dem vierten Lebensjahr führen meist die bekannten Behandlungsstrategien im Rahmen eines systematischen Therapiekonzepts zum Ziel.

Tabelle 14-1 Methoden zur Schmerz- und Angstkontrolle [12].

Methode*	Ziel	Bewusstseinszustand
„Tell-Show-Do" Angsttraining autogenes Training	Verhaltenskontrolle	Patient bei Bewusstsein
Akupunktur Audio-Analgesie Hypnose	Psychosedierung Relaxation, Anxiolyse, Analgesie	Bewusstseinsveränderung
Prämedikation Analgosedierung	Anxiolyse – Analgesie – psychomotorische Relaxation	Bewusstsein des Patienten beeinträchtigt
Vollnarkose	vollständige Schmerzausschaltung	Patient ohne Bewusstsein

* Alle Maßnahmen sind in Kombination mit einer Lokalanästhesie möglich

14.2.1 Akupunktur

Der Begriff „Akupunktur" ist eine unvollständige Übersetzung der alten chinesischen Heilmethode „Chen-Chui" (= Stechen und Brennen). Dabei wird das Netz eines funktionellen Signalsystems von spezifischen, topographisch definierten und elektrophysikalisch nachweisbaren Hautpunkten u.a. zur Schmerzbeeinflussung ausgenutzt. Die moderne Schmerzforschung hat sich Erfahrungen aus der Akupunktur zu Eigen gemacht, z.B. die durch periphere afferente Stimulation auslösbare Schmerzmodulation.

Die sog. Laserakupunktur wird mit Hilfe definierter Frequenzen des Low-Power-Lasers (Soft- und Mid-Laser) als nicht invasives Verfahren zur schmerzfreien Kinderbehandlung empfohlen [33]. Erfahrungsberichte liegen jedoch dazu nicht vor. Untersuchungen im Rahmen der Erwachsenenbehandlung zeigen, dass diese Methode zur Schmerzkontrolle äußerst skeptisch zu beurteilen ist [13, 16].

14.2.2 Audio-Analgesie

Die Audio-Analgesie wird vor allem zur Behandlung von ängstlichen Kindern empfohlen. Dabei soll die Ablenkung mittels einer geeigneten Geräuschkulisse zur Angst- und Stressminimierung bei der Zahnbehandlung beitragen. Sicherlich ist dafür bei den Kindern eine grundsätzliche Aufnahmefähigkeit der akustischen Signale erforderlich [34].

Bei der Behandlung von Kindern zwischen ein und drei Jahren oder bei akuten Beschwerden in Verbindung mit der sog. „Dentalangst" (dies bezeichnet die Angst vor Situationen, speziellen Geräten oder Personen in der zahnärztlichen Praxis) sind die Möglichkeiten der Methode eingeschränkt.

14.2.3 Hypnose

Die im Rahmen einer Hypnose auftretenden Phänomene wie Anästhesie oder Lähmungszustände werden als Folge einer Bewusstseins- und Gedächtnisveränderung gedeutet. Hypnose wird daher sowohl zur Bekämpfung der Dentalangst als auch zur Unterstützung der Anästhesie empfohlen. Einige Autoren beschreiben eine gute Hypnotisierbarkeit von Kindern im Alter von neun bis zwölf Jahren. Die Möglichkeit zur Hypnose besteht allgemein jedoch erst mit einem ausreichenden Sprachverständnis, d.h. etwa ab fünf Jahren. Die Suggestionen dienen in dieser Altersgruppe vor allem der Minderung der Zahnarzt- und/oder Spritzenphobie. Bei der Kombination von Schmerzen, Behandlungsunwilligkeit und Angst stellt die Hypnose aber keine ausreichende Hilfe dar [23].

14.3 Lokalanästhesie

Für den Zahnarzt ohne anästhesiologische Ausbildung stellt die Lokalanästhesie (Anästhesie = „ohne Gefühl") oder besser lokale Analgesie (Analgesie = „ohne Schmerzen") das Mittel der Wahl zur Schmerzausschaltung bei der Kinderbehandlung dar. Die lokale (örtlich begrenzte) Anästhesie ist eine leicht durchführbare, wirksame und sichere Methode.

Lokalanästhetika verhindern die Schmerzempfindung, indem sie die Depolarisation und somit die Impulsweiterleitung durch die Nervenzelle blockieren.

14.3.1 Vorbereitung des Patienten

Grundsätzlich setzt jede Medikamentengabe eine sorgfältige **Anamnese** (Gewicht des Kindes, Allgemeinerkrankungen, Allergien, Medikamente), die **Aufklärung** und die **Einwilligung des Erziehungsberechtigten** voraus. Der Erfolg einer lokal wirksamen Methode zur Schmerzkontrolle hängt vor allem bei kleinen Kindern wesentlich von der behutsamen Führung ab. Grundsätzlich sollte das Kind immer auf die nächste Maßnahme und die Auswirkungen hingewiesen werden. Dabei spielt die **Wortwahl** eine ganz besondere Rolle. Für ängstliche Patienten ist die Oberflächenanästhesie eine wirkungsvolle Möglichkeit, „das Zahnfleisch einschlafen" zu lassen. Bei diesem Schritt ist es kein Problem, das Kind zuschauen zu lassen. Anschließend sollte der kleine Patient auf die Auswirkung des „Schlafmittels" für den Zahn aufmerksam gemacht werden („Kribbeln", „Ameisen krabbeln"). Für das Handhaben der Spritze vor der Injektion findet man in der Literatur unterschiedliche Empfehlungen. Häufig haben die Kinder beim Arzt schon negative Erfahrungen mit dem „Piekser" („Kikser") gemacht. Insofern empfiehlt es sich, nicht in jedem Fall den „Zauberstab" vor dem Einstich zu zeigen. Allerdings ist es wichtig, dem Kind vorher die Wirkung des Oberflächenanästhetikums zu verdeutlichen (z.B. mit der Sonde die Schleimhaut berühren). Während der Injektion ist für eine **ruhige Kopfhaltung** zu sorgen (z.B. durch Halten des Kopfes durch ein Elternteil). Die Assistenz sollte bei ggf. auftretenden Abwehrreaktionen bereit sein, die Arme des Kindes zu ergreifen. Anschließend sollte mit dem Kind über die Anzeichen der Anästhesie (Prickeln, Taubheit, Gefühl der Schwellung und wie „eingeschlafene Füße") gesprochen werden. Das Kind kann den betroffenen Bereich mit einem Handspiegel anschauen. Dem kleinen Patienten muss eindringlich klar gemacht werden, dass er sich verletzen kann, wenn er auf den betäubten Bereich beißt.

14.3.2 Formen der Lokalanästhesie

Oberflächenanästhesie

Bei der Erwachsenenbehandlung haben Oberflächenanästhetika aufgrund der im Allgemeinen verwendeten scharfen und dünnen Kanülen keine Bedeutung. Bei Kindern spielen die in Spray-, Salben- oder Tabform angebotenen Präparate eine wichtige Rolle zur Angstreduktion. Die Substanzen sollen die Wahrnehmung des Kanülenstiches verhindern, teilweise ist auch die Extraktion stark gelockerter Zähne (z.B. kurz vor der natürlichen Exfoliation) möglich. Gelegentlich werden Oberflächenanästhetika auch als schmerzstillendes Mittel bei zahnenden Kindern eingesetzt. Darüber hinaus sollen die Präparate zur Keimreduktion im Einstichbereich beitragen. Oberflächenanästhetika durchdringen nach der Applikation die unversehrte Schleimhaut und ermöglichen so die vollständige Betäubung der darunter liegenden Schichten.

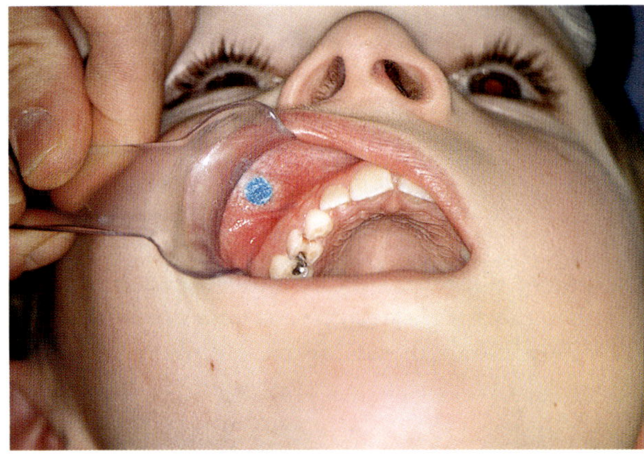

Abb. 14-1 Ein Anästhesietab (Wirkstoff Tetracain) wurde im Bereich der bukkalen Einstichstelle (für den Zahn 54) aufgebracht. Es sollte vermieden werden, dass durch den Zufluss von Speichel eine zu große Verteilung des Anästhetikums in der Mundhöhle möglich wird. Nach 2 min ist die betäubte Region farblich markiert.

Die Resorption der Substanzen entspricht der intravenösen Applikation. Daher muss das Oberflächenanästhetikum grundsätzlich in die Berechnung der zulässigen Grenzdosis mit einbezogen werden.

Hauptsächlich werden Präparate aus der Gruppe der Lidocaine oder Tetracaine verwendet. **Lidocain** zeichnet sich durch eine gute Oberflächenwirkung aus. Aufgrund des langsamen Wirkungseintritts werden mindestens 2–3 min Wartezeit bis zum Einstich der Kanüle empfohlen. Als maximale Grenzdosis werden 3 mg/kg Körpergewicht (ohne Vasokonstriktor) angegeben. Bei Gabe von hohen Dosen können die Metaboliten des Lidocains eine durchaus relevante sedierende Wirkung verursachen.

Tetracain zeigt eine verbesserte Oberflächenwirkung. Allerdings sind die Toxizität und die allergische Potenz der Substanz gegenüber Lidocain erheblich höher. Die maximal zulässige Grenzdosis beträgt 0,29 mg/kg Körpergewicht (ohne Vasokonstriktor) (z.B. ist die Dosis pro Anästhesietab etwa 0,2 mg). Für Kleinkinder werden Tetracainpräparate nicht empfohlen [30].

Um unnötige Nebeneffekte zu vermeiden, sollten daher Präparate verwendet werden, die lokal begrenzt und dosiert eingesetzt werden können. Nach unseren Erfahrungen lassen sich **Salben** oder **Tabs** (Abb. 14-1) auf kleinen Schleimhautarealen gut und kontrolliert platzieren. Nach etwa 2 min relativen Trockenhaltens des Bereichs ist eine zuverlässige Wirkung vorhanden.

Elektroanästhesie

In den letzten Jahren wird auch die sog. Elektroanästhesie (z.B. Dental Electronic Anesthesia System®, 3M Espe; UltraCalm™, Sion Technology) angewendet. Die Wirkung geht von einem Batterie betriebenen Pulsgenerator (2–9 V) aus. Zwischen zwei je nach System intra- oder extraoral angebrachten Elektroden kann die Wellenlänge und -frequenz je nach Bedarf variiert werden. Im Bereich der Elektroden ergibt sich ein kribbelndes Gefühl. Die Effektivität der Anästhesie in der Kinderzahnheilkunde wird unterschiedlich beurteilt. Die Erfolgsquote schwankt je nach Behandlungsmaßnahme zwischen 30 und 95%. Das Spektrum der durchführbaren Maßnahmen reicht von der Füllungstherapie bis zur Extraktion von teilweise resorbierten Milchzähnen.

Allerdings ist die Behandlung von **unkooperativen Kindern** und Kleinkindern mit dem System **nicht möglich.** Metallinstrumente können bei Kontakt mit dem Anästhesiebereich einen elektrischen Schlag auslösen [4, 6, 15].

Infiltrationsanästhesie

Die auch als terminale Anästhesie benannte Technik ist in der Kinderzahnheilkunde das Mittel der Wahl. Ziel ist es, durch Applikation des Anästhetikums bukkal in die Umschlagfalte so nahe wie möglich an die Wurzelspitze des zu behandelnden Zahnes, am Plexus dentalis die Reizleitung zu blockieren. Die Kompakta des Unterkiefers ist beim wachsenden Kind so permeabel, dass bis zum Alter von sechs Jahren eine **vollständige Analgesie der Milchmolaren** durch diese Technik möglich ist [52]. Andere Autoren berichten, dass bei spezieller Infiltrationstechnik die Analgesie bei sechs- bis neunjährigen Patienten durchaus mit der Leitungsanästhesie vergleichbar ist [7].

Zur Applikation der Anästhesie empfehlen sich spitze, dünne Einmalkanülen (Gr. 30/23). In der Regel kann die Kanüle aufgrund der Wirkung des Oberflächenanästhetikums bis in Höhe der Wurzelspitze vorgeschoben werden. Dabei sollte darauf geachtet werden, dass durch das Vorschieben der Spritze parallel zur Zahnachse das schmerzempfindliche Periost nicht berührt wird. Nach negativem Aspirationstest werden zunächst nur einige Tropfen des Anästhetikums abgegeben. Nützlich ist es, in dieser Phase mit dem Kind Handzeichen zu vereinbaren, falls ein unangenehmes Gefühl (= stechender Schmerz) auftritt, um ggf. die Applikationsgeschwindigkeit zu reduzieren. Eine schonende Injektion wird durch eine ruhige Lage der Kanüle unterstützt. Dafür empfiehlt sich die Abstützung auf der Zahnreihe (Abb. 14-2). Fünf Sekunden nach der Unterbrechung kann die **langsame Infiltration** fortgesetzt werden. Als Faustregel kann etwa 1 ml Anästhetikum pro Minute schmerzfrei appliziert werden. Je nach Region (Ober- oder Unterkiefer) und verwendeter Wirkstoffkonzentration (2–4%ige Lösung) sollte eine entsprechende Menge Lösung verwendet werden. Für die am häufigsten in der Zahnheilkunde verwendeten Lokalanästhetika (Lidocain und Articain) wurde nach Infiltration der gleichen Mengen Lösung im Oberkiefer im Vergleich zum Unterkiefer die zehnfache Konzentration an Anästhetikum in den Zahnalveolen nachgewiesen [39]. Die Substanzen sollten bei Raumtemperatur verwendet werden. Fünf Minuten nach dem Ende der Anästhesiegabe kann in der Regel mit der Behandlung begonnen werden. Gegebenenfalls kann durch eine Vitalitätsprüfung des zu behandelnden Zahnes die Wirkung der Anästhesie überprüft werden. Die Dauer der Anästhesie ist vom Präparat abhängig (Tab. 14-2), ist aber für die allgemein übliche Zeit pro Sitzung ausreichend.

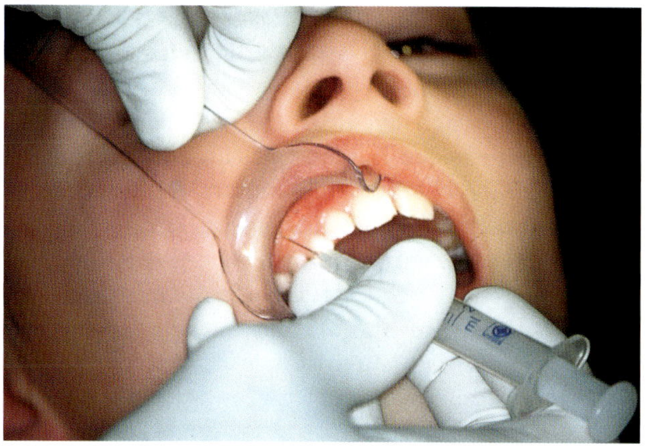

Abb. 14-2 Zum schmerzfreien Vorschieben der Kanüle bei der Infiltrationsanästhesie darf der Knochen nach Möglichkeit nicht berührt werden. Die Abstützung auf der Zahnreihe dient zur Vermeidung unnötiger Bewegungen der Spritze bei der Applikation des Lokalanästhetikums.

Bei der **Extraktion von Oberkiefermolaren** ist manchmal auch eine orale Infiltration notwendig. Da die palatinale Injektion sehr schmerzhaft ist, wird eine spezielle Infiltrationstechnik empfohlen. Nach dem Legen eines bukkalen Depots kann durch schrittweises Vortasten transpapillär auch palatinal Anästhetikum abgegeben werden. Mit Hilfe einer 4%igen bukkal verabreichten Articain-Lösung ist meist eine palatinale Infiltration nicht mehr nötig.

Leitungsanästhesie

Die Leitungsanästhesie wird am häufigsten zur **Blockade des Nervus alveolaris inferior** verwandt. Auch bei Kindern kommen längere Kanülen als bei

Tabelle 14-2 Vergleich der Lokalanästhetika: Articain und Lidocain.

	Articain	**Lidocain**
Grenzdosis mit Vasokonstriktor (Vk)	7 mg/kg Körpergewicht, max. 500 mg	4 mg/kg Körpergewicht (bei Kindern), max. 500 mg
Wirkungseintritt	2–4 min	2–3 min
Wirkungsdauer – Pulpenanästhesie (Vk)	55–75 min	30–60 min
Wirkungsdauer – Weichteilanästhesie (Vk)	180–240 min	120–180 min
toxischer Plasmaspiegel	ca. 5 mg/ ml	5 mg/ ml
Schwellendosis: Auslösung toxischer Reaktionen	ca. 6 mg/kg Körpergewicht	7,4 mg/kg Körpergewicht
Grenzdosis bei einem 25 kg schweren Kind	175 mg (= 4,4 ml 4%ige Lsg.)	100 mg (= 5 ml 2%ige Lsg.)

der Infiltration zum Einsatz (Gr. 30/42). Da sich die Position des Foramen mandibulare im Laufe des Wachstums verändert, liegt die Einstichstelle tiefer als beim Erwachsenen (Abb. 14-3). Als Orientierungspunkt für den Einstich bewähren sich je nach Alter die Kauebene und der untere Rand der Plica pterygomandibularis. Die in diesem Bereich vorhandene Einziehung wird auch „pterygomandibulare Depression" genannt. Die Spritze muss dabei von der gegenüberliegenden Milchmolarenseite bei weit geöffnetem Mund eingeführt werden. Eine sichere Oberflächenanästhesie ist hier aufgrund der posterioren Lage und der Speichelmenge schwierig. Nach Aspiration kann direkt unter der Schleimhaut ein Depot für den Nervus lingualis (ca. 0,3 ml) gesetzt werden. Da sich das Verhältnis der Lage des Foramen in anterior-posteriorer Richtung im aufsteigenden Unterkieferast während des Wachstums nicht verändert, muss die Nadel dann etwa 15 mm ohne Widerstand bis zum Knochenkontakt vorgeschoben werden. Nach der neuerlichen Aspiration kann das Anästhetikum im Bereich des Sulcus mandibulae appliziert werden. Wenn ein kribbelndes Gefühl im Bereich der Zunge und Lippe eintritt, kann etwa 5 min nach der Injektion mit der Behandlung begonnen werden. Für die sichere Schmerzkontrolle sind 1,8 ml einer 2%igen Lidocain- oder 1 ml einer 4%igen Articainlösung ausreichend [9].

Intraligamentäre Anästhesie

Die intraligamentäre Anästhesie wird vor allen Dingen wegen des fehlenden Einstichschmerzes für die Kinderzahnheilkunde empfohlen. Die Methode beruht darauf, das Anästhetikum **direkt in den Desmodontalspalt** zu applizieren. Eine dünne Kanüle (Ø 0,3 mm) wird dazu in den Sulcus gingivae entlang der Längsachse des Zahnes vorgeschoben. Mit hohem Druck wird das Anästhetikum mesial und distal möglichst weit nach apikal zur Blockade des Plexus dentalis eingebracht. Eine Applikation fazial sollte wegen der dünnen Knochenwände und den auftretenen Druckspitzen von bis zu 344 N vermieden werden [28]. Die Abgabemenge (0,2 ml pro Einstich) des verwendeten Präparates sollte langsam innerhalb von 20 bis 30 s injiziert werden. Für einen ausreichenden Druck sorgen spezielle Spritzensysteme (Ligmaject®, Fa. Healthco Dental Supply; Peri-press®, Fa. Universal Dental Implements Inc.; Citoject®, Fa. Bayer) [8]. Um mögliche Nebenwirkungen zu reduzieren, werden neuere Geräte mit Druckkraftbegrenzung angeboten (Ultraject®, Fa. Aventis, Henke®-Spritze, Fa. Henke-Sass, Wolf) [35, 43].

Die Wirkung tritt innerhalb von Sekunden ein und dauert je nach Medikament etwa 30–45 min. Der

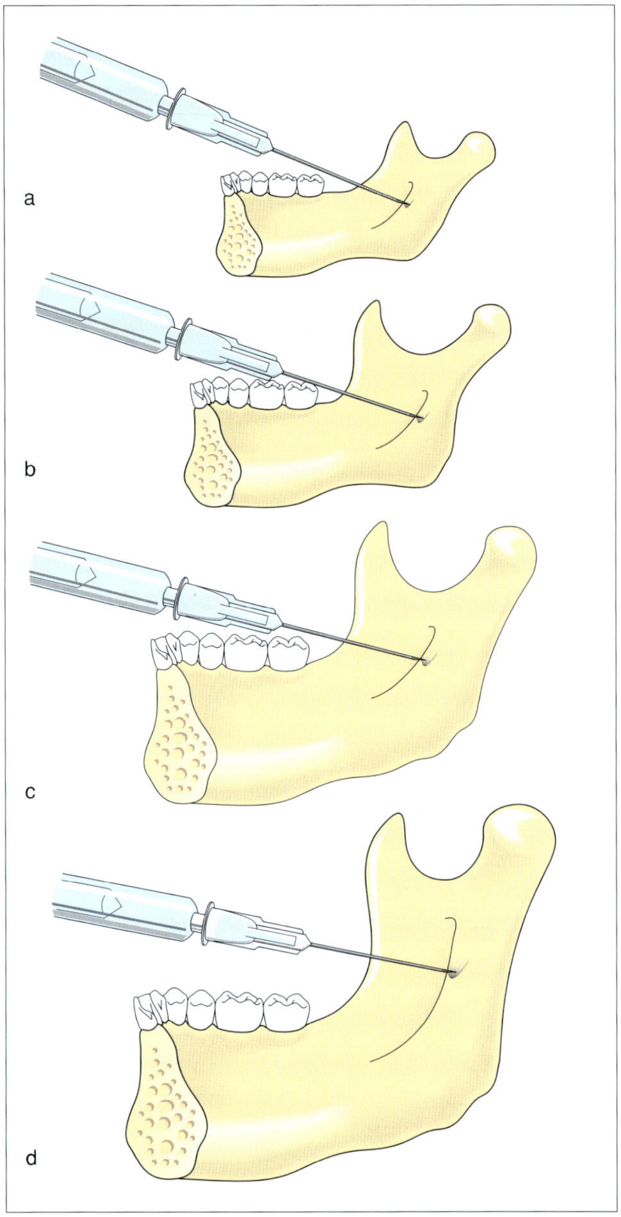

Abb. 14-3 Die Position des Foramen mandibulare verändert sich im Laufe des Wachstums. Beim Kleinkind liegt die Öffnung unterhalb der Kauebene (a), bei Kindern im Alter von fünf bis sechs Jahren ist sie auf gleicher Höhe (b), bei Zwölfjährigen etwas darüber (c). Beim ausgewachsenen Kiefer beträgt der vertikale Abstand des Foramen etwa 1 cm zur Kauebene (d). In den Skizzen wird die sich ändernde vertikale Orientierung der Spritze deutlich.

betäubte Bereich bleibt auf den Zahn beschränkt. Die Erfolgsquote wird je nach Lokalisation oder apikalem Entzündungsprozess mit 27–95% angegeben [42].

Davidson und Einwag sehen die Häufigkeit und Menge der Applikation sowie die korrekte Technik als entscheidend für den Erfolg an [5, 8]. Untersuchungen zur Ausbreitung des Anästhetikums bei der Abgabe konnten zeigen, dass es zu einer starken Infiltration in den Alveolarknochen und einem schnellen Abfluss über die venösen Gefäße kommt [2, 11].

Folgende **Vorteile** bietet die Anwendung dieses Systems:
- beschränkte Schmerzausschaltung (weniger Bissverletzungen)
- kurze Anästhesiedauer
- Reduktion der Menge an Lokalanästhetikum (geringere Gefahr der Intoxikation, Behandlung von Risikopatienten)
- gezielte Schmerzdiagnostik.

Als **Nachteil** wird vor allem die Gefahr der Bakteriämie beschrieben [46]. Vor dem Einstich der Kanüle ist zur Keimreduktion auf eine Plaquebeseitigung zu achten. Als weitere Defizite werden die reversible Verletzung des Desmodonts mit eventuellen postoperativen Beschwerden, die schnelle Abflutung des Medikaments, die Hämatombildung, die Möglichkeit des Karpulenbruchs und die beschränkte Behandlungsdauer mit dem Zwang zur Nachinjektion gesehen. Eine Gefährdung der Mineralisation des Zahnkeims durch die intraligamentäre Anästhesie eines Milchzahnes konnte bisher nur in Tierversuchen angedeutet werden [12].

In dem Verfahren wird eine Ergänzung zur konventionellen Schmerzkontrolle bei ängstlichen Kindern, bei Milchzahnextraktionen (u.a. zur Vermeidung der schmerzhaften palatinalen Infiltration) und zur Vermeidung einer Leitungsanästhesie bei kleinen Eingriffen gesehen.

14.3.3 Präparate, Grenzdosen

In der Zahnheilkunde wird vornehmlich Lidocain oder Articain (früher: Carticain) für die Infiltrations- oder Leitungsanästhesie eingesetzt. Zu beiden Substanzen liegen umfangreiche Untersuchungen zur Toxizität, Gewebsverträglichkeit, Wirksamkeit oder zu Wechsel- und Nebenwirkungen vor. Bei Kindern spielt vor dem Hintergrund der Glaubwürdigkeit des Zahnarztes die sichere Wirkung des Präparates eine besondere Rolle. Zusätzlich ist u.a. bei dem geringen Körpergewicht die Frage der Toxizität und damit die Grenzdosis von besonderem Interesse.

Lidocain gibt es seit 1948. Es hat weltweit die weiteste Verbreitung und gehört zu den Lokalanästhetika des Amidtyps ohne Estergruppe (z.B. Xylocain®, Xylestin®, Anesthol®). Ohne vasokonstriktorischen Zusatz ist die Wirkungsdauer sehr kurz (Tab. 14-2). In der Regel werden 2%ige Lösungen als ausreichend wirkende Konzentrationen angeboten. Im Gegensatz zu Articain ist es auch als Oberflächenanästhetikum geeignet. Die Metabolisierung geschieht über die Leber. Abbauprodukte des Lidocains können durchaus eine klinisch relevante sedierende Wirkung haben. Bei versehentlicher intravasaler Gabe kommt es zu Krampfanfällen und zur Kreislaufdepression. In der Notfallmedizin wird es auch als Antiarrhythmikum verwendet [30].

Articain wurde erst 1974 eingeführt und gehört zum Typ der Säureamide mit Thiophenring am aromatischen Ende (z.B. Ubistesin®, Ultracain®). Die Penetrationsfähigkeit durch Knochen wird als sehr hoch eingestuft. Das bedeutet für die Kinderbehandlung längere Anästhesiezeiten und geringere Anästhetikamengen sowie die Möglichkeit, auch im Unterkiefer eher mit der Infiltrationstechnik auszukommen (siehe Tab. 14-2). Ähnlich dem Lidocain werden Articaine hauptsächlich über die Leber abgebaut [47]. Die sehr kurze Halbwertszeit unterscheidet sich deutlich von den anderen Lokalanästhetika. Die Toxizität wird geringer als bei Lidocain eingestuft.

Bei intravasaler Injektion kann sich mit Articain eine relevante Kreislaufdepression zeigen [30].

Aufgrund der vasodilatorischen Wirkung der Lokalanästhetika kann durch den **Zusatz von Vasokonstriktoren** (Katecholamine: Adrenalin, Noradrenalin und Vasopressin: Felypressin) die schnelle Abschwemmung und die verstärkte systemische Wirkung der Schmerzmittel vermindert werden. Dadurch wird die Wirkungsdauer der Lokalanästhetika verlängert [44]. Wegen der beschriebenen Nebenwirkungen (Herz-Kreislauf-Wirkungen, Kopfschmerzen, intrazerebrale Blutungen) sollte z.B. für Adrenalin ein Zusatz von maximal 1:100000 nicht überschritten werden.

In der Kinderzahnheilkunde spielt die Sicherheit vor eventuellen Nebenwirkungen bei der Gabe des Lokalanästhetikums eine besondere Rolle. Bei Kindern wird in der Regel das **Körpergewicht zur Dosisbemessung** herangezogen, da es am ehesten mit der Blutmenge korreliert (Grenzdosen, Maximalwert einer Einzeldosis) [30]. Berechnungen über das Alter des Patienten haben sich aufgrund der starken Gewichtsschwankungen nicht bewährt (z.B. Regel nach Clark) [12, 31]. Tabelle 14-2 gibt für die beiden gebräuchlichsten Lokalanästhetika die entsprechende Dosis pro kg Körpergewicht an.

14.3.4 Nebenwirkungen und Komplikationen

Das häufigste Problem ist die zu geringe Wirkung der Lokalanästhesie. Gerade vor dem Hintergrund des Versprechens einer schmerzfreien Behandlung kann eine unzureichende Betäubung weitere Behandlungsschritte unmöglich machen. Für die sichere Wirkung sind die Lage der Kanüle und der vasokonstriktorische Anteil in der Lösung von Bedeutung [44]. Aufgrund der erheblich geringeren Versagerquote wird die 4%ige Articain- der 2%igen Lidocain-Lösung vorgezogen [38]. Bei der Injektion des Anästhetikums direkt in entzündlich verändertes Gewebe vermindern der veränderte pH-Wert und die verstärkte Durchblutung die Effektivität des Medikaments.

Als **lokale Komplikationen** werden Hämatombildung (Verletzung von Gefäßen [25]), Nadelbruch (selten bei der Verwendung von Einmalkanülen), Aspiration und Verschlucken der Kanüle (Schraubkanülen in Verbindung mit Ampullensystemen bieten einen zusätzlichen Schutz) und temporäre Fazialislähmung (Applikation des Anästhetikums zu weit posterior) genannt. Sensibilitätsstörungen können wegen Irritation des Nervs bei der Injektion über die Dauer der üblichen Medikamentenwirkung hinaus bestehen bleiben. Durch Keimverschleppung (Injektion im Bereich einer Entzündung) kann es zu pterygomandibulärer Eiterung kommen. Die Gefahr der Schleimhautnekrose kann palatinal am harten Gaumen und papillär durch die Abgabe einer zu großen Menge des Anästhetikums provoziert werden. Ein häufiges Problem bei Kindern sind die Bissverletzungen an den Weichteilen. Gerade bei unzureichender Aufklärung wird mit der „pelzigen" Lippe häufig herumgespielt [17].

Die **vasovagale Kreislaufregulationsstörung** muss vor allem bei der Behandlung von Jugendlichen als Zwischenfall bedacht werden [26]. Ausgelöst durch psychische Faktoren (z.B. durch Stress beim Zahnarzt) kommt es zu einer Weitstellung der Gefäße und Bradykardie, mit der Folge des Blutdruckabfalls. Der Patient wird blass bzw. kann wegen der zerebralen Minderdurchblutung das Bewusstsein verlieren. Durch Tieflagerung, ein kühles feuchtes Tuch auf die Stirn und Frischluftzufuhr lässt sich der Zustand in der Regel beheben. Durch einfühlsame Behandlung können derartige Zwischenfälle meist vermieden werden.

Die **Intoxikation** durch Lokalanästhetika spielt in der Kinderzahnheilkunde bei Einhaltung der Grenzwerte eine untergeordnete Rolle. Allerdings kann durch eine versehentliche intravasale Gabe diese Grenze vor allem bei Vorschulkindern schnell erreicht werden. Ursache dafür ist, dass die Medikamente trotz negativem Aspirationstest häufig in Gefäße injiziert werden [1, 30]. Als Folge des erhöhten Plasmaspiegels können sich symptomatisch toxische Reaktionen mit der Wirkung des Vasokonstriktors überlagern.

Unruhe, Benommenheit, Schwindel, Ohrensausen, Sehstörungen, Blutdruckerhöhungen sind erste Intoxikationszeichen. Bei weiterer Verstärkung der Intoxikation können Muskelzittern, klonische Krämpfe, Blutdruckabfall und Bradykardie bis zum Herz-, Kreislauf- und Atemstillstand eintreten. Wenn der Patient nicht nur unruhig, sondern auch nicht mehr ansprechbar ist, sollte die Behandlung abgebrochen und Sauerstoff gegeben werden. Wichtigste Maßnahme ist es, die Atemwege frei zu halten. Dies gelingt am besten in Seitenlage mit überstrecktem Kopf. Bei Krämpfen kann Diazepam als Rektiole (Diazepam Desitin®) je nach Alter des Kindes in einer Dosierung von 5 mg (Kleinkind) bzw. 10 mg (Schulkind) rektal appliziert werden. Der hinzugerufene Notarzt wird notfalls noch Diazepam intravenös applizieren. Dies ist jedoch meist nicht notwendig, da durch die Lokalanästhesie bedingte Krämpfe nur von kurzer Dauer sind. Insgesamt werden Intoxikationen nach Lokalanästhesie selten beschrieben [14, 37].

Allergische Reaktionen bei Substanzen des Amidtyps treten extrem selten auf. Meist beruhen die Reaktionen (Hautrötung, Schleimhautschwellung, Juckreiz, Tränenfluss, Bronchospasmus, anaphylaktischer Schock) auf der Wirkung von Konservierungsstoffen (Methylparaben, Natriumsulfit), die den Präparaten zugesetzt sind. Das Augenmerk gilt insbesondere dem allergischen Asthma, da dieses bei bestehender Bereitschaft z.B. durch das Antioxidans Natriumsulfit ausgelöst werden kann.

Bei anamnestisch bekannter allergischer Diathese sollte die Verträglichkeit der Lokalanästhesie durch einen Allergologen abgeklärt werden.

Als problematisch kann sich bei Jugendlichen ein **Diabetes mellitus** erweisen. Im Allgemeinen wird die zurückhaltende Verwendung von Adrenalin als vasokonstriktorischem Zusatz empfohlen, um den Serum-Glukosespiegel nicht zu erhöhen. Günstiger ist der Einsatz von Mepivacain ohne Vasokonstriktor [30].

Bei **Leberinsuffizienz** ist die Menge des Lokalanästhetikums vom Amidtyp so gering wie möglich (einmalige Injektion) zu halten, da die Metabolisierungsgeschwindigkeit in der Leber deutlich reduziert ist.

14.3.5 Postmedikation

Meist lassen sich Schmerzen nach Behandlungsende durch die Wirkungsdauer der Lokalanästhesie kontrollieren. Nach chirurgischen Eingriffen ist ein schmerzlinderndes Medikament häufiger notwendig als nach Füllungstherapie. In der Kinderzahnheilkunde haben sich **Paracetamol** und ab dem Schulalter **Acetylsalicylsäure** aufgrund der geringsten Nebenwirkungen bewährt. Die sicherste Schmerzkontrolle wird bei Kleinkindern durch die Darreichungsform von Suppositorien gewährleistet [40].

14.4 Zentrale Anxiolyse und Schmerzausschaltung

Nicht nur bei ängstlichen, sondern auch bei motorisch sehr aktiven und unruhigen Kindern kann eine Zahnbehandlung auf erhebliche Hindernisse stoßen. Können diese Hindernisse nicht durch Gewöhnung beseitigt werden, ist eine medikamentöse Unterstützung die letzte Möglichkeit für eine Sanierung [31]. Diese medikamentöse Unterstützung kann den Bedürfnissen des Kindes stufenweise angepasst werden.

Die leichteste Form, die **Sedierung**, kann durch den Zahnarzt selbst angewandt werden, sofern er mit dem Verfahren vertraut ist. Die Sedierung ist als Unterstützung bei zwar behandelbaren, aber im Übrigen „schwierigen" Kindern anzusehen.

Bei der **Allgemeinanästhesie** ist jede willentliche Abwehr des Patienten unterbunden. Ausführliche Zahnsanierungen an mehreren Zähnen werden möglich. Wegen des hohen Aufwands und weil die Gewöhnung an eine reguläre Zahnbehandlung ausbleibt, sollte diese Art der Zahnbehandlung die Ausnahme bleiben. Bei der Zahnsanierung in Allgemeinanästhesie sind spezifische Behandlungsregeln vorgegeben.

Weil bei unkooperativen Kindern häufiger nur einzelne Zähne behandelt werden müssen, hat sich ein Verfahren als sinnvoll erwiesen, das eine Sonderform der Allgemeinanästhesie ist. Die **Analgosedierung** ist eine Allgemeinanästhesie, die für eine kurze Behandlunszeit ausgelegt ist. Die analgetische Komponente wird hierbei vor allem durch die Lokalanästhesie geleistet.

14.4.1 Sedierung

Definition und Indikation

Bei der Sedierung handelt es sich um einen durch Medikamente herbeigeführten Bewusstseinszustand, in dem Angstgefühle bei voller Erhaltung der Schutzreflexe stark vermindert werden. Gleichzeitig kann für die Dauer der Medikamentenwirkung Amnesie bestehen [31]. Die Sedierung des Patienten wird bereits vor der Behandlung eingeleitet und wirkt über mehrere Stunden nach. Wurden zu Beginn der 90er-Jahre noch eine Anzahl verschiedener Medikamente und die Lachgasanwendung diskutiert (auf die wichtigsten Medikamente wird im nächsten Abschnitt eingegangen), so hat sich in den letzten Jahren vor allem Midazolam als Sedativum durchgesetzt. Nach der Gabe des Sedierungsmedikaments und nach der Behandlung muss das Kind/der Jugendliche engmaschig beaufsichtigt werden.

In Abhängigkeit von dem geplanten Eingriff sind wir jedoch bei Kindern unter zehn Jahren immer mehr davon abgegangen, eine Sedierung durchzuführen, wenn die Möglichkeit einer Allgemeinanästhesie bestand. Es hat sich gezeigt, dass die Sedierung manchmal nicht tief und lange genug zu führen war, um eine ruhige Behandlung zu gewährleisten.

Medikamente für die Sedierung

Midazolam (Dormicum®). Midazolam ist wohl das am häufigsten verwendete Sedativum und Anxiolytikum für Kinder bei der Zahnbehandlung. Als Saft vom Zahnarzt peroral, als Flüssigkeit pernasal oder perrektal verabreicht, entfaltet es innerhalb von 10–30 min eine dosisabhängige Sedierung, Anxiolyse und Vagusdämpfung, die eine günstige Voraussetzung für alle als bedrohlich empfundenen Eingriffe schafft [19, 20, 21, 22, 30]. Sie tritt relativ schnell ein, ist ausreichend tief für viele in Frage kommende zahnärztliche Behandlungen und bildet sich schnell wieder zurück. Nach ca. 30 min reagieren die Kinder bereits wieder überwiegend kontrolliert. Der leicht sedierende Effekt des Medikaments hält noch für einige Stunden an. Die sicherste Wirkung wird durch die i.v.-Applikation des Pharmakons über eine Dauerkanüle erreicht. Durch sie kann Midazolam in einzelnen Dosen, z.B. zu 1 mg, bis zur Maximalmenge gegeben werden (Tab. 14-3). Durch den schnellen Wirkungseintritt bei der i.v.-Verabreichung (ca. 30 s) kann beurteilt werden, ob schon vor dem Erreichen der Maximalmenge eine für die jeweilige Behandlung ausreichende Sedierung zustande gekommen ist. Midazolam führt zu einer guten anterograden Amnesie, was wichtig für alle weiteren Behandlungen ist.

Diazepam (z.B. Valium®). Diazepam, die „Vorläufersubstanz" von Midazolam, kann zur Prämedikation bei Kindern über sechs Jahren gegeben werden

Tabelle 14-3 Dosierungsempfehlungen für Midazolam bei den verschiedenen Applikationswegen [24].

Midazolam	i.v.	rektal	oral	nasal
minimale Dosis (mg/kg Körpergewicht)	0,05	0,4	0,3	0,2
maximale Dosis (mg/kg Körpergewicht)	0,1	1,0	0,75	0,3
Behandlungsbeginn nach (in min)	1	10	30–60	10

(Supp.). Als i.v.-Sedativum ist es aufgrund der längeren Halbwertszeit sowie der schlechteren Anxiolyse und Amnesiewirkung weitgehend von Midazolam abgelöst worden [30].

Chloralhydrat (Chloraldurat®). Chloralhydrat wurde als Hypnotikum/Sedativum bei Unruhe vor instrumenteller Diagnostik angewendet. Im Körper des Kindes wird es zu Äthanol, der letztendlich wirksamen Komponente, abgebaut. Die Erfahrung zeigt, dass es nur bei Säuglingen ausreichend wirksam ist. Das Medikament wird als Rectiole nach Dosierungsempfehlung des Herstellers appliziert (50–75 mg/kg Körpergewicht). Der Nachteil der Substanz besteht vor allem in der langen Nachwirkung und der fehlenden Anxiolyse.

Lachgas-Sauerstoff-Gemisch. Dieses Gasgemisch hat eine gute analgetische und eine geringgradig hypnotische Wirkung [18]. Die Schwierigkeit dieses Verfahrens besteht in der problembehafteten Anwendung. Es kann bei der Zahnbehandlung nicht über eine Maske, die Nase und Mund bedeckt, angewendet werden, da der Mund ja für die Behandlung zugänglich bleiben muss. So kann nicht abgeschätzt werden, wieviel Raumluft das Kind neben der Nasenmaske einatmet. Die ungewohnte Maske wird es eher noch dazu veranlassen, verstärkt über den Mund zu atmen. Unsere Erfahrungen mit dem Verfahren bei Zahnbehandlungen waren eher schlecht.

Verfahren der Sedierung und Pulsoximetrie

Für die Zahnbehandlung oder andere planbare Eingriffe in Sedierung ist das Einverständnis der Erziehungsberechtigten nach angemessener Aufklärung bis spätestens zum Vortag einzuholen.

> Der Eingriff unter Sedierung sollte nicht länger als eine halbe Stunde dauern.

Besteht bei dem Patienten zum Zeitpunkt der Sedierung eine Erkältungskrankheit, was bei Kindern im Alter von zwei bis fünf Jahren häufig der Fall ist, muss das Vorhaben verschoben werden. Eine strenge sechsstündige Nüchternheitsperiode vor der Sedierung wird nicht gefordert.

Flüssige Sedativa können prinzipiell intravenös, oral, nasal oder rektal angewendet werden. Bei der rektalen Anwendung hat es sich jedoch gezeigt, dass das Ausziehen in einer fremden Umgebung bei den Kindern auf erheblichen Widerwillen stößt. Nach der Medikamentengabe, spätestens aber beim Einsetzen der Wirkung der Sedierung (taumelig werdende Bewegungen und Anlehnen des Kopfes oder langsames Antworten auf Ansprache), ist es notwendig, den Sensor eines Pulsoximeters anzulegen. Durch die **Pulsoximetrie** wird es möglich, mit einem äußerst geringen apparativen Aufwand und ohne invasive Techniken lange vor dem Eintreten von klinischen Veränderungen, wie z.B. der lividen Verfärbung der Lippen, auch schon ein diskretes Abfallen der arteriellen Sauerstoff-(O_2-)Sättigung des Blutes zu registrieren. Mit einem Klammer- oder Klebesensor an Finger oder Ohrläppchen kann die Effizienz der Atmung gut beurteilt werden.

> Eine Sedierung ohne Pulsoximetrie würde heutzutage einen groben Fehler und eine Vernachlässigung der Sorgfaltspflicht darstellen.

Für die Beurteilung der Messwerte ist der Ausgangswert (d.h. der Wert vor der Gabe der Medikamente) von Bedeutung. Er gibt die individuelle Ausgangslage des Patienten an, die unterschiedlich sein kann. Die initialen Sauerstoff-(O_2-)Sättigungswerte betragen in der Regel 95 bis 98%. Während der **Anfangsphase der Sedierung** wird die arterielle Sauerstoff-(O_2-)Sättigung möglicherweise um ein bis drei Prozentpunkte abfallen. Bleibt es bei diesem Ausmaß, müssen keine Korrekturen vorgenommen werden. Es hat sich jedoch bewährt, schon in diesem Anfangsstadium zu kontrollieren, ob der Patient auf eine verbale Ansprache reagiert. Man wird den Patienten also auffordern, tiefer ein- und auszuatmen. Reagiert der Patient auf Ansprache und steigt ein zuvor abgefallener Sättigungswert wieder an, zeigt sich, dass der Patient durch den Arzt in der Sedierung geführt werden kann. PAPAGEORGE [41] gibt eine Einteilung der Desaturierungswerte an (Tab. 14-4). In der Regel reicht es aus, den Patienten anzusprechen und zum Atmen zu animieren, wie oben beschrieben. Selten ist es notwendig, zusätzlich Sauerstoff (O_2) über einen Nasenschlauch zu verabreichen.

Trotzdem ist es zur Durchführung einer Sedierung erforderlich, auf alle Eventualitäten vorbereitet zu sein. Passende Beatmungsmasken, ein Ambubeutel und ein Intubationsbesteck mit ebenfalls passenden Trachealtuben müssen griffbereit gehalten werden. Im Alltagsbetrieb hat es sich bewährt, einen speziel-

Tabelle 14-4 Desaturierung der peripheren Sauerstoff-(O_2-)Sättigung [41].

	Differenz vom O_2-Ausgangswert (in %)
mild	3–5
mäßig	6–10
erheblich	unter 10

len Wagen mit dem notwendigen Instrumentarium einzurichten, der bei Beginn der Sedierung am Behandlungsstuhl stehen muss. Für Midazolam kann die Überwachung etwa 2 h nach der letzten Medikamentengabe und nach Prüfung der Vigilanz- und Kreislaufsituation abgeschlossen werden. Zu Hause muss sich eine Aufsichtsperson für 24 h bei dem behandelten Kind aufhalten. Außerdem sollte das Kind sich für etwa 24 h keinen reflexkritischen Situationen aussetzen wie z.B. Schaukeln, Fahrradfahren und auf der Rutschbahn spielen.

14.4.2 Zahnsanierung in Allgemeinanästhesie

Definition und Indikationen

Die Sanierung in Allgemeinanästhesie ist in erster Linie bei Kindern indiziert, bei denen eine **Milchzahnkaries** oder eine **Karies der bleibenden Zähne** besteht und bei denen sich bereits eine **reguläre Behandlung als unmöglich** erwiesen hat [49]. Das setzt voraus, dass es in mehreren Sitzungen und ohne Zeitdruck nicht gelungen ist, Teilsanierungen in Lokalanästhesie mit und ohne Sedierung durchzuführen. Auch in Bezug auf die Zahnsanierung in Allgemeinanästhesie ist es natürlich günstiger, wenn das Kind während der vorangegangenen Behandlungsversuche nicht durch Festhalten oder durch andere restriktive Maßnahmen gegen spätere Behandlungen eingestimmt worden ist.

Außerdem können **Abszesse** im Zahn-Kiefer-Bereich, wenn sie ein bestimmtes Ausmaß überschritten haben, nur in Allgemeinanästhesie eröffnet werden. Auch bei **ausgedehnten Zahnfrakturen** (ggf. mit entsprechenden Verletzungen des Alveolarknochens) kann eine Behandlung in Allgemeinanästhesie notwendig werden. Einige dieser Indikationen können aber auch in Analgosedierung behandelt werden.

Kontraindikationen

Die Kontraindikationen ergeben sich aus den Risiken der Allgemeinanästhesie. In erster Linie sind dabei **kardiopulmonale Vorerkrankungen** oder akute **Infekte** anzuführen, die bei der Voruntersuchung zu erkennen sind. Bei diesen Kindern muss ein individuelles Vorgehen mit dem Anästhesisten – bei bestimmten Fragestellungen auch mit dem Internisten und dem Pädiater – abgesprochen werden. Gegebenenfalls muss auf eine Zahnsanierung verzichtet werden.

Apparative und personelle Voraussetzungen

Für die Durchführung einer Allgemeinanästhesie muss ein vollständiger **Narkosearbeitsplatz** bereit stehen. Ein zahnärztlicher **Behandlungsstuhl** ist – sofern er **flach gestellt** werden kann – ausreichend für die Lagerung des Patienten. Die zahnärztlichen Maßnahmen lassen sich jedoch auch, bei entsprechender Lagerung und unter Verwendung eines Kopfteils, an einem **Operationstisch** durchführen. Ein Röntgengerät für Zahnfilme muss vorhanden sein. Für die Allgemeinanästhesie ist außer dem Anästhesisten ein Anästhesiehelfer notwendig. Für die zahnärztliche Behandlung sollten dem Zahnarzt zwei geschulte Mitarbeiterinnen assistieren (<. 14-4). Auf diese Weise können auch umfangreiche Sanierungsmaßnahmen zügig durchgeführt werden. In der Aufwachphase ist es zweckmäßig, den Patienten auf einer Liege in einem dazu eingerichteten Aufwachraum zu lagern und zu überwachen.

Organisatorische Vorbereitung

Wenn die Indikation zur Behandlung in Allgemeinanästhesie gestellt wurde, wird der nächst mögliche Termin zur Behandlung bestimmt. In einem **Gespräch mit den Eltern** werden die Vorgehensweise und der Umfang der Behandlung besprochen. Während dieses Gesprächs werden simultan die wichtigsten Schritte auf dem **Einverständnisformular** mitgeschrieben. Am Ende des Gesprächs werden die Eltern (bzw. der Erziehungsberechtigte oder der gesetzliche Betreuer) gebeten, das Einverständnisprotokoll zu unterschreiben. Wenn eine zahnärztliche Befunderhebung bis zu diesem Zeitpunkt noch nicht möglich war (wenn das Kind sich weigert, den Mund zu öffnen), müssen das **Behandlungsziel** und die **Dauer** der Behandlung in Narkose großzügig geplant werden. Zu diesem Zeitpunkt werden die Sorgeberechtigten ebenfalls darauf hingewiesen, dass eine Begleitperson das Kind in der Aufwachphase mitbetreuen muss.

Vor der Narkosebehandlung muss eine **Anamnese** erhoben werden und eine Untersuchung auf Risiken

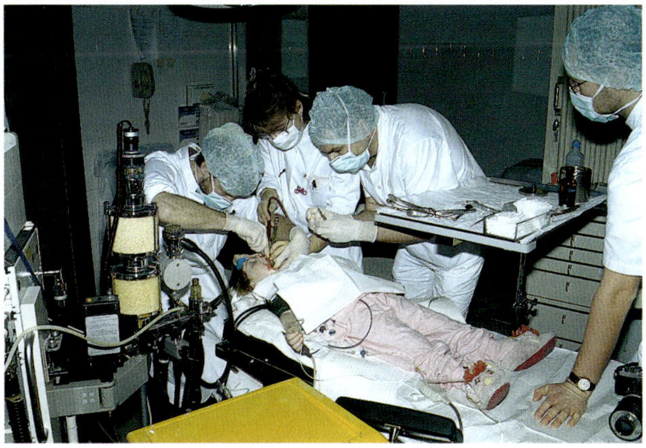

Abb. 14-4 Behandlungssituation während der Analgosedierung. Gruppierung des Behandlers, des Sedierungsleiters und der Hilfspersonen um den kleinen Patienten und die Sorgeberechtigte.

für die Narkose stattfinden. Diese Maßnahmen können durch den Anästhesisten selbst durchgeführt werden. In bestimmten Fällen wird der Anästhesist eine Mitbeurteilung des Narkoserisikos erbitten, z.B. durch einen Kinderarzt oder Kinderkardiologen. Mit dem Ergebnis dieser Untersuchung werden die Eltern gebeten, sich an einem Tag kurz vor der Sanierung beim Narkosearzt nochmals vorzustellen. Um Risiken zu vermeiden, müssen kurzfristige Erkrankungen (insbesondere die Beeinträchtigung der Atmung) oder Fieber dem Anästhesisten mitgeteilt werden. Gegebenenfalls muss der Narkosetermin verschoben werden. Zur Vermeidung von Zwischenfällen muss das Kind bei der Behandlung nüchtern sein. Säuglinge (bis 1 Jahr) dürfen nur bis 4 Stunden, Kleinkinder (1–6 Jahre) bis maximal 6 Stunden und Schulkinder bis maximal 8 Stunden vor der Operation Nahrung zu sich nehmen. Der Genuss von ungesüßtem Tee oder Wasser wird Säuglingen und Kleinkindern bis 2 Stunden vor Beginn des Eingriffes erlaubt.

Die Erziehungsberechtigten werden darüber aufgeklärt, dass dieDauer der Narkosesanierung das übliche zeitliche Maß einer zahnärztlichen Behandlung überschreitet. Je nach Erfahrung des Zahnarztes, Qualifikation der Mitarbeiter, der allgemeinmedizinischen, für die Durchführung der Narkose relevanten Rahmenbedingungen oder der Erfahrung des Anästhesisten kann bei komplexen Therapiemaßnahmen eine Gesamtdauer von etwa 2 bis 3 Stunden durchaus eingeplant werden.

Verfahren der Zahnsanierung in Allgemeinanästhesie

Die Allgemeinanästhesie kann grundsätzlich mit **oraler** oder **nasaler Intubation** oder mit **Larynxmaske** durchgeführt werden. Die orale Intubation gilt, im Gegensatz zur nasalen Intubation, als die schonendere für das Kind (keine Frakturen der Choanen). Wegen der Notwendigkeit, während der Behandlung gegebenenfalls den Tubus von der einen auf die andere Seite schieben zu müssen, ist sie aber auch die unsicherere Methode. Ein oral liegender Tubus ist für den Behandler dann extrem hinderlich, wenn er beide Seitenzahnbereiche und die Unterkieferfront behandeln muss. Außerdem kann bei oral liegendem Tubus die Okklusion nicht überprüft werden. Aus diesen Gründen ist die nasale Intubation für die Zahnsanierung die Regel. Der Intubationsweg muss aber mit dem Anästhesisten von Fall zu Fall festgelegt werden.

- Nach der **Narkoseeinleitung** muss der zahnärztliche Behandler zuerst den hinteren Rachen mit einer feuchten Tamponade verschließen, um das Verschlucken von Blut, Spraywasser, Schleifstaub und überschüssigem Füllungsmaterial zu verhindern [27]. Der Sicherungsstreifen der Tamponade wird zum Mundwinkel herausgeleitet, damit die Tamponade am Ende der Behandlung nicht vergessen wird.
- Nach dem **Einsetzen des Mundsperrers** wird zunächst ein Zahnbefund erhoben, soweit dies bisher noch nicht möglich war.
- Zuerst wird die Karies bei allen Zähnen entfernt. Danach kann die **Füllungstherapie** unter relativer Trockenheit begonnen werden. Dabei sollten so viele Zähne wie technisch möglich in der gleichen Phase behandelt werden, um unnötige Zeiten für das Umspannen der Winkelstücke zu vermeiden.
- Dem Anästhesisten muss zu Beginn die annähernde **Dauer der Sanierungsbehandlung** mitgeteilt werden. Dies wird wegen des in der Regel nicht zu beurteilenden Sanierungsumfanges nur grob geschätzt möglich sein. Gegen Ende der Behandlung ist aber eine genaue Abschätzung der noch notwendigen Zeit von Bedeutung, da der Anästhesist die Narkose nicht immer kurzfristig beenden kann. Ein Hinweis etwa 15 min vor dem voraussichtlichen Ende der Behandlung synchronisiert die beiden Behandlungsteams.
- Nach **Beendigung der Behandlung** ist der Zahnarzt dafür verantwortlich, dass alle Hilfsmittel der Behandlung, wie Watterollen, Tupfer, Füllungsreste und die Tamponade des hinteren Rachens entfernt werden.
- Nach dem **Ende der Allgemeinanästhesie** werden die Patienten in der Aufwachphase beobachtet und können 2–4 h später nach Hause entlassen werden. In dieser Phase sollen sich die Eltern oder die Begleitperson bei dem Kind aufhalten. In den ersten 24 h nach der Allgemeinanästhesie-Sanierung sollten sich die Kinder nicht reflexkritischen Situationen aussetzen wie z.B. Radfahren, Schaukeln oder auf der Rutschbahn spielen.

Es ist wichtig, die Eltern darauf hinzuweisen, dass nun bald die „normale Zahnbehandlung und Prophylaxe" beim Hauszahnarzt wieder aufgenommen werden muss. Da die Zähne nun schon saniert sind, besteht der Vorteil, dass der Zahnarzt zunächst lediglich kontrollieren und präventive (schmerzfreie bzw. nicht angstbesetzte) Maßnahmen ergreifen muss. Das Kind hat auf diese Weise die Chance, wieder Vertrauen zum zahnärztlichen Behandler zu gewinnen.

Behandlungsrichtlinien für den Zahnarzt bei Sanierungen in Allgemeinanästhesie

Die Therapie sollte in einer Sitzung abgeschlossen werden. Mehrteilige Behandlungen, also mehrere Allgemeinanästhesien in einem Zeitintervall von wenigen Wochen, kommen nicht in Frage.

Je nach Behandlungsumfang kann zu Behandlungsbeginn (bei wenigen Maßnahmen) oder während der Behandlung eine Lokalanästhesie im betroffenen Gebiet durchgeführt werden. Diese scheinbar überflüssige Maßnahme hilft Narkosemittel einzusparen und eine schonende Allgemeinanästhesie durchzuführen. Außerdem kann bei Extraktionen durch den vasokonstriktorischen Zusatz eine bessere Übersicht gewährleistet werden. Schließlich ist die Aufwachphase nach dem Ende der Allgemeinanästhesie für den Patienten durch das Fortbestehen der Analgesie im Mundbereich leichter zu ertragen. Ein weiteres wichtiges Ziel der Lokalanästhesie ist eine effiziente postoperative Schmerzfreiheit. Bei umfangreichen chirurgischen Maßnahmen kann dies am besten durch die lokale Infiltration oder Leitungsanästhesie gewährleistet werden. Allerdings sollte bei der Gabe von Lokalanästhetika die Grenzdosis nicht überschritten werden. Daher ist abzuwägen, ob wirklich im gesamten OP-Gebiet Anästhetika infiltriert werden müssen, ob explizit am Ende der zahnärztlichen Behandlung für die Aufwachphase nochmal infiltriert werden kann oder ob eine systemische Applikation eines Schmerzmittels (Postmedikation) ausreichend ist. Wirkt die Lokalanästhesie auch in der Aufwachphase, sind die Betreuer und Erziehungsberechtigten auf die Gefahr von ungewollten Bissverletzungen hinzuweisen.

In der Regel kommen nur plastische Füllungsmaterialien zum Einsatz, da die Sanierung in nur einer Sitzung beendet sein muss. Aufgrund der limitierten Behandlungszeit favorisieren wir bei Kindern über sechs Jahre Amalgam als Seitenzahnfüllungsmaterial. Im **Frontzahnbereich** werden aus ästhetischen Gründen Komposite oder bei Versorgung von Kavitäten ohne Kaubelastung Kompomere (z.B. Dyract® AP, Fa. DeTrey, Konstanz; Compoglass® F, Fa. Ivoclar Vivadent, FL-Schaan) verwendet. Um eine rasche Versorgung der Milchzähne zu garantieren, können für die Versorgung kleinerer Klasse-I-Läsionen Glasionomerzemente (z.B. Ketac Molar Quick®, Fa. 3M Espe, Seefeld; Ionofil Molar Quick®, Fa. Voco, Cuxhaven) zum Einsatz kommen. Für größere Defekte sind konfektionierte Stahlkronen angebracht. Ob komplexe, adhäsive plastische Füllungsmaterialien im Seitenzahnbereich der ersten Dentition zum Einsatz kommen können, muss von diversen Faktoren (Größe der Läsion, Kariesrisikozuordnung, Zeitvorgabe für die ITN-Sanierung etc. [siehe Organogramm 10-1]) abhängig gemacht werden. Im Milchfrontzahnbereich hat die Verwendung von Kompositen oder Kompomeren oberste Priorität. Eine entsprechende Aufklärung der Erziehungsberechtigten über die **Therapiemöglichkeiten** und die verwendeten Füllungsmaterialien in Allgemeinanästhesie und deren mögliche Nachteile muss im Vorfeld durch den behandelten Zahnarzt erfolgt sein.

Wurzelkanalbehandlungen können aus Zeitgründen nur an einzelnen Zähnen und im Frontzahnbereich durchgeführt werden. Bei Eröffnung der Pulpa bleibender Zähne sollte eine Vitalexstirpation oder die Extraktion des Zahnes erfolgen. Direkte Überkappungen sind unbedingt zu vermeiden. Auch im Milchgebiss ist bei Eröffnung der Pulpa abzuwägen, ob eine Wurzelkanalbehandlung oder gleich eine Extraktion erfolgen soll.

Die Indikation zum Erhalt von tief kariös zerstörten, bleibenden Zähnen ohne ausreichende Retention für einen plastischen Aufbau ist stark eingeschränkt. Als Alternative kann die Anfertigung von Langzeitprovisorien mittels konfektionierter Kronen erwogen werden.

> Es gilt der Grundsatz, dass das Ergebnis der Behandlung der Zähne für mindestens ein Jahr Bestand haben muss. Besteht daran ein Zweifel, ist der betreffende Zahn zu extrahieren.

Bei der Diagnose Parodontitis marginalis profunda sollte der betreffende Zahn extrahiert werden. Auch bei Abszedierung und Fistelungen muss der „Herd" in der Regel entfernt werden. Vor der Extraktion und nach der Füllungstherapie sollten die Zähne gereinigt werden. Eine **Blutung** muss während der Behandlung mit lokalen Mitteln gut gestillt werden. Die Alveolen der extrahierten Zähne sollten mit resorbierbaren Nähten verschlossen werden. Auch sollte man beachten, dass es bei der Anwendung adrenalinhaltiger Lokalanästhetika eher zu einer Nachblutung kommen kann. Während der Extubationsphase und in der frühen Aufwachphase können Aufbisstupfer zur Blutstillung nicht verwendet werden, da sie eine Aspirationsgefahr darstellen würden.

Eine **lokale Fluoridierung** beschließt die Behandlung. Wegen der dann unübersichtlichen Verhältnisse sollte die Fluoridierung vor der Extraktionsphase durchgeführt werden.

Der Schmerzpatient

> Eine Ad-hoc-Zahnsanierung in Allgemeinanästhesie mit genereller Kariesentfernung und Füllungsbehandlung beim Patienten, der mit Schmerzen und meist außerhalb der regulären Behandlungszeit kommt – also eine Sofortsanierung in Allgemeinanästhesie –, kann nicht durchgeführt werden.

Dem stehen sicherheitstechnische Gründe (meist fehlende Nüchternheit) und organisatorische Gründe (Verfügbarkeit des Anästhesisten, seines Teams und der Räumlichkeiten) entgegen. Wenn ein Patient mit Schmerzen im Mund-, Kiefer-, Gesichtsbereich kommt, muss entschieden werden, ob die akute Situation durch konservative Maßnahmen (Schmerzmedikamente, Antibiose, Eiskühlung) abgemildert und die Zahnerkrankung später regulär behandelt werden kann oder ob isolierte Sofortmaßnahmen notwendig sind. Sind **Sofortmaßnahmen** notwendig, dann wird in der Klinik oder in der Praxis – im Anschluss an das Tagesprogramm – eine Kurzbehandlung in Allgemeinanästhesie durchgeführt. Hierbei werden gegebenenfalls ein Zahn oder mehrere Zähne extrahiert oder ein Abszess eröffnet. Während dieser Allgemeinanästhesie wird aber auch ein Zahnbefund erhoben (und werden ggf. Abdrücke genommen), aus dem sich später die weitere Behandlung ergibt. Im Intervall wird der Patient dann in die reguläre Sanierung eingereiht.

Komplikationen bei der Zahnsanierung in Allgemeinanästhesie

Über die **Mortalität** bei Zahnsanierungen in Intubationsnarkose gibt es unterschiedliche Angaben. Goldmann [10] berichtet von einer Komplikationsrate mit Todesfolge von 1 : 137 000, Tomlin [50] von 1 : 300 000. Beide Autoren beziehen sich auf die ambulante Behandlung von Erwachsenen. Das Risiko der Behandlung von Kindern, die älter als zweieinhalb Jahre sind, unterscheidet sich aber davon kaum.

> Die Mortalitätsrate für Sanierungen in Allgemeinanästhesie kann also gleich der Mortalitätsrate für Allgemeinanästhesien in Abhängigkeit von den Grundrisiken der Patienten angenommen werden [29].

Dies ist deshalb angeführt, um zu verdeutlichen, dass der für den Zahnarzt so bequeme Weg der Sanierung in Allgemeinanästhesie auch Risiken beinhaltet. Es muss also abgewogen werden, ob man bestimmte überschaubare Sanierungen nicht doch in Lokalanästhesie – ggf. unter Sedierung oder Analgosedierung – versuchen sollte.

Das Risiko, durch eine Injektion mit Adrenalinzusatz unter 1 : 200 000 während einer Vollnarkose Herzarrhythmien auszulösen, wird als vernachlässigbar eingeschätzt [47].

14.4.3 Analgosedierung

Definition und Indikation

Bei der Analgosedierung handelt es sich um eine Sonderform der Allgemeinanästhesie. Wenn eine Behandlungsindikation eine zuverlässig kurze Behandlungszeit erwarten lässt, kann eine Allgemeinanästhesie durch den Narkosearzt so angelegt werden, dass die Eigenatmung und die Schluckreflexe bei weitgehender Sedierung, Anxiolyse und Analgesie größtenteils erhalten bleiben. Eine wesentliche Rolle spielt der Umstand, dass die Analgesie hauptsächlich über eine Lokalanästhesie am Ort der Operation durchgeführt werden kann und nicht ausschließlich systemisch bewirkt werden muss. Durch die verminderten Anforderungen an Behandlungsdauer und -tiefe der Allgemeinanästhesie kann die Dosis der einzelnen systemisch verabreichten Medikamente deutlich reduziert werden.

Die Analgosedierung wird dann gewählt, wenn die Behandlung unter alleiniger Lokalanästhesie und/ oder Sedierung nicht möglich ist [32], eine tiefe und lang anhaltende Allgemeinanästhesie jedoch nicht notwendig erscheint. Bei Kindern, die jünger als zehn Jahre sind, schließen wir eine Analgosedierung aus. Diese Kinder werden bei Bedarf ausschließlich in Allgemeinanästhesie behandelt. Bei der chirurgisch-zahnärztlichen bzw. kieferchirurgischen Routinebehandlung in einer ambulanten Praxis oder Poliklinik hat sich die Analgosedierung von Kindern über zehn Jahren und von Jugendlichen jedoch bewährt. Stimmen die organisatorischen Voraussetzungen, kann eine Behandlung in Analgosedierung kürzerfristig begonnen und die Analgosedierung selbst meist kürzerfristig beendet werden als eine Allgemeinanästhesie. Außerdem kann bei einer Routineindikation auf eine 24-stündige Bedenkzeit vor Beginn der Allgemeinanästhesie verzichtet werden. Besteht bei einem Patienten Nüchternheit, wird er von einer Begleitperson betreut und bestehen keine klinischen Gründe, die gegen eine Analgosedierung sprechen, kann eine Analgosedierung ohne weitere Vorbereitung durchgeführt werden (siehe auch „Verfahren der Analgosedierung"). Die Indikation zur Analgosedierung gilt nicht nur für die konservierende Zahnbehandlung und die Extraktion von einzelnen Zähnen, sondern in gleicher Weise für das Anlegen von Zahnbogenschienen bei Kieferbruch, für die Versorgung kleinerer Weichteilwunden nach Trauma oder für die Eröffnung kleinerer Abszesse bei älteren Kindern und Jugendlichen.

Medikamente für die Analgosedierung

Die Verabreichung der Medikamente erfolgt titrierend intravenös unmittelbar vor Behandlungsbeginn, d.h. vor der Lokalanästhesie. Alle aufgeführten Medikamente führen dosisabhängig zu einer Atemdepression. Aus diesem Grund sollte bei Bedarf eine Sauerstoffgabe möglich sein und ein komplett ausgestatteter Narkosearbeitsplatz zur Verfügung stehen.

Fentanyl (Fentanyl-Janssen®). Fentanyl ist ein kurz wirksames, starkes Analgetikum aus der Morphinreihe. Die Dosis beträgt 2–10 µg/kg. Die Wirkung setzt nach 1–3 min ein, die Wirkdauer beträgt 10–15 min. Die Begrenzung der Wirkdauer wird durch eine Umverteilung des Medikaments im Körper verursacht, d.h. das Medikament wirkt nicht mehr, ist aber noch im Körper – vor allem im Fettgewebe – vorhanden. Von dort aus kann es nach einer Latenzzeit wieder zurückfluten und noch nach dem Ende der Behandlung unerwünschte Wirkungen verursachen (z.B. Atemdepression!).

> Aufgrund des „Reboundphänomens" sollte man auf Fentanyl in der ambulanten Anästhesie zahnärztlicher Eingriffe verzichten.

Alfentanil (Rapifen®). Alfentanil ist wegen seiner guten Steuerbarkeit für kurz dauernde Eingriffe das Opioid der Wahl (die Dosis für die Analgosedierung liegt je nach Begleitmedikation bei 5–15 µg/kg Körpergewicht). Die Wirkung setzt nach 30–60 s ein, die Wirkdauer beträgt 15 min. Repetitionsdosen sind möglich. Wie alle Opioide führt Alfentanil für die Dauer seiner Wirkung zu einer zentral bedingten Atemdepression. Unmittelbar nach der i.v.-Applikation des Medikaments kommt es zu einer Thoraxrigidität, einer Brustmuskelversteifung, die die Atmung und ggf. die Beatmung erschwert. Prophylaktisch wirken in dieser Hinsicht die langsame Injektion und die Vorweggabe von Atropin. Postoperativ kann es zu Übelkeit und Erbrechen kommen. Die Reboundproblematik ist aufgrund der kurzen Halbwertszeit von geringerer Bedeutung.

Remifentanil (Ultiva®). Remifentanil ist ein potentes Opioid mit etwa der zehnfachen analgetischen Potenz im Vergleich zu Alfentanil. Die Verabreichung erfolgt wegen der häufig auftretenden Thoraxrigidität kontinuierlich über eine Spritzenpumpe (0,05 µg/kg Körpergewicht/min für die Analgosedierung). In der Kinderanästhesie liegen bisher nur wenige Erfahrungen in der Anwendung vor. Trotzdem könnte Remifentanil wegen seiner extrem kurzen Wirkdauer (8–10 min) und praktisch fehlender Kumulation das Opioid der Zukunft sein.

(S)-Ketamin (Ketanest® S). (S)-Ketamin ist ein ausgezeichnetes Analgetikum außerhalb der Opioidgruppe mit stark sedierender Komponente. Unter (S)-Ketamin bleiben Atemfunktion und Schutzreflexe relativ lange unbeeinträchtigt. Die Herzfrequenz steigt regelhaft an. Eine Atropingabe ist erforderlich, um die S-Ketamin-bedingte Hypersalivation zu unterbinden. Die Dosierung zur Analgosedierung beträgt 0,125–0,25 mg/kg Körpergewicht. Die wichtigsten Nebenwirkungen sind Halluzinationen und Albträume, die in ihrer Inzidenz durch Gabe von Benzodiazepinen deutlich gemindert werden. Bei Eingriffen im Bereich der oberen Luftwege werden bei Kindern häufiger Laryngospasmen beobachtet.

Propofol (z.B. Disoprivan®). Propofol ist ein hervorragend steuerbares Sedativum ohne analgetische Wirkung. Propofol kann als alleiniges Sedativum oder in Kombination mit Midazolam unter erheblicher Dosisreduktion beider Medikamente eingesetzt werden. Propofol bewirkt ein angenehmes Einschlafen, gelegentlich auch angenehme Träume. Die Dosierung für die Analgosedierung beträgt, je nach Begleitmedikation, 0,5–1 mg/kg Körpergewicht als Bolus oder 2–4 mg/kg Körpergewicht kontinuierlich. In höherer Dosierung wirkt Propofol narkotisch und atemdepressiv.

Verfahren der Analgosedierung

Für die Analgosedierung ist vor dem Eingriff das **schriftliche Einverständnis der Erziehungsberechtigten** nach entsprechender Aufklärung einzuholen. Wenn möglich, sollte dieses Einverständnis am Tag vor der Analgosedierung und Behandlung eingeholt werden. Nach neuerer Rechtsprechung [51] ist es in bestimmten Fällen möglich, das Einverständnis für die Analgosedierung auch am Tag des Eingriffs selbst zu erhalten.

Der kleine Patient sollte untersucht und vorbereitet werden, als ob es sich um eine Allgemeinanästhesie handelt. Beim ansonsten gesunden Kind und unauffälliger Anamnese kann auf eine Untersuchung durch den Hausarzt oder den Kinderarzt verzichtet werden. Besteht bei dem Patienten zum Zeitpunkt der Analgosedierung eine Erkältungskrankheit, muss das Vorhaben – in Abhängigkeit von der Dringlichkeit – verschoben werden. Das Kind darf während der letzten 6 h vor der Analgosedierung nicht gegessen oder getrunken haben. So kann die Analgosedierung bei Bedarf auch zu einer Intubationsnarkose erweitert werden. Allein aus diesem Grund, sowie auch zur Behandlung von Zwischenfällen, ist ein komplett eingerichteter **Narkosearbeitsplatz** Voraussetzung für eine Analgosedierung.

Für eine Analgosedierung ist ein **intravenöser Zugang** unabdingbar. Das Legen eines i.v.-Zugangs ist der Moment, vor dem die Kinder Angst haben. Die Schmerzen bei der Hautperforation durch die Verweilkanüle können durch die Applikation von lokalanästhetisch wirksamer EMLA®-Salbe verringert bzw. ausgeschaltet werden (30–60 min vor der Punktion EMLA®-Salbe als Okklusivverband auf die beabsichtigte Punktionsstelle auftragen). Bei besonders ängstlichen Kindern kann außerhalb des Behandlungsraums und vor dem Anlegen der Überwachungsinstrumente (Pulsoximeter, ggf. Blutdruckmanschette und EKG-Elektroden) mit einer oralen oder nasalen Sedierung begonnen werden. Hierzu haben sich 0,3–0,5 mg Midazolam/kg Körpergewicht peroral bewährt. Bei der nasalen Gabe empfiehlt Kupietzky 0,2–0,3 mg Midazolam/kg Körpergewicht [24] (siehe Tab. 14-3). Die Wirkung setzt nach einigen Minuten allmählich ein, das Kind wird taumelig. In diesem Zustand kann der intravenöser Zugang meist problemlos gelegt werden.

Bei jeder Form der Sedierung und Analgosedierung muss ein **Protokoll** geführt werden, in dem außer dem Namen des Patienten und dem Behandlungstag auch die Uhrzeit der Medikamentengabe und die verabreichte Menge notiert werden.

Nachdem die Behandlung abgeschlossen ist, werden der Betreuer und der kleine Patient in einen Nebenraum begleitet, in dem die Möglichkeit besteht, das Kind hinzulegen. Wird eine Sedierung in der Zahnarztpraxis durchgeführt, ist es angenehm, wenn das Kind vom Behandlungsstuhl auf eine Liege wechseln kann, auf der es mehr Platz hat und sich leichter auf die Seite legen kann. Die Sauerstoffsättigung wird fortlaufend mit dem Pulsoximeter überwacht.

Eine **Überwachung** des Kindes nach der Behandlung ist so lange notwendig, bis die Wirkung der Medikamente nachgelassen hat. Bei der Analgosedierungsform der Allgemeinanästhesie ist es in Abhängigkeit von den angewendeten Medikamenten selten notwendig, den Patienten länger als 2 h zu überwachen. Zuhause soll eine Aufsichtsperson noch für etwa 24 h bei den Kindern bleiben. Die Kinder sollen sich außerdem nicht reflexkritischen Situationen aussetzen wie z.B. Schaukeln, Fahrradfahren und auf der Rutschbahn spielen. Für die Behandlung besteht bei den meisten Kindern eine vollständige anterograde Amnesie. Dieser Umstand erleichtert jede weitere Behandlung. Bisherige Erfahrungen zeigten, dass ein Großteil der in Sedierung behandelten Patienten später durchaus der regulären zahnärztlichen Behandlung zugeführt werden konnte.

Gefahren und Grenzen der Analgosedierung

Prinzipiell ist die Zahnbehandlung in Analgosedierung bei allen Patienten indiziert, bei denen aus Kooperationsgründen eine reguläre Zahnbehandlung nicht möglich [19], eine alleinige Sedierung nicht ausreichend ist und die voraussichtliche Behandlungszeit ca. 30 min nicht überschreitet.

Eine relative **Kontraindikation** für eine Analgosedierung besteht für Kinder mit einem Infekt (Fieber). Ist ein Wahleingriff geplant, z.B. eine Zahnsanierung, muss in diesem Fall von einer Analgosedierung abgesehen werden. Es kann davon ausgegangen werden, dass z.B. die Erkältung nach einer überschaubaren Zeit wieder überwunden sein wird. Kontraindikationen sind weiterhin das nicht nüchterne Kind sowie die Absicht, mehr als eine halbe Stunde zu behandeln. Ist der Sanierungsbedarf sehr groß, muss eine Allgemeinanästhesie angestrebt werden.

Die **Gefahren**, die beachtet werden müssen, sind abhängig von den Präparaten, die verwendet werden. Für das am häufigsten verwendete Medikament Midazolam sowie besonders auch für das Hypnotikum Propofol und die Opioide besteht die größte Gefahr in ihrer atemdepressiven Wirkung. Trotzdem war es bei keiner der Analgosedierungen, die in den Jahren 1985 bis 1998 an den Polikliniken für Zahnerhaltung und Parodontologie und an der Poliklinik für Mund-, Kiefer- und Gesichtschirurgie der Universität Erlangen durchgeführt wurden, unter Verwendung von Midazolam (bis zu 5 mg Gesamtdosis) und Pethidin (bis zu 50 mg Gesamtdosis) notwendig, eine Maskenbeatmung oder gar eine Intubation durchzuführen. Sättigungsverminderungen bis 89% kamen kurzzeitig etwa bei 30% der Behandelten vor [22].

Ausgewählte Literatur

Das vollständige Literaturverzeichnis finden Sie auf unserer Homepage www.urbanfischer.de/Zahnmedizin/Kinderzahnheilkunde.

[12] Hallosten, A.-L., Petersen, J. K.: Sedierung und Anästhesie. In: Koch, G., Modéer, T., Poulsen, S., Reasmussen, P.: Kinderzahnheilkunde – ein klinisches Konzept. Quintessenz, Berlin 1994.

[18] Knoll-Köhler, E.: Toxizität von Lachgas (Distickstoffmonoxid). Mögliche Nebenwirkungen für Patient und Arzt. Phillip J 6, 131 (1989).

[21] Krafft, T., Krämer, N., Kunzelmann, K.-H., Hickel, R.: Experience with midazolam as sedative in the dental treatment of uncooperative children. J Dent Child 60, 295 (1993).

[30] Lipp, M. D. W. : Die Lokalanästhesie. Quintessenz, Berlin 1992.

[47] Ryan, I. F., Todres, I. D., Coté, C. J., Goudsouzian, N. G.: A practice of anesthesia for infants and children. Grune & Stratton, Orlando 1985.

15 Endodontie im Milch- und Wechselgebiss

von Michael Hülsmann

Inhaltsübersicht

15.1 Endodontische Maßnahmen im Milchgebiss

Pulpaerkrankungen im Milchgebiss sind keine Seltenheit. Endodontische Maßnahmen haben zwar in diesem Fall lediglich temporären Charakter, das Wohl der jungen Patienten verlangt dennoch äußerste Sorgfalt bei der Durchführung (Tab. 15-1). Neben psychologischen Gesichtspunkten in der Führung der jungen Patienten sind anatomische und biologische Faktoren zu berücksichtigen.

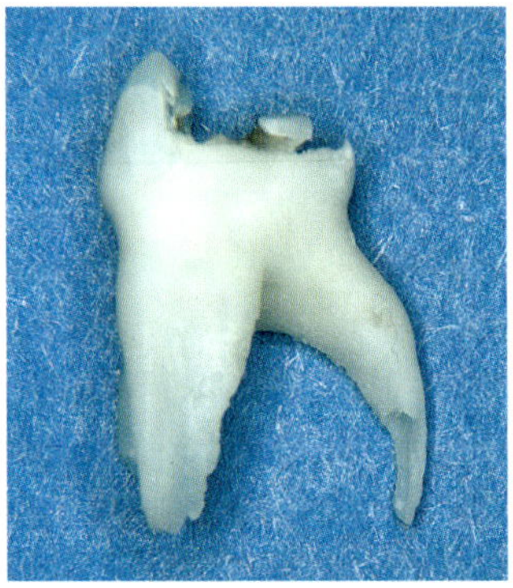

Abb. 15-1 Die Wurzelresorption am Milchzahn verläuft an den einzelnen Wurzeln ungleichmäßig. Die furkationsseitigen Wurzelwände sind bereits weiter resorbiert als die Wurzelaußenseiten. Dies macht eine korrekte Wurzelkanalaufbereitung unmöglich und verbietet den Einsatz nichtresorbierbarer Materialien.

15.1.1 Besonderheiten des Milchzahns

Milchzähne besitzen einen dünnen Schmelzmantel und anfangs ein extrem ausgedehntes Pulpakavum. Die Distanz zwischen Kaufläche und Pulpahörnern ist gering, sodass kariöse Läsionen schnell zur Pulpaentzündung führen können, bzw. die Pulpa bei der Exkavation der Karies und der Kavitätenpräparation eröffnet werden kann. Die Milchzahnwurzeln sind grazil, im Seitenzahnbereich häufig stark gekrümmt und stehen in enger Lagebeziehung zu den Keimen der nachfolgenden Permanentes. Mit Beginn der physiologischen Wurzelresorption lässt die Abwehrkraft der Milchzahnpulpa nach, reparative Prozesse (Bildung von Sekundär- und Tertiärdentin) verlaufen langsamer oder finden nicht mehr statt. Die Wurzelresorption verbietet den Einsatz nichtresorbierbarer Füllmaterialien. Nach Beginn der Resorption, die nicht gleichmäßig von apikal nach koronal verläuft (Abb. 15-1), wird eine instrumentelle Aufbereitung der Milchzahnwurzeln sehr problematisch und ist mit großen Risiken für den nachfolgenden Zahnkeim behaftet. Vom Milchzahn ausgehende pathologische Prozesse können ebenso zu einer Schädigung des bleibenden Zahns führen wie unsachgemäß eingesetzte oder stark zytotoxische Medikamente oder Füllmaterialien.

Tabelle 15-1 Ziele der endodontischen Behandlung im Milchgebiss.

- Schmerzfreiheit
- Zahnerhaltung bis zur natürlichen Exfoliation
- Erhaltung der Milchzähne als funktionsfähige Kaueinheiten
- Gewährleistung des regulären Durchbruchs der nachfolgenden bleibenden Zähne
- Vermeidung der präeruptiven Schädigung bleibender Zähne durch vom Milchzahn ausgehende pathologische Prozesse
- Sicherung der Platzverhältnisse und Vermeidung kieferorthopädischer Korrekturen
- Keimreduzierung in Endodont und Mundhöhle

15.1.2 Diagnostik

Eine gründliche präoperative Untersuchung ist Voraussetzung für eine exakte Diagnose und adäquate Therapieentscheidung (Tab. 15-2). Einige der im bleibenden Gebiss üblichen Diagnoseverfahren haben jedoch im Milchgebiss nur eine begrenzte Aussagekraft. Auch die anamnestischen Angaben der jungen Patienten sind häufig ungenau: In der Hoffnung, eine Behandlung umgehen zu können, werden Schmerzen schnell verniedlicht oder verschwiegen [57]. Zu beachten ist darüber hinaus, dass sich pathologische Veränderungen vielfach völlig schmerzfrei und ohne klinische Symptome vollziehen.

Tabelle 15-2 Diagnostik im Milchgebiss.

Anamnese	Schmerzdauer, Schmerzqualität, Fieber
Inspektion	Aufbissempfindlichkeit, Ausdehnung der Karies, Ausdehnung der Füllung, Fistel, Abszedierung, Schwellung und Druckdolenz, Zahnlockerung, offene oder sondierbare Furkation, Pulpapolyp
Röntgenbild	Ausdehnung der Karies, Ausdehnung der Pulpakammer, Lage und Form der Wurzeln, Stand der Wurzelresorption, pathologische Veränderungen der periapikalen Region und des interradikulären Raumes, Lagebeziehung zum Keim des bleibenden Nachfolgers, interne Resorptionen
intraoperativer Befund	Zustand des Kavitätenbodens, Ausmaß und Farbe der Blutung bei Pulpaeröffnung, Pusentleerung, Pulpanekrose

An erster Stelle der Diagnostik stehen die Anamnese, die klinische Inspektion und der Röntgenbefund. Schwellungen, Abszedierungen und Fistelgänge in der Umschlagfalte sind keine Seltenheit (Abb. 15-2a). Der Sensibilitätstest ist an Milchzähnen unzuverlässig [57]. An Milchmolaren sind pathologische Veränderungen röntgenologisch zumeist im Bereich der Furkation, seltener an den Wurzelspitzen zu erkennen (Abb. 15-2b).

Bei vorsichtiger Interpretation kann auch noch die **Art der Blutung** bei Pulpaeröffnung wichtige Hinweise geben: Eine dunkelrote, sehr heftige Blutung deutet auf eine massive Entzündung hin, nur leichte, hellrote Blutungen lassen einen Pulpastatus erwarten, der noch eine erfolgversprechende Pulpotomie zulässt. Eine absolut verlässliche Korrelation zwischen Röntgenbefund, Blutungsart, Schmerzanamnese und tatsächlichem histologischem Befund ist aber nicht immer gegeben, die Übereinstimmung liegt bei etwa 80% [32, 39, 64].

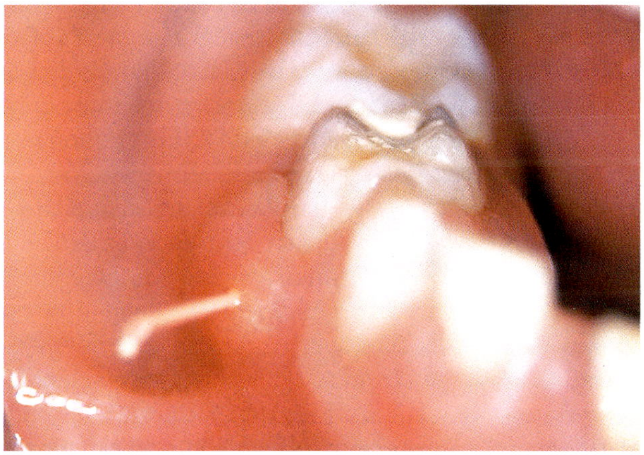

Abb. 15-2a Intraorale Ansicht: Schwellung und Fistelgang (mit Guttaperchastift) bukkal des Zahns 84.

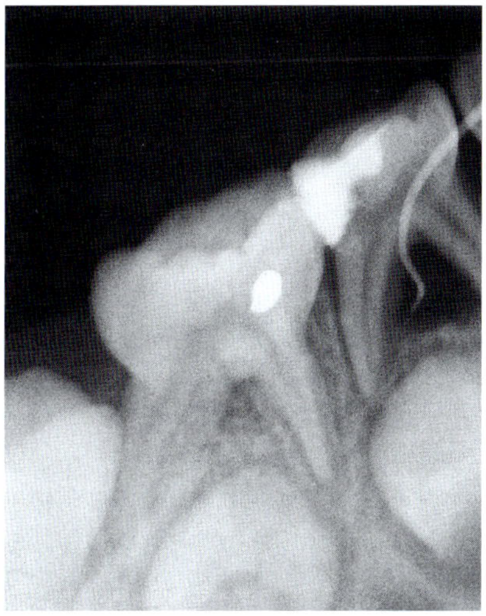

Abb. 15-2b Interradikuläre Ostitis mit Fistelbildung bei Pulpanekrose an Zahn 84. In den Fistelgang wurde zu diagnostischen Zwecken ein Guttaperchastift eingeführt.

Auch im Milchgebiss ist eine präoperative Röntgenaufnahme zu diagnostischen Zwecken in den meisten Fällen unverzichtbar. Diese Aufnahme gibt Auskunft über die Ursachen der Beschwerden (Ausdehnung der Karies), den Stand der Wurzelresorption, den Zustand der periapikalen Region und die Lagebeziehung zwischen Milchzahn und bleibendem Nachfolger. Eine adäquate Therapie (Zahnerhaltung durch endodontische Maßnahmen, temporäre Kompromissmaßnahmen, Extraktion) ist in vielen Fällen ohne diese Informationen nicht möglich.

15.1.3 Indirekte Überkappung

Aufgrund des sehr voluminösen Pulpakavums erreicht die Karies am Milchzahn häufig bereits schon nach kurzer Zeit pulpanahe Bereiche. Erste Entzündungszeichen können jedoch schon beobachtet werden, kurz nachdem die Karies das Dentin erreicht hat. Das rigorose, restlose Exkavieren kariös veränderten Dentins führt entsprechend schnell zur Exposition der Milchzahnpulpa. Bei sehr tief gehenden kariösen Läsionen wurden daher die zweizeitige Kariesentfernung und die indirekte Überkappung empfohlen, um eine Freilegung der Pulpa zu vermeiden. Neueren klinisch, mikrobiologisch und histologisch fundierten Studien zufolge ist die einzeitige Technik jedoch vorzuziehen auch wenn hierbei die Eröffnung der Pulpa und eine nachfolgende Pulpotomie dann nicht zu vermeiden sind [26].

Für den Erfolg der indirekten Überkappung ist entscheidend, dass die **Indikation** sehr eng gezogen wird: Ist der Zahn perkussionsempfindlich und/oder weist er bereits pulpitische Symptome auf, sollte die Pulpotomie bevorzugt werden [33, 55]. Entscheidend ist weiterhin, dass das erweichte Dentin vollständig entfernt wird und nur ein kleiner Bezirk noch verfärbten, aber harten Dentins belassen werden darf [4, 12, 26]. Beträgt die erwartete Zeitspanne bis zur natürlichen Exfoliation nur noch weniger als zwei Jahre, ist eine Revision der Überkappung nicht unbedingt notwendig. Mit der Bildung von nennenswerten Mengen an Sekundär- und Tertiärdentin ist nach Beginn der physiologischen Wurzelresorption nicht mehr zu rechnen. Die Versorgung mit Kalziumhydroxid wird auch empfohlen, wenn über der Pulpa nur noch eine sehr dünne Schicht gesunden Dentins verbleibt.

Die **Erfolgsquote** der indirekten Überkappung wird bei strenger Indikationsstellung, die jedoch durch die Problematik einer genauen Diagnose erschwert wird, mit maximal 80% angegeben [70, 26].

Bestehen Zweifel, ob die indirekte Überkappung noch erfolgversprechend ist, sollte der Pulpotomie der Vorzug gegeben werden.

15.1.4 Direkte Überkappung

Die direkte Überkappung nach Pulpaeröffnung während der Kariesentfernung ist im Milchgebiss **nicht indiziert** [4, 11, 12, 71].

Physiologische (Entzündung der koronalen Pulpa, Wurzelresorption und verminderte Regenerationskraft der Pulpa) und technische (Trockenlegung, sachgemäße Versorgung der Pulpawunde, koronaler Verschluss) Probleme bedingen eine hohe Misserfolgsrate dieser Therapievariante.

Bei **kleinflächiger artifizieller Pulpaeröffnung im gesunden Dentin** wird von einigen Autoren aber auch der Versuch einer direkten Überkappung befürwortet [16, 28]. Die Expositionsstelle wird mit drucklos aufgetragenem, frisch angerührtem Kalziumhydroxid abgedeckt. Anschließend kann ein chemisch erhärtendes Kalziumhydroxid-Fertigpräparat appliziert werden. Wie auch bei der indirekten Überkappung sollte die Behandlung unter sorgfältigster Trockenlegung durchgeführt werden (Abb. 15-3). Eine randdichte koronale Restauration, die den Bakterienzutritt dauerhaft verhindert, ist für den Behandlungserfolg unabdingbar. Bei nichtinfizierter und nichtentzündeter Pulpa kann sich auch an Milchzähnen neue Hartsubstanz bilden [75]. In vielen Fällen findet sich aber im histologischen Bild auch bei klinischer Symptomlosigkeit chronisch entzündetes Pulpagewebe.

Nach Beginn der Wurzelresorption ist mit einem Erfolg der direkten Überkappung nicht mehr zu rechnen, da die reparatorischen Fähigkeiten der Milchzahnpulpa nachlassen [16].

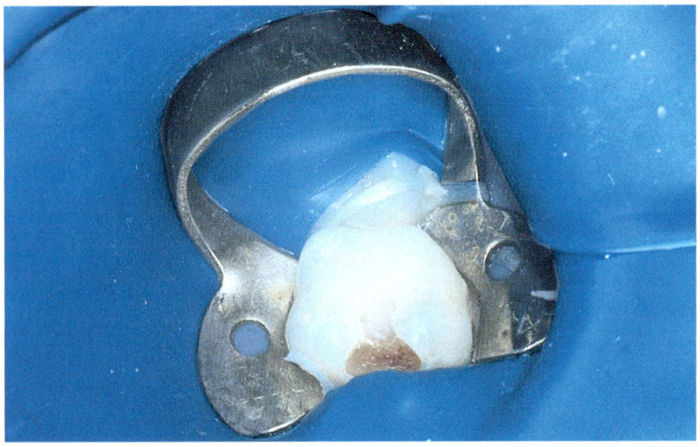

Abb. 15-3 Auch die Milchzahnbehandlung sollte, wenn möglich, unter absoluter Trockenlegung erfolgen. Bei zu erwartender Pulpaeröffnung kann so eventuell noch der Versuch einer Pulpotomie unternommen werden, der bei Speichelexposition wenig erfolgversprechend wäre.

Auch im Milchgebiss sollten alle endodontischen Maßnahmen nach Möglichkeit unter absoluter Trockenlegung (Kofferdam) durchgeführt werden. Dies dient dem Schutz des Kindes und verhindert die Infektion möglicherweise noch gesunden pulpalen Weichgewebes.

15.1.5 Pulpotomie

Kommt es während der Entfernung der Karies zur Pulpafreilegung, ist die Pulpotomie die Therapie der Wahl. In Abhängigkeit vom Ausmaß der Pulpaentzündung und der Größe der Expositionsstelle kann sowohl eine **partielle** (Entfernung des Pulpagewebes nur unterhalb der Exposition) als auch eine **vollständige** Pulpotomie (Entfernung der gesamten Kronenpulpa) durchgeführt werden [55].

Vor einer Pulpotomie ist genau abzuwägen, ob die Erhaltung des Zahns langfristig möglich oder die Extraktion und Eingliederung eines Lückenhalters zu bevorzugen ist. Für weder mit Füllungen noch mit konfektionierten Kronen restaurierbare Zähne, Zähne mit einer interradikulären Ostitis und Zähne mit Wurzelresorption von mehr als einem Drittel der Wurzellänge ist in den meisten Fällen die Extraktion indiziert.

Für die Pulpotomie vitaler Milchzähne existieren nach wie vor mehrere **unterschiedliche Behandlungskonzepte** [15]. Als Wundverband für den verbleibenden Pulpastumpf wurden zahlreiche unterschiedliche Materialien empfohlen, u.a. Kalziumhydroxid, Formokresol in unterschiedlichen Konzentrationen, Zinkoxid-Eugenol, Jodoform, N2, Triopaste, Ledermix, Glutaraldehyd, KRI-Paste, Cresatin [3, 12, 15, 72]. Auch die Devitalisation der vitalen, aber pulpitischen Milchzahnpulpa mit hoch dosierten (para)formaldehydhaltigen Präparaten (Mortalamputation) wird vorgeschlagen. Die beiden bekanntesten Techniken der Pulpotomie sind die Kalziumhydroxid- und die Formokresol-Pulpotomie.

Kalziumhydroxid-Pulpotomie

Die Technik der Vitalamputation der Milchzahnpulpa mit Hilfe von Kalziumhydroxid wird vor allem von den skandinavischen Schulen propagiert. Die Indikation dieser Methode ist beschränkt auf die Behandlung der **vitalen Milchzahnpulpa,** die während des Exkavierens der Karies freigelegt wird und über das Stadium der partiellen Pulpitis (Pulpitis coronalis) nicht hinausgeht. Da Kalziumhydroxid auf bereits entzündetes Gewebe keine heilende Wirkung hat [74], ist bei Vorliegen einer Entzündung der Wurzelpulpa der Misserfolg vorprogrammiert.

- Es darf keine Anamnese mit lang andauernden Beschwerden vorgelegen haben.
- Der Zahn darf nicht perkussions- oder aufbissempfindlich sein und muss noch positiv auf den Sensibilitätstest reagieren.
- Nach Pulpaeröffnung findet sich nur eine leichte, hellrote Blutung, die in kurzer Zeit gestillt werden kann.
- Das Röntgenbild zeigt keine pathologischen Veränderungen (Ostitis interradicularis) und die Wurzeln sind zu nicht mehr als einem Drittel resorbiert [11].

Technik der Kalziumhydroxid-Pulpotomie. Nach Eröffnung der Pulpa erfolgt die sorgfältige Trockenlegung des Operationsgebiets, optimal durch Anlegen von Kofferdam. Das Pulpadach wird vollständig abgetragen und die Kronenpulpa im Bereich der Wurzelkanaleingänge amputiert (Abb. 15-4). Zur Amputation wird die Verwendung eines Diamantschleifers unter ständiger Kochsalzberieselung empfohlen [24]. Die Blutstillung aus den Pulpastümpfen wird ebenfalls mit Kochsalzlösung vorgenommen. Eine auf diesem Weg nicht zu stillende Blutung ist als Hinweis auf eine bereits vorliegende Entzündung der Wurzelpulpa zu werten.

Entscheidend für den Erfolg der Amputation und die Vitalerhaltung des radikulären Pulpagewebes ist die Vermeidung eines Blutkoagulums an der Amputationsstelle [62]: Dieses verhindert häufig die Ausbildung einer Hartgewebebrücke und fungiert als Ausgangspunkt einer Pulpanekrose und eventuell auch interner Resorptionen [58]. Auch die Verwendung adrenalinhaltiger Wattepellets zur Blutstillung wird empfohlen, diese Technik befindet sich aber noch im Stadium der klinischen Erprobung [8].

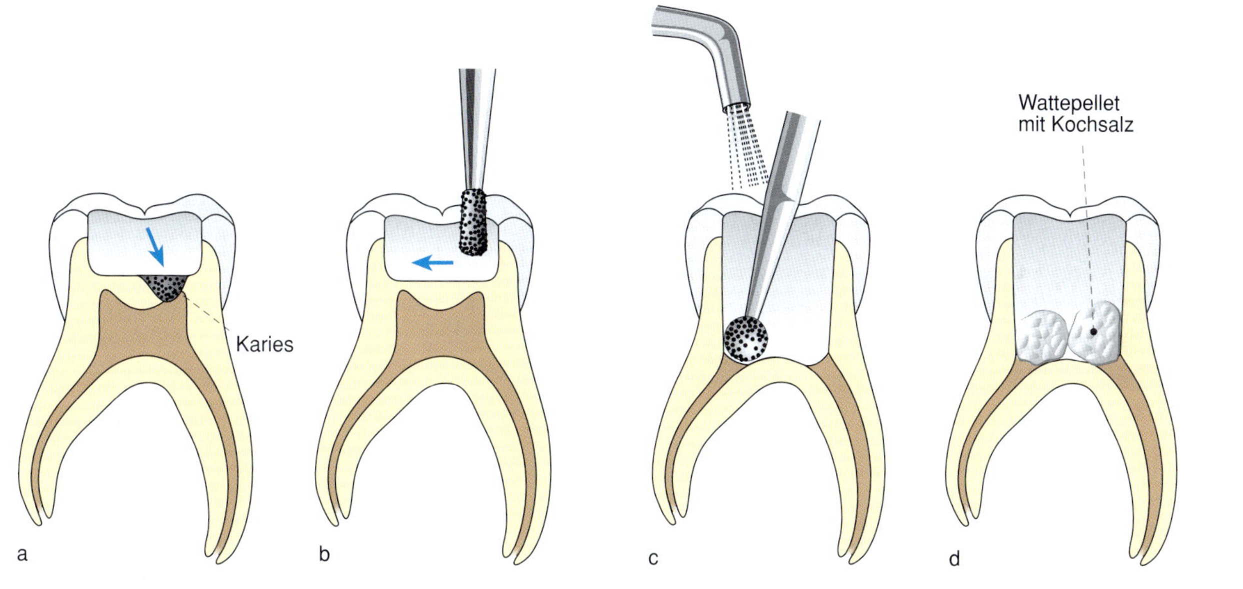

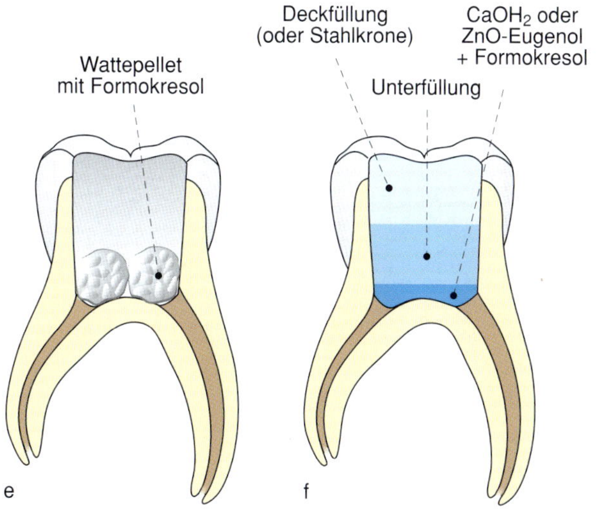

Abb. 15-4 Schematische Darstellung der Pulpotomie mit Kalziumhydroxid oder Formokresol.

a) Eröffnen der Pulpa beim Exkavieren.

b) Abtragen des gesamten Pulpadaches mit birnenförmigem Diamantschleifer.

c) Amputation der Kronenpulpa mit kugelförmigem Diamantschleifer unter Kochsalzberieselung in Höhe der Kanaleingänge.

d) Blutstillung mit kochsalzgetränkten Wattepellets.

e) Bei Formokresol-Technik: fünfminütige Einlage eines formokresolgetränkten Wattepellets.

f) Druckloses Aufbringen des Wundverbandes: ZnO-Eugenol oder Kalziumhydroxid mit einem Tropfen Formokresol. Unterfüllung mit druckfestem Zement und kaufeste Deckfüllung oder konfektionierte Stahlkrone.

Die Abdeckung der nicht mehr blutenden Pulpawunde erfolgt mit Kalziumhydroxid, das mit Aqua dest. zu einem sahnigen Brei angemischt und drucklos appliziert wird. Nicht zuletzt aufgrund der problematischen Diagnostik, unzureichender Asepsis des Operationsgebiets und der Ausbildung eines – häufig infizierten – Blutkoagulums an der Amputationsstelle ist diese Technik der Vitalamputation mit **häufigen Misserfolgen** behaftet: Neben Pulpanekrose, Fistelbildung und Abszedierung ist hier vor allem das Auftreten interner Resorptionen der Milchzahnwurzel zu nennen. Diese Resorptionen finden sich röntgenologisch knapp unterhalb der Amputationsstelle und führen nach einiger Zeit zur Perforation der Wurzel. Eine Extraktion ist in diesen Fällen unausweichlich. Bei enger Indikationsstellung zur Anwendung der Kalziumhydroxid-Technik kann mit einer Erfolgsquote von 50–60% gerechnet werden [9, 38, 66], in der Literatur genannte höhere Erfolgsquoten sind vielfach auf sehr kurze Beobachtungszeiträume (unter zwei Jahren) zurückzuführen.

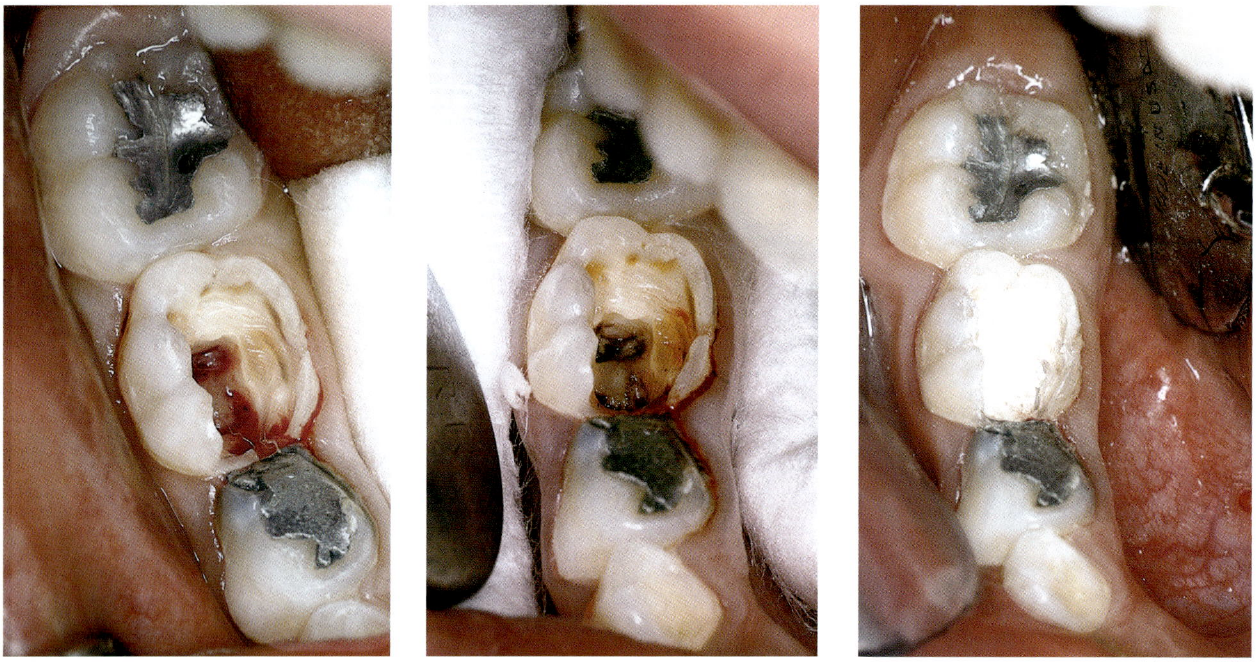

a b c

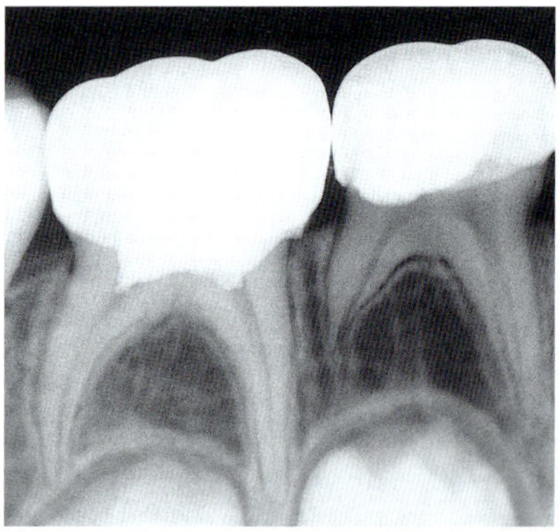

d

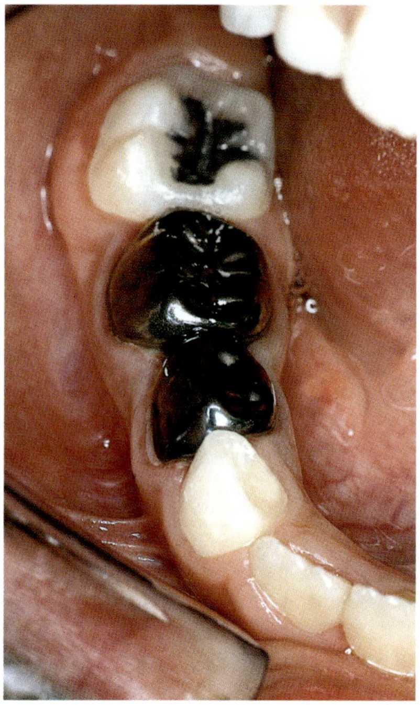

e

Abb. 15-5 Vorgehen bei der Pulpotomie.
a) Zustand des Zahns 85 nach Amputation der Kronenpulpa.
b) Klinisches Bild nach fünfminütiger Applikation des Wirkstoffs.
c) Zustand nach Abdeckung der Pulpastümpfe.
d) Röntgenkontrolle.
e) Definitive Versorgung mit einer konfektionierten Krone (Fall Prof. Dr. Einwag).

Formokresol-Pulpotomie

Vorwiegend im angelsächsischen Raum wird die Formokresol-Technik favorisiert. Anstelle von Kalziumhydroxid wird eine Lösung aus Formaldehyd, Trikresol, Glycerin und Aqua dest. als kurzzeitige Einlage verwendet. Ein mit dieser Flüssigkeit getränktes Wattepellet wird für 3–5 min auf den Pulpastumpf gelegt. Anschließend erfolgt die Abdeckung der Wurzelkanäle mit einem Zinkoxid-Eugenol-Präparat, in das noch ein Tropfen Formokresol eingespatelt werden kann (Abb. 15-4 und Abb. 15-5). Die ursprünglich von BUCKLEY [7] angegebene Formel lautet:

Formokresol:	Formaldehyd 35%	19 ml
	Trikresol	35 ml
	Glycerin	15 ml
	Aqua dest.	31 ml
	Gesamt	100 ml

Um das Verhältnis von Effektivität und Toxizität zu optimieren, wird die Anwendung einer 1:5-Verdünnung dieser Lösung mit Aqua dest. vorgeschlagen [20, 43].

Dieses Verfahren kann nur begrenzt als „Vital"amputation bezeichnet werden. Das Formaldehyd bewirkt zunächst eine Fixierung der oberflächlichen Gewebeschichten, auch wenn diese bereits entzündet und infiziert sind. Nach kurzzeitiger Anwendung kann sich im apikalen Kanalanteil noch vitales Pulpagewebe finden [11, 42]. Die Indikationsstellung geht demzufolge deutlich über die einer Kalziumhydroxid-Amputation hinaus. Sie stellt erheblich weniger Anforderungen an eine exakte Differentialdiagnose zwischen einer partiellen oder totalen Pulpitis [11]. In Zähnen mit klinisch und röntgenologisch als erfolgreich beurteilten Pulpotomien finden sich histologisch jedoch häufig partielle und vollständige Pulpanekrosen sowie schwere Entzündungen und nur in wenigen Fällen ein intakter Pulpastumpf (Abb. 15-6a) [40, 53, 54].

Die in der Literatur angegebenen **Erfolgsquoten** für die Formaldehyd-Pulpotomie von 70–90% [9, 10, 20, 40, 43, 44, 70] liegen deutlich höher als nach Kalziumhydroxid-Anwendung, da eine mögliche Entzündung und Infektion der Wurzelpulpa oder eine nichtaseptische Behandlungstechnik durch die Wirkung des Formaldehyds neutralisiert werden. In einigen Publikationen wird empfohlen, anstelle einer kurzen Formokresol-Einlage während der Pulpotomie eine definitive Versorgung des Pulpastumpfes mit dem ebenfalls formaldehydhaltigen N2 vorzunehmen (Abb. 15-6b) [25]. Die Vor- und Nachteile der beiden beschriebenen Techniken sind in Tabelle 15-3 gegenüberstellt.

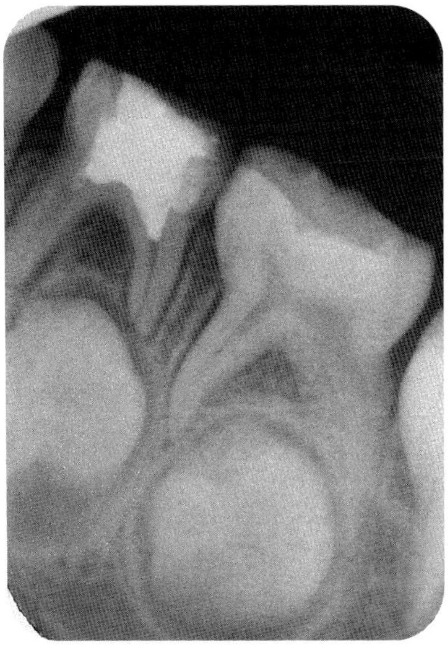

Abb. 15-6a Beginnende interradikuläre Ostitis nach Formokresol-Amputation.

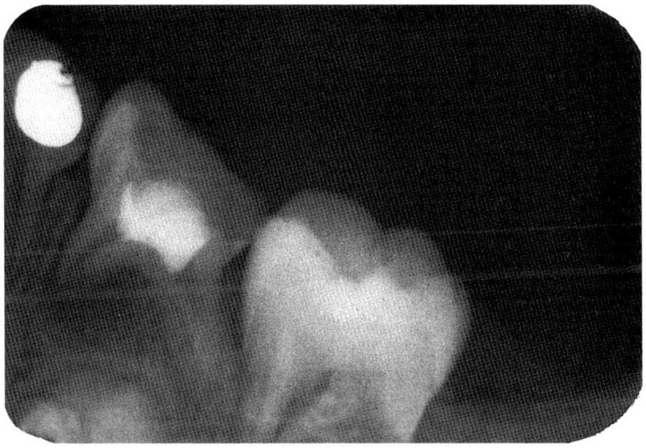

Abb. 15-6b Parodontitis apicalis an der mesialen Wurzel nach Pulpotomie und Abdeckung mit N2.

Die Formokresol-Technik wird auch zur Versorgung von Milchzähnen mit einer **Pulpanekrose** empfohlen. Die Liegezeit des Formokresol-getränkten Wattepellets soll in diesen Fällen aber 3 bis 10 Tage betragen [10, 12].

Für diese Behandlungsvariante der Pulpanekrose wird eine klinische Erfolgsquote von 93,6% angegeben [10], wobei allerdings die Hälfte der untersuchten Zähne eine interradikuläre Aufhellung aufwies. Die bislang einzigen Alternativen zur Behandlung nekrotischer Milchzahnpulpen sind Kompromissmaßnahmen wie das Aufschleifen und Offenlassen der Zähne oder die Extraktion.

Im Mittelpunkt der Diskussionen um die adäquate Therapie der Milchzahnpulpitis bzw. Pulpanekrose steht seit langem die Frage der Biokompatibilität bzw. **Toxizität** der verwendeten Materialien. Den bekanntermaßen guten klinischen Erfolgen der Formokresol-Technik stehen massive Bedenken hinsicht-

Tabelle 15-3 Vergleich von Kalziumhydroxid- und Formokresol-Pulpotomie.

	Kalziumhydroxid-Pulpotomie „Vital pulpotomy“	Formokresol-Technik „Therapeutic pulpotomy“
Verbreitung	v.a. im skandinav. Raum	angelsächsische Schulen
Wundverband	Kalziumhydroxid-Paste	Formokresol-Lösung, N2
Ziel	Vitalerhaltung der Pulpastümpfe und Bridging	Zahnerhaltung
Wirkung	lokale Wirkung	lokale und mögliche systemische Wirkung
Indikation	nur bei Pulpitis coronalis	Pulpitis coronalis, Pulpitis totalis, Pulpanekrose
Probleme	Diagnostik Blutkoagulum reduziert Erfolgsquote Asepsis Voraussetzung häufig Pulpanekrosen und interne Resorptionen	Eindringtiefe des Formaldehyd nicht zu kontrollieren
Erfolgsquote	um 50%	über 80%
Wertung	„biologisch“ akzeptabel	klinisch akzeptabel, aber umstritten wegen mögl. allergener, mutagener, neurotoxischer und kanzerogener Wirkung

lich der Toxizität formaldehydabspaltender Substanzen gegenüber [77]. Auch nach nur fünfminütiger Einlage lässt sich eine systemische Wirkung des Formokresols und Absorption in inneren Organen nachweisen [5, 45, 47, 51]. Neben einem hohen zytotoxischen Potenzial liegen Nachweise für eine neurotoxische [6], allergene [31], mutagene und karzinogene [35, 46, 49] Wirkung von Formaldehyd vor. Ob allerdings die während einer Pulpotomie freigesetzten Mengen mutagene oder karzinogene Veränderungen bewirken können, ist nicht geklärt [49, 77].

Widersprüchliche Informationen liegen zur Frage vor, ob es nach Formaldehyd-Pulpotomien ein erhöhtes Risiko von Schmelzdefekten [1, 44, 48, 78], vorzeitigem Zahnverlust und Unregelmäßigkeiten im Durchbruch der bleibenden Nachfolgezähne [36, 76] gibt.

Glutaraldehyd

Als Alternative zu Formaldehyd wird die Anwendung 2–5%igen gepufferten Glutaraldehyds vorgeschlagen, dessen zytotoxische Wirkung deutlich geringer eingeschätzt wird. Insbesondere die geringere Eindringtiefe des Glutaraldehyds erhöht die Aussicht auf verbleibende Vitalität des Pulpastumpfes, verschlechtert jedoch andererseits die Prognose bei Vorliegen einer Pulpitis totalis. Die wenigen vorliegenden Studien [19, 21, 33] zeigen ähnlich hohe Erfolgsquoten wie die Formokresol-Technik. Die systemischen Auswirkungen sowie das mutagene und karzinogene Potenzial von Glutaraldehyd sind jedoch noch nicht ausreichend untersucht.

15.1.6 Pulpektomie

Von verschiedenen Autoren wird die Pulpektomie mit anschließender Aufbereitung und Füllung der Wurzelkanäle auch für Milchzähne propagiert [22, 52, 69, 73]. Diese Behandlungstechnik ist an Milchzähnen allerdings nicht unproblematisch durchzuführen und stellt höchste Anforderungen an Diagnostik und Behandlungstechnik sowie die Kooperation der jungen Patienten.

Nach Isolation unter Kofferdam erfolgen die Entfernung der Kronenpulpa und die Anfertigung einer Röntgenmessaufnahme. Die grazilen Wurzelkanäle werden vorsichtig unter intensiver Spülung mit NaOCl aufbereitet und abschließend mit einer resorbierbaren Paste gefüllt. Zur Anwendung werden u.a. Kalziumhydroxid, Zinkoxid-Eugenol [73], Zn-O-Eugenol mit Formokresol [69], Jodoform [22, 52] oder Maisto-Paste (Zinkoxid, Iodoform, Thymol und Chlorphenol-Kampfer) vorgeschlagen. Die Anwendung von Guttapercha scheidet ebenso aus wie die Verwendung herkömmlicher nichtresorbierbarer Füllpasten.

Röntgenkontrollen werden in etwa sechsmonatigen Abständen durchgeführt, um bei Auftreten pathologischer Veränderungen (unphysiologische Wurzelresorption, interradikuläre Veränderungen etc.)

eine adäquate Weiterbehandlung – zumeist eine Extraktion – durchführen zu können.

15.1.7 Pulpanekrose

Zur Behandlung einer Pulpanekrose am Milchzahn werden unterschiedliche Meinungen vertreten. Vor allem im skandinavischen Raum wird in diesem Fall der **Extraktion** der Vorzug gegeben, da die anatomischen und physiologischen Besonderheiten des Milchzahns und die Belastbarkeit der Kinder eine reguläre Wurzelkanalbehandlung kaum zulassen.

Im amerikanischen und auch deutschsprachigen Raum wird hingegen teilweise die Auffassung vertreten, mit Hilfe einer **Formokresol-Einlage** in das Pulpakavum und anschließender Versorgung mit einer Zinkoxid-Eugenol-Formokresol-Mischung im Sinne einer **Pulpotomie** [10] oder gar vollständigen Wurzelkanalfüllung mit Iodoform [22], KRI-Paste [52]), Zinkoxid-Eugenol [69] oder Maisto-Paste [73] auch nekrotische Milchzähne erhalten zu können. Als „Notlösung" wird häufig das Aufschleifen und Offenlassen dieser Zähne praktiziert, bei klinischer Symptomlosigkeit erfolgt vielfach auch keinerlei Therapie.

Wird eine Pulpanekrose im Milchgebiss nicht behandelt, können Schmelzhypoplasien an den nachfolgenden bleibenden Zähnen auftreten [78, 79].

„Aus biologischer Sicht gibt es für nekrotische Milchzähne keine wirklich vernünftige endodontische Behandlung. Einen Milchzahn mit einer nekrotischen Pulpa unbehandelt zu lassen, vielleicht aus dem vagen Wunsch der Platzerhaltung heraus, ist ein Kunstfehler" [66]. Der Versuch einer Erhaltung nekrotischer Milchzähne muss daher als temporäre Kompromissmaßnahme mit sehr begrenzter Indikationsstellung angesehen werden.

Indiziert kann dieser Kompromiss v.a. in den folgenden Situationen sein:

- Heranführen eines Kindes an die zahnärztliche Behandlung. In diesem Stadium kann eine Extraktion das langsam entstehende Vertrauensverhältnis zum Zahnarzt nachhaltig beeinträchtigen.
- Erhaltung der zweiten Milchmolaren vor Durchbruch der ersten bleibenden Molaren: Die Erhaltung nekrotischer Milchzähne kann in diesem Fall gerechtfertigt sein, um massive kieferorthopädische Probleme zu vermeiden. Geht der Milchzahn vor Durchbruch des bleibenden Zahns verloren, kommt es zumeist zu einer gravierenden Mesialwanderung, die eine umfangreiche kieferorthopädische Korrektur erfordert.

Erweist die klinische Kontrolle jedoch, dass der Zahn dauerhaft eine erhöhte Mobilität, klinische Symptome, einen persistierenden Fistelgang oder rezidivierende Abszedierungen aufweist, ist die Grenze der Zahnerhaltung in jedem Fall überschritten. Dies gilt gleichermaßen für alle endodontischen Maßnahmen an Milchzähnen.

15.1.8 Kompromissmaßnahmen (Aufschleifen)

Das Aufschleifen und Offenlassen devitaler Milchzähne sollte nur als temporäre Kompromissmaßnahme betrachtet werden, wenn bei Kontraindikation zur Pulpotomie oder Scheitern einer Wurzelkanalbehandlung eine sofortige Extraktion nicht möglich erscheint (Abb. 15-7) [72]. Die Mundhygienemaßnahmen bei nicht vollständig zugänglichen Kavitäten stellen ein nicht vertretbares Keimreservoir dar. In einigen Fällen entwickelt sich ein Pulpapolyp, der das aufgeschliffene Pulpakavum ausfüllt (Abb. 15-8). Klinisch ist jedoch häufig zu beobachten, dass diese Pulpapolypen die jugendlichen Patienten von einer ausreichenden Zahnpflege der betroffenen Zahnregion abhalten.

Sobald die Mitarbeit der jungen Patienten dies zulässt, sollten diese Zähne extrahiert und bei Bedarf durch mundhygienefähige Lückenhalter ersetzt werden.

15.1.9 Neuere Entwicklungen

Studien jüngeren Datums berichten über den Einsatz der Elektrochirurgie und des Lasers bei der Pulpoto-

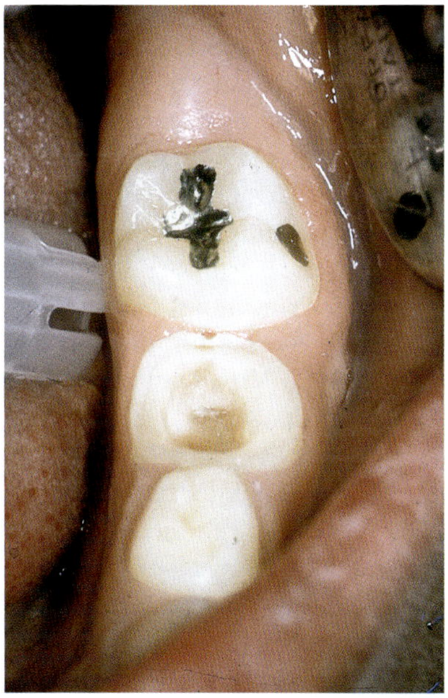

Abb. 15-7
Das Aufschleifen avitaler Milchzähne ist nur als Kompromissmaßnahme anzusehen. Diese Zähne stellen ein Hygienemaßnahmen nicht ausreichend zugängliches Keimreservoir dar. Das Verstopfen der Kanaleingänge mit Speiseresten kann akute Schmerzen, Schwellungen und Abszedierungen provozieren.

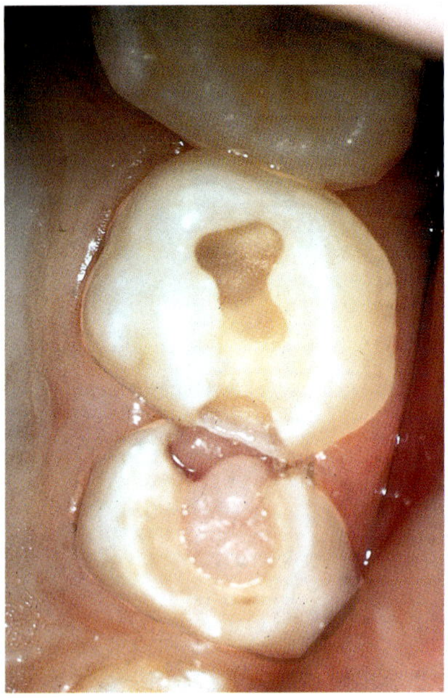

Abb. 15-8 Pulpapolyp am aufgeschliffenen Zahn 64. Zwischen Zahn 64 und 65 verbleibt eine ausgedehnte Retentionsnische für Plaque. Berührungsempfindliche Pulpapolypen verhindern eine ausreichende Zahnreinigung.

mie, als Wundverbände wurden u. a. Eisensulfat, mit Formolkresol verdünntes Eisensulfat, Kollagenmaterialien, gefriergetrockneter Knochen, BMP (bone morphogenetic protein) oder osteogenes Protein vorgeschlagen. Aussagekräftige Langzeitstudien über diese Verfahren und Substanzen liegen allerdings bislang mit wenigen Ausnahmen noch nicht vor.

Eisensulfat-Pulpotomie

Eisensulfat ($Fe_2([SO_4]_3)$ wird in der Zahnheilkunde bereits seit langem zur Blutstillung bei chirurgischen Eingriffen eingesetzt. Bei Kontakt mit Blut kommt es zur Komplexbildung zwischen Eisenionen und Proteinen. Diese Komplexe verschließen die eröffneten Blutgefäße mechanisch und führen auf diesem Weg eine Hämostase herbei. Als positiv wird hierbei insbesondere hervorgehoben, dass bei der Blutstillung die Ausbildung eines Blutkoagulums vermieden wird, das Ursache interner Resorptionen und klinischer Misserfolge sein kann. Eisensulfat verfügt zudem über bakteriostatische Eigenschaften.

Erste Berichte über die Anwendung von Eisensulfat [34] konstatierten nach Pulpotomien an Affenzähnen einen geringeren Entzündungsgrad der verbliebenen Pulpa sowie die stärkere Bildung von Reizdentin und häufigere Ausbildung von Dentinbrücken als nach Kalziumhydroxid-Pulpotomie.

In einer der ersten Studien über die Anwendung von Eisensulfat in der Milchzahnendodontie wurden an 62 Patienten mit 83 Milchmolaren die Formokresol-Technik und die Anwendung von Eisensulfat mit anschließendem Wundverband aus Zinkoxid-Eugenol klinisch und röntgenologisch verglichen. Nach zwölf Monaten erwiesen sich alle Behandlungen mit Eisensulfat als klinisch erfolgreich. Röntgenologisch betrug die Erfolgsquote 96,6% [14].

Histologisch zeigten sich nach Eisensulfat-Applikation auf die Pulpa in vielen Fällen keine oder nur geringe Entzündungen. Schwere Entzündungsreaktionen waren in der Eisensulfat-Gruppe jedoch häufiger zu finden als in der Formokresol-Gruppe. Etwa 50% der Zähne zeigten nach einer Eisensulfat-Pulpotomie eine Dentinbrückenbildung [17].

In einer klinischen Langzeitstudie verglich dieselbe Autorengruppe die Resultate der Pulpotomie mit verdünntem Formokresol (20%) und einer Eisensulfat-Lösung an 96 Milchmolaren. Als Erfolgsquote für die Eisensulfat-Gruppe geben die Autoren 92,7%, für die Formokresol-Gruppe 83,8% an. Nach Eisensulfat-Pulpotomie wiesen vier Zähne (7,2%) interne Resorptionen auf, interradikuläre Veränderungen wurden in drei Zähnen beobachtet [18].

Zusammenfassend lässt sich feststellen, dass die teilweise widersprüchlichen Untersuchungsergebnisse und die nach wie vor unzureichenden klinischen Langzeiterfahrungen keine abschließende Bewertung der Eignung von Eisensulfat zur Milchzahnpulpotomie erlauben.

Elektrochirurgische Pulpotomie

Die Verwendung eines Elektrochirurgiegeräts zur Pulpotomie wurde bereits 1965 beschrieben. Von einigen Autoren wird diese Technik auch zur Anwendung am Milchzahn empfohlen, ihr Vorteil liege in der Schnelligkeit des Eingriffs, der sofortigen Hämostase und der geringen Komplikationsrate [2]. Nach Abtragen des Pulpadachs wird die Kronenpulpa mit einer schlanken Elektrotom-Schlinge entfernt. Die Pulpawunde wird anschließend mit einer Mischung aus Zinkoxid-Eugenol und Formokresol versorgt. Gelingt es durch den elektrochirurgischen Eingriff nicht, die Blutung zu stillen, wird von einer weiteren Anwendung des Gerätes abgeraten und die Blutstillung mit Hämostatika empfohlen.

Aussagekräftige klinische Studien über die Erfolgsrate dieser Pulpotomie-Technik sowie mögliche Probleme und Komplikationen liegen mit einer Ausnahme jedoch nicht vor. Da die Amputationswunde mit Formokresol abgedeckt wird, bleibt unklar, worin der entscheidende Vorteil dieser Technik gegenüber der Formokresol-Pulpotomie liegt.

In einer röntgenologischen Nachuntersuchung [37] von 164 elektrochirurgisch durchgeführten Milchzahnpulpotomien zeigten 32 Zähne bis zur Exfoliation und 127 bis zur letzten Untersuchung keine pathologischen Veränderungen, vier zeigten Veränderungen im Röntgenbild, aber keine klinischen Symptome. Unter Einschluss der röntgenologisch auffälligen Zähne errechnen die Autoren eine Erfolgsrate von 99,4%, die somit signifikant höher liege als bei einer vergleichbaren, von einer anderen Forschungsgruppe durchgeführten Studie zur Formokresol-Pulpotomie (93,9%). In beiden Studien sei in einer nicht genannten Zahl der Fälle eine vorzeitige Exfoliation zu beobachten gewesen.

Histologisch fanden sich nach Anwendung des Elektrotoms initial überwiegend nur geringe Entzündungszeichen, nach einigen Tagen jedoch sehr unterschiedliche Verhältnisse. Diese reichten von akut und chronisch entzündlichen Reaktionen bis in das apikale Kanaldrittel und externen Wurzelresorptionen bis zur lokalisierten oder gar vollständigen Pulpanekrose. In einigen Zähnen fanden sich aber im mittleren oder apikalen Kanalanteil unverändertes, intaktes Pulpagewebe sowie teilweise umfangreiche Sekundärdentinablagerungen. Direkt unterhalb der elektrochirurgisch induzierten Koagulationsnekrose fanden sich in allen Fällen Anzeichen lokalisierter chronischer oder akuter Entzündungen. Nur ein Fall konnte auch histologisch als Erfolg gewertet werden. Ein Bridging an der Amputationsstelle konnte in keinem Fall beobachtet werden, obwohl sich an den Kanalwänden Sekundärdentinablagerungen nachweisen ließen [68].

Zusammenfassend kann festgestellt werden, dass die Pulpotomie mit Hilfe der Elektrochirurgie (noch?) nicht als praxisreif anzusehen ist. Neben dem Fehlen aussagekräftiger Langzeitstudien und weiterer histologischer Untersuchungen (u.a. an bereits entzündetem Pulpagewebe) fehlen noch praxisrelevante Daten zur klinischen Anwendung: Die optimale Stromstärke, die Anwendungszeit in Abhängigkeit vom Stand der Resorption und Ausmaß der Entzündung, die möglichen thermischen Nebenwirkungen und eine Risikoabschätzung bezüglich potentieller Immunreaktionen sind nur einige der Parameter, die vor der klinischen Anwendung einer Klärung bedürfen.

15.1.10 Grenzen endodontischer Maßnahmen im Milchgebiss

Auch wenn zur endodontischen Behandlung von Milchzähnen ein ganzes Spektrum unterschiedlicher Maßnahmen zur Verfügung steht, so ist doch im Vergleich zur endodontischen Therapie an bleibenden Zähnen viel eher die Grenze des Sinnvollen und Möglichen erreicht.

> Das Primat der Therapie muss im ungestörten Allgemeinbefinden des Patienten liegen.

Vor allem purulent verlaufende Erkrankungen der Milchzahnpulpa sind nicht selten mit akuten Fieberschüben und Lymphadenopathien, starker Müdigkeit, Schlafstörungen und Erschöpfungssymptomen, Schwellungen, Abszedierungen und heftigen Schmerzen verbunden. Auch die **psychische und physische Belastbarkeit** der Kinder muss berücksichtigt werden. Vielfach ist daher die Extraktion des Milchzahns einer problematischen und prognostisch fraglichen endodontischen Behandlung vorzuziehen. Bei Milchzähnen mit Pulpanekrose oder Abszedierung sollte darüber hinaus der Versuch der Keimreduzierung in der Mundhöhle in den Vordergrund gerückt werden, um ein optimales Milieu für die bleibenden Zähne zu schaffen: Belassene, unbehandelte kariöse oder nekrotische Milchzähne stehen diesem Ziel ebenso entgegen wie weit aufgeschliffene, aber nur unzureichend zu reinigende Zahnreste, die funktionell nicht mehr nutzbar sind und deren Wert als Platzhalter fraglich ist.

15.2 Endodontische Maßnahmen im Wechselgebiss

15.2.1 Einleitung

Trotz des diskutierten Rückgangs der Kariesprävalenz in den jüngeren Altersgruppen stellt sich bereits im Wechselgebiss das Problem der endodontischen Versorgung bleibender Zähne. Mehrere Untersuchungen belegen, dass Wurzelkanalbehandlungen bei Patienten unter 20 Jahren keine Seltenheit sind [41].

> Alle endodontischen Maßnahmen an bleibenden Zähnen müssen ausnahmslos unter absoluter Trockenlegung mit Hilfe von Kofferdam durchgeführt werden!

Dies ist nicht nur aus forensischen Gründen (Aspiration und Ingestion von Instrumenten, Ätzwirkung von Spülflüssigkeiten) unabdingbar: Eine bakterielle Kontamination der freigelegten Pulpa oder des Wurzelkanals, die ohne Kofferdam unvermeidlich ist, setzt den Erfolg der eingeleiteten Therapie aufs Spiel!

15.2.2 Indirekte Überkappung

Bei korrekter Indikationsstellung und fachgerechter Durchführung weist die indirekte Überkappung der jugendlichen Pulpa mit 96–100% hohe Erfolgsquoten auf [23]. Sie ist indiziert, wenn nach Exkavieren der Karies über der Pulpa nur noch eine dünne Schicht kariös veränderten, aber harten Dentins verbleibt.

Die jugendliche Pulpa verfügt über ein hohes Potential zur Hartgewebeanlagerung (Sekundärdentinbildung). Als Überkappungsmaterial hat sich **Kalziumhydroxid** bewährt.

Die indirekte Überkappung sollte in jedem Fall nach einiger Zeit, die Angaben reichen von vier Wochen bis sechs Monaten, **revidiert** werden, um das kariös veränderte Dentin vollständig zu entfernen und das Kalziumhydroxid, das resorbiert wird, durch eine dauerhafte und druckfeste Unterfüllung zu ersetzen.

15.2.3 Direkte Überkappung

Die direkte Überkappung der Pulpa ist indiziert nach einer **traumatischen** oder **iatrogenen Pulpafreilegung.** An Zähnen mit pulpitischen Symptomen oder bei Freilegung der Pulpa im kariös veränderten Dentin ist die direkte Überkappung nicht mehr angebracht. Als Wundverband für das freigelegte Pulpagewebe dient wiederum Kalziumhydroxid. Auch die direkte Überkappung sollte revidiert werden, um den erwünschten Behandlungserfolg, den Verschluss der Perforation durch Sekundärdentin, zu kontrollieren.

Liegen Anhaltspunkte für eine tiefer reichende Entzündung der Pulpa vor oder liegt die Pulpaexposition in einem Bereich mit erhöhtem Risiko einer erneuten Freilegung, so ist der partiellen oder zervikalen Pulpotomie der Vorzug zu geben.

Der **Erfolg** der indirekten wie der direkten Überkappung ist auch abhängig von der Vermeidung der Speichelkontamination des Operationsfeldes und einer bakteriendichten Füllung. Beide Maßnahmen sollten daher unter Kofferdamisolation durchgeführt werden.

15.2.4 Devitalisation, Mortalamputation, Mortalexstirpation

Maßnahmen zur intentionellen Devitalisation bleibender Zähne mit anschließender Mortalexstirpation – als Indikation wurde hier primär eine unzureichende Wirkung der Lokalanästhesie diskutiert („Anästhesieversager") – gelten heutzutage als **obsolet** [13]. Mit Hilfe moderner Anästhesietechniken (intraligamentäre und intrapulpale Injektion) kann ausreichende Schmerzunterdrückung hergestellt werden, um eine vollständige Exstirpation der Pulpa durchzuführen.

Bei jugendlichen Zähnen mit noch offenem Foramen apicale ist zudem eine Begrenzung der Wirkung der Devitalisationsmittel, zumeist formaldehydabspaltende Präparate, auf den Wurzelkanal bzw. das Pulpagewebe nicht zu kontrollieren. Bei Kontakt mit periradikulären Gewebestrukturen kann es zu **schweren Folgeschäden** (Weichgewebs- und Knochennekrosen, Sequestrierung, Abszessbildung, Parästhesien usw.) kommen, wie sie durch zahlreiche Berichte beschrieben wurden.

Auch der Mortalamputation, also dem Versuch einer gezielten Devitalisation nur der koronalen Pulpaanteile bei gleichzeitiger Vitalerhaltung der radikulären Pulpa, kommt heutzutage nur noch historische Bedeutung zu. Eine Indikation zur Anwendung dieser Therapieform ist **nicht** gegeben.

15.2.5 Pulpotomie

Unter einer Pulpotomie versteht man die Entfernung von Teilen der freigelegten Pulpa. Die Wahl der Amputationsstelle ist abhängig von Größe und Lage der Pulpafreilegung sowie der Dauer der Speichelexposition. Während bei der **partiellen** Pulpotomie nur die oberste Schicht (etwa 2 mm) des exponierten Pulpagewebes entfernt wird, erfolgt bei der **zervikalen** Pulpotomie die Amputation der gesamten koronalen Pulpa. Die Hauptindikation für die Pulpotomie an permanenten Zähnen stellen traumatische oder iatrogene Pulpaeröffnungen an jugendlichen Zähnen mit nicht abgeschlossenem Wurzelwachstum dar.

Der **Erfolg** einer Pulpotomie an bleibenden Zähnen ist von mehreren Faktoren abhängig:
- Ausmaß der Entzündung und Infektion der Pulpa
- Alter des Patienten
- angewendete Technik der Pulpotomie
- Art des aufgebrachten Wundverbandes und
- Stand des Wurzelwachstums.

Insbesondere bei nicht abgeschlossenem Wurzelwachstum verfügt die Pulpa aufgrund ihrer guten vaskulären Anbindung an die periapikale Region über optimale Regenerationsmöglichkeiten: Mit der Bildung einer Hartgewebebrücke an der Stelle der Pulpaexposition ist ebenso zu rechnen wie mit dem regulären Abschluss des Wurzelwachstums (Apexogenese) (Abb. 15-9a und b) [59, 60, 61, 63].

Ungünstiger ist die Prognose im **Molarenbereich:** an jugendlichen Molaren erfolgt die Pulpaeröffnung vorwiegend während der Exkavation einer Karies profunda, sodass mit einiger Sicherheit bereits eine Schädigung der Pulpa (chronische, asymptomatische Pulpitis) vorliegt. Die Pulpotomie führt hier in einer unakzeptabel hohen Zahl von Fällen zu Misserfolgen (Pulpitis, interne Resorption, apikale Resorption, Pulpanekrose, Obliteration), sodass die Indikation für

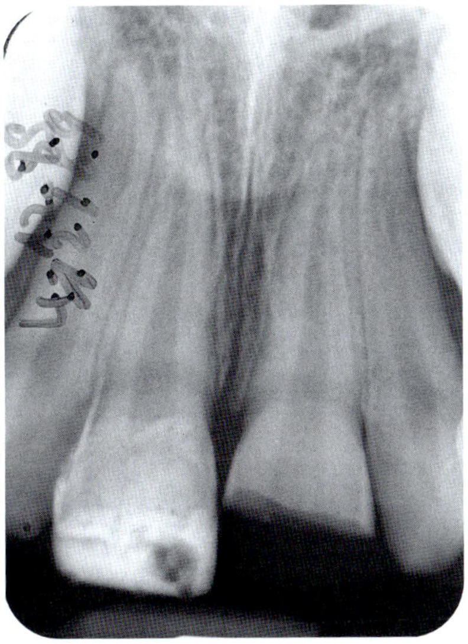

Abb. 15-9a Röntgenstatus nach traumatischer Pulpafreilegung.

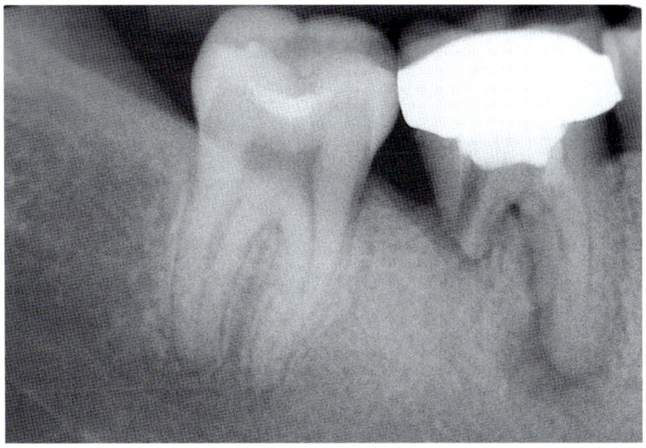

Abb. 15-10 Häufige Resultate nach Pulpotomie an Molaren sind Parodontitis apicalis und Wurzelresorption. Es kann jedoch auch zur internen Resorption oder Kanalobliteration kommen.

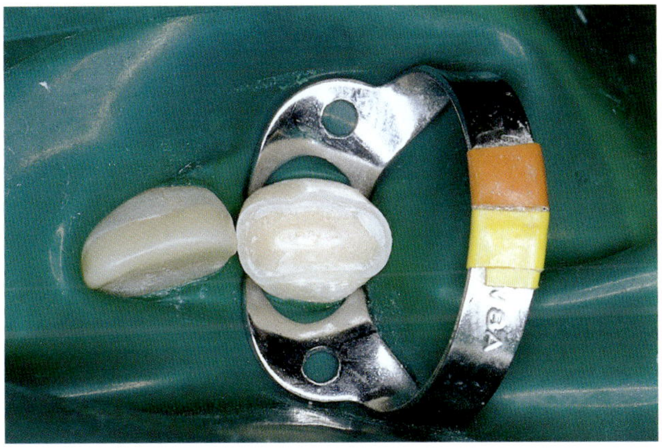

Abb. 15-9b Zustand sechs Monate nach Pulpotomie: Die Pulpaeröffnung ist durch Hartgewebe verschlossen.

eine Pulpaamputation an Molaren sehr kritisch gestellt werden muss (Abb. 15-10). Sie ist als temporäre Maßnahme indiziert, wenn das Wurzelwachstum noch nicht abgeschlossen ist, und sollte anschließend durch eine Vitalexstirpation und Wurzelkanalfüllung ersetzt werden.

Technik der Pulpotomie

Bei **kleinflächiger, punktueller Pulpafreilegung** und nur kurzer Expositionszeit gegenüber der Mundhöhle kann auch bei bleibenden Zähnen eine partielle Pulpotomie durchgeführt werden. Mit einem hochtourig betriebenen Diamanten wird unter ständiger Kochsalzberieselung nur der oberste Bereich der freiliegenden Pulpa (etwa 2 mm) entfernt [24]. Nach vorsichtiger Blutstillung mit destilliertem Wasser oder Kochsalzlösung unter Verzicht auf H_2O_2 wird drucklos Kalziumhydroxid appliziert und eine zweite druckfeste Schicht einer Unterfüllung gelegt. Die Ausbildung eines Blutkoagulums an der Amputationsstelle muss vermieden werden. Die Entwicklung einer Hartsubstanzbarriere wird röntgenologisch kontrolliert, die Sensibilität der Pulpa regelmäßig überprüft.

Bei **großflächiger Pulpafreilegung** oder langer Speichelexposition wird die Amputationsfläche in den Bereich des Wurzelkanaleingangs verlegt. Es wird kontrovers diskutiert, ob die Pulpaamputation an bleibenden Zähnen als definitive Therapie oder nur als temporäre Maßnahme anzusehen ist, die nach Abschluss des Wurzelwachstums durch eine Vitalexstirpation mit definitiver Wurzelkanalfüllung weiterzuführen ist. Die Pulpaamputation ist kontraindiziert, wenn bereits pulpitische Symptome vorliegen.

15.2.6 Pulpektomie

Nach **Abschluss des Wurzelwachstums** ist der Pulpektomie der Vorzug gegenüber der Pulpaamputation zu geben. Bei **nicht abgeschlossenem Wurzelwachstum** ist die Pulpaexstirpation indiziert, wenn anamnestisch bereits pulpitische Symptome vorliegen oder der Versuch einer Pulpaamputation gescheitert ist. In diesem Fall ist durch eine präoperative Röntgenaufnahme sicherzustellen, dass es während der Entfernung der Pulpa nicht zur Überinstrumentierung kommt. Abhängig vom Stand des Wurzelwachstums und dem röntgenologischen Befund der periapikalen Region werden eine konventionelle Wurzelkanalaufbereitung und -füllung, eine medikamentöse Einlage oder eine Apexifikationstherapie durchgeführt.

Bei Vorliegen einer Pulpanekrose ist ebenfalls eine vollständige Aufbereitung des gesamten Wurzelkanalsystems vorzunehmen.

15.2.7 Apexifikation

Bei jugendlichen Zähnen mit nicht abgeschlossenem Wurzelwachstum, in denen eine vollständige oder partielle Vitalerhaltung nicht möglich scheint oder bereits eine Pulpanekrose eingetreten ist, wird versucht, durch medikamentöse Einlagen die Bildung einer apikalen Hartsubstanzbarriere zu stimulieren. Indikation und Vorgehen werden im Kapitel 18 *Das Frontzahntrauma bei Kindern und Jugendlichen* dargestellt.

15.2.8 Wurzelkanalaufbereitung

Die Aufbereitung der Wurzelkanäle jugendlicher Zähne stellt in technischer Hinsicht zumeist kein Problem dar: Die großvolumigen Kanäle sind gut gängig und einfach zu instrumentieren. Die Aufbereitungsdurchmesser liegen deutlich über denen älterer Zähne, im Frontzahnbereich oft im Bereich von ISO 100. Große Sorgfalt ist darauf zu verwenden, alle Bereiche der Wurzelkanalwand gleichmäßig zu bearbeiten und gleichzeitig zu vermeiden, durch übermäßigen Materialabtrag den Zahn und die Wurzel massiv zu schwächen. Durch intensive, häufige Spülmaßnahmen, optimal ist die Anwendung einer ultraschallgestützten Spülung mit 1–3 %igem NaOCl, und antibakterielle Einlagen ($Ca[OH]_2$) können Reste vitalen Pulpagewebes oder nekrotisches Material entfernt und die Keimzahl im Wurzelkanal drastisch reduziert werden.

15.2.9 Fülltechniken

Das große Volumen und die gelegentlich irreguläre Form des Wurzelkanallumens erfordern im jugendlichen Gebiss in manchen Fällen die Anwendung **modifizierter Fülltechniken**. Die laterale Kondensation ist nicht in allen Situationen indiziert. Um eine möglichst optimale Adaptation des Füllmaterials an die Kanalwand und einen vollständigen und homogenen Verschluss des Wurzelkanals zu erreichen, kann die Anwendung thermoplastischer Fülltechniken ratsam sein (Abb. 15-11 a, b und 15-12) [29].

15.2.10 Chirurgische Maßnahmen

Kombinierte endodontisch-chirurgische Maßnahmen, hier vor allem die **Wurzelspitzenresektion,** sind im jugendlichen Gebiss nur selten indiziert. Das Heilungspotential jugendlicher Patienten ist ausgesprochen gut, die Erfolgsquote rein endodontischer Eingriffe in diesem Alter am höchsten, sodass auch sehr ausgedehnte periapikale Veränderungen ausschließ-

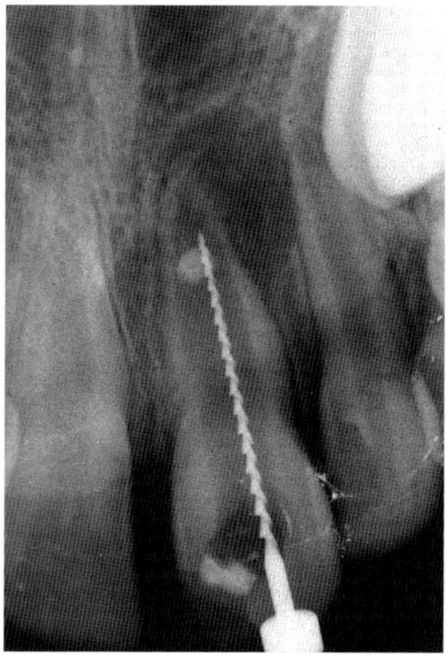

Abb. 15-11 a Pulpanekrose und ausgedehnte Parodontitis apicalis nach Frontzahntrauma bei einer zwölfjährigen Patientin. Das Wurzelkanallumen ist unregelmäßig geformt und extrem weitlumig (Fixierung des Kofferdams mit Holzkeilchen und Ligaturen).

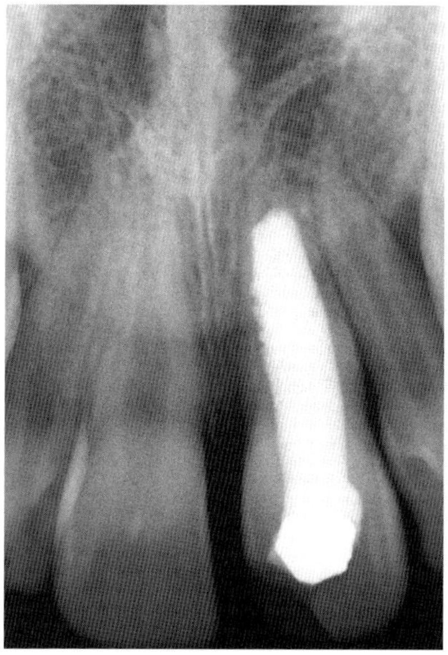

Abb. 15-11 b Zustand nach Kalziumhydroxid-Einlagen über sechs Monate und Füllung mit vertikal kondensierter Guttapercha. Die apikale Läsion hat sich fast vollständig regeneriert (Zwei-Jahres-Kontrolle).

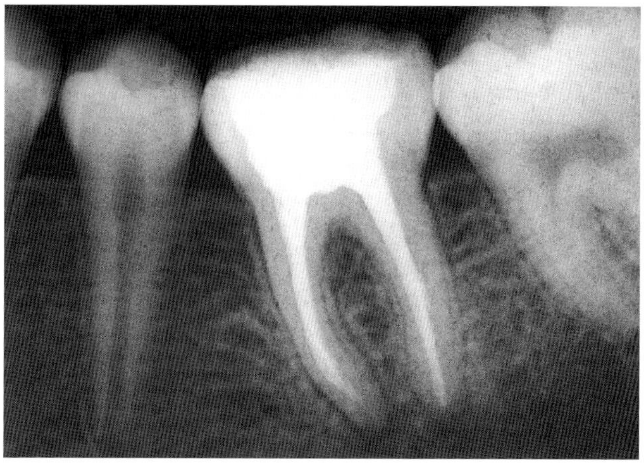

Abb. 15-12 Zufriedenstellende Wurzelkanalfüllung bei einer zwölfjährigen Patientin. Da im Kronenbereich noch massiv Hartsubstanz erhalten ist, hat der Zahn eine gute Prognose.

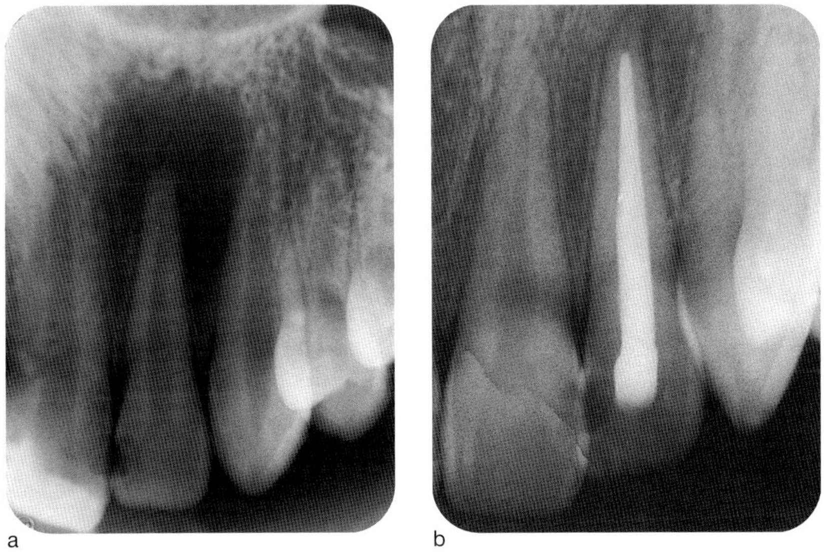

a b

Abb. 15-13a Ausgedehnte Parodontitis apicalis bei einer 13-jährigen Patientin.

Abb. 15-13b Auch ohne apikal-chirurgischen Eingriff konnte nach Aufbereitung und Kalziumhydroxid-Einlage eine Ausheilung der Läsion erreicht werden.

lich konservativ therapiert werden können. Bei noch nicht abgeschlossenem Wurzelwachstum gestalten sich die Resektion der sehr dünn auslaufenden Wurzelwände und der Verschluss des zunächst divergent verlaufenden Wurzelkanallumens sehr problematisch. Die Erfolgsquote endodontischer Maßnahmen ist im jugendlichen Gebiss mit über 80% deutlich höher als die kombiniert endodontisch-chirurgischer Interventionen (Abb. 15-13a und b) [27].

15.2.11 Temporäre Zahnerhaltung im Gesamtkonzept der Sanierung

Auch bei der nachgewiesenermaßen sehr hohen Erfolgsquote endodontischer Maßnahmen an bleibenden Zähnen des Wechselgebisses verbleiben in bestimmten Situationen Fälle, in denen ein langfristiger Zahnerhalt nicht zu erwarten ist. Dies betrifft vornehmlich:

- Frontzähne mit traumatisch bedingter Schädigung der verbliebenen Kronen- oder Wurzelsubstanz oder
- Zähne mit erheblichem Verlust an koronaler Hartsubstanz, die dauerhaft nicht oder nur mit unvertretbarem Aufwand restauriert werden können.

Das jugendliche Alter der Patienten, das noch in Entwicklung befindliche Kieferwachstum, nicht abgeschlossene oder ausstehende kieferorthopädische Therapie und die eingeschränkte Belastbarkeit der Patienten und/oder mangelhafte Mundhygiene lassen in diesem Alter prothetische (Klebebrücke, Brücke) oder implantologische Maßnahmen häufig (noch) nicht zu. In solchen Grenzsituationen kann die temporäre Zahnerhaltung durch endodontische Maßnahmen einen wünschenswerten Kompromiss darstellen (Abb. 15-14a, b) [30]. Nach gründlicher biomechanischer Aufbereitung kann der Zahn mit Kalziumhydroxid-Einlagen temporär versorgt werden. Diese Einlagen müssen allerdings in regelmäßigen Abständen (3–6 Monate) erneuert werden. In Einzelfällen ist auch eine definitive Wurzelkanalfüllung möglich. Eine temporäre Versorgung mit psychologisch möglicherweise ungünstigem herausnehmbaren Ersatz kann so umgangen werden.

15.2.12 Alternativen zur Wurzelkanalbehandlung im Wechselgebiss

Ob die Wurzelkanalbehandlung eine erfolgversprechende langfristige Behandlungsoption darstellt, hängt nicht alleine von der Qualität der endodontischen Versorgung ab. Auch Umfang und Zustand der verbliebenen koronalen Hartsubstanz müssen in der Planung berücksichtigt werden. Sind einer oder gar mehrere der Sechsjahrmolaren bereits im jugendlichen Alter tief zerstört, sodass die postendodontische Restauration nicht oder nur unter erheblichem Aufwand mit ungewisser Langzeitprognose durchgeführt werden kann, müssen auch alternative Behandlungsoptionen in Erwägung gezogen werden:

- **Autologe Weisheitszahntransplantation:** Bei günstiger Lage der Weisheitszahnkeime ist eine Transplantation eines autologen Weisheitszahnkeims in die Alveole des extrahierten Molaren möglich. Bei korrekter Indikationsstellung und sachgemäßer Durchführung weist diese Therapieform gute Erfolgsquoten auf (Abb. 15-15).
- **Kieferorthopädischer Lückenschluss:** In vielen Fällen kann die durch die Extraktion eines Sechsjahrmolaren entstandene Lücke durch die kieferorthopädische Einstellung der Zwölfjahrmolaren geschlossen werden. Eine Entscheidung für diese

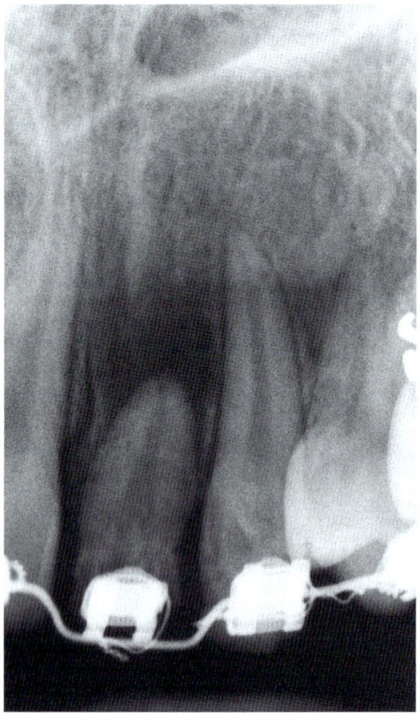

a

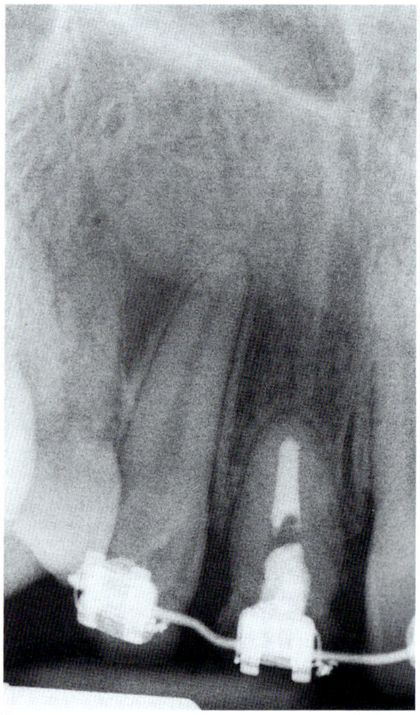

b

Abb. 15-14a Zahnfehlbildung mit ausgeprägter Schmelzhypoplasie und verkürzter Wurzellänge bei einer 14-jährigen Patientin. Die Pulpanekrose hat zur Ausbildung einer Parodontitis apicalis geführt.

Abb. 15-14b Zustand nach mehrfachen Kalziumhydroxid-Einlagen und definitiver Füllung mit lateral kondensierter Guttapercha. Es erscheint fraglich, ob eine langfristige Zahnerhaltung möglich ist. Als temporäre Maßnahme ist die gezeigte Lösung herausnehmbarem Ersatz u.Ä. jedoch vorzuziehen.

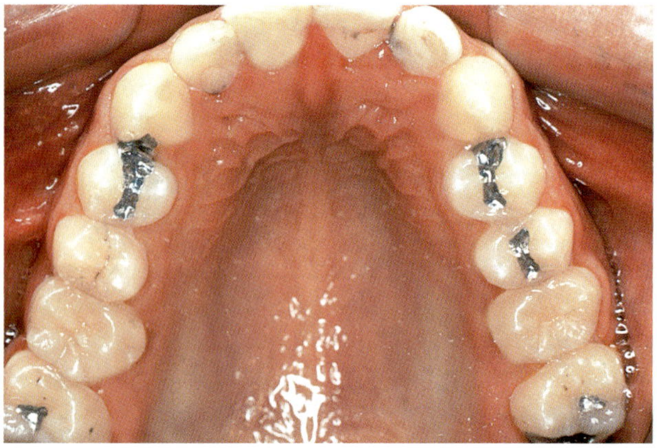

Abb. 15-15a An die Stelle der extrahierten tief zerstörten ersten Oberkiefermolaren wurden die Keime der oberen Weisheitszähne transplantiert. Beide Zähne reagieren sensibel und sind klinisch und röntgenologisch reizlos eingeheilt (Fall Prof. Dr. Jäger).

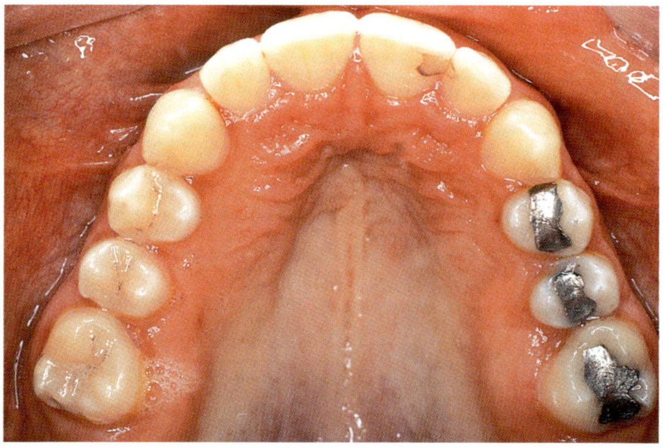

Abb. 15-16 Kieferorthopädische Einstellung der oberen zweiten Molaren nach Extraktion der nicht erhaltungswürdigen ersten Molaren.

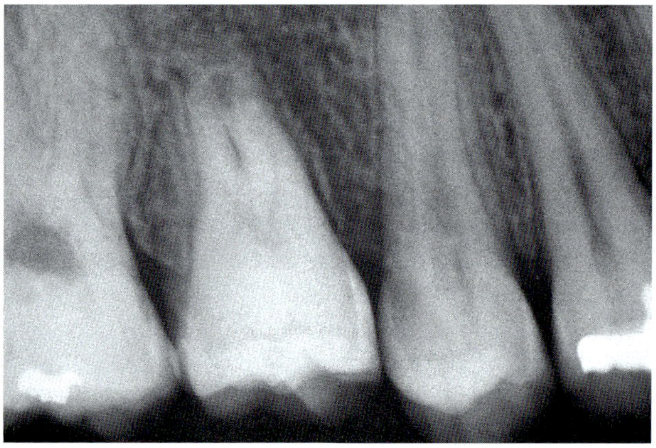

Abb. 15-15b Röntgenbefund des transplantierten Zahns 18.

Behandlungsmodalität muss in Absprache mit dem behandelnden Kieferorthopäden getroffen werden, der nach Analyse der Gesamtsituation zu beurteilen hat, ob das Platzangebot diese Variante zulässt. Aus kieferorthopädischer Sicht muss auch beurteilt werden, ob eine Einzelzahnextraktion oder die symmetrische Entfernung zweier oder gar aller erster Molaren indiziert und sinnvoll ist (Abb. 15-16).

- **Prothetischer Lückenschluss:** Die prothetische Lückenversorgung im Wechselgebiss kann aufgrund des noch nicht abgeschlossenen Kieferwachstums häufig nur temporären Charakter haben. Da sie zudem in der Regel die Opferung gesunder Zahnhartsubstanz an den Nachbarzähnen voraussetzt, ist diese Therapievariante auf seltene Ausnahmefälle beschränkt.

- **Implantatversorgung:** Die Versorgung mit Implantaten sollte im Wechselgebiss auf den Ersatz luxierter, nicht replantationsfähiger Frontzähne (**Sofortimplantate**) begrenzt werden. Implantate im Seitenzahnbereich sollten erst zur Versorgung in Erwägung gezogen werden, wenn Kieferwachstum und Bisseinstellung als abgeschlossen angesehen werden können und eine ausreichende Hygienefähigkeit sichergestellt ist.

15.3 Zusammenfassung

Für die endodontische Behandlung traumatisch oder kariös geschädigter bleibender Zähne des Wechselgebisses und des jugendlichen Gebisses stehen verschiedene Therapievarianten zur Verfügung, die – indikationsbezogen eingesetzt – jeweils außerordentlich hohe Erfolgsquoten aufweisen. In vielen Fällen sind sowohl die Vitalerhaltung der involvierten Pulpa als auch der Abschluss des Wurzelwachstums realisierbar, so dass chirurgische Maßnahmen nur in Ausnahmefällen durchgeführt werden müssen und die Extraktion im jugendlichen Gebiss weitestgehend vermieden werden kann.

Ausgewählte Literatur

Das vollständige Literaturverzeichnis finden Sie auf unserer Homepage www.urbanfischer.de/Zahnmedizin/Kinderzahnheilkunde.

[38] Magnusson, B.: Therapeutic pulpotomy in primary molars – clinical and histological follow-up. I. Calcium hydroxide paste as wound dressing. Odontol. Rev. 21, 415 (1970).
[40] Magnusson, B.: Therapeutic pulpotomies in primary molars with the formocresol technique. A clinical and histological follow-up. Acta odont. Scand. 36, 157 (1978).
[55] Rosendahl, R. : Endodontische Behandlung von Milchzähnen – Eine Übersicht. Endodontie 9, 273 (2000).
[66] Schröder, U., Heide, S., Höskludsson, O., Rölling, I.: Endodontie. In: Koch, G., Modeer, T., Poulsen, S., Rasmussen, P. (Hrsg.): Kinderzahnheilkunde – ein klinisches Konzept. Quintessenz, Berlin 1994.
[77] Waterhouse, P.: Formocresol and alternative primary molar pulpotomy medicaments: a review. Endod. Dent. Traumatol. 11, 157 (1995).

16 Parodontopathien

von Brita Willershausen-Zönnchen, Christiane Gleissner und Alexander Pistorius

Inhaltsübersicht

16.1 Einleitung

Bei Kindern und Jugendlichen treten im Vergleich zu Erwachsenen Parodontalerkrankungen weitaus seltener und klinisch symptomärmer auf. Daten über Prävalenz und Schweregrad der Zahnbetterkrankungen im Kindes- und Jugendalter sind widersprüchlich, was zum großen Teil auf der unterschiedlichen Definition dieses Krankheitsbildes beruht. Für die Erkrankungen des Parodontiums liegen bisher verschiedene Klassifikation vor. Die Einteilungen beruhen auf unterschiedlichen Kriterien:

- Eine Einteilung richtet sich ausschließlich nach dem **Alter der betroffenen Patienten,** z.B. Parodontitis des präpubertären und juvenilen Alters sowie des Erwachsenenalters.
- Eine andere Einteilung berücksichtigt die **Geschwindigkeit der Erkrankung,** z.B. rasch oder langsam fortschreitende, akute und chronische Parodontalerkrankung.
- Eine weitere Einteilung erfolgt nach der **Verteilung der Läsionen,** z.B. lokalisiert oder generalisiert.
- Zusätzlich werden hormonelle Ausnahmesituationen und Dispositionsfaktoren gesondert betrachtet, wie u.a. Schwangerschaft, Diabetes oder HIV-Infektionen.

Im angelsächsischen Schrifttum beinhaltet der Begriff „Periodontal Disease" alle Parodontalerkrankungen nach dem Alter der Patienten und der Lokalisation der parodontalen Zerstörung. In der deutschen Literatur erfolgt die Klassifizierung der marginalen Parodontitis anhand des Ausmaßes von Attachmentverlust, die durch die Angabe der Verlaufsform ergänzt werden kann (Tab. 16-1).

Als wesentlicher **ätiologischer Faktor** ist bei allen Entzündungsformen die bakterielle Plaque anzusehen. Hormonelle Faktoren, eine noch nicht vollständig ausgebildete Immunantwort sowie besondere Eigenschaften des Bindegewebes scheinen zu der geringen Prävalenz entzündlicher Zahnbettveränderungen bis zur Pubertät beizutragen.

Generell sollte bei der Klassifizierung parodontaler Erkrankungen im Kindesalter der Stand der Dentition berücksichtigt werden, denn alle Abschnitte der Gebissentwicklung sind durch Veränderungen und Anpassungsvorgänge geprägt, die durch Knochenwachstum, Zahnwechsel und Bildung neuer Parodontien bestimmt werden.

16.1.1 Milchgebiss

Aufgrund anatomischer Besonderheiten (wie Lückenstellung der Zähne, relativ flache Fissuren, hoher Wasser- und Matrixanteil des gingivalen Bindegewebes und eine positive Abwehrlage) sind im Vergleich zur bleibenden Dentition Zahnbetterkrankungen eher selten. Hier sind reine Zahnfleischentzündungen, die **Gingivitiden,** am häufigsten zu beobachten, die in erster Linie durch **Bakterien,** aber auch durch **Pilze und Viren** hervorgerufen werden [24]. Neben mikrobiellen Erregern können genetische Defekte, Stoffwechselerkrankungen wie Diabetes mellitus, Immunschwächen, Allgemeinerkrankungen oder auch Dauermedikation die Ausbildung von Gingivitiden und insbesondere von Parodontitiden begünstigen oder einen ursächlichen Faktor darstellen.

Die **präpubertäre Parodontitis** ist sehr selten. Sie beginnt im Alter von zwei bis vier Jahren und geht mit einer schnellen Zerstörung des Zahnhalteapparates einher. Bei dieser Erkrankungsform müssen in der Mehrzahl der Fälle systemische Erkrankungen, Stoffwechselerkrankungen oder genetische Defekte als ursächliche Faktoren angenommen werden.

16.1.2 Wechselgebiss

In dieser Phase (fünf bis zwölf Jahre) sind **parodontale Entzündungsreaktionen** etwas häufiger und durch besondere anatomische Gegebenheiten, die Phase des Zahnwechsels und die nicht seltene Platzmangelsi-

Tabelle 16-1 Klassifizierung marginaler Parodontopathien (s. PdZ Bd. 4).

A)	**DGP**
1	**Entzündliche Formen**
1.1	Gingivitis
1.1.1	Akute Gingivitis
1.1.2	*Akute nekrotisierende ulzeröse Gingivitis (ANUG)*
1.1.3	*Chronische Gingivitis*
1.2	Marginale Parodontitis
1.2.1	*Parodontitis marginalis superficialis*
1.2.2	*Parodontitis marginalis profunda* (ggf. Verlaufsformen wie z.B. LJP, RPP, AP)
2	**Gingivoparodontale Manifestationen**
3	**Hyperplastische Formen**
3.1	Fibröse Gingivahyperplasie
3.1.1	*Idiopathische fibröse Gingivahyperplasie*
3.1.2	*Medikamentös bedingte fibröse Gingiva hyperplasie*
3.2	Epuliden
4	**Traumatogene Formen**
4.1	Verletzungen der Gingiva
4.2	Desmodontales Trauma
5	**Involutive Formen**
5.1	Parodontale Rezessionen
5.1.1	*Singuläre parodontale Rezessionen*
5.1.2	*Generalisierte parodontale Rezessionen*
5.2	Alveolaratrophie
B)	**AAP 1989: Classification of Periodontitis**
I.	Adult Periodontitis (AP)
II.	Early-Onset-Periodontitis (EOP)
	A. Prepubertal Periodontitis (PP)
	1. Generalized
	2. Localized
	B. Juvenile Periodontitis
	1. Generalized (GJP)
	2. Localized (LJP)
	C. Rapidly Progressive Periodontitis (RPP)
III.	Periodontitis Associated with Systemic Disease
IV.	Necrotizing Ulcerative Periodontitis
V.	Refractory Periodontitis

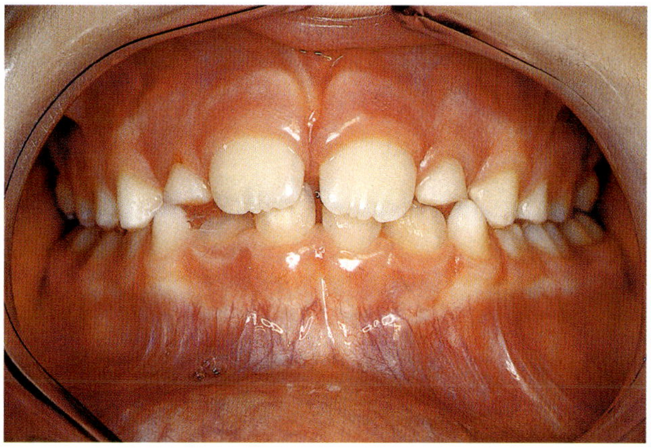

Abb. 16-1 Gesundes Wechselgebiss eines sechsjährigen Jungen. Physiologische Gingivairritation an 52 und 62 kurz vor dem Zahnwechsel.

tuation beeinflusst (Abb. 16-1). Gingivitiden werden relativ häufig diagnostiziert, und es liegen Berichte vor, dass auch lokalisierte Parodontitiden im Vergleich zum reinen Milchgebiss etwas vermehrt auftreten können [5]. Hinsichtlich der Ätiologie herrscht Einigkeit darüber, dass die **mikrobielle Plaque** den wesentlichen Kausalfaktor darstellt. Daneben sind zahlreiche Faktoren bekannt, die die Plaquebildung fördern, wie u.a. Zahn- und Kieferfehlstellungen, kariöse Läsionen, nicht sachgemäße Füllungen, kieferorthopädische Geräte und systemische Erkrankungen.

16.1.3 Bleibendes Gebiss

Bei Jugendlichen mit vollständig durchgebrochenem bleibenden Gebiss imponieren **oberflächliche Gingivitiden** neben der vergleichsweise seltenen, rasch fortschreitenden juvenilen Parodontitis (früher: Parodontosis) in Form tiefer vertikaler Knochendestruktionen im Bereich der Sechsjahrmolaren und der Incisivi [28].

Bei allen Formen der profunden Parodontopathien im Kindes- und Jugendalter werden zunehmend **endogen-prädisponierende Faktoren** zusätzlich zu den allgemein akzeptierten Kausalzusammenhängen diskutiert.

16.1.4 Definition und Nomenklatur

Marginale Parodontopathien sind durch Veränderungen des parodontalen Stützgewebes gekennzeichnet, die nach chronischem Verlauf und individueller Abwehrlage eine partielle oder totale Destruktion des Zahnhalteapparates zur Folge haben können (s. Tab. 16-1).

Der Begriff Gingivitis bezeichnet eine plaqueinduzierte akute oder chronische Entzündung der Gingiva ohne Attachmentverlust. Die Parodontitis ist eine entzündliche, durch bakterielle Beläge verursachte Erkrankung aller Anteile des marginalen Parodontiums, d.h. im Gegensatz zur Gingivitis eine Erkrankung nicht nur der Gingiva, sondern auch des Desmodontiums, des Wurzelzements und des Alveolarknochens mit fortschreitendem Attachmentverlust, Zahnlockerung, Abszessbildung und schließlich Zahnverlust. Diese Erkrankung kann einzelne, mehrere oder alle Zähne befallen.

Typisch für die **Erwachsenenparodontitis** ist ein langsamer schubweiser Verlauf, der abwechselnd durch aktive und stabile Phasen gekennzeichnet ist. Hier werden Schweregrad und Verlauf der Krankheit durch eine Vielzahl weiterer Faktoren beeinflusst, so z.B. durch anatomische, funktionelle oder systemische Besonderheiten. Die mikrobielle Ätiologie der Erwachsenenparodontitis (Adult Periodontitis oder AP) ist weitgehend gesichert (s. PdZ Bd. 4).

Im Gegensatz dazu stellen die **im Jugend- und frühen Erwachsenenalter** diagnostizierbaren Parodontalerkrankungen primär gering entzündlich erscheinende Formen dar, die sich klinisch durch einen raschen Verlauf auszeichnen und auf übliche therapeutische Maßnahmen im Allgemeinen nur ungenügend ansprechen.

Die profunden Parodontopathien im Kindes-, Jugend- und frühen Erwachsenenalter werden heute im englischen Schrifttum unter dem Oberbegriff der sog. **„Early Onset Periodontitis" (EOP)** zusammengefasst als:

- präpubertäre Parodontitis (PP)
- juvenile Parodontitis (lokalisiert, LJP, oder generalisiert, GJP) und
- schnell fortschreitende Parodontitis (rapidly progressive periodontitis oder RPP).

Diese Klassifizierung erfolgt in erster Linie anhand des Alters zum Zeitpunkt der Diagnose und mit Hilfe des parodontalen Destruktionsmusters, in einigen Fällen ergänzt durch mikrobiologische und immunologische Parameter.

Differentialdiagnostische Kriterien zwischen LJP and GJP sowie zwischen GJP und RPP sind nur unklar definiert [34]. Insbesondere die Unterteilung generalisierter postpubertärer Parodontitiden in GJP und RPP erweist sich als problematisch, denn weder das Alter zu Beginn der Erkrankung, das Destruktionsmuster noch die Zusammensetzung der Mikroflora oder die Charakterisierung der Leukozyten ermöglichen bisher eine eindeutige Zuordnung des klinischen Befundes [37].

16.2 Ätiologie und Pathogenese marginaler Parodontopathien

16.2.1 Entwicklung der Mundhöhlenflora

Die Mundhöhle hat wie andere Körperregionen eine eigene Flora. Die konstant feuchten und temperierten Verhältnisse erlauben eine natürliche Mikroflora mit charakteristischer Zusammensetzung und einer harmonischen Wechselbeziehung zum Wirt. Diese Beziehung kann jedoch, im Gegensatz zu anderen Körperregionen, relativ rasch gestört werden und Erkrankungen in der Mundhöhle auslösen.

Die bakterielle Besiedelung der Mundhöhle und des gesamten Verdauungstrakts beginnt unmittelbar nach der Geburt.

Mit dem Durchbruch der ersten Zähne, der Entwicklung von Parodontien, dem Vorhandensein von harten Oberflächen und der Ausbildung von Pellikelschichten ändert sich die Zusammensetzung der Mundhöhlenflora. Zu den wichtigsten Arten der Mundhöhlenbakterien gehören:

- **grampositive Kokken,** vor allem der Gattung Streptococcus, die der Streptococcus-mutans-, der Streptococcus-salivarius-, der Streptococcus-milleri- und der Streptococcus-oralis-Gruppe angehören
- **grampositive Stäbchen** der Gattungen Actinomyces und Lactobacillus
- **gramnegative Kokken** der Gattungen Neisseria (strikt aerob) und Veillonella (strikt anaerob)
- **gramnegative Stäbchen** der Gattungen Actinobacillus, Capnocytophaga, Fusobacterium, Porphyromonas, Prevotella und Treponema.

16.2.2 Rolle der dentalen Plaque

Epidemiologische Daten und zahlreiche klinische Studien haben eindeutig nachgewiesen, dass die mikrobielle Plaque am Gingivalrand sowohl für die Entstehung kariöser Läsionen als auch für entzündliche Veränderungen des marginalen Parodontiums als ursächlicher ätiologischer Faktor zu betrachten ist.

In der menschlichen Mundhöhle findet sich eine Vielzahl von Mikroorganismen wie Viren, Bakterien, Pilze und gelegentlich Protozoen, die miteinander in einem ökologischen Verband und mit dem Wirt im Einklang leben. Es werden jedoch große Unterschiede der bakteriellen Besiedelung an den jeweiligen Parodontien innerhalb einer Mundhöhle beobachtet.

Diese Unterschiede ergeben sich aus der Plaquezusammensetzung sowie der Empfindlichkeit und Abwehrlage des Wirts (Abb. 16-2 und 16-3). Als weitere Variable sind Ernährungsgewohnheiten, Geschlecht und Mundhygienemaßnahmen zu nennen.

Besondere Faktoren wie die Lückenstellung der Milchzähne, eine hohe Speichelproduktion und ein höherer Wasseranteil des gingivalen Bindegewebes führen dazu, dass bei Kleinkindern seltener mineralisierte Zahnbeläge vorhanden sind als bei Jugendlichen und Erwachsenen.

Gelegentlich werden bei Kindern schwarze Beläge, sog. „black stains", beobachtet, in denen vorrangig grampositive Kokken und Stäbchen anzutreffen sind. Im Wechselgebiss dagegen scheinen Zahnbeläge schneller zu entstehen als bei Erwachsenen.

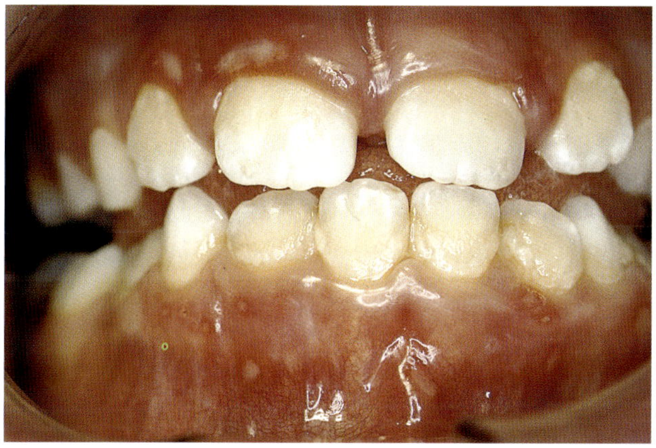

Abb. 16-2 Mundschleimhautläsionen mit Gingivabeteiligung bei Varicella-Zoster-Infektion (Windpocken) eines neunjährigen Mädchens. Plaqueansammlung mit Gingivitis aufgrund schlechter Mundhygiene wegen schmerzhafter Mundschleimhautläsionen.

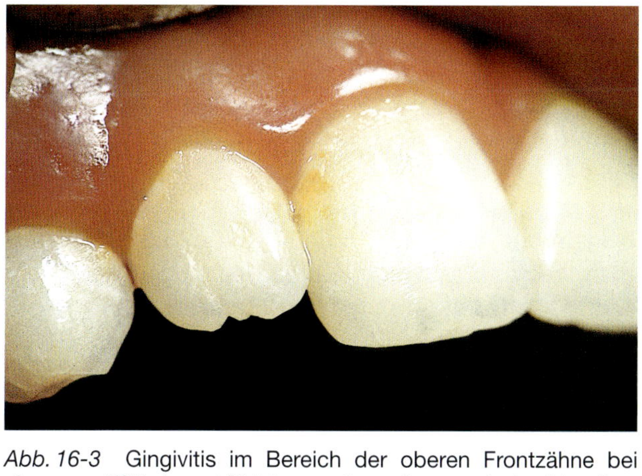

Abb. 16-3 Gingivitis im Bereich der oberen Frontzähne bei einem zwölfjährigen Mädchen aufgrund mangelnder Mundhygiene.

Zahnstein findet man bei Kindern eher selten. Zahlen schwanken zwischen etwa 9% bei Kindern im Vorschulalter, 18% bei Kindern zwischen sieben und neun Jahren und 33–43% bei Kindern zwischen zehn und 15 Jahren [10]. Bei Kindern mit einer Mukoviszidose wird Zahnsteinbildung jedoch häufiger beobachtet, was vermutlich auf einen erhöhten Phosphat-, Kalzium- und Proteingehalt des Speichels zurückzuführen ist.

16.2.3 Bedeutung der Sulkusflüssigkeit und des Speichels

In der Sulkusflüssigkeit kleiner Kinder wurden, wie bei den Erwachsenen, zahlreiche Mikroorganismen einschließlich Spirochäten nachgewiesen. Über die Häufigkeit der einzelnen Arten liegen jedoch nur wenig Berichte vor. Watson et al. konnten die parodontalpathogenen Keime Porphyromonas gingivalis und Treponema denticola bei bis zu 80% parodontalgesunder Kinder nachweisen [46]. Es bestand ein signifikanter Zusammenhang zwischen der Menge nachweisbarer Keime in der Sulkusflüssigkeit der Kinder und Parodontalerkrankungen bei den Eltern.

Dies deutet darauf hin, dass **Eltern als „Bakterienspeicher"** einen wesentlichen Anteil an der Übertragung parodontalpathogener Mikroorganismen haben.

In zahlreichen Berichten wird auf die Bedeutung von biologischen Komponenten in der Sulkusflüssigkeit hingewiesen [20]. Als Stoffwechselprodukte von Mikroorganismen und Leukozyten können erhöhte LDH-Werte, Enzyme mit trypsinähnlichen Eigenschaften, neutrale Proteasen, β-Glucuronidasen, Prostaglandine (E2) und Aminoaspartattransferasen auftreten, die als **Risikofaktoren für Parodontalerkrankungen** betrachtet und als diagnostische Marker herangezogen werden können [52].
Die Risikofaktoren, die zur Ausbildung einer Parodontopathie beitragen, sind in Abbildung 16-4 aufgelistet.

16.2.4 Immunologische Reaktionen

Sind Störungen oder Defekte im Immunsystem vorhanden, so muss mit einer erhöhten Anfälligkeit für Infektionen gerechnet werden, die auch zu einer Prädisposition für marginale Parodontopathien führen kann. Erkenntnisse aus Einzelbeobachtungen kongenitaler Immundefektsyndrome haben zum Verständnis der Funktion der Abwehrsysteme in der Entstehung von Parodontalerkrankungen beigetragen. Wegen der Wechselwirkung von **zellulärer und humoraler Immunität** betrifft eine solche Störung nicht selten beide Abwehrsysteme. Sekundäre Immunde-

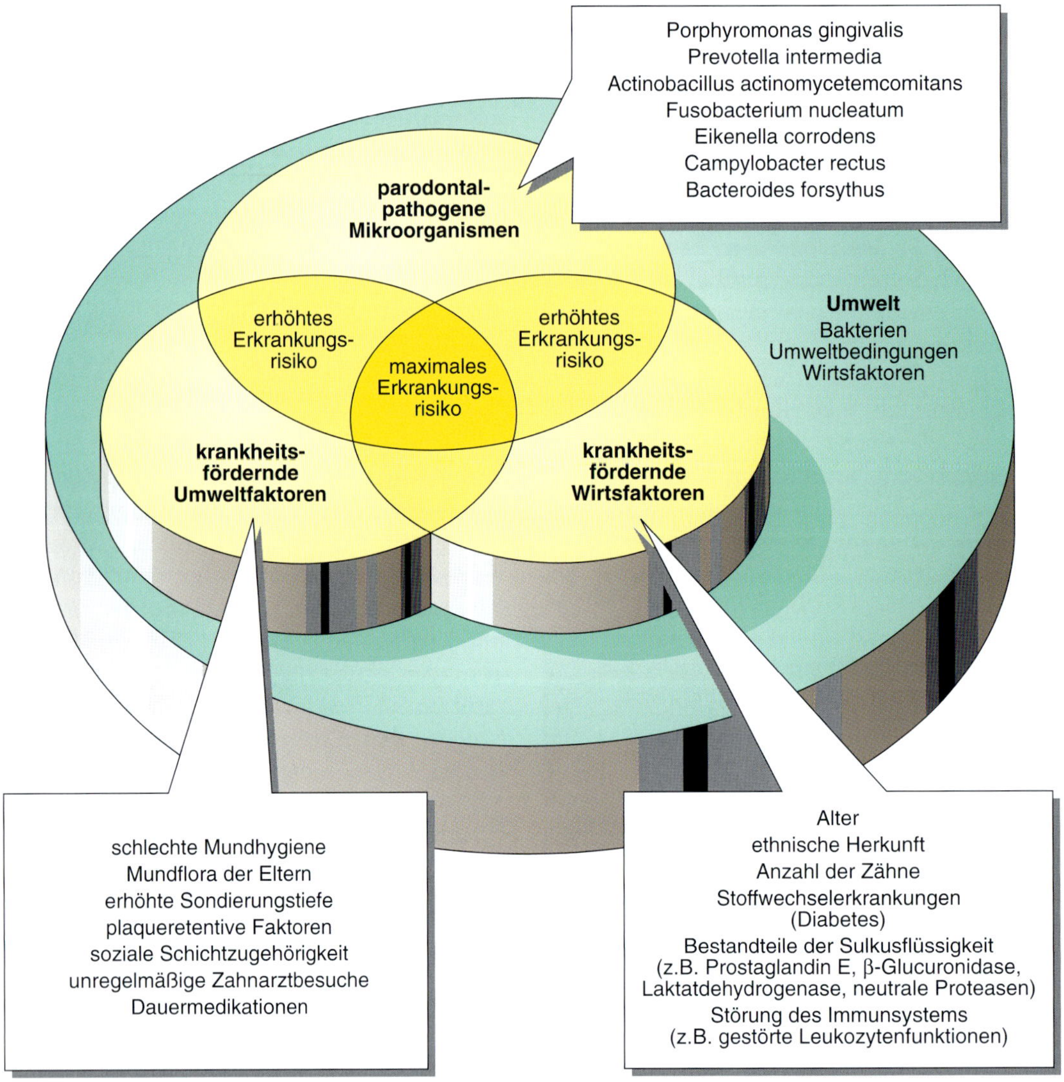

Abb. 16-4 Ätiologie progredienter Parodontalerkrankungen (modifiziert nach WOLFF 1994 [52]).

fekte als Folge von Systemerkrankungen oder ärztlichen Therapiemaßnahmen spielen jedoch zahlenmäßig eine erheblich größere Rolle als kongenitale Störungen. Diese erworbenen Immunopathien zeigen in der Regel nicht isolierte Störungen einzelner Immunparameter, sondern treffen das Immunsystem oft an verschiedenen Stellen gleichzeitig. Die Ursache einer klinisch eindeutigen Infektanfälligkeit des Kindes bleibt jedoch oft unklar.

Zelluläre und humorale Immunität sind beim Menschen bereits pränatal ausgebildet. Der Beginn der Antikörperproduktion durch **B-Lymphozyten oder Plasmazellen** als Träger der humoralen Immunität kann mit der 20. Gestationswoche angesetzt werden, in der erstmals IgM- und IgG-Spuren in der Milz nachweisbar sind. Beim gesunden Neugeborenen ist die in der Fetalzeit synthetisierte Menge an IgM und IgG jedoch gering; das in der Nabelschnur nachweisbare γ-Globulin besteht fast ausschließlich aus diaplazentar übertragenem mütterlichen IgG. Bei Infektionserkrankungen, z.B. bei der Rötelnembryopathie, werden bereits pränatal Immunglobuline vom IgM-Typ gebildet. In Kolostrum und Muttermilch werden vorrangig Antikörper vom IgA-Typ vorgefunden. Die postnatale Eigensynthese der Immunglobuline ist abhängig vom Kontakt mit Antigenen in der Nahrung, in der Atemluft, in der Mundhöhlenflora, mit Speichelbakterien der Eltern und mit Krankheitserregern. Das IgM, der typische Sofortantikörper, steigt mit dem fünften Lebenstag signifikant an; die IgG-Synthese verläuft deutlich langsamer.

Die **Differenzierung und Antikörperproduktion der B-Lymphozyten** wird durch Makrophagen und T-Lymphozyten gesteuert. Dabei ist nicht die relative Anzahl immunkompetenter Zellen, sondern ihr Aktivierungszustand, der durch die Zahl ihrer Oberflächenrezeptoren (z.B. CD 4, CD 8, CD 11, CD 18, HLA-D, HLA-DR) beeinflusst und gesteuert wird, für das Gleichgewicht in der Immunregulation bedeutend. Die T-Lymphozyten kann man in verschiedene Subpopulationen unterteilen: T-Suppressor-Zellen

(Ts, CD 8 +) unterdrücken die Immunantwort und T-Helferzellen (Th, CD 4 +) wirken stimulierend auf die Antikörperproduktion der B-Lymphozyten. In parodontalen Läsionen sind im Vergleich zu den Serumwerten deutliche Verschiebungen des Verhältnisses von CD 4 zu CD 8 erkennbar; die Bedeutung dieser Veränderungen für die Pathogenese der parodontalen Progression ist jedoch noch nicht geklärt.

Bei entzündlichen Parodontopathien lässt sich in den dentogingivalen Geweben eine Infiltration von Entzündungszellen nachweisen. Die Hälfte dieser Zellen sind IgG-haltige B-Lymphozyten, 30% werden den T-Lymphozyten zugeordnet und die restlichen Anteile setzen sich aus Mikro- und Makrophagen (polymorphkernigen Leukozyten und Monozyten) zusammen.

Vor allem **Dysfunktionen der Mikrophagen** (polymorphkernige neutrophile Granulozyten, PMN) erhöhen die Anfälligkeit des Wirtsorganismus für entzündliche Parodontopathien erheblich. Neben einer verminderten Anzahl der neutrophilen Granulozyten kann ihre Funktion in den verschiedenen Stufen der Abwehr gestört sein. Hierzu gehören u.a. Chemotaxis, Adhärenz und Deformation, Lokomotion, Bindung an das Antigen, Phagozytose und Degranulierung.

Es kann zwischen **intrinsischen Defekten,** die genetisch bedingt sind und lebenslänglich bestehen, und **erworbenen Störungen,** wie einer erhöhten Empfänglichkeit für exogene Faktoren und bakterielle Toxine, unterschieden werden.

Die Bedeutung der **Zytokine** bei entzündlichen Reaktionen des Parodontiums ist Thema zahlreicher Untersuchungen. Diese löslichen Proteine oder Glykoproteine werden in erster Linie von Monozyten und Lymphozyten freigesetzt und spielen bei physiologischen und pathologischen Immunreaktionen eine entscheidende Rolle. Sie sind multifunktional und können sowohl die humorale als auch die zellvermittelte Immunantwort des Körpers beeinflussen. Einige Zytokine, die für die Regulation der Knochenresorption oder den Abbau von Gewebe verantwortlich sind (IL-1-α, -β, TNF-α, IL-6, IL-8), können im erkrankten Parodontalgewebe nachgewiesen werden, während ihre Inhibitoren (z.B. IL-4) nur in gesundem Gewebe gefunden werden. Ihre Bedeutung für die Pathophysiologie der Parodontalerkrankungen ist noch ungeklärt. Neue Untersuchungsergebnisse deuten darauf hin, dass Zytokine im Sulkusfluid als Marker zur Differenzierung gesunder und erkrankter Zahnflächen in der parodontalen Frühdiagnostik Einsatz finden könnten. Shapira et al. konnten zeigen, dass sich die Zytokinproduktion Lipopolysaccharid-stimulierter Monozyten von Patienten mit lokalisierter und generalisierter juveniler Parodontitis, wie auch die Produktion von Prostaglandin E2, signifikant unterschied [36]. Diese Ergebnisse könnten das unterschiedliche Destruktionsmuster der beiden Erkrankungsformen erklären. Sie geben zugleich einen deutlichen Hinweis auf die Heterogenität der Early-Onset-Parodontitiden.

16.2.5 Ätiologische Besonderheiten der Early-Onset-Parodontitis (EOP)

Die ätiologischen Zusammenhänge zwischen den verschiedenen Formen der EOP sind, ebenso wie ihr zeitlicher Verlauf, in vielen Fällen ungeklärt. Mangelnde Übereinstimmung in Nomenklatur und klinischen Auswahlkriterien erschweren die Interpretation der Literatur [2].

Im Allgemeinen sind gesund erscheinende Kinder und Jugendliche von diesen äußerst seltenen Formen der Parodontalerkrankung betroffen. Die Prävalenz beträgt zwischen 0,1 und 0,8%. Die infektiöse Natur der EOP ist vielfach nachgewiesen und allgemein akzeptiert. Zunehmend finden sich jedoch Hinweise darauf, dass die gesteigerte Infektionsanfälligkeit des Wirtsorganismus eine zentrale Rolle in der Manifestation schwerer Parodontalerkrankungen bei jugendlichen Patienten spielt [51], und dass diese Wirtseigenschaften zu großen Teilen genetisch festgelegt sind. In der Literatur finden sich zahlreiche Hinweise auf ein familiär gehäuftes Vorkommen von Early-Onset-Parodontitiden [23].

Die Ergebnisse der bisherigen klinischen, immunologischen und bakteriologischen Untersuchungen lassen die Parodontitis im Kindes- und Jugendalter als einen gemeinsamen klinischen Phänotyp für viele Subformen unterschiedlichster Ätiologie erscheinen [26].

Diese Heterogenität der EOP wird in Untersuchungen von Allgemeinerkrankungen und Syndromen, die regelmäßig mit Parodontalerkrankungen assoziiert werden, deutlich erkennbar: Sowohl Defekte des menschlichen Immunsystems als auch Enzymdefekte, angeborene Bindegewebserkrankungen, epitheliale Defekte sowie multifaktoriell und chromosomal vererbte Erkrankungen führen zu schweren, meist rasch verlaufenden Parodontitiden, die sich bereits im Kindesalter manifestieren und sowohl die Decidui als auch die Zähne der zweiten Dentition befallen.

Untersuchungen von Sjödin [38] zeigen, dass die Mehrzahl jugendlicher Patienten mit einer LJP bereits radiologisch erkennbare Defekte im Bereich der zweiten Milchmolaren aufweisen, die oft in einem deutlichen Zusammenhang mit lokal irritierenden Faktoren wie Plaque und Zahnstein stehen. Zumindest in einigen lokalisierten Erkrankungsformen scheint die Unterteilung in eine präpubertäre und eine juvenile Form eher durch den Zeitpunkt der Diagnose, als durch unterschiedliche ätiologische Faktoren beeinflusst zu sein.

Lokalisierte parodontale Defekte im Milchgebiss könnten demnach erstes Zeichen einer erhöhten Anfälligkeit für rasch verlaufende schwere Parodontalerkrankungen sein und müssen Anlass zu einer gründlichen Suche nach systemischen Ursachen einerseits und zu einer rasch einsetzenden Therapie und Prophylaxe andererseits geben.

16.3 Gingivitiden im Kindesalter

Die Häufigkeit des Auftretens von Gingivitiden wird in der Literatur sehr unterschiedlich angegeben. Die Ursachen sind oft methodischer Natur, aber es spielen auch kulturelle, gesellschaftliche und soziale Faktoren eine Rolle. In einem Alter von drei Jahren sind jedoch über die Hälfte der Kinder von einer Gingivitis befallen. Mit steigendem Alter nimmt das Gingivitisvorkommen zu und erreicht in der Pubertät seinen Höhepunkt. Der Gingivitisbefall der Mädchen erreicht diesen Höhepunkt etwas früher als der Gingivitisbefall der Knaben. Danach nimmt die Häufigkeit wieder etwas ab und steigt im Erwachsenenalter auf etwa 80–100% an [21].

Selten geben die kindlichen Patienten Beschwerden an. Die rechtzeitige Diagnose und Therapie dieser Erkrankungen ist von großer Bedeutung, da nur so weitreichende Schäden, auch des bleibenden Gebisses, vermieden werden können.

Folgende **Faktoren** lösen die Gingivitis aus:
- mangelnde Mundhygiene,
- falsche Ernährung,
- Anhäufung unspezifischer Mikroorganismen (Tab. 16-2).

In der Regel sind die Menge der lokal akkumulierenden Bakterien und deren Stoffwechselprodukte für die Entzündungsreaktionen der Gingiva entscheidend.

Die **akute Gingivitis** beginnt meist im Bereich der Papillen. Sie zeigt sich in einer plötzlichen, meist schmerzlosen Rötung und Schwellung der marginalen Gingiva, verbunden mit dem Verlust der Stippelung und einer Exsudation im Bereich des Sulkus. Gelegentlich zeigen sich ulzerierte Bereiche. Weiterhin bilden sich Pseudotaschen aufgrund der Schwellung des Gewebes aus.

Systemische Faktoren können die Ausprägung einer Gingivitis fördern. Das betrifft sowohl Hormonumstellungen in der Pubertät (Abb. 16-5) als auch Immunsystem-Schwächungen jeglicher Art (s. Tab. 16-2).

Die akute Gingivitis kann in eine **chronische Gingivitis** übergehen. Das Saumepithel verlängert sich. Die chronische Gingivitis ist häufig durch eine Neigung zur Gewebsvergrößerung gekennzeichnet (Abb. 16-6).

Die Gingivitis ist reversibel. Plaqueentfernung durch gute Mundhygiene bewirkt die Wiederherstellung der gesunden Gingiva innerhalb von drei bis sieben Tagen.

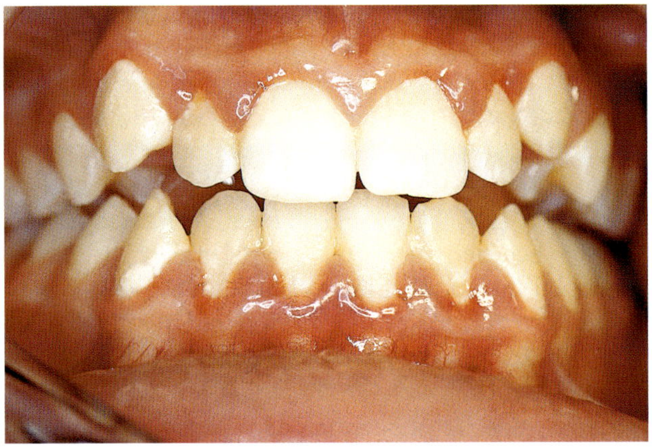

Abb. 16-5 Pubertätsgingivitis bei einem 14-jährigen Mädchen. Deutlich sind die hyperplastischen Interdentalpapillen sowie die durch mikrobielle Plaque induzierten entzündlichen Gingivaveränderungen erkennbar.

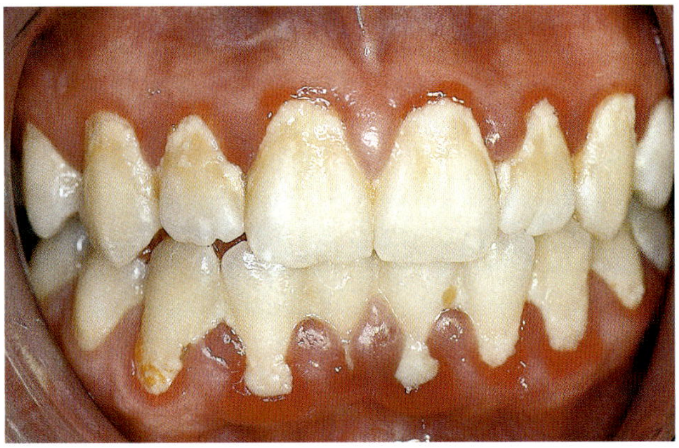

Abb. 16-6 Hochgradige Schmutzgingivitis bei einem 16-jährigen Knaben. Die Interdentalpapillen zeigen insbesondere im Unterkiefer-Frontbereich ausgeprägte Hyperplasien sowie beginnende nekrotische Bereiche.

Tabelle 16-2 Übersicht: Gingivitiden bei Kindern und Jugendlichen.

Bezeichnung	Alter	Lokalisation	Ätiologie	Klinik	Therapie
Gingivitis simplex	Kindes- und Jugendalter Maximum: Pubertät	Front- und Molarenbereich, auf Papillen und Gingivarand begrenzt	supragingivale Zahnplaque, reversibel	Rötung, Schwellung, Blutung, nicht schmerzhaft	Plaqueentfernung, Aufklärung, Ernährungsberatung, Mundhygieneinstruktionen
akute nekrotisierende ulzeröse Gingivitis (ANUG)	Jugendliche (ab 15) junge Erwachsene Kinder extrem selten	Frontzahnbereich bevorzugt, später im Molarenbereich, Interdentalpapillen	spezifische Plaqueflora, Resistenzschwäche, Stress, Stellungsanomalien	ulzeröser Zerfall der Papillen, starke Schmerzen, Krankheitsgefühl, Fieber, Lymphknotenschwellung	Entfernung der Beläge und des nekrotischen Materials unter Lokalanästhesie, keimreduzierende Spülung, mehrfach täglich kortikoid- und antibiotikahaltige Salben, 0,1–0,2%ige Chlorhexidin-Lösung oder 0,5%ige Wasserstoffsuperoxid-Lösung, bei Fieber/schwerem Verlauf Metronidazol 3 × 250 mg/d für eine Woche
Gingivitis herpetica	Kinder und Jugendliche	Prämolaren, Molaren, Milchmolaren, marginal, befestigte Gingiva, selten Interdentalpapillen	Herpesviren	erosive Gingivitis, starke Schmerzen, Fieber, Lymphknotenschwellung, Defektheilung	symptomatische Behandlung, vorsichtige und sorgfältige Mundhygiene
Pubertätsgingivitis	Jugendliche	Oberkieferfront- und Eckzähne, Interdentalpapillen, farblich abgegrenzt	mangelnde Mundhygiene, Mundatmung, Hormonumstellung, Kontrazeptiva	hyperplastische Gingivitis, nicht schmerzhaft	konsequente Entfernung lokaler Reizfaktoren einschließlich Plaque, Mundhygieneunterweisungen
Gingivitis bei Diabetes	je nach Beginn der Grunderkrankung meist im Schulalter	generalisierte Gingivitis und Parodontitis	Defekte der neutrophilen Granulozyten, mikrovaskuläre Läsionen der Gingiva	schwere Gingivitis oder Parodontitis, Ulzerationen, Taschenabszesse	optimale Mundhygiene, Abstimmung mit betreuendem Arzt
Gingivitis bei Immunschwäche	je nach Manifestation der Grunderkrankung	generalisierte Enzündung der gesamten Gingiva und des tieferen Zahnhalteapparates	Schwächung der Abwehrmechanismen gegen Plaquestoffwechselprodukte	schwere ANUG-ähnliche Gingivitis oder Parodontitis mit progredientem Verlauf	optimale Mundhygiene, Abstimmung mit betreuendem Arzt
Gingivitis bei Erkrankungen des hämatopoetischen Systems	je nach Manifestation der Grunderkrankung	marginale, interdentale, befestigte Gingiva und bewegliche Schleimhaut, generalisierter Befall aller Zähne	Defekte der humoralen oder zellulären Abwehr je nach Grunderkrankung	ulzerierende oder hyperplastische Gingiva- und Parodontalveränderungen, rascher Verlauf, therapieresistent	enge Zusammenarbeit mit behandelnden Ärzten, hämatologische Abklärung, optimale Mundhygiene

Selten tritt im Kindesalter die **akute nekrotisierende ulzeröse Gingivitis (ANUG)** auf, die als eine spezielle Form der akuten Gingivitis bezeichnet werden kann. Sie ist durch eine schlagartig beginnende, äußerst schmerzhafte Entzündung der interdentalen Gingiva mit Nekrosen und Ulzerationen der Papillen gekennzeichnet. Die Häufigkeit der Erkrankung ist abhängig von der Bevölkerungsgruppe, den Ernährungsbedingungen sowie von weiteren sozioökonomischen Faktoren. In den westlichen Industrienationen sind vorrangig junge Menschen im Alter von 15–30 Jahren mit einer Häufigkeit von etwa 0,2–3% betroffen, während in anderen Kulturkreisen Erkrankungszahlen von bis zu 30% vorliegen und teils auch Kinder unter zehn Jahren betroffen sind [11].

Die Ursachen dieser schweren Gingivitisform sind nicht geklärt. Systemische Dispositionen und Stress werden diskutiert. Bleibt die ANUG unbehandelt, führt sie zu einer ulzerösen Gingivoparodontitis (Abb. 16-7).

Die **Therapie** besteht in der schonungsvollen, u.U. auf mehrere Sitzungen verteilten Entfernung der Beläge und des nekrotischen Materials. Aufgrund der Schmerzhaftigkeit sollte auf eine Lokalanästhesie nicht verzichtet werden. Anschließend wird die betroffene Gingiva keimreduzierend gespült.

Starke Schmerzen erschweren meist die erforderliche mechanische Zahnreinigung, so dass sich eine anfängliche, mehrfach täglich durchgeführte medikamentöse Behandlung mit kortikoid- und antibiotikahaltigen Salben und mehrfache Spülungen mit Chlorhexidin in 0,1–0,2%iger Lösung bzw. mit 0,5%igem Wasserstoffsuperoxid empfehlen.

Eine einwöchige antibiotische Behandlung mit Metronidazol in einer Dosierung von 3×250 mg/d sollte in schweren, fieberhaften Fällen durchgeführt werden.

16.4 Early-Onset-Parodontitis

16.4.1 Klinische Formen

Präpubertäre Parodontitis (PP)

Die präpubertäre Parodontitis ist eine Erkrankung der Decidui und geht mit einer schnellen Zerstörung des Zahnhalteapparates einher (Abb. 16-8). Erste Symptome äußern sich in manchen Fällen bereits im Alter von zwei bis vier Jahren (Tab. 16-3). Sjödin und Matsson [38] diskutieren, dass bei etwa 2–4% der Sieben- bis Neunjährigen radiologisch bereits ein lokalisierter Knochenverlust erkennbar ist.

Nach der Lokalisation kann man zwei Formen unterscheiden. Die **lokalisierte Form,** die sich häufig an den Milchmolaren manifestiert, scheint organisch gesunde Kinder zu betreffen. Die **systemische Form** der präpubertären Parodontitis ist oft mit einer Allgemeinerkrankung assoziiert. Außer einer speziellen Bakterienflora, die u.a. Actinobacillus actinomycetemcomitans und Prevotella intermedia enthält, gibt es Hinweise darauf, dass eine familiäre Disposition, eine Dysfunktion der neutrophilen Granulozyten und evtl. auch der Makrophagen, eine defizitäre Immunantwort und eine Zementopathie an der Pathogenese der präpubertären Parodontitis beteiligt sein könnten.

Page et al. [29] definierten 1983 diagnostische, klinische, röntgenologische und histologische Kriterien der präpubertären Parodontitis (Tab. 16-4). Spätere Studien haben jedoch gezeigt, dass autosomal-rezessiv vererbte Leukozyten-Adhäsions-Defekte (Leucocyte Adhesion Deficiency, LAD, Typ I und II) die molekulare Grundlage der von Page beschriebenen generalisierten Erkrankungsform darstellten [44]. Diese Symptome können daher als orale Manifestation eines solchen Defekts gewertet werden [45]. Lopez

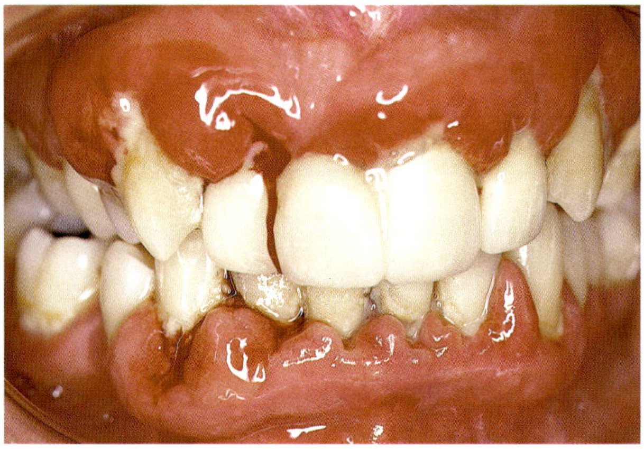

Abb. 16-7 Fortgeschrittene Gingivoparodontitis als Folge rezidivierender akuter nekrotisierender ulzeröser Gingivitiden bei einer 24-jährigen Frau.

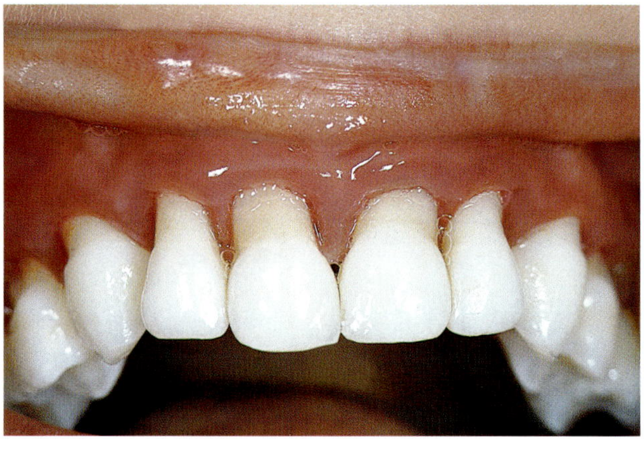

Abb. 16-8 Generalisierte präpubertäre Parodontitis bei einem siebenjährigen Knaben.

Tabelle 16-3 Übersicht: Profunde Parodontalerkrankungen im Kindes- und Jugendalter.

Bezeichnung	Alter	Lokalisation	Ätiologie	Klinik	Therapie
präpubertäre Parodontitis (PP)	Kleinkinder, Schulkinder	lokalisiert: Milchmolaren generalisiert: alle Decidui	spezif. Mikroflora, familiär gehäuft, Dysfunktion neutrophiler Granulozyten, Zementopathie, Systemerkrankungen	rascher Verlauf, Übergang in LJP/RPP möglich	Plaque- und Belagsentfernung, operative Verfahren (modifizierter Widmann-Lappen, GTR, Wurzelamputation, Hemisektion, Extraktion mit kieferorthopädischem Lückenschluss) in Kombination mit systemischer Antibiose (Tetrazyklin [1 g/Tag] oder Metranozidol [3 × 250 mg/Tag] + Amoxicillin [3 × 375 mg/Tag]), enges Recall-System
juvenile Parodontitis (LJP, GJP)	Pubertät, Mädchen/Jungen 4:1	lokalisiert: Incisivi, erste Molaren (LJP = 1/6-Typ)	Leitkeim: Actinobacillus actinomycetemcomitans, Defekte der neutrophilen Granulozyten	rascher Verlauf, keine Konkremente, relativ gute Mundhygiene, Granulationsgewebe, vertikale Knochendefekte, Übergang in RPP möglich	
rasch fortschreitende Parodontitis (RPP)	nach der Pubertät	generalisierter Befall der zweiten Dentition	ähnlich LJP	hochgradige Entzündung, Abszessbildung, rascher zyklischer Verlauf, früher Zahnververlust, therapieresistent	
Parodontalerkrankungen bei Systemerkrankungen	je nach Manifestation der Grunderkrankung	ähnlich RPP	juveniler Diabetes mellitus, Erkrankungen des hämatopoetischen Systems, HIV-Infektion, eosinophiles Granulom (Histiocytosis X)	s. Kap. 6 akute hyperplastische Gingivitis, ANUG-ähnliche Gingivoparodontitis, rasche Osteolyse und Zahnlockerung, ulzeröse Gingivostomatitis	Plaquekontrolle, Mundhygiene + Chlorhexidindiglukonat-Spülungen, konventionelle Parodontaltherapie, bei chirurgischen Maßnahmen Antibiotika, Abstimmung mit betreuendem Arzt
parodontale Infektion durch therapeutische Maßnahmen	mit Beginn der Therapie	gesamte Gingiva, Mundschleimhaut, Zunge, Wange	Immunsuppression, Chemotherapie	Ulzera, Petechien, anguläre Cheilitis, Candidiasis, Herpes-simplex-Infektion, stark schmerzhaft, verletzungsanfällig	manifestationsabhängig, Abstimmung mit betreuendem Arzt

schildert mehrere systemisch gesunde Patienten mit ähnlichen Symptomen und generalisierter präpubertärer Parodontitis der zweiten Dentition, ohne dass defizitäre Leukozytenfunktionen nachzuweisen wären [22]. Manche Autoren benennen andere Störungen der Leukozytenfunktion oder weitere Defekte der Wirtsabwehr als prädisponierende Faktoren einer präpubertären Parodontitis [30].

Juvenile Parodontitis (JP)

Die juvenile Parodontitis ist durch einen progressiven Verlauf sowie eine ausgeprägte, klinisch oft we-

Tabelle 16-4 Kriterien der präpubertären Parodontitis [29].

- Beginn während oder direkt nach dem Durchbruch der Milchzähne
- Prävalenz nicht genau bekannt, wahrscheinlich sehr selten
- Beteiligung genetischer Faktoren möglich

Generalisierte Form (GPP)	Lokalisierte Form (LPP)
hoch akute Entzündungszeichen mit Gingivaproliferation	geringe oder gar keine Entzündungszeichen
schnell fortschreitende Zerstörung des Zahnhalteapparates	Progression deutlich geringer als GPP
funktionelle Defekte von Leukozyten **und** Monozyten, keine PMN in den gingivalen Geweben vorhanden	funktionelle Defekte von Leukozyten **oder** Monozyten
Differentialblutbild: deutliche Leukozytose, gehäuftes Auftreten anderer Infektionen (Otitis media, Infekte der oberen Atemwege, Hautinfektionen)	bezügl. anderer Infektionen leere Anamnese
oft therapierefraktär	durch Kürettage und Antibiose gut therapierbar
Befall aller Milchzähne; eine Erkrankung der zweiten Dentition ist möglich, aber nicht zwingend	Befall einiger Milchzähne; ein bestimmtes Destruktionsmuster ist noch nicht bekannt

nig auffällige Entzündungsreaktion des Zahnhalteapparates gekennzeichnet. Sie beginnt kurz vor oder während der Pubertät. Die Prävalenz dieser Erkrankungsform beträgt weniger als 1% bei 12–19-Jährigen. Mädchen sind etwa viermal häufiger betroffen als Knaben (Abb. 16-9). Die familiäre Häufung gibt Hinweise auf eine genetische Disposition. Auch hier lässt sich eine vorwiegend lokalisierte von einer selteneren generalisierten Erkrankungsform unterscheiden. In charakteristischer Weise befällt die LJP meist symmetrisch die Incisivi und die Sechsjahrmolaren.

Typisch für eine juvenile Parodontitis sind die im Verhältnis zur Schwere der Erkrankung nur gering ausgeprägten Plaque- und Zahnsteinansammlungen.

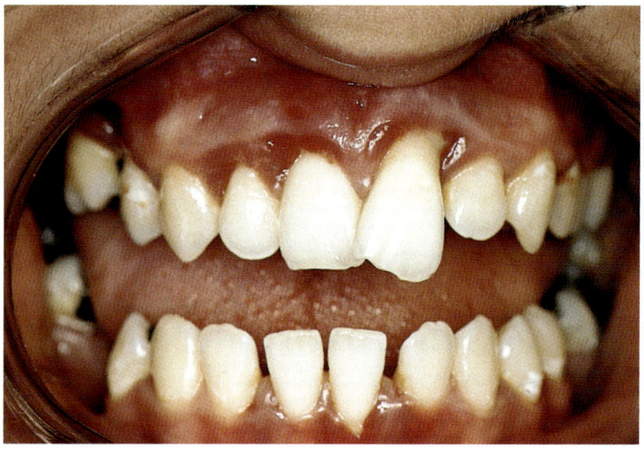

Abb. 16-9 Fortgeschrittene generalisierte juvenile Parodontitis bei einem 15-jährigen Jungen mit Zahnlockerung, Wanderung und Kippung der Oberkiefer-Frontzähne und Lückenbildung der unteren Frontzähne.

Der Sondierungsbefund zeigt glatte Wurzeloberflächen. Intraoperativ imponiert ein stark wucherndes, schnell blutendes Granulationsgewebe bei gleichzeitiger Abwesenheit subgingivaler Konkremente (Abb. 16-10a und b). Oft ist diese Erkrankung ein Zufallsbefund auf Bissflügel- oder Panoramaaufnahmen, die die charakteristischen tiefen, vertikalen Knocheneinbrüche im Approximalbereich gut erkennen lassen (Abb. 16-11). Die juvenile Parodontitis zeigt einen progressiven Verlauf und führt unbehandelt bereits im jungen Erwachsenenalter zum Verlust der betroffenen Zähne. Der Übergang der JP in eine RPP ist möglich. Die charakteristischen klinischen, röntgenologischen und mikrobiologischen Merkmale der juvenilen Parodontitis sind bei Genco et al. ausführlich erläutert (Tab. 16-5) [13].

16.4.2 Therapiemaßnahmen

Early-Onset-Parodontitiden sind im Gegensatz zur Erwachsenenparodontitis konventionellen Behandlungsmaßnahmen gegenüber meist nur wenig zugänglich.

Die Ursachen können zum einen in der herabgesetzten Abwehrbereitschaft des Wirtsorganismus, zum anderen in einer spezifischen bakteriellen Besiedelung liegen.

Verschiedene Mikroorganismen können in bestimmten Erkrankungsformen immer wieder in variierender Häufigkeit nachgewiesen werden. Die Bedeutung von Actinobacillus actinomycetemcomitans in der Ätiologie der lokalisierten juvenilen Parodontitis haben zahlreiche Untersuchungen herausgestellt [39].

a 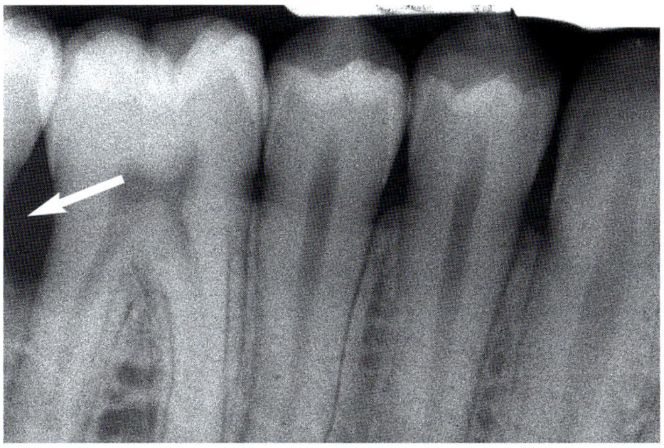 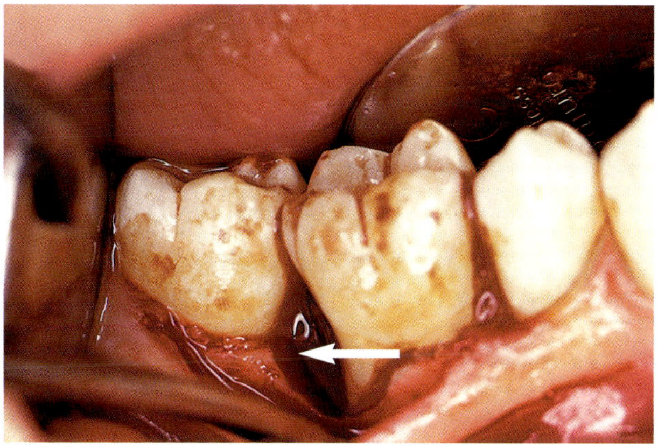 b

Abb. 16-10a und b

a) Röntgenbefund des unteren ersten Molaren bei einem 18-jährigen Patienten mit Nachweis von zum Teil tiefen vertikalen Knochendefekten bei lokalisierter juveniler Parodontitis (Pfeil).
b) Operationssitus der im Röntgenbild (Abb. 16-10a) dargestellten Molarenregion mit distalem Alveolarknochenverlust (Pfeil).

Tabelle 16-5 Klinische und mikrobiologische Merkmale der juvenilen Parodontitis [13].

Lokalisierte juvenile Parodontitis (LJP)	**Generalisierte juvenile Parodontitis (GJP)**
Klinische Merkmale	
familiäre Häufung	familiäres Vorkommen von LJP und GJP
Beginn mit der Pubertät	Beginn vermutlich mit der Pubertät
typischer Befall der Incisivi und Sechsjahrmolaren	betrifft auch die anderen Molaren, die Prämolaren und die Eckzähne
häufig nur geringe Entzündungszeichen und wenig Zahnstein	apparente Entzündung, Zahnstein klinisch und röntgenologisch nachweisbar
keine Korrelation zwischen dem Ausmaß der Zerstörung und der Anwesenheit von supragingivaler Plaque und Zahnstein	häufig therapierefraktär
Plaqueüberzug der betroffenen Wurzeloberflächen	Konkremente auf den Wurzeloberflächen
rascher Verlauf mit Lockerung, Wanderung und Verlust der betroffenen Zähne	rascher, zyklischer Verlauf, Übergang von lokalisierter in generalisierte Form möglich
Histologie: dichte Infiltration von Plasmazellen und Lymphozyten, variabler Anteil von neutrophilen Granulozyten und Makrophagen	Histologie: Infiltration von Plasmazellen und T-Lymphozyten
Röntgenologische Merkmale	
Befall der Approximalflächen der Molaren und Incisivi	generalisierter Befall der Dentition
Bifurkationsbefall selten	mit Bifurkationsbefall
in erster Linie vertikales Destruktionsmuster	kombiniert vertikal-horizontale Destruktion
häufig symmetrische Anordnung	häufig der ganze Zahnbogen betroffen
Mikrobiologische und immunologische Kennzeichen	
Leitkeim: Actinobacillus actinomycetemcomitans (A.a.) zusätzlich: Capnocytophaga spp., Eikenella corrodens	Mischflora aus Porphyromonas gingivalis, Prevotella intermedia, Actinobacillus actinomycetemcomitans, Fusobacterium nucleatum
funktionelle Defekte der polymorphkernigen Granulozyten (PMN)	möglicherweise HLA-assoziiert

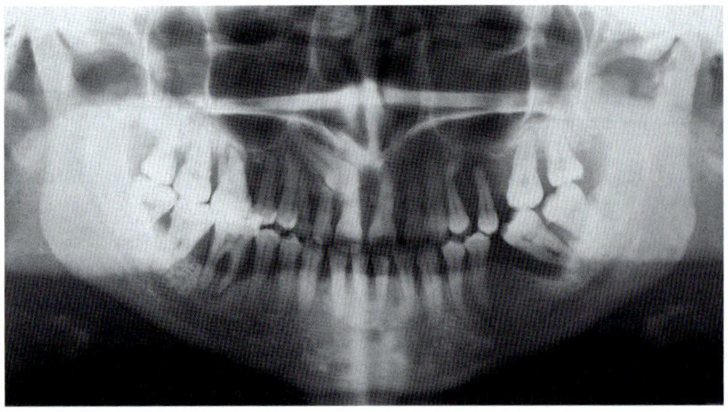

Abb. 16-11 Röntgenologischer Befund eines 24-jährigen Mannes mit generalisierter juveniler Parodontitis. Das OPG zeigt einen weit fortgeschrittenen Knochenabbau im Ober- und Unterkiefer-Seitenzahnbereich sowie einen mäßigen Knochenabbau im Bereich der Unterkiefer-Frontzähne.

Für eine erfolgreiche Therapie ist die Elimination dieses Erregers von entscheidender Bedeutung.

Da Actinobacillus actinomycetemcomitans jedoch nicht nur in den parodontalen Taschen, sondern auch im benachbarten Gewebe oder an klinisch gesunden Zahnflächen gefunden wird, kann eine rein instrumentelle Therapie in Form einer Wurzelglättung nur unzulängliche Ergebnisse erzielen [47].

Die Kombination von **operativen Methoden mit einer begleitenden systemischen Antibiose** hat sich in zahlreichen Untersuchungen als Therapie der Wahl erwiesen. Die Entscheidung über eine begleitende antibiotische Therapie erfolgt anhand der mikrobiellen Untersuchung einer subgingivalen Plaqueprobe: Ein positiver Actinobacillus-actinomycetemcomitans-Befund erfordert die Behandlung mit Tetrazyklin (1 g/Tag) über 21 Tage oder mit einer Kombination aus Metronidazol (3×250 mg/Tag) und Amoxicillin (3×375 mg/Tag) über sieben Tage nach der gründlichen mechanischen Entfernung supragingivaler Plaque vor oder während der chirurgischen Intervention [43]. Geeignete Schnelltestverfahren zum Nachweis von Actinobacillus actinomycetemcomitans in der Praxis befinden sich im Handel.

Das operative Verfahren besteht in einem **modifizierten Widman-Lappen** (vgl. PdZ, Bd. 4). In schweren Fällen mit tiefen Knochendefekten der Sechsjahrmolaren kann eine Wurzelamputation oder Hemisektion, die Extraktion mit kieferorthopädischem Lückenschluss oder der Versuch einer durch Folien gesteuerten Geweberegeneration (Guided Tissue Regeneration, GTR) in Erwägung gezogen werden.

Diese Form der Behandlung führt in vielen Fällen zu einer Stabilisierung des parodontalen Zustands; auch eine Regeneration der vertikalen Knochendefekte wird beschrieben.

Die generalisierte Form der PP ist infolge ihrer ätiologischen Besonderheiten oft nur schwer oder nicht beherrschbar.

In vielen Fällen ist die Elimination der Taschen durch eine Extraktion der betroffenen Milchzähne unumgänglich. Dies verringert in der Regel die Gefahr der Kolonisation der zweiten Dentition durch eine pathogene Mikroflora [53].

Um ein Rezidiv der Erkrankung zu vermeiden, ist bei der Therapie aller juvenilen Parodontopathien ein straffes **Recallprogramm** mit Zeitabständen von längstens drei Monaten unabdingbar. Eine zusätzliche mikrobielle Kontrolle der Plaquezusammensetzung zur Diagnose eines Rezidivs (Monitoring) ist zu empfehlen.

Die komplexe Therapie der juvenilen Parodontopathien bedarf eines parodontologisch erfahrenen Zahnarztes. Bei allen generalisierten therapierefraktären oder differentialdiagnostisch zweifelhaften Parodontitiden, insbesondere bei generalisiertem Stützgewebsverlust im Milchgebiss, ist die Konsultation eines Pädiaters zur Klärung systemischer Ursachen dringend angeraten.

16.5 Gingivoparodontale Manifestationen systemischer Erkrankungen

Zahlreiche Untersuchungen haben sich mit Systemerkrankungen befasst, die mit progredienten Parodontalerkrankungen assoziiert sind. Dazu gehören in erster Linie angeborene und erworbene Defekte des zellulären und/oder humoralen Immunsystems sowie eine Vielzahl anderer Erkrankungen, die mit gestörten Leukozytenfunktionen einhergehen. Weitaus seltener sind frühzeitig beginnende Parodontitiden, die Folge von Defekten des parodontalen Bindegewebes sind, wie z.B. bei einer Hypophosphatasie oder dem Ehlers-Danlos-Syndrom Typ VIII (Tab. 16-6).

16.5.1 Genetische Defekte

Angeborene Immunerkrankungen

Kongenitale Erkrankungen des zellulären Immunsystems führen meist zu einer frühzeitigen parodontalen Destruktion. Sowohl quantitative als auch qualitative Defekte der polymorphkernigen neutrophilen Granulozyten (PMN), der Makrophagen- und Lym-

Tabelle 16-6 Übersicht: Orale Manifestationen systemischer Erkrankungen.

I. Primäre (angeborene) Immundefekte	**II. Sekundäre Immundefekte**
1 verminderte Neutrophilen-Zahl	Mangelernährung (Vitamin-C-Mangel)
– zyklische Neutropenie	psychischer Stress
– chronische benigne (familiäre) Neutrozytopenie	Schwangerschaft
– andere kongenitale Neutropenien	Diabetes mellitus
2 Störungen der Neutrophilenfunktion	Morbus Crohn/Colitis ulcerosa
– Hyperimmunoglobulinämie E (Job's-Syndrom)	akute lymphatische Leukämie
– „chronic granulomatous disease“ (CGD)	
– Acquired Immune Deficiency Syndrome (AIDS)	
– Kartagener-Syndrom	medikamentös induzierte Neutropenie
– Chediak-Steinbrinck-Higashi-Syndrom	Neutropenie nach Radiatio
– Akatalasie (Takahara-Krankheit)	
– Leukozyten-Adhäsions-Defekte (LAD I und II)	
– Lazy-Leukocyte-Syndrom	
– Glykogenose Typ 1 b	
– Papillon-Lefèvre-Syndrom	
3 andere angeborene Immundefekte	
– Fanconi-Anämie (Panmyelopathie Fanconi)	
– schwerer kombinierter Immundefekt (severe combined immunodeficiency, SCID)	
– common variable immunodeficiency (CVID)	
– Thymusaplasie (Di-George-Syndrom)	
– Panhypogammaglobulinämie	
III. Andere kongenitale Erkrankungen	
1 Enzym- und Enzyminhibitordefekte	
– Hypophosphatasie (Rathbun-Syndrom)	
– erythropoietische Porphyrie	
– Alpha-1-Antitrypsin-Mangelkrankheit (Laurell-Eriksson-Syndrom)	
2 Bindegewebserkrankungen	
– Ehlers-Danlos-Syndrom Typ VIII	
– Maffucci-Kast-Syndrom	
3 Chromosomenerkrankungen	
– Trisomie 21 (Morbus Down)	
4 andere Erkrankungen	
– Histiocytosis X	
– Akroosteolyse (Hajdu-Cheney-Syndrom)	
– Oxalose	
– Dyskeratosis congenita	
– Felty-Syndrom (juvenile chronische Arthritis)	
– Riley-Day-Syndrom (familiäre Dysautonomie)	

phozytenfunktion und des humoralen Immunsystems sind prädisponierende Faktoren für eine früh beginnende Parodontitis.

Die **chronische Neutropenie** umfasst eine Gruppe von Erkrankungen der myeloischen Stammzellen, die bei Kindern und Erwachsenen beobachtet werden können. Typische Infektionen im Rahmen einer Neutropenie sind Mittelohrentzündungen, oberflächliche Hautinfektionen und -abszesse, Pneumonien, Infektionen der oberen Luftwege, Stomatitiden und Parodontitiden. Die reduzierte Abwehrreaktion des Wirtsorganismus erhöht seine Empfänglichkeit für parodontalpathogene Bakterien. Dies kann bereits im Kindesalter zu schweren Parodontalerkrankungen führen, und eine präpubertäre Parodontitis ist gelegentlich das erste Anzeichen dieser Art von Immunerkrankung. Die parodontalen Manifestationen reichen von einer oberflächlichen Gingivitis bis hin zu rasch verlaufenden Parodontitiden des Milchgebisses und der bleibenden Zähne mit frühem Zahnverlust.

Von besonderer Bedeutung bei der zahnärztlichen Betreuung dieser Kinder ist die subgingivale Plaquekontrolle, um die Zahl parodontalpathogener Keime möglichst gering zu halten. Eine effiziente Mundhygiene und zusätzliche Mundspülungen mit Chlorhexidindigluconat sowie eine konventionelle Parodontaltherapie führen in vielen Fällen zu einer deutlichen Besserung der Erkrankung. Die antibiotische Abschirmung bei zahnärztlichen Eingriffen sollte infolge des erhöhten Infektionsrisikos bei chirurgischen Maßnahmen in jedem Fall vorgenommen werden; andere zahnärztliche Maßnahmen können ohne eine prophylaktische Antibiose durchgeführt werden. Unter der Behandlung mit G-CSF wird, wahrscheinlich im Zusammenhang mit einer Normalisierung der Leukozytenzahlen, eine deutliche Verbesserung des parodontalen Befundes beschrieben.

Ein **angeborener Adhärenz-Protein-Defekt** führt zu einer hochgradigen Störung der Adhärenz, Chemotaxis und Phagozytose der neutrophilen Granulozyten, während die Bereitstellung von Sauerstoffradikalen normal ist. Zu Grunde liegt eine defekte Expression der gemeinsamen β-Kette (CD 18) der Adhärenzproteine DR3 und LFA-1. Der einzige kurative Ansatz in der Therapie dieses Krankheitsbildes ist eine frühzeitige Knochenmarkstransplantation.

Die **infantile septische Granulomatose** („chronic granulomatous disorder", CGD) ist die häufigste angeborene Granulozytenfunktionsstörung. Sie ist bedingt durch eine gestörte Bereitstellung mikrobizider Sauerstoffradikale während der Phagozytose und durch rezidivierende bakterielle und mykotische Infektionen gekennzeichnet. Die Erkrankung betrifft Jungen vier- bis fünfmal häufiger als Mädchen. Orale Manifestationen der CGD sind chronische Ulzerationen des harten Gaumens und der Alveolarmukosa, Gingivitiden und in einigen wenigen Fällen während der Pubertät beginnende Parodontitiden. Die Therapie besteht in einer symptomatischen Behandlung der bakteriellen und mykotischen Infekte und einer Knochenmarkstransplantation. Die Prognose ist schlecht [9].

Das **Chediak-Higashi-Syndrom (CHS)** ist gekennzeichnet durch früh einsetzende rezidivierende bakterielle Infekte, einen partiellen okulokutanen Albinismus und neurologische Symptome. Der erhöhten Infektanfälligkeit liegen abnorme lysosomale Riesengranula mit einer gestörten Degranulation zu Grunde. Das autosomal-rezessiv vererbte Krankheitsbild wird vermehrt in jüdischen Bevölkerungsgruppen beobachtet. Die meisten Kinder sterben vor Erreichen des zehnten Lebensjahres an Infekten oder malignen Tumoren.

Das **Papillon-Lefèvre-Syndrom** ist eine seltene, vermutlich autosomal-rezessiv vererbte Palmoplantarkeratose mit einer frühzeitig einsetzenden generalisierten Parodontitis, die in charakteristischer Weise meist sowohl die erste als auch die zweite Dentition befällt. Die Ursache der parodontalen Zerstörung ist unklar. Untersuchungen der neutrophilen Granulozyten haben in manchen Fällen gestörte Zellfunktionen wie eine verminderte Motilität, Chemotaxis und Phagozytose sowie eine verminderte Produktion von Sauerstoffradikalen gezeigt.

Die Therapie der parodontalen Manifestation eines Papillon-Lefèvre-Syndroms ist schwierig und häufig von Misserfolgen begleitet. Im Milchgebiss können frühzeitige Extraktionen die Infektion der zweiten Dentition verhindern und die Entwicklung eines gesunden Parodontiums begünstigen. Im Wechselgebiss scheint die Elimination von Actinobacillus actinomycetemcomitans für den Therapieerfolg von entscheidender Bedeutung zu sein.

Andere kongenitale Erkrankungen

Die **Hypophosphatasie (Rathbun-Syndrom)** ist ein sehr seltener, autosomal-rezessiv vererbter Mangel an alkalischer Phosphatase mit schweren Vitamin-D-resistenten Mineralisationsstörungen des Skeletts. Eine vorzeitige Exfoliation der Milchzähne durch eine dem Papillon-Lefèvre-Syndrom ähnliche Parodontitis wird als ein konstantes Charakteristikum derjenigen Fälle beschrieben, die infolge milder klinischer Erscheinungen nicht bereits während der ersten zwei Lebensjahre diagnostiziert werden. Dies sollte bei der Abklärung präpubertärer Parodontitiden in Betracht gezogen werden, zumal die nichtinvasive Untersuchung der Sulkusflüssigkeit eine frühzeitige sichere Diagnose erlaubt.

Der Begriff **Histiocytosis X** beinhaltet eine Gruppe von Erkrankungen, die mit einer Proliferation von Zellen des Monozyten-Makrophagen-Systems einhergehen. Dazu gehören die Abt-Letterer-Siwe- sowie die Hand-Schüller-Christian-Krankheit und das eosinophile Granulom. Durch die gestörte Bindegewebsproliferation kann es bereits im Milchgebiss, insbesondere im Bereich des Alveolarknochens, zu frühzeitigen Resorptionserscheinungen mit massivem Attachmentverlust kommen [4], was zum Begriff der „schwimmenden Zähne" geführt hat.

16.5.2 Sekundäre Immundefekte

Diabetes mellitus

Eine angeborene oder erworbene Störung der endokrinen Pankreasfunktion (Insulinmangeldiabetes) führt zu einem partiellen oder totalen Insulinmangel. Die Klassifikation der WHO von 1985 unterscheidet einen **insulinpflichtigen Typ** (Typ I, früher jugendlicher Diabetes) von einer **insulinunabhängigen Form** (Typ II, früher Erwachsenendiabetes). Die Störung betrifft den gesamten Stoffwechsel, vorrangig die Glukoseverwertung. Das Krankheitsbild ist gekennzeichnet durch eine permanente Hyperglykämie und Glukosurie. Die angeborene Form ist sehr selten. Meist tritt der Insulinmangeldiabetes als eine offensichtlich erworbene Störung erst später auf, vorzugsweise im frühen Schulalter.

Mit einer Inzidenz von 1 auf 2400 Kinder ist der Diabetes mellitus die häufigste Stoffwechselstörung des Kindesalters. Kinder mit Diabetes haben eine geringere Speichelfließrate und einen höheren Glukosegehalt in Speichel und Sulkusflüssigkeit als gesunde Kinder [32]. Dies begünstigt bei Kindern mit einem schlecht eingestellten Diabetes die Kariesentstehung. Gut eingestellte jugendliche Diabetiker zeigen, vermutlich aufgrund der diätetischen Restriktion von Mono- und Disacchariden, einen deutlich geringeren Kariesbefall als gleichaltrige Nichtdiabetiker.

Die **Prävalenz von Zahnbetterkrankungen** (Gingivitis und Parodontitis) ist bei diabetischen Kindern mit schlechter Stoffwechselkontrolle weitaus höher als bei gesunden Gleichaltrigen, obwohl hinsichtlich der Mundhygiene nur geringe Unterschiede beobachtet werden [48, 49]. Eine reduzierte Chemotaxis der neutrophilen Granulozyten, mikroangiopathische Veränderungen in Gingiva und Alveolarmukosa sowie Veränderungen des Kollagenstoffwechsels werden in der Literatur als ursächliche Faktoren beschrieben.

Vermutlich bedingen Defekte des zellulären Immunsystems eine gesteigerte Infektanfälligkeit der Mundschleimhaut. Anguläre Cheilitiden und ein Befall der Mundschleimhaut mit Candida albicans (Soor) treten bei schlecht eingestelltem Diabetes häufiger auf als bei gesunden jugendlichen Patienten.

Eine optimale Einstellung des Glukosestoffwechsels, eine spezielle Prophylaxe und regelmäßige Kontrollen der parodontalen Gesundheit sind notwendig, um Zahnschäden bei diabetischen Kindern zu vermeiden. Dies erfordert eine enge Zusammenarbeit zwischen dem Kinderarzt und dem behandelnden Zahnarzt. Zahnärztliche Behandlungen sollten dann durchgeführt werden, wenn der Blutzuckerspiegel stabil ist.

Parodontalerkrankungen als Therapiefolge

Eine toxische Agranulozytose durch Zytostatika und ionisierende Strahlen ist ein Hauptproblem in der Therapie von kindlichen Leukämien und malignen Tumoren.

Die **akute Leukämie** ist mit fünf Erkrankungen auf 100 000 Kinder pro Jahr eine der häufigsten malignen Systemerkrankungen im Vorschulalter, die unbehandelt gewöhnlich ohne Remission in wenigen Wochen unter zunehmender Anämisierung mit Fieberschüben, Blutungen, einer Vergrößerung des Bauches durch Milz-, Leber- und Lymphknotenbefall und ulzerösen Mundschleimhautprozessen einen letalen Ausgang nimmt (Abb. 16-12). Durch moderne Therapiemaßnahmen hat sich die Prognose dieser Erkrankungen gegenüber früher jedoch entscheidend verbessert. Die Heilungschancen bei allen Formen von akuter lymphoblastischer Leukämie betragen bis zu 90%.

Die **Immunsuppression** erfordert eine umfassende Infektionsprophylaxe während der medikamentösen Therapie, die das Verbot jeder möglichen Gingivairritation, etwa durch Zähnebürsten zugunsten einer Gingivitisprophylaxe durch Chlorhexidindigluconat-Spülungen, beinhaltet. Eine gründliche zahnärztliche Untersuchung vor der Therapie sowie ausführliche spezielle Mundhygieneunterweisungen werden von manchen Autoren empfohlen [31]. Dies ist umso bedeutsamer, als durch parodontalpathogene Keime unter Zytostatikatherapie lebensbedrohliche systemische Infektionen hervorgerufen werden können. Mundschleimhautulzerationen können zusätzlich durch Natriumbikarbonat, Pyoktaninlösung und Ampho-Moronal-Pinselungen behandelt werden. Auch der Einsatz rekombinanter hämatopoetischer

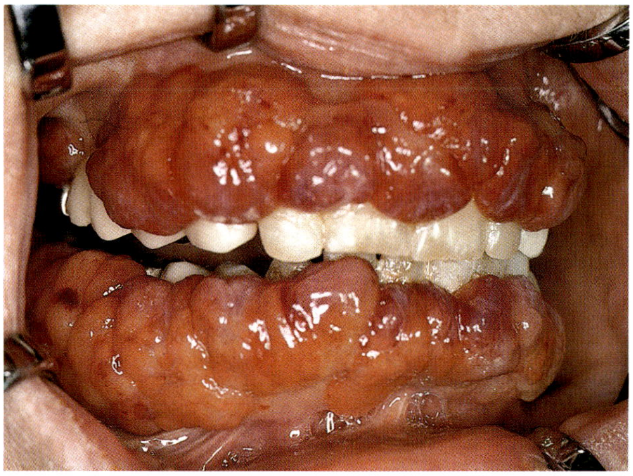

Abb. 16-12 Extreme diffuse Gingivahyperplasie mit Wucherungen bis hin zur Okklusalebene bei einer jugendlichen Patientin mit akuter myeloischer Leukämie.

Wachstumsfaktoren (G-CSF) hat sich als vorteilhaft gezeigt [19].

HIV-Infektion bei Kindern

Kinder werden in den meisten Fällen (etwa 80%) während der Schwangerschaft oder Geburt infiziert. Die Häufigkeit der HIV-Übertragung von schwangeren Müttern auf die Kinder beträgt etwa 15%. Erkrankungen des Zahnhalteapparates sind selten und treten in Form eines ANUG-ähnlichen Erscheinungsbildes auf. Frühe Symptome wie orale Candidiasis, chronische Durchfallerkrankungen oder bakterielle Infekte treten zu 30% bereits im ersten Lebensjahr auf. Das durchschnittliche Erkrankungsalter liegt bei 3,7 Jahren mit einer Überlebenszeit von etwa 28 Monaten. Zu den häufigen Symptomen, die bei HIV-infizierten Kindern beobachtet werden, zählen orale Candidiasis, orale Haarleukoplakie, Parotisschwellung, Herpes-Stomatitis sowie weitere Virus- und Pilzinfektionen. HIV-assoziierte nekrotisierende Gingivitiden sowie andere orale Manifestationen, wie sie bei Erwachsenen beobachtet werden, sind bei Kindern nicht sicher bestätigt worden [27]. Durchschnittlich treten dabei orale Candidainfektionen zu etwa 72% auf, in 47% werden Parotisschwellungen und in etwa 24% Herpesläsionen beobachtet [18]. Kinder mit oralem Candidabefall erkrankten in der Regel schwer und verstarben schneller (ca. innerhalb 3,5 Jahren), während bei dem Auftreten von Parotisschwellungen die durchschnittliche Lebenserwartung 5,4 Jahre betrug.

16.6 Hyperplastische Gingivaveränderungen

Neben den entzündlichen, den atrophischen sowie den Sonderformen der Parodontalerkrankungen gibt es eine Reihe von hyperplastischen Gingivaveränderungen. Diese lassen sich in **generalisierte** und **lokal begrenzte Gewebevermehrungen** unterteilen.

Als Ursachen kommen **Medikamente** in Frage, vor allem das Antiepileptikum Phenytoin, das Immunsuppressivum Cyclosporin A sowie Kalziumantagonisten. Daneben gibt es **idiopathische Formen,** die durch chronische Reizungen, Traumata oder auch durch hormonelle Ausnahmesituationen wie Pubertät oder Schwangerschaft bedingt sind.

16.6.1 Generalisierte Gingivahyperplasien

Medikamentös bedingte Gingivahyperplasien

Antiepileptikum Phenytoin. Unter der Langzeittherapie mit dem Antiepileptikum Phenytoin kommt es bei etwa 50% der Patienten, insbesondere bei Kindern, etwa drei bis neun Monate nach Behandlungsbeginn zu hyperplastischen Veränderungen der Gingiva. Geschlechtsspezifische Unterschiede bestehen nicht. Hinsichtlich der Häufigkeit besteht keine Dosisabhängigkeit, und Ober- sowie Unterkiefer sind gleichermaßen betroffen. Die Ausprägung ist von Medikationsdauer und Dosierung abhängig [33]. Zähne im vorderen Mundbereich sind stärker betroffen. Die Gingiva vergrößert sich ausschließlich in zahntragenden Kieferabschnitten, nach Extraktion der Zähne bilden sich die Hyperplasien zurück.

Bereits wenige Wochen nach Behandlungsbeginn werden erste klinische Zeichen einer Wucherung der Gingiva beobachtet. Die Gingiva im Bereich der interdentalen Papille schwillt unterschiedlich stark an (Abb. 16-13).

In den folgenden Monaten entsteht die vollständige Ausprägung des Bildes der hyperplastischen Gingiva: Die wuchernde Papille breitet sich lappenförmig über die angrenzenden Zahnkronen aus und vergrößert sich, bis sich die Papillenwucherungen benachbarter Interdentalräume auf den Zahnflächen berühren. Die gesamte Gingiva, auch der befestigte Teil, bekommt ein grobkörniges Aussehen. Die marginale Gingiva kann sich ebenfalls wuchernd vergrößern und lappenförmig über die Zahnkrone legen. Es kann zur vollständigen Bedeckung der Zahnkrone kommen, verbunden mit der Entstehung von 8–10 mm tiefen Pseudotaschen. Die Gingiva ist blassrosa gefärbt und von derber Konsistenz. Ohne zusätzliche Entzündungsvorgänge bluten diese Veränderungen bei Berührung meist nicht. Bei extremer Ausprägung findet man Beeinträchtigungen der Sprache, des Gesichtsprofils und Schmerzen beim Aufbeißen auf die hyperplastischen Gingivamassen.

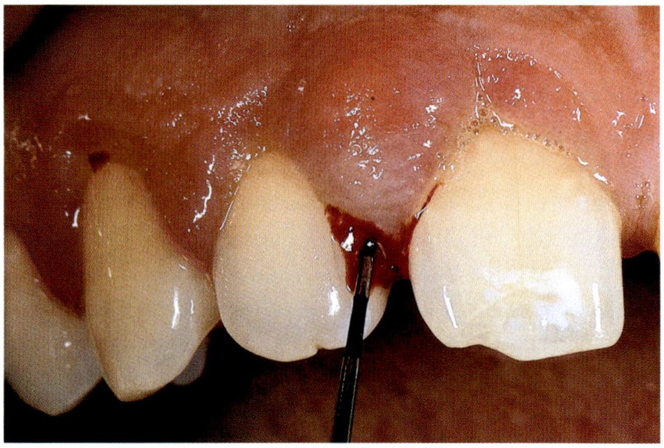

Abb. 16-13 Durch Phenytoin induzierte beginnende Gingivahyperplasie im Bereich der oberen Interdentalpapillen bei einem 18-jährigen Patienten. Spontanblutung nach vorsichtiger Sondierung.

Aufgrund der Schwierigkeit, die tiefen, primär entzündungsfreien Pseudotaschen bei der häuslichen Mundhygiene zu reinigen, kommt es sekundär meist zu Infektionen. Die betroffenen Gingivaabschnitte zeigen sich oft hochrot, leicht blutend, sind von weicher Konsistenz und weisen, bedingt durch zusätzliche entzündliche Schwellungen, eine weitere Gewebszunahme auf. Bereits einen Monat nach dem Absetzen der Hydantoin-Therapie kann man den Beginn einer Regression der Hyperplasie beobachten [8]; innerhalb eines Jahres geht sie meist vollständig zurück.

Therapie der Phenytoin-induzierten Gingivahyperplasie. Die Entwicklung der Phenytoin-induzierten Gingivahyperplasie kann durch besondere zahnärztliche Vorsichtsmaßnahmen nicht verhindert werden [7]. Geeignete Mundhygienemaßnahmen und antibakterielle Spülungen verringern jedoch die Gingivitisneigung. Daher sollten den Kindern unbedingt spezielle Mundhygieneprogramme zugänglich gemacht werden. Es erscheint sinnvoll, den Folsäure-Spiegel kontrollieren und ggf. korrigieren zu lassen, da ein zu niedriger Folsäure-Spiegel die Ausbildung der Gingivahyperplasien fördern kann [3]

Zur Technik der parodontalchirurgischen Maßnahmen wird auf die entsprechende Literatur (PdZ Bd. 4) verwiesen.

Nach chirurgischer Intervention besteht Rezidivgefahr. Optimierte Mundhygiene, häufiges Recall und professionelle Zahnreinigungen sind für den Behandlungserfolg und die Vermeidung bzw. die Verminderung der Ausprägung eines Rezidivs von großer Bedeutung.

Immunsuppressivum Cyclosporin A und Kalziumantagonisten. Fibröse Gingivahyperplasien finden sich auch nach Medikation mit dem Immunsuppressivum Cyclosporin A und Kalziumantagonisten wie Nifedipin oder Verapamil.

Die Häufigkeit des Auftretens einer Gingivahyperplasie unter immunsuppressiver Therapie wird mit etwa 30% angegeben, unter Nifedipin mit einer Schwankungsbreite von 1–83% [9, 12, 50].

Hinsichtlich des klinischen Erscheinungsbildes bestehen keine wesentlichen Unterschiede zwischen den genannten Medikamenten [16]. Nach Absetzen des Medikaments bilden sich die Verdickungen zurück.

Therapie einer Gingivahyperplasie unter Immunsuppressiva. Zur Vermeidung von sekundär entzündlichen Reaktionen kann die Bedeutung einer regelmäßigen und erfolgreichen Mundhygiene nicht genug hervorgehoben werden. Sämtliche lokale Reizfaktoren sollten ausgeschaltet werden.

Je nach Schweregrad der Gingivahyperplasie wird entweder konservativ behandelt oder chirurgisch interveniert. Bezüglich der parodontalchirurgischen Maßnahmen wird wiederum auf die entsprechende Literatur verwiesen. Während der Heilungsphase nach chirurgischer Intervention wirkt sich neben besonders sorgfältiger Mundhygiene eine Gingivamassage förderlich aus. Hier spielt die Motivierbarkeit der Patienten eine große Rolle. Jedoch muss ein Rezidiv erwartet werden, wenn eine medikamentöse Umstellung nicht möglich ist.

Idiopathische Gingivahyperplasie (Fibromatosis gingivae)

Die genauen Ursachen der Fibromatosis gingivae sind unbekannt. Es werden genetisch steuernde Faktoren angenommen. Häufig entstehen die Gingivawucherungen schon im Milchgebiss und kommen während der Pubertät zu besonderer Ausprägung. Nach Abschluss des Kieferwachstums kommen die Bildungen zum Stillstand.

Die Hyperplasie betrifft nur zahntragende Kieferabschnitte. Es werden wulstförmige, harte, blasse Gewebsverdickungen von oft bedeutendem Ausmaß beobachtet. Die gesamte Gingiva oder auch nur einzelne Abschnitte können betroffen sein. Oft sind die Zähne bis zur Kaufläche nicht mehr sichtbar und können Impressionen der antagonistischen Kauflächen tragen. Im Verlauf des Bestehens der Wucherungen kommt es sekundär zur Infektion der zunächst entzündungsfreien Pseudotaschen.

Besondere Formen sind beidseitige, symmetrische oder asymmetrische Proliferationen im Tuber- und Molarenbereich des Oberkiefers (symmetrische periphere Kieferfibrome). Die Fibrome wachsen sehr langsam gaumenwärts und können zu einer starken Einengung der Mundhöhle führen. Häufig treten Fehlstellungen und Zahndurchbruchsstörungen im Wechselgebiss auf.

Eine **konservative Therapie** mit regelmäßigen professionellen Zahnreinigungen und Mundhygieneinstruktionen ist bis zum Auftreten von stärkeren Beeinträchtigungen der Patienten angezeigt. **Parodontalchirurgische** Maßnahmen sind zur Erleichterung der Mundhygiene, der Sprach- und Kaufunktion vor Einleitung einer kieferorthopädischen Therapie notwendig. Mit einem Rezidiv muss gerechnet werden.

16.6.2 Lokalisierte fibröse Hyperplasien

Kongenitaler Granularzelltumor (Epulis congenita)

Die Epulis congenita wird in einen kausalen Zusammenhang mit den Schwann-Zellen der peripheren Nerven gebracht. Diese Veränderung kommt insbesondere bei weiblichen Neugeborenen vor. Die typische Lokalisation ist der **vordere Alveolarkamm des Oberkiefers,** in Ausnahmefällen auch des Unterkiefers. Das rundliche bis ovale Gebilde kann solitär, aber auch multipel auftreten. Der Durchmesser wird bis max. 20 mm angegeben. Es zeigt sich eine intakte Schleimhaut.

Meist wächst der kongenitale Granularzelltumor nach der Geburt nicht weiter, häufig werden Spontanremissionen beobachtet. Im Falle der Nichtremission ist eine chirurgische Entfernung mit anschließender histologischer Untersuchung angezeigt [40].

Peripheres Riesenzellgranulom

Zwischen dem fünften und dem 15. Lebensjahr tritt vornehmlich bei Knaben, aber auch bei Mädchen das auch als Epulis gigantocellularis bezeichnete periphere Riesenzellgranulom auf. Es kommt sowohl in bezahnten als auch in unbezahnten Kieferabschnitten vor. Das Granulom geht vom Desmodont, von der Gingiva oder vom Mukoperiost aus, wobei die Ursache unbekannt ist.

In der Mundhöhle sieht man eine gestielte Schwellung von weicher oder auch etwas festerer Konsistenz und tiefroter bis bläulicher Farbe. Sie kann bis zu 4 cm groß werden und befindet sich häufig im vestibulären Bereich der Alveolarfortsätze. Auch können Ulzerationen auftreten, die dann an Fibrinbelägen oder Exsudationen zu erkennen sind. Das schmerzlose Granulom blutet bei Berührung leicht.

Eine **vollständige Exzision** bis in das gesunde Gewebe ist erforderlich. Bei unvollständiger Entfernung ist die Rezidivgefahr groß. Erst bei Auftreten eines Rezidivs sollten die mit dem Granulom in Verbindung stehenden Zähne extrahiert werden [35].

Granuloma pyogenicum

Das Granuloma pyogenicum, eine schmerzlose Gingivawucherung, tritt bei Mädchen und Knaben ab dem zehnten Lebensjahr auf. Mädchen sind deutlich häufiger als Knaben betroffen. Das Granuloma pyogenicum (Epulis granulomatosa) kommt auch an den Lippen, den Wangen, der Zunge und am Gaumen vor (Abb. 16-14).

Chronische Reize wie Wurzelreste, scharfe Zahnkanten, überstehende Kronen- und Füllungsränder u.Ä. werden ursächlich mit dem Granuloma pyogenicum in Verbindung gebracht. Die unspezifische Infektion dieser oder anderer kleiner Traumata des Gewebes mit niedrig virulenten Keimen verursacht das klinische Bild, das von akuter Entzündung mit ausgeprägter Granulationsgewebsbildung bestimmt wird. Es entwickelt sich rasch und bleibt lange konstant.

Klinisch sieht man eine breit gestielte Geschwulst mit verschieden aussehender Oberfläche, die sich entweder glatt, lappig, warzig oder auch ulzeriert mit kragenförmigem Epithelwall darstellen kann. Im Fall einer Ulzeration ist der meist infizierte Ulkusgrund mit Fibrinbelägen und eitrig-blutigem Exsudat bedeckt oder nekrotisiert. Das weiche, schwammige Gewebe blutet bei geringster Berührung und ist von roter bis bläulicher Farbe. Das Granuloma pyogenicum kann auch Eiter aufweisen und somit fluktuieren.

Die **vollständige Entfernung** des Granuloma pyogenicum ist anzustreben, verbunden mit einer Beseitigung eventueller chronischer mechanischer Reize. Die Laserchirurgie bietet eine effektive Möglichkeit mit guten kosmetischen Resultaten [15].

Fibröse Hyperplasie

Selten trifft man im Kindesalter die auch als Epulis fibromatosa oder peripheres Fibrom bezeichnete fibröse Hyperplasie an. Sie ist vor allem im anterioren Bereich der Mundhöhle lokalisiert und tritt stets solitär auf. Sie entsteht meist an den Papillen und selten am Desmodont. Diese Überschussbildung geht wahrscheinlich vom Periost des Kiefers aus.

Im klinischen Bild zeigt sich eine schmerzlose, breitbasige, meist gestielte Geschwulst. Sie ist von derber Konsistenz und hellroter Farbe mit einer leicht granulierten Oberfläche. Die fibröse Hyperplasie ist gegen die Kortikalis des Alveolarknochens scharf abgegrenzt.

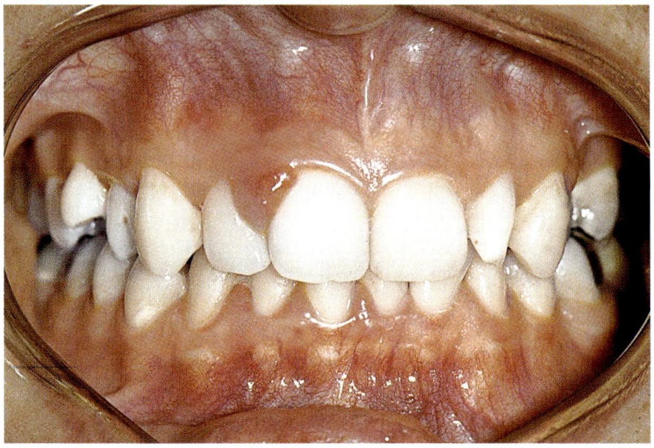

Abb. 16-14 Epulis im Bereich der Zähne 11 und 12 bei einem 14-jährigen Mädchen.

Die **vollständige Exzision** muss erfolgen. Es folgt die histologische Untersuchung des entfernten Gewebes.

16.6.3 Differentialdiagnostische Erwägungen

Bei der Beurteilung der hyperplastischen Gingiva ist auch an Gingivavergrößerungen zu denken, die als **Symptome allgemeiner Erkrankungen** auftreten können. Diese oralen Manifestationen sind jedoch sehr selten.

- **Pringle-Bourneville-Syndrom.** Die kleinpapulösen Schleimhautwucherungen dieser autosomal-dominant vererbten Erkrankung treten häufig an der Gingiva des Oberkiefers auf und können bei größerer Ausprägung von Teleangiektasien bedeckt sein. Sie sind oft auch an der perioralen Haut als gelblich-rötliche Knötchen zu finden.
- **Neurofibromatosis generalisata (v. Recklinghausen).** Die ebenfalls autosomal-dominant vererbte Krankheit zeigt die Bildung einzelner und größerer Knoten, die zur Makrulie führen können. Die häufigste Lokalisationen sind jedoch Zunge und Lippe.
- **Leukämien.** Im Kindesalter treten fast ausschließlich die gut behandelbaren akuten lymphatischen Formen auf. Bei diesen Formen werden vereinzelt Gingivawucherungen beobachtet, die ebenfalls zu einer Makrulie führen können. Sie können von bläulicher oder grünlicher bis glasig-blasser Farbe sein und sind mit oberflächlichen Blutgefäßen bedeckt.
- **Fokale epitheliale Hyperplasie (Morbus Heck).** Man geht bei dieser Erkrankung von einer viralen Genese aus. Man findet weiche bis mäßig feste Papeln mit flacher Oberfläche und blassrosa Farbe, die insbesondere an der Gingiva des Frontzahnbereiches, aber auch auf den Lippen und der Wangenschleimhaut zu finden sind. Sie können gruppiert auftreten, ohne jedoch zu konfluieren.
- **Molluscum contagiosum.** Es zeigen sich zentral gedellte Papeln, aus denen sich eine keratotische Substanz ausdrücken lässt. Diese virale Schmierinfektion tritt nach einer Inkubationszeit von zwei bis acht Wochen auf. Die Schleimhaut ist jedoch im Gegensatz zur äußeren Haut sehr selten betroffen.
- **Tuberkulöser Primäraffekt.** Bevorzugte Lokalisationen für die extrapulmonale Erstinfektion ist der Mundbereich. Zwei bis vier Wochen nach der Infektion findet man ein papulöses Infiltrat. Der Befund ist oft von geringer Ausdehnung, aber infektiös. Im weiteren Verlauf zerfällt es jedoch zentral bei peripherer Vergrößerung des Infiltrats.
- **Hyalinosis cutis et mucosae (Urbach-Wiethe-Syndrom).** Diese Hyalinose kann bereits im frühen Säuglingsalter beobachtet werden und geht u.a. mit einer gingivalen Hyperplasie einher [14]. Die Gingiva kann einen schmalen, bandförmigen, gelb-rötlichen Saum aufweisen.
- **Melkersson-Rosenthal-Syndrom.** Eine wuchernde Gingiva kann im Rahmen dieser Erkrankung vorkommen. Die Gingiva zeigt eine glatte, wenig entzündliche Oberfläche.
- **Wegener-Granulomatose.** Sie kann im Mundbereich mit weichen Gingivavergrößerungen einhergehen, die im weiteren Verlauf ulzerieren. Die Gingiva ist in ausgeprägter Weise entzündlich-hyperplastisch verändert.

Weiterhin können gingivale Vergrößerungen auch bei **aplastischer Anämie**, bei **Vitamin-C-Mangel** oder bei der **Enteritis regionalis Crohn**, die jedoch eher jenseits des 20. Lebensjahres auftritt, beobachtet werden.

16.7 Rezessionen der Gingiva (gingivoalveoläre Atrophie)

Die Gingivarezession ist als eine auf die orale und/oder faziale Wurzeloberfläche eines Zahns begrenzte, klinisch entzündungsfreie Rückbildung des Parodontiums definiert.

Alle **Rezessionen** können stets von entzündlichen Erscheinungen überlagert werden, die dann eine Weiterentwicklung der Rezession über eine plaquebedingte, bakterielle Komponente steuern. In reinen Fällen sind weder Entzündungszeichen noch pathologische Sondierungstiefen oder eine erhöhte Zahnbeweglichkeit vorhanden. Durch den marginalen Schwund der fazialen Knochenlamellen und der befestigten Gingiva wirken Zahnkronen optisch oft länger, ein Symptom, das viele Patienten besorgt mit der Selbstdiagnose „Parodontose" die zahnärztliche Praxis aufsuchen lässt. Die marginale Weichteilmanschette ist oft durch sog. McCall-Girlanden wulstig verdickt oder, wenn auch weitaus seltener, von Stillman-Spalten durchzogen.

Rezessionen sind in der Regel fazial, seltener oral und dann oft an den palatinalen Wurzeln der Oberkiefermolaren diagnostizierbar. Die interdentalen Knochensepten sind in der Regel nicht betroffen, so dass die Zahnpapillen auf physiologischer Höhe bleiben und den Interdentalraum wie bei einem gesunden Parodontium ausfüllen.

Mukogingivale Störungen können bereits im frühen Kindesalter beginnen. Die Prävalenzangaben zu lokalisierten Gingivarezessionen im Kindesalter schwanken zwischen 10 und 70% [25]. Bei Kleinkindern sind meist die Labialflächen der Unterkieferincisivi, bei Teenagern die Bukkalflächen der oberen Eckzähne und Prämolaren betroffen. Die Gingivarezession wird häufig nicht als parodontale Erkrankung, sondern als eine aus morphologischen Gegebenheiten resultierende Veränderung angesehen. Ihre Ursachen sind jedoch nicht eindeutig geklärt.

16.7.1 Ursachen

Ein anatomisches Missverhältnis zwischen der Wurzelgröße und -form einerseits sowie der Form des Alveolarfortsatzes andererseits ist vermutlich die Basis mukogingivaler Störungen.

Dabei unterliegt die Zahngröße sowie Form und Umfang der Wurzel genetischen Einflüssen, während sowohl Größe und Ausformung des Alveolarfortsatzes als auch die Zahnstellung funktionell beeinflusst werden können. Oft ist eine manchmal nur papierdünne Qualität des Knochens, der die labialen Wurzelabschnitte bedeckt und dem häufig jede Spongiosaunterlage fehlt, ausschlaggebend dafür, dass es zum graduellen Verlust dieser Knochenlamelle und der bedeckenden Gingiva kommt.

Als eigentlich auslösende Ursache muss jedoch eine chronische Traumatisierung des fazialen Parodontiums wie u.a. durch falsches oder zu häufiges Zähneputzen betrachtet werden, deren Häufigkeit mit bis zu 70% bei 17-Jährigen angegeben wird (Abb. 16-15).

Weiterhin werden Labialstellungen der Zähne, z.B. bei Engständen, eine kieferorthopädische Bewegung, Funktionsstörungen sowie Lippen- und Wangendruck als exogene Faktoren genannt. Gesicherte Zusammenhänge bestehen jedoch nicht.

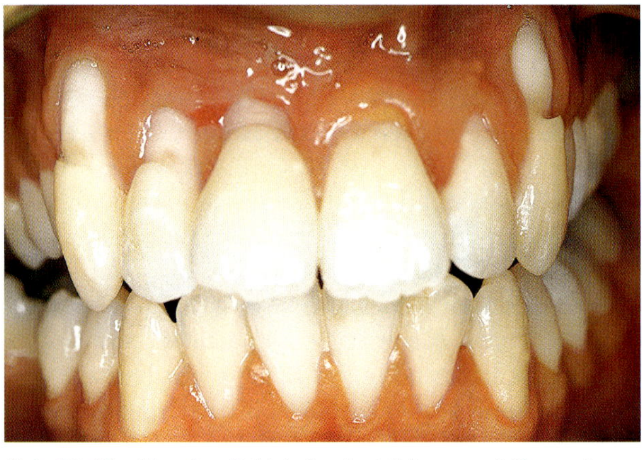

Abb. 16-15 Massive Schleimhautschädigung mit Rezessionen bis in die bewegliche Schleimhaut und keilförmigen Zahnhartsubstanzdefekten durch falsche Zahnputztechnik bei einem 18-jährigen jungen Mann.

An einzelnen Zähnen oder Zahngruppen kann die Rezession durch den Zug der beweglichen Schleimhaut gefördert werden, wenn nur eine sehr schmale befestigte Gingiva oder hoch zervikal ansetzende Lippen-, Wangen- oder Zungenbändchen vorhanden sind. Vor allem Kombinationen von schmaler angehefteter Gingiva mit multiplen Bändchen führen zu einer Behinderung der Mundhygiene und damit zur Plaque- und Zahnsteinbildung.

Relativ häufig sieht man bei Kindern die durch ein verdicktes Oberkieferlippenbändchen (Frenulum tectolabiale) erzeugte Lückenstellung (Diastema) der Oberkieferschneidezähne. In die Interdentalpapille einstrahlende, fibröse, manchmal auch narbig verdickte Bänder üben einen Dauerzug aus, der durch funktionelle Bewegungen sowie mastikatorische und muskuläre Aktivitäten zu Papillendestruktionen führen kann. Ein persistierendes Zungenbändchen bedingt die Verwachsung der Zunge mit dem Mundboden (Ankyloglossum), Papillendestruktionen und Fehlstellungen der unteren Schneidezähne, in einigen Fällen sogar Störungen der Ventilfunktion der Speicheldrüsenausführungsgänge mit aufsteigender Sialadenitis.

Auf dieser Grundlage entstandene Rezessionen bleiben selten stabil. Sie können schnell an Größe zunehmen, bei kleinen oder heranwachsenden Kindern aber auch verschwinden, solange noch ein Band befestigter Gingiva vorhanden ist.

Bei ausgeprägten Rezessionen mit Verlust der Gingiva propria kann die Mitwirkung mikrobieller Plaque zu Taschenbildungen führen, die sich bis weit über die mukogingivale Grenze hinaus in die Alveolarmukosa erstrecken.

16.7.2 Diagnostik und Therapie

Im kindlichen Gebiss ist die Indikation für plastische Eingriffe an der Gingiva sehr zurückhaltend zu stellen.

Der erste Schritt in der Behandlung **lokalisierter Rezessionen** liegt daher in der Identifizierung der verursachenden und prädisponierenden Faktoren.

Nach der Ausschaltung aller möglichen Ursachen durch eine geeignete Mundhygienetechnik oder Beseitigung der Habits ist zunächst eine abwartende Haltung zu empfehlen. Da die Breite der befestigten Gingiva während der Entwicklung der zweiten Dentition zunimmt, können Rezessionen allmählich abnehmen.

Labiale Rezessionen eng stehender Frontzähne können nach einer kieferorthopädischen Korrektur eine deutliche Verbesserung zeigen [1].

Auch **generalisierte Rezessionen** im Wechselgebiss

erfordern vor dem Abschluss der zweiten Dentition nur in Ausnahmefällen ein chirurgisches Eingreifen. Diese Rezessionen schreiten häufig nur bis zu einem gewissen Grad fort und bleiben dann zeitlebens stabil. Bei Entzündungsfreiheit bedürfen solche stabilen Veränderungen ohne Taschen und ohne erhöhte Beweglichkeit nur einer prophylaktischen Therapie, die neben der Instruktion und Kontrolle einer geeigneten Mundhygienetechnik regelmäßige präventive Maßnahmen zur Verhütung einer Wurzelkaries beinhalten sollte.

Störende Bändchen müssen im Allgemeinen durch eine Frenektomie entfernt werden. In Übereinstimmung mit den Ergebnissen neuerer klinischer Studien sollte im bleibenden Gebiss eine Evaluation des Therapiebedarfs erst nach Abschluss einer Hygienephase vorgenommen werden. Eine chirurgische Intervention mit dem Ziel einer Verbreiterung der befestigten Gingiva ist erst dann indiziert, wenn ihre Ausdehnung weniger als 1 mm beträgt und trotz der Beseitigung störender lokaler Faktoren, optimaler Mundhygiene und wiederholter professioneller Zahnreinigung keine Reduktion der marginalen Entzündung erreicht werden kann.

Als **operative Verfahren zur Rezessionsdeckung** kommen ein freies Gingivatransplantat, ggf. mit koronaler Verschiebung, oder ein lateraler Verschiebelappen bei Einzelrezessionen sowie koronale Verschiebelappen und freie Gingivatransplantate bei gruppierten Rezessionen in Betracht (s. PdZ Band 4 Parodontologie).

Eine frühzeitige Diagnostik mukogingivaler Störungen durch den behandelnden Zahnarzt oder Kieferorthopäden kann progrediente Verlaufsformen parodontaler Rezessionen durch Ausschaltung exogener Noxen weitgehend verhindern. Die Prophylaxe solcher Erkrankungen, z.B. durch Einüben einer korrekten Zahnputztechnik, sollte bereits im Kindesalter einsetzen.

16.8 Traumatische Gingivaveränderungen

Mechanische Schleimhautverletzungen werden gerade im Kindes- und Jugendalter häufig beobachtet. Bei Kindern und Jugendlichen müssen Unfälle und deren Folgen im Rahmen der Zahn- und Gebissentwicklungen beurteilt werden. Daher stellen orale Traumata in dieser Altersgruppe besondere Ansprüche an Diagnostik, Therapieplanung und -durchführung. Erschwerend kommt weiterhin die oft eingeschränkte Behandlungswilligkeit der Kinder und die Sorge und Aufgeregtheit der Eltern dazu. Ursachen traumatischer Schädigungen im Bereich des Zahnhalteapparates sind in erster Linie Stürze mit oder ohne Fremdeinwirkung (Abb. 16-16). Die Zeit des Gehenlernens ist ein erster „Unfallhöhepunkt". Aber auch das Umherlaufen mit verschiedensten Gegenständen im Mund kann im Fall des Sturzes in einem parodontalen Trauma enden. Später kommen Stürze mit dem Roller, Rollschuhen, Fahrrad etc. dazu, weiterhin Sportunfälle und Raufereien in der Schule. Bei nicht eindeutiger Genese muss an eine Misshandlung des Kindes gedacht werden. Besonders oft von einer mechanischen Schädigung betroffen ist die Gingiva der Unterkiefer- und Oberkiefer-Frontzähne.

Als **Folge einer Schleimhautverletzung** durch Fingernägel, Lineale, Bleistifte, Nägel u.v.a.m. entsteht meist eine akute Gingivitis, im Fall mehrfacher oder gar regelmäßiger Verletzungen kann es auch zu dauerhaften parodontalen Schädigungen kommen. Durch eine Superinfektion können diese Veränderungen ulzerierenden Charakter annehmen, wodurch dann differentialdiagnostische Schwierigkeiten entstehen können. Eine genaue Anamnese führt in der Regel zum ursächlichen Zusammenhang.

Auch Verletzungen durch eine **falsche oder zu intensive Putztechnik** müssen bei der Abklärung solcher Läsionen berücksichtigt werden. In der Regel ist der Zusammenhang mit dem auslösenden Trauma nach einer genauen Anamnese evident, so dass weitere diagnostische Maßnahmen entfallen können.

Okklusale Traumata zeigen sich in vielfältiger Weise. Parodontale Schädigungen wie Aufbiss- oder Perkussionsempfindlichkeiten des betreffenden Zahns, parodontale Abbaureaktionen oder okklusale Schlifffacetten können die Folge sein. Aber auch Muskelschmerzen im Bereich der Kaumuskulatur,

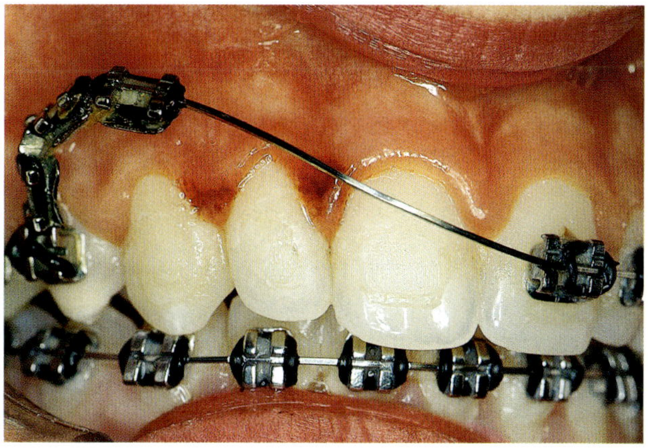

Abb. 16-16 Traumatisierung der Zähne 11, 12 und 13 mit hämorrhagischer Verletzung der Interdentalpapillen und dislozierter Bebänderung.

Kopfschmerzen, die bis in den Nackenbereich ausstrahlen, oder Kiefergelenksbeschwerden können als Folge ungenügender okklusaler Verhältnisse auftreten. Für weitergehende Informationen wird auf die entsprechende Spezialliteratur verwiesen. Okklusale Traumata sollten durch eine entsprechende Okklusionskontrolle mit nachfolgender Korrektur im Allgemeinen schnell zu beheben sein.

Die **Ausschaltung der schädigenden Noxe** führt im Normalfall zu einer spontanen Abheilung. Bei Kindern ohne Allgemeinerkrankung sollte eine traumatisch bedingte Gingivaschädigung nicht länger als zwei Wochen zur Heilung benötigen. Danach muss in jedem Fall, vor allem, wenn der Zusammenhang mit einem Trauma nicht gesichert ist, eine bioptische Kontrolle zum Ausschluss eines ulzerierenden Tumors erfolgen. Die Behandlung der eventuell **begleitenden Superinfektion** kann je nach Ausprägung mit Chlorhexidin-Spülungen oder systemischer Antibiotikatherapie erfolgen.

Sind Zahnbürsttraumen der Grund einer Gingivareizung, erscheint es gelegentlich sinnvoll, dem Kind nach einer **professionellen Zahnreinigung** für ein bis zwei Wochen den Gebrauch der Zahnbürste zu verbieten und es während dieser Zeit nach dem Essen mit 0,1–0,2%igem Chlorhexidin spülen zu lassen. Zusätzlich sollte die Anleitung zu einer geeigneten Zahnputztechnik erfolgen.

Ausgewählte Literatur

Das vollständige Literaturverzeichnis finden Sie auf unserer Homepage www.urbanfischer.de/Zahnmedizin/Kinderzahnheilkunde.

[2] Astemborski, J. A., Boughman, J. A., Myric, P. O., Goodman, S. B., Wooten, R. K., Agarwal, S., Vincent, J. W., Suzuki, J. B.: Clinical and laboratory characterization of early onset periodontitis. J. Periodontol. 60, 557 (1989).

[13] Genco, R. J., Christersson, L. A., Zambon, J. J.: Juvenile periodontitis. Int. Dent. J. 36, 168 (1986).

[21] Löe, H., Morrison, E.: Periodontal health and disease in young people: screening for priority care. Int. dent. J. 36, 162 (1986).

[38] Sjödin, B., Matsson, L.: Marginal bone loss in the primary dentition. A survey of 7-year-old children in Sweden. J. clin. Periodont. 21, 313 (1994).

[52] Wolff, L., Dahlèn, G., Aeppli, D.: Bacteria as risk markers for periodontitis. J. Periodont. 64, 498 (1994).

17 Zahnanomalien und ihre Versorgung

von Klaus Pieper

Inhaltsübersicht

17.1 Einleitung

Anomalien der Zahngröße, Zahnzahl und Zahnform sowie Entwicklungsstörungen der Zahnhartgewebe sind – neben der Behandlung kariöser Zahnschäden – häufige Ursachen für therapeutische Eingriffe bei Kindern.

Die Eltern betroffener Kinder fragen in der Regel sehr genau nach der Genese solcher Störungen und wollen Auskunft über potenzielle Risiken für später geborene Kinder haben. In einer solchen Situation muss der Zahnarzt – will er das Vertrauen der Eltern nicht verlieren – eine fundierte Beratung durchführen. Deshalb sollen im Folgenden mögliche Abweichungen und ihre Ursachen sowie Wege für eine angemessene Therapie dargestellt werden.

Während der normalen Zahnentwicklung, die sich über einen Zeitraum von mehr als zehn Jahren hinzieht, greifen vielfältige biologische und biochemische Mechanismen ineinander. Dieser komplexe Entwicklungsprozess kann leicht durch genetische Fehlsteuerungen, Stoffwechselstörungen, Allgemeinerkrankungen sowie traumatische, entzündliche oder chemische Irritationen beeinträchtigt werden.

17.2 Variationen der Zahnzahl

Die normale Zahl der Zähne kann sowohl im Milch- als auch im Wechselgebiss überschritten werden, viel häufiger treten allerdings Zahnunterzahlen auf.

17.2.1 Hyperodontie (Zahnüberzahl)

Zahnüberzahlen kommen im Milchgebiss bei 0,2–2%, im bleibenden Gebiss bei bis zu 5% der Kinder vor, wobei überzählige Zähne vornehmlich im Bereich der oberen Schneide- und Eckzähne anzutreffen sind [14, 15, 32]. Dabei sind Jungen etwa doppelt so häufig betroffen wie Mädchen.

Der **Mesiodens,** der bei 0,4–1,4% der Heranwachsenden gefunden wird [20], hat eine zapfenartige Form und eine relativ kurze, konische Wurzel. Er entwickelt sich meistens palatinal zwischen den oberen mittleren Schneidezähnen. Das Entstehen der Mesiodentes ist vermutlich genetisch bedingt, da familiäre Häufungen auftreten. Etwa 75% sind verlagert und brechen nicht spontan durch. In der Regel verursachen verlagerte Mesiodentes keine Schmerzen oder entzündliche Veränderungen, bei Vorliegen einer Follikularzyste können allerdings klinische Symptome auftreten. Häufig liefern erst Durchbruchsstörungen und Fehlstellungen im Bereich der Prämaxilla Hinweise für das Vorliegen eines Mesiodens. Bei axial richtiger Kronenstellung kann ein Mesiodens mitunter vollständig unter Verdrängung der Nachbarinzisiven durchbrechen (Abb. 17-1). In seltenen Fällen kann es auch zur extraossären Entwicklung eines Mesiodens in der palatinalen Mukosa oder zum Durchbruch eines Mesiodens in die Nasenhöhle kommen [6, 27].

Besteht der Verdacht auf Vorliegen eines Mesiodens, so sind ergänzend Röntgenbilder anzufertigen [2]. Mit Hilfe dieser Aufnahmen sollen Anzahl und Lage der überzähligen Zähne sowie begleitende pathologische Befunde festgestellt werden. Es empfiehlt sich, eine Oberkieferaufbissaufnahme durchzuführen (s. S. 44).

In 72% der Fälle liegen Mesiodentes palatinal, in 5% vestibulär und in 23% innerhalb der Zahnreihe [5, 21].

Zur Frage, wann der richtige Zeitpunkt für die Entfernung eines verlagerten Mesiodens gekommen

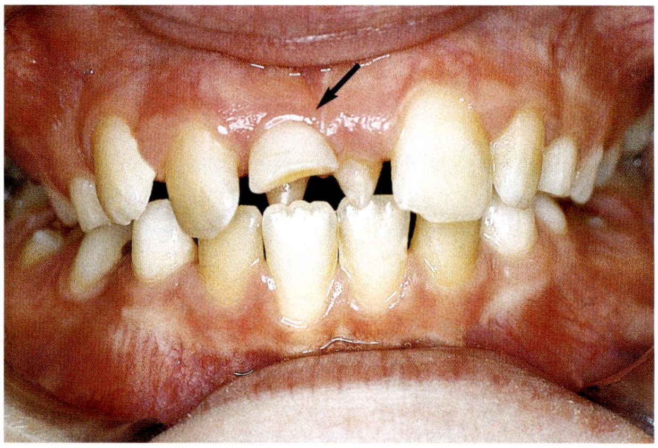

Abb. 17-1a Bei diesem elfjährigen Patienten haben sich die Mesiodentes in die Zahnreihe eingestellt und bilden ein Gleithindernis. Bei dem mit Pfeil bezeichneten Zahn handelt es sich um den Zahn 51.

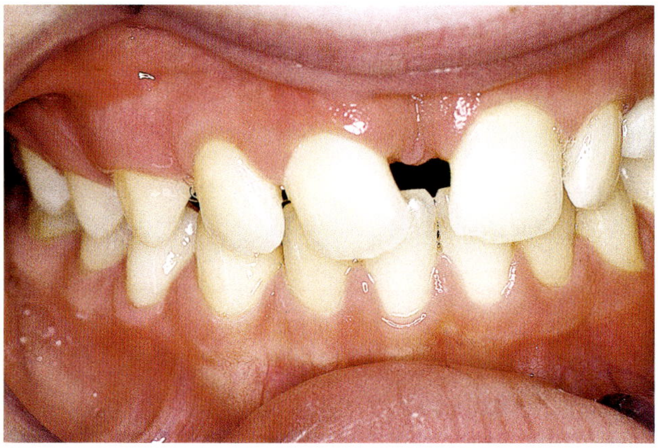

Abb. 17-1b Zwei Jahre nach der Entfernung der Mesiodentes hat sich das Diastema teilweise geschlossen. Eine kieferorthopädische Nachbehandlung ist erforderlich.

ist, merkt HOTZ an, dass eine operative Entfernung im frühen Entwicklungsstadium der bleibenden Inzisiven weder ratsam noch notwendig ist, da die Gefahr der Luxation von Zahnkeimen relativ groß sei [16].

Falls sich der Mesiodens radiologisch nicht eindeutig bestimmen lässt, sollte zunächst immer palatinal aufgeklappt werden. Nähere Angaben zum operativen Vorgehen können den chirurgischen Lehrbüchern (z.B. PdZ Bd. 10) entnommen werden.

Disto- und **Paramolaren** sind kleine Zähne mit molarenähnlicher Form, die als M4 oder M5 distal des Weisheitszahns oder bukkal der Interdentalräume der Molaren auftreten; die Häufigkeitsangaben schwanken zwischen 0,1 und 0,3%.

Relativ häufig treten Zahnüberzahlen bei Kindern mit Lippen-Kiefer-Gaumenspalten auf (Abb. 17-2). Bei ca. 20% dieser Kinder kommt es im Milchgebiss, bei ca. 10% im bleibenden Gebiss zu einer Verdoppelung seitlicher oberer Schneidezahnkeime [11]. Mehrfachanlagen mit je einer Anlage im mesialen und lateralen Segment sind dabei am häufigsten [26].

17.2.2 Hypodontie (Zahnunterzahl, Anodontie)

Zahnunterzahlen können unterschiedlich stark ausgeprägt sein. Die totale **Anodontie**, d.h. das völlige Fehlen der Zähne, kommt sehr selten vor. Die **Hypodontie** tritt am häufigsten im Bereich der Weisheitszähne, der zweiten Prämolaren und der seitlichen oberen Schneidezähne auf, wobei einer oder mehrere Zähne fehlen können; insgesamt liegt die Morbidität für Zahnunterzahlen im bleibenden Gebiss bei 2–10% [13]. Bei Patienten mit Lippen-Kiefer-Gaumenspalten treten Zahnunterzahlen – vor allem des seitlichen oberen Schneidezahns – sogar in annähernd 50% der Fälle auf [11].

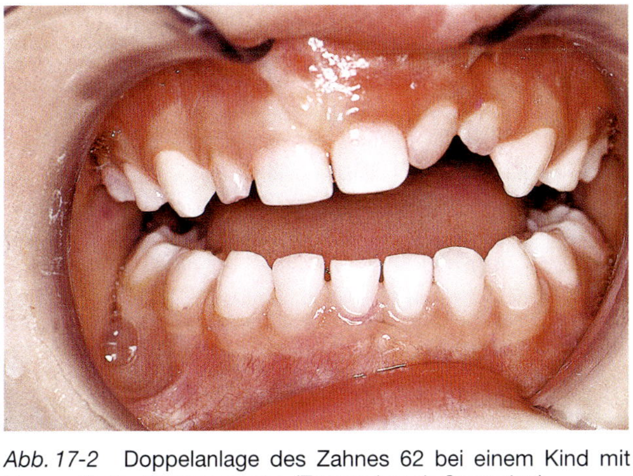

Abb. 17-2 Doppelanlage des Zahnes 62 bei einem Kind mit Lippen-Kiefer-Gaumenspalte (Zustand nach Operation).

Bei der **Oligodontie** handelt es sich um eine ausgeprägte Zahnunterzahl, wobei meistens Zähne aus Zahngruppen fehlen, die nicht der Hypodontie zugeordnet sind (Abb. 17-3).

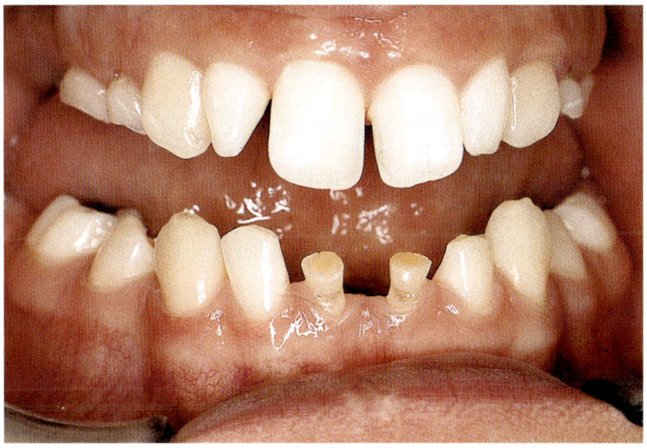

Abb. 17-3a Oligodontie bei einer 16-jährigen Patientin.

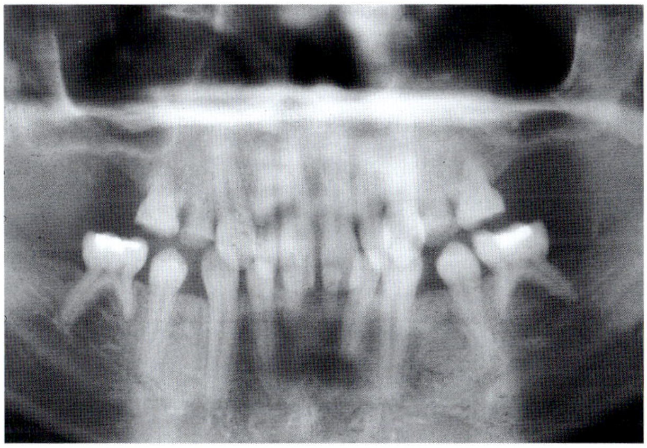

Abb. 17-3b Das Orthopantomogramm zeigt, dass die Zähne 18, 17, 16, 15, 14, 24, 25, 26, 27, 28, 38, 37, 36, 35, 31, 41, 45, 46, 47 und 48 nicht angelegt sind.

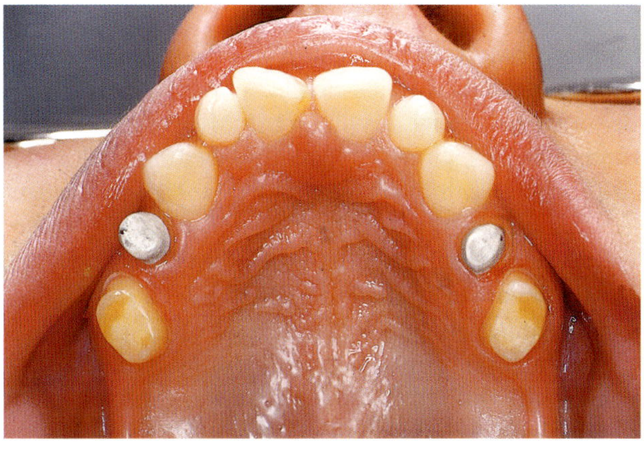

Abb. 17-3c Da die Patientin im Bereich der Seitenzähne keine okklusalen Kontakte aufwies, wurde eine therapeutische Bisshebung durchgeführt. Die Zähne 54 und 64 wurden zunächst mit Aufbauten aus Ketac-Silver versorgt, die mit parapulpären Stiften verankert wurden.

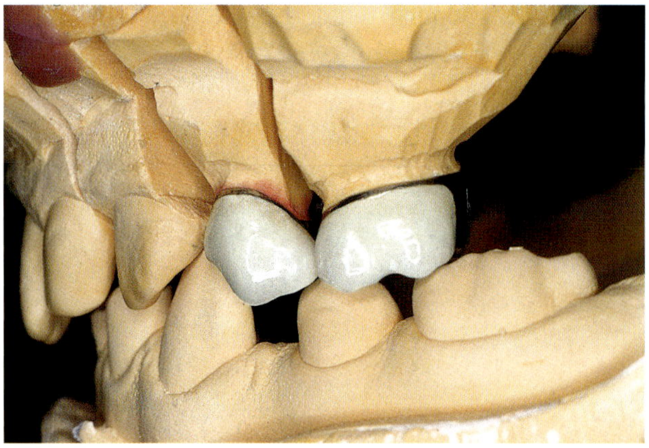

Abb. 17-3d Die fertig gestellten Kronen im Artikulator. Deutlich zeigt sich die problematische Bisslage der Patientin.

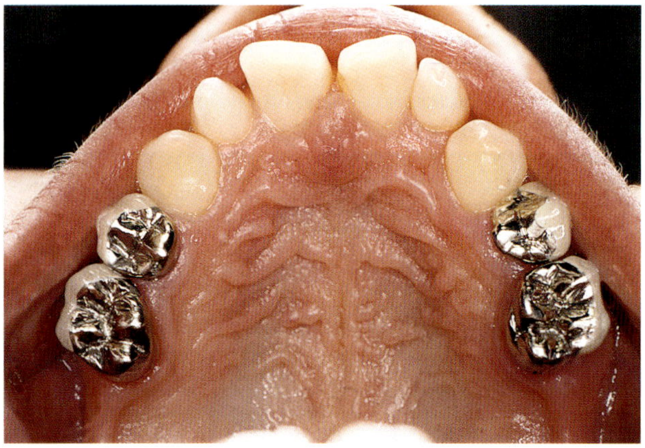

Abb. 17-3e Der Oberkiefer nach der Versorgung mit VMK-Kronen.

Im bleibenden Gebiss fehlen am häufigsten:
- der untere zweite Prämolar (1–5%),
- der obere seitliche Schneidezahn (0,5–3%),
- der obere zweite Prämolar (1–2,5%),
- der untere seitliche Schneidezahn (etwa 0,5%) [32].

Dritte Molaren werden in 10–35% der Individuen nicht angelegt, in 50% der Fälle symmetrisch [34]. Bei etwa 50% der Individuen mit Nichtanlagen fehlt mehr als ein Zahn.

Zahnunterzahlen treten häufig auch im Zusammenhang mit **Syndromen** und anderen Allgemeinerkrankungen auf. So findet sich bei Kindern mit **Down-Syndrom** (Abb. 17-4) sowie bei Patienten mit **ektodermaler Dysplasie** häufig eine Oligodontie.

FLEISCHER-PETERS wies nach, dass bei Kindern mit **Rötelnembryopathie** sogar in 55% der Fälle Zahnunterzahlen vorkommen [10].

Ansonsten treten Nichtanlagen einzelner Zähne (z.B. des zweiten Prämolaren) familiär gehäuft auf. Bei Nichtanlagen einzelner Zähne (beispielsweise des Zahnes 35 und/oder 45) sollte man sich für das

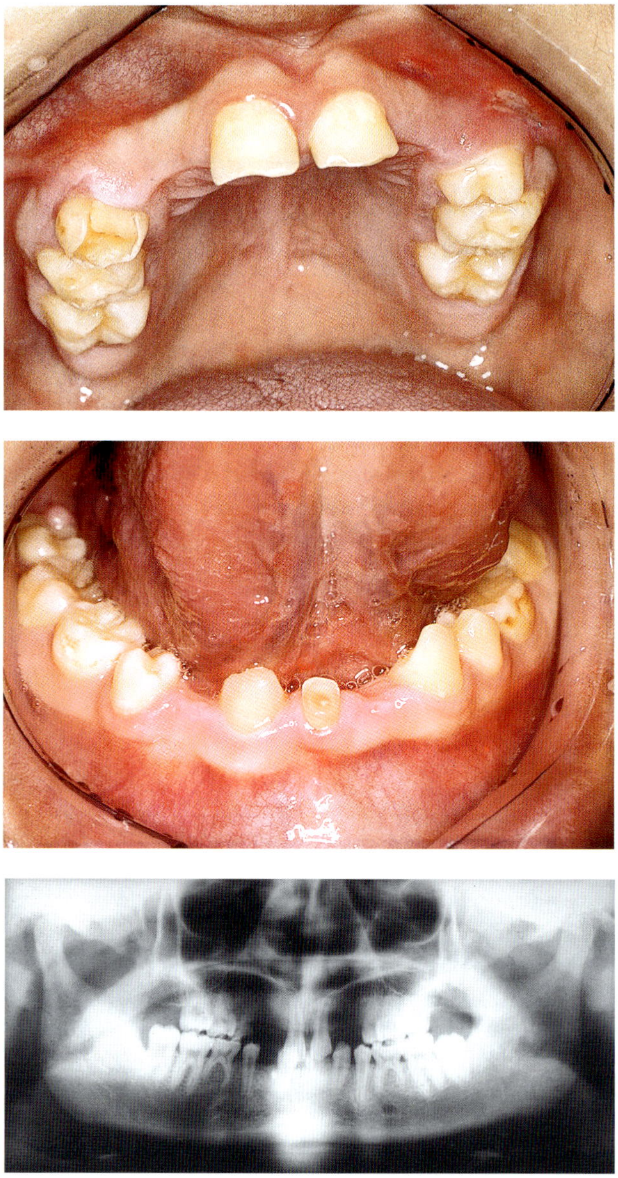

a

b

c

Abb. 17-4 Oligodontie bei einer 16-jährigen Patientin mit Trisomie 21.

a) Oberkiefer.
b) Unterkiefer.
c) Das Orthopantomogramm zeigt, dass die Zähne 18, 17, 15, 14, 13, 12, 22, 23, 25, 27, 28, 38, 35, 32, 31, 41, 43, 45, und 48 nicht angelegt sind. Bei den Zähnen 55, 65, 75, 71 und 85 handelt es sich um persistierende Milchzähne.

Belassen des Milchzahnes entscheiden, wenn keine Anzeichen für eine Wurzelresorption oder Infraokklusion erkennbar sind.

Bevor ein persistierender intakter Milchzahn extrahiert wird, sollte zunächst immer anhand einer Röntgenkontrollaufnahme überprüft werden, ob der entsprechende bleibende Zahn angelegt ist!

Ist der betreffende Milchzahn nicht erhaltungswürdig oder nicht (mehr) vorhanden, stehen im Prinzip **vier therapeutische Wege** zur Verfügung:
- Die Nichtanlage kann durch kieferorthopädischen Lückenschluss kompensiert werden,
- ein bleibender Zahn kann auf den Platz des nicht angelegten Zahnes transplantiert werden,
- der nicht angelegte Zahn kann prothetisch ersetzt werden,
- die Lücke kann offengehalten und später mit einem Implantat versorgt werden.

Bei der Behandlung von Patienten mit Nichtanlagen sollte zunächst immer eine Versorgung ohne prothetischen Ersatz, solange dies kieferorthopädisch oder chirurgisch machbar ist, bevorzugt werden.

Bei der **Behandlungsplanung** sind folgende **Faktoren** zu berücksichtigen [22]:
- Alter des Patienten
- Anzahl der Nichtanlagen
- Lokalisation der Nichtanlagen
- Kieferrelation in der sagittalen und vertikalen Ebene
- Platzverhältnisse innerhalb der Zahnbögen und die Größe der apikalen Basen.

Bei Patienten mit einem Distalbiss und Nichtanlagen im Oberkiefer kann meistens ein Lückenschluss durch Retraktion der Frontzähne unter Beibehaltung der distalen Seitenzahnrelation erreicht werden. Liegt eine Klasse-III-Kieferrelation vor, sollten vorhandene Lücken im Oberkiefer prothetisch versorgt werden, um einen frontalen Kreuzbiss zu vermeiden.

Bestehen Nichtanlagen bei kieferorthopädischen Fehlstellungen mit Engstand, so kann die Zahnlücke zur Beseitigung des Engstands genutzt werden. In Fällen mit Weitstand und großen apikalen Basen sind die Voraussetzungen für einen Lückenschluss nicht so gut. Deshalb sollte in diesen Fällen – sofern möglich – der Milchzahn erhalten werden, oder es sollte eine Transplantation bzw. ein prothetischer Ersatz durchgeführt werden.

Bei mehreren Nichtanlagen innerhalb eines Quadranten ist die Behandlung meistens kombiniert kieferorthopädisch-prothetisch zu planen. Bei einzelnen Nichtanlagen von Prämolaren kommt in erster Linie der Lückenschluss von distal in Frage. Fehlt ein Prämolar im Oberkiefer, so lässt sich ein solcher Lückenschluss meistens erreichen. Im Unterkiefer hingegen kann der Lückenschluss – sofern ein Weitstand oder eine große apikale Basis vorliegt – schwierig sein. Deshalb müssen solche Lücken manchmal prothetisch versorgt werden.

Bestehen Nichtanlagen seitlicher (oberer) Schneidezähne, so ist bei der Entscheidung, ob die Lücke durch Mesialisierung des Eckzahnes geschlossen werden kann, die Bisslage des Patienten zu berücksichtigen: Besteht eine Tendenz zum Mesialbiss bei gleichzeitig fehlendem Behandlungsbedarf im Unterkiefer, sollte ein prothetischer Lückenschluss angestrebt werden, um einen Kreuzbiss zu vermeiden. In den Fällen, in denen die Lücke durch kieferorthopädische Maßnahmen geschlossen werden kann, sollte die Form des Eckzahnes anschließend durch Beschleifen und/oder „Verblendung" mit Komposit an die Form des seitlichen Schneidezahnes angepasst werden.

17.3 Abweichungen der Zahngröße und der Zahnform

Abweichungen der Zahnform kommen bei oberen seitlichen Schneide- und Weisheitszähnen am häufigsten vor. Diese Zähne können als **Zapfenzähne** ausgebildet sein. Patienten mit Lippen-Kiefer-Gaumenspalten beispielsweise weisen in ca. 25% der Fälle Formabweichungen der lateralen Inzisiven auf. Therapeutisch können solche Formabweichungen leicht durch einen Aufbau aus Kompositmaterialien versorgt werden, wobei Hybridwerkstoffen wegen der besseren mechanischen Eigenschaften der Vorzug zu geben ist.

Gelegentlich treten – vor allem bei den lateralen Inzisiven – auch **palatinale Höcker** auf, die die Okklusion stören können. Soll die Form der Zähne durch Beschleifen verändert werden, so sollte dies schrittweise erfolgen, damit sich die Pulpa durch Anlagerung von Sekundärdentin „zurückziehen" kann.

Bei 10–30% der ersten oberen Molaren tritt als zusätzlicher Höcker das **Tuberculum carabelli** auf. Besonders auffällige Variationen der Zahnmorphologie sind der Dens invaginatus und der Taurodontismus.

17.3.1 Dens invaginatus

Beim Dens invaginatus („Dens in dente") handelt es sich um eine Fehlbildung, die durch Einstülpung der Oberfläche (Invagination) des Zahnes zustande kommt. In der Literatur finden sich sehr unterschiedliche Angaben zur Häufigkeit dieser Fehlbildung: In den verschiedenen Studien war sie bei 0,25–10% der untersuchten Personen zu finden [16].

Mit sehr hoher Wahrscheinlichkeit kommen Invaginationen, die vom Foramen caecum ausgehen, dadurch zustande, dass sich die Einstülpung des Foramens bis weit ins Zahninnere verlängert, im Extremfall kann sich sogar ein zweites Foramen ausbilden.

Tabelle 17-1 Klassifikation des Dens invaginatus nach Oehlers [25].

Typ	Erscheinungsbild
I	Die Invagination dehnt sich in apikaler Richtung nicht weiter als bis zur Schmelz-Zement-Grenze aus.
II	Die Invagination reicht über die Schmelz-Zement-Grenze hinaus und endet als blinder Sack in der Zahnwurzel.
III	Die Invagination weist apikal oder lateral eine Verbindung zur Wurzel auf, es besteht aber keine direkte Verbindung zur Pulpa. Röntgenologisch kann an diesen Zähnen bei vitaler Pulpa eine Parodontitis apicalis auftreten, die via Invagination entstanden ist.

Zur Klassifizierung des Dens invaginatus hat sich die Einteilung von Oehlers bewährt (Tab. 17-1) [25].

Bezogen auf Zähne tritt der Dens invaginatus am häufigsten bei **seitlichen oberen Schneidezähnen** auf, die Prävalenz liegt hier bei 0,3–7%. Bei oberen mittleren Schneidezähnen, Prämolaren, Eckzähnen oder Molaren kann ebenfalls eine Invagination auftreten, allerdings wesentlich seltener als beim seitlichen oberen Schneidezahn.

In den meisten Fällen wird ein Dens invaginatus zufällig entdeckt. Der Verdacht auf eine Invagination ist gegeben, wenn beispielsweise der laterale obere Schneidezahn eine ungewöhnliche Kronenform aufweist, was sich in einer fassförmigen Kontur, einem ausgeprägten palatinalen Foramen und/oder einem zusätzlichen Höcker äußern kann (Abb. 17-5a). Da sich der Zugang zur Invagination häufig nicht sondieren lässt, sollte der klinische Befund durch eine röntgenologische Untersuchung ergänzt werden (Abb. 17-5b). Hülsmann weist darauf hin, dass wegen der Häufigkeit des **bilateralen Befalls** bei Verdacht auf Vorliegen einer Invagination immer auch die kontralateralen Zähne in die klinische und röntgenologische Untersuchung einbezogen werden sollten [18]. Auch Eltern und Geschwister des betroffenen Patienten sollten nach Möglichkeit untersucht werden, da genetische Faktoren in der Ätiologie des Dens invaginatus eine Rolle spielen.

An den tiefen palatinalen Foramina bei Zähnen mit Invaginationen kommt es häufig zu **kariösen Prozessen**, da sich hier wegen der ungünstigen morphologischen Verhältnisse verstärkt Plaque anlagert. Als Folge können frühzeitig eine Pulpanekrose sowie Abszess- und Zystenbildung auftreten. Gelegentlich kommt es auch – sofern für längere Zeit eine chronische Entzündung bestand – zu internen Resorptionen.

Wurde die Diagnose „Dens invaginatus" röntgenologisch gesichert und liegen keine periapikalen Veränderungen vor, sollte – sofern der Sensibilitätstest positiv ausfällt – die Invagination gereinigt und anschließend präventiv versiegelt, mit einer Kompositfüllung oder einem Insert versorgt werden.

Leider wird der Dens invaginatus häufig erst entdeckt, wenn der Patient an dem betreffenden Zahn Schmerzen bekommt. Da sich die Invaginationen bis in die Nähe der Pulpa ausdehnen, kann die Pulpanekrose bereits kurz nach dem Zahndurchbruch auf-

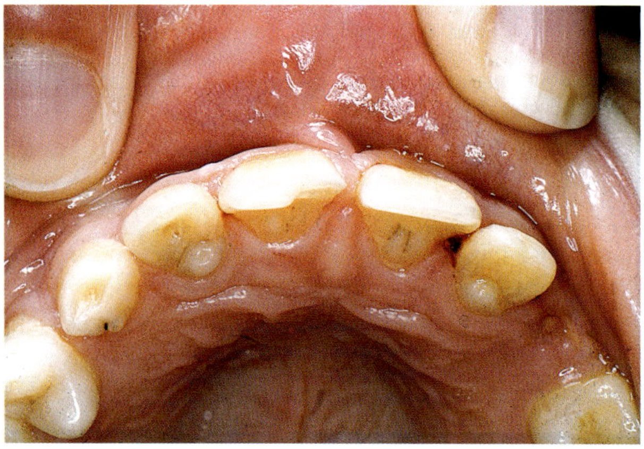

Abb. 17-5a Verdacht auf Invaginationen an den Zähnen 12 und 22 bei einem elfjährigen Patienten.

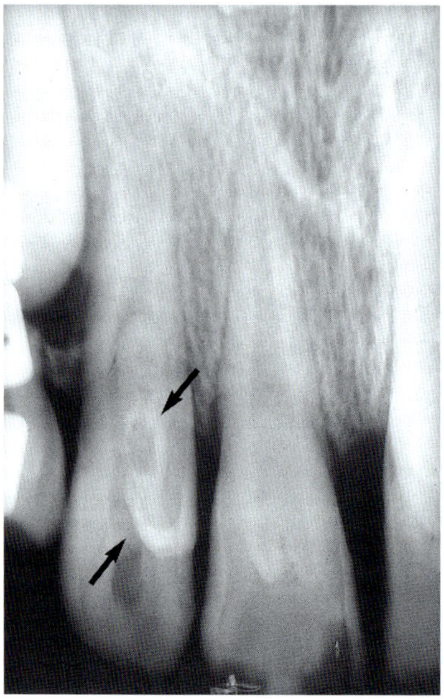

Abb. 17-5b Der Zahnfilm der Regio 11, 12 bestätigt die Diagnose. An den mit Pfeilen bezeichneten Stellen befindet sich Schmelz.

treten, sodass eine endodontische Behandlung bei nicht abgeschlossenem Wurzelwachstum durchgeführt werden muss. Entscheidend für das weitere Vorgehen ist, ob es gelingt, neben der Invagination oder durch die Invagination hindurch Zugang zum Apex zu gewinnen. Falls in der Tiefe Schmelz vorhanden ist (siehe Röntgenbild!), muss beim Trepanieren darauf geachtet werden, dass der Schleifkörper sorgfältig in Achsrichtung des Zahns geführt wird. Da das komplexe Kanalsystem für Handinstrumente unter Umständen nicht vollständig zugänglich ist, sollte nach Auffassung von HÜLSMANN zur Reinigung ein endodontisches Ultraschallsystem eingesetzt werden [18]. Außerdem wird eine temporäre Versorgung mit einer Kalziumhydroxideinlage empfohlen. Wenn das Wurzelwachstum noch nicht abgeschlossen ist, kann der Versuch einer Apexifikation mit Kalziumhydroxid unternommen werden.

Eine Wurzelspitzenresektion sollte nur dann erfolgen, wenn mit einer konservativen endodontischen Behandlung kein erfolgreicher Abschluss erreicht werden kann. Die Extraktion schließlich sollte den Fällen vorbehalten bleiben, in denen andere Therapieversuche fehlschlugen.

17.3.2 Taurodontismus

Diese Formabweichung der Zähne findet sich bei bis zu 0,3% der Europäer [9]. Sie betrifft vor allem die **Molaren**, gelegentlich auch Prämolaren. Zähne mit Taurodontismus weisen eine weite Pulpahöhle auf, d.h., das Kronenkavum ist sehr weit nach apikal verlängert, wodurch die Wurzelkanäle verkürzt erscheinen. Makroskopisch weist die Zahnkrone eine normale Form auf und wird von einem breiten, kräftigen Wurzelkörper getragen, der erst weit apikal (oder gar nicht) in mehrere stark verkürzte Wurzeln ausläuft. Die meisten Forscher gehen davon aus, dass der Taurodontismus autosomal-dominant vererbt wird.

17.4 Doppelbildungen von Zähnen

17.4.1 Gemination

Die Zahnkeimpaarung stellt den unvollständigen Versuch eines Zahnkeims dar, sich zu teilen. Die entsprechenden Zähne können bis zu doppelt so breit wie normal sein. Betroffen sind vor allem Schneidezähne, wobei diese Anomalie im Milchgebiss häufiger auftritt als im bleibenden Gebiss. Die Anzahl der Zähne ist nicht verringert oder erhöht. Bei einer unvollständigen Paarung findet man eine eingekerbte Schneidekante, die sich in einer Einfurchung des Zahnes in zervikaler Richtung fortsetzt. Fertigt man eine Röntgenaufnahme an, so weist der betreffende Zahn ein einheitliches Pulpakavum auf, das sich allerdings koronal aufzweigen kann. Wird der gepaarte Zahn als Einheit betrachtet, so ist die Zahnzahl des entsprechenden Kiefers normal.

17.4.2 Schizodontie

Die Zwillingsbildung entsteht aus einer vollständigen Teilung eines Zahnkeims. Diese Anomalie führt dazu, dass es einen überzähligen Zahn gibt, der stark seinem Zwillingspartner ähnelt. Zwillingszähne sind komplett voneinander getrennte Einzelzähne.

17.4.3 Fusion

Bei der Zahnverschmelzung sind zwei ursprünglich getrennt angelegte benachbarte Zahnkeime im Dentin und Schmelzbereich verwachsen. Abhängig vom Zeitpunkt der Vereinigung kann die Verschmelzung nur den Kronen- oder aber auch den Wurzelbereich betreffen. In jedem Fall weisen die betroffenen Zähne röntgenologisch zwei getrennte Pulpakammern auf. Betrachtet man die verschmolzenen Zähne als Einheit, so resultiert aus der Fusion eine Zahnunterzahl.

Die Prävalenz von Doppelbildungen wird mit 0,5–2,5% angegeben. Therapeutisch kann die kosmetische Situation des Patienten häufig dadurch verbessert werden, dass die entsprechenden Defekte/Spaltbildungen mit Komposit versorgt werden.

17.5 Strukturanomalien der Zähne

17.5.1 Genetisch bedingte Dysplasien

Bei diesen Strukturanomalien handelt es sich um hereditäre Erkrankungen, bei denen primär der Schmelz und/oder das Dentin betroffen sind. Sie treten meistens isoliert auf, können aber auch mit systemischen Erkrankungen oder Syndromen vergesellschaftet sein. Die hereditären Zahndysplasien werden in den meisten Fällen autosomal-dominant, gelegentlich aber auch autosomal-rezessiv oder geschlechtsgebunden vererbt und beruhen im Wesentlichen auf Einzelgendefekten [32]. Häufig treten Dysplasien auch als Nebenbefund bei genetisch bedingten systemischen Erkrankungen und Syndromen auf (Tab. 17-2).

Amelogenesis imperfecta

Genetisch bedingte Dysplasien des Schmelzes werden als Amelogenesis imperfecta bezeichnet. Durch

Tabelle 17-2 Genetisch bedingte systemische Erkrankungen und Syndrome, die mit Dysplasien des Schmelzes oder Dentins einhergehen können (nach [32]).

Dysplasien des Schmelzes bei	Dysplasien des Dentins bei
Amelo-Onchohypohidrose-Syndrom [39]	Albrights hereditärer Osteodystrophie [35]
Epidermolysis bullosa [40]	brachio-skelettal-genitalem Syndrom [7]
Mukopolysaccharidosen	Ehlers-Danlos-Syndrom [3]
okulodentoossärer Dysplasie [41]	Hypophosphatämie (Vitamin-D-resistente Rachitis) [1]
tricho-dental-osteosklerotischem Syndrom [19]	tricho-dental-osteosklerotischem Syndrom [19]
	Hypophosphatasie [4]

den genetischen Defekt wird die Differenzierung oder die Funktion der Ameloblasten gestört, sodass chemisch, quantitativ und/oder strukturell abnormaler Schmelz gebildet wird. Dabei ist die Dentinstruktur normal.

In der Literatur werden die verschiedenen Formen der Amelogenesis imperfecta auf bis zu zwölf Untergruppen aufgeteilt [32, 38], die auf Hypoplasie, Hypomaturation oder Hypokalzifikation beruhen.

Bei einigen **hypoplastischen Formen** ist der normal gebildete Dentinkern von einer in der Dicke deutlich reduzierten Schmelzschicht überzogen. Die betroffenen Zähne weisen eine hellbraune Farbe auf, röntgenologisch ist der vorhandene Schmelz unauffällig.

Bei der **grübchenartig-hypoplastischen Form** sind die Zahnkronen tonnenförmig, der Schmelz weist eine annähernd normale Dicke und Farbe auf (Abb. 17-6). Auf den freien Glattflächen der Zähne labial stärker ausgeprägt als lingual finden sich zahlreiche Grübchen im Schmelz, die teilweise säulenartig angeordnet sind. Da sich diese Grübchen exogen verfärben, wirken sie sehr auffällig.

Bei der auf **Hypomaturation** beruhenden Amelogenesis imperfecta bilden die Ameloblasten zwar in normaler Menge Schmelzmatrix, die Mineralisation erfolgt jedoch unvollständig, da die Rückresorption von Matrix und Wasser durch die Ameloblasten ausbleibt oder verringert ist. Es entsteht Schmelz, der zwar eine normale Dicke aufweist, aber eine deutlich verringerte Härte. Klinisch kommt es nach dem Durchbruch der Zähne zu rasch fortschreitenden Substanzverlusten, da Teile des Schmelzes absplittern (Abb. 17-7a).

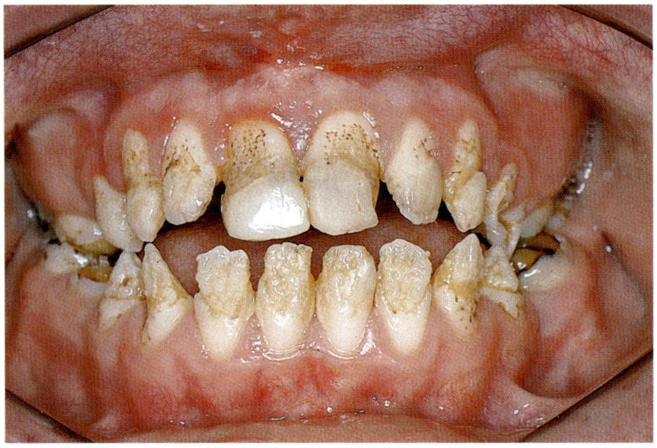

Abb. 17-6 Amelogenesis imperfecta bei einer 16-jährigen Patientin (grübchenartig-hypoplastische Form).

Bei der auf **Hypokalzifikation** beruhenden Amelogenesis imperfecta führen Defekte der Schmelzmatrix und mangelnde Kristallitentstehung dazu, dass der Schmelz sehr weich ist und eine gelblich-bräunliche Farbe hat. Infolge von Attrition geht der Schmelz innerhalb weniger Monate verloren, das freiliegende Dentin kann sehr schmerzempfindlich sein.

Differentialdiagnostisch weist unreifer Schmelz zwar eine geringere Härte auf als normaler Schmelz, aber eine größere Härte als unterverkalkter Schmelz. Letzterer ist so weich, dass er mit zahnärztlichen Instrumenten eingedrückt und entfernt werden kann [32].

Bei der zahnärztlichen **Behandlung** von Patienten mit Amelogenesis imperfecta ist zunächst auf eine intensive präventive Betreuung mit engen Recallterminen zu achten. Regelmäßige professionelle Plaqueentfernungen sind wichtig, da es an den rauen Schmelzoberflächen zu verstärkter Plaqueanlagerung kommt und auch die Zahnsteinbildung erhöht ist.

Neben den kosmetischen Beeinträchtigungen durch Verfärbungen können speziell die Substanzverluste im Seitenzahnbereich zu Problemen im Bereich der Stützzonen führen (Abb. 17-7b). In vielen Fällen müssen deshalb bereits frühzeitig (temporäre) Kronen im Seitenzahnbereich eingegliedert werden (Abb. 17-7c). Im Frontzahnbereich können kosmeti-

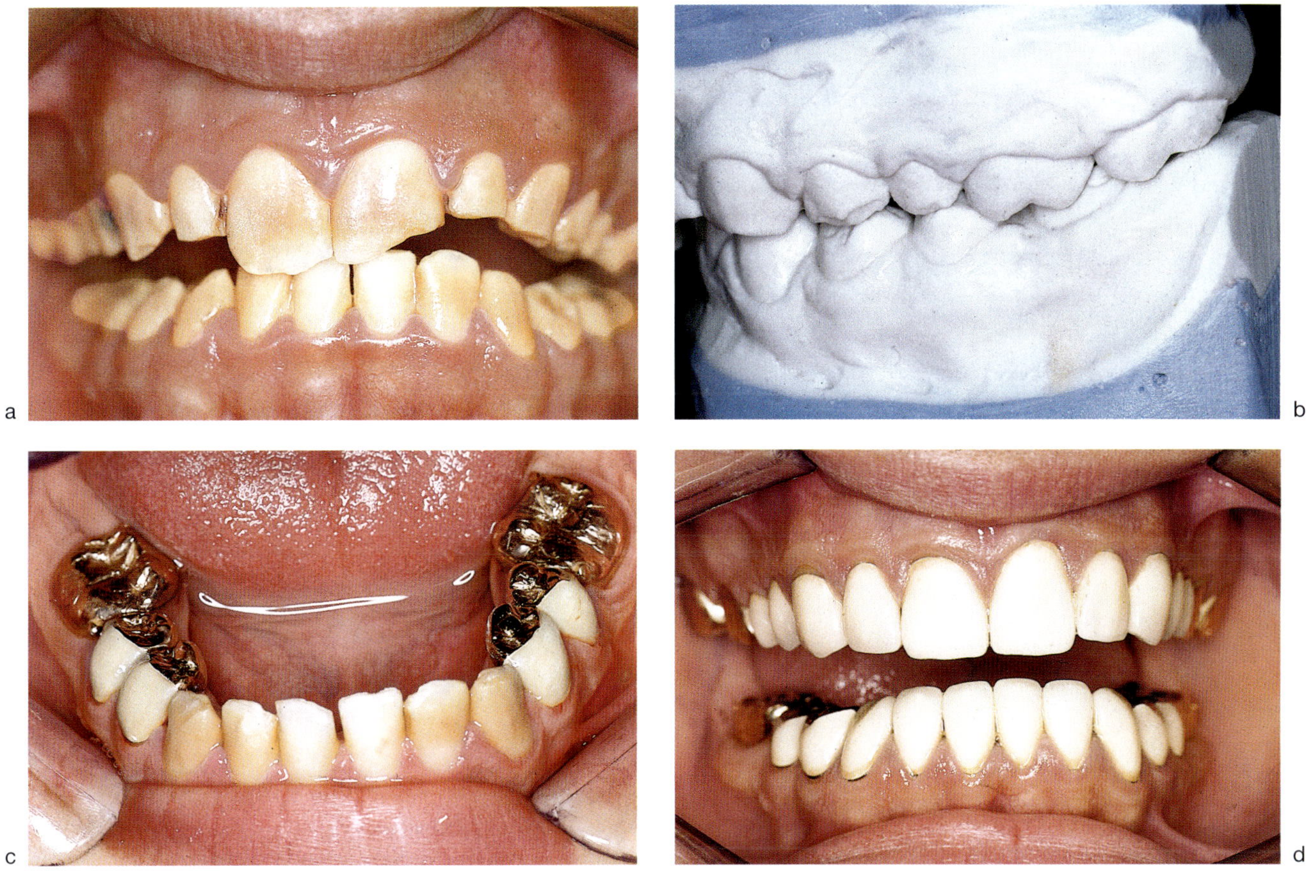

Abb. 17-7

a) Auf Hypomaturation beruhende Form der Amelogenesis imperfecta bei einem 15-jährigen Patienten.

b) Die Modellanalyse deckt einen erheblichen Verlust der vertikalen Abstützung auf.

c) Der Patient wurde zunächst mit temporären Kronen im Seitenzahnbereich versorgt.

d) Nach Abschluss des Wachstums wurde eine Totalrehabilitation mit VMK-Kronen durchgeführt. Da der Patient jahrelang unter den Verfärbungen seiner Zähne gelitten hatte, entschied er sich bei der Farbwahl für die Zahnfarbe B1.

sche Probleme teilweise mit Kompositen behoben werden. In vielen Fällen müssen aber auch hier Kronen angefertigt werden (Abb. 17-7d).

Dentinogenesis imperfecta

Die Dentinogenesis imperfecta gehört mit einer Morbidität von 1 : 8000 zu den häufigsten autosomal-dominanten Erbkrankheiten. Sie kann isoliert oder zusammen mit einer Osteogenesis imperfecta auftreten. Bei dieser Erkrankung sind sowohl alle Milchzähne als auch alle bleibenden Zähne betroffen.

Klinisch erscheinen insbesondere die betroffenen Milchzähne bernsteinfarben (Abb. 17-8a und d), bei den bleibenden Zähnen ist eher eine bläulich-graue Färbung zu beobachten (Abb. 17-8c und d). Speziell im Milchgebiss besteht eine große Tendenz, dass der Schmelz in großen Scherben entlang einer veränderten Schmelz-Dentin-Grenze absplittert. Dadurch können sich die Zähne sehr schnell abnutzen.

Bei vielen Patienten mit Dentinogenesis imperfecta imponieren **röntgenologisch** kurze, im Zervikalbereich verschmälerte Wurzeln. **Histologisch** lassen sich eine gewellte Schmelz-Dentin-Grenze sowie irreguläres zirkumpulpäres Dentin nachweisen.

Bei der **restaurativen Versorgung** der betroffenen Zähne können im Milchgebiss konfektionierte Stahlkronen eingesetzt werden. Im bleibenden Gebiss können die Veränderungen im Frontzahnbereich mit Komposit oder Keramikschalen behoben werden (Abb. 17-8e bis g). Im Seitenzahnbereich sind, sofern es zu größeren Substanzverlusten kommt, individuell gefertigte Kronen vorzuziehen. Auch bei der Dentinogenesis imperfecta können durch geeignete präventive Maßnahmen (professionelle Plaqueentfernung, Lokalfluoridierungen) im Rahmen häufiger Recalltermine zusätzliche Kariesschäden verhindert werden.

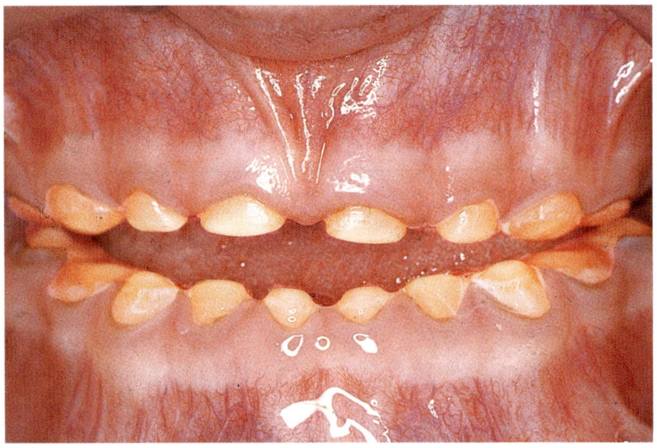
a

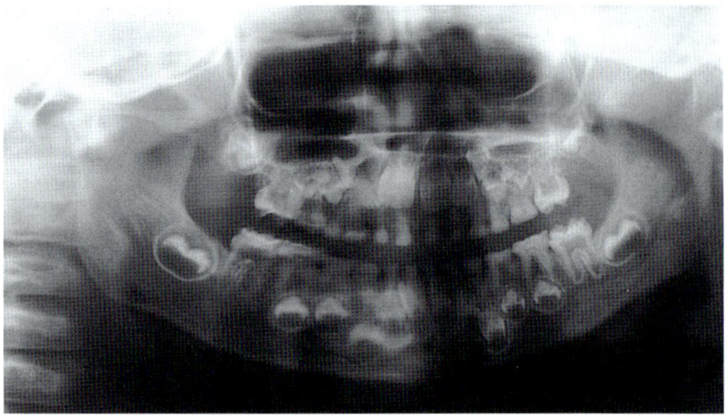
b

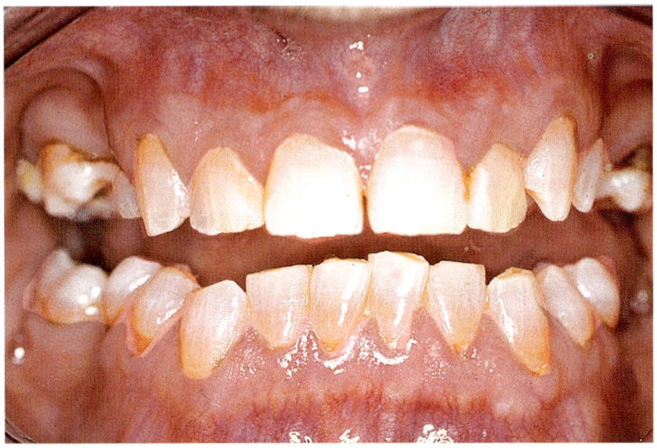
c

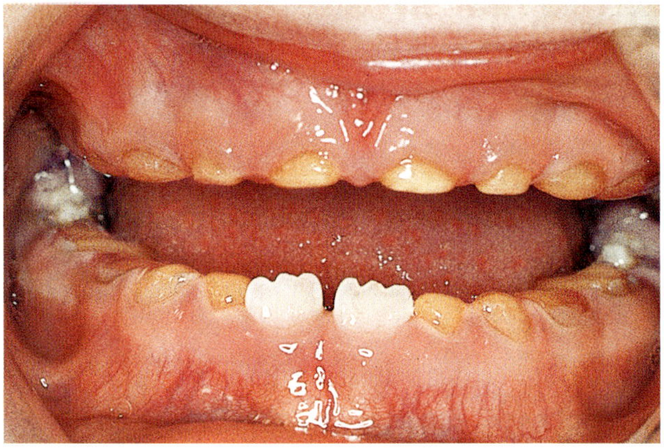
d

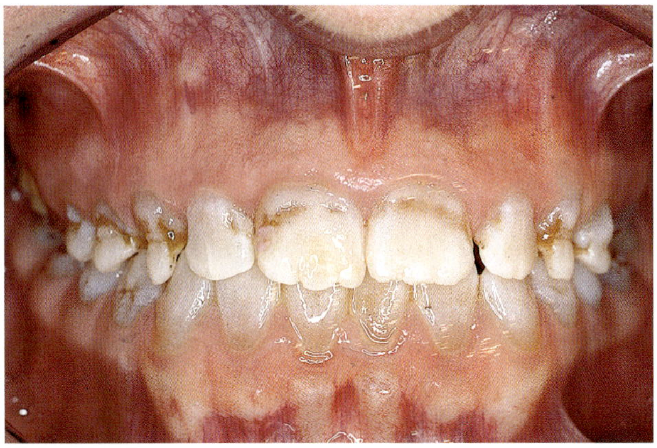
e

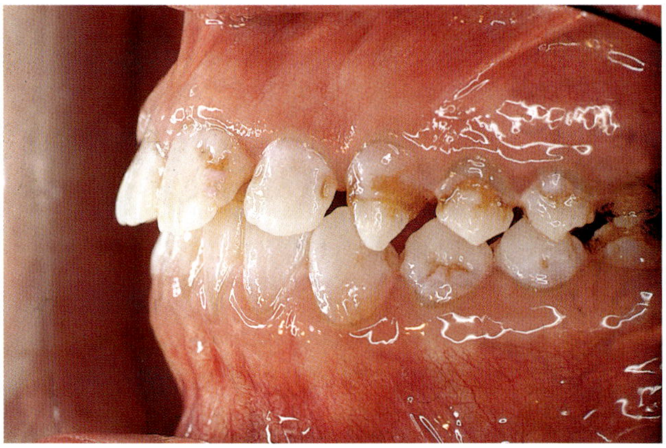
f

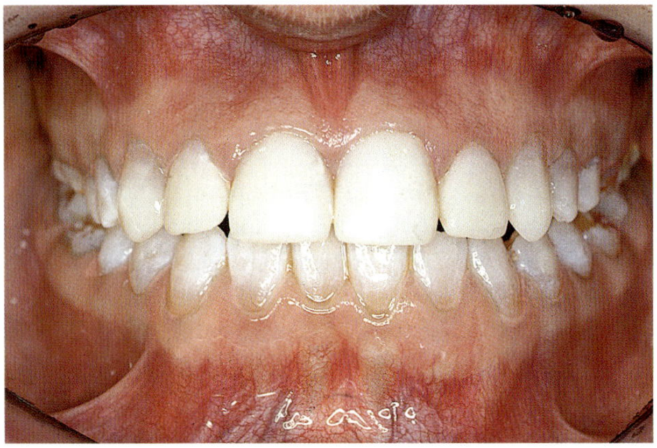
g

Abb. 17-8

a) Dentinogenesis imperfecta des Milchgebisses bei einer fünfjährigen Patientin.

b) Das Orthopantomogramm der Patientin.

c) Der Vater des Mädchens weist ebenfalls eine Dentinogenesis imperfecta auf.

d) Im Alter von sechs Jahren brechen bei der Patientin die unteren mittleren Schneidezähne durch.

e und f) Die Patientin ist jetzt 14 Jahre alt. Die Front- und Seitenzähne weisen zahlreiche Defekte auf, weil Schmelz abgebrochen ist.

g) Im Alter von 16 Jahren wurden die Schäden im Frontzahnbereich mit Komposit versorgt.

Odontogenesis imperfecta

In seltenen Fällen können Gendefekte dazu führen, dass gleichzeitig eine Dysplasie von Schmelz und Dentin auftritt.

17.5.2 Schmelzhypoplasien

Im Gegensatz zu den hereditären Schmelzbildungsstörungen werden Schmelzhypoplasien meistens **postnatal** durch Umweltbedingungen oder Krankheiten verursacht. Diese sichtbaren Mineralisationsstörungen können sich nicht posteruptiv, sondern nur während der Entwicklung der Zahnkronen ausbilden. Für die Entstehung von Hypoplasien gibt es deshalb nur ein eng begrenztes Zeitfenster, das für die Milchzähne bis zum Ende des ersten Lebensjahres, für die bleibenden Zähne bis zum Ende des siebten Lebensjahres reicht.

Schmelzhypoplasien kommen zustande, weil die Ameloblasten geschädigt oder in ihrem Stoffwechsel vorübergehend gestört werden. Die Störung kann dabei allgemeiner Art (z.B. Kalziumstoffwechselstörung) oder lokal begrenzt (Trauma, Infektion) sein. Nach lokal direkt einwirkenden Ursachen sind in der Regel nur Einzelzähne betroffen, bei generalisiert einwirkenden Ursachen sind jeweils die Schmelzareale betroffen, die in dem betreffenden Zeitraum mineralisiert wurden. Das heißt, in der Regel sind homologe Zähne in ähnlichem Ausmaß betroffen.

Schmelzhypoplasien sind **makroskopisch sichtbare** Schmelzdefekte, die in unterschiedlich starker Ausprägung auftreten können. Im einfachsten Fall handelt es sich um Opazitäten (weißliche Flecken) ohne Veränderungen der Zahnform (Abb. 17-9). Bei

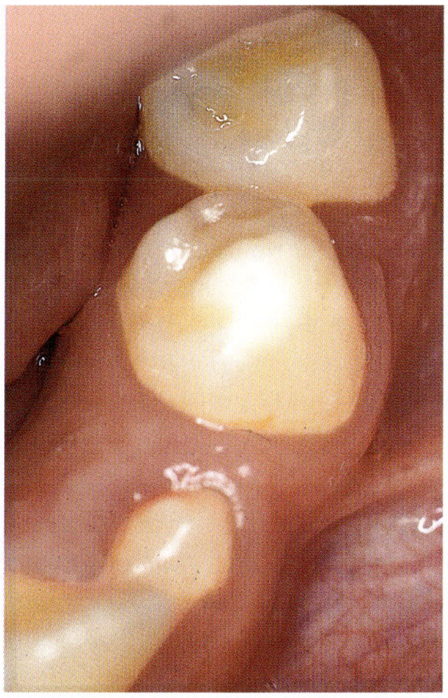

Abb. 17-9
Schmelzopazität als Folge einer Milchzahngangrän.

stärkeren Ausprägungen treten Rillen bzw. in Linien angeordnete Grübchen auf. Bei schweren Störungen während der Zahnbildung kann es auch zu flächenförmigen Hypoplasien kommen. Entscheidend für Art und Form der Hypoplasien ist im Wesentlichen, wann die Schädigung eingetreten ist.

Schmelzopazitäten kommen vergleichsweise häufig vor: So sind nach Angaben von MURRAY und SHAW 50% der Kinder betroffen [24]. Nach Angaben dieser Autoren finden sich Flecken vor allem auf den bukkalen Glattflächen und sind asymmetrisch verteilt, sodass es sich überwiegend um durch ein lokales Trauma hervorgerufene Schäden handeln dürfte (s. auch [37]). MURRAY und SHAW stellten ebenfalls fest, dass Formdefekte, also echte Schmelzhypoplasien, bei 4–5% der Sechsjährigen und etwa 9% der 12- bis 14-jährigen Kinder vorkamen. Aus Deutschland wird über deutlich niedrigere Prävalenzraten berichtet [31]. Anläßlich einer Untersuchung in der Oberpfalz zeigten sich bei 17,9% der 3- bis 17-Jährigen entwicklungsbedingte Schmelzveränderungen, in über 90% dieser Fälle lagen milde Ausprägungsformen vor.

Die wichtigsten Ursachen für Schmelzhypoplasien sollen im Folgenden dargestellt werden.

Traumatisch bedingte Hypoplasien

Traumatische Schädigungen entstehen in der Regel direkt lokal, in seltenen Fällen auch über den Stoffwechsel. Lokale Traumata wirken sich vor allem auf dem Weg über die Milchzahnwurzel aus, da sich die Wurzelspitzen der Milchzähne in unmittelbarer Nähe der Zahnkronen der Ersatzzähne befinden. Typisch für die mechanische Traumatisierung ist, dass meist nur ein Zahn (z.B. ein oberer Schneidezahn) betroffen ist (s. S. 310f.).

Nach Angaben von SCHROEDER führt eine geringgradige Traumatisierung, die sich im zweiten bis siebten Lebensjahr ereignet, bei etwa 25% der betroffenen bleibenden Zähne zu weißlichen oder gelbbräunlichen Schmelzflecken (Abb. 17-10) [32]. Mittelschwere Milchzahnluxationen, die sich um das zweite Lebensjahr abspielen, erzeugen in 12% aller betroffenen Fälle an den bleibenden Zähnen weiß- oder gelbbraune Flecken und ringförmige Einziehungen der Schmelzoberfläche. Eine sehr starke Traumatisierung bzw. ausgeprägte Milchzahnintrusion um das zweite Lebensjahr führt nach Angaben desselben Autors in 3% aller Fälle zu einer Abknickung der Kronenachse gegen die Wurzelachse (Dilazeration).

Neben dem Milchzahntrauma infolge eines Unfalls können auch Extraktionen von Milchzähnen oder Fehlbildungen des Gesichtsschädels zu Hypoplasien der bleibenden Zähne führen.

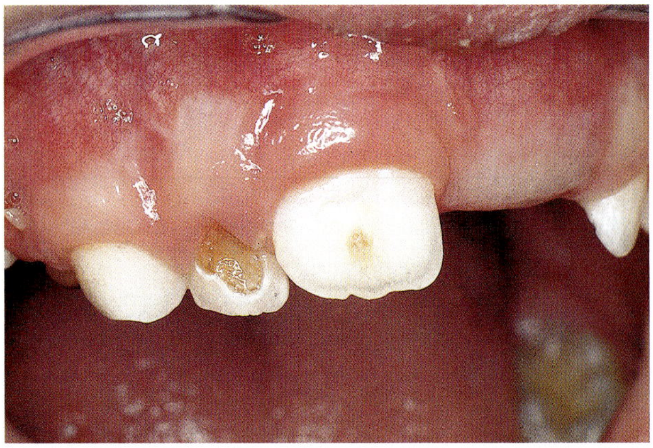

Abb. 17-10 Schmelzhypoplasie am Zahn 21 als Spätfolge eines Milchzahntraumas. Der Zahn 62 weist eine Glattflächenkaries auf.

Durch lokale Traumatisierung erzeugte Schmelzhypoplasien weisen ein weißliches bis gelbbräunliches Aussehen und zumeist labial okklusal lokalisierte Oberflächendefekte auf.

Die wichtigsten pathophysiologischen Mechanismen, die sozusagen als generalisiert-metabolische Traumata Schmelzhypoplasien verursachen können, sind Sauerstoffmangel und Hypokalzämie. Der **Sauerstoffmangel während der Geburt** verursacht die so genannten **Neonatallinien,** anhand derer histologisch zwischen prä- und postnatal gebildetem Schmelz unterschieden werden kann. Bei der Neonatallinie handelt es sich um eine makroskopisch nicht sichtbare Hypoplasie von ca. 20–30 µm Breite.

Eine **Hypokalzämie,** die im Zusammenhang mit einer neo- oder postnatalen Tetanie auftritt, kann ebenfalls zu Schmelzhypoplasien führen. Zwischen 50 und 100% der betroffenen Kinder zeigen ausgeprägte, symmetrisch verteilte Hypoplasien mit Formdefekten [28].

Durch Infektionen hervorgerufene Hypoplasien

Auch infektiöse Noxen können sich lokal oder generalisiert auswirken. Eine **lokale Infektion** im Bereich des Periapex des Milchzahnes kann den so genannten **Turner-Zahn** verursachen. Turner-Zähne weisen Schmelzhypoplasien auf, zusätzlich können Formabweichungen an den Kronen und Wurzeln auftreten. **Pathogenetisch** folgt auf eine Milchzahnkaries eine Infektion der Milchzahnpulpa, schließlich die Nekrose der Pulpa und eine periapikale Entzündung mit bakterieller Infektion. Da die knöcherne Wandung zwischen Milchzahnwurzel und Zahnsäckchen sehr dünn ist, wird diese Wandung häufig durchbrochen, und es kann indirekt (durch Ödembildung und Druck) oder direkt durch Entzündung des Zahnkeims oder Resorption des Schmelzorgans die Zahnhartsubstanzbildung gestört werden.

Generalisierte Infektionen, die sich pränatal im Organismus von Mutter und Kind oder postnatal im Kind abspielen, verursachen meistens symmetrisch verteilte Hypoplasien. Dabei handelt es sich entweder um Viren (z. B. Röteln) oder Bakterien (z.B. Treponema pallidum). Wird ein Kind während der Entwicklung in utero mit Treponema pallidum infiziert, entwickelt sich die charakteristische **Hutchinson-Trias,** zu der im zahnmedizinischen Bereich Formabweichungen an den oberen bleibenden Schneidezähnen und den Sechsjahrmolaren gehören. Zusätzliche Krankheitssymptome der Hutchinson-Trias sind Labyrinthschwerhörigkeit und Trübung der Hornhaut. Die Kinder werden auf dem Blutweg von der luetisch infizierten Mutter angesteckt, da die Plazenta nach der 16. Schwangerschaftswoche für Treponema pallidum durchlässig wird. **Hutchinson-Zähne** weisen ein charakteristisches klinisches Bild auf:

- In der Regel im Oberkiefer finden sich birnenförmige Kronen sowie zentral halbmondförmig eingebuchtete Schneidekanten. Die Ecken der Schneidekanten sind abgerundet.
- Die Kronen der Sechsjahrmolaren sind ebenfalls stark verkleinert und weisen kauflächenwärts Einziehungen auf. Die Kauflächengestaltung ist abnormal und weist ein maulbeerförmiges Aussehen auf.

Hypoplasien als Folge von Allgemeinerkrankungen und Ernährungsstörungen

Salmonelleninfektionen im Säuglingsalter, die mit Diarrhöen vergesellschaftet sind, können zu Schmelzhypoplasien an Schneidezähnen, Sechsjahrmolaren und anderen bleibenden Zähnen führen.

Bei den Allgemeinerkrankungen sind es vor allem **Stoffwechselstörungen** (Hypovitaminosen A, D, C) und **hormonelle Störungen** (Hypothyreoidismus und Hypoparathyreoidismus), die Schmelzhypoplasien nach sich ziehen.

Bei einer **chronischen Niereninsuffizienz** im Kindesalter können in der Folge Skelettveränderungen und Schmelzhypoplasien auftreten, die u.a. auf Störungen des Vitamin-D-Stoffwechsels zurückzuführen sind [30]. In entsprechenden Untersuchungen zeigte sich, dass 52% der untersuchten Kinder mit chronischer Niereninsuffizienz Schmelzhypoplasien an bleibenden Zähnen aufwiesen. Als klinisches Bild zeigten sich Opazitätsschwankungen, Rillenbildungen sowie flächenhafte Defekte, wobei die Störungen stets symmetrisch auftraten.

In den letzten Jahren wurde ein gehäuftes Auftrea

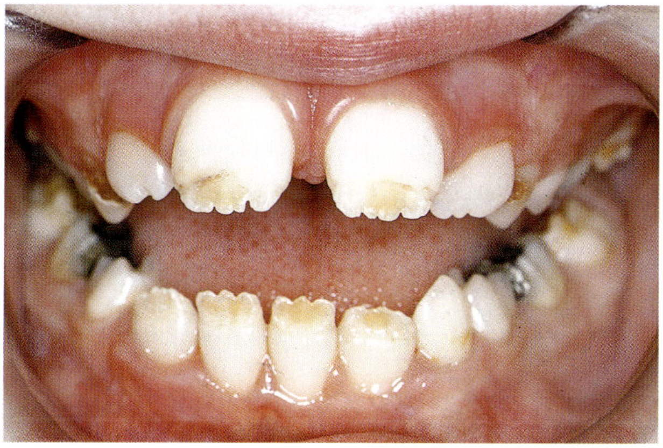

b

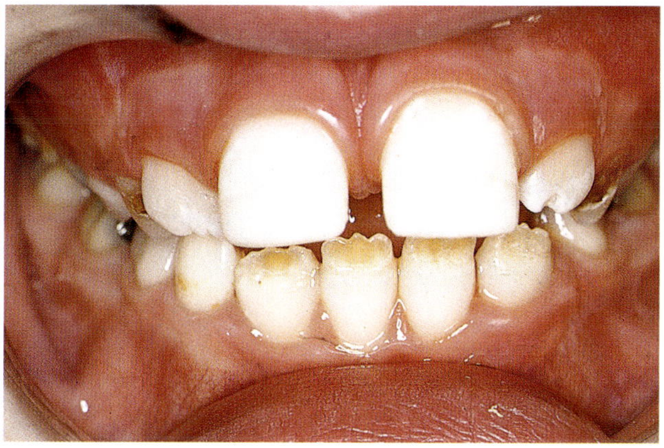

Abb. 17-11

a) Schmelzhypoplasien an den Schneidezähnen und Sechsjahrmolaren einer neunjährigen Patientin, die vermutlich durch eine frühkindliche Ernährungsstörung verursacht wurden.

b) Zustand der oberen Schneidezähne nach Versorgung mit einem Komposit.

ten von Fehlstrukturierungen bei Sechsjahrmolaren beobachtet. Eine entsprechende Studie legte den Schluss nahe, dass dieses Phänomen möglicherweise auf veränderte **Ernährungsgewohnheiten** zurückzuführen ist (Abb. 17-11) [29]. Zur Prophylaxe dieser Störungen sollten im Kleinkindalter mehr kalziumhaltige Milchgetränke und weniger zuckrig-wässrige Getränke gegeben werden. Auch sollte auf eine ärztlich unkontrollierte Multimedikation und Gabe von Multivitamingetränken und -präparaten verzichtet werden.

Hypoplasien als Folge chemischer Schädigungen

Neben verschiedenen Medikamenten (z.B. Tetrazyklin) kann auch das Spurenelement Fluor Schmelzhypoplasien verursachen.

Schädigung durch Tetrazyklin. Obwohl die Verordnung von Tetrazyklinen bei Kindern, Schwangeren oder stillenden Müttern kontraindiziert ist, kann man auch in der Bundesrepublik Deutschland immer wieder durch Tetrazyklin verfärbte Zähne sehen. Dies gilt vor allem für Zuwanderer aus den osteuropäischen Ländern. Tetrazyklinverfärbungen der Zähne kommen zustande, weil dieser Wirkstoff eine hohe Affinität zu den Kalziumionen im Knochen und in den Zähnen hat und dort irreversibel gebunden wird. Die Art der Verfärbung, ihre Lokalisation und Intensität hängen vom Zeitpunkt, von der Dauer und Dosierung der Tetrazyklingaben ab. Je nach Art des verabreichten Präparats variiert die Verfärbung zwischen graubraun und bräunlich. Dabei kann die Verfärbung entweder auf die Bereiche beschränkt sein, die während der Tetrazyklingabe mineralisiert wurden, oder die ganzen Zahnkronen betreffen.

Zahnfluorose. Eine Zahnfluorose entsteht, wenn während der Zahnbildung durch Nahrungsaufnahme oder Medikamentengabe zuviel Fluorid aufgenommen wird. Entsprechend der Mineralisationszeit der bleibenden Zähne sind wegen der möglichen ästhetischen Folgen die ersten acht Lebensjahre besonders wichtig. In dieser Zeit können sich Fluoridüberdosierungen am Schmelz, in schwereren Fällen auch am Dentin manifestieren [8, 37].

Je nach Schweregrad reichen die Mineralisationsstörungen am Schmelz von feinen, gleichmäßig an der Schmelzoberfläche verlaufenden Streifen über kreidige Schmelzflecken bis zu Stellen mit fehlendem Schmelz [8]. Möglicherweise sind mehrere Prozesse während der Mineralisation gestört [23]. Sie führen dazu, dass der Schmelz zunehmend poröser wird [8].

Der Zusammenhang zwischen Fluoridaufnahme und Zahnfluorose wurde zuerst in den USA beobachtet, wo nachgewiesen wurde, dass Schweregrad und Häufigkeit der Zahnfluorose mit steigender Fluoridkonzentration im Trinkwasser zunehmen. THYLSTRUP und FEJERSKOV ergänzten in neueren Untersuchungen das klinische, epidemiologische und histologische Bild der Zahnfluorose [36]. Sie stellten fest, dass die ersten Zeichen einer durch Fluorid hervorgerufenen Schmelzveränderung feine weißliche Linien sind, die die Perikymatien betonen und ziemlich gleichmäßig über die labiale Schmelzoberfläche verteilt sind (Abb. 17-12). Wurde die Schmelzbildung stärker durch Fluorid beeinträchtigt, so werden diese Linien breiter und fließen zu irregulären Bezirken zusammen. Bei einer schwereren Zahnfluorose sind die Flecken kalkweiß, schließlich kommen auch Formdefekte mit lochartigen Vertiefungen hinzu. Wesentliches Charakteristikum fluorotisch veränderten Schmelzes ist, dass die Veränderungen bilateral-symmetrisch auftreten.

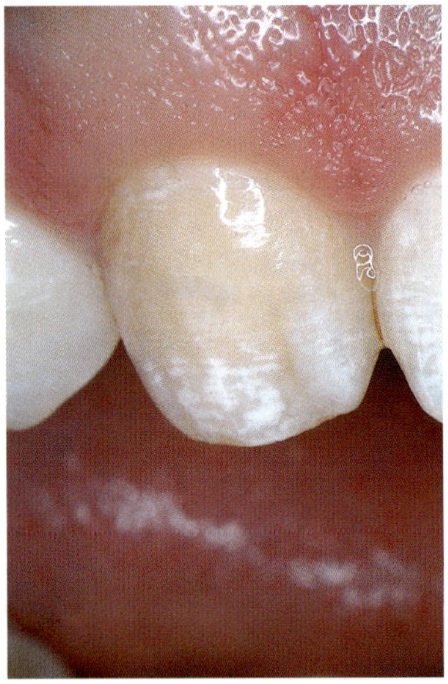

Abb. 17-12 Zahnfluorose am Zahn 12 bei einem 13-jährigen Patienten.

Wichtig bei der Abschätzung der Fluoridbilanz ist, dass alle Quellen berücksichtigt werden. So kann Säuglingsnahrung, die mit fluoridreichem Mineralwasser hergestellt wird, zu einer erhöhten Fluoridaufnahme führen. Dasselbe gilt für balancierte Säuglingsnahrung.

Fluorosezähne sind durch Porositäten (Häufung nichtmineralisierter Mikrobezirke) im Schmelz gekennzeichnet. Histologische Beobachtungen sprechen dafür, dass Kristallwachstum, Prismenentwicklung und Schmelzreifung durch zu hohe Fluoridkonzentrationen gestört werden. Mit steigendem Grad der Fluorose wird der Schmelz poröser, die poröse Zone erstreckt sich tiefer und tiefer in Richtung Schmelz-Dentin-Grenze. Je dicker die poröse Schmelzschicht wird, umso stärker weißlich, opak erscheint der Schmelz klinisch. An der Zahnoberfläche befindet sich jedoch eine dünne Schicht aus hypermineralisiertem Schmelz, die die mindermineralisierten Schmelzabschnitte bedeckt. FEJERSKOV [8] hebt hervor, dass diese hypermineralisierte Zone nur bei fluoridbedingten Schmelzflecken zu beobachten sei; bei Schmelzflecken mit anderer Ursache fehle diese Deckschicht.

Nach FORSMAN [12] können fluoridbedingte Schmelzhypoplasien auftreten, wenn die tägliche Fluoridzufuhr den Wert von 0,1 mg/kg Körpergewicht übersteigt. SEGRETO et al. [33] finden sichtbare Schmelzflecken, wenn der Fluoridgehalt des Trinkwassers das Optimum um den Faktor 2,3 übersteigt. Es darf allerdings nicht übersehen werden, dass die Fluoridtoleranz noch von anderen Faktoren abhängt. So vergrößert z.B. ein allgemein schlechter Ernährungszustand die Gefahr der Entstehung von Schmelzflecken [23].

In Fällen leichter Fluorose reicht es häufig aus, wenn die betroffenen Areale leicht ausgeschliffen und poliert werden. Bei ausgeprägten Fällen kann man im Frontzahnbereich Aufbauten mit Komposit eingliedern, im Seitenzahnbereich Kronen. Auch fluorotische Zähne müssen entsprechend präventiv betreut werden (Hypomineralisation).

Ausgewählte Literatur

Das vollständige Literaturverzeichnis finden Sie auf unserer Homepage www.urbanfischer.de/Zahnmedizin/Kinderzahnheilkunde.

[2] Arx, Th. von: Mesiodens – klinische, radiologische und chirurgisch-therapeutische Aspekte. Schweiz. Monatsschr. Zahnmed. 100, 4 (1990).
[9] Fleischer-Peters, A., Quast, U.: Klinisch-röntgenologische Untersuchungen über Art und Häufigkeit von Zahnanomalien. Dt. Zahnärztebl. 24, 255 (1970).
[17] Hülsmann, M.: Der Dens invaginatus – Ätiologie, Inzidenz und klinische Besonderheiten (I). Eine Übersicht. Schweiz. Monatsschr. Zahnmed. 105, 765 (1995).
[18] Hülsmann, M.: Therapie des Dens invaginatus. Ein klinisches Konzept zur Prävention und Therapie bei Zähnen mit einem Dens invaginatus. Schweiz. Monatsschr. Zahnmed. 105, 1323 (1995).
[32] Schroeder, H. E: Pathobiologie oraler Strukturen: Zähne, Pulpa, Parodont. Karger, Basel 1983.

18 Das Frontzahntrauma bei Kindern und Jugendlichen – Diagnostik und Therapie

von Michael Hülsmann

Inhaltsübersicht

18.1 Einleitung

Traumatische Verletzungen der Frontzähne treten bei Kindern und Jugendlichen zunehmend häufiger auf, im Milch- und Wechselgebiss ebenso wie in der bleibenden Dentition. Verkehrsunfälle – mit zunehmender Tendenz insbesondere Fahrradunfälle und Stürze von Inline-Skatern –, die wachsende Beliebtheit von Kampf- und Schlagstocksportarten sowie gewalttätige Auseinandersetzungen in den Schulpausen sind einige der wichtigsten Faktoren, die zu diesem Zuwachs beitragen.

Dentale Traumata stellen durchweg sehr komplexe Verletzungen des stomatognathen Systems dar: in jedem Fall sind mehrere Strukturen betroffen (Zahnhartsubstanzen, Pulpa, Parodont und Kieferknochen) und eine große Anzahl hochdifferenzierter Zellen dieser Strukturen involviert. Da diese Zellen sehr unterschiedlich auf Traumata reagieren, und auch ihre Regenerationsfähigkeit sehr unterschiedlich ist (qualitativ, quantitativ, zeitlich), resultiert in jedem Fall ein individueller Heilungsverlauf, der sich ebenfalls sehr komplex gestalten kann [10]. Von entscheidender Bedeutung für die Prognose ist vor allem die Fähigkeit des Zahnarztes zu einer schnellen, sofortigen fachgerechten Diagnostik und Therapie (Abb. 18-1).

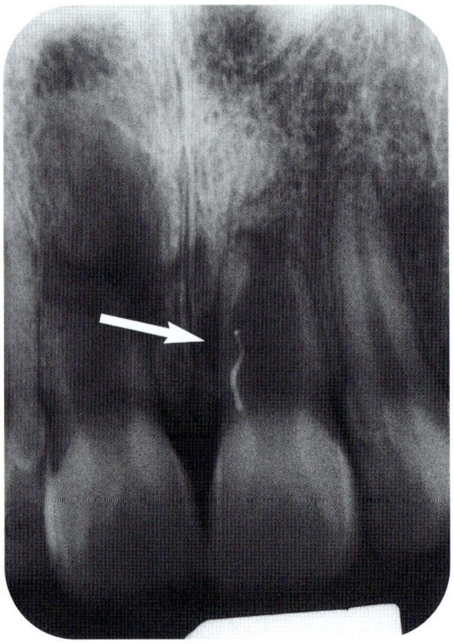

Abb.18-1 16-jähriger Patient. Zustand acht Jahre nach nicht behandeltem Frontzahntrauma. Zahn 11: Parodontitis apicalis und ausgedehnte Resorptionserscheinung. Zahn 21: Parodontitis apicalis, entzündliche Resorptionen mit lateraler Perforation (Pfeil) und Fistelbildung (Guttaperchastift im Fistelgang). Eine langfristige Zahnerhaltung ist fraglich.

18.2 Epidemiologie

Prospektiv angelegte Longitudinalstudien zur Epidemiologie des dentalen Traumas legen die Vermutung nahe, dass nahezu 30% aller Kinder Traumata unterschiedlicher Schweregrade im Milchgebiss erleiden und weitere 20% in den jungen Jahren der bleibenden Dentition [6, 8, 10]. Dies wird durch zahlreiche Querschnittsstudien in der Tendenz bestätigt [35]. Altersgipfel liegen zwischen dem zweiten und dritten sowie zwischen dem siebten und elften Lebensjahr, Jungen sind häufiger betroffen als Mädchen [10, 35]. Aufgrund ihrer exponierten Stellung sind vorwiegend die zentralen Oberkiefer-Incisivi involviert (in zwei Dritteln der Fälle), gefolgt von den mittleren Unterkiefer-Frontzähnen und den seitlichen Ober- und Unterkiefer-Schneidezähnen.

18.3 Präventive Maßnahmen

Durch adäquate präventive Maßnahmen kann ein Teil der traumatischen Zahnverletzungen verhindert oder zumindest deren Folgen deutlich abgeschwächt werden. Hierzu gehören u.a.: Verhaltensmaßregeln, das Tragen konfektionierter oder individuell hergestellter Mundschützer bei Ausübung von Risikosportarten (z.B. Hockey, Eishockey, Boxen, Basketball, Skating, Handball), das Einleiten einer kieferorthopädischen Korrektur bei Vorliegen ausgeprägter Protrusionen der OK-Front sowie die Korrektur eines inkompetenten Lippenschlusses. Wo dies möglich ist, sollten Eltern oder Aufsichtspersonen über die notwendigen Sofortmaßnahmen nach traumatischer Zahnschädigung informiert werden [32].

In Schwimmbädern, Sporthallen und Schulen wäre die Bereithaltung von **Zahnrettungsboxen** (Abb. 18-2) wünschenswert, die bei vollständiger Luxation die Zwischenlagerung der luxierten Zähne in einer adäquaten Nährlösung ermöglichen und die Prognose

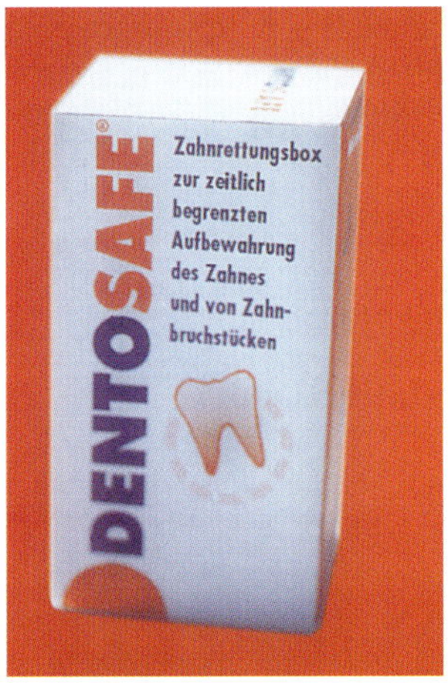

Abb. 18-2 Zahnrettungsbox (Medice, Iserlohn). Die Box enthält eine Nährlösung aus Glukose, Aminosäuren, Vitaminen und Spurenelementen, die ein Überleben der Desmodontalzellen über ca. 24 h gewährleisten sollen.

einer Replantation deutlich verbessern. Diese Rettungsboxen werden auch von einigen Apotheken bereitgehalten und können im Notfall dort rezeptfrei erworben werden.

18.4 Anamnese und Diagnostik nach Zahntrauma

18.4.1 Dokumentation der Unfallgeschichte

In vielen Fällen führt der Weg des Patienten nach einem Trauma zuerst zum Zahnarzt, da die betroffenen Zähne größte Beschwerden bereiten, oder für die Eltern die Kronenfrakturen o.Ä. die am deutlichsten sichtbaren Folgen des Unfalls darstellen. Der Zahnarzt als Erstbehandler muss daher zunächst durch sorgfältige Erhebung der Anamnese weitergehende und schwerwiegendere Unfallfolgen (Knochenfrakturen, Commotio cerebri, innere Verletzungen) ausschließen bzw. deren umgehende Behandlung veranlassen. Durch gezielte Fragen (Blutungen, Schwindel, Bewusstlosigkeit, Erbrechen, Benommenheit, Sehstörungen) werden internistische, chirurgische oder neurologische Unfallfolgen ausgeschlossen, die eine sofortige Überweisung an einen Facharzt oder eine Fachklinik erfordern würden. In jedem Fall muss nach der **Tetanusprophylaxe** gefragt und bei Bedarf eine Auffrischung in die Wege geleitet werden.

Da Zahntraumata nicht selten ein versicherungsrechtliches oder juristisches Nachspiel haben, obliegt dem **Erstbehandler** die Erstellung einer ausführlichen Dokumentation und Anamnese, die – soweit nicht bereits polizeilich festgestellt – Unfallverlauf und -ursache und sämtliche diagnostizierbaren Unfallfolgen beinhalten sollte. Hierfür kann der Untersucher auf standardisierte Protokollbögen zurückgreifen (s. Anhang 18-1).

Es ist nicht selten, dass die Patienten aufgrund des Unfallschocks jede Diagnostik bzw. Therapie verweigern. Hier ist vom Behandler ein gewisses psychologisches Geschick gefordert, um dennoch die dringend notwendigen diagnostischen und therapeutischen Schritte unternehmen zu können (s. auch Kap. 22 „Psychologische und organisatorische Aspekte einer Zahnarztpraxis für Kinder").

18.4.2 Extraorale Untersuchung

Eine extraorale Untersuchung schließt sich an, um Verletzungen der Haut und Weichteile zu erkennen. Extraorale Verletzungen können – in Kombination mit Informationen über den Unfallhergang – bereits den Verdacht auf bestimmte intraorale Traumaschäden lenken: So sind beispielsweise sturzbedingte Kinnverletzungen nicht selten mit Kiefergelenkfrakturen assoziiert (Abb. 18-3a und b).

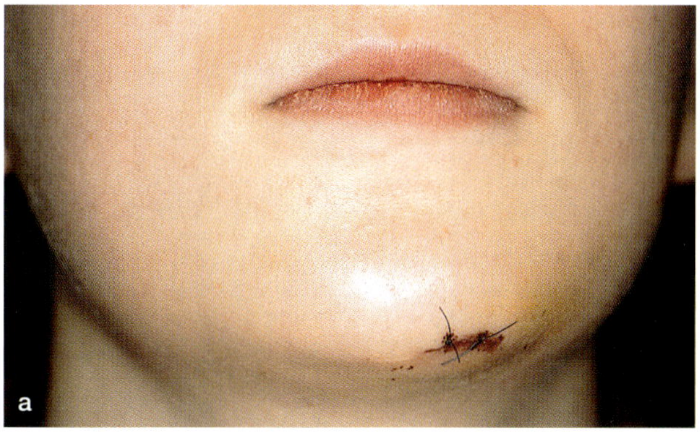

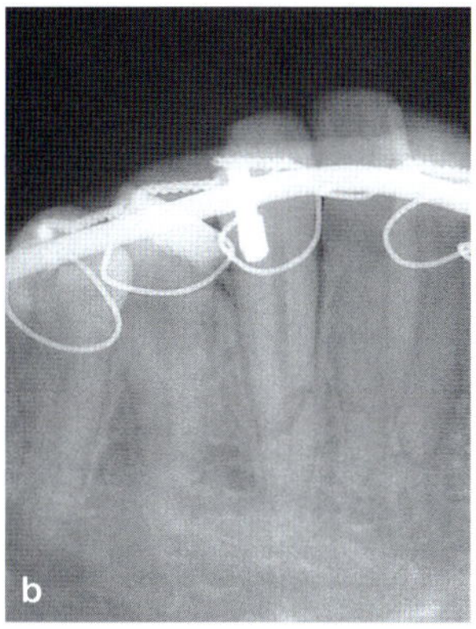

Abb. 18-3a Die (bereits versorgte) extraorale Verletzung nach Sturz auf den Fahrradlenker rechtfertigt bereits die Verdachtsdiagnose auf eine Kiefergelenkfraktur. Röntgenologisch ergab sich eine beidseitige Kondylusfraktur.

Abb. 18-3b Zusätzlich zeigten sich röntgenologisch Wurzelfrakturen in der Unterkieferfront.

18.4.3 Intraorale Untersuchung

Es wird sowohl der Zustand der Weichgewebe, der knöchernen Strukturen (Mandibula, Kiefergelenke, Alveolarfortsatz usw.) als auch der Zähne und des umgebenden Parodonts untersucht. An den Zähnen erfolgt eine Kontrolle auf Verluste an Zahnhartsubstanz, Stellungsanomalien (Intrusion, Extrusion, seitliche Verlagerung) und den Lockerungsgrad [19].

Alle Untersuchungsgänge müssen immer die benachbarten Zähne mit einbeziehen und dürfen nie ausschließlich auf den traumatisierten Zahn begrenzt sein, da Unterschiede in der Reizantwort ein wichtiges diagnostisches Kriterium darstellen und auch Seitenzähne mitbeteiligt sein können (Abb. 18-4).

18.4.4 Sensibilitätsprüfung

Der Sensibilitätsprüfung mit Kälte oder Strom kommt direkt im Anschluss an ein Trauma nur ein sehr begrenzter Wert zu: Eine noch positiv reagie-

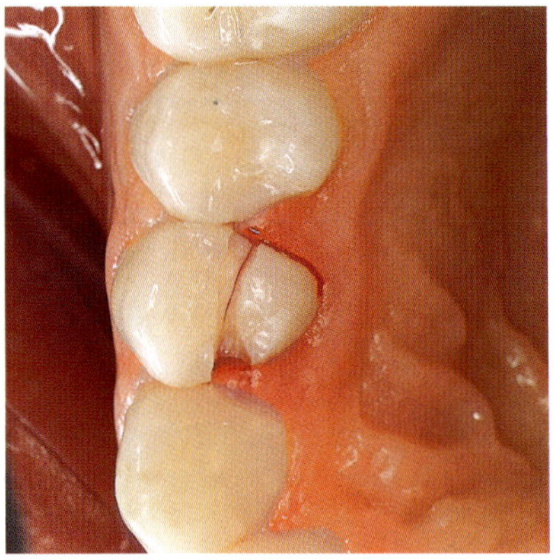

Abb. 18-4 Zusätzliche mesial-distale Vertikalfraktur eines Prämolaren nach Trauma der Frontzahnregion.

rende Pulpa kann durchaus bereits irreversibel geschädigt sein, eine negative Reizantwort erweist sich häufig als reversibel.

Sensibilitätskontrollen müssen in kurzen Abständen nach dem Trauma (drei Tage, eine Woche, zwei Wochen, zwei Monate, bis zu einem Jahr) wiederholt werden.

Kommt es zusätzlich zur negativen Reizantwort einige Zeit nach dem Trauma zur (bräunlich-dunklen) Verfärbung des Zahns und/oder sind röntgenologisch pathologische Veränderungen zu erkennen (Parodontitis apicalis, externe Resorptionen), kann sicher von einer **Pulpanekrose** ausgegangen werden. Direkt posttraumatisch auftretende periapikale Veränderungen können lediglich transienter Natur sein [3]. Eine eher rötliche Verfärbung direkt im Anschluss an das Trauma kann auf eine intrapulpale Blutung nach Gefäßruptur zurückzuführen sein und ist häufig reversibel.

Die meisten posttraumatischen Pulpanekrosen können innerhalb von etwa vier Monaten diagnostiziert werden. Das sicherste Anzeichen für eine Pulpanekrose ist das gleichzeitige Vorliegen von periapikaler Veränderung und koronaler Verfärbung [25] (Tab. 18-1).

18.4.5 Röntgendiagnostik

„Der Verzicht auf die Anfertigung von Röntgenaufnahmen bei Verdacht traumatischer Zahnschädigung ist nicht entschuldbar" [28].

Die Röntgenuntersuchung nach einem dentalen Trauma umfasst zunächst die Anfertigung einer Übersichtsaufnahme sowie gezielter Einzelzahnauf-

Tabelle 18-1 Diagnostik bei traumatischen Zahnverletzungen.

Diagnostik nach dentalem Trauma	
1. Zeitpunkt des Unfalls	Zeitspanne bis zur Erstbehandlung kann therapeutische und prognostische Konsequenzen haben
Unfallhergang	Art der Traumaeinwirkung auf den Zahn gibt Aufschluss über das Ausmaß der Verletzung (Sturz auf das Kinn → Intrusion, mögl. Kiefergelenkfrakturen; Schlag auf die Lippe → laterale Luxation)
2. Allgemeinzustand nach dem Unfall	Bewusstlosigkeit, Erbrechen, Schwindelgefühle, Gleichgewichtsstörungen, Sehstörungen, retrograde Amnesie, Nackenschmerzen, Bewegungsschmerz und -einschränkung u.a. sind Anzeichen für innere Verletzungen, die einer sofortigen fachärztlichen Abklärung bedürfen
Tetanusprophylaxe	bei Bedarf: Auffrischung
3. Extraorale Diagnostik	Knochenfrakturen, Weichteilverletzungen, Mittelgesichtsfrakturen, Nasenfraktur usw.
4. Intraorale Diagnostik	Mundöffnung, Unterkiefermobilität, Gelenkfrakturen
Verletzungen der Weichgewebe	Zunge, Mundboden, Lippe, Gingiva, Gaumen, Schleimhäute
Knochenfrakturen	Kiefergelenk, Alveolarfortsatz, Mandibula
Zahnreihe	Mobilität der Zähne Hartsubstanzschäden Pulpaeröffnung Okklusion Stellungsveränderungen: Intrusion, Extrusion, seitl. Verlagerung, Sensibilitätsprüfung, Verfärbungen, Sulkusblutung

Tabelle 18-2 Röntgendiagnostik nach dentalem Trauma.

Orthopantomogramm
Kiefergelenkfrakturen, Alveolarfortsatzfrakturen, Mandibulafrakturen
Zahnfilm
– Alveolarfortsatzfrakturen, Wurzelfrakturen, Dentinrisse, Kronenfrakturen, Größe und Ausdehnung der Pulpa, Dicke der Dentinschicht zwischen Pulpa und koronaler Frakturlinie
– Stand des Wurzelwachstums
– Verlagerung des Zahns (Intrusion, seitliche Verlagerung, Extrusion)
– Lagebeziehung von Milchzahn und bleibendem Zahn

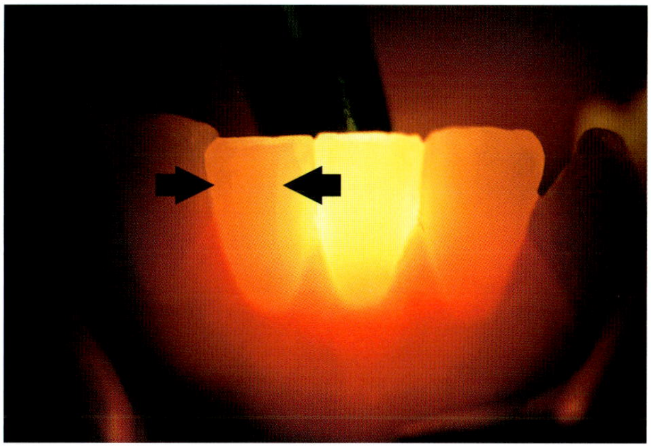

Abb. 18-5 Mit Hilfe einer Kaltlichtsonde können Schmelzrisse demaskiert werden (Pfeile).

nahmen der geschädigten Region(en). Zur Diagnostik der Frontzähne (Frakturen, Beurteilung des Parodontalspalts, Stand des Wurzelwachstums, Periapikalregion) reicht die Orthopantomogrammaufnahme alleine nicht aus (Tab. 18-2).

Zur Diagnostik von Dislokationen und Wurzelfrakturen kann zusätzlich eine Aufbissaufnahme [12] oder ein Status X angefertigt werden. Bei Bedarf sind weitere Spezialaufnahmen (z.B. Kiefergelenkaufnahmen) anzufertigen oder der Patient ist an einen entsprechenden Facharzt zu überweisen.

18.5 Klassifikation und Therapie der traumatischen Zahnverletzungen

Ziele der Therapie traumatischer Zahnverletzungen sind in erster Linie die Erhaltung des geschädigten Zahns und die dauerhafte Erhaltung seiner Vitalität. Ist Letzteres nicht möglich, sollte das Augenmerk auf die Erzielung eines Abschlusses des Wurzelwachstums und die Vermeidung von Folgeschäden gerichtet werden.

Bei jeder Klassifizierung muss die Komplexität des Traumas berücksichtigt werden. In den meisten Fällen liegen **mehrere einzelne Befunde** vor (z.B. Schmelz-Dentinfraktur und extrusive Luxation, Intrusion ohne Hartsubstanzschaden, usw.) [19]. Für die Prognose des verunfallten Zahns ist daher die Bewertung der Hartsubstanzschäden und des momentanen Pulpazustandes nicht ausreichend. Eine intakte Krone kann darauf zurückzuführen sein, dass die gesamte einwirkende Kraft auf den Zahnhalteapparat übertragen wurde (Intrusion, Luxation) oder eine Wurzelfraktur vorliegt. Vielfach entscheiden Art und Umfang der Luxation, die erheblich schwieriger zu diagnostizieren sind, über die Prognose der Pulpavitalität oder gar der Zahnerhaltung. So sind beispielsweise die Chancen der Vitalerhaltung bei einer reinen Schmelz-Dentin-Fraktur mit Pulpaeröffnung erheblich besser als bei einer reinen Intrusionsverletzung, die fast immer zur Pulpanekrose führt [9], oder einer partiellen Luxation, die entzündliche Resorptionen zur Folge haben kann.

18.5.1 Schmelzinfrakturen

Es handelt sich um unvollständige Schmelzfrakturen ohne Verlust an Zahnhartsubstanz, eine Therapie ist daher in den meisten Fällen nicht notwendig. Spätfolgen wie Pulpanekrosen o.Ä. treten selten auf. Zur Diagnostik ist die Anwendung einer Kaltlichtsonde hilfreich (Abb. 18-5). Regelmäßige Kontrollen der Sensibilität sind zu empfehlen.

18.5.2 Schmelzfrakturen

Die Therapie reiner Schmelzfrakturen besteht im Ersatz der verloren gegangenen Hartsubstanz durch eine Kompositfüllung oder dem Glätten und der sorgfältigen Politur der Frakturfläche. Auch hier muss regelmäßig die Vitalität mittels Röntgenbild und Sensibilitätstests überprüft werden. Zu beachten ist, dass in diesen Fällen häufig das Parodont erheblich stärker in Mitleidenschaft gezogen ist als die Zahnhartsubstanzen.

18.5.3 Schmelz-Dentin-Frakturen

Unkomplizierte Schmelz-Dentin-Frakturen

Es kommt zum Verlust von Schmelz und Dentin ohne Freilegung der Pulpa. Da aber die Gefahr der Infektion der Pulpa besteht, muss die Dentinwunde

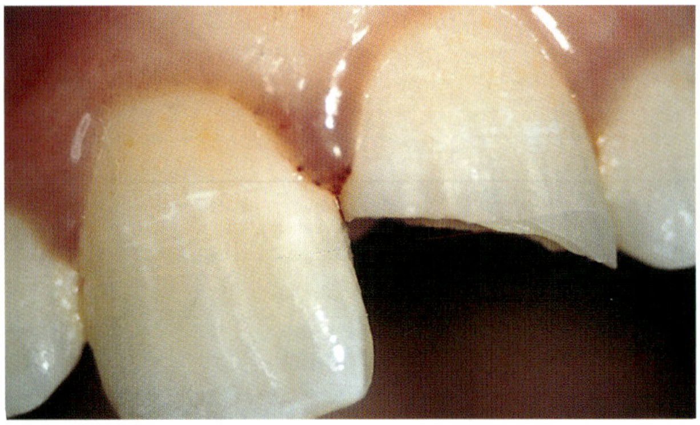

Abb. 18-6a Komplizierte Schmelz-Dentin-Fraktur mit Pulpaeröffnung an Zahn 21.

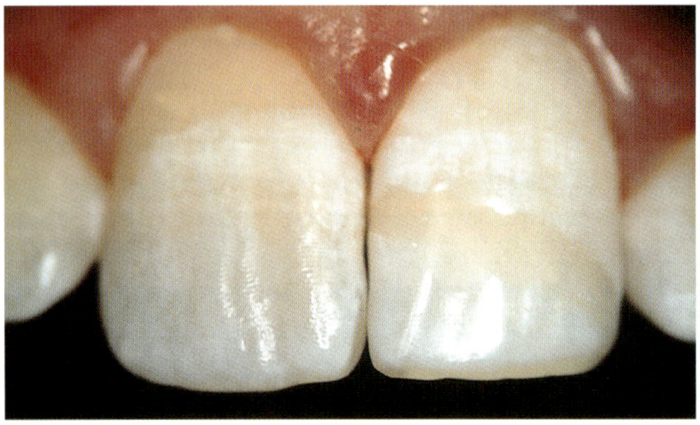

Abb. 18-6b Das Fragment wurde vom Patienten mitgebracht und nach partieller Pulpotomie umgehend mit Hilfe der Schmelz-Ätz-Technik wiederbefestigt.

umgehend abgedeckt werden. Dies kann zunächst mit Hilfe von Provisorien (Frasaco-strip-Kronen, kieferorthopädische Bänder) oder einer Abdeckung mit einem Kompomer geschehen. Falls der Zustand des Patienten dies zulässt, kann aber auch sofort eine definitive Kompositfüllung unter Anwendung der Schmelz-Ätz-Technik gelegt werden. Eine Nichtversorgung führt zu einer erhöhten Rate von Pulpanekrosen. Nach ein bis zwei Wochen sollte die definitive Versorgung erfolgen. Konnte das frakturierte Segment gerettet werden, ist die adhäsive Wiederbefestigung unter Verwendung eines Dentinhaftvermittlers und der Schmelz-Ätz-Technik möglich [9, 10] (Abb. 18-6a und b). Die Überlebensdauer adhäsiv wiederbefestigter Fragmente scheint jedoch begrenzt zu sein [5].

Komplizierte Schmelz-Dentin-Frakturen mit Pulpafreilegung

Bei einer traumatischen Pulpaeröffnung besteht das Risiko einer bakteriellen Kontamination der Pulpa (Abb. 18-7). Die Therapie besteht in der Regel in einer partiellen **Pulpotomie,** bei der die Pulpa etwa 2 mm

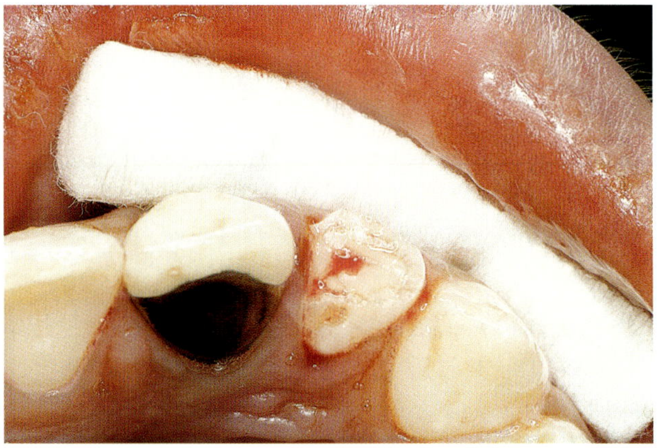

Abb. 18-7 Komplizierte Schmelz-Dentin-Fraktur mit Pulpaeröffnung. Eine partielle Amputation ist hier einer direkten Überkappung vorzuziehen.

unterhalb der Freilegungsstelle amputiert wird. Eine Pulpotomie ist auch nach längerer Exposition im Mundhöhlenmilieu und großflächiger Pulpafreilegung noch sehr erfolgversprechend (Abb. 18-8a und b). Bei Bedarf kann die Amputationsstelle bis in den Bereich des Wurzelkanaleingangs verlegt werden (zervikale Amputation) (zur Technik s. S. 253). Generell ist die Prognose zur Vitalerhaltung bei noch nicht abgeschlossenem Wurzelwachstum besser als bei vollständig ausgebildeten Wurzeln [10].

18.5.4 Apexifikation

Ist die Vitalerhaltung der Pulpa eines Zahns mit nicht abgeschlossenem Wurzelwachstum nicht möglich (Pulpitis totalis, Pulpanekrose) und eine **Apexo-**

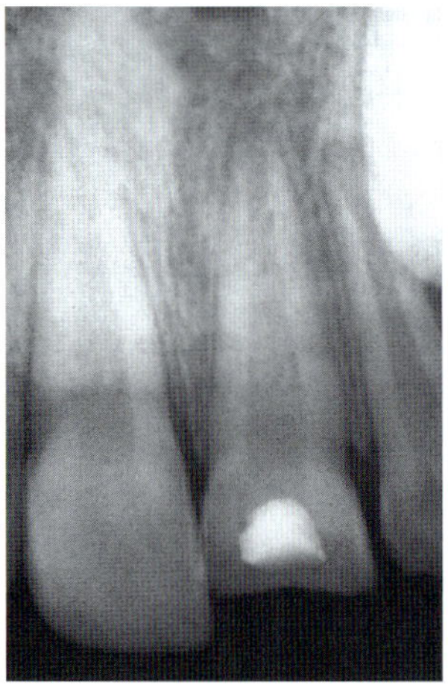

Abb. 18-8a Röntgenkontrolle nach partieller Pulpotomie an Zahn 21.

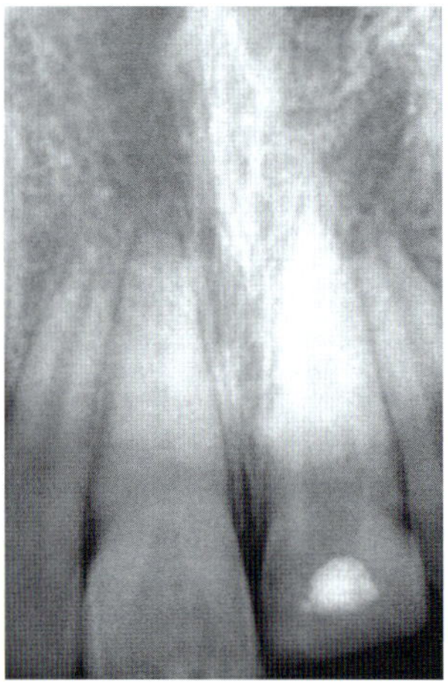

Abb. 18-8b Die Pulpa blieb nach der Amputation vital, es kam zum regulären Abschluss des Wurzelwachstums (Apexogenese).

genese somit nicht mehr wahrscheinlich, ist die **Apexifikation,** die medikamentöse Induktion eines apikalen Hartgewebeverschlusses, die Therapie der Wahl.

Unter Kofferdam wird die Pulpa oder das nekrotische Material aus dem Wurzelkanalsystem entfernt. Nach Anfertigung einer Röntgenmessaufnahme wird der apikal offene Wurzelkanal bis 1 mm vor seinen apikalsten Punkt aufbereitet. Eine Überinstrumentation ist unbedingt zu vermeiden, da sie heftige postoperative Schmerzen provozieren und den Erfolg der eingeleiteten Therapie gefährden kann.

Der Wurzelkanal wird unter intensiver Spülung (1–3% NaOCl) sorgfältig aufbereitet, alle Anteile der Wurzelkanalwand sollten gleichmäßig bearbeitet werden („circumferential filing"), ohne eine übermäßige Schwächung der verbleibenden Zahnsubstanz herbeizuführen. Der Wurzelkanal wird mit einer temporären, medikamentösen Einlage mit Kalziumhydroxid versorgt [18]. Kalziumhydroxidpulver wird mit destilliertem Wasser zu einer Paste mit sahniger Konsistenz angerührt und mit abgeplatteten Stopfinstrumenten (Pluggern) bis zum Apex kondensiert. Ein dichter koronaler Verschluss der Kavität (Adhäsivtechnik) ist unabdingbar, um eine Bakterieninvasion auszuschließen.

Nach vier bis acht Wochen erfolgt der erste Wechsel der Einlage, der in etwa dreimonatigen Abständen so lange wiederholt wird, bis eine dichte apikale Hartsubstanzbarriere ertastet werden kann. Röntgenologisch ist dieser Hartsubstanzverschluss nicht immer ausreichend gut zu erkennen, so dass dem Tastbefund die entscheidende Rolle bei der Bestimmung des Zeitpunkts für die definitive Füllung des Wurzelkanals zukommt [16, 17 ,18].

Anatomisch und histologisch kann die **apikale Hartsubstanzbarriere** unterschiedliche Formen annehmen: Weiteres Längenwachstum, Ausbildung einer apikalen Kappe oder eines apikalen Querverschlusses bei verkürzter Wurzellänge oder auch ein Querverschluss innerhalb des Kanals. Auch die histologische Zusammensetzung des Verschlusses variiert sehr stark: Osteozement, Osteodentin, Zement, tubuläres Dentin, Knochen oder eine Mischung aller dieser Bestandteile, häufig durchzogen von Gewebesträngen [18] (Abb. 18-9a und b).

Die **Dauer** der Therapie beträgt, abhängig vom Alter des Patienten und Stand des Wurzelwachstums, fünf bis über 30 Monate. Die Erfolgsquote wird mit weit über 90% angegeben [14].

Da es während der Apexifikationstherapie überdurchschnittlich häufig zu Kronen-Wurzel-Frakturen kommt, wird empfohlen, die Stabilität des Zahns durch eine bis in den koronalen Teil des Wurzelkanals reichende, mittels Adhäsivtechnik eingebrachte Kompositfüllung zu erhöhen [27, 31, 34].

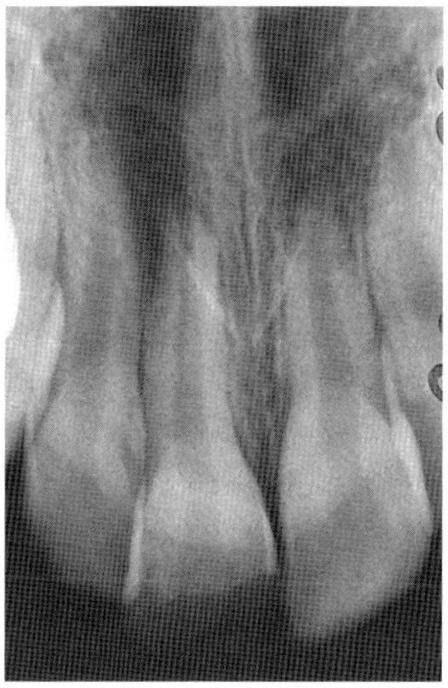

Abb. 18-9a Zustand nach Pulpanekrose an Zahn 11 mit nicht abgeschlossenem Wurzelwachstum.

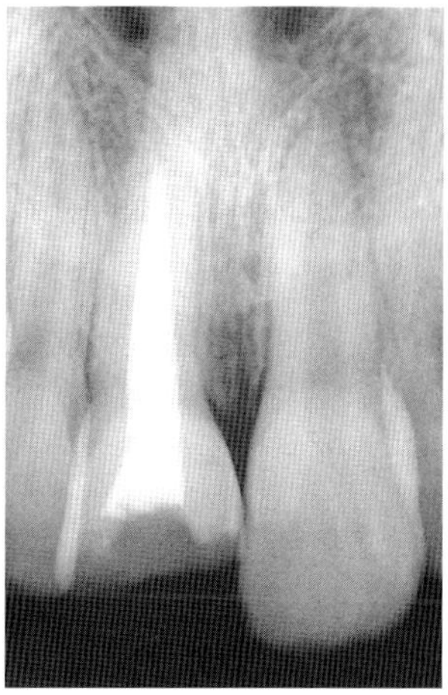

Abb. 18-9b Röntgenkontrolle nach Apexifikationstherapie und definitiver Wurzelkanalfüllung.

18.5.5 Wurzelfrakturen

Die Häufigkeit von Wurzelfrakturen, zumeist Wurzelquerfrakturen, nach einem Frontzahntrauma beträgt 1–7% [6, 7]. Die Therapie richtet sich nach der Lage des Frakturspalts, dem Stand des Wurzelwachstums und der Vitalität der Pulpa, die Prognose hängt zudem vom Ausmaß der Luxation des koronalen Fragments ab [24].

Bei Wurzelfrakturen im **koronalen Wurzeldrittel** ist zumeist die Entfernung des Kronenfragments unausweichlich. Die verbleibende Wurzel kann in einzelnen Fällen – eventuell nach kieferorthopädischer oder chirurgischer Extrusion oder einer Osteoplastik – zur prothetischen Versorgung benutzt werden, ansonsten wird sie ebenfalls entfernt (Abb. 18-10).

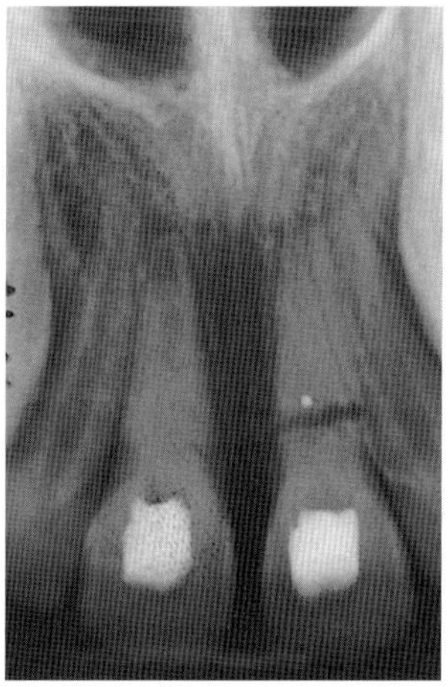

Abb. 18-10 Traumatische Querfraktur im koronalen Wurzeldrittel mit palatinaler Dislokation. Beide Fragmente müssen entfernt werden.

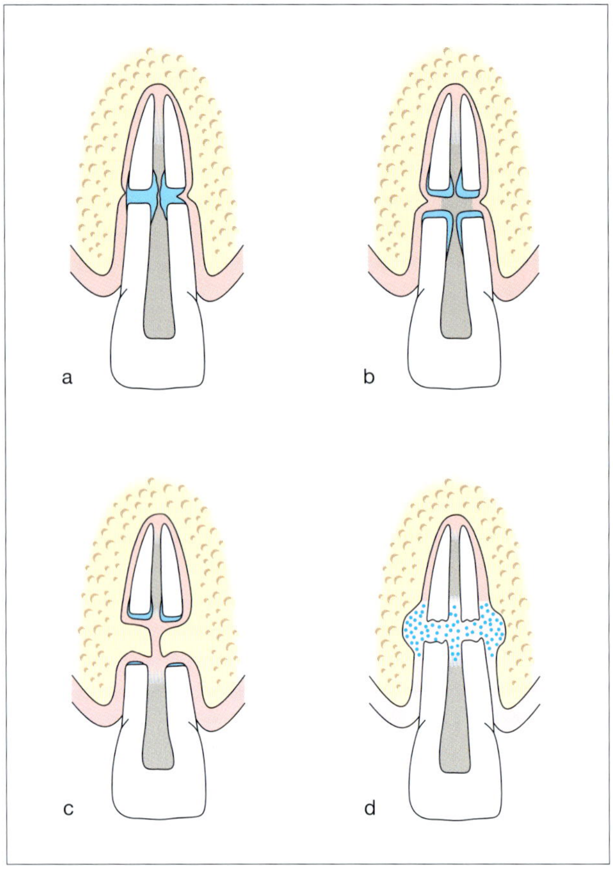

Abb. 18-11 Schematische Darstellung der Möglichkeiten des Heilungsverlaufs nach Wurzelfraktur (aus [23]).
a) Ausfüllung des Bruchspalts durch Hartsubstanz.
b) Einlagerung von Bindegewebe.
c) Knöcherne und bindgewebige Reparation.
d) Verbreiterung der Wurzelfraktur durch Granulationsgewebe zwischen den Fragmenten.

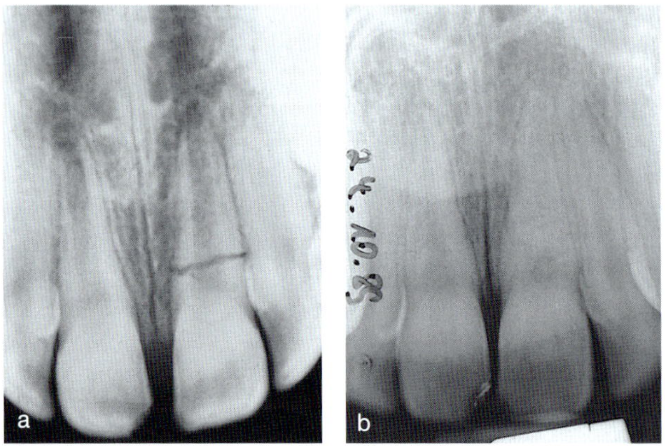

Abb. 18-12a und b
a) Zustand nach Trauma: Wurzelfraktur an Zahn 21.
b) Kontrolle nach sechs Jahren: Der Zahn reagiert positiv auf den Sensibilitätstest und weist eine physiologische Beweglichkeit auf. Das Röntgenbild gibt keine Anhaltspunkte für pathologische Veränderungen. Es besteht kein Behandlungsbedarf, lediglich regelmäßige Röntgenkontrollen und Sensibilitätsprüfungen sind notwendig. Es handelt sich um eine Frakturheilung durch Interposition von Dentin und Wurzelzement.

Liegt der Frakturspalt im **mittleren oder apikalen Wurzeldrittel,** wird der koronale Anteil zunächst vorsichtig reponiert und der Zahn mittels einer Schiene für etwa zwei bis drei Monate immobilisiert. In etwa 17–44% der Fälle kommt es zur Pulpanekrose [8], in den meisten Fällen innerhalb der ersten fünf Monate [26]. Bei nicht abgeschlossenem Wurzelwachstum besteht eine Chance der Vitalerhaltung, der Apexogenese und der Wiederverbindung der Fragmente.

Die **Frakturheilung** kann sich in unterschiedlichen Varianten vollziehen (Abb. 18-11):
- Einlagerung von Hartgewebe (Dentin und Zement) in den Frakturspalt (Abb. 18-12)
- Interposition von parodontalem Ligament
- Einlagerung von parodontalen Fasern und Knochen.

Das **Einwachsen von Granulationsgewebe** [7, 9] ist hingegen als Misserfolg anzusehen.

Sind bei abgeschlossenem Wurzelwachstum und negativem Sensibilitätstest röntgenologisch keine periapikalen Veränderungen um das apikale Fragment herum zu erkennen, so kann die endodontische Behandlung des koronalen Zahnanteils ausreichend sein (Abb. 18-13) [9, 15, 26]. Das apikale Fragment kann vital bleiben oder einer knöchernen Ersatzresorption unterliegen. Regelmäßige Röntgenkontrollen der apikalen Region sind obligat.

Bei Pulpanekrose in beiden Fragmenten bleibt zumeist nur die Entfernung des apikalen Fragments mit oder ohne gleichzeitige Resektion des wurzelkanalgefüllten koronalen Zahnanteils.

Die Prognose und der Heilungsmodus von Zähnen mit **Wurzelquerfrakturen** hängen neben der Lage der Fraktur vor allem vom Ausmaß der Dislokation der Fragmente, dem Stand des Wurzelwachstums, einer möglichen Infektion von Pulpa und Zahnhalteapparat und der Qualität der Schienung ab. Die Überlebensquote horizontal frakturierter Zähne wird mit

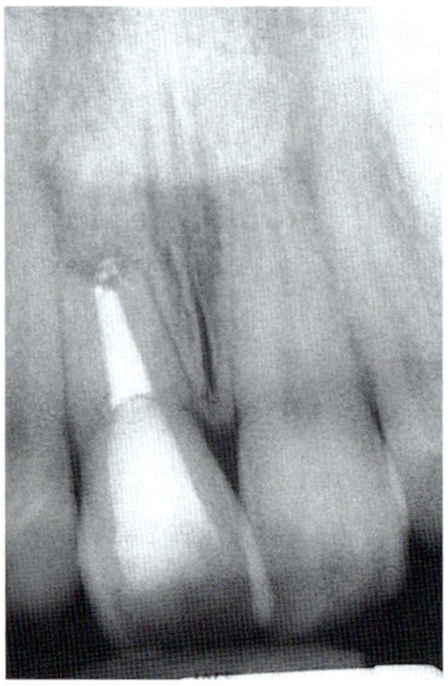

Abb. 18-13 Zustand nach Wurzelfraktur mehrere Jahre vor Behandlungsbeginn. Da das apikale Fragment keinerlei Anzeichen pathologischer Veränderung zeigt, wird nur der koronale Zahnanteil endodontisch behandelt. Das apikale Fragment unterliegt einer knöchernen Ersatzresorption.

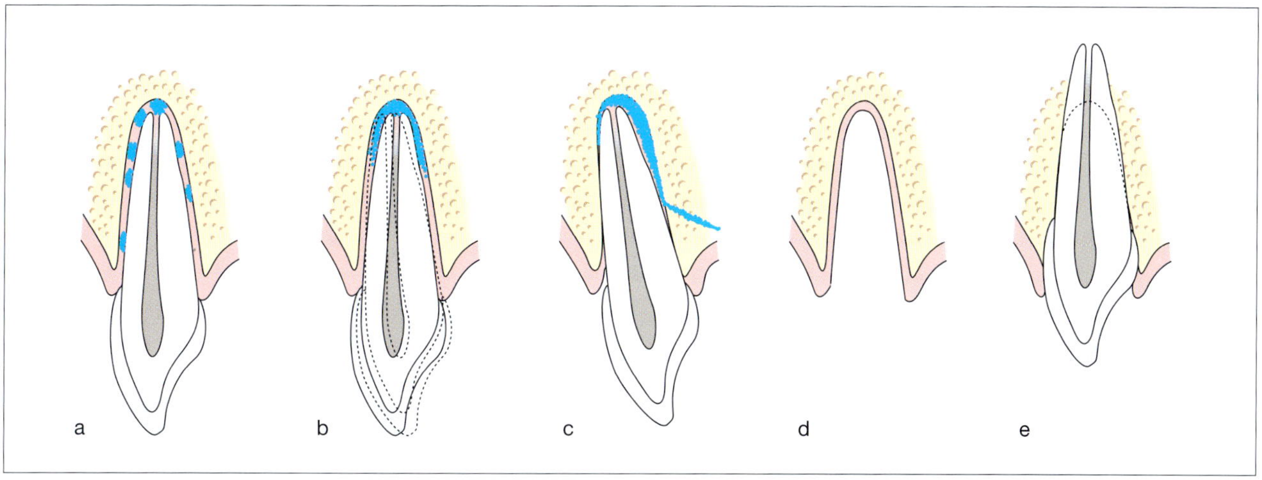

Abb. 18-14 Schematische Darstellung der unterschiedlichen Luxationsverletzungen (aus [23]).
a) Kontrusion.
b) Luxation ohne Dislokation (Subluxation).
c) Partielle periphere Luxation mit Dislokation.
d) Totale periphere Luxation (Exartikulation).
e) Zentrale Luxation (Intrusion).

über 70% angegeben [13, 38]. Je ausgeprägter die Dislokation des koronalen Anteils ist, umso wahrscheinlicher ist eine bindegewebige Frakturheilung [4].

18.5.6 Verletzungen des Zahnhalteapparates

Jedes Frontzahntrauma stellt eine kombinierte dento-alveoläre Verletzung dar. Für die Prognose des Zahns ist in vielen Fällen das Ausmaß der Schädigung des Zahnhalteapparats maßgeblicher als die erkennbaren Hartsubstanzschäden.

Die Verletzungen des Zahnhalteapparates werden unterteilt in (Abb. 18-14):

- **Kontusion und Konkussion:** Stauchung oder Erschütterung des Zahns in der Alveole. Es kann eine geringfügig erhöhte Mobilität vorliegen, aber keine Lageveränderung des Zahns. Als Spätfolgen können in 5–10% der Fälle Pulpanekrose oder Obliteration sowie externe Resorptionen auftreten [10].
- **Luxation ohne Dislokation** *(Subluxation):* Starke Lockerung des Zahns ohne Lageveränderung: Häufige Spätfolgen sind Resorption, Obliteration und Pulpanekrose (ca. 15%) [10].
- **Zentrale Luxation (Intrusion):** Der Zahn ist in die Alveole hineingedrückt (Abb. 18-15). Bei nicht abgeschlossenem Wurzelwachstum wird der Zahn lediglich mit einer Zange aus seiner Verblockung im Knochen gelöst und die spontane Wiedereinstellung abgewartet. Bei abgeschlossenem Wurzelwachstum ist eine spontane Wiedereinstellung unwahrscheinlich, der Zahn wird chirurgisch oder kieferorthopädisch repositioniert. Die Chancen einer Vitalerhaltung betragen bei abgeschlossenem Wurzelwachstum weniger als 10%, bei noch offenem Apex ca. 40% [7, 10].

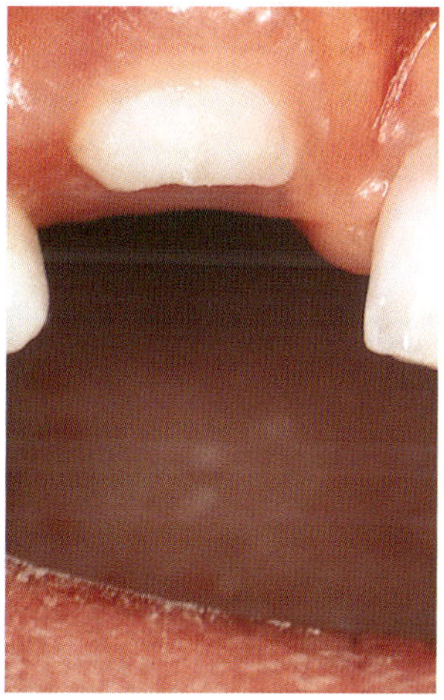

Abb. 18-15 Intrusion eines bleibenden zentralen Schneidezahns. Kommt es nicht zur spontanen Reeruption, muss der Zahn kieferorthopädisch oder chirurgisch wieder extrudiert werden. Um die Reeruption zu fördern, wird der Zahn mit einer Zange vorsichtig aus seiner Verblockung im Knochen gelockert.

- **Partielle periphere Luxation mit Dislokation (laterale oder extrusive Luxation):** Der Zahn ist so in seiner Alveole verlagert, dass es zu Schäden am parodontalen Ligament (Faserabriss, Knochenstauchung) und am Foramen apikale (möglicher Abriss des Gefäß-Nerven-Stranges) gekommen ist. Neben Pulpanekrosen (bei abgeschlossenem Wurzelwachstum: > 70%) treten häufig externe Resorptionen (> 30%) und Obliterationen des Endodonts auf [10]. Die Therapie besteht in vorsichtiger manueller Repositionierung und einer Schienung für mindestens drei bis vier Wochen (Abb. 18-16).

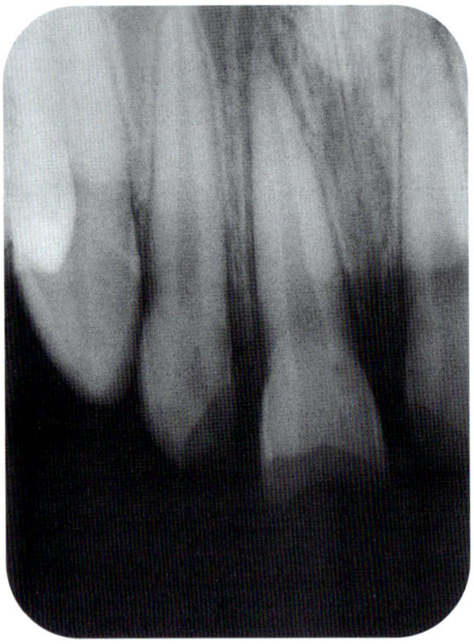

Abb. 18-16 Schmelz-Dentin-Fraktur an Zahn 11 mit partieller peripherer Luxation. Die ungleichmäßige Erweiterung des Parodontalspalts, der nach apikal breiter wird, deutet auf die Dislokation hin.

- **Totale periphere Luxation (Avulsion, Exartikulation):** Der Zahn ist vollständig aus der Alveole entfernt [7, 9].

18.5.7 Avulsion und Replantation

Zu den schwersten traumatisch bedingten Zahnschäden gehört die Avulsion (totale periphere Luxation, Exartikulation), also das vollständige Herausschlagen des Zahns aus seiner Alveole. Pulpanekrose, Wurzelresorption und Ankylose sind die häufigsten Folgeerscheinungen [11, 37].

Die Therapie besteht in der möglichst **umgehenden Replantation** des Zahns, die extraorale Verweildauer und die Art der Aufbewahrung sind von entscheidender Bedeutung für die Prognose (Tab. 18-3). Bei zu langer Verweildauer außerhalb der Alveole oder trockener Aufbewahrung ist mit einer Einheilung nicht mehr zu rechnen, da die anhaftenden Zellen des parodontalen Ligaments ihre Vitalität verlieren [9]. Für Schulen, Sportstätten und Schwimm-

Tabelle 18-3 Behandlungsrichtlinien für avulsierte Frontzähne (Replantation [1, 9, 22, 37]).

1. Am Unfallort
Möglichst sofortige Replantation! Verschmutzte Zähne vorsichtig mit physiologischer Kochsalzlösung oder Wasser abspülen. Wurzel nicht anfassen, Zahn immer nur an der Krone halten.
Wenn die sofortige Replantation nicht möglich ist, Zahn in einem Transportmedium aufheben: Milch, physiologische Kochsalzlösung, Speichel (Umschlagfalte oder Sublingualraum des Patienten), notfalls Wasser. Liegt eine Prädisposition für traumatische Verletzungen vor (protrudierte Stellung der OK-Front, bestimmte Sportarten), kann das präventive Mitführen von Behältern mit einem optimalen Transportmedium (Zahnrettungsbox) erwogen werden
2. In der Praxis/Klinik
Extraorale Zeit weniger als 1 Stunde oder Lagerung in einem Transportmedium:
30-minütige Lagerung des Zahns in einem Zellkulturmedium und nach Ausspülen des Blutkoagulums aus der Alveole Replantation und Schienung für 7–10 Tage!
Bei trockener Lagerung für mehr als 1 Stunde:
Vollständige Entfernung des Wurzelzements, Zahn 5 min. in 6%iger Zitronensäure, anschließend 5–20 min. in Zinnfluoridlösung und 5 min in Doxycyclin-Lösung (1 mg in 20 ml 0,9% NaCl) lagern, mit Kochsalzlösung abspülen und replantieren. Schienung für 7–10 Tage, erst dann Wurzelkanalbehandlung bei Zähnen mit abgeschlossenem Wurzelwachstum. Bei nicht abgeschlossenem Wurzelwachstum primär keine Wurzelkanalbehandlung!
Die Wurzeloberfläche durchgehend feucht halten und nicht berühren. Verschmutzungen durch Spülung entfernen oder vorsichtig mit einem weichen, nassen Schwämmchen abtupfen.
Die Alveole kann mit Kochsalzlösung gespült werden, um das Blutkoagulum zu entfernen. Eine Kürettage ist kontraindiziert, da sie den intraalveolär verbliebenen Anteil des parodontalen Faserapparats irreversibel zerstören würde. Liegen zusätzlich Frakturen der Alveolarwand vor, Knochenfragmente vor der Replantation vorsichtig reponieren und die Schienungzeit auf 2–8 Wochen verlängern
Begleittherapie: Antibiotika (Doxycyclin über 7–10 Tage), Analgetika, Mundspülungen (Chlorhexidin)
Weiterbehandlung: Die weitere Therapie richtet sich nach dem Heilungsverlauf, Maßnahmen wie Apexifikation oder Wurzelkanalbehandlung erfolgen erst *nach* der Replantation intraoral
Kontrolle: Das Resultat der Behandlung muss über 2–3 Jahre klinisch und röntgenologisch kontrolliert werden

bäder wäre daher die flächendeckende Bereithaltung von **Zahnrettungsboxen** mit geeigneten Nährmedien wünschenswert (s. Abb. 18-2).

18.5.8 Schienung traumatisch gelockerter Zähne

Ziel der Schienung ist es, einen gelockerten Zahn so zu stabilisieren, dass zusätzliche traumatische Belastungen verhindert werden und die Regeneration des parodontalen Faserapparats ermöglicht wird.

Der gelockerte Zahn wird zunächst vorsichtig digital reponiert. Aus kieferorthopädischem Draht wird die Schiene extraoral vorgebogen, anschließend intraoral angepasst und nach punktförmigem Anätzen mit Kompositmaterial spannungsfrei befestigt. Die Schienung sollte rechts und links des traumatisierten Zahns jeweils zwei Nachbarzähne einbeziehen. Auf ausreichenden Abstand zur Gingiva ist ebenso zu achten wie auf das Freilassen der Interdentalräume (Hygienefähigkeit). Der traumatisierte Zahn wird erst abschließend in die Schienung integriert. Während des Aushärtungsvorgangs wird der gelockerte Zahn mit dem Finger in der gewünschten Stellung fixiert (Abb. 18-17a und b).

Mithilfe von Fiberglas ist auch eine Schienung an der Palatinalseite der Oberkieferfront möglich [2].

Zähne mit Wurzelquerfrakturen oder Alveolarfortsatzfrakturen sollten etwa acht bis zwölf Wochen starr fixiert werden, nach Luxationsverletzungen und Avulsionen reicht in den meisten Fällen eine Schienungsdauer von ein bis zwei Wochen aus [30].

Zu lange starre Fixation eines traumatisch gelockerten Zahns erhöht das Risiko von Pulpanekrose, externer Resorption und Ankylose!

18.6 Folgen eines Frontzahntraumas

18.6.1 Pulpanekrose

Eine Pulpanekrose gehört zu den häufigsten Traumafolgen und ist auf eine Störung des Blutzuflusses zur Pulpa zurückzuführen. In Zähnen mit bereits abgeschlossenem Wurzelwachstum tritt sie häufiger auf als bei weitem Foramen, da hier die Möglichkeit einer Revaskularisierung besteht. Über den Zahnhartsubstanzdefekt im Kronenbereich kann es zu einer zusätzlichen Infektion der Pulpa kommen [20, 33].

18.6.2 Wurzelresorption

Als Folge der Luxation des Zahns in seiner Alveole können unterschiedliche Arten von Resorptionen auftreten:

- **Oberflächenresorptionen** sind auf traumatische Verletzungen der Parodontalmembran zurückzuführen. Es entstehen kleine Resorptionslakunen an der Wurzelaußenseite. Bei vitaler, nichtinfizierter Pulpa und vitaler Parodontalmembran werden diese Kavitäten mit reparativem Zement aufgefüllt und bedürfen keiner Therapie.
- **Entzündliche Resorptionen** werden verursacht durch Abbauprodukte einer nekrotischen Pulpa, die über Dentinkanälchen in den Parodontalspalt vordringen, oder durch eine Infektion der Wurzelhaut während der extraalveolären Phase (Abb. 18-18a bis c). **Externe Resorptionen** können transient sein. Bei progressiver entzündlicher Resorption kann durch Wurzelkanalaufbereitung und desinfizierende Einlagen ($Ca[OH]_2$) versucht werden, den Resorptionsprozess zu stoppen (Abb. 18-19a und b). Entzündliche Resorptionsvorgänge können sich

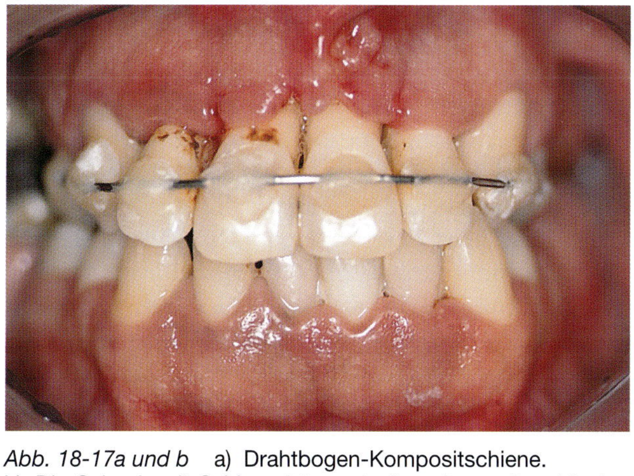
a

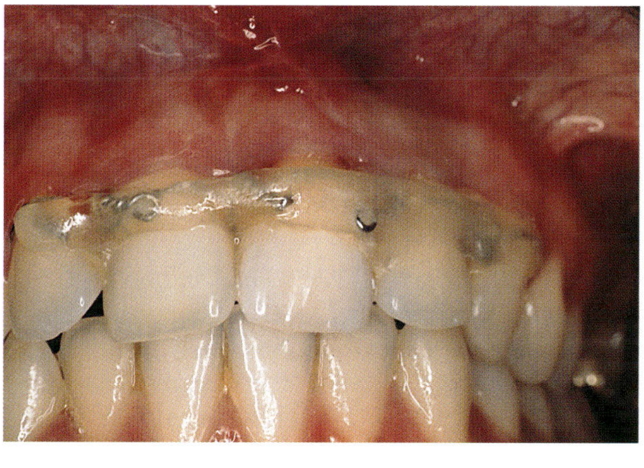
b

Abb. 18-17a und b a) Drahtbogen-Kompositschiene.
b) Die Schuchardt-Schiene ist so gingivanah angebracht, dass eine ausreichende Mundhygiene zervikal der Schiene nicht mehr möglich ist.

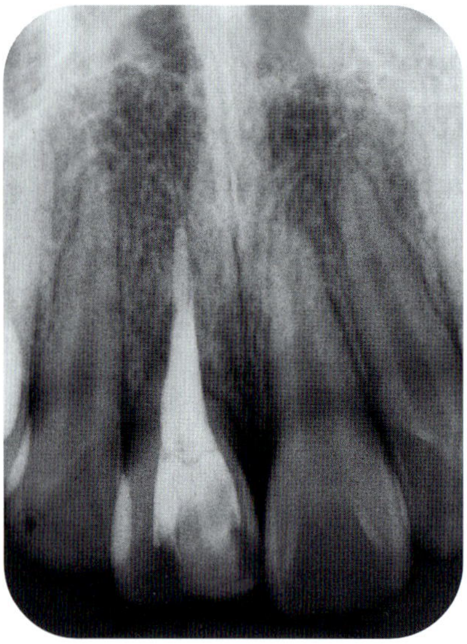

Abb. 18-18a Vollständige Resorption der Wurzel um die Guttapercha herum. Es handelt sich um eine Ersatzresorption: Knochen hat die resorbierte Wurzelhartsubstanz ersetzt, Anzeichen für entzündliche Veränderungen sind nicht zu erkennen.

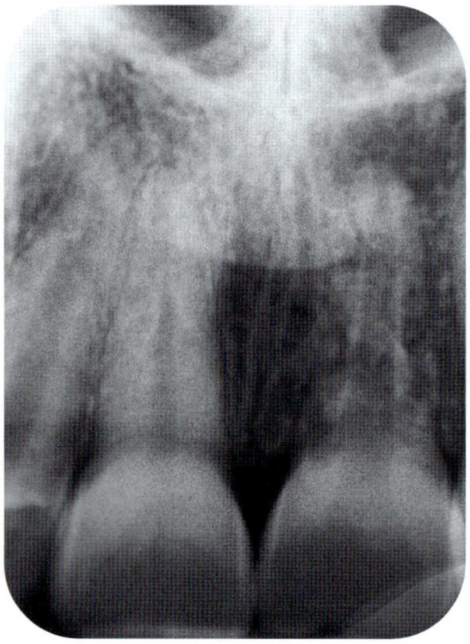

Abb. 18-18b Entzündliche externe Wurzelresorption mit ausgeprägten Resorptionslakunen. Das Wurzelkanallumen ist noch deutlich zu erkennen. Im Anfangsstadium können solche Resorptionsvorgänge eventuell noch durch Aufbereitung und Kalziumhydroxideinlagen gestoppt werden.

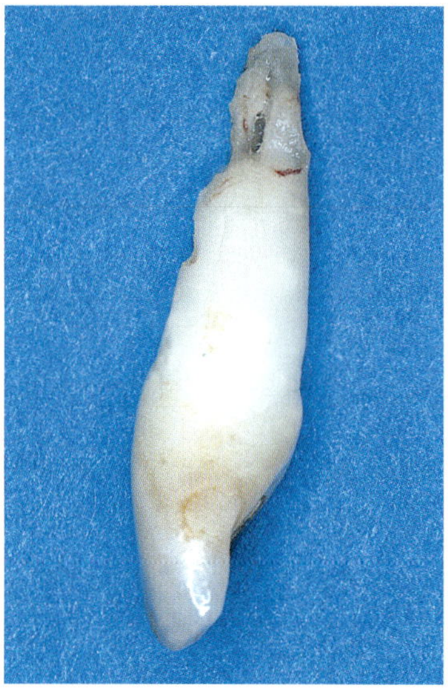

Abb. 18-18c Extraktionspräparat mit externer Wurzelresorption.

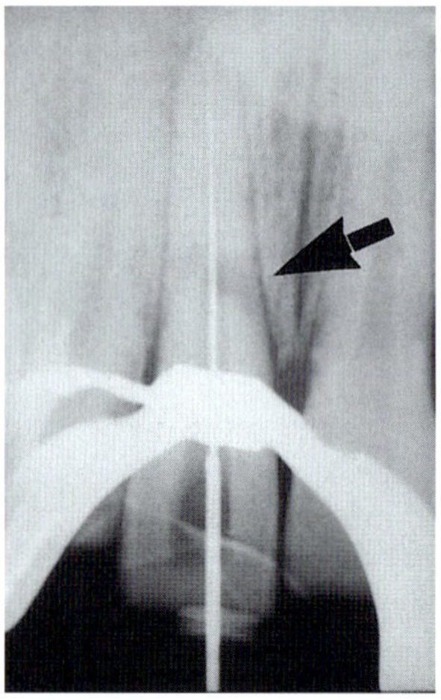

Abb. 18-19a Entzündliche externe Wurzelresorptionen nach traumabedingter Pulpanekrose.

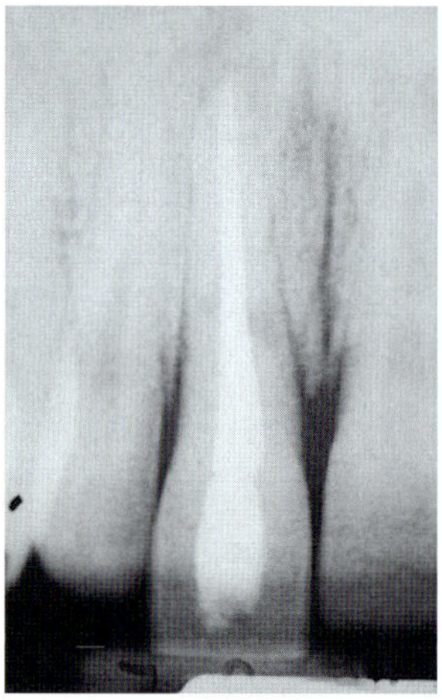

Abb. 18-19b Durch eine längerfristige Kalziumhydroxideinlage konnte das Fortschreiten der Resorption gestoppt werden.

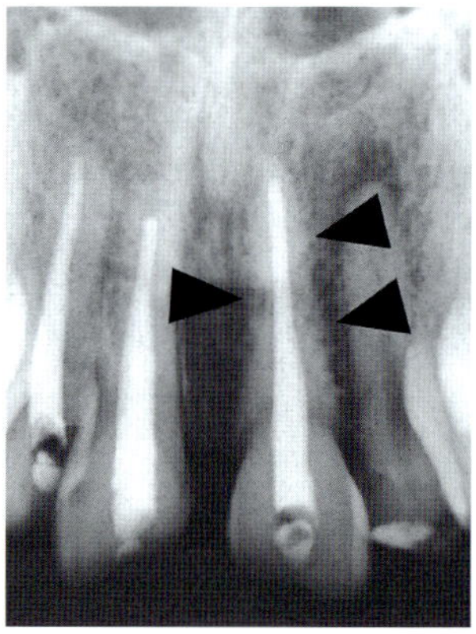

Abb. 18-20 Ankylose des Zahns 21: Es ist kein Parodontalspalt mehr zu erkennen; die äußere Wurzelkontur weist Anzeichen von Resorption auf, in die sich Knochen eingelagert hat.

auch im Inneren des Wurzelkanals manifestieren (**interne Resorptionen**). Sie werden unterhalten durch nekrotisches Pulpagewebe oberhalb der röntgenologisch erkennbaren Resorptionslakune. Im Bereich der Resorption und apikal hiervon findet sich vitales, aber entzündlich verändertes Gewebe. Röntgenologische Anzeichen für progressive externe oder interne entzündliche Resorptionsvorgänge stellen immer eine Indikation zur endodontischen Behandlung dar.

- **Ersatz-Resorption** bezeichnet die Resorption großer Mengen der äußeren Wurzelhartsubstanz durch Odontoklasten. In die entstandenen Resorptionslakunen lagert sich Alveolarknochen ein, was zur festen Fixation des Zahns im Knochen (**Ankylose**) führt (Abb. 18-20). Diagnostische Hinweise auf eine Ankylose sind der Verlust der natürlichen Mobilität eines Zahns und ein hoher, metallischer Klopfschall [33].

18.6.3 Wurzelkanalobliteration

Die Obliteration des Wurzelkanals, also die Anlagerung von Hartsubstanz an der Wurzelkanalwand, ist als normale Pulpareaktion auf das Trauma anzusehen. Das Risiko der Obliteration wird durch ausgedehnte starre Immobilisation eines Zahns erhöht. Eine Indikation zur endodontischen Behandlung besteht nur bei gleichzeitiger Pulpanekrose oder dem Auftreten periapikaler Veränderungen (Tab. 18-4) [10, 25].

18.6.4 Restaurative Aspekte des dentalen Traumas

Da dentale Traumata vorwiegend im Frontzahnbereich auftreten, erfolgt die Restauration der klinischen Krone im Regelfall mit **Kompositmaterialien.** Kleinere Hartsubstanzverluste können umgehend unter absoluter Trockenlegung ersetzt werden, wenn der Allgemeinzustand des Patienten dies zulässt. Bei vorsichtiger Präparation (Randanschrägung) und sachgerechter Anwendung der Adhäsivtechnik sind keine zusätzlichen Schädigungen der Pulpa zu erwarten. Bringt der Patient das koronale Fragment mit, so kann dies – ebenfalls unter Anwendung der Adhäsivtechnik – wieder befestigt werden. Die Kombination von Schmelz-Ätz-Technik und Dentinadhäsiv bringt eine deutlich höhere Stabilität und eine signifikant höhere Überlebensrate der Versorgung als die alleinige Schmelzätzung [5]. Bei umfassenden Hartsubstanzschäden, insbesondere bei subgingival verlaufenden Frakturgrenzen, kann auch eine Versorgung mit Veneers, Verblend- oder Keramikkronen indiziert sein (Abb. 18-21a bis d). Intrakanaläre Stiftsysteme sollten nur verwendet werden, wenn das Ausmaß der Hartsubstanzverluste dies erfordert; adhäsiv befestigten Stiftsystemen (z.B. Keramikstifte) ist der Vorzug vor (metallischen) geschraubten oder zementierten Stiften zu geben.

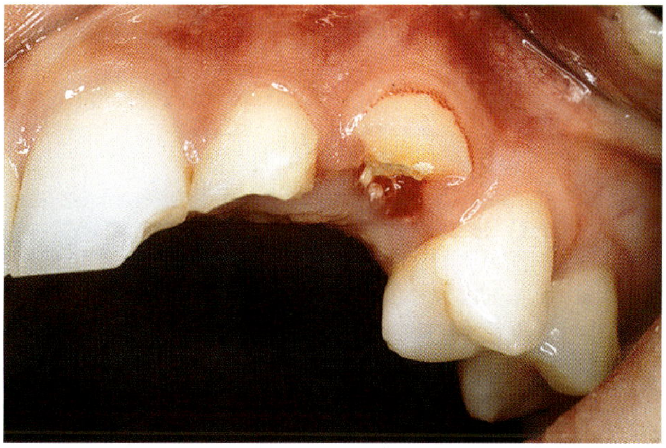

Abb. 18-21a Unterschiedliche Formen der traumatischen Zahnverletzungen: Zahn 21 weist eine unkomplizierte Schmelz-Dentin-Fraktur ohne Pulpafreilegung auf, Zahn 22 eine komplizierte Schmelz-Dentin-Fraktur mit breitflächiger Pulpafreilegung und Zahn 23 eine fast vollständige Kronenfraktur. Die Blutung im bukkalen Sulkus deutet auf eine Luxationsverletzung hin. An Zahn 24 sind Schmelzrisse zu erkennen.

Tabelle 18-4 Häufigkeit von Pulpanekrosen, Obliterationen und Resorptionen in Abhängigkeit von der Art des Traumas (nach [10])

	Pulpa: Pulpanekrose		Pulpa: Obliteration		Parodont: Oberfl.-Resorption		Parodont: entzündl. Resorption		Parodont: Ersatzresorption	
	n.a.W.	a.W.	n.a.W.	a.W.	n.a.W.	a.W.	n.a.W.	a.W.	n.a.W.	a.W.
unkompl. Kronenfrakturen	< 10%	< 10%	selten	< 5%	> 5%	< 5%				
kompl. Kronenfrakturen					< 10%	< 10%	selten			
Wurzelfrakturen							**35%**	**35%**		
Alveolarfortsatzfr.	**75%**	**75%**					selten		selten	
Konkussion		5%	< 5%	8%	< 5%	< 10%				
Subluxation		15%	10%	8%		< 5%	< 5%			
extrusive Luxation	< 10%	**65%**	**60%**	15%	5%	15%	5%	5%		
laterale Luxation		10%	**80%**	**60%**	8%	7%	**35%**	< 5%	< 5%	< 5%
intrusive Luxation	**< 60%**	**100%**	25%		15%	30%	**45%**	**45%**	12%	28%
Avulsion	abhängig von extraoraler Verweilzeit, Lagerungsmedium, Weite d. apikalen Foramen									

a.W.: abgeschlossenes Wurzelwachstum
n.a.W.: nicht abgeschlossenes Wurzelwachsum

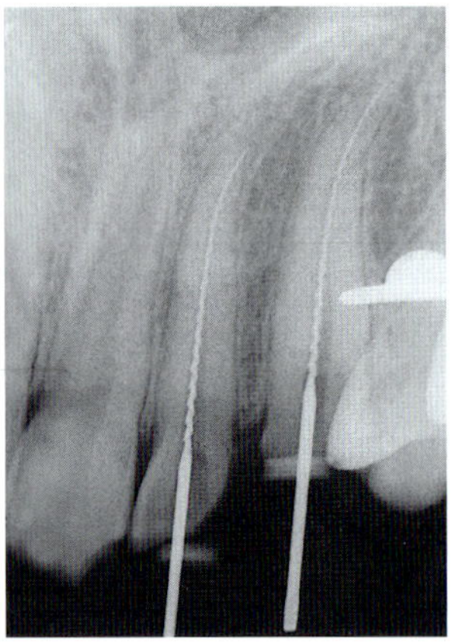

Abb. 18-21b Die subgingival frakturierten Zähne 22 und 23 wurden endodontisch versorgt.

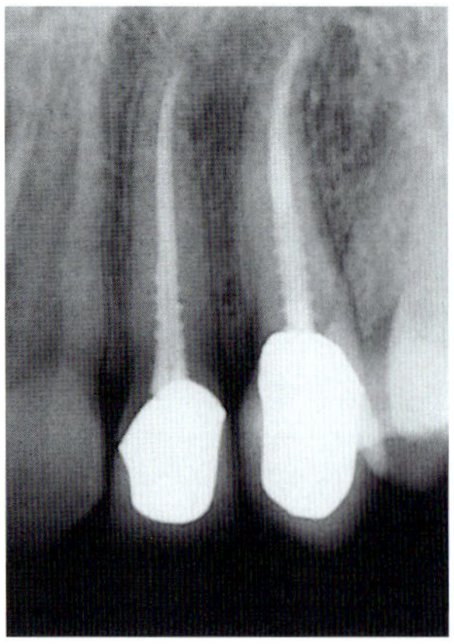

Abb. 18-21c Zustand nach kieferorthopädischer Extrusion von Zahn 22. Anstelle der hier durchgeführten intrakanalären Versorgung mit zementierten Aufbaustiften sollten adhäsiv befestigte Stiftsysteme verwendet werden.

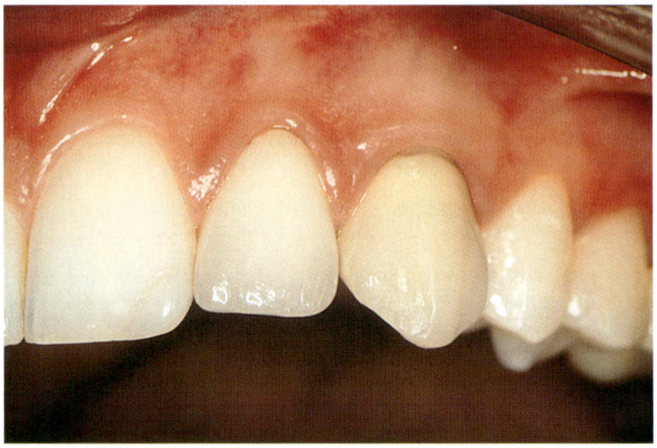

Abb. 18-21d Die Schmelz-Dentin-Fraktur an Zahn 21 wurde mit einer Kompositfüllung versorgt, die Zähne 22 und 23 mit Keramikkronen.

18.7 Traumata im Milchgebiss

Epidemiologische Studien zeigen, dass 30–45% der Kinder bereits im Stadium der ersten Dentition ein Frontzahntrauma erleiden. Der Altersgipfel für Milchzahnunfälle liegt um das zweite bis dritte Lebensjahr herum, in dem die Kinder bei noch ungenügender Koordinationsfähigkeit und mangelhaften Schutzreflexen beginnen, ihre Umgebung zu erforschen [8, 35, 36]. Im Milchgebiss kommt es erheblich seltener zu Zahn- oder Kronenfrakturen als im bleibenden Gebiss, da der umgebende Knochen viel resilienter ist. Als **häufigste Traumafolge** werden mit 80–90% Luxationsverletzungen (Intrusionen, Avulsionen, Subluxationen) beschrieben [35] (Abb. 18-22).

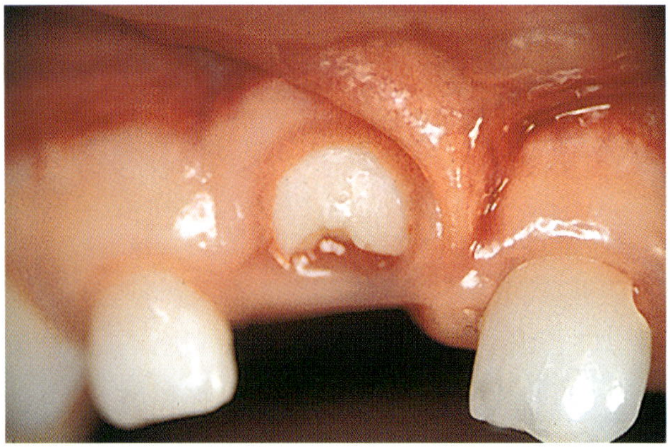

Abb. 18-22 Milchzahnintrusion: kommt es nicht zur spontanen Reeruption des intrudierten Zahnes, sollte dieser extrahiert werden.

- **Intrusionen:** Keine Therapie, in vielen Fällen stellt sich der Milchzahn ohne Behandlung wieder in seine alte Position ein.
- **Avulsion:** Die Replantation von Milchzähnen wird kontrovers diskutiert [1, 21]. Im Hinblick auf das jugendliche Alter müssen Replantationen mit Schienungstherapie im Regelfall in Vollnarkose durchgeführt werden, das Verfahren ist für die Praxis daher nicht zu empfehlen.
- **Hartsubstanzfrakturen:** Ersatz des Substanzverlustes durch Füllungstherapie, sonst Extraktion.
- **Wurzelfrakturen:** Entfernung des koronalen Fragments, das apikale Fragment wird belassen und physiologisch resorbiert.
- **Dislokationen:** Vorsichtige manuelle Reposition, wenn die Okklusion behindert wird. Die Schienung gelockerter Zähne ist im Milchgebiss im Regelfall nicht notwendig.
- **Verfärbung:** Röntgenkontrolle. Bei apikaler Ostitis, Fistelung oder Abszedierung: Extraktion (Abb. 18-23).

Als **Spätfolge** kann es zur Pulpanekrose und Obliteration des Zahns kommen. Kronenverfärbungen ohne röntgenologische Anzeichen einer pathologischen Veränderung sind nicht ungewöhnlich. Abhängig vom Ausmaß des Traumas, dem Stand der Odontogenese und der Richtung der Dislokation des Milchzahns kann es zur Schädigung des bleibenden Zahns kommen: Schmelzverfärbungen, Schmelzhypoplasien, Abknickung der Krone oder Wurzel (Dilazeration), Störung der Wurzelentwicklung, ektopischer, verzögerter oder ausbleibender Zahndurchbruch u.a.m. [8, 35, 36] (Abb. 18-24). Nach einem

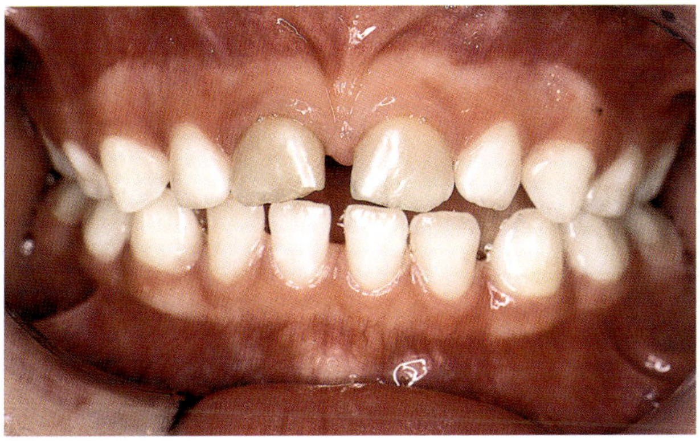

Abb. 18-23 Nach Frontzahntrauma im Milchgebiss zeigen sich häufig verfärbte zentrale obere Schneidezähne. Über eine eventuell notwendige Extraktion entscheiden klinischer und röntgenologischer Befund. Bei Symptomlosigkeit kann ein Belassen unter regelmäßigen Kontrollen verantwortet werden.

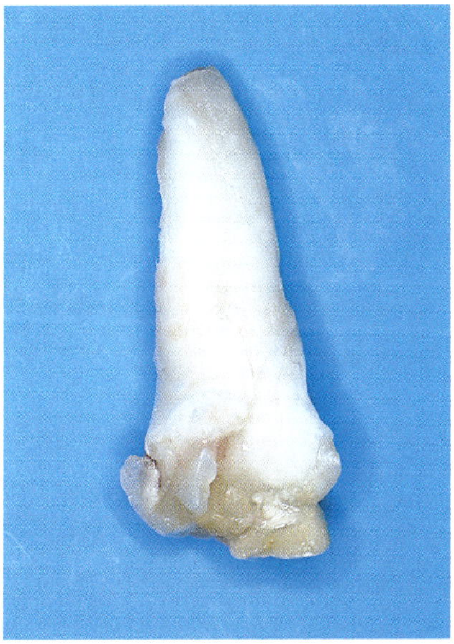

Abb. 18-24 Schwere Missbildung der Krone (Dilazeration) des Zahnes 21 nach Frontzahntrauma im Milchgebiss.

Trauma der Milchfrontzähne weisen bis zu 69% der bleibenden Zähne Entwicklungsstörungen unterschiedlicher Schweregrade auf. Auch im Milchgebiss sind gründliche Anamnese und Diagnostik sowie die Anfertigung von Röntgenaufnahmen unverzichtbar.

18.8 Zusammenfassung

Das Zahntrauma im jugendlichen Gebiss ist als ein äußerst schwerwiegendes Problem anzusehen, da die langfristigen Konsequenzen nur bedingt durch zahnärztliche Intervention zu beeinflussen sind. Durch rechtzeitiges Eingreifen und gezielte therapeutische Maßnahmen lassen sich jedoch in vielen Fällen bereits eingetretene Schäden korrigieren und drohende Spätschäden – bis hin zum Zahnverlust – vermeiden. Präventiven Gesichtspunkten (Verhaltensregeln für die Kinder, rechtzeitige kieferorthopädische Korrekturen, vermehrter Einsatz von Mundschützern, Verhaltensregeln für Erzieher bei Avulsionen etc.) sollte eine größere Bedeutung beigemessen werden.

Ausgewählte Literatur

Das vollständige Literaturverzeichnis finden Sie auf unserer Homepage www.urbanfischer.de/Zahnmedizin/Kinderzahnheilkunde.

[7] Andreasen, J.: Traumatic Injuries of the Teeth. 2nd ed., Munksgaard, Kopenhagen 1981.
[8] Andreasen, J.: Challenges in clinical dental traumatology. Endod Dent Traumatol 1, 45 (1985).
[9] Andreasen, J., Andreasen, F.: Essentials of Traumatic Injuries to the Teeth. Munksgaard, Kopenhagen 1990.
[10] Andreasen, J., Andreasen, F., Bakland, L., Flores, M.: Traumatic Dental Injuries – A Manual. Munksgaard, Kopenhagen 1999.
[22] Hammarström, L., Pierce, A., Blomlöf, L., Feiglin, B., Lindskog, S.: Tooth avulsion and replantation – a review. Endod Dent Traumatol 2, 1 (1986).

FRONTZAHNTRAUMA Datum: ....

Name: .... Vorname: ....

Anschrift: ....

Geburtsdatum: ....

Zeitpunkt: .... Unfall: ....

Erste Behandlung: ....

Tetanusprophylaxe: erfolgt ○ nicht erfolgt ○ vorhanden ○

Angegebene Ursache: ....

Begleitperson: ....

S = Subluxation
D = Luxation mit Dislokation
T = Totalluxation

53	52	51	61	62	63
13	12	11	21	22	23
43	42	41	31	32	33
83	82	81	71	72	73

Rö am: ....
an: ....

Sensibilitätsprobe + oder – Datum: .... ○ Datum: .... ○ Datum: .... ○

Foto: .... Datum: .... Datum: .... Datum: ....

FRAKTUR

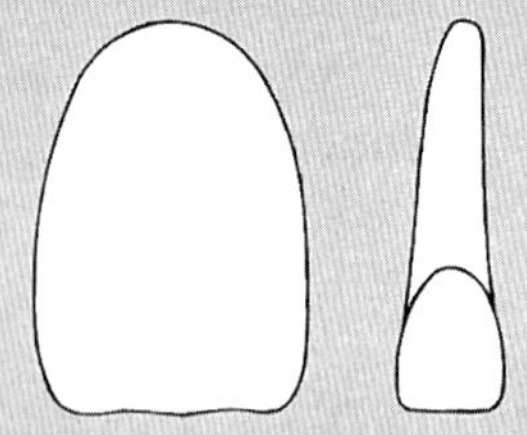

	ZAHN		
Schmelzsprung	____	Pulpa verschlossen.........	○
Schmelzfraktur................	____	schimmert durch	○
Dentinfraktur..................	____	eröffnet.................	○
Wurzelfraktur	____	koronales Drittel	○
		mittleres Drittel..........	○
		apikales Drittel..........	○

Spez. Röntgenbefund ....

....

Kontusion ○
Subluxation ○ Intrusion ○ Exartikulation ○ Laterotrusion ○
Luxation ○

Schmerzen: kalt-warm ○ pulpitisch ○ klopfempfindlich ○

Weichteilverletzung: ....

Besonderheiten: ....

Antibiose: erforderlich: ja ○ nein ○ Präparat: ....

Geplante Therapie: ....

Eventuelle Spätschäden: ....

Bericht am: .... an: ....

Anhang 18-1 Von der DGZMK entwickelter Dokumentations- und Anamnesebogen zum Frontzahntrauma (aus [23]).

19 Chirurgie

von Jürgen Becker und Andrea Schmidt-Westhausen

Inhaltsübersicht

19.1 Einleitung

Die zahnärztlich-chirurgischen Eingriffe im Kindes- und Jugendlichenalter umfassen fast das gesamte Spektrum der zahnärztlichen Chirurgie, wobei sich jedoch im Vergleich zum Erwachsenenalter deutliche Unterschiede hinsichtlich der Indikationsschwerpunkte ergeben, da z.B. die Möglichkeiten der chirurgischen Zahnerhaltung bei Zähnen mit nicht abgeschlossenem Wurzelwachstum und auch der oralen Implantologie vor Abschluss des Kieferwachstums eingeschränkt sind. Ein nicht zu unterschätzendes Problem ist gerade bei Kleinkindern auch die unterschiedliche Kooperationsbereitschaft, so dass umfangreiche operative Eingriffe oftmals in Intubationsnarkose durchgeführt werden müssen. Vor jeder beabsichtigten Entfernung vor allem von bleibenden Zähnen sollten die Indikation und der Zeitpunkt der operativen Maßnahme in der Regel mit einem Kieferorthopäden abgestimmt werden.

19.1.1 Extraktion von Zähnen der ersten Dentition

Ist eine Extraktion von Zähnen indiziert, kann diese in Lokalanästhesie (ggf. unter Prämedikation/Analgosedierung) oder Allgemeinanästhesie erfolgen. Insbesondere der intraligamentären Anästhesie kommt bei Kindern eine besondere Bedeutung zu.

Grundsätzlich ist bei Zähnen der ersten Dentition das **Ausmaß der physiologischen Wurzelresorption** sowie die **Lagebeziehung** des nachfolgenden bleibenden Zahns röntgenologisch abzuklären. Steht bei der Extraktion von Milchmolaren zu befürchten, dass es zu einer iatrogenen Keimverlagerung oder einer akzidentellen Extraktion eines bleibenden Zahnkeims kommen kann, müssen die Milchmolaren getrennt werden. Generell kann durch ein Trennen eines Milchmolaren (z.B. mit einem Diamantschleifer) auch das Risiko einer Wurzelfraktur verringert werden.

Sollte es trotz aller Vorsichtsmaßnahmen zur **Extraktion eines bleibenden Zahnkeims** gekommen sein, muss dieser umgehend replantiert werden. Kommt es im Rahmen der Extraktion zur Wurzelfraktur, muss entschieden werden, ob der Wurzelrest durch Osteotomie entfernt werden muss oder ob er der physiologischen Resorption überlassen wird. Falls die Wurzelspitze infiziert war, sie den Durchbruch des nachfolgenden Zahns oder eine kieferorthopädische Behandlung stört, sollte sie entfernt werden. Nach Extraktionen in der ersten Dentition ist in der Regel eine Kompression der Alveolen nicht notwendig, da der Alveolarfortsatz in seinem physiologischen Umfang für den Durchbruch der bleibenden Zähne benötigt wird.

19.1.2 Extraktion von Zähnen der zweiten Dentition

Ist ein Zahn nicht erhaltungswürdig oder wird im Rahmen einer kieferorthopädischen Therapie die Indikation zur Extraktion (vor allem von Prämolaren) gestellt, sind diese so schonend wie möglich zu extrahieren. Durch ein **Trennen der Molaren** kann die Möglichkeit einer Wurzelfraktur verringert werden. Auch ist in der Regel der Kraftaufwand für die Luxation geringer. Eine Kompression der Alveole ist ebenfalls kontraindiziert, wenn die physiologische Kieferkammbreite für eine orthodontische Zahnbewegung benötigt wird. Sollte es bei der Extraktion eines bleibenden Zahns zu einer Wurzelfraktur gekommen sein, müssen Wurzelreste in der Regel entfernt werden, da sie die orthodontische Behandlung behindern können. Eine Osteotomie sollte nach Möglichkeit über die Alveole (vorsichtiges Umfräsen des Wurzelrests) und bei Molaren über das interradikuläre Knochenseptum erfolgen, damit die bukkale Kortikalis nicht beschädigt wird. Die Abtragung der bukkalen Kortikalis sollte erst dann erfolgen, wenn ein Wurzelrest nicht anders zu entfernen ist.

19.1.3 Chirurgische Zahnerhaltung

Prinzipiell unterscheiden sich die Grundlagen der Operationstechnik und der Schnittführung bei Kindern und Jugendlichen nicht von der Behandlung beim Erwachsenen [15]. Die chirurgische Zahnerhaltung bei Kindern ist jedoch entscheidend vom physiologischen Zahnalter abhängig.

So sind **Wurzelspitzenresektionen** nur dann angezeigt, wenn das Wurzelwachstum vollständig abgeschlossen ist. Bei nicht abgeschlossenem Wurzelwachstum und sicherer Diagnose einer chronisch apikalen Parodontitis sollte eine endodontische Therapie nur mit Kalziumhydroxideinlagen (z.B. Calasept®) erfolgen, um einen Abschluss der Wurzelbildung und eine knöcherne Regeneration des apikalen Entzündungsprozesses zu erreichen. Der Behandlungserfolg sollte durch eine röntgenologische Kontrolluntersuchung dokumentiert werden. Die Strahlenexposition sollte durch eine Einblendung des Nutzstrahlfeldes und hochempfindliche Filme möglichst gering sein [4] (s. S. 39 ff.).

Für die Wurzelspitzenresektion ist eine Vielzahl von **Schnittführungen** beschrieben worden (Abb. 19-1). Hierbei ist zu berücksichtigen, dass es nach einer horizontalen Schnittführung im Bereich der beweglichen

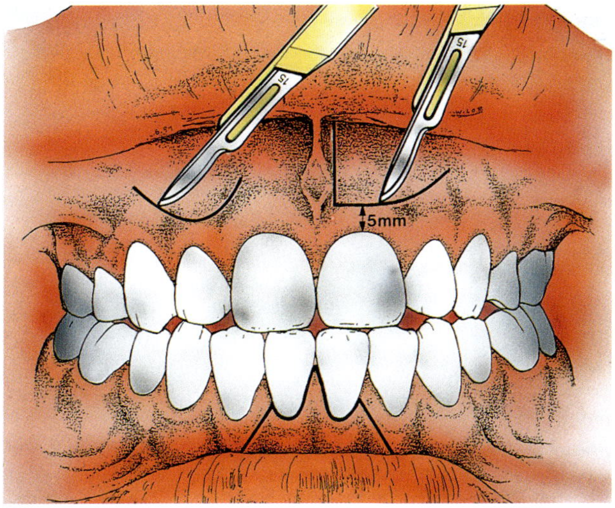

Abb. 19-1 Schnittführungen für die Wurzelspitzenresektion: Bei einem paramarginalen Schnitt sollte die Breite der fixierten und keratinisierten Gingiva mindestens 5 mm betragen. Anderweitig ist einem Zahnfleischrandschnitt der Vorzug zu geben. Beim mittleren oberen Schneidezahn erfolgt die mesiale Entlastung beim Winkelschnitt nach Reinmöller direkt neben dem Lippenbändchen.
Generell ist darauf zu achten, dass horizontale Inzisionen nicht im Bereich der beweglichen Schleimhaut liegen sollten, um ausgeprägte Narbenbildungen zu vermeiden.

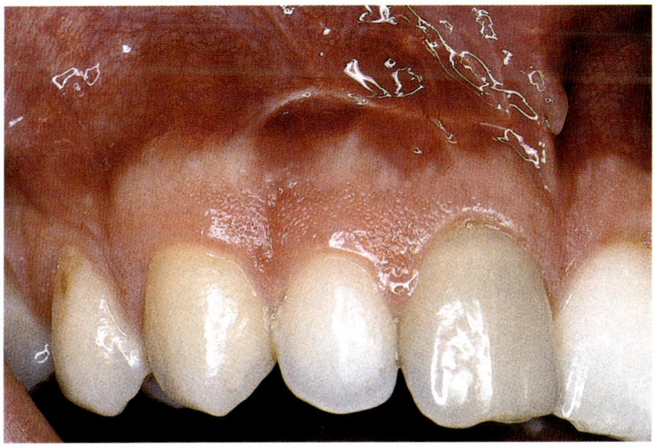

Abb. 19-2 Situation vier Monate nach einer Wurzelspitzenresektion am Zahn 11. Da die horizontale Inzision im Bereich der beweglichen Schleimhaut lag, ist es dort zu einer deutlichen Narbenbildung gekommen.

Schleimhaut zu deutlichen Narbenzügen kommen kann (Abb. 19-2), die in einzelnen Fällen auch postoperative Beschwerden durch ausgeprägte Narbenzüge verursachen können. Um diese Narbenbildungen im Vestibulum nach Möglichkeit zu vermeiden, sollten bei der Schnittführung folgende **Richtlinien** beachtet werden:

- Bei einer Breite der keratinisierten Gingiva von über 5 mm sollte die horizontale Inzision in der keratinisierten Gingiva bzw. im Grenzbereich zwischen keratinisierter und beweglicher Gingiva erfolgen (Winkelschnitt nach Reinmöller oder Bogenschnitt nach Partsch).
- Bei einer Breite der keratinisierten Gingiva von weniger als 5 mm sollte ein Zahnfleischrandschnitt mit mesialer bzw. distaler Entlastung gewählt werden.
- Im Bereich der beweglichen Schleimhaut sollte primär nur vertikal (nicht bogenförmig) inzidiert werden.

19.2 Retinierte Zähne

19.2.1 Definition

Ein Zahn ist retiniert, wenn seine morphologische Entwicklung fortgeschrittener ist als die Vertikalentwicklung und er sich zur Zeit seines physiologischen Durchbruchs nicht in den Zahnbogen eingereiht hat [20]. Ist der gleiche Zahn der Gegenseite schon durchgebrochen, liegt es nahe, dass der fragliche Zahn retiniert ist. Differenzialdiagnostisch ist die Zahnretention von der Dentitio tarda abzugrenzen, die eine ganze Zahngeneration betrifft und bei der die morphologische und vertikale Zahnentwicklung verzögert ist.

19.2.2 Häufigkeit

Zähne der ersten Dentition sind selten retiniert, Zähne der zweiten Dentition häufiger im Ober- als im Unterkiefer. Es ergibt sich folgende Retentionshäufigkeit:

- Eckzähne Oberkiefer
- zweite Prämolaren Unterkiefer
- mittlere Schneidezähne Oberkiefer und
- Eckzähne Unterkiefer.

Ein auffälliger **Geschlechtsunterschied** besteht für die Eckzähne des Oberkiefers, die bei Mädchen häufiger retiniert sind als bei Knaben.

19.2.3 Odontogene Riesenzellfibromatose

Philipsen [13] konnte anhand der histopathologischen Untersuchung von 74 Opercula über Molaren weitere Ursachen für Durchbruchsstörungen aufzeigen. Von den histologisch untersuchten Opercula nach chirurgischer Freilegung retinierter Zähne, die klinisch eine normale Mundschleimhaut zeigten, konnten 24% der Biopsate zu der Gruppe der „klassischen" odontogenen Tumoren wie ameloblastisches Fibrom, ameloblastisches Fibrodentinom, ameloblastisches Fibroodontom und komplexes Odontom zugeordnet werden (s. Tab. 19-3). Weitere 30% zeigten dagegen eine bisher nicht bekannte Struktur, die als odontogene Riesenzellfibromatose bezeichnet wurde. In den übrigen 46% der Biopsate konnten keine histomorphologischen Veränderungen festgestellt werden. Die

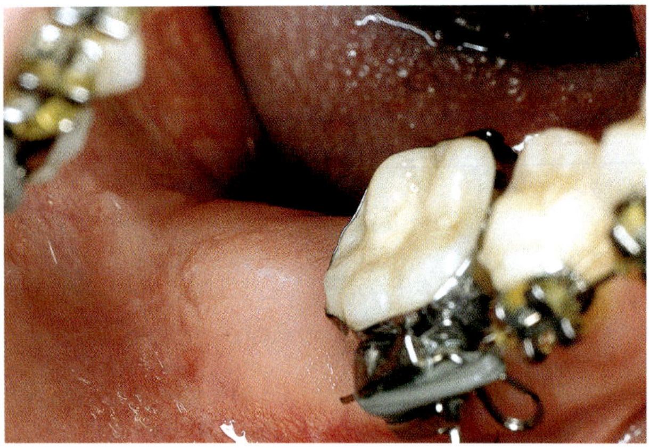

Abb. 19-3a Bei diesem 14-jährigen Patienten fand sich eine Retention des Zahns 47. Die Schleimhaut in diesem Bereich ist klinisch unauffällig. Alle anderen zweiten Molaren waren vollständig durchgebrochen.

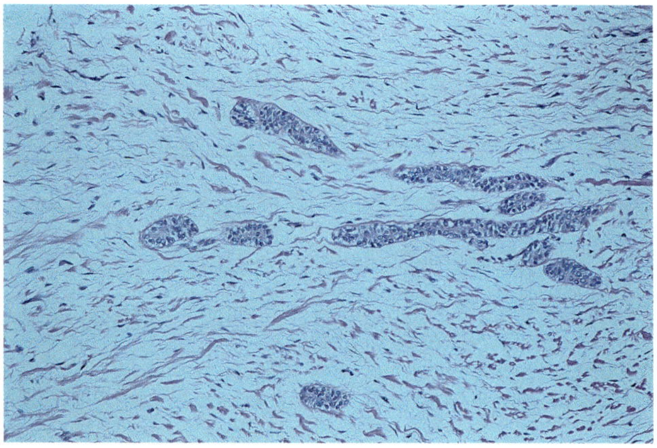

Abb. 19-3b Histologisch fanden sich im subepithelialen Bindegewebe des bei der Freilegung entnommenen Operculums diffus verteilte Stränge mit odontogenem Epithel, so dass die Diagnose odontogene Riesenzellfibromatose gestellt wurde (H & E, x 80).

odontogenen Tumoren waren häufiger mit den ersten Molaren als mit den zweiten Molaren assoziiert (8 : 1), wobei die odontogene Riesenzellfibromatose immer bei Molaren des Unterkiefers zu finden war.

Diese Ergebnisse unterstreichen, dass odontogene Tumoren und die odontogene Riesenzellfibromatose im subepithelialen Bindegewebe der Kieferkammschleimhaut **eng mit einem gestörten Zahndurchbruch** assoziiert sind. Welcher Mechanismus für den fehlenden Zahndurchbruch verantwortlich ist, ist bis heute ungeklärt. Bei der Freilegung von retinierten Zähnen sollte das entnommene Gewebe deshalb **immer** einer **histopathologischen Untersuchung** unterzogen werden (Abb. 19-3).

19.2.4 Chirurgisch-orthodontische Behandlung retinierter Zähne der zweiten Dentition

Zur chirurgischen Therapie retinierter Zähne bei Kindern und Jugendlichen stehen heute je nach Ätiologie der Retention verschiedene Verfahren zur Verfügung, deren Operationstechnik und Langzeitprognose ausführlich beschrieben worden sind. Folgende **Operationsverfahren** können in die Therapieplanung einbezogen werden:

- Freilegung und orthodontische Einordnung
- operative Entfernung
- forciertes Aufrichten (rédressement forcé) [2]
- Autotransplantation [2]
- Entfernung des Zahns und Gefrierkonservierung in einem Gewebearchiv für eine spätere Re- oder Autotransplantation
- Allotransplantation [17]
- Belassen des retinierten Zahns.

19.2.5 Freilegung und orthodontische Einordnung

Nicht das chronologische Alter des Patienten sollte als Kriterium für die operative Freilegung eines retinierten Zahns herangezogen werden, sondern das Zahnalter. Ausschlaggebend ist hier der **morphologische Entwicklungsstand** des retinierten Zahns. Die Wurzel sollte nahezu vollständig – mindestens jedoch zu zwei Dritteln der erwarteten Wurzellänge – ausgebildet sein. Entscheidend für den Erfolg der Freilegung ist die Beziehung des retinierten Zahns zur Umgebung. Liegt die Wurzelspitze in der Nähe der Kompakta des Kieferknochens, so ist die Prognose für die Vertikalentwicklung ungünstig.

Die Indikation zur Freilegung und Einreihung kann für jeden Zahn gestellt werden. Zu beachten sind jedoch folgende **Kriterien:**

- Die Diagnose „retinierter Zahn“ sollte möglichst zur Zeit des physiologischen Durchbruchs des Zahns gestellt werden. Generell gilt: Je später retinierte Zähne diagnostiziert werden, desto ungünstiger ist ihre Prognose [21].
- Dem retinierten Zahn muss eine ausreichend große Lücke zur Verfügung stehen. Sollte das nicht der Fall sein, so muss diese durch eine zusätzliche orthodontische (Vor-)Behandlung erweitert werden.
- Die Ätiologie der Retention sollte erkannt werden, damit kausaltherapeutisch vorgegangen werden kann.

Operatives Vorgehen

Das operative Vorgehen wurde von Frenkel [7] ausführlich beschrieben. Auch bei einer Freilegung sollten horizontale Schnittführungen im Bereich der beweglichen Schleimhaut vermieden werden. Ein besonderes Augenmerk bei der Operationsplanung und der Wahl der Schnittführung muss auf das ästhetische Ergebnis der Weichgewebe nach erfolgreicher orthodontischer Einordnung gelegt werden. Prinzipiell sind folgende **Techniken** möglich:

- Freilegung des (direkt unter der Schleimhaut zu palpierenden) retinierten Zahns durch eine **Exzision der bedeckenden Schleimhaut.** Bei dieser Schnittführung ist zu berücksichtigen, dass gerade bei vestibulärer Retention ein Teil der keratinisierten Gingiva verloren gehen kann.
- Freilegung des retinierten Zahns durch die **Bildung eines vestibulär gestielten Trapezlappens,** der nach Freilegung des Zahns ins Vestibulum verlagert wird, so dass die Zahnkrone freiliegt. Nach erfolgreicher orthodontischer Einordnung wird der apikal verlagerte Trapezlappen nach koronal reponiert, so dass der Gingivalsaum harmonisch verläuft.
- Offene/geschlossene Technik: **Freilegung** des retinierten Zahns, ggf. Kleben eines Brackets oder eines Goldkettchens und **Reposition** des **Mukoperiostlappens.** Im Rahmen der orthodontischen Therapie bricht der Zahn durch den Mukoperiostlappen durch und die Breite der physiologischen keratinisierten Schleimhaut bleibt erhalten.
- Freilegung des Zahns und Ausdünnung des Mukoperiostlappens (**Rolllappentechnik** nach TRÄNKMANN [21]). Dieser wird knapp eingeschlagen und durch eine Matratzennaht dem retinierten Zahn und seiner Umgebung adaptiert und immobilisiert. Eine Tamponade ist bei dieser Vorgehensweise nicht erforderlich. Durch das Einschlagen des Mukoperiostlappens wird verhindert, dass ein frischer Wundrand bestehen bleibt, der über freie Granulation den artifiziell geschaffenen Weg für die Vertikalentwicklung des retinierten Zahns behindert [20].

Orthodontische Einordnung

Bei ausreichender Lücke für den retinierten Zahn erübrigt sich eine apparative Behandlung. Falls keine abnorme Keimlage vorliegt, ist oft allein die operative Freilegung ausreichend für die spontane Einordnung des retinierten Zahns in den Zahnbogen. Zeigt der freigelegte Zahn jedoch keinen weiteren Durchbruch oder ist aufgrund einer abnormen Keimlage eine spontane Einordnung in den Zahnbogen nicht zu erwarten, muss der Zahn orthodontisch eingeordnet werden. Prinzipiell kann eine Retention intraoperativ während der Freilegung oder erst später angebracht werden.

Falls intraoperativ eine ausreichende Übersicht und Blutleere vorliegt, wird eine Retention intraoperativ angebracht. Dieses kann z.B. ein **Bracket** sein, an dem dann ein Draht befestigt wird, über den der Zahn orthodontisch eingeordnet wird. Da diese Drähte relativ starr und unhandlich sind, wurde als Alternative die temporäre Freilegung mit Kleben einer Verankerung mit einem Silber- respektive Goldkettchen mittels Säureätztechnik und Transpalatinalbügel entwickelt [12]. Vorteil dieser **Kettchen-Technik** ist die geschmeidige Form der Verbindung zwischen Zahn und kieferorthopädischer Apparatur, die den Patienten – je nach Art der Zahnverlagerung – meistens weniger behindert als ein starrer Draht (Abb. 19-4).

Durch die aktive Vertikalbelastung nach operativer Freilegung kann es prinzipiell zu einer **Ankylose** zwischen Zahnwurzel und Kieferknochen kommen. Auch eine **zu lange klinische Krone** des ursprünglich retinierten Zahns ist möglich, wenn die Vertikalentwicklung des Alveolarfortsatzes einer zu schnellen Vertikalentwicklung des freigelegten Zahns nicht

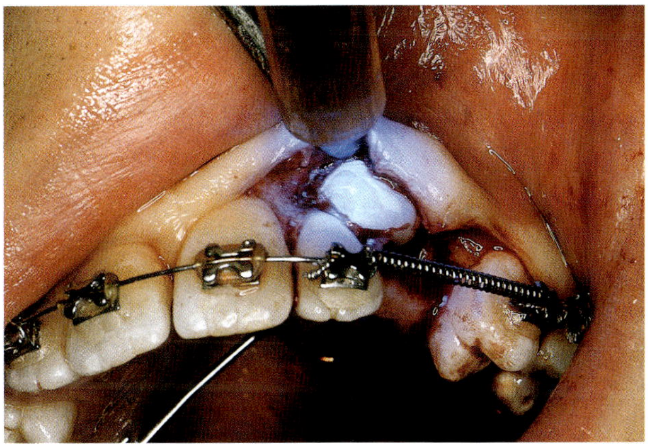

Abb. 19-4a Freilegung des retinierten Zahns 23 mit einem Zahnfleischrandschnitt von 21 bis 24 ohne vertikale Entlastung. Durch die Säureätztechnik wird ein Goldkettchen an der Zahnkrone befestigt.

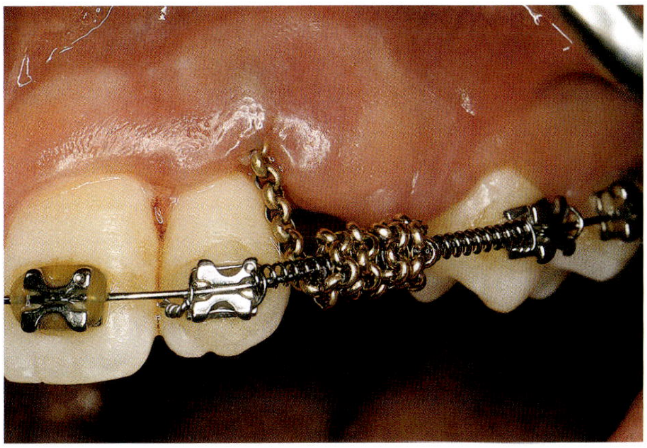

Abb. 19-4b Situation eine Woche postoperativ. Der Mukoperiostlappen war reponiert und durch Situationsnähte adaptiert worden, so dass es nun während der orthodontischen Therapie zum Durchbruch des Zahns kommen kann. Das Goldkettchen wird dann entsprechend dem erfolgten Zahndurchbruch gekürzt.

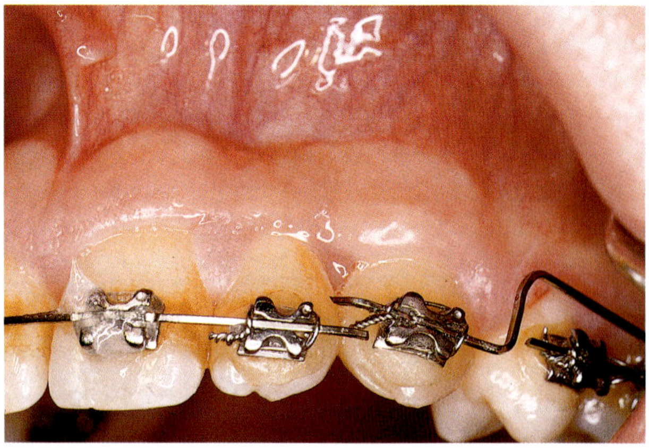

Abb. 19-4c Klinische Situation zwölf Monate postoperativ nach kieferorthopädischer Einordnung des Zahns 23.

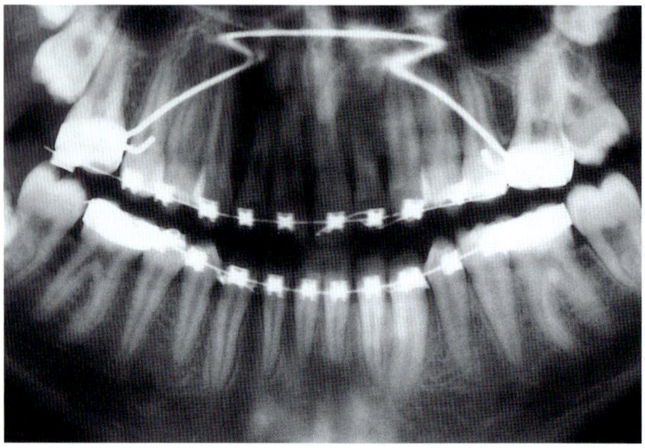

Abb. 19-4d Röntgenologischer Befund zwölf Monate postoperativ nach Einordnung des Zahns 23.

folgen kann. Nach vollständiger Vertikalentwicklung ist bei den freigelegten Zähnen ein **physiologisches marginales Parodont** zu erwarten [20]. Eine Studie von Barwart [3] zeigte, dass die parodontale Situation (Breite der keratinisierten Gingiva, Attachmentverlust, Sondierungstiefe, klinische Kronenhöhe) retinierter Eckzähne nach Abschluss ihrer Einordnung mittels Silberkettchen keine signifikanten Unterschiede zu den spontan durchgebrochenen Eckzähnen der Gegenseite aufwies.

19.2.6 Operative Entfernung der dritten Molaren

Die Entfernung der dritten Molaren zählt mit zu den häufigsten chirurgischen Eingriffen, obwohl diese Zähne von allen **am häufigsten nicht angelegt** sind (in 9–20% sind ein oder mehrere dritte Molaren nicht angelegt). Für das klinische Vorgehen ist von zentraler Bedeutung, ob ein dritter Molar überhaupt durchbrechen oder impaktiert bleiben wird und ob ein dritter Molar negative Einflüsse auf die Zahnstellung vor allem im Unterkiefer-Frontzahnbereich haben wird (Tab. 19-1). Da der Durchbruchszeitpunkt der dritten Molaren stark variiert, kann keine Prognose angestellt werden, ob ein dritter Molar durchbrechen wird oder nicht. Auch die Inzidenz einer Impaktion eines dritten Molaren ist in den verschiedenen Teilen der Welt sehr unterschiedlich (zwischen 9,5 und 39%). Im Allgemeinen brechen sie durch, bevor das Wurzelwachstum abgeschlossen ist. Ein fehlender Durchbruch ist am wahrscheinlichsten auf Platzmangel oder eine Kippung des Zahns zurückzuführen, wobei jedoch untere dritte Molaren im Verlauf der Wurzelbildung eine deutliche Tendenz aufweisen, sich aufzurichten [16]. Deshalb ist eine eindeutige Aussage darüber, ob ein dritter Molar impaktiert bleiben wird, erst dann möglich, wenn das Wurzelwachstum fast vollständig abgeschlossen ist oder eine ausgeprägte Kippung einen Durchbruch unmöglich erscheinen lässt.

Tabelle 19-1 Gründe zur operativen Entfernung von dritten Molaren.

- Verlagerung
- falsche Keimlage
- Ausgleichsextraktion (Nichtanlage des Antagonisten)
- Halbretention – Dentitio difficilis
- Zysten
- Erleichterung der Distalisation mittels Headgear
- tertiärer Engstand
- kieferchirurgische Bisslagenkorrektur
- Unterkieferfrakturen mit Zahn im Bruchspalt

Da nach heutigem Kenntnisstand dritte Molaren für Zahnfehlstellungen im Unterkiefer-Frontzahnbereich nicht verantwortlich sind, besteht deshalb **primär keine Indikation** mehr zur frühzeitigen operativen Entfernung dritter Molaren [1], die aufgrund der in der Regel tiefen Keimlage vor allem im Oberkiefer schwierig ist und den Patienten damit stärker belastet als eine spätere Entfernung, wenn sich Zahn und Tuber weiterentwickelt haben. Falls aufgrund der Größe des Zahnbogens davon auszugehen ist, dass die dritten Molaren entfernt werden müssen, sollte dies jedoch erst dann erfolgen, wenn abzusehen ist, dass
- die ersten Molaren eindeutig erhaltungswürdig sind,
- keine kieferorthopädische Extraktionstherapie mehr geplant ist und
- ein dritter Molar nicht als Autotransplantat benötigt wird.

Andererseits sollten die dritten Molaren aus chirurgischer Sicht zu einem Zeitpunkt entfernt werden, an dem das **Wurzelwachstum noch nicht vollständig abgeschlossen** ist, um der Gefahr einer Schädigung des N. alveolaris inferior durch eine direkte Lagebeziehung zwischen (oftmals grazilen) Zahnwurzeln und Nerv und einer möglichen Umfassung des Nervs durch die Wurzelspitzen vorzubeugen. Auch das Risiko einer Fraktur der oft grazil abgewinkelten Wurzelspitzen ist vor Abschluss des Wurzelwachstums wesentlich geringer. Bei der Entfernung retinierter dritter Molaren können Wurzelfrakturen auftreten. Im Einzelfall kann es empfehlenswert sein, kleinere Wurzelfragmente in situ zu belassen, wenn deren Entfernung zu einer Gefährdung wichtiger anatomischer Strukturen führen würde oder mit einem unverhältnismäßig hohen Knochenverlust verbunden wäre. Eine wichtige Voraussetzung hierfür ist, dass der Zahn über eine vitale Pulpa verfügte.

Für eine Entfernung der dritten Molaren im jugendlichen Alter spricht auch die klinische Beobachtung, dass dann die Gefahr einer parodontalen Taschenbildung distal des zweiten (unteren) Molaren geringer ist. Aus den aufgezeigten Gründen ist heute eine Germektomie nur noch selten indiziert. Der günstigste Zeitpunkt zur Entfernung eines retinierten und impaktierten dritten Molaren ist damit der Zeitraum, in dem die Zahnwurzel zu drei Vierteln oder ganz ausgebildet ist.

Die operative Entfernung retinierter dritter Molaren ist häufig mit erheblichen postoperativen Beschwerden in Form von ausgeprägten Ödemen, eingeschränkter Mundöffnung und Schmerzen verbunden, die vom Patienten oftmals als unangenehmer empfunden werden als der eigentliche operative Eingriff. Durch eine perioperative Gabe von Glukokortikoiden können diese Beschwerden signifikant reduziert werden. Obwohl systematische Studien zum Zeitpunkt der Gabe, der optimalen Dosierung und Dauer fehlen, können aufgrund einer Vielzahl klinischer Studien Therapieempfehlungen für eine orale Gabe gegeben werden:

- 20 mg Methylprednisolon vor oder direkt nach der Operation, weitere 20 mg am Abend
- 1. Tag post OP: morgens und abends jeweils 6 mg
- 2. Tag post OP: morgens und abends jeweils 4 mg (Dosierung bezogen auf 50 bis 70 kg Körpergewicht).

Höhere Dosierungen sind möglicherweise wirkungsvoller [19].

19.3 Behandlungsmöglichkeiten fehlender Zähne

Fehlende Zähne bei Jugendlichen sind vor allem auf Nichtanlagen oder einen traumatischen Zahnverlust zurückzuführen. Epidemiologische Studien in Skandinavien zeigten, dass die Inzidenz einer Nichtanlage bleibender Zähne (ohne dritte Molaren) zwischen 6,1 und 7,4% beträgt, wobei vor allem der zweite Prämolar und der seitliche Schneidezahn betroffen sind. Hierzu kommen weiterhin Zähne, die durch ein Trauma verloren gegangen sind. Gerade die Nichtanlagen der seitlichen Schneidezähne oder ein traumatischer Frontzahnverlust führen zu beträchtlichen ästhetischen Problemen.

19.3.1 Kieferorthopädischer Lückenschluss – Autotransplantation

Ein kieferorthopädischer Lückenschluss wird die Therapie der Wahl sein, wenn dadurch ein gutes ästhetisches Ergebnis erzielt werden kann. Falls sich jedoch eine gute Interkuspidation findet, sollte anderen Therapieformen wie der Autotransplantation oder einer (oftmals zunächst temporären) prothetischen Versorgung der Vorzug gegeben werden. Die günstigste Langzeitprognose weist ein Autotransplantat auf, wenn seine Zahnwurzel zum Zeitpunkt der Operation zu drei Vierteln oder ganz ausgebildet ist (mit offenem Foramen apicale) [2].

19.3.2 Enossale Implantate

Der Einsatz von enossalen Implantaten im Kindes- und Jugendlichenalter unterscheidet sich deutlich von der Therapie beim erwachsenen Patienten [8]. Während beim Erwachsenen Fragen wie die Knochenqualität und -quantität, Ästhetik und die vertikale Distanz für die prothetische Suprakonstruktion im Vordergrund stehen, muss im Wachstumsalter zusätzlich berücksichtigt werden, dass es bis zum Abschluss des Körperwachstums zu intensiven Veränderungen im Kieferbereich in allen drei Dimensionen kommt. Im Gegensatz zu Zähnen mit intaktem Desmodont bleiben Implantate am Ort der Implantation stationär und nehmen an den Umbau- und Wachstumsvorgängen nicht teil. Aus diesen Gründen ist es möglich, dass Implantate je nach Lebensalter des Patienten zum Zeitpunkt der Implantation vom Knochen **vollständig eingeschlossen** werden können und auch das **Wachstum** des Kieferkamms in diesem Bereich behindert werden kann. Werden Implantate im Oberkiefer-Frontzahnbereich vor Abschluss des skelettalen Wachstums inseriert, findet sich in Abhängigkeit vom weiteren Wachstum eine **Infraokklusion** und eine **apikale Verlagerung der Gingiva,** die das ästhetische Ergebnis beeinträchtigt. Auch ist zu berücksichtigen, dass es bei enger Lagebeziehung zu benachbarten Zähnen zu einem **Knochenverlust** kommen kann.

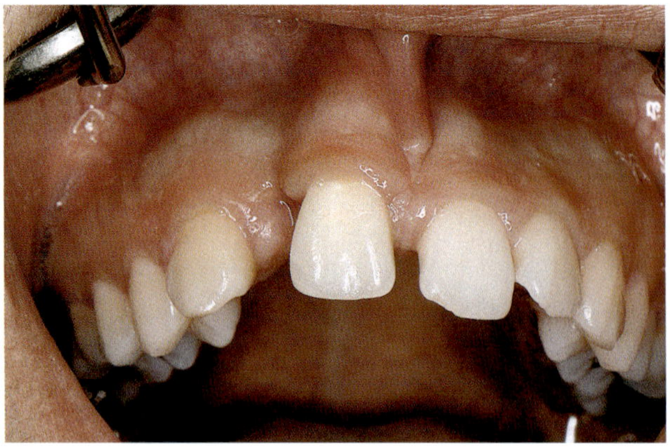

Abb. 19-5a Zustand nach Frontzahntrauma mit vollständiger Luxation des Zahns 12 und Intrusion des Zahns 11. Eine Implantatversorgung ist bei dieser 17-jährigen Patienten aufgrund der eingeengten Zahnlücke ohne orthodontische Vorbehandlung nicht möglich.

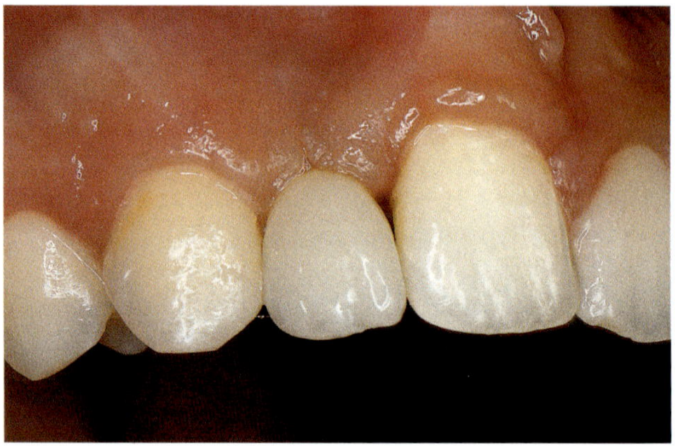

Abb. 19-5b Nach sechsmonatiger orthodontischer Therapie erfolgte die Implantation, die Freilegung und prothetische Versorgung fünf Monate postoperativ.

Die Erfolgsprognose und vor allem das ästhetische Resultat werden umso besser, je weiter das Knochenwachstum zum Zeitpunkt der Implantation abgeschlossen ist. Deshalb sollte eine Implantation bei Mädchen erst ab dem 15. Lebensjahr und bei Jungen ab dem 17.–19. Lebensjahr erfolgen.

Da Zahnreifung, skelettales Wachstum und chronologisches Alter nicht eng miteinander korrelieren, sollten Implantate bei Jugendlichen primär erst dann inseriert werden, wenn alle bleibenden Zähne vollständig durchgebrochen sind und anhand der Handröntgenaufnahme von einem (fast vollständigen) Abschluss des skelettalen Wachstums ausgegangen werden kann.

Der Umfang des weiteren skelettalen Wachstums bestimmt später das Ausmaß der Infraokklusion des Zahnersatzes. Bei der kieferorthopädischen oder auch prothetischen Behandlung bis zum Zeitpunkt der Implantation muss berücksichtigt werden, dass eine ausreichend breite Lücke offen gehalten wird. Generell sollte die Knochenlamelle zum benachbarten Desmodont mindestens eine Dicke von 1 mm aufweisen. Auch sollten die benachbarten Zähne aufgerichtet sein und parallel stehen (Abb. 19-5).

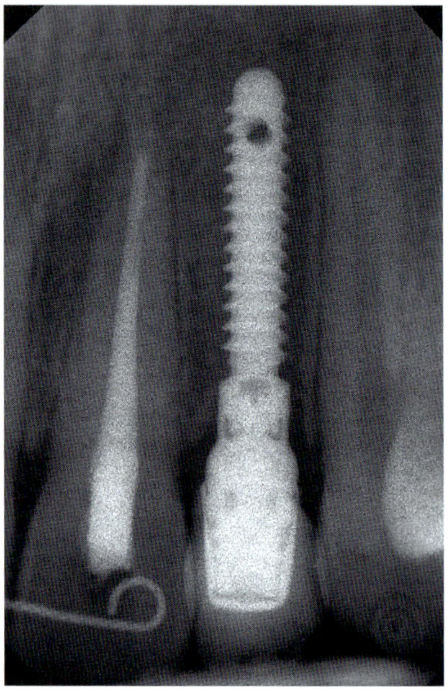

Abb. 19-5c Aufgrund der schmalen Zahnlücke wurde ein ZL-Duraplant®-Implantat mit einer Dicke von 2,9 mm ausgewählt, so dass ein Abstand von ca. 2 mm zum Desmodont der benachbarten Zähne eingehalten wurde.

19.4 Behandlung odontogener Zysten

Die Klassifikation odontogener Zysten sowie deren pathohistologische Einteilung sind entsprechend den Empfehlungen der WHO definiert und beziehen sich auf die Pathogenese der Zysten [16]. Eine vollständige Übersicht über Zysten im Mund-Kiefer- Gesichtsbereich und deren Behandlung findet sich bei Horch [9].

Kieferzysten treten häuptsächlich im mittleren Lebensalter auf. Dennoch gibt es spezielle zystische Veränderungen, die gehäuft bei Kindern und Jugendlichen zu diagnostizieren sind. Eine zusammenfassende Darstellung der wichtigsten odontogenen Zysten im Kindes- und Jugendlichenalter und deren Behandlungsmöglichkeiten findet sich in Tabelle 19-2.

19.4.1 Milchzahnzysten

In der Mehrzahl der Fälle handelt es sich bei **Milchzahnzysten** um radikuläre Zysten an tief zerstörten Milchzähnen oder Milchzahnwurzelresten. Da die Gefahr der Schädigung der bleibenden Zähne gegeben

Tabelle 19-2 Odontogene Zysten und ihre Bedeutung im Kindes- und Jugendlichenalter.

Zyste	Altersverteilung (in Jahren)	Geschlecht (M:F)	Lokalisation	chirurgische Therapie	Rezidivquote	empfohlene Kontrollen
Zahnleistenzyste beim Neugeborenen „Epstein Pearls"	< 3 Monate	1 : 1	Kieferkamm	keine (spontane Remission)	keine	keine
Eruptionszyste	0–5	1 : 1	Processus alveolaris	keine (ggf. Zystostomie)	keine	keine
follikuläre Zyste [18]	> 10	1,5 : 1	OK: Eckzähne UK: Weisheitszähne	Zystostomie (spontane Reeruption bei nicht abgeschlossenem Wurzelwachstum, abwarten, ggf. orthodontische Einordnung) Enukleation und Entfernung des betroffenen Zahns	keine	bis zur Einordnung des Zahns engmaschiges Follow-up **Cave:** Entwicklung von Amelobastomen, Keratozysten und Plattenepithekarzinomen aus Zystenepithel sind dokumentiert!
Keratozyste [5]	16–20	1,5 : 1	Kieferwinkel, aufsteigender Ast	Zystektomie (selten Zystostomie), evtl. zweizeitiges Vorgehen (s. Text)	hoch (ca. 50%)	mind. 10 Jahre (in der Anfangsperiode engmaschig, danach einmal im Jahr)

ist, sollten diese Zysten gefenstert werden. Gleichzeitig erfolgt die Entfernung der verursachenden Milchzähne bzw. Milchzahnreste.

Beim **operativen Vorgehen** ist die Größe der Milchzahnzyste zu beachten:

- **Zysten < 1 cm:** Extraktion des Milchzahns und Umschneidung der Extraktionswunde zum Fenster, lockere Tamponade des Zystenlumens (sonst ist eine Schädigung des Zahnkeims bei der Blutstillung möglich). Entfernung der Tamponade nach ein bis zwei Tagen.
- **Zysten > 1 cm:** Vestibulärer marginaler Trapezlappenschnitt, Entfernung des Milchzahns bzw. Wurzelrests von vestibulär, dadurch Fensterung der Zyste über den Extraktions- oder Osteotomiezugang, Glättung der Fensterung, Einlegen des Trapezlappens vestibulär in das Zystenlumen, Tamponade und Einsetzen einer Verbandplatte. Entfernung der Tamponade nach sieben Tagen.

In Zusammenarbeit mit dem Kieferorthopäden kann im Anschluss an die Operation zur Steuerung des Zahnwechsels und zur Nachbehandlung der Zyste ein orthodontisches Gerät mit einem Obturator kombiniert werden.

19.4.2 Keratozysten

Die Rezidivquote nach operativer Entfernung einer Keratozyste ist einerseits aufgrund rein morphologischer Kriterien wie der Ausbildung von Satellitenzysten (Abb. 19-6) und der Zerreißbarkeit des Zystenbalgs, andererseits aber durch die auch in vitro nachgewiesene aktive Proliferation im Zystenepithel besonders hoch. Rezidive treten nach Zystektomie und Zystostomie gleichermaßen auf [10]. Daher richtet sich ein besonderes Augenmerk auf die Therapie und das postoperative Follow-up dieser Zysten.

In der Literatur werden unterschiedliche **Therapieverfahren** angegeben:

- Kieferteilresektion,
- Cryofixierung,
- Fixierung des Zystenbalgs mit Carnoy-Lösung,
- konventionelle Zystektomie und Zystostomie.

Die alleinige Zystektomie und Zystostomie kann heute nicht mehr empfohlen werden. Es sollte in jedem Fall eine Mitentfernung der bedeckenden Schleimhaut und Weichteile sowie gegebenenfalls die intraoperative Fixierung des Zystenbalgs

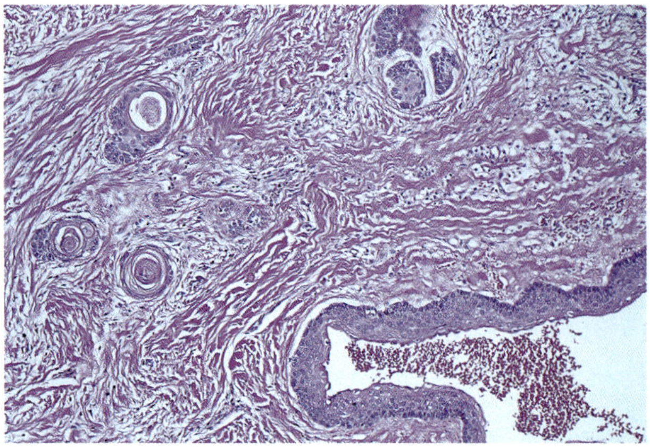

Abb. 19-6 Bei einem 12-jährigen Jungen mit Gorlin-Goltz-Syndrom fanden sich beidseits im Unterkiefer perikoronare Transluzenzen um die retinierten Zähne 37 und 47. Im histologischen Präparat nach Zystektomie und Exzision der bedeckenden Weichgewebe findet sich das charakteristische Bild einer Keratozyste mit den palisadenartig stehenden hoch prismatischen Basalzellen. Um die Hauptzyste finden sich multiple Epithelinseln mit beginnenden Mikrozysten. Die bedeckende Kieferkammschleimhaut wurde vollständig exzidiert und in mehreren Schichtebenen histologisch untersucht, um sicherzustellen, dass sich im Randbereich keine Satellitenzysten mehr befinden.

vor der Zystektomie mit Carnoy-Lösung angestrebt werden.

Hierbei ist zu berücksichtigen, dass eine **nervschädigende Wirkung** von Carnoy-Lösung nachgewiesen wurde. Falls eine Keratozyste allseits von kompakten Knochen umgeben ist, kann bei Kindern und Jugendlichen im Unterkiefer aufgrund der hohen osteogenetischen Potenz zur Schonung retinierter Zahnkeime und des N. alveolaris inferior im Einzelfall auf eine Zystenfüllung mit Carnoy-Lösung verzichtet werden, wenn eine engmaschige postoperative Kontrolle sichergestellt ist. Der Vitalerhalt erheblich verlagerter Zähne, insbesondere im Prämolaren- und Eckzahnbereich, wird dadurch möglich. Zunächst erfolgt in diesen Situationen eine Zystostomie, und später nach Reduktion des Zystenlumens die Zystektomie mit Exzision der bedeckenden Weichgewebe und ggf. eine Fixierung des Zystenbalgs mit Carnoy-Lösung (Abb. 19-7).

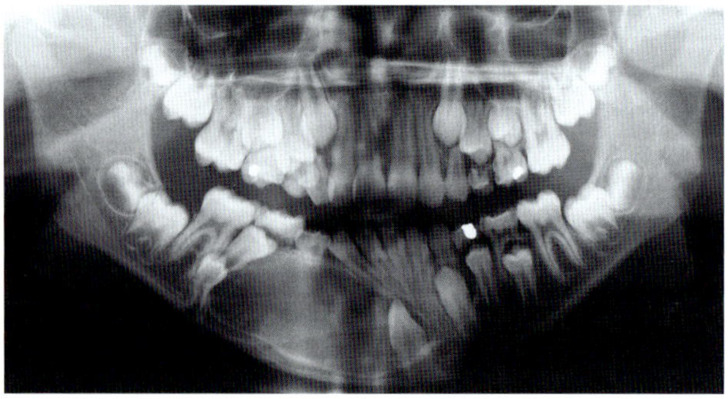

Abb. 19-7 a Röntgenologischer Befund einer ausgedehnten Keratozyste in regio 33–46 mit deutlicher Dislokation der Zähne 45, 44 und 43 und Kippung der Unterkiefer-Frontzähne.

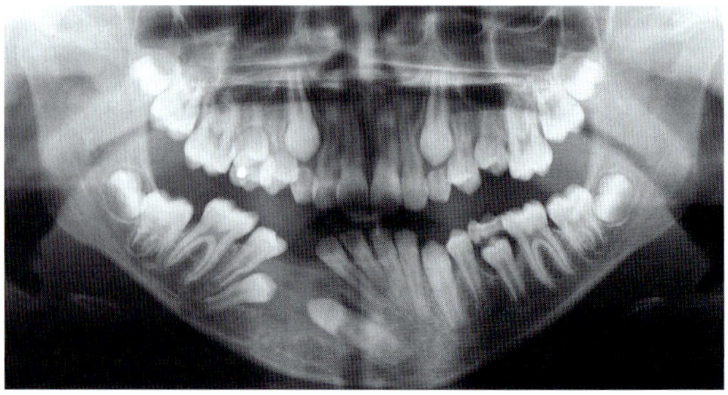

Abb. 19-7 b Um die Vitalität der retinierten Zähne zu erhalten und eine Schädigung des N. alveolaris inferior auszuschließen, erfolgte zunächst eine Zystostomie in regio 42–44 mit anschließender Obturatorbehandlung. Sieben Monate postoperativ findet sich eine deutliche Verkleinerung des Zystenlumens. Der Zahn 45 ist zu diesem Zeitpunkt bereits durchgebrochen. Die Zähne 43 und 44 zeigen spontan ein deutliches Wachstum in Richtung ihrer physiologischen Position im Zahnbogen. Satellitenzysten konnten nicht nachgewiesen werden.

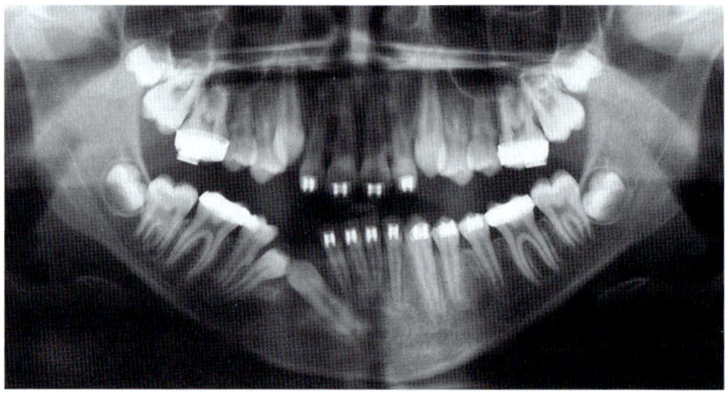

Abb. 19-7 c Nach weiteren zehn Monaten findet sich eine deutlich abgegrenzte Rest- oder Satellitenzyste in regio 43/44, die durch Zystektomie mit Exzision der bedeckenden Weichgewebe therapiert wurde.

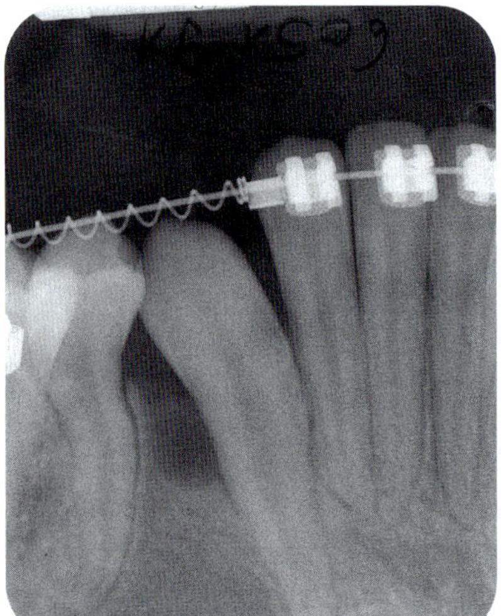

Abb. 19-7 d Nach weiteren zwölf Monaten kam es zur Zystenbildung in regio 43/44, die wiederum durch Zystektomie mit Exzision der bedeckenden Weichgewebe behandelt wurde.

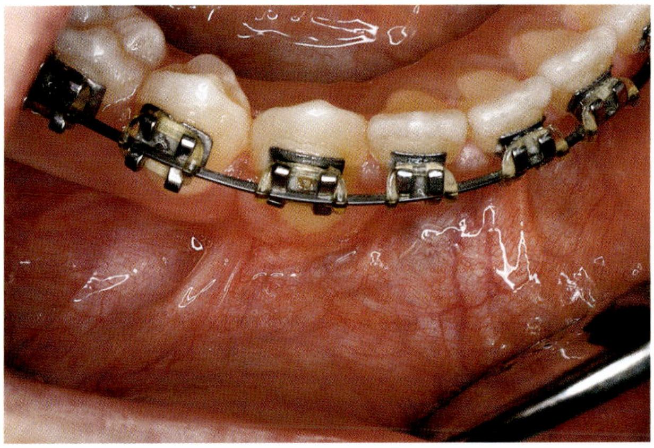

Abb. 19-7e Die klinische Situation drei Jahre nach Beginn der Behandlung. Die retinierten Zähne 45, 44 und 43 konnten in den Zahnbogen eingeordnet werden.

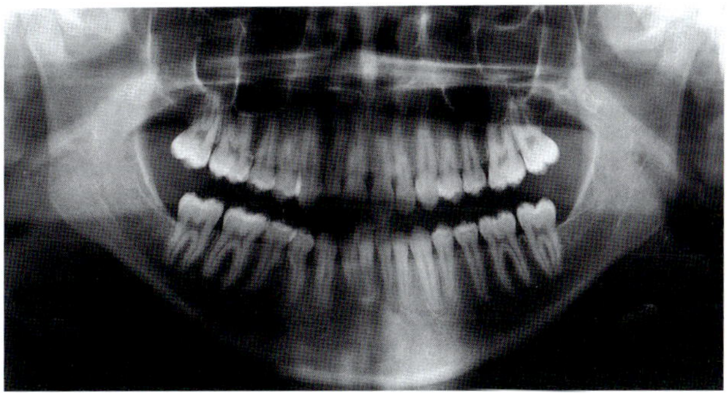

Abb. 19-7f Röntgenbefund sechs Jahre nach Beginn der Behandlung. Die dritten Molaren wurden zwischenzeitlich entfernt. Im Bereich der ursprünglichen Zyste findet sich eine vollständige knöcherne Regeneration. Rezidive wurden seit drei Jahren nicht mehr beobachtet.

Die Behandlung von **Keratozysten im Oberkiefer** erfordert eine besondere Umsicht, da sie sich zur **Schädelbasis** ausbreiten können und das Ausmaß der Zysten in der Panoramaschichtaufnahme oft nicht vollständig festgestellt werden kann. Der **Kernspinresonanztomograhie** kommt als bildgebendem Untersuchungsverfahren hier gerade bei Kindern eine besondere Bedeutung zu, da keine Strahlenexposition auftritt und Zysten sehr gut gegen angrenzende Weich- und Hartgewebe abgegrenzt werden können (Abb. 19-8).

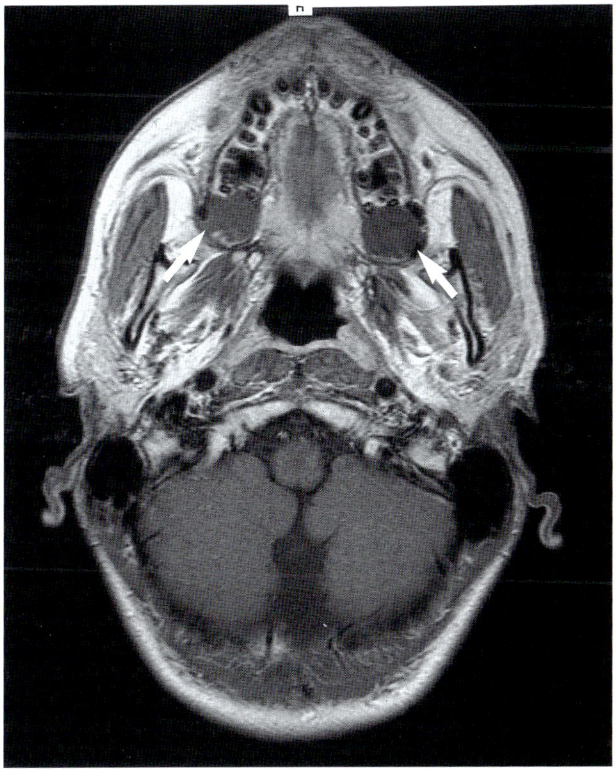

Abb. 19-8a Darstellung von zwei Keratozysten in regio 18 und 28 (Pfeile) bei einem 14-jährigen Jungen mit Gorlin-Goltz-Syndrom in der Kernspinresonanztomographie (TR 690, TE 15; T_1-gewichtete Aufnahme; Kontrastmitteldarstellung mit Magnevist®). Die horizontale Schichtebene befindet sich im Bereich der Wurzelspitzen der oberen Molaren. Deutlich ist der Zahnaufbau mit Desmodontalspalt, Dentin und Pulpa zu erkennen. Zwischen den Wurzelspitzen des zweiten Molaren ist das basale Lumen der Kieferhöhle (signalarme, dunkle Darstellung) zu erkennen.

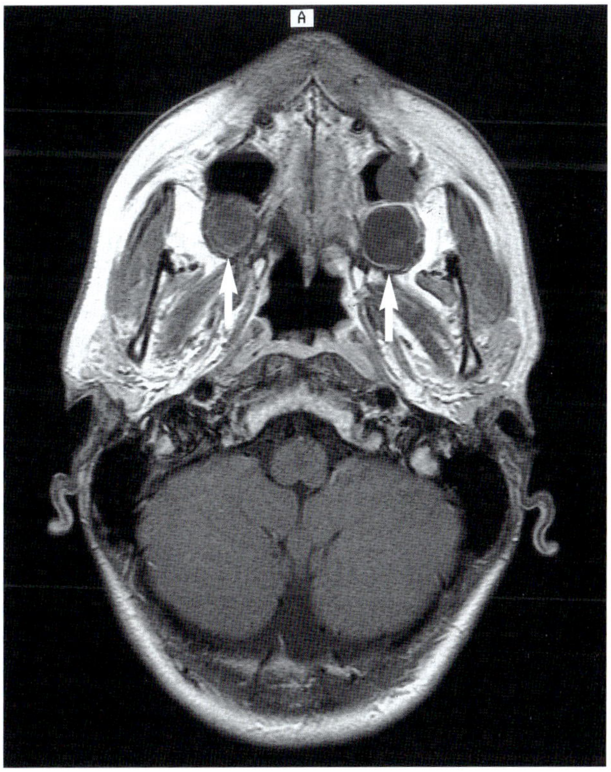

Abb. 19-8b In einer weiteren koronalen Schicht ist die Ausdehnung der Keratozysten in die Kieferhöhle abzuschätzen (Pfeile). In der linken Kieferhöhle findet sich eine deutlich von der Keratozyste abgegrenzte Mukozele (Pfeilspitze).

Das postoperative Follow-up sollte sich bei Keratozysten über einen Zeitraum von über zehn Jahren erstrecken.

19.5 Odontogene Tumoren im Wachstumsalter

Die Klassifikation odontogener Tumoren und deren histologische Typisierung sind von der WHO definiert worden [11]. Tabelle 19-3 zeigt eine zusammenfassende Darstellung von odontogenen Tumoren im Kindes- und Jugendlichenalter und deren Behandlungsmöglichkeiten.

Eine Untersuchung zur Häufigkeit und histologischen Differenzierung von odontogenen Tumoren im Wachstumsalter macht deutlich, dass die größte Entität hierbei die **ameloblastisch-ektomesenchymalen Tumoren** (vor allem zusammengesetzte und komplexe Odontome) mit 62% darstellen. Ektomesenchymal-mesenchymale Tumoren kamen im Wachstumsalter nicht vor. Die Geschlechtsverteilung war nahezu ausgeglichen [6].

Therapeutisch wird für die odontogenen Tumoren im Wachstumsalter ihre sichere Exkochleation bzw. Kürettage für notwendig erachtet (Tab. 19-3).

Eine besondere Bedeutung kommt im Kindes- und Jugendlichenalter dem **unizystischen Ameloblastom** zu, das bei 45% der Betroffenen im Alter von zehn bis 19 Jahren auftritt (Tab. 19-3), während das Durchschnittsalter für das „konventionelle" Ameloblastom bei 40,2 Jahren liegt [14]. Bei der Behandlung von Ameloblastomen können sowohl differenzialdiagnostische als auch therapeutische Schwierigkeiten auftreten. **Differenzialdiagnostische Probleme**

Tabelle 19-3 Odontogene Tumoren und ihre Bedeutung im Kindes- und Jugendlichenalter.

Tumor	Altersverteilung (in Jahren)	Geschlecht (M:F)	Lokalisation	chirurgische Therapie	Rezidivquote	empfohlene Kontrollen
ameloblastisches Fibrom [22]	0–20	1:1	Prämolaren- und Molarenbereich häufiger UK	gründliche Kürettage	bis zu 43%	langfristig und engmaschig, Entartungen in ameloblastisches Fibrosarkom bekannt
ameloblastisches Fibroodontom	0–20	häufiger Männer	multifokal in Maxilla und Mandibula	gründliche Kürettage	13%	alle 6 Monate
adenomatoid odontogener Tumor [13]	13–19	1:1,9	häufiger im OK als UK Frontzahnbereich	konservative Exkochleation	selten	selten
Odontom	10–20	häufiger Männer	OK und UK gleich häufig im Frontzahnbereich öfter zusammengesetztes O., im Seitenzahnbereich häufiger komplexes O.	Enukleation	keine, da Hamartom, wachstumsreguliert	keine
unizystisches Ameloblastom (intramurales A.) [14]	10–20	1:1,14	UK fünfmal häufiger betroffen als OK, häufiger im Molarenbereich	konservative Enukleation bei Ackermann Typ 1 & 2, Teilresektion bei Ackermann Typ 3	13,7%	lebenslang

ergeben sich im Wachstumsalter wegen ähnlicher histologischer Bilder bei Ameloblastomen, anderen odontogenen Tumoren und Anteilen der Zahnleiste, die eine Unterscheidung erschweren können. Trotz der histologischen Diagnose „Ameloblastom" sollte daher beim Fehlen typischer intraossärer Läsionen, wie sie bei Kindern der Fall sein kann, keine Resektion durchgeführt werden. Abwartendes Verhalten und Diskussion mit einem Spezialisten sind hier angezeigt.

Danksagung: Die kieferorthopädische Behandlung der in Abb. 19-5 gezeigten Patientin erfolgte durch Dr. N. Schrinner, Schönwalder Str. 22, Berlin. Die Behandlung der in Abb. 19-4 und 19-7 gezeigten Patienten wurde in der Abteilung für Kieferorthopädie und Orthodontie des Zentrums für Zahnmedizin des Universitätsklinikums Charité (Leiter: Prof. Dr. R.-R. Miethke) durchgeführt.

Ausgewählte Literatur

Das vollständige Literaturverzeichnis finden Sie auf unserer Homepage www.urbanfischer.de/Zahnmedizin/Kinderzahnheilkunde.

[2] Andreasen, J. O.: Farbatlas der Replantation und Transplantation von Zähnen. Deutscher Ärzte-Verlag, Köln 1993.

[11] Kramer, I. R. H., Pindborg, J. J., Shear, M.: Histological typing of odontogenic tumours. World Health Organization International Histological Classification of Tumours. Second Edition, Springer, Berlin–Heidelberg–New York 1992.

[14] Reichart, P .A., Philipsen, H. P., Sonner, S.: Ameloblastoma: biologic profile of 3677 cases. Oral Oncol., Europ. J. Cancer 31 B, 86 (1995).

[16] Richardson, M.: Changes in lower third molar position in the young adult. Amer. J. Orthodont. Dentofac. Orthop. 102, 320 (1992).

[19] Skjelbred, P., Lökken, P.: Pain and other squelae after surgery – mechanisms and management. In: Andreasen, J. O., Petersen, J. K., Laskin, D. M. (eds.): Textbook and color atlas of tooth impactions. Munksgaard, Kopenhagen 1997.

20 Mund-Kiefer-Gesichtskrankheiten

von Hans-Henning Horch und Robert Sader

Inhaltsübersicht

20.1 Einleitung

Die Behandlung des Kindes stellt immer ein besonderes Problem in der zahnärztlichen Praxis dar. Die oft ungenauen anamnestischen Angaben zu den Beschwerden, verbunden mit der mangelnden Behandlungsbereitschaft bei der klinischen Untersuchung, erschwert die Diagnosefindung in ganz besonderer Weise. Aus diesem Grund sollte die Behandlung in einer kinderzahnärztlich orientierten Praxis erfolgen, in der eine der Psyche des Kindes entsprechende Patientenführung gewährleistet ist bzw. in der Eingriffe in einer kurzen Vollnarkose durchgeführt werden können. Wichtig ist hierbei neben einer angenehmen Arbeitsatmosphäre eine ruhige psychologische Führung, in der sowohl der Behandler als auch das Assistenzpersonal geschult sein sollte (siehe auch Kap. 22 „Psychologische und organisatorische Aspekte einer Zahnarztpraxis für Kinder").

Im Gegensatz zum Erwachsenen ist das Spektrum möglicher Erkrankungen beim Kind jedoch eingeschränkt und es treten in den meisten Fällen ganz typische Krankheitsbilder auf. Nur besondere Symptome erfordern eine ausgedehntere Differentialdiagnostik.

Lassen sich die Krankheitssymptome nicht einer dieser häufig auftretenden Erkrankungen zuordnen, sollte auf jeden Fall frühzeitig eine Überweisung zu einem Spezialisten erfolgen, da chronische Erkrankungen im Kindes- und Jugendalter nicht so häufig auftreten und eher akute Exazerbationen zu befürchten sind.

Im Folgenden sollen nur die häufigeren Krankheitsbilder mit ihren therapeutischen Konsequenzen für den Zahnarzt beschrieben werden. Seltenere Krankheitsbilder wie die Lippen-Kiefer-Gaumenspalten und die kraniofazialen Deformierungen werden nicht besprochen, da ihre Diagnostik und Behandlung in die Hände eines Spezialisten gehört.

20.2 Mund- und Zungenschleimhauterkrankungen

20.2.1 Infektiöse Allgemeinerkrankungen

Fast alle bekannten sog. Kinderkrankheiten wie Masern, Mumps oder Scharlach können mit Veränderungen der Mundschleimhaut einhergehen. Regelmäßig tritt eine solche Krankheit auch mit einer **intraoralen Erstmanifestation** auf, bevor sie auf den ganzen Körper übergreift. Da Kinderkrankheiten trotz moderner Behandlungsmethoden auch heute noch mit teilweise schweren Komplikationen einhergehen können, muss der Zahnarzt ggf. sofort reagieren und eine pädiatrische Behandlung veranlassen.

Windpocken (Varizellen)

Die Windpockenkrankheit wird durch eine Infektion mit dem Varizella-Zoster-Virus verursacht, das zur Gruppe der Herpesviren gehört. Nach einer Inkubationszeit von zwei bis drei Wochen kommt es zu einem typischen Erscheinungsbild (Abb. 20-1). Neben dem bekannten unregelmäßigen Bläschenexanthem der äußeren Haut (oberflächliche, gekammerte, linsengroße Bläschen, sog. Sternenhimmel) können auch intraoral Bläscheneffloreszenzen und Exantheme (auch auf der Zunge) auftreten. Der zunächst klare Bläscheninhalt trübt sekundär ein und trocknet letztendlich aus. Spätestens mit dem Abfall der Hautkrusten ist die Erkrankung nicht mehr infektiös. Die Krankheit heilt folgenlos aus, wenn nicht durch Aufkratzen der Bläschen eine Narbenbildung induziert wird.

In seltenen Fällen kann eine sog. **Varizellenenzephalitis** ausgelöst werden. Die Therapie ist rein symptomatisch und besteht in sorgfältiger Mundhygiene und Vermeidung von Superinfektionen durch Aufkratzen von Bläschen.

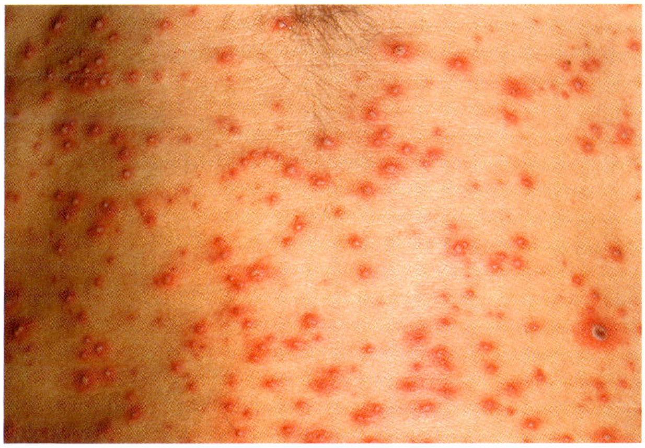

Abb. 20-1 Unregelmäßiges sternenhimmelartiges Bläschenexanthem bei Windpocken (Sammlung Kinderklinik der TU München).

Masern (Morbilli)

Masern sind eine ubiquitäre und hoch kontagiöse Infektionskrankheit, die durch Paramyxoviren verursacht wird. Die Infektionsgefährdung für andere Kinder beginnt um den neunten Inkubationstag, wenn das Prodromalstadium auftritt, das durch leichtes Fieber, Schnupfen, Konjunktivitis, Unwohlsein, Pharyngitis, Laryngitis oder Bronchitis gekennzeichnet sein kann. Vier Tage nach Ausbruch des akut auftretenden Masernexanthems, das den ganzen Körper betrifft und gleichzeitig mit einem hohen Fieberanstieg einhergeht, endet die Infektionsgefahr.

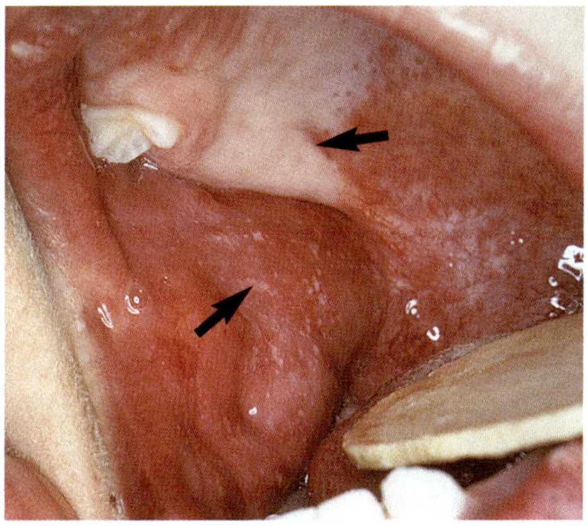

Abb. 20-2 Weißliche Koplik-Flecken im Bereich der Wangenschleimhaut bei Masern (Sammlung Kinderklinik der TU München).

Intraoral können vor allem im Bereich der Wangenschleimhaut die sog. **Koplik-Flecken** auftreten, die keiner besonderen Behandlung bedürfen (Abb. 20-2). Sie treten als weißliche Punkthaufen, oft von Sandkorngröße, auf, die im Bereich der Wangenschleimhaut gegenüber den unteren Molaren gelegen sind. Die Therapie ist rein symptomatisch im Sinne von reichlicher Flüssigkeitszufuhr und Fieber senkenden Maßnahmen. Masern hinterlassen eine lebenslange Immunität.

Scharlach

Diese durch eine Infektion mit Streptokokken der Gruppe A bedingte Erkrankung hat eine Inkubationszeit von zwei bis vier Tagen. Charakteristisch ist der plötzliche und hohe Fieberbeginn (bis 40 °C), wobei der Allgemeinzustand des Kindes sehr stark beeinträchtigt sein kann. Nach diesem Prodromalstadium mit Fieber, Schüttelfrost und Halsschmerzen treten in der Regel als erstes eine typische periorale Abblassung der Haut und gleichzeitig ein intraorales generalisiertes Enanthem (kleinfleckig, durch Spateldruck wegdrückbar) auf (Abb. 20-3a bis c). Die begleitende Angina zeigt eine auffallende, dunkelrote Schleimhautverfärbung, die sich bis zum weichen Gaumen ausbreiten kann. Auch die Zunge ist häufig mitbetroffen. Es findet sich primär ein makulopapulöses Erythem. Nach ca. einer Woche kommt es zu einer Epithelabschuppung und es entsteht intraoral das typische Erscheinungsbild der **Himbeerzunge.** Extraoral beginnt die Hautschuppung kleieförmig im Gesicht und erreicht nach ca. drei Wochen ihren Höhepunkt. Selten können auch Schleimhautnekrosen und eitrige Abszedierungen auftreten, die lokal behandelt werden müssen.

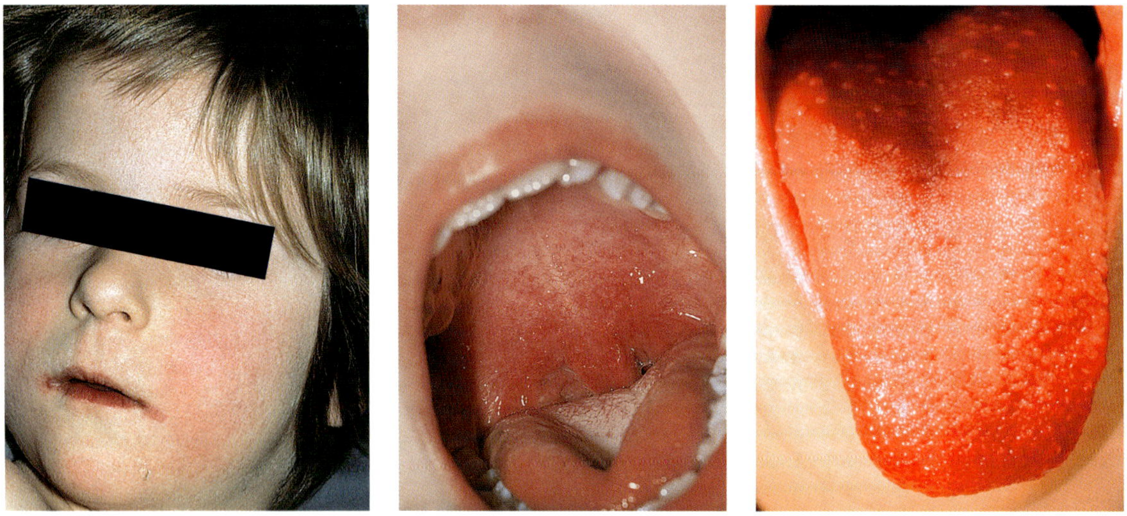

a b c

Abb. 20-3 Scharlach (Sammlung Kinderklinik der TU München).
a) Gesichtsexanthem mit perioraler Abblassung.
b) Enanthem mit Angina.
c) Himbeerzunge.

Mumps

Der Erreger der fiebrigen, nichteitrigen Parotitis epidemica (Ziegenpeter) ist ein Paromyxovirus, das durch Tröpfcheninfektion übertragen wird. Der Mundspeichel von erkrankten Patienten ist hoch infektiös. Gelegentlich beginnt die Erkrankung mit einem meningealen Reizzustand als Zeichen einer begleitenden abakteriellen benignen Meningoenzephalitis. Die beidseitig auftretende, teigige Parotisschwellung ist auch intraoral in der Retromolarregion erkennbar, die äußere Haut ist straff gespannt und liegt glänzend über der druckempfindlichen Parotisdrüse (Abb. 20-4). Die Parotisausführungsgänge im Bereich beider Innenwangen (Stenon-Gänge) sind gerötet, in seltenen Fällen kommt es zur Mitbeteiligung der anderen großen Speicheldrüsen. Bekannte und gefährliche, seltene Komplikationen sind die Enzephalitis, Orchitis und Pankreatitis. Die Therapie beschränkt sich auf gute Mundpflege mit weicher fettarmer Kost, Analgesie und Bettruhe.

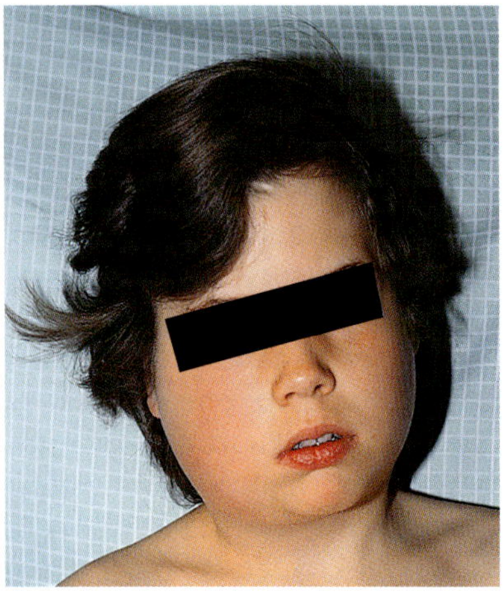

Abb. 20-4 Beidseitige Parotisschwellung bei Mumps (Sammlung Kinderklinik der TU München).

Dreitagefieber (Exanthema subitum)

Die Ursache dieser akut und schnell verlaufenden Erkrankung, die bevorzugt in den ersten zwei Lebensjahren auftritt, ist eine Infektion mit dem **humanen Herpesvirus Typ 6** (HHV-6). Sie ist charakterisiert durch plötzlich auftretendes hohes Fieber (> 40 °C) mit Fieberkrämpfen. Nach ca. drei Tagen klingt das Fieber plötzlich und vollständig ab – ebenso schnell, wie es begonnen hat. Zu diesem Zeitpunkt tritt das einzige weitere Symptom auf, ein generalisiertes hellrosa Exanthem mit makulopapulösem Charakter, das auch die Mundschleimhaut betreffen kann. Da die eigentliche Ursache weder bekannt noch erkennbar ist, werden häufig von den Eltern auch dentogene Ursachen vermutet. Nach drei Tagen verschwindet das Exanthem ebenso rasch wieder.

Pathognomisch für diese Erkrankung ist eine Leukozytose, die mit dem Exanthem in eine Leukopenie übergeht. Die Therapie liegt in der Hand des Pädiaters und besteht in Fieber senkenden Maßnahmen und einer ausreichenden Flüssigkeits- und Elektrolytzufuhr. Das begleitende Exanthem bedarf nur der symptomatischen Therapie.

Pfeiffer-Drüsenfieber

Plötzlich auftretende zervikale Lymphknotenschwellungen beidseits mit raschem Fieberanstieg, vor allem beim männlichen Geschlecht, sind hochverdächtig auf Vorliegen eines Pfeiffer-Drüsenfiebers. Diese Infektionskrankheit des lymphatischen Systems ist durch das **Epstein-Barr-Virus** bedingt, der Nachweis gelingt neben dem Serum-Titer über den Nachweis einer Monozytose im Differentialblutbild (Mononucleosis infectiosa). Die meist begleitende Angina zeigt ein generalisiertes Exanthem, Petechien im Bereich des Rachens (Gaumen, Pharynx) sind möglich, selten auftretende lakunäre oder pseudomembranöse Beläge können eine Diphtherie vortäuschen (Abb. 20-5). Auch eine Spleno- und Hepatomegalie können typischerweise auftreten. Die Therapie ist symptomatisch, bis die Entzündungszeichen wieder abklingen. Antibiotika sind wegen der viralen Genese nur beim Auftreten von Superinfektionen sinnvoll.

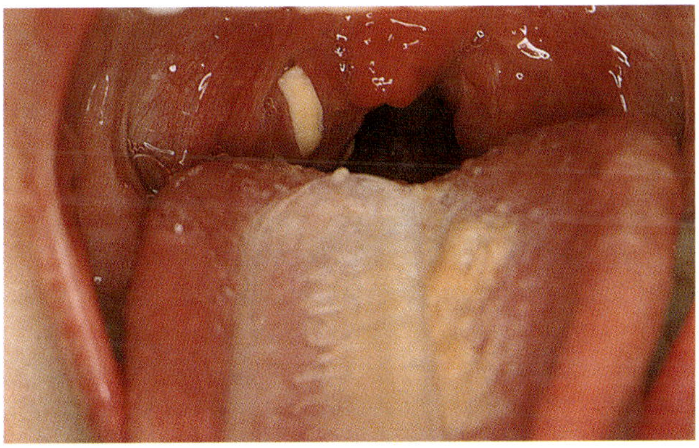

Abb. 20-5 Ausgeprägte Angina bei Mononucleosis infectiosa mit Pseudomembranbildung (Sammlung Kinderklinik der TU München).

Coxsackie-A-Virus-Infektion (Hand-Fuß-Mund-Krankheit, Herpangina)

Diese hoch infektiöse Virusinfektion betrifft vor allem Kinder im Grundschulalter und beginnt plötzlich, meist ohne Prodromalzeichen, nach einer Inkubationszeit von ein bis neun Tagen. Die Erkrankung, die häufig nur als milde Bläschenstomatitis und -dermatitis an den Hand- und Fußflächen (deshalb auch sog. Hand-Fuß-Mund-Krankheit) verläuft, kann jedoch auch in eine hoch schmerzhafte Herpangina mit hohem Fieber, Kopf-, Hals- und Muskelschmerzen und deutlich reduziertem Allgemeinzustand übergehen (Abb. 20-6a bis c). Auffallend ist dabei das Fehlen von katarrhalischen Symptomen wie Rhinitis oder Bronchitis.

Intraoral fallen papulovesikulöse Eruptionen mit schmalen hyperämischen Randsäumen, vor allem im Bereich der vorderen Gaumenbögen, auf, die nach einigen Tagen aufbrechen. Die Epitheldefekte sind bis zu einer Woche danach noch sichtbar. Die Therapie besteht in der Symptombekämpfung (Analgesie bei Halsschmerzen, Fieber senkende Maßnahmen), bis die Erkrankung nach ca. einer Woche folgenlos ausheilt. In schweren Fällen können Gammaglobulinpräparate, die Virusantikörper enthalten, gegeben werden.

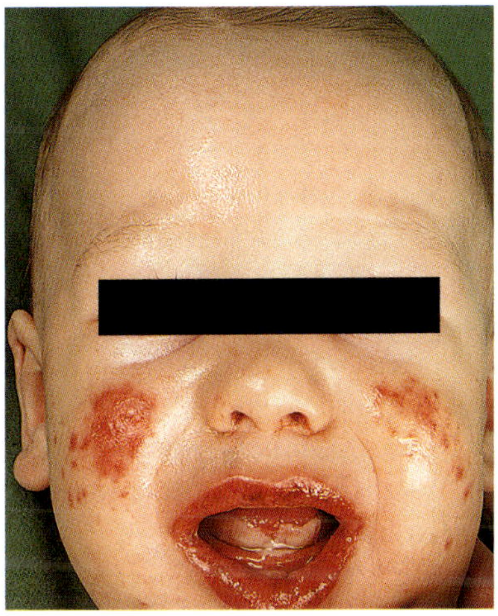

a

Abb. 20-6 Coxsackie-A-Virus-Infektion (Sammlung Kinderklinik der TU München).

a) Papulovesikulöses Enanthem und Exanthem.

b) Bläschendermatitis an der Hand.

c) Bläschendermatitis an den Füßen.

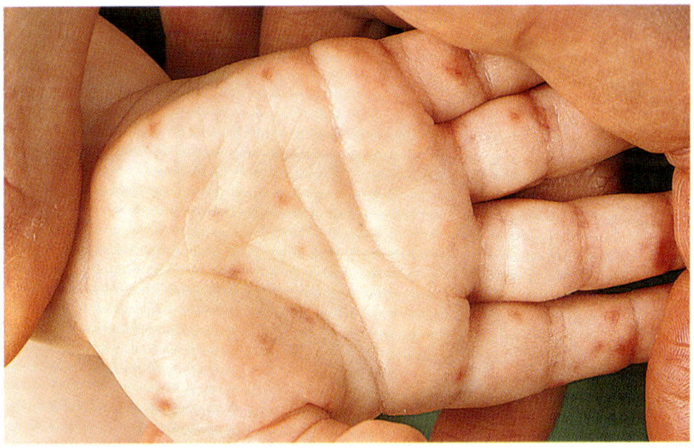

b

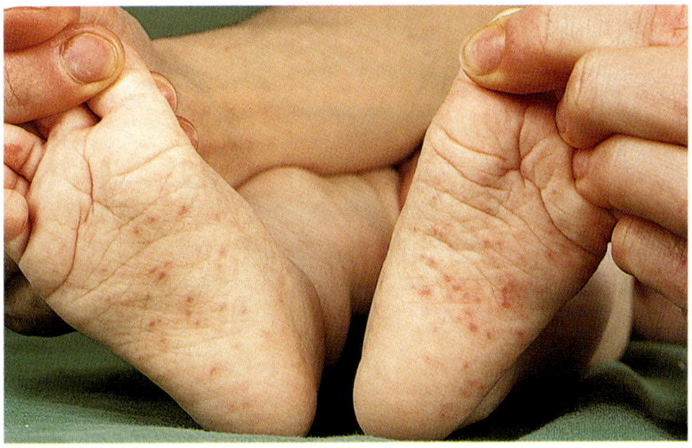

c

20.2.2 Mundschleimhauterkrankungen

Entzündliche Veränderungen an Mund- und/oder Lippenschleimhäuten sind häufig viraler Genese und infektiös. Deshalb muss nach Diagnosestellung sofort dafür gesorgt werden, dass bis zum Abklingen der Entzündung ein Kontakt mit anderen Kindern möglichst vermieden wird.

Herpes labialis

Eine der häufigsten Schleimhauterkrankungen im Kindesalter ist die Infektion mit dem **Herpes-simplex-Virus Typ I,** das über die Schleimhäute übertragen wird. Die Infektion tritt meistens im Rahmen eines akut fieberhaften Infekts – meist der oberen Atemwege, speziell der Lippen – auf (Abb. 20-7). Klinisch zeigen sich schmerzhafte, vorwiegend perioral lokalisierte Bläscheneffloreszenzen, die nach Eröffnung in kleine Ulzera übergehen (Cave: Bläscheninhalt ist infektiöses Exsudat). Die Krankheit rezidiviert häufig, ihr Auftreten ist besonders an Belastungssituationen wie Erkältungskrankheiten oder Stress gebunden. Spezifische Allgemeinsymptome treten nicht auf. Die Therapie besteht nur bei ausgedehnten Befunden in der Gabe von lokalen Virostatika (Zovirax®) und sollte dem Pädiater vorbehalten bleiben.

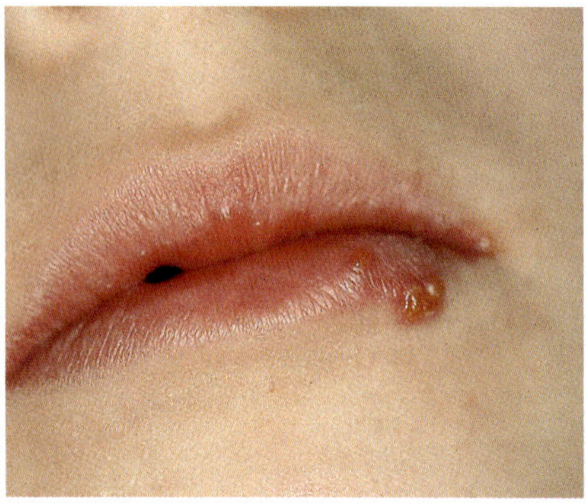

Abb. 20-7 Herpes labialis der linken Unterlippe (Sammlung Prof. Mühling/Heidelberg).

Gingivostomatitis herpetica

Auch bei dieser – häufig als „Mundfäule" bezeichneten – Erkrankung handelt es sich um eine schwere Rezidivform nach Erstinfektion mit dem **Herpes-simplex-Virus Typ I.** Dementsprechend ist sie mit dem Herpes labialis vergesellschaftet und tritt ebenfalls im Rahmen einer akuten hoch fieberhaften Infektion auf. Klinisch zeigen sich zunächst isoliert stehende weißliche Plaques, die sich in schmerzhafte

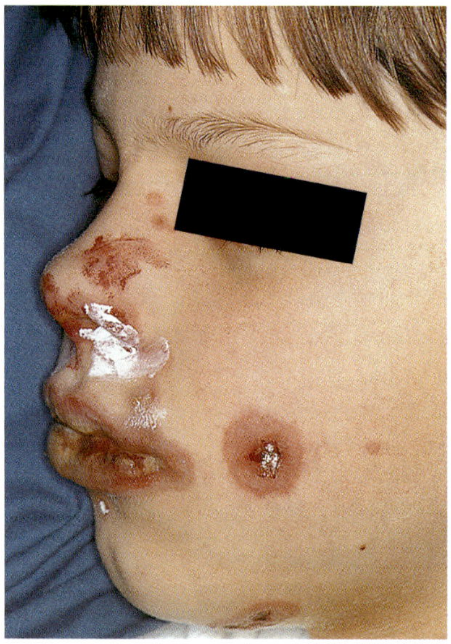

Abb. 20-8 Ausgeprägte Gingivostomatitis herpetica mit Befall der Gesichtshaut (Sammlung Kinderklinik der TU München).

pustulöse Effloreszenzen („Bläschen") umwandeln und konfluieren können. Charakteristisch ist die Lokalisation in der vorderen Mundhöhle (Lippen, Gingiva), später können auch Zunge und Gaumen und die äußere Gesichtshaut mitbetroffen sein (Abb. 20-8). Die Schleimhäute sind hoch gerötet, die Bläschen verwandeln sich bei Eröffnung in kleine schmerzhafte Ulzera (Cave: infektiöses Exsudat!). Eine Nahrungsaufnahme ist dann kaum noch möglich, es entsteht ein intensiver Foetor ex ore. Die Gingivostomatitis herpetica geht häufig mit einer teils ausgedehnten reaktiven Schwellung der Halslymphknoten einher. Die lokale Therapie mit Virustatika und ggf. antibiotische Therapie reaktiv-entzündlich veränderter Halslymphknoten gehört in die Hand des Spezialisten.

Insbesondere sollte bei jeder ausgedehnten Schwellung von Halslymphknoten differentialdiagnostisch das Vorliegen einer Systemerkrankung (z.B. Leukämie) ausgeschlossen werden.

Daneben kann jede progrediente Lymphknotenentzündung abszedieren und damit einen bedrohlichen Verlauf nehmen.

Stomatitis simplex

Die lokale Mundschleimhautentzündung (Rötung, Schwellung, Sekretion) ist in den meisten Fällen Folge einer äußeren Irritation (mechanisch, thermisch, seltener chemisch). Anamnestisch fällt häufig der intraorale Kontakt einer entsprechenden Noxe (z.B. scharfes Lutschinstrument) auf. Die Therapie besteht in Ausschaltung der Noxe und ggf. lokaler, schmerzstillender oder antiseptischer Therapie. Sollte es danach nicht innerhalb eines Tages zu einer deutlichen Besserung kommen oder tritt das Krankheitsbild rezidivierend auf, müssen auch seltenere Krankheitsursachen wie eine Schwächung des Immunsystems in Betracht gezogen werden.

Diphtherie

Die Diphtherie ist die gefährlichste **bakterielle** Erkrankung der oralen Schleimhäute, die durch das Toxin des Corynebacterium diphtheriae hervorgerufen wird. Aufgrund der zunehmenden Reisefreudigkeit hat sie in den westlichen Ländern in den letzten Jahren wieder zugenommen. Die Symptome entwickeln sich nach einer Inkubationszeit von zwei bis vier Tagen; man unterscheidet eine lokalisierte (Nase, Tonsillen, Pharynx, Larynx) und eine progrediente Form.

Die Diphtherie ist gekennzeichnet durch grauweißliche, nicht abstreifbare Beläge (sog. Pseudomembranen) der gesamten Mundschleimhaut. Diese sind dick, speckig, erhaben und scharf abgegrenzt, beim Abstreifen kommt es leicht zu Blutungen. Charakteristisch dabei ist der extrem süßliche Foetor ex ore.

Auch bei nur geringstem Verdacht (Tonsillen überschreitende Beläge, typischer Mundgeruch) ist eine sofortige pädiatrische Untersuchung und Therapie notwendig, da bei Übergreifen der Infektion auf den Kehlkopf akute Erstickungsgefahr droht.

Candidiasis

Im Gegensatz zur Diphtherie sind bei der Candidiasis die weißlichen Beläge leicht abstreifbar. Darunter kommt rötlich-entzündliche Schleimhaut zum Vorschein. Auch ohne mikrobiologische Untersuchung sind diese Symptome so pathognomisch für diese Pilzinfektion mit dem **Sprosspilz Candida albicans,** dass umgehend eine antimykotische Therapie per os begonnen werden kann (Abb. 20-9). Die Behandlung muss länger durchgeführt werden, als die Krankheitserscheinungen bestehen. Betroffen von diesem Pilzbefall sind meist Kleinkinder, häufig aufgrund einer sehr unzureichenden Mundhygiene. Jedoch kann auch ein reduzierter Allgemeinzustand mit Schwächung der allgemeinen Abwehrlage für den Ausbruch der Krankheit verantwortlich sein. Bei generalisierter Infektion müssen immunsupprimierende Erkrankungen ausgeschlossen werden, ggf. muss eine systemische Therapie erfolgen.

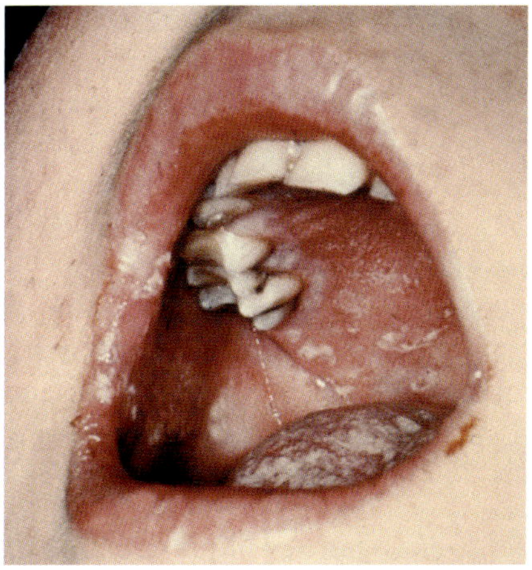

Abb. 20-9 Mundsoor durch Candida-albicans-Infektion mit Cheilitis angularis (Sammlung Prof. Mühling/Heidelberg).

Nichtinfektiöse Erkrankungen

Stomatitis aphthosa chronica. Aphthöse Läsionen können auch im Kindes- und Jugendalter auftreten. Ihre Ursache ist bislang nicht bekannt, ein ätiologischer Zusammenhang z.B. mit Herpesviren konnte nicht nachgewiesen werden. Das Krankheitsbild ist wie beim Erwachsenen typisch: einzelne hoch schmerzhafte weißlich-fibrinbelegte Schleimhautläsionen mit rotem Randwall (Abb. 20-10). Die Aphthen bilden sich nach einigen Tagen wieder von alleine zurück. Therapeutisch in Betracht kommen lokale Adstringenzien und/oder Antiseptika, ggf. können lokalanästhetische Salben aufgetragen werden. Bei gleichzeitigem Auftreten schmerzhafter Läsionen auch an anderen Körperstellen muss an das Vorliegen einer systemischen Erkrankung (z.B. Morbus Behçet) gedacht werden.

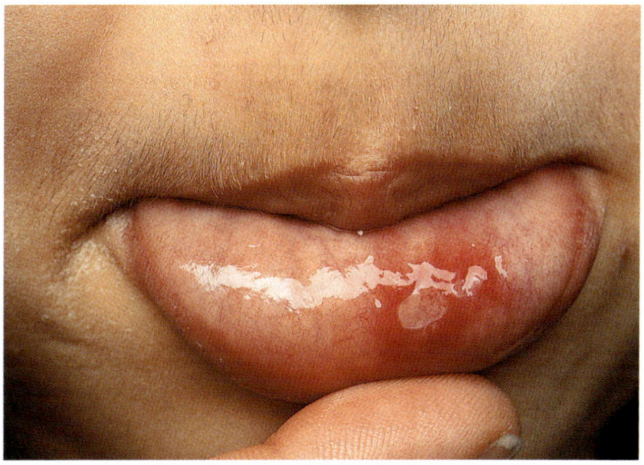

Abb. 20-10 Aphthe an der Unterlippe (Sammlung Kinderklinik der TU München).

Cheilitis angularis. Rötung und Ulzerationen im Bereich der Mundwinkel (Rhagaden) können Folge einer herpetischen oder anderen infektiösen Erkrankung sein (siehe Abb. 20-10). Aufgrund des begleitenden Juckreizes verstärkt das Kind häufig die Symptome durch mechanische Irritationen. Bei längerem Krankheitsverlauf oder rezidivierendem Auftreten müssen jedoch auch seltenere Ursachen wie Allgemeinerkrankungen oder Mangelernährung mit in Betracht gezogen werden. Häufig sind Mundwinkelrhagaden auch erstes Anzeichen einer Anämie.

Seltene Erkrankungen der Mundschleimhaut

Erythema exsudativum multiforme. Sehr selten treten aufgrund einer schweren Intoxikation oder eines infektallergischen Geschehens nach Herpes- oder Streptokokkeninfektion symmetrische Enantheme im Bereich der Mundhöhle als Erstmanifestation auf. Die Effloreszenzen weisen ein buntes Bild auf und sind extrem juckend. Meist ist jedoch der gesamte Körper von einem kokardenförmigen, schießscheibenartigen Ausschlag betroffen (Abb. 20-11). Die Behandlung muss sofort stationär erfolgen, bevor das Krankheitsbild lebensbedrohliche Ausmaße annehmen kann. Sie besteht in der Behandlung der Grundkrankheit, desinfizierenden und befeuchtenden Spülungen und ggf. einer Cortison-Therapie.

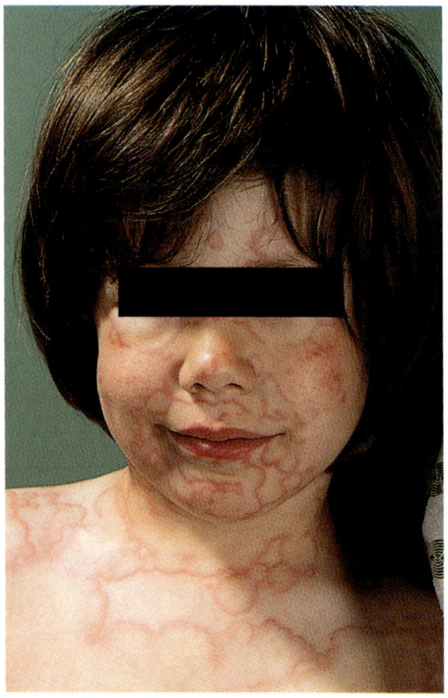

Abb. 20-11 Schießscheibenartiger Ausschlag bei Erythema exsudativum multiforme (Sammlung Kinderklinik der TU München).

Nichtkrankhafte Veränderungen der Mundschleimhaut

Pigmentierung. Bei Angehörigen dunkelhäutiger Rassen können Verfärbungen der Mundschleimhaut im Sinne von Pigmentierungen auftreten. In der Regel sind sie angeboren, werden jedoch erstmals bei einer zahnärztlichen Untersuchung entdeckt. Die Pigmentierungen sind großflächig und betreffen vorwiegend die gingivale Schleimhaut. Einen Krankheitswert besitzen sie nicht.

Hämatom. Plötzlich auftretende bläuliche Schleimhautverfärbungen werden häufig als Hämangiome fehldiagnostiziert. In den meisten Fällen handelt es sich jedoch um kleine, lokal begrenzte Hämatome, die nach Bissverletzung beim Essen auftreten. Im Gegensatz zu Hämangiomen kommt es innerhalb von einer Woche zur spontanen Rückbildung.

20.2.3 Erkrankungen der Zungenschleimhaut

Glossitiden

Entzündungen der Zunge sind alle durch das klassische Symptom des **Zungenbrennens** charakterisiert. Während die Zunge bei vielen Stomatitiden meist mitbetroffen ist, treten isolierte Entzündungen nur selten auf. Ursache sind meist Mangelerkrankungen durch unzureichende Vitaminzufuhr (Vitamin B, Folsäure). Auch die Eisenmangelanämie fällt häufig als erstes diagnostisch nur durch eine Glossitis auf. Superinfektionen sind möglich (Abb. 20-12). Daneben muss immer auch das Vorliegen einer immunsupprimierenden Erkrankung wie Leukämie oder HIV-Infektion mitbedacht werden.

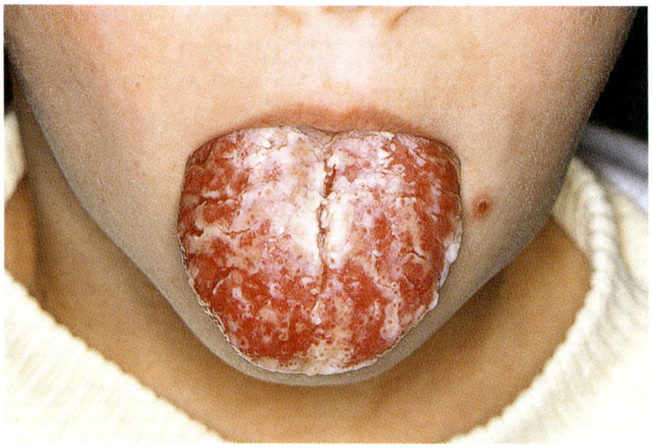

Abb. 20-12 Superinfizierte eitrige Glossitis (Sammlung Kinderklinik der TU München).

Nichtentzündliche Zungenveränderungen

Einige anatomische Varianten der Zungenoberfläche sollten bekannt sein, da ihnen in der Regel kein Krankheitswert zukommt.

Die **Lingua geographica,** die mit gelegentlichem Zungenbrennen einhergehen kann, fällt durch ihr charakteristisches Aussehen auf: Rundlich begrenzte Rötungen mit weißlichem Randsaum (Epithelabschilferungen) geben der Zunge ein typisches Aussehen, das sehr an eine Landkarte erinnert.

Ebenso nicht behandlungsbedürftig ist die **Lingua nigra** (schwarze Haarzunge), die nach oraler Tetrazyklintherapie auftreten kann und sich nach Therapieende vollständig wieder zurückbildet.

Die **Glossitis rhombica mediana** ist dadurch charakterisiert, dass die Zungenschleimhaut im mittleren und hinteren Drittel auffallend glatt und rötlich erscheint (Abb. 20-13). Die typische Rautenform hat dieser Veränderung ihren Namen gegeben.

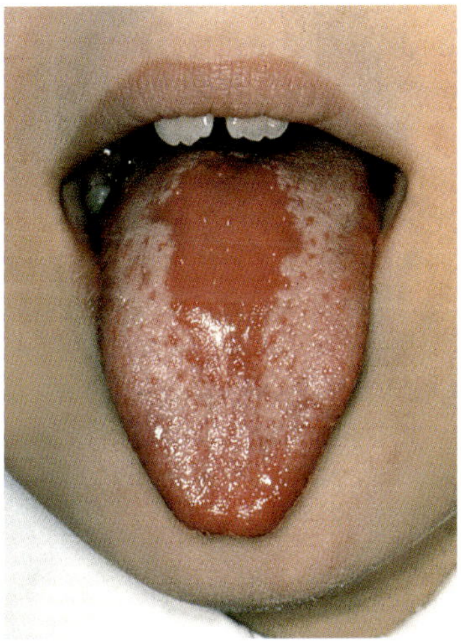

Abb. 20-13 Glossitis rhombica mediana (Sammlung Prof. Mühling/Heidelberg).

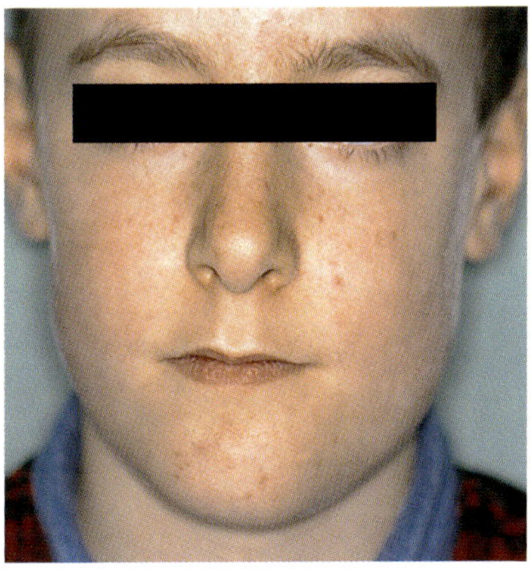

Abb. 20-14 Paramandibuläre Schwellung rechts mit Hautrötung bei akutem Schub einer chronischen Osteomyelitis.

20.3 Infektionen der Knochen und Weichteile

20.3.1 Osteomyelitis

Während die Osteomyelitis im Säuglingsalter eine Rarität darstellt, tritt sie im jugendlichen Alter, vor allem beim weiblichen Geschlecht, gehäuft auf. Dominierend ist die **chronisch verlaufende Form im Unterkiefer,** die im akuten Schub mit schmerzhaften paramandibulären Schwellungen einhergeht (Abb. 20-14). Radiologisch finden sich primär keine nachweisbaren Veränderungen, bei chronisch-rezidivierendem Verlauf kann es zu Auftreibungen des Unterkieferkorpus kommen. In fortgeschrittenen Stadien fällt radiologisch die wolkenförmig-verdichtete Struktur der Spongiosa auf.

Therapeutisch ist die chronische Osteomyelitis nur schwer beherrschbar. Initial steht eine hoch dosierte orale oder intravenöse Antibiotikatherapie im Vordergrund, ggf. kann auch eine hyperbare Sauerstofftherapie (HBO) durchgeführt werden. Die chirurgische Therapie (Dekortikation) sollte aufgrund der zu befürchtenden postoperativen Wachstumsstörungen eher zurückhaltend betrachtet werden. Zähne, deren Wurzeln sich in erkennbar betroffenen Bereichen befinden, sollten entfernt werden, da sie als Keimreservoir angesehen werden.

Durch konservative Therapie (Antibiose, HBO) lassen sich akute Schübe meist beherrschen, im höheren Lebensalter kommt es in der Regel zur spontanen Ausheilung. Die Ursache dafür ist bisher nicht bekannt.

20.3.2 Weichteilabszesse

Submuköse Abszesse oder Infiltrate sind auch beim Kind und Jugendlichen meist dentogen durch eine Parodontitis apicalis bedingt und können in allen Ausprägungen auftreten (Abb. 20-15 und 20-16). Im Frühstadium eines lokalisierten Abszesses, bei dem sich häufig der Eiter über den Parodontalspalt entleert, kann der verursachende Milchzahn sofort extrahiert werden. Bei ausgedehnten Abszedierungen erfolgt zunächst wie beim Erwachsenen eine Abszessinzision. Der verursachende Milchzahn sollte jedoch frühzeitig entfernt werden, um eine Schädigung der darunter liegenden Zahnkeime zu vermeiden. Aufgrund der mangelnden Compliance muss die zahnärztlich-chirurgische Behandlung (Inzision, Extraktion) häufig in Kurznarkose durchgeführt werden.

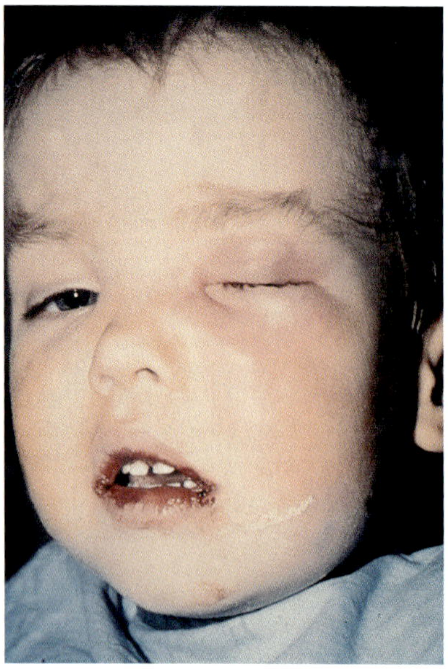

Abb. 20-15 Odontogener Fossa-canina-Abszess links (Sammlung Prof. Mühling/Heidelberg).

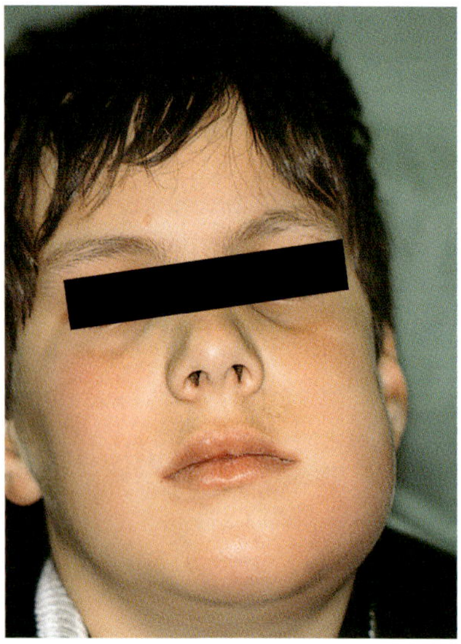

Abb. 20-16 Submandibulärer Abszess links bei Parodontitits apicalis Zahn 36.

20.3.3 Lymphadenitis

Lymphknotenschwellungen treten im Kindesalter nicht selten auf. **Ursache** ist in den meisten Fällen eine reaktiv-entzündliche Reaktion auf ein Entzündungsgeschehen im Kopf-Hals-Bereich. Die Lymphknotenschwellungen können dabei durchaus massiv auftreten (Abb. 20-17). Das Ursachenspektrum reicht von einem grippalen Infekt, einer Otitis media oder einer Tonsillitis bis hin zu einem dentogenen Geschehen. Auch an das Vorliegen einer Katzenkratzkrankheit muss gedacht werden.

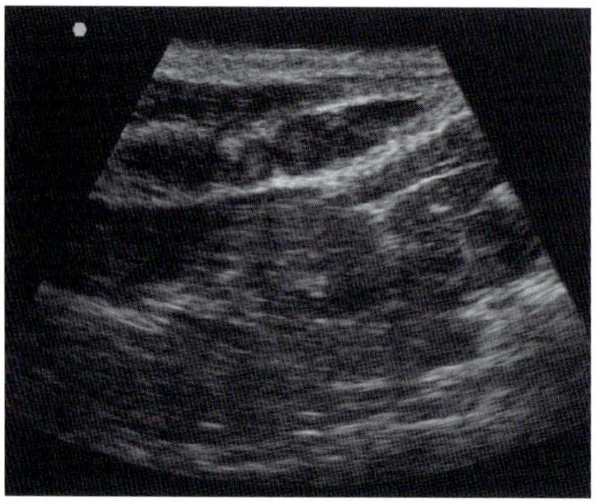

Abb. 20-17 13-MHz-Sonogramm zervikal rechts: mehrere vergrößerte Lymphknoten, längsoval, in Kette liegend, Hilusdarstellung als Zeichen der Benignität.

Die **Therapie** liegt in der Behandlung der Grunderkrankung, die Lymphknotenschwellung bildet sich in der Regel spontan zurück. Bei Vorliegen einer schmerzhaften Lymphadenitis kann eine orale Antibiose sinnvoll sein. Sollte sich die Lymphknotenschwellung nicht spontan zurückbilden, ist differentialdiagnostisch auch eine spezifische Entzündung (Tuberkulose) oder eine systemische Erkrankung (Lymphom) in Erwägung zu ziehen.

Selten kommt es zur Ausbildung eines Lymphknotenabszesses, der dann primär inzidiert werden muss. Bei der Inzision sollte unbedingt eine Probebiopsie gewonnen werden, um eine spezifische Lymphknotenerkrankung auszuschließen. Nach Rückbildung der akuten Symptomatik sollte der Lymphknoten operativ entfernt werden.

20.3.4 Seltene Infektionen

Zu den seltenen Infektionen im Kindesalter gehört die **Weichteilphlegmone,** die durch anaerobe Keime bedingt ist und eine foudroyante Ausbreitungstendenz zeigt. Der rasch-progrediente klinische Verlauf sollte sofort zu einer stationären Einweisung führen. Ursache ist in den meisten Fällen eine bis dahin nicht erkannte allgemeine Immunschwäche.

Die **Aktinomykose,** hervorgerufen durch eine Infektion mit dem grampositiven Bakterium Actinomyces israelii, ist charakterisiert durch eine chronische Entzündung mit persistierenden Fistelbildungen, nicht selten nach extraoral. Die äußere Fistelhaut zeigt typischerweise eine bläulich-livide Verfärbung. Nach mikrobiologischer Diagnosesicherung mit Keimnachweis sollte die weitere Therapie in fachärztlicher Betreuung erfolgen. Grundlage der Behandlung ist die chirurgische Eröffnung und Sanierung des Entzündungsherdes und die gezielte antibiotische Therapie. Ältere therapeutische Verfahren wie die Gabe von Heterovakzinen oder die Jodiontophorese werden heutzutage nicht mehr durchgeführt.

20.4 Zysten

20.4.1 Knochenzysten

Zystische Knochenveränderungen im Kieferbereich kommen im Kindes- und Jugendalter wesentlich seltener vor als beim Erwachsenen. Meist erfolgt eine radiologische Zufallsdiagnose.

Follikuläre Zysten gehen in der Regel von retinierten Molaren aus, klinisch fällt der unvollständige Zahndurchbruch mit Fehlen der entsprechenden Zähne auf. Eine nicht seltene Sonderform der follikulären Zyste stellt die Eruptionszyste im Milchgebiss dar, die häufig auch direkt post partum auftritt (Abb. 20-18a und b). Die flüssigkeitsgefüllte bläuliche Zyste liegt direkt dem Alveolarfortsatz auf und bildet sich bei der Zahneruption spontan zurück.

Radikuläre Zysten sind im Kindesalter eine Rarität. Ursache ist dann meist eine Parodontitis apicalis bei Caries profunda. Nach Extraktion des entsprechenden Zahnes kommt es häufig zur spontanen Rückbildung. Bei radiologischem Verdacht auf einen mehrkammerigen Prozess muss allerdings immer eine Probeexzision vorgenommen werden, um ein auch im Jugendalter gelegentlich vorkommendes Ameloblastom auszuschließen.

Häufiger hingegen werden als radiologischer Zufallsbefund sog. **aneurysmatische Knochenzysten** oder – seltener – auch **Keratozysten** gefunden. Die Therapie ist wie beim erwachsenen Patienten rein chirurgisch und besteht in einer Zystektomie ggf. mit Zystenfüllung. Hier kommen neben autogener Spongiosa auch zunehmend Knochenaufbaumaterialien (Trikalziumphosphatkeramiken) zum Einsatz. Zystostomien werden wegen der langen Nachbehandlungszeit und dem schlechten Patientenkomfort immer seltener durchgeführt. Allerdings sollte der Zystostomie der Vorzug gegeben werden, wenn durch eine Zystektomie benachbarte Zahnkeime der bleibenden Zähne geschädigt werden könnten.

Aufgrund ihrer Seltenheit muss bei der Verdachtsdiagnose einer Knochenzyste auch immer differenzialdiagnostisch an das Vorliegen einer tumorösen Erkrankung gedacht und ein malignes Geschehen histologisch ausgeschlossen werden.

20.4.2 Weichteilzysten

Halszysten

Die mediale und die laterale Halszyste treten spontan als umschriebene, oft gerötete kugelig-prall elastische Schwellung im Halsbereich auf (Abb. 20-19).

Mediane Halszysten beruhen ätiologisch auf persistierenden Anteilen des embryonalen Ductus thy-

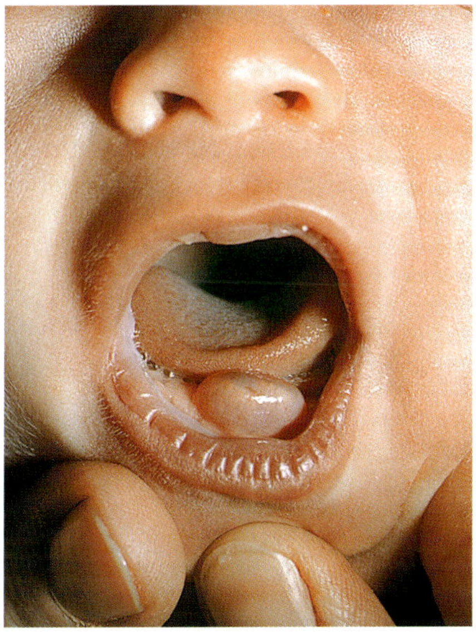
a

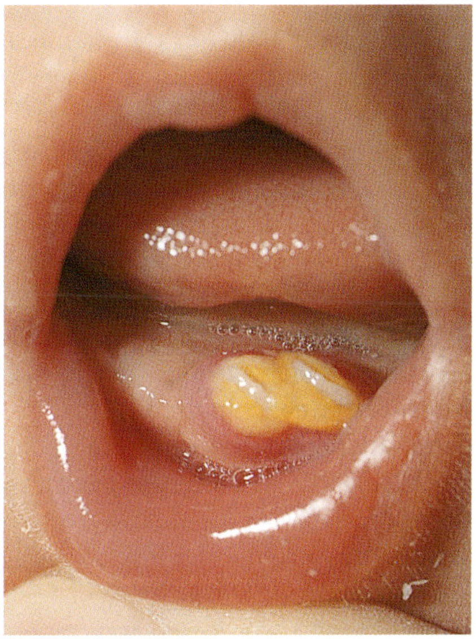
b

Abb. 20-18 Eruptionszyste (Sammlung Kinderklinik der TU München).
a) Lokalisation auf dem Alveolarkamm im anterioren Unterkiefer.
b) Nach Eröffnung Entleerung von Sekret, Milchzähne sichtbar.

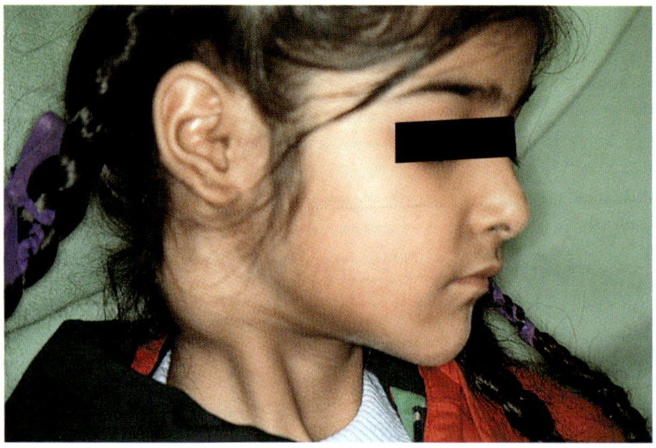

Abb. 20-19 Ausgedehnte laterale Halszyste rechts.

reoglossus und sind deshalb median oberhalb des Kehlkopfes vor dem Zungenbein lokalisiert. Aufgrund ihrer Verbindung zum Zungenbein ist eine Mitbewegung beim Sprechen oder Schlucken charakteristisch. Die Zyste muss operativ entfernt werden, wobei auch das mittlere Zungenbein, an dem die Zyste ansetzt, mitreseziert werden muss, um ein Rezidiv zu vermeiden. Dies bringt keine funktionellen Probleme für den Patienten mit sich.

Laterale Halszysten als branchiogene Residuen aus der Embryonalzeit liegen am Vorderrand des M. sternocleidomastoideus. Die Therapie besteht ebenfalls in der vollständigen Exstirpation. Differentialdiagnostisch müssen auch Dermoid- und Epidermoidzysten mit in Betracht gezogen werden, die durch Epitheleinschlüsse während des embryonalen Wachstums entstehen. Sie können häufig Hautanhangsgebilde wie Talgdrüsen enthalten. Da die Therapie ebenfalls chirurgisch erfolgt, ist die exakte präoperative Diagnose für das therapeutische Konzept nicht entscheidend.

Häufig werden Halszysten aufgrund mangelnder Schwellung erst im akut-entzündlichen, superinfizierten Zustand diagnostiziert. Plötzlich auftretende Schwellungen im Bereich der in Frage kommenden Halsregion mit Rötung der bedeckenden Haut sind pathognomisch. Die Diagnosesicherung kann einfach und schnell sonographisch erfolgen. Aufgrund der akuten Infektion erfolgt zunächst eine antibiotische Vorbehandlung; anschließend muss die Zyste komplett chirurgisch entfernt werden, um ein Rezidiv zu vermeiden.

Retentionszysten

Atherome (sog. Grützbeutel) als Retentionszysten der Haartalgdrüsen im Bereich der Kopfhaut sind im Kindesalter eher selten. Die Therapie besteht in der kompletten Exstirpation.

Häufiger hingegen sind **Speichelretentionszysten,** die als schmerzlose kugelige Schwellung im Bereich der Speichelausführungsgänge der Mundbodenschleimhaut, aber auch der Lippenschleimhaut imponieren (Abb. 20-20). Die Schleimhaut ist über der Zyste bläulich-glasig gespannt. Speichelretentionszysten können spontan oder nach Trauma auftreten. Häufig kommt es bei Manipulationen zu einer spontanen Entleerung. Da sie nicht schmerzhaft sind, werden sie häufig erst bei Größenzunahme bemerkt, die dann auch zu funktionellen Störungen führen kann. Eine Stichinzision mit Entleerung der Zystenflüssigkeit kann zur Ausheilung führen. Entsteht die Retentionszyste durch Obstruktion des Ausführungsganges einer Speicheldrüse, ist eine alleinige Eröffnung jedoch selten erfolgreich. Hier muss die Zyste in toto exstirpiert werden.

Als Sonderform wird die Retentionszyste des Ausführungsganges der Gl. sublingualis, seitlich im Mundboden unterhalb der Zunge gelegen, als sog. **Ranula** bezeichnet (Abb. 20-21).

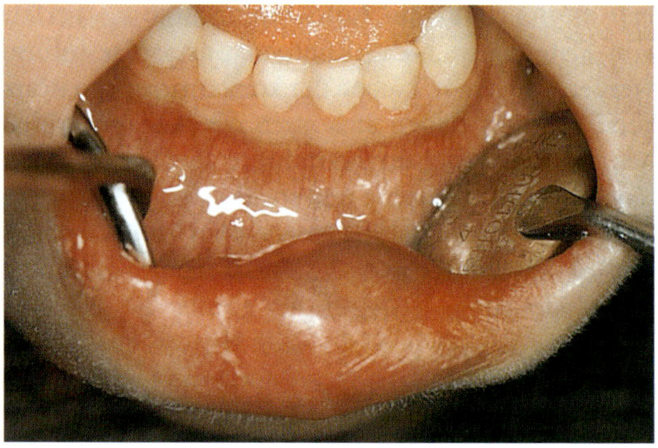

Abb. 20-20 Retentionszyste der Unterlippe.

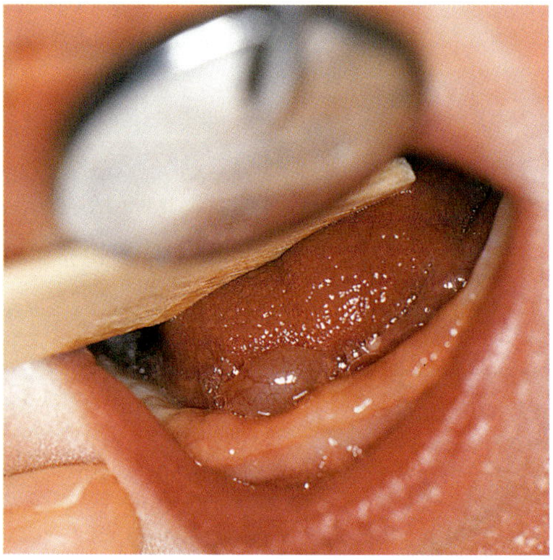

Abb. 20-21 Speichelretentionszyste (Ranula) im anterioren Mundboden.

Epstein-Perlen/Bohn-Knötchen

Degenerierte embryonale Überreste der Zahnleiste können als weißlich-harte, knötchenförmige **Epstein-Perlen** persistieren. Sie sind in der Mittellinie des Gaumens bzw. im Bereich der A-Linie am Übergang zwischen hartem und weichem Gaumen lokalisiert.

Die ähnlich aussehenden **Bohn-Knötchen** hingegen finden sich im Bereich des Alveolarfortsatzes. Es handelt sich hierbei um gingivale Zysten.

Therapeutisch sind beide Formen nicht behandlungsbedürftig, Spontanremissionen sind beschrieben.

20.5 Periphere und zentrale Granulome der Kiefer

20.5.1 Epuliden

Epulis bezeichnet eine dem Alveolarfortsatz aufsitzende Bindegewebsproliferation, die als reaktives Granulom auf einen chronisch entzündlichen bzw. irritativen Reiz auftritt (Abb. 20-22). Die Neubildung verläuft progredient und kann auch lokal zu Knochenerasionen führen. Eine Therapie sollte deshalb zügig durchgeführt werden, bevor zu viel Knochensubstanz verloren gegangen ist, und besteht in der vollständigen Exzision. Bei nicht vollständiger oder nicht sachgemäßer Entfernung sind Rezidive häufig.

> Besonderer Beachtung bedarf die Epulis gigantocellularis, die unbehandelt zu einem zentralen Riesenzellgranulom (siehe unten) transfomieren kann.

Als Sonderform gilt die **Epulis connata,** ein benigner weicher, leicht rötlicher Weichgewebspolyp, der dem Alveolarfortsatz aufsitzt. Die Lokalisation ist meist im anterioren Oberkiefer, neugeborene Mädchen sind zehnfach häufiger betroffen als Knaben. Die Veränderung sollte exzidiert werden, um ein tumoröses Geschehen sicher auszuschließen.

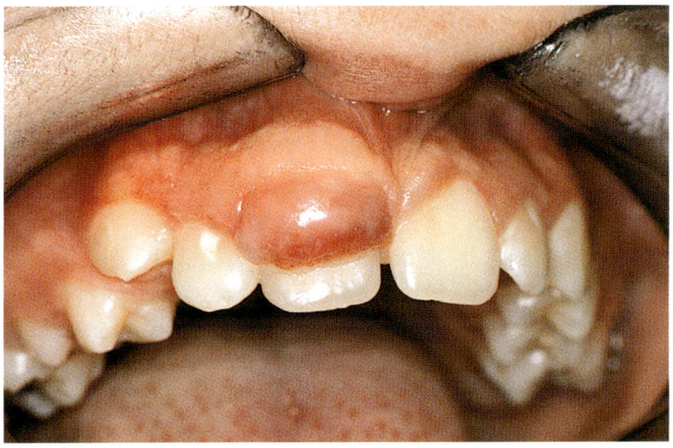

Abb. 20-22 Epulis an Zahn 11.

20.5.2 Zentrales Riesenzellgranulom

Enossal wachsende Riesenzellgranulome ohne sichtbare Veränderung in der Mundhöhle zählen trotz ihrer Gutartigkeit zu den gefährlichen Geschwülsten im Kindesalter. Die auslösenden Ursachen sind bisher nicht geklärt, neben resorptiven Prozessen beim Zahnwechsel werden auch parodontale Schäden diskutiert. Aufgrund des schmerzfreien und enossalen Wachstums werden zentrale Riesenzellgranulome häufig erst in fortgeschrittenem Stadium bemerkt, wenn es aufgrund der Ausdehnung zu Zahnlockerungen oder -kippungen gekommen ist (Abb. 20-23a bis c). Radiologisch imponiert eine ausgedehnte

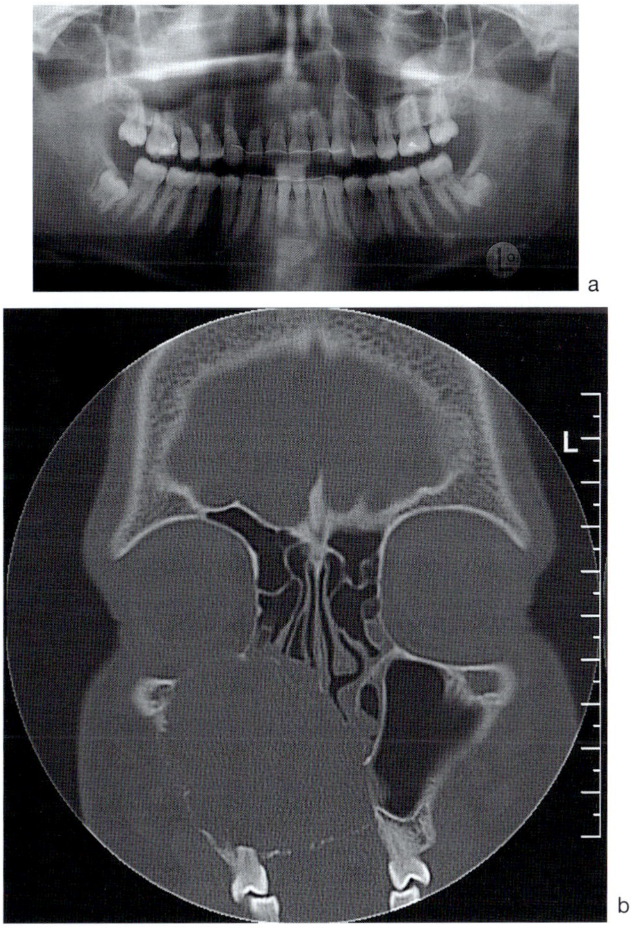

Abb. 20-23 Zentrales reparatives Riesenzellgranulom im rechten Oberkiefer bei einer 16-jährigen Patientin.

a) Orthopantomogramm: ausgedehnte osteolytische Veränderungen mit Wurzelresorptionen.

b) Computertomographie: Tumorwachstum mit Überschreiten der Mittellinie, bis zur Orbita reichend, Knochendestruktion und Wurzelresorption erkennbar.

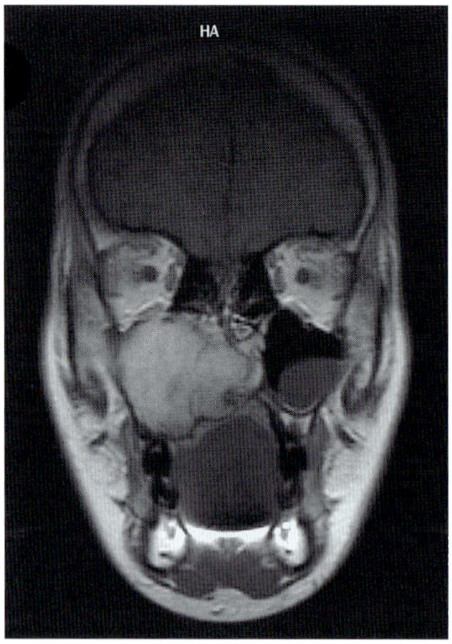

c

Abb. 20-23 Fortsetzung

c) Kernspintomographie: Darstellung des ausgedehnten homogenen Tumors.

Osteolyse, die durchaus große Anteile des Kiefers betreffen kann. Trotz der Gutartigkeit der Tumoren muss auf eine vollständige und radikale Entfernung geachtet werden, da sonst eine hohe Rezidivgefahr besteht.

20.5.3 Histiozytosis X

Die Histiozytosis X als akute Retikulogranulomatose ist gekennzeichnet durch eine histiozytäre, granulomatöse Zellwucherung, die begleitet ist von einer eosinophilen Reaktion. Die Ätiologie ist unbekannt. Die Erkrankung gliedert sich in drei Erscheinungsformen:

Das **eosinophile Granulom** tritt als umschriebener Tumor mit Zeichen der Schwellung und lokaler Osteolyse auf (Abb. 20-24). Schädel- und Kieferknochen können häufig primär betroffen sein. Ist der Alveolarfortsatz der Ausgangspunkt, imponiert das Granulom häufig zunächst als **progressive Parodontitis** und kann leicht verkannt werden. Aufklärung bringt nur eine bioptische Sicherung. Die Therapie besteht in einer radikal-chirurgischen Entfernung, alternativ kann eine Strahlentherapie sinnvoll sein. Nur bei generalisiertem Befall, wenn ein operatives oder strahlentherapeutisches Vorgehen nicht sinnvoll ist, kann eine Chemotherapie die Progredienz verhindern.

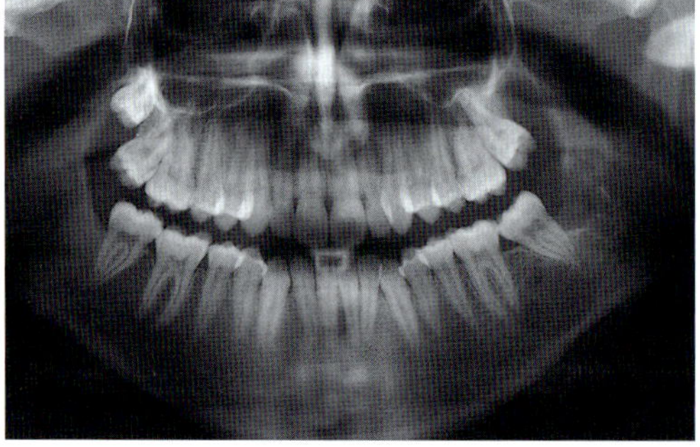

Abb. 20-24 Radiologischer Zufallsbefund bei einem 15-jährigem Patienten im Orthopantomogramm: Zustand nach Osteotomie Zahn 38; rundliche Osteolyse regio 36/37 mit histologischer Diagnose: eosinophiles Granulom.

Als Steigerungsform gelten die **Hand-Schüller-Christian-Krankheit** und das **Abt-Letterer-Siwe-Syndrom.** In beiden Fällen tritt die Erkrankung generalisiert auf, auch Weichgewebsorgane wie Leber oder Milz können befallen sein. Die therapeutischen Möglichkeiten sind eingeschränkt.

20.6 Metabolische Osteopathien

20.6.1 Rachitis

Ein **Mangel an Vitamin D** führt zum Krankheitsbild der Rachitis. Die Mangelerkrankung entsteht aufgrund einer unzureichenden Umwandlung des Provitamins D in der Haut infolge mangelnder Sonnenstrahlung oder durch Erkrankungen, die mit einer gestörten Fettresorption einhergehen. Ein ursächlicher Ernährungsmangel ist eher seltener. Der Krankheitsbeginn liegt bereits im dritten bis achten Lebensmonat. Folge des Vitamin-D-Mangels ist eine verminderte Knochenfestigkeit während des Wachstums. Neben der pathognomonischen säbelscheidenartigen Verformung der Beine treten typische Schädeldeformierungen auf, wie Abflachung des Hinterhaupts oder später Fontanellenverschluss. Zahnärztlich bedeutsame Langzeitfolgen der Rachitits sind Störungen des Zahndurchbruchs und Schmelzdefekte an der zweiten Dentition.

20.6.2 Infantiler Skorbut

Die Skorbut des Kindes ist eine echte Mangelerkrankung durch unzureichende Zufuhr von **Vitamin C.** Primäre Symptome sind plötzlich auftretende Schleimhautblutungen aufgrund einer generalisierten Vasopathie. Des Weiteren ist die Wundheilung deutlich gestört. Neben einer Schädigung von Osteoblasten und Osteoklasten kommt es auch zur Schädigung der Odontoblasten. Als Folge treten Zahnentwicklungsstörungen mit Nicht- oder Fehlanlage von Zähnen auf. Therapeutisch steht die sofortige Vitamin-C-Substitution im Vordergrund.

20.6.3 Fibröse Dysplasie (Jaffé-Lichtenstein-Syndrom)

Plötzlich auftretende schmerzfreie Knochenauftreibungen, bevorzugt im Oberkiefer, sind immer verdächtig bezüglich des Vorliegens einer fibrösen Dysplasie. Die Erkrankung tritt vorwiegend beim weiblichen Geschlecht auf, der Erkrankungsgipfel liegt zwischen dem fünften und 15. Lebensjahr. Die Diagnosesicherung erfolgt histologisch. Die Erkrankung ist zwar gutartig, kann jedoch von starkem Wachstum geprägt sein. Radiologisch imponieren die Verdünnung der Kompakta und die fibrös-aufgetriebene Spongiosa. In fortgeschrittenen Stadien ist der Prozess schmerzhaft. Da das pathologische Wachstum häufig nach der Pubertät zum Stillstand kommt, beschränkt sich die Therapie vorwiegend auf symptomatische Maßnahmen. An erster Stelle stehen modellierende Abtragungen (Osteotomien). Aufgrund der teils gravierenden ästhetischen, aber auch funktionellen Beeinträchtigungen sollte die Operationsindikation frühzeitig gestellt werden, um die psychosoziale Entwicklung des Kindes nicht zu gefährden.

20.6.4 Osteogenesis imperfecta

Unter diesem klinischen Krankheitsbild werden unterschiedliche stoffwechselbedingte Skelettbildungsstörungen zusammengefasst, die sich durch das gemeinsame Leitsymptom der erhöhten Knochenbrüchigkeit auszeichnen. Spontanfrakturen treten nicht selten, je nach Schweregrad auch intrauterin, auf. Während radiologisch ausgeprägte „osteoporotische" Veränderungen imponieren, ist das klinische Erscheinungsbild neben der Frakturanfälligkeit von Knochendeformierungen und -erweichungen (Kautschuk-Schädel) geprägt. Besonders auffällig sind die häufig blauen Skleren. Da auch die Bildung der Zahnhartsubstanzen (Dentinogenesis imperfecta) gestört ist, zeigen die Zähne ein typisches „milchglasartiges" Aussehen (Abb. 20-25).

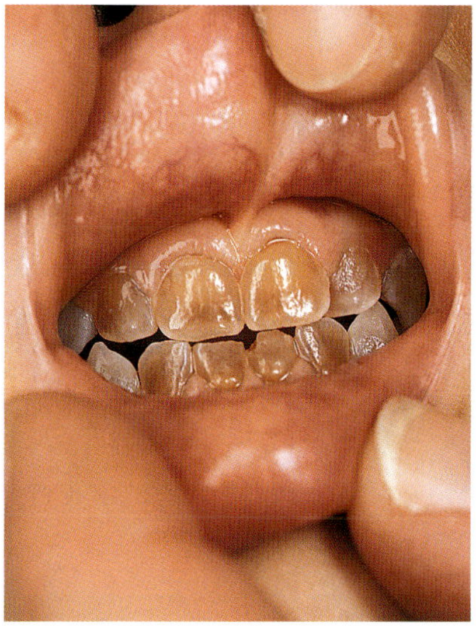

a

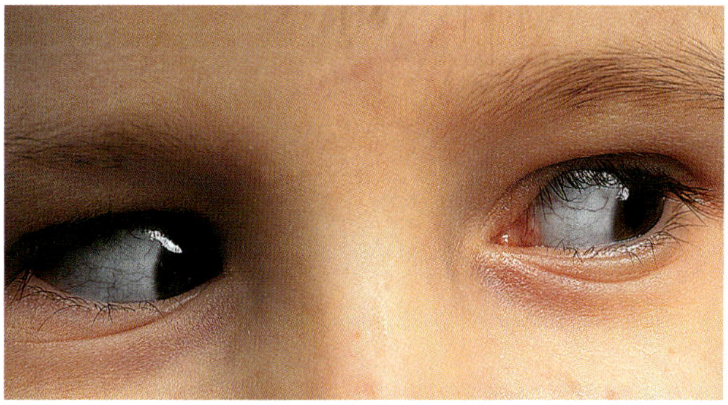

b

Abb. 20-25 Osteogenesis imperfecta (Sammlung Kinderklinik der TU München).

a) Dentinogenesis imperfecta.

b) Bläulich-verfärbte Skleren.

20.7 Tumoren

Tumoren imponieren typischerweise durch lokale Auftreibungen oder Schwellungen und Verdrängung von benachbarten Strukturen (Zahnkippungen).

> Langsames und nicht infiltratives Wachstum weist eher auf einen gutartigen Prozess hin, schnelles und infiltrierendes Wachstum, ggf. mit Nervausfällen, spricht eher für ein malignes Geschehen.

Bei Tumorverdacht sollte sofort eine Überweisung in fachärztliche Behandlung erfolgen, hier sollte auch die histologische Diagnosesicherung durchgeführt werden.

20.7.1 Maligne Tumoren

Während im Erwachsenenalter bösartige epitheliale Neubildungen (Plattenepithelkarzinom) im Vordergrund stehen, sind diese beim Kind eher selten. Hier treten hingegen gehäuft mesenchymale Neubildungen des Knochens bzw. der Muskulatur auf. Sarkome metastasieren häufig und schnell hämatogen. Nur bei isolierten Befunden ist eine chirurgische Therapie sinnvoll, häufig sind die Tumoren auch strahlen- oder chemotherapiesensibel. Aufgrund der schlechten Prognose sollte die Therapie schnellstmöglich und unbedingt an einem spezialisierten kinderonkologischen Zentrum erfolgen.

Knochensarkome

Sarkome der Kiefer treten als schnell wachsende ossäre Strukturen in Erscheinung. Aufgrund der überschießenden ungeordneten Knochenneubildung kommt es rasch zu Zahnlockerungen und Schmerzsymptomen bzw. Hyp- oder Parästhesien (Abb. 20-26). Diese klinischen Zeichen sollten immer als deutlicher Hinweis auf ein mögliches malignes Geschehen gewertet werden, das rasches Handeln erfordert. Radiologisch imponieren mehr oder weniger ausgedehnte Osteolysen mit Sklerosierungen; Zahnresorptionen stellen besondere Verdachtsmomente dar. Die Therapie ist häufig kombiniert chemotherapeutisch-operativ.

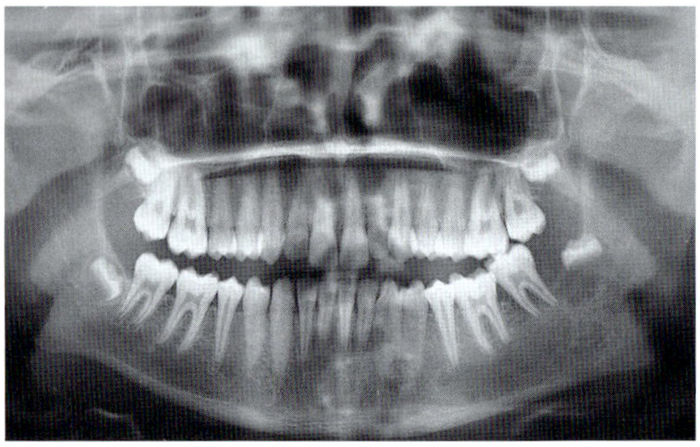

Abb. 20-26 Radiologischer Zufallsbefund bei 12-jähriger Patientin im Orthopantomogramm: osteolytische Aufhellung um Zahnkeim 38; histologische Diagnose: Ewing-Sarkom des Unterkiefers.

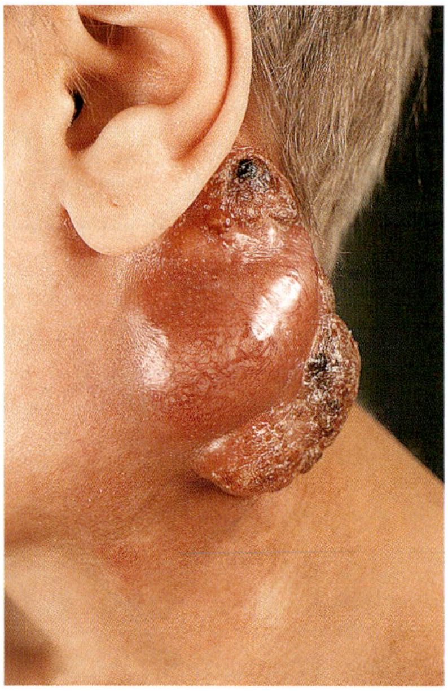

Abb. 20-27 Rhabdomyosarkom linke Halsseite (Sammlung Kinderklinik der TU München).

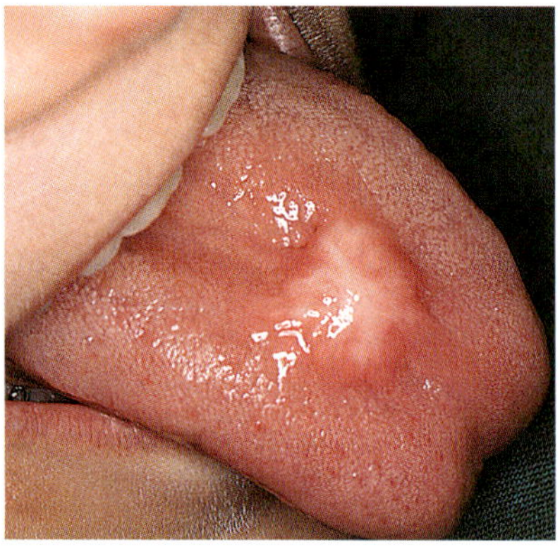

Abb. 20-28 Zungenfibrom (Sammlung Kinderklinik der TU München).

Weichteilsarkome

Der häufigste maligne Weichgewebstumor im Kindes- und Jugendalter ist das **Rhabdomyosarkom,** das von der quer gestreiften Muskulatur ausgeht und bevorzugt im Bereich des Kopfes lokalisiert ist (Abb. 20-27). Eine chirurgische Therapie ist nur bei lokalen Prozessen sinnvoll, der Tumor ist auch gut strahlensensibel.

Sein Gegenstück stellt das **Leiomyosarkom** dar, das von der glatten Muskulatur abstammt und im Kindesalter sehr selten auftritt.

Weitere Sarkomarten wie das Fibrosarkom oder das Neurofibrosarkom gehen vom Bindegewebe aus. Auch Mischtumoren wie das Hämangiomyosarkom sind nicht selten.

20.7.2 Benigne Tumoren

Fibrome

Gutartige epitheliale Neubildungen wie das einfache Fibrom oder Papillom kommen beim Kind oder Jugendlichen regelmäßig vor, häufig sind sie bereits bei der Geburt vorhanden (Abb. 20-28). Besonders häufig tritt während der Jugendzeit das **ossifizierende Fibrom** im Bereich des Unterkiefers auf. Obwohl die Geschwülste gutartig sind und nur ein langsames Wachstum zeigen, sollten sie baldmöglichst operativ entfernt werden, bevor durch verdrängendes Wachstum Folgeschäden an benachbarten Strukturen auftreten.

Odontogene Geschwülste

Das **Odontom** entstammt dem embryonalen mesenchymalen und epithelialen Gewebe der Zahnanlagen. Der Tumor ist je nach Differenzierungsgrad der Zellen weich oder hart. Komplexe Odontome zeichnen sich dabei durch Bildung unterschiedlicher Zahnhartsubstanzen (Dentin, Zement) aus. Manchmal sind auch Zahnanlagen erkennbar. Entsprechend dem histologischen Bild zeigt sich der häufig zufällig radiologisch diagnostizierte Tumor auf dem Röntgenbild durch ein glatt abgegrenztes, jedoch mehr oder weniger inhomogenes Aussehen. Der Tumor wächst langsam und ist von einer bindegewebigen Kapsel umgeben. Die Therapie besteht in der chirurgischen Entfernung.

Seltenere odontogene benigne Geschwülste sind das Zementom oder das Myxom. Eine Unterscheidung ist nur histologisch möglich.

Gegenüber dem Odontom ist das **Ameloblastom,** das lokal invasiv wächst, deutlich aggressiver. Der Tumor, der aus Resten des inneren Schmelzepithels hervorgeht, ist überwiegend im Molarenbereich des Unterkiefers lokalisiert (Abb. 20-29a und b). Das männliche Geschlecht ist deutlich häufiger betroffen. Die Erstdiagnose erfolgt in der Regel radiologisch; hier fällt eine mehrkammerige oder polyzystische Struktur auf, seltener eine monozystische Veränderung. Ausgedehntere Befunde können den Knochen penetrieren und so auch in die Mundhöhle perforieren. Der glasige, gallertig erscheinende Tumor lässt sich differentialdiagnostisch vom zentralen Riesenzellgranulom oder einem Hämangiom klinisch kaum unterscheiden. Nach bioptischer Diagnosesicherung muss der Tumor, der häufig rezidiviert, in toto chirurgisch entfernt werden.

Eine regelmäßige klinische und radiologische Nachsorge ist wichtig, Rezidive des Ameloblastoms wurden auch nach mehr als fünf Jahren beobachtet.

Hämangiome

Hämangiome sind meist bei der Geburt vorhanden. Diese blutgefäßreichen, bläulich-rötlich schimmernden Tumoren sind äußerst variabel und können sich spontan nach der Geburt oder bis zur Pubertät zurückbilden (Abb. 20-30). Besteht allerdings eine Wachstumstendenz, sollte umgehend eine Behandlung durchgeführt werden. Bei ausgedehnten Befunden kann nach angiographischer Darstellung der zuführenden Gefäße eine Embolisationstherapie erwogen werden. Gegebenenfalls muss der Tumor kom-

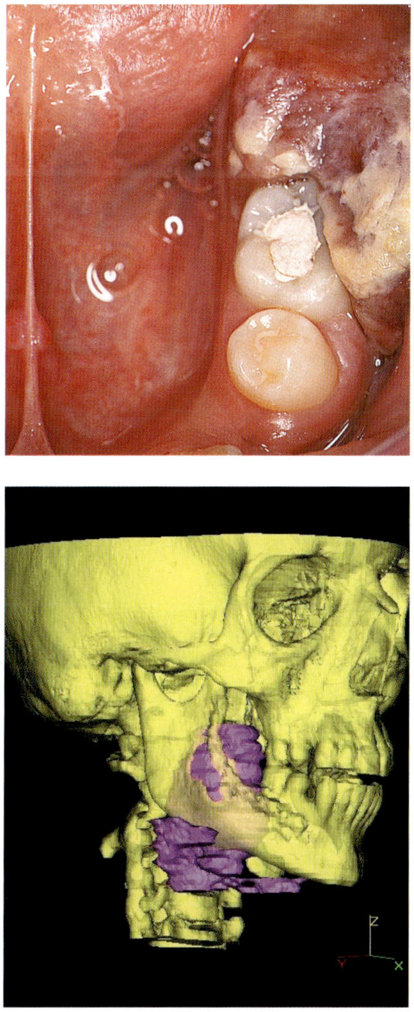

a

b

Abb. 20-29 Ausgedehntes Ameloblastom im rechten Unterkiefer bei einem 14-jährigem Patienten (Sammlung PD Zeilhofer/München).

a) Intraorale Ansicht mit exophytisch wachsendem Tumor.

b) 3D-Rekonstruktion des farbig segmentierten Tumors, der die Weichteile weit infiltriert.

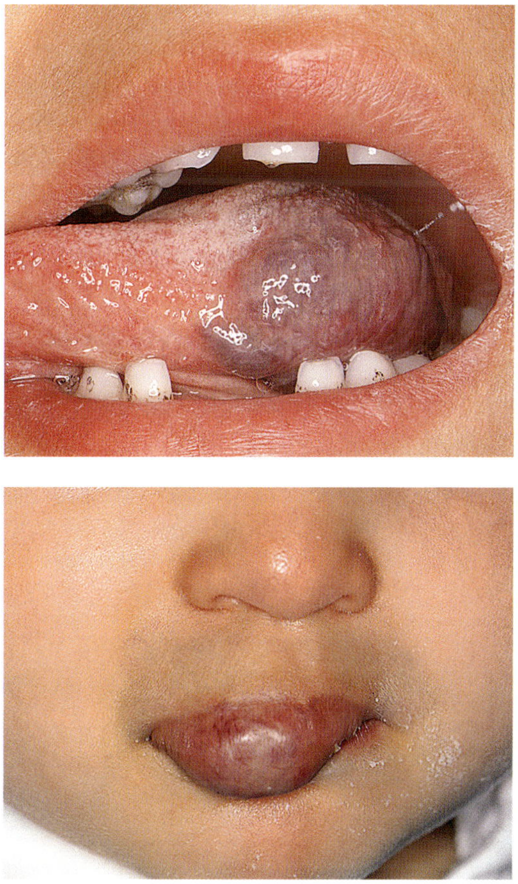

a

b

Abb. 20-30 Vaskuläre Neubildungen.

a) Zungenhämangiom (Sammlung Kinderklinik der TU München).

b) Kavernöses Hämangiom der Oberlippe.

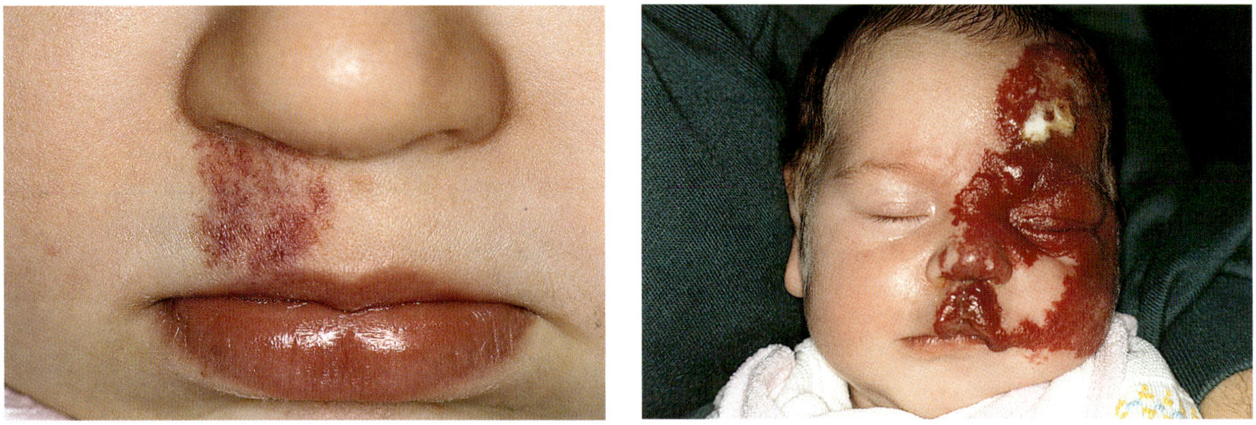

c d

Abb. 20-30 Fortsetzung
c) Kapilläres Hämangiom der Oberlippe.
d) Naevus vinosus im Bereich des 2. und 3. Trigeminusastes.

plett chirurgisch entfernt werden. Die Laserkoagulation mit einem Argon-Laser empfiehlt sich bei oberflächlichen vaskulären Tumoren, tiefer liegende Veränderungen kann man mit dem Neodym-YAG-Laser erreichen.

Lymphangiome

Einen besonders gravierenden Tumor stellt das benigne Lymphangiom oder Lymphhämangiom des Kindes dar (Abb. 20-31). Dieser weiche und glasige Tumor, der mit Lymphgefäßen und -zysten angefüllt ist, zeigt häufig eine massive Wachstumstendenz; eine vollständige chirurgische Entfernung ist nur selten möglich.

Neurofibromatose

Die Neurofibromatose v. Recklinghausen wird dominant vererbt und tritt meist nach der Geburt oder während der frühen Kindheit auf (Abb. 20-32). Typische Hautsymptome sind Café-au-lait-Flecken am ganzen Körper, sommersprossenartige Hyperpigmentierungen und knotige Hauttumoren, die sich zu großen lappenartigen Hautfalten ausbilden können. Die Krankheit ist während des ganzen Lebens progredient, therapeutisch können nur die ästhetisch störenden, schmerzhaften oder schnell wachsenden Hauttumoren entfernt werden.

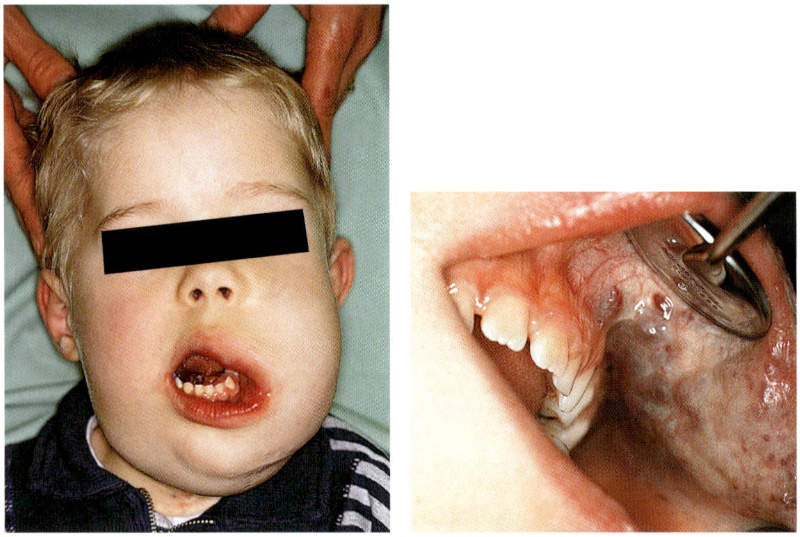

a b

Abb. 20-31 Ausgedehntes Lymphhämangiom der linken Gesichtshälfte.

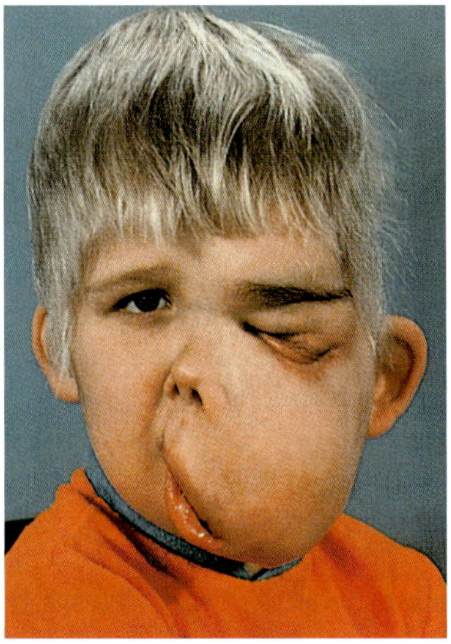

Abb. 20-32 Neurofibromatose (Sammlung Prof. Bier/Berlin).

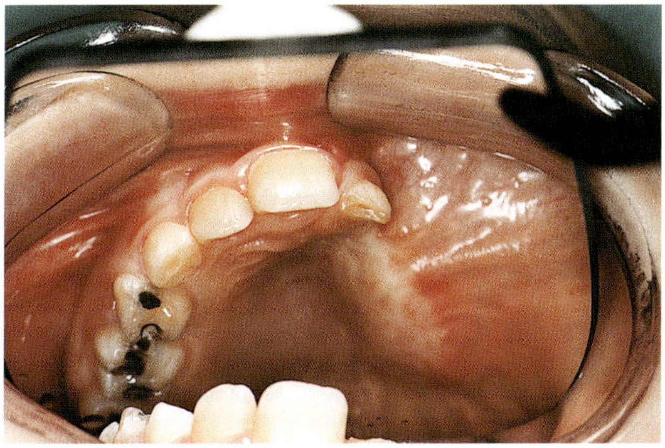
a

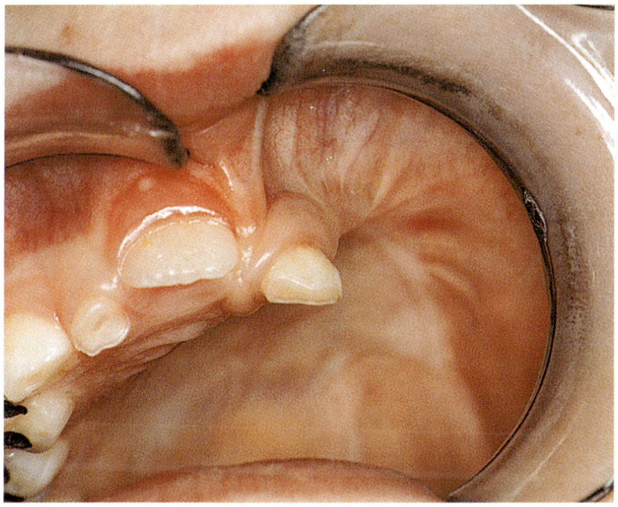
b

Abb. 20-33 Kongenitaler melanotischer Neuroektodermaltumor.
a) Intraoraler Befund.
b) Postoperativer Befund.

Kongenitaler melanotischer Neuroektodermaltumor

Dieser sehr seltene pigmentierte Tumor ist typischerweise am Oberkiefer lokalisiert (Abb. 20-33a und b). Der Tumor neigt immer zu einem lokal-destruierenden und äußerst schnellen Wachstum. Obwohl sich histologisch keine sicheren Malignitätszeichen nachweisen lassen, kann der Tumor auch metastasieren. Therapeutisch sollte er deshalb radikal-chirurgisch entfernt werden und anschließend eine adjuvante, für Neuroblastome geeignete Chemotherapie erfolgen.

Ausgewählte Literatur

Das vollständige Literaturverzeichnis finden Sie auf unserer Homepage www.urbanfischer.de/Zahnmedizin/Kinderzahnheilkunde.

[1] Bethke, K., Künzer, W.: Lehrbuch der Kinderheilkunde. Thieme, Stuttgart–New York 1991.
[2] Bork, K., Hoede, N., Korting, G. W.: Mundschleimhaut- und Lippenkrankheiten. Schattauer, Stuttgart–New York 1993.
[3] Langlais, R., Miller, C.: Mundschleimhauterkrankungen – ein Farbatlas zur schnellen Diagnose. Urban & Schwarzenberg, München–Wien–Baltimore 1994.
[5] Straßburg, M., Knolle, G.: Farbatlas und Lehrbuch der Mundschleimhauterkrankungen. Quintessenz, Berlin 1991.
[6] van Waes, J. M., Stöckli, P. W.: Kinderzahnmedizin. In: Rateitschak, H., Wolf, H. F. (Hrsg.): Farbatlanten der Zahnmedizin. Thieme, Stuttgart–New York 2001.

21 Die zahnärztliche Betreuung von Kindern mit Behinderungen

von Peter Cichon und Wolf-Dieter Grimm

Inhaltsübersicht

21.1 Einleitung

In der modernen Zahnheilkunde werden seit einigen Jahren in verstärktem Maße die Probleme von Kindern und Jugendlichen mit Behinderungen berücksichtigt. Ohne Zweifel gestaltet sich die zahnärztliche Behandlung behinderter Patienten vielfach äußerst problematisch. Behinderte bedürfen einer besonderen Betreuung, wobei der Erfolg der Behandlung vom persönlichen Verhalten des Zahnarztes und seines Teams gegenüber dem behinderten Patienten sowie der Mitarbeit von Betreuer und Behindertem abhängt. Hier ist der Zahnarzt in erster Linie Arzt mit einem nicht allein auf den Mundbereich beschränkten Aufgabengebiet. Integrative Behandlungswege und eine ganzheitlich-mehrdimensional ausgerichtete Behandlungsstrategie bestimmen die Handlungsweise seiner Therapie. Die regelmäßige Versorgung Behinderter ist eine dringend notwendige Aufgabe, die eine enge Zusammenarbeit des mit den speziellen Problemen vertrauten Zahnarztes mit dem Kinder- bzw. Hausarzt erfordert [21]. Spätbehandlungen mit der Extraktion von Zähnen werden ersetzt durch konservierende und prothetische Restaurationen. Reine Schmerz- und Defektbeseitigung wird abgelöst durch Prävention und Nachsorge (Abb. 21-1).

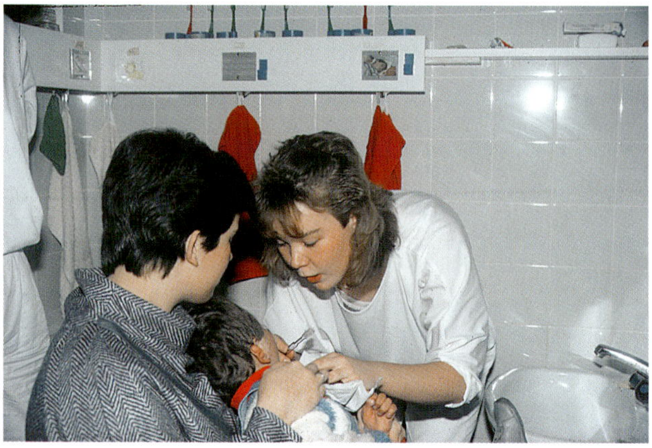

Abb. 21-1 Zahnputzübungen mit einem geistig behinderten Kind.

21.2 Behinderungen

21.2.1 Definition

Der Begriff „Behinderung" ist eine gesellschaftliche Positionszuschreibung infolge einer körperlichen Regelwidrigkeit, geistigen Schwäche oder seelischer Störungen auf der Basis einer durch die Gesellschaft festgelegten Normsetzung.

Als behindernd gelten bleibende Funktionsstörungen, die in Relation zur „Norm" unserer soziologischen Betrachtungsweise die Anpassungsfähigkeit oder das Leistungsvermögen eines Menschen in einem Bereich seiner Lebensäußerungen nachhaltig einschränken, begrenzen und erschweren.

21.2.2 Ursachen der Behinderung

Behinderungen haben fast immer eine organische Grundlage und sind die Folge krankhaft schädigender Einflüsse, nicht diese selbst. Bei früh (primär) entstandenen Behinderungen ist der eigentlich pathologische Prozess in der Regel längst abgelaufen und beendet. Die mit einer Behinderung kausal assoziierten Veränderungen, Schädigungen oder Noxen (genetische Faktoren, Stoffwechselstörungen, traumatische Ereignisse, Infektionen, Vergiftungen, ungünstige Umwelteinflüsse u.a.m.) können vor der Geburt (pränatal entstandene Störungen) eingewirkt haben, im Zusammenhang mit dem Geburtsvorgang stehen (perinatale Schäden) oder im späteren Leben (postnatale Ursachen) zu einer bleibenden Funktionsstörung führen.

21.2.3 Formen der Behinderung

Durch die Akzeptanz der Behinderung als menschliche Befindlichkeit [18] gestaltet sich der Versuch einer „Klassifizierung" problematisch. Als eine besondere Art des Menschseins ist die Behinderung immer individuell geprägt und lässt sich schwer in Kriterien pressen. Dennoch machen organisatorische und administrative Aspekte eine Differenzierung der Behinderung entsprechend den Anforderungen des täglichen Lebens notwendig. Hinsichtlich der funktionellen Beeinträchtigungen des täglichen Lebens kann eine Zuordnung in eine Körperbehinderung, eine geistige Behinderung und in eine seelische Behinderung vorgenommen werden.

Bei einer **Körperbehinderung** ist die Bewegungsfähigkeit durch eine Beeinträchtigung des Stütz- und Bewegungssystems nicht nur vorübergehend beeinträchtigt. Dazu gehören zerebrale Bewegungsstörungen (Spastik, Ataxie), Rückenmarkslähmungen (Spina bifida, traumatischer Querschnitt) oder Muskelerkrankungen (Muskeldystrophie).

Eine **geistige** Behinderung liegt vor, wenn die Intelligenzleistung eines Menschen unterhalb der als Norm angesehenen Schwankungsbreite liegt und die mit einem speziellen Verfahren ermittelten sozialen

Fähigkeiten nicht den üblichen Anforderungen für eine selbstständige Lebensführung entsprechen.

Zu den **seelisch** Behinderten zählen gemäß der Definition des Bundessozialhilfegesetzes Personen, bei denen infolge seelischer Störungen die Fähigkeit zur Eingliederung in die Gesellschaft in erheblichem Umfang beeinträchtigt ist.

Überschneidungen von mehreren Behinderungen sind möglich. Verbesserte diagnostische Methoden der klinischen Pädiatrie, der Sozialpädiatrie und der Neuropädiatrie haben gezeigt, dass Mehrfachbehinderungen, d.h. kombinierte Einschränkungen mentaler und motorischer Funktionen, weit häufiger vorkommen als „Einfachbehinderungen".

Aus organisatorischen und praktischen Erwägungen hat sich für die zahnärztliche Versorgung behinderter Patienten eine Einteilung der Patienten in **kooperativ, bedingt kooperativ** und **nicht kooperativ** als hilfreich erwiesen. Dabei umfasst der Begriff „kooperativ" sowohl die Möglichkeit der zahnärztlichen Behandlung als auch die Durchführung der persönlichen Mundhygiene. Folgende Behinderungen haben im Rahmen des Fehlbildung-Retardierung-Syndroms einen Einfluss auf die Erkrankung oraler Strukturen oder können die therapeutischen Maßnahmen beeinflussen bzw. erschweren.

Morbus Down

Bei Morbus Down handelt es sich um eine **chromosomale** Form einer **geistigen** Behinderung, die in den meisten Fällen mit einem zusätzlichen Chromosom beim 21. Chromosomenpaar verbunden ist (Trisomie 21).

Neben ausgeprägten **Allgemeinsymptomen** wie erhöhter Leukämierate, Minderwuchs, schräger Augenstellung, medialer Epikanthus und Hörstörungen gehören eine Verzögerung und Reduzierung der geistigen Entwicklung, angeborene Herzfehler und eine erhöhte Infektanfälligkeit (infolge Funktionsstörungen der polymorphkernigen Granulozyten) zu den Kardinalsymptomen dieser Behinderung.

Zu den **physiognomischen** und **oralen** Manifestationen des Krankheitsbildes zählen eine Hypoplasie im Bereich des Mittelgesichtes, verringerter Tonus der Zungenmuskulatur, eine Dysplasie des Oberkiefers mit Zahnunterzahl und Stellungsanomalien der Zähne mit frontalem und seitlichem Kreuzbiss.

Zerebralparese

Zerebrale Bewegungsstörungen sind Ausdruck einer **hirnorganischen Schädigung,** die das Kind vorwiegend während der Schwangerschaft, durch den Geburtsvorgang oder während der ersten Lebensjahre getroffen hat. Unter dem Begriff „zerebrale Bewegungsstörungen" wird eine Gruppe mit unterschiedlichen neuromuskulären Bewegungsstörungen zusammengefasst, die durch eine Läsion der motorischen Hirnzentren verursacht wurden. Die Symptomatik ist weitgehend von der Lokalisation der Schädigung des Gehirns abhängig. Häufig kommen mehrere Schädigungen und Störungen gleichzeitig vor und führen zum Gesamtbild des infantilen organischen Psychosyndroms. In 70–75% der Fälle sind bei infantilen Zerebralparetikern Intelligenzminderungen feststellbar, wovon ein Viertel als schwer geistig behindert anzusehen ist. Bei Kindern mit infantiler Zerebralparese und verminderter Intelligenz finden wir oft muskuläre Funktions- und Koordinationsstörungen mit Auswirkungen auf die **Zungenmotorik** und die **Kaufähigkeit.** Als Folge der eingeschränkten Funktion der Lippen-, Zungen- und Wangenmuskulatur ist vielfach ein regelrechter Mundschluss nicht möglich, deswegen fließt ständig Speichel aus der Mundhöhle.

Anfallsleiden

Geistige Behinderungen sind aufgrund ihrer besonderen Entstehungsursachen infolge zerebraler Schädigungen und Hirnfunktionsstörungen häufig mit **epileptischen** Anfällen belastet. Es bestehen Korrelationen zwischen dem Schweregrad der Behinderung (insbesondere der Mehrfachbehinderung) und der Häufigkeit dabei auftretender, unterschiedlicher Anfallsformen. Basierend auf dem klinischen Verhalten und den Veränderungen im Elektroenzephalogramm werden die **fokalen** Anfälle von den **primär generalisierten Anfällen** unterschieden. Die fokalen Anfälle umfassen die Anfälle mit oder ohne Symptomatik, zu den generalisierten Anfällen gehören unter anderem die Absencen (Petit mal), die tonisch-klonischen Anfälle (Grand mal) und alle nicht klassifizierten Anfälle.

Die Behandlung der Epilepsie stützt sich vor allem auf die medikamentöse Therapie. Phenytoin-haltige Präparate (Phenytoin®, Zentropil®, Phenhydan®) sind immer noch die am häufigsten zur Basistherapie eingesetzten Antikonvulsiva. Als unerwünschte Nebenwirkungen der medikamentösen Therapie treten Phenytoin-induzierte Ataxien und Phenobarbital-induzierte Somnolenzen auf.

21.3 Besonderheiten oraler Erkrankungen bei Behinderten

Im Zusammenhang mit oder als Folge der Behinderung kann die normale Entwicklung des kindlichen Gebisses negativ beeinflusst werden. Bei Kindern mit

Morbus Down sind eine deutlich erhöhte Prävalenz der **Nichtanlage** bleibender Zähne sowie **Mikrodontie** und **Anomalien der Zahnform** zu beobachten. Entwicklungsstörungen der Zahnhartsubstanzen sind dagegen nicht typisch für behinderte Kinder.

Karies und entzündliche Parodontalerkrankungen sind wie bei Nichtbehinderten auch bei Patienten mit Behinderungen die Hauptursachen für einen Zahnverlust. Weiterhin sind Traumata eine häufige Ursache für eine Schädigung der Zähne und der umgebenden Gewebeanteile bei behinderten Kindern.

21.3.1 Karies und Parodontalerkrankungen

Bei behinderten Kindern und Jugendlichen ist ein **erhöhtes Risiko für Erkrankungen der Zähne und des Zahnhalteapparats** mit hoher Kariesprävalenz und ausgeprägteren Parodontopathien sowie ein niedriger Sanierungsgrad feststellbar [4, 6, 19, 25, 26]. Während RINN und WETZEL [28] in der Altersgruppe der 15- bis 24-jährigen Patienten mit Behinderungen durchschnittlich 4,7 kariös erkrankte Zähne pro Patient feststellen konnten, ermittelte PIEPER [24] in dieser Altersgruppe 9,7 kariöse Zähne. Eigene Untersuchungen ergaben sowohl bei den körperlich als auch bei den geistig Behinderten eine mittlere Anzahl von etwa zehn erkrankten Zähnen [6].

Der gingivale bzw. parodontale Gesundheitszustand von behinderten Patienten ist häufig geprägt durch einen schlechten Pflegezustand des Gebisses [5, 24, 25a, 28, 29]. Wegen einer ungenügenden Zahnpflege sind bei etwa der Hälfte der über 14-jährigen Behinderten derart ausgeprägte Entzündungserscheinungen zu beobachten, dass neben der Optimierung der Mundhygiene auch die Belagsentfernung durch den Zahnarzt erforderlich wird [9].

Neben den ausgeprägten Formen der Gingivitiden aufgrund einer unzureichenden Mundhygiene bereiten besonders zwei Gruppen behindertenspezifischer Parodontalerkrankungen Schwierigkeiten bei der therapeutischen Intervention.

Bei der ersten Gruppe handelt es sich um die **medikamentös-induzierte Gingivavermehrung** infolge der Verabreichung von Natrium-5,5-diphenylhydantoin (Phenytoin®). Bei etwa der Hälfte der Patienten entstehen vor dem 30. Lebensjahr gingivale Wucherungen [13], die in Verbindung mit einer reduzierten Mundhygiene die Akkumulation und Reifung einer dentalen Plaque mit der Ausbildung sekundärer gingivaler Entzündungszustände erleichtern.

Die zweite Gruppe bilden **entzündliche Parodontalerkrankungen** bei Patienten mit **Morbus Down.** Aufgrund des gestörten Immunsystems kommt es bei dieser Patientengruppe zu schweren parodontalen Entzündungen mit einem erheblichen Abbau des Halteapparats, die nur verzögert auf eine therapeutische Intervention reagieren [7].

21.3.2 Traumata

Infolge mangelnder Fähigkeit zu einer situationsadäquaten Raum- und Zeitorientierung, fehlender Koordination motorischer Bewegungsabläufe oder Retardierung der Reaktionszeit sind sowohl geistig als auch körperlich behinderte Kinder in besonderem Maße für Traumata der Zähne und des Zahnhalteapparats gefährdet. Die häufigste Ursache für Zahnverletzungen bei Behinderten sind Stürze, die meist zu Frakturen der Zähne und/oder Wurzeln mit Beteiligung des Endodonts führen.

Neben den Verletzungen der Zähne und der umgebenden Gewebestrukturen als Folge eines akuten Traumas führen sehr häufig bei behinderten Patienten chronische exzessive Zahnbelastungen (Bruxismus und Parafunktionen) zu einem kontinuierlichen Verlust (Abrasion) von Zahnhartsubstanzen und einer Zerstörung des Zahnhalteapparats mit einer Zunahme der Zahnbeweglichkeit.

21.3.3 Dysgnathien bei Behinderten

Kiefer- und Gebissanomalien bei Behinderten können sowohl endogene wie exogene Ursachen haben. Die gehäuft anzutreffende **progene Verzahnung mit frontalem und seitlichem Überbiss bei Patienten mit Morbus Down** ist hauptsächlich die Folge einer Unterentwicklung des Oberkiefers [8, 16]. Die gnathisch-skelettale Progenie mit Überentwicklung des Unterkiefers, die gelegentlich bei Down-Patienten anzutreffen ist, kann nicht als typisches Zeichen des Syndroms gelten. Da der Oberkiefer bereits beim Neugeborenen unterentwickelt ist, kann man von einer genetisch determinierten Anomalie ausgehen, die durch eine Störung der Weichteile noch zusätzlich negativ beeinflusst werden kann.

Anders verhält es sich bei Kindern mit **infantiler Zerebralparese** (CP-Kinder). **Fehlender Lippenschluss** und die **Unfähigkeit zu kauen** bewirken ein Ungleichgewicht von Lippen-, Zungen- und Kaumuskulatur und sind damit der Schlüssel für die pathologische Gebiss- und atypische Gesichtsentwicklung [31]. Durch ein herabgesetztes, nach dorsal gerichtetes Kondylenwachstum bleibt die hintere Gesichtshälfte hinter der vorderen zurück, wobei die Mandibula um ein Hypomochlion im Seitenzahnbereich kippt.

21.4 Therapie und Prävention

21.4.1 Das behinderte Kind in der Zahnarztpraxis

Die zahnärztliche Behandlung körperlich und geistig behinderter Kinder bedeutet für den Zahnarzt eine verantwortungsvolle und schwierige Aufgabe. Gerade im kindlichen Alter wird die Zahngesundheit für das ganze Leben vorprogrammiert. Nicht behandelte Spätfolgen können für behinderte Kinder, bei denen orale Rehabilitationen nur mit großem Aufwand durchzuführen sind, zu einer zusätzlichen Benachteiligung werden. Jede Zahnbehandlung ist für Erwachsene wie für Kinder gleichermaßen belastend. Bei Kindern kann die Angst vor Schmerzen oder das natürliche Unbehagen vor dem Fremden unter Umständen durch unangenehme Erinnerungen an frühere ärztliche Begegnungen verstärkt werden. Gerade behinderte Kinder mussten aufgrund ihrer Behinderung oder der häufig damit verbundenen Polymorbidität schon von den ersten Lebensmonaten an unangenehme Untersuchungen oder Behandlungen über sich ergehen lassen. Für eine erfolgreiche zahnärztliche Behandlung ist ein Vertrauensverhältnis des Kindes zum Arzt unerlässlich (Abb. 21-2).

Bei geistigen und körperlichen Behinderungen ist die Beurteilung der Anpassungsfähigkeit des Kindes auf eine fremde Umgebung und die Bewertung seiner emotionalen Reaktion auf unangenehme Ausnahmesituationen von entscheidender Bedeutung. Durch das Unvermögen, Behandlungssituationen zu verstehen, entwickeln geistig behinderte Kinder übersteigerte Ängste bis hin zu Angstneurosen. Patentrezepte zur zahnärztlichen Behandlung behinderter Kinder im Wachzustand kann es nicht geben, zumal das Verhältnis zu Kindern und die Fähigkeit, mit ihnen zu arbeiten, stark persönlichkeitsgebunden ist.

Bei der Behandlung im Wachzustand kommt es darauf an, durch eine freundliche Umgebung in ruhiger und entspannter Atmosphäre die Voraussetzung zu schaffen, in der das Verhalten des Zahnarztes und seiner Helfer dem behinderten Kind Vertrauen einflößt.

Wegen ihrer festen Bindung zu ihrer vertrauten Umgebung reagieren besonders behinderte Kinder stark negativ auf eine Trennung von ihren Eltern oder ihren gewohnten Begleitpersonen.

Die Anwesenheit der Eltern bzw. einer Begleitperson im Behandlungsraum ist bei behinderten Kindern grundsätzlich zu befürworten. Sie sollen durch ihre Präsenz dem Kind das Gefühl der Geborgenheit geben, sich aber nicht in den Ablauf der Behandlung einmischen.

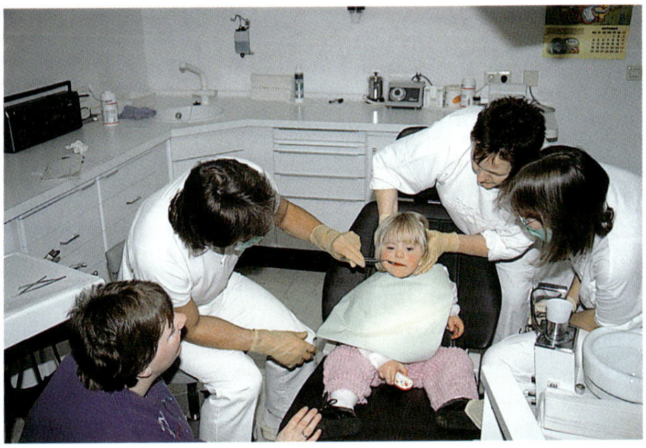

Abb. 21-2 Behindertes Kind beim ersten Zahnarztbesuch.

21.4.2 Allgemeinzustand und Anamnese

Eine zahnärztliche Versorgung behinderter Patienten ist nur im Zusammenhang mit einer Beurteilung des allgemeinen Gesundheitszustands des Patienten unter Würdigung seiner Behinderung möglich. Wegen der häufig mit einer Behinderung verbundenen **Polymorbidität** ist es entscheidend, dass der behandelnde Zahnarzt über die begleitenden Erkrankungen eines jeden Patienten mit seiner Behinderung orientiert ist. Viele Gesundheitsstörungen erzwingen Anpassungen der zahnärztlichen Behandlung, damit daraus keine ernsten negativen Konsequenzen für die Gesundheit des Patienten resultieren [20].

Extraorale Inspektion

Durch eine gezielte Inspektion kann man sich schon bei der ersten Kontaktaufnahme einen allgemeinen Eindruck über den Gesundheitszustand des behinderten Kindes verschaffen. Eine sorgfältige Beobachtung des äußeren Erscheinungsbilds kann wertvolle Hinweise auf den allgemeinen Gesundheitszustand und das Wohlbefinden eines Patienten geben.

Allgemeine Anamnese

Die Bewertung des Gesundheitszustands ist der erste Schritt der zahnärztlichen Betreuung behinderter Patienten. Diese Beurteilung umfasst die Erhebung einer allgemeinen und zahnärztlichen Anamnese, eine begrenzte klinische Untersuchung und Laboruntersuchungen bei Behandlung in Intubationsnarkose.

Die Konsultation des Haus- oder Kinderarztes sollte zur Klärung möglicher Behandlungsrisiken grundsätzlich vor jeder Behandlung behinderter Patienten erfolgen.

Zahnmedizinische Vorgeschichte

Die Erhebung der zahnmedizinischen Vorgeschichte schließt bereits durchgeführte restaurative, chirurgische, parodontologische und kieferorthopädische Behandlungsmaßnahmen ein. In diesem Zusammenhang ist es wichtig zu erfahren, unter welchen Bedingungen frühere zahnärztliche Behandlungen durchgeführt wurden. Im Vordergrund der anamnestischen Erhebungen steht die Frage nach eventuell vorhandenen Schmerzen als häufigstem Grund für einen zahnärztlichen Besuch. Oft können Eltern oder Betreuer nur ungenaue Angaben über mögliche Schmerzzustände geben. Gezielte Fragen nach ungewöhnlichen Verhaltensmustern oder Nahrungsverweigerung können erste Hinweise auf vorhandene Schmerzzustände geben.

Intraorale Inspektion

Auf die Beurteilung des allgemeinen Gesundheitszustandes und die Erhebung anamnestischer Daten folgt – soweit möglich – die intraorale Eingangsuntersuchung mit einer Inspektion der Zähne, des Zahnhalteapparats und der benachbarten Weichgewebe.

In der ersten Behandlungssitzung sollte das behinderte Kind schonend mit den ihm fremd und bedrohlich erscheinenden Instrumenten vertraut gemacht und nicht sofort mit dem Einsatz zahnärztlicher Instrumente „überfallen" werden. Bei der initialen Untersuchung der Mundhöhle können Lippen und Wangen auch ohne Instrument abgehalten werden. Ebenso sollten der unvorbereitete Gebrauch des Luftbläsers sowie das plötzliche Einschalten der Absauganlage oder der OP-Leuchte vermieden werden, um das Kind nicht unnötig zu erschrecken.

Behandlungsplanung

Falls kein zwingender Behandlungsbedarf (Trauma, akute Schmerzzustände, akute Entzündungserscheinungen, Nachblutungen) besteht, werden neben der initialen Befundung und präventiven Maßnahmen wie Zahnreinigung und lokaler Fluoridierung keine weiteren zahnärztlichen Maßnahmen in der ersten Sitzung vorgenommen. Zusammen mit den Eltern oder Betreuern wird auf der Basis der klinischen Befunde ein Behandlungsplan unter Berücksichtigung der Besonderheit des Kindes aufgestellt und schriftlich fixiert. Nach Bewertung der Behandlungsfähigkeit des Kindes wird zunächst entschieden, ob eine Behandlung im Wachzustand möglich ist oder ob eine Intubationsnarkose durchgeführt werden sollte. Anschließend werden die Eltern über die geplanten Behandlungsmaßnahmen informiert. Die Behandlungsplanung umfasst alle vorgesehenen Maßnahmen der restaurativen Behandlung, der chirurgischen Eingriffe und der Prävention. Die Entscheidung zur Zahnerhaltung wird auch bei behinderten Kindern heute sehr weit gezogen. Abschließend wird ein Zeitplan aufgestellt und eine Terminabsprache mit den Eltern oder Betreuern getroffen.

21.4.3 Schmerzausschaltung und Angstkontrolle

Eine sichere und wirksame Schmerz- und Angstkontrolle ist die Basis einer erfolgreichen zahnärztlichen Versorgung behinderter Kinder und Jugendlicher. Verschiedene Möglichkeiten und Techniken der Lokalanästhesie, Sedierung und Allgemeinnarkose stehen zur Verfügung, um die Entstehung von Schmerzen und Angst zu verhindern. Die Entscheidung, welches Verfahren der Schmerzausschaltung gewählt wird, ist abhängig von der Kooperation und Behandlungsfähigkeit des Patienten.

Entsprechend dem Behandlungsablauf kann die zahnärztliche Behandlung Behinderter in **drei Gruppen** unterteilt werden:

- die Behandlung im Wachzustand
- die Behandlung unter Sedierung
- die Behandlung in Intubationsnarkose.

Behandlung im Wachzustand

Etwa 40% der behinderten Patienten sind soweit kooperativ und behandlungsfähig [15], dass sie „kindgerecht" in der „normalen" Zahnarztpraxis versorgt werden können. Hier ist die Lokalanästhesie das Mittel der Wahl für die Schmerzausschaltung.

Weitere 40% der Behinderten gelten als begrenzt kooperativ und sind unter bestimmten Voraussetzungen behandlungsfähig. Zu ihrer zahnärztlichen Versorgung bedarf es neben der Anwesenheit der Bezugsperson (Eltern, Betreuer) eines erhöhten personellen Aufwands und einer besonderen räumlichen Ausstattung.

Prämedikation

Trotz größter Mühe und geduldigen Vorgehens des Zahnarztes gelingt bei einer Vielzahl von behinderten Kindern eine Behandlung im Wachzustand nicht. Selbst einfache Maßnahmen wie eine Untersuchung oder gar eine Schmerzbehandlung sind bei diesen Patienten nicht durchführbar. Die Zahl der Patienten, die einer Behandlung im Wachzustand nicht zugänglich sind, wird mit 20% angegeben. In diesen Fällen ist zur Verminderung der Angstzustände eine Vorbehandlung mit entsprechenden Pharmaka angezeigt. Ziel der verschiedenen Methoden ist die gelöste Entspannung bei überängstlichen und nicht einsichtigen Patienten durch die Verminderung gesteigerter Angstzustände. Eine Analgesie bei schmerzhaften Eingriffen kann durch eine Sedierung nicht erreicht werden, dazu bedarf es der zusätzlichen Anwendung der Lokalanästhesie.

Zur Minimierung des Risikos werden Behandlungen in Sedierung unter denselben Sicherheitskriterien durchgeführt wie Behandlungen in Intubationsnarkose (s.d.). Ebenso wie beim ambulanten Operieren in Allgemeinnarkose ist eine **umfassende Information** der Eltern oder Betreuer selbstverständlich. Eine Prämedikation zur Minderung übersteigerter Angstzustände wird ausschließlich für **Kurzzeitbehandlungen** vorgenommen. Dazu zählen die Versorgung kleinerer kariöser Defekte, professionelle Zahnreinigungen, die Extraktion einzelner Zähne und die Schmerzbehandlung bei Kindern, bei denen eine Therapie mit einer Lokalanästhesie nicht möglich ist. Länger dauernde Sitzungen mit einer Rehabilitation eines stark zerstörten Gebisses werden in Intubationsnarkose durchgeführt.

Behandlung in Intubationsnarkose

Als eine Allgemeinnarkose bezeichnet man den kontrollierten Zustand der Bewusstlosigkeit bei gleichzeitigem Verlust protektiver Reflexe mit oder ohne Spontanatmung und bei Ansprechbarkeit auf physische und verbale Stimulation. Da jede Narkose mit hohem Aufwand bei entsprechendem Risiko verbunden ist, wird eine zahnärztliche Behandlung in Allgemeinnarkose nur nach strengster Indikation durchgeführt. Die **absolute Indikation** für eine Behandlung behinderter Kinder in Narkose ist gegeben:

- wenn schwere Verhaltensstörungen und mangelnde Kooperation des Patienten aufgrund schwerer zerebraler Behinderung vorliegen oder
- wenn wegen eines starken Zerstörungsgrades des Gebisses bei vorliegender körperlicher und/oder geistiger Behinderung eine Behandlung im Wachzustand für den Patienten nicht zumutbar ist.

Der Ablauf der zahnärztlichen Behandlung behinderter Patienten in Intubationsnarkose gestaltet sich stets nach einem festgelegten Behandlungsschema. Zunächst erfolgt nach Anfertigung von Röntgenaufnahmen, einer gründlichen Zahnreinigung und der Befundaufnahme die Erstellung eines Behandlungsplanes. Grundsätzlich werden Zähne, die Schmerzen bereiten oder Auslöser für odontogene Entzündungen sein können, zuerst versorgt. Es wird quadrantenweise saniert, wobei die Sanierung möglichst in einer Sitzung abzuschließen ist.

21.4.4 Behandlungskonzepte

Die zahnärztliche Versorgung behinderter Kinder hat in den letzten Jahrzehnten einen Strukturwandel von den ausschließlich palliativen Maßnahmen über die restaurativen Tätigkeiten bis hin zur Prävention vollzogen. Das primäre Ziel der Zahnheilkunde bei behinderten Kindern ist die Gesunderhaltung der Zähne und des Zahnhalteapparats. Sekundär soll ein schadensgerechtes Therapieangebot sichergestellt werden, so dass im Krankheitsfall durch frühzeitige Behandlung irreversible Schäden und Einbußen vermieden werden können.

> Grundsätzlich darf sich die zahnärztliche Behandlung behinderter Kinder nicht von der anderer Patienten unterscheiden.

Zahnerhaltung

Wegen ihrer großen Bedeutung für eine ungestörte Kaufunktion und die ungestörte Entwicklung einer orthognathen permanenten Dentition sollen auch im Milch- und Wechselgebiss alle (therapeutischen) Möglichkeiten der Zahnerhaltung Anwendung finden. Nur tief zerstörte, nicht erhaltungswürdige Milchzähne (z.B. bei nursing bottle syndrome) werden entfernt (Abb. 21-3). Bei stark zerstörten und wurzelbehandelten Milchmolaren können vorgefertigte, individuell angepasste Milchzahnkronen verwendet werden (Abb. 21-4a bis c). Endodontische Behandlungen im Milch- und Wechselgebiss behinderter Kinder werden nach den bewährten Konzepten der Endodontie durchgeführt.

Prothetische Versorgung

Infolge eines traumatischen Verlustes von Zähnen oder aufgrund stark fortgeschrittener kariöser Des-

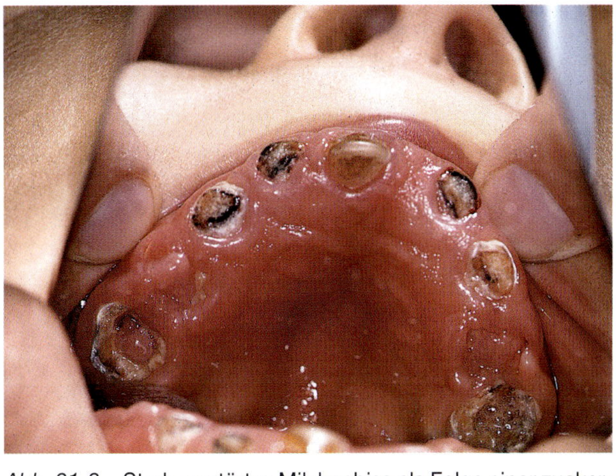

Abb. 21-3 Stark zerstörtes Milchgebiss als Folge einer zuckerhaltigen Flaschenernährung.

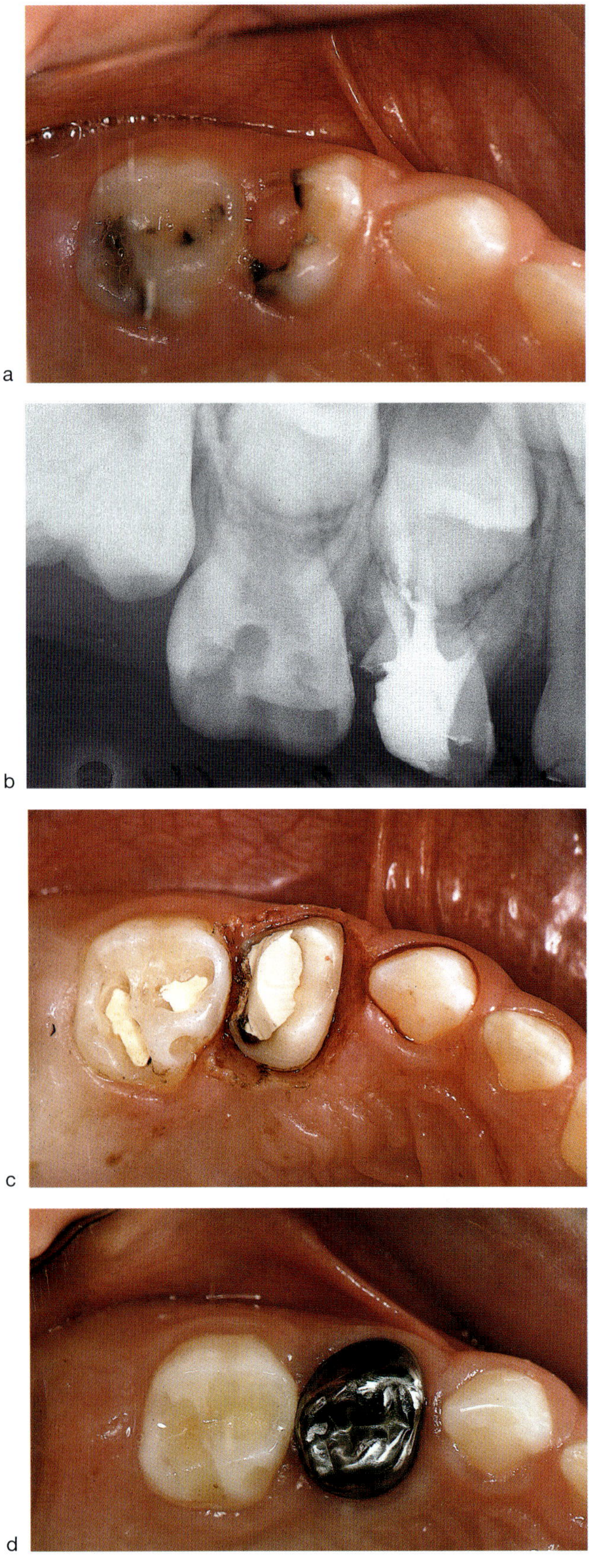

Abb. 21-4a bis d Wiederherstellung eines tief zerstörten Milchmolaren mit einer Glasionomer-Aufbaufüllung und individuell angepasster Milchzahnkrone.

truktionen müssen behinderte Kinder und Jugendliche bereits frühzeitig mit Zahnersatz versorgt werden.

Wegen der Gefahr der Aspiration oder des Verschluckens und der Nichtakzeptanz durch den Patienten ist herausnehmbarer Ersatz ohne eine ausreichende Verankerung oder Abstützung bei Behinderten kontraindiziert.

In vielen Fällen ist die Wiederherstellung einer ausreichenden Kaufunktion und eines kosmetisch befriedigenden Aussehens nur durch die Anfertigung von festsitzendem Ersatz mit Kronen und Brücken möglich. Vor allem der Einsatz von **Extensionsbrücken** bei verkürzten Zahnreihen stellt ein Mittel der Wahl zur oralen Rehabilitation dar (Abb. 21-5a bis c).

Parodontaltherapie

Behandlung von Gingivitiden infolge fehlender Mundhygiene. Frühere Untersuchungen haben gezeigt, dass der Mundhygienezustand bei über der Hälfte der Behinderten äußerst schlecht ist [5]. Professionelle Zahnreinigungen werden in Verbindung mit Sanierungsmaßnahmen oder als alleinige Leistungen in einem Vorsorge- oder Nachsorgeprogramm durchgeführt. Durch bedarfsorientierte präventiv-zahnmedizinische Programme können nach Axelsson [1] auch bei Risikopatienten Gingivitis und Parodontitis zumindest kontrollierbar gehalten werden.

Eine Verbesserung des Parodontalzustands bei Behinderten durch die Einführung eines systematischen Prophylaxeprogramms wurde eindrucksvoll von Pieper [22, 23] beschrieben.

Da einige Patienten weder eine häusliche Zahnpflege noch präoperative, professionelle Zahnreinigungen zulassen, sind während der Behandlung in Intubationsnarkose neben der Entfernung harter und weicher Belagsablagerungen parodontalchirurgische Maßnahmen in Form von Gingivektomien und Gingivoplastiken zur Beherrschung starker gingivaler Blutungszustände erforderlich.

Behandlung medikamentös bedingter Gingivawucherungen. Die Therapie medikamentös-induzierter gingivaler Wucherungen bei der Langzeittherapie mit Natrium-5,5-diphenylhydantoin (Phenytoin) besteht in einer externen Gingivektomie verbunden mit einer Gingivoplastik und anschließendem Deep Scaling. In der Regel werden diese ausgedehnten Eingriffe in Intubationsnarkose ausgeführt. Da gingivale Wucherungen bei behinderten Patienten häufig mit starken gingivalen Entzündungen verbunden sind, wird wegen der erhöhten intraoperativen Blutunten

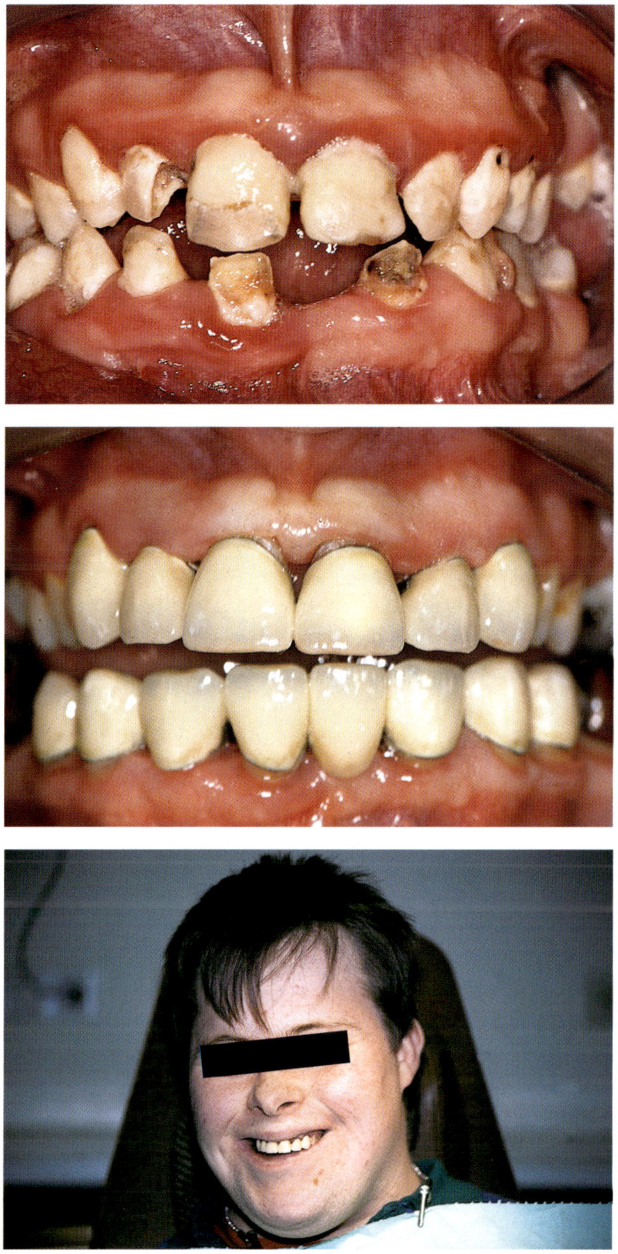

Abb. 21-5a bis c Versorgung eines kariös zerstörten Gebisses mit Kronen und Brücken bei einem Down-Patienten.

die Verwendung der Hochfrequenzchirurgie empfohlen. Die Abdeckung der Wundränder erfolgt mit einem Zinkoxyd-Eugenol-haltigen Verband (Kirkland). Durch eine gründliche häusliche Belagskontrolle in Verbindung mit regelmäßig durchgeführten professionellen Zahnreinigungen können die Sekundärinfektionen vermieden und das Ausmaß gingivaler Neubildungen verringert werden [14].

Parodontalbehandlung bei Patienten mit Morbus Down. Bei Patienten mit Morbus Down imponiert selbst bei mittlerem Plaquebefall eine ausgeprägte Gingivitis mit ödematösen und fibrösen Verdickungen. Der schwere Attachmentverlust ist meist generalisiert und weist einen horizontalen Knochenabbau mit teilweise vertikalen Knocheneinbrüchen auf. In Verbindung mit einer unzureichenden Zahnpflege kann es bereits im jugendlichen Alter zu einem erheblichen Abbau des Halteapparats kommen. Die Therapie besteht in einer gründlichen supra- und subgingivalen Entfernung der Hart- und Weichablagerungen. Wegen der aufgelockerten gingivalen Gewebestrukturen empfiehlt es sich, die subgingivale Depuration unter Sicht (mit Hilfe eines modifizierten Widman-Lappens) vorzunehmen, um eine akzidentelle Traumatisierung des Weichgewebes zu vermeiden. Entsprechend den Empfehlungen der American Academy of Periodontology ist bei invasiven Eingriffen die orale Antibiotikagabe bei Down-Patienten mit kongenitalen Herzerkrankungen als Hoch-Risiko-Patienten indiziert.

Therapie von Traumata

Die Therapie von Traumata bei kooperativen behinderten Patienten folgt den Behandlungsrichtlinien wie im Kapitel 18 *Das Frontzahntrauma bei Kindern und Jugendlichen* (s. S. 299 ff.) dargestellt.

Ist nach Eintritt einer traumatischen Schädigung im Zahn-, Mund- und Kieferbereich die Anfertigung von Röntgenaufnahmen wegen mangelnder Kooperationsbereitschaft des Kindes oder Jugendlichen nicht möglich, sollte dies beim Verdacht der Mitbeteiligung der Wurzeln, des Zahnhalteapparats oder des Knochens zu einem späteren Zeitpunkt unter Sedierung oder in Allgemeinnarkose nachgeholt werden (Abb. 21-6).

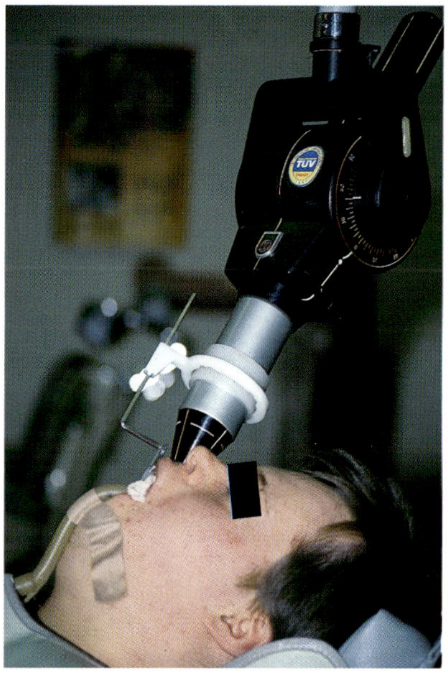

Abb. 21-6 Anfertigung von Röntgenaufnahmen während einer Behandlung in Intubationsnarkose.

Erst das Röntgenbild schafft die Basis für eine endgültige Diagnose und sinnvolle Therapieplanung.

Schmelz-Dentinfrakturen ohne Mitbeteiligung der Pulpa werden durch Restauration mit lichthärtenden Komposit-Kunststoffen unter Anwendung der Säure-Ätz-Technik versorgt (Abb. 21-7a bis c).

Bei **eröffneter Pulpa** bilden eine direkte Überkappung, Pulpotomie und Pulpektomie das Mittel der Wahl. Die Therapie wird bestimmt durch den Stand des Wurzelwachstums, das Ausmaß der Pulpenperforation und die Zeitdauer zwischen dem Trauma und der Erstversorgung. Die Behandlung von **Wurzelfrakturen** ist abhängig vom Verlauf der Fraktur und vom Wurzelwachstum. Intrusive Zahnverlagerungen sind klinisch wenig auffällig, erfordern aber wegen möglicher Spätfolgen des Endodonts regelmäßige röntgenologische Kontrollen und Überprüfung der Sensibilität.

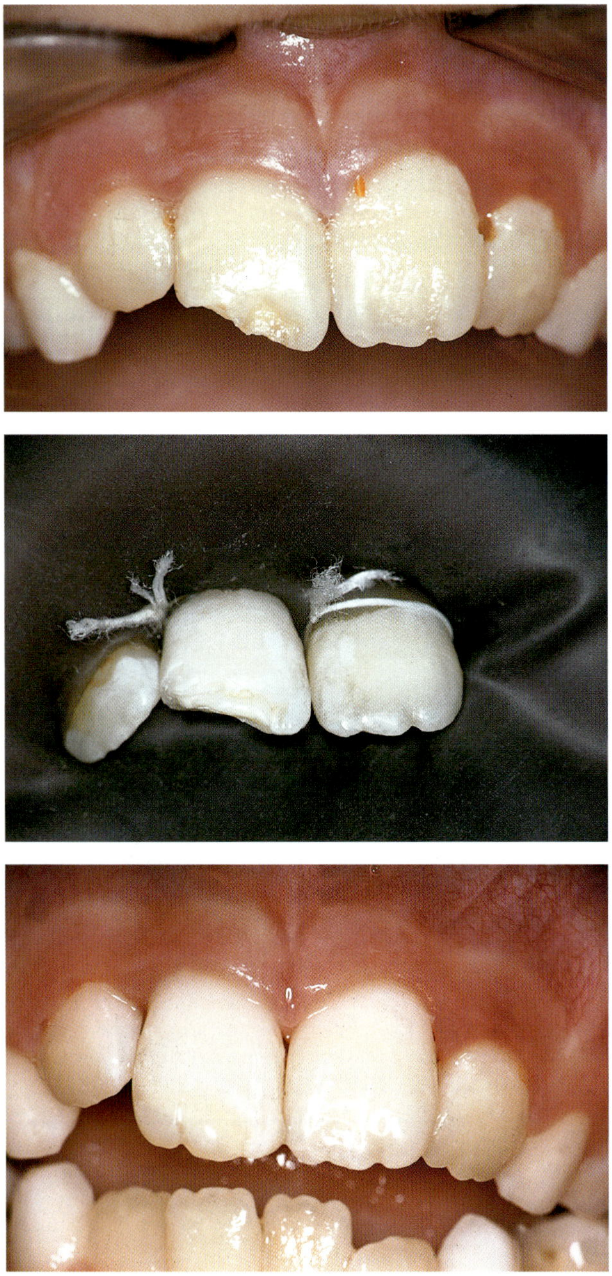

a

b

c

Abb. 21-7a bis c Eckenaufbau unter Kofferdam an einem traumatisch geschädigten bleibenden Frontzahn.

Die Therapie **luxierter Zähne** besteht je nach Grad der gesteigerten Beweglichkeit in einer Immobilisation für drei bis sechs Wochen (Ausnahme Totalluxation, s. S. 306 ff.). Bei gleichzeitig vorhandener Dislokation wird der Zahn zuvor reponiert. Auch hier sind regelmäßige röntgenologische Kontrollen und eine Überprüfung der Sensibilität erforderlich.

Kieferorthopädische Behandlung

Grundsätzlich spricht nichts gegen eine orthodontische Behandlung bei Behinderten. Durch einen gesteuerten Zahndurchbruch im Rahmen einer gezielten Extraktionstherapie und mit Hilfe einfach zu handhabender herausnehmbarer Behandlungsgeräte sollte versucht werden, starke Stellungsanomalien zu verhindern oder zu beheben. Auch wenn es nicht immer möglich ist, eugnathe Verhältnisse zu schaffen, so kann doch durch einfache Maßnahmen das äußere Erscheinungsbild eines Kindes verbessert werden. Allerdings sollten festsitzende Apparaturen nur eingesetzt werden, wenn eine sinnvolle zuckerarme Ernährung und eine ausreichende häusliche Belagskontrolle gewährleistet sind.

Ein wichtige Aufgabe bei der kieferorthopädischen Behandlung behinderter Kinder besteht neben der Therapie skelettaler und dentaler Abweichung in der **Frühbehandlung der Störungen von Weichteilfunktionen.** So ist es das Ziel der orofazialen Regulationstherapie nach CASTILLO-MORALES, durch das Einsetzen von Stimulationsgaumenplatten die Zungenfunktion bei Kindern mit Morbus Down zu aktivieren und die Stellung der Ober- zur Unterlippe zu verbessern. In Zusammenarbeit mit speziell ausgebildeten Physiotherapeuten kann durch Stimulation der Tonus der Muskulatur erhöht und die Mundfunktion verbessert werden.

Aufgrund des Ungleichgewichts zwischen extra- und intraoralem Muskeltonus kommt es bei spastischem Funktionsmuster der Wangenmuskulatur und einer hyperaktiven Zunge bei Kindern mit **infantiler Zerebralparese** zu einer starken Einengung der Zahnbögen mit einer Protrusion der Schneidezähne. Durch den frühzeitigen Einsatz von funktionskieferorthopädischen Apparaturen und durch mundmotorische Übungen gelingt es, das Ungleichgewicht von Lippen-, Zungen-und Kaumuskulatur zu harmonisieren und die Entstehung eines offenen Bisses zu verhindern.

21.4.5 Prävention

Nach der Einführung spezieller Prohylaxeprogramme für behinderte Kinder konnte ein deutlich verbesserter Gesundheitszustand erreicht werden. Mit Hilfe einer gezielten Ernährungslenkung, Fluoridierung und Belagskontrolle kann der fortschreitende Verfall des Gebisses durch Karies weitgehend aufgehalten bzw. verhindert werden [5]. Die von uns bei Behinderten angewendeten Präventivprogramme entsprechen inhaltlich den bekannten Grundsätzen der Individual-Gruppenprophylaxe. Aufgrund des erhöhten Erkrankungsrisikos infolge der bestehenden Behinderung werden diese Programme nach individuell angepassten Recall-Intervallen durchgeführt.

Ernährungslenkung

Die Ernährungslenkung der behinderten Patienten berücksichtigt sowohl das individuelle Erkrankungsrisiko als auch die Art der Betreuung (institutionalisiert oder häusliche Pflege). Durch eine gezielte Ernährungslenkung soll die Häufigkeit der Zuckeraufnahme gesenkt und der Verzehr klebriger zuckerhaltiger Nahrung ganz vermieden werden. Wenn auf Süßigkeiten nicht verzichtet werden kann, sollten zahnschonende Süßwaren mit den Zuckeraustauschstoffen Xylit und Sorbit verabreicht werden. Toxikologische Nebenwirkungen sind bei der Aufnahme von Xylit und Sorbit nicht zu befürchten [10]. Allerdings ist bei einer täglichen Zufuhr von mehr als 30 g Sorbit [17] oder mehr als 30–50 g Xylit [11] – in Abhängigkeit vom Körpergewicht – mit einer laxierenden Wirkung zu rechnen.

Fluoridierung

Entsprechend den aktuellen wissenschaftlichen Erkenntnissen sollten auch bei behinderten Kindern in erster Linie Maßnahmen einer lokalen Fluoridierung der Zähne durchgeführt werden, wobei fluoridierte Zahnpasten eine wirksame Methode der lokalen Fluoridapplikation sind [7a]. Zusätzlich zum Zähneputzen mit fluoridhaltigen Zahnpasten wird die Verwendung fluoridhaltigen Speisesalzes empfohlen. Wird kein fluoridhaltiges Speisesalz verwendet, können bei den schwerstbehinderten Patienten, bei denen außerdem eine regelmäßige Zahnpflege mit einer fluoridhaltigen Zahnpaste nur schwer durchführbar ist, Fluoridgele oder Lacke lokal appliziert werden. Im Falle eines hohen Kariesrisikos kann eine lebenslange systemische Fluorid-Supplementierung erfolgen.

Supragingivale Belagskontrolle

Wegen der behinderungsbedingten Schwierigkeiten bei der Durchführung der persönlichen Mundhygiene ist die professionelle Zahnreinigung von großer Bedeutung bei der Prophylaxe parodontaler Erkrankungen, bei der Nachsorge nach parodontaltherapeutischen Eingriffen und nach umfangreichen restaurativen Eingriffen bei Patienten mit Behinderungen. Durch regelmäßig durchgeführte Zahnreinigungen kann in Verbindung mit wiederholten Mundhygieneinstruktionen das Auftreten einer Gingivitis weitgehend vermieden werden [2]. Als Instrumentarium zur professionellen Zahnreinigung kommen Handinstrumente (Scaler, Küretten), Zahnsteinentfernungsgeräte mit schwingenden Spitzen (Ultraschallgeräte, Airscaler), oszillierende Instrumente (Eva-System™, Proxo-Shape-Feilen™) und rotierende Instrumente zum Einsatz. Handscaler und Küretten sind die gebräuchlichsten und unentbehrlichsten Instrumente zur Entfernung harter Zahnablagerungen [27]. Diamantierte oszillierende Einsätze haben sich bei der Beseitigung und Politur überstehender, interdentaler Füllungsränder bewährt. Nach instrumenteller Beseitigung harter Zahnablagerungen erfolgt immer eine Glättung und Politur der Glattflächen bis in den Sulkusbereich mittels Gumminäpfen und Polierpasten. Abgeschlossen wird die professionelle Zahnreinigung durch die Applikation eines Fluorid-Gels auf die gereinigten Zahnflächen.

Versiegeln von Fissuren und Grübchen

Soweit die Kooperationsfähigkeit des Patienten eine ausreichende Trockenlegung ermöglicht, können mit Hilfe der Säure-Ätz-Technik auch bei Behinderten tiefe Fissuren und Grübchen von 6- und 12-Jahr-Molaren und Prämolaren versiegelt werden.

21.5 Konsequenzen

Die zahnärztliche Versorgung und Betreuung behinderter Patienten gehört zu den selbstverständlichen Aufgaben und Pflichten eines jeden Zahnarztes. Auch wenn nicht von jedem niedergelassenen Zahnarzt ausgedehnte Rehabilitationsmaßnahmen bei Schwerstbehinderten verlangt werden können, sollten Grundkenntnisse über die Möglichkeiten der zahnärztlichen Versorgung Behinderter vorhanden sein. Außerdem sollte jeder Zahnarzt in der Lage sein, Eingangsuntersuchungen, dringende Schmerzbehandlungen und Maßnahmen der Karies- und Parodontitisprävention bei Patienten mit Behinderungen durchzuführen.

Durch bedarfsorientierte Prophylaxeprogramme kann eine Reduktion gingivaler Entzündungszustände und kariöser Neuerkrankungen auch bei einem größeren Kollektiv behinderter Patienten erreicht werden. Voraussetzung dafür ist, dass Eltern und Betreuer frühzeitig über die Bedeutung einer sorgfältig durchgeführten persönlichen Zahnpflege unterrichtet und mit der Aufgabe vertraut gemacht werden.

Ausgewählte Literatur

Das vollständige Literaturverzeichnis finden Sie auf unserer Homepage www.urbanfischer.de/Zahnmedizin/Kinderzahnheilkunde.

[3] Axelsson, P., Lindhe, J., Nytröm, B.: Effekte mechanischer Plaquekontrolle auf den Zahnbefund Erwachsener. Phillip J. 11, 519 (1995).

[6] Cichon, P.: Die zahnärztliche Betreuung von Patienten mit Behinderungen. Eine retrospektive klinische Erfolgsbewertung und klinisch kontrollierte Interventionsstudie. Habilitationsschrift der Universität Witten/Herdecke 1996.

[7] Cichon, P., Crawford, L., Grimm, W.-D.: Early-Onset Periodontitis with Down´s Syndrome. Ann. Periodontol. 3, 370 (1998).

[9] Einwag, J., Vierling, P., Hüftlein, U., Dünniger, P.: Epidemiologie und Behandlungsbedarf von Karies und Parodontalerkrankungen bei behinderten Kindern und Jugendlichen. Dtsch. zahnärztl. Z. 44, 498 (1989).

[14] Hassel, T. M., Burtner, A. P., McNeal, D., Smith, R. G.: Oral problems and genetic aspects of individuals with epilepsy. Periodontol. 2000 6, 68 (1994).

22 Psychologische Aspekte bei der Organisation einer Zahnarztpraxis für Kinder

von Cheryl Lee Butz

Inhaltsübersicht

22.1 Einleitung

Für viele Menschen und nicht wenige zahnärztliche Kollegen sind „Organisation" und „Psychologie" eher gegensätzliche Begriffe. Man denkt bei „Organisation" an Effizienz, Zweckmäßigkeit, Leistung – an eine gut geölte Maschine. Psychologie hingegen wird oft gleichgesetzt mit „viel Reden", auf jemanden eingehen „müssen" – also mit einem höheren Zeitaufwand. Gerade in der Kinderzahnheilkunde wird oft bemängelt, man käme auf keinen grünen Zweig, weil man so viele psychologische Aspekte berücksichtigen müsse.

Tatsache ist, dass erbrachte psychologische Leistungen in der Zahnheilkunde im Allgemeinen und verhaltensführende Maßnahmen in der Kinderzahnheilkunde im Besonderen bislang keinen Eingang in die zahnärztlichen Abrechnungsbestimmungen gefunden haben. Umso wichtiger ist es, in einer Praxis mit Schwerpunkt Kinderzahnheilkunde die psychologische Betreuung der Patienten möglichst effizient zu gestalten. Dies lässt sich durch adäquate Organisationstechniken erreichen. Die Organisation erleichtert das Erlernen und Anwenden psychologischer Methoden für den Zahnarzt und seine Mitarbeiterinnen.

Kinder können z.B. in ihrer Vertrauensbildung zum Zahnarzt durch eine bestimmte **Art der Begrüßung** unterstützt werden. Diese Sprachformeln können systematisiert, in der Praxis gelehrt und schriftlich in Form einer Anweisung festgehalten werden. Auf dieser Basis können sich neue Mitarbeiterinnen leichter einarbeiten. Kinder und Eltern gewinnen schon bei der Begrüßung einen positiven Eindruck von der Praxis und werden in ihrem Verhalten zum Vorteil des Behandlungsablaufs beeinflusst.

Nicht nur die Wortwahl und Körpersprache der einzelnen Mitarbeiterin haben eine psychologische Auswirkung. Auch können verschiedene organisatorische Aspekte dazu beitragen, das Verhalten eines Kindes vor, während und nach einer Behandlung zu beeinflussen. Ziel ist es, in einer Zahnarztpraxis für Kinder möglichst viele solche Einwirkungspunkte schon von vornherein zu erfassen und günstig zu gestalten. Somit können sie mit möglichst geringem Aufwand wirken.

22.2 Räumlichkeiten

Vorweg soll erwähnt werden, dass eine Praxis mit Schwerpunkt Kinderzahnheilkunde in hohem Maß von überweisenden zahnärztlichen und kinderärztlichen Kollegen abhängt. Die Gründung einer Kinderzahnarztpraxis kann nur in Städten mit mehr als 250 000 Einwohnern empfohlen werden. Als weitere Kriterien zu nennen sind die Anzahl der Kinder, die Anzahl der Kinderärzte, der Krankenhäuser und die Anzahl der möglicherweise überweisenden Kollegen in der betreffenden Region. Kariesprävalenz und -inzidenz stehen in Zusammenhang mit demografischen Faktoren. Eine wichtige Rolle spielt der Anteil ausländischer Kinder mit ihrem vergleichsweise deutlich höheren Sanierungsbedarf. Ohne eine ausreichende Zahl von behandlungsbedürftigen Patienten wird eine noch so kindgerechte Praxis betriebswirtschaftlich Schwierigkeiten haben.

22.2.1 Lage

Die Stimmung der Eltern und ihrer Kinder kann dadurch positiv oder negativ beeinflusst werden, wie gut eine Praxis für Kinderzahnheilkunde zu erreichen ist. Viele Patienten kommen mit kleineren Geschwistern, sodass die Anfahrt oft mit dem Pkw erfolgt. Eine abgehetzte Mutter, die total entnervt ist, weil sie gerade 20 Minuten einen Parkplatz gesucht hat, ist nicht in der Stimmung für eine freundliche Begrüßung. Sie hat erst einmal das Bedürfnis, ihren Frust zu äußern und würde wahrscheinlich die Begrüßung an sich gar nicht wahrnehmen. Deshalb sollte die Praxis **verkehrsgünstig** liegen und es sollten genügend **Parkplätze** zur Verfügung stehen. Genau so wichtig ist der Anschluss an öffentliche Verkehrsmittel, da speziell die „kleinkindliche Karies" (ECC, Early Childhood Caries) gehäuft bei sozial schwächeren Familien vorkommt.

Erster Anlaufpunkt in der Praxis ist die Rezeption. Eine gut ausgebildete Rezeptionistin sollte deshalb in der Lage sein, die Stimmung der ankommenden Eltern und Patienten zu erfassen (Kinder spiegeln oft die Stimmung der Eltern wider) und gegebenenfalls ausgleichend zu wirken. So können z.B. Aggressionen und/oder Ängste schon im Vorfeld abgemildert werden, sodass der Behandlungstermin nicht zusätzlich belastet wird. Zur Gestaltung der Rezeption s. u. Bewährt haben sich Räumlichkeiten, die einen angenehmen Zugangsweg mit einer möglichst grünen Umgebung bieten (beruhigend für Augen und Geist). Zu vermeiden sind stark befahrene Straßen direkt vor der Praxis (Stresssituation von Mutter mit Kind(ern), Unfallgefahr). Die Familien, die eine Praxis speziell für die Bedürfnisse von Kindern aufsuchen, haben in der Regel Kinder unter sechs Jahren oder Kinder, die gesundheitlich beeinträchtigt sind. Treppen oder sonstige Hindernisse für Kinderwagen oder Rollstühle sollten nicht vorhanden sein. Es sollte auch die Möglichkeit bestehen, mit einem Krankenwagen an die Praxis heranzufahren und gegebenenfalls mit einer Trage ungehindert durch zu kommen.

22.2.2 Grundriss und Ausstattung

Ruhige Räume im Erdgeschoss, die rollstuhlgerechte Ein- und Durchgänge haben, die zudem hell und luftig sind, mit Ausblick auf Grünanlagen (Abb. 22-1), sind für Kinder und deren Eltern nicht nur gut geeignet, sondern schaffen auch günstige Voraussetzungen für eine wirksame Verhaltensbeeinflussung.

Auch im Hinblick auf die erhöhte Anstrengung für Arzt und Mitarbeiterinnen bei der Kinderbehandlung sind schöne Räume mit Blick ins Grüne wichtig, damit sich auch die Behandler nach der Sanierung eines Problempatienten erholen können.

Als günstig hat sich erwiesen, wenn Kinder und Eltern nach Betreten der Praxis sofort erkennen, dass in dieser Praxis speziell für sie gearbeitet wird. Das wird zum Beispiel durch **kindbezogene** Dekorationen erreicht. Dieses können Motive wie Teddybären, Clowns, Autos, Bauklötze usw. sein. Ein durchgängiges Dekor-Konzept im Sinne einer **Corporate Identity** (CI) der Praxis für Kinderzahnheilkunde ist empfehlenswert. Wenn für Eltern und Kinder erkennbar ist, dass nicht die Erwachsenen-, sondern die Kinderbehandlung im Vordergrund steht, wächst auch das Vertrauen in das Können des Zahnarztes stark an.

Dieses Vertrauen oder die Hoffnung auf eine kindgerechte Behandlung wird gestärkt an der Rezeption, an der die gewählte Kinderdekoration/CI wieder zu finden ist (Abb. 22-2a und b). Bei den Materialien an der Rezeption wie auch in der ganzen Praxis sind, ohne hygienische Kompromisse eingehen zu müssen, hart glänzende Oberflächen zu vermeiden. Ebenso sollte berücksichtigt werden, welche Gegenstände an der Rezeption auf **Kinder-Blick-Ebene** sichtbar sind und wie sie auf ein Kind wirken. Im Abschnitt „Rezeption und Terminvergabe" (s. S. 364 f.) wird im Einzelnen erläutert, welchen Beitrag die Anmeldung durch eine geschickte Zeitplanung zum positiven Verlauf der weiteren Behandlung leisten kann.

Das **Wartezimmer** wird in der Regel etwas größer sein als bei Bestellpraxen üblich. Basis hierfür ist die Überlegung, dass der Patient immer in Begleitung von einer, wenn nicht sogar von mehreren Personen kommen wird. Im Wartezimmer findet man bequeme Stühle, Lesematerial für die Mütter und natürlich auch Spielzeug.

Bei der **Auswahl des Spielzeugs** muss auf die Sicherheit der Kinder geachtet werden. Auch wenn Eltern daneben sitzen, können Unfälle passieren. Zum Beispiel sind Murmeln wegen der Gefahr des Verschluckens nicht zu empfehlen. Gegenstände, die Kinder gegeneinander verwenden könnten (Stöcke,

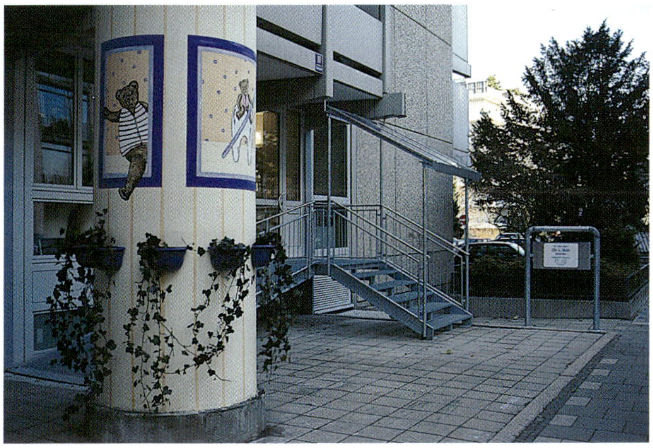

Abb. 22-1 Eine positive Verhaltensbeeinflussung beginnt schon mit dem Eingangsbereich. Eine Kinderzahnarztpraxis sollte möglichst im Erdgeschoss gelegen sein und einen rollstuhlgerechten Eingang aufweisen. Der Eindruck von Helligkeit und Fröhlichkeit trägt nicht unwesentlich zum positiven Ersteindruck der Patienten bei.

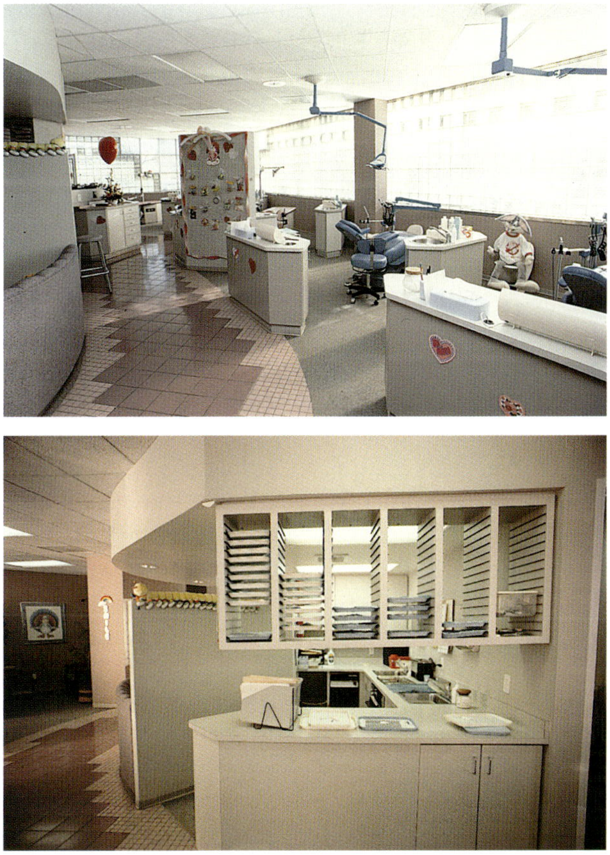

a

b

Abb. 22-2a und b An der Rezeption sollte sich der positive Eindruck fortsetzen. Kindgerechte Dekorationen, die Berücksichtigung der Kinder-Blick-Ebene und harmonische Farbgestaltung (siehe Text) sind hier wichtige Aspekte (Dr. Bob Offut, San Antonio, Tx).

Spielhammer, Spielmesser), dürfen nicht vorhanden sein. Auch sollte nichts umkippen oder von der Wand fallen können. Klettergerüste und Rutschen sind weitere Unfallquellen. Das Spielzeug muss waschbar sein und ist regelmäßig zu reinigen und zu desinfizieren. Spielzeug sollte solche Artikel umfassen, die sich für alle Altersstufen und beide Geschlechter eignen. Auf Stofftiere sollte aus hygienischen Gründen verzichtet werden. Besonders beruhigend für Kinder und Eltern sind Pflanzen und Aquarien mit Fischen oder geschlossene Terrarien mit Schildkröten.

Kinderbücher über den Zahnarzt und seine Behandlung sind nur bedingt zu empfehlen. Bei sehr ängstlichen Kindern können sie eher die Ängstlichkeit verstärken. Man kennt den Satz „Denkt jetzt bloß nicht an rosarote Elefanten" und dessen Wirkung. Wenn man die entsprechenden Bücher auf Inhalt und Wirkung prüft, bleiben nur wenige, die sich für den Einsatz beim Kinderzahnarzt eignen.

Weil Kinder spielen und Gespräche geführt werden, ist es im Wartezimmer einer Kinderpraxis meistens ziemlich laut. Die einzelne Praxis sollte deshalb prüfen, ob eine Hintergrundmusik von Vorteil wäre oder eher zu einer Erhöhung des allgemeinen Geräuschpegels führen würde. Auch ist zu eruieren, welche Art der Musik für Kinder wirklich beruhigend und nicht nur langweilig ist (keine Klassik, kein Rock).

Dass **Farben** uns im Alltag beeinflussen, ist uns allen durch eigene Erfahrungen bekannt. In der Sprache findet man dieses auch immer wieder: „er sah rot", „sie macht blau", „ein grauer Tag", „pechschwarz". An dieser Stelle soll kurz auf die emotionale Wirkung von verschiedenen Farben und Farbtönen eingegangen werden (zitiert nach Regina Först [4]):

- Rot: Farbe des Blutes, der Bewegung, der Erregung
  - stark anregend, erregend, herausfordernd
  - aktiv, eindringlich, mächtig, stark
  - warnend, beschützend, verteidigend
- Orange: Farbe der Festlichkeit, der Erregung
  - aufregend, anreizend
  - fröhlich, froh
- Gelb: Farbe der Sonne
  - aufregend, anziehend, anregend
  - fröhlich, heiter
  - angenehm, schön
- Grün: Farbe der Natur und der Erholung
  - besänftigend, beruhigend
  - vermittelnd, ausgeglichen, friedlich
  - behaglich
- Blau: Farbe des Himmels
  - beruhigend, entspannend, gelassen
  - angenehm, schön
- Violett: Farbe der Würde
  - entspannend, dämpfend, ausgeglichen
  - würdevoll, stattlich
  - schwermütig, unglücklich
- Braun: Farbe der Erde
  - sicher, geborgen
  - behaglich
  - schwermütig.

Wenn man diese Farben in ihrer **Pastellausführung** betrachtet, dann werden die positiven, beruhigenden Eigenschaften in den Vordergrund gestellt. Sie werden süßlich (Bonbon-farbig). Nicht umsonst sind die traditionellen Farben für Säuglinge „babyblau und -rosa". Sehr viele Kinderzimmer werden entweder mit reinen Primärfarben (anregend, erlebnis-, abenteuermäßig) oder in Pastellfarben (zur Ruhe kommen, aufgehoben sein) eingerichtet. Orange-pastell oder aprikot wird als eine typisch feminine Farbe angesehen, eben weich, appetitanregend (viele Restaurants sind in aprikot eingerichtet).

Wenn ein Patient Räume betritt, die in warmen, weichen Farben eingerichtet sind, kann er sich nur schwer vorstellen, dass dort unangenehme Behandlungen stattfinden könnten. Dieses hängt auch mit der klischeehaften Vorstellung vom Bösewicht Dr. XY zusammen, der im steril-weißen Edelstahl- und Chromlabor arbeitet. Viele erwachsene Patienten sind auch durch frühere Erlebnisse in Zahnarztpraxen nachhaltig negativ geprägt.

In den Behandlungsräumen einer Kinderpraxis muss unbedingt der typische Zahnarzt-Look vermieden werden.

In Mundhygiene-Räumen ist dies leicht zu realisieren, da in der Regel mit Puppen die Zahnputz-Techniken gezeigt werden oder die Mundhygiene-Produkte auch zur Dekoration dienen.

Im **Behandlungszimmer** kann auf Einrichtungen zurückgegriffen werden, die das zahnärztliche Instrumentarium möglichst nicht zeigen. Dazu gehören zum Beispiel Arbeitsflächen, die nach Abschluss der Behandlung in einer Schublade verschwinden können. Hinterkopfeinrichtungen für Absaugung und so genannte Kinderliegen, in denen die Zahnarzt-Einheit versteckt werden kann, lassen die angsteinflößenden Objekte nicht gleich im Vordergrund stehen (Abb. 22-3a und b).

Durch gute **Lichtverhältnisse** im Behandlungszimmer wird wesentlich dazu beigetragen, dass die Augen nicht so schnell ermüden. Indirektes Licht ist vorteilhaft, denn durch Lichtquellen, die direkt über den Behandlungseinheiten angebracht sind, könnte das Kind geblendet werden. Als Blickfang bietet sich

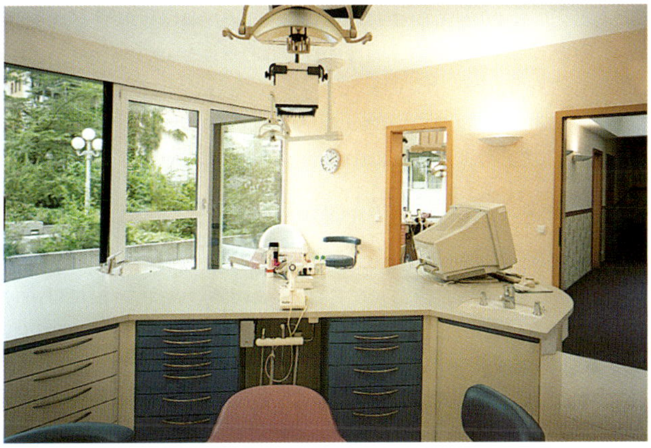
a

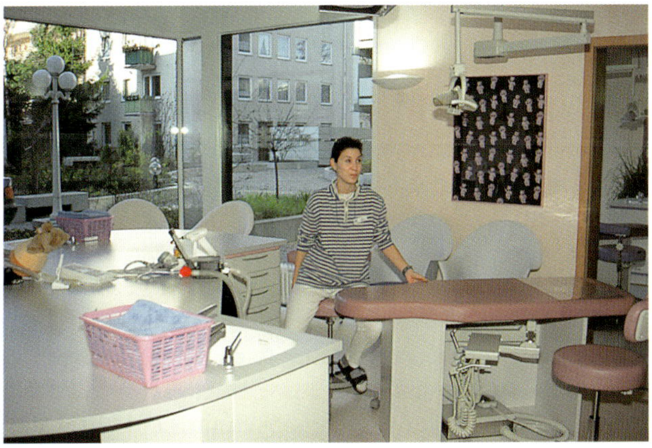
b

Abb. 22-3a und b In den Behandlungsräumen sollten möglicherweise angsteinflößende Objekte in den Hintergrund treten (z.B. Hinterkopfeinrichtungen für Absaugung und so genannte Kinderliegen, in denen die Zahnarzt-Einheit versteckt werden kann).

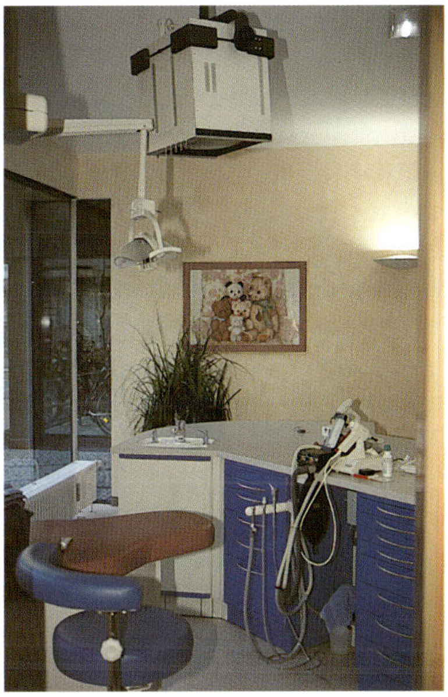

Abb. 22-4 Indirektes Licht wirkt weniger furchteinflößend auf die Kinder. Ein Monitor über der Behandlungsliege sorgt für Ablenkung.

an, ein Bild, ein Poster oder ein Mobile über die Behandlungsliege zu hängen (Abb. 22-4).

Vor allem jüngere Kinder empfinden das **Röntgen** häufig als unheimliches Geschehen, eine Empfindung, die auch die Mütter manchmal teilen. Wird in einem getrennten Zimmer geröntgt, so lässt sich das „Technische" mit etwas Phantasie kindgerecht gestalten. Als Motive bieten sich UFOs, Raketen, die Feuerwehr, Rennautos oder die Eisenbahn an. An den Wänden unseres Praxis-Röntgenzimmers steht zum Beispiel der Astrobär im Astronautenanzug neben seinem Space Shuttle. Den Kindern erklären wir, dieses Zimmer sei das Raketenzimmer (Abb. 22-5).

Da die Kinderbehandlung körperlich sehr anstrengend ist, sollten alle Hilfen genutzt werden, den Behandler zu schonen und ihm Möglichkeiten für die Regeneration zu bieten. Wie erfolgreich verhaltensführende Maßnahmen sind, hängt auch davon ab, in welcher geistigen und körperlichen Verfassung sich der Behandler momentan befindet. In dem Begriff „Behandler" sind auch die Stuhlassistenz sowie die Prophylaxehelferin eingeschlossen. Als günstig hat sich erwiesen, wenn der Behandler durch „in die Ferne sehen" das Auge zwischendurch entlasten kann. So lässt sich vemeiden, dass die Augen durch das ständige Nahsehen vorzeitig ermüden. Als besonders wohltuend wird empfunden, wenn in der Ferne Bäume oder ein Horizont betrachtet werden können. Gemalte Landschaften in künstlichen Fenstern können die gleiche Wirkung erzielen.

Der Patientenfluss und seine Auswirkungen sind bei der Praxisplanung zu berücksichtigen. Was soll der Patient sehen, wenn er das erste Mal in die Praxis kommt? Welche Bereiche sollen sich weit weg vom Wartezimmer befinden? Wie wird der Ablauf der Beratung, Diagnostik, Planung, Durchführung der Behandlung und der Vergabe von Folgeterminen durch die Raumaufteilung beeinflusst? Wie und wo werden

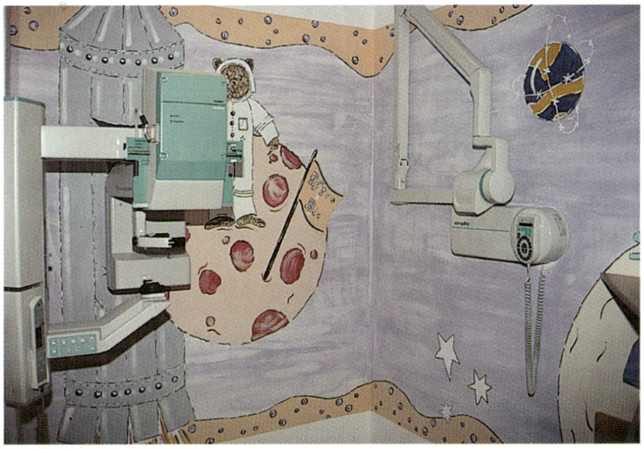

Abb. 22-5 Röntgen wirkt oft unheimlich auf die kleinen Patienten. Eine möglichst bunte, fantasievolle Dekoration kann hier wirksam von dem Geschehen ablenken.

schwierige Kinder behandelt, damit ihr negatives Verhalten andere Kinder nicht negativ beeinflusst?

Wenn frisch operierte Kinder möglichst nicht mit Neuaufnahmen zusammentreffen sollen, dann ist dies schon bei der Einrichtung zu berücksichtigen. Gegebenenfalls muss an **getrennte Eingangs- und Ausgangsbereiche** gedacht werden. Welche Wege werden durch Sterilisation der Instrumente notwendig? Wo werden Rezepte ausgestellt, Röntgenbilder entwickelt bzw. ausgedruckt? Wie wirkt sich dieses auf den Patientenfluss aus? Als günstig hat sich erwiesen, wenn die Räume so angeordnet sind, dass Rundgänge entstehen. Dadurch werden Flaschenhälse vermieden und die Gänge können flexibler gestaltet werden.

22.3 Rezeption und Terminvergabe

Kinder können nicht beliebig lang behandelt werden. Die Konzentrationsfähigkeit eines Kindes ist abhängig von Alter, Persönlichkeit und Situation. Es ist empfehlenswert für eine Kinderpraxis, im Terminbuch oder in der Terminsoftware Zeiteinheiten von zehn, 15 oder 20 Minuten festzulegen, um dann den verschiedenen Behandlungsarten eine Anzahl an Zeiteinheiten zuordnen zu können. Bei der Terminvergabe müssen weitere Gesichtspunkte berücksichtigt werden (z.B. Kinder unter fünf Jahren nur vormittags behandeln, Sedierungstermine unter Berücksichtigung ausreichender postoperativer Überwachungszeit vergeben). Diese Grundsätze sollten der Rezeptionistin in klaren Arbeitsbeschreibungen vorliegen, damit sie die richtigen Termine korrekt vergeben kann.

So werden z.B. vor einer Quadrantensanierung ca. fünf Minuten für die Begrüßung des Kindes und der Eltern, das Setzen des Kindes sowie das Bereitstellen/Aufrufen der Röntgenbilder usw. benötigt. Weitere fünf bis acht Minuten sind erforderlich, um das Kind an die Behandlungssituation zu gewöhnen. Dies kann z.B. durch eine Entfernung der weichen Beläge, die wiederholte Erklärung der Absaugung, eine kinderhypnotische Induktion oder Hinweise auf die anstehende Behandlung erfolgen. Dann erst schließt sich die ca. 15-minütige, eigentliche Zahnbehandlung an. Anschließend benötigt man fünf bis zehn Minuten, um das Kind und die Begleitperson zu instruieren, neue Termine zu vergeben und Patient und Eltern zu verabschieden.

So sind für eine Quadrantensanierung auf jeden Fall 30 Minuten, für zwei Quadranten ein Minimum von 45 Minuten anzusetzen.

Diese Zeitangaben setzen einen kooperativen Patienten voraus und sind für Füllungstherapien gedacht. Wenn zusätzlich zu einer Quadrantensanierung Röntgenbilder angefertigt, Zähne endodontisch versorgt oder Abdrücke genommen werden sollen, geht man von einem Zeitaufwand wie bei zwei Quadranten aus.

Diese Beschreibung des zeitlichen Behandlungsablaufs verdeutlicht einen ganz wichtigen Unterschied zwischen Zahnarztpraxen für Kinder und Zahnarztpraxen für allgemeine Zahnheilkunde: Bei der Kinderbehandlung wird erheblich mehr „Zwischenzeit" am Tag benötigt. Dadurch, dass sehr viele Patienten nur kurze Termine benötigen sowie jedes Kind (zuzüglich Begleitperson) begrüßt, angemessen eingeschätzt und betreut sowie instruiert und verabschiedet werden muss, ist die „Bohrzeit" am Tag selbst bei kooperativen Patienten im Vergleich zur Erwachsenenbehandlung reduziert.

So kann man berechnen, wie sich dieser Unterschied betriebswirtschaftlich auswirken kann: Wenn man in einer Allgemein-Zahnarztpraxis von sechs Stunden **intensiver Behandlungszeit** ausgeht und annimmt, dass drei erwachsene Patienten zu verschiedenen Behandlungen von jeweils zwei Stunden bestellt werden, dann muss man von einer echten Behandlungsdauer („Bohrzeit") von ca. **fünf Stunden** ausgehen (bei großzügig berechneten zehn Minuten für Begrüßung und zehn Minuten für Instruktion und Verabschiedung).

Betrachten wir jetzt das entsprechende Zeitbudget für eine Kinderpraxis: bei sechs Stunden Behandlungszeit wären 12 Kinder zu bestellen für jeweils eine Quadranten-Behandlung von 30 Minuten. Die tatsächliche Behandlungszeit könnte dann **drei Stunden** (15 Minuten pro Kind) betragen. Auf Begrüßungen entfielen dann eine Stunde (fünf Minuten pro Sitzung). Für Instruktion, Verabschiedung und weitere Terminplanung oder Besprechung stünden fünf Minuten pro Kind/Mutter-Paar zur Verfügung oder eine Stunde insgesamt. Im Zeitbudget könnte dann noch eine Stunde für Pseudo-Behandlungen oder einleitenden Maßnahmen zum Entspannen der Kinder (ebenfalls fünf Minuten pro Kind) genutzt werden.

Längere Behandlungszeiten als 45 Minuten sind (ohne Beeinflussung durch Medikamente, die das Zeitgefühl verändern) im Kindesalter nicht sinnvoll. Auch wenn das Kind nicht behandlungswillig ist und der Zahnarzt einen Desensibilisierungs- oder verhaltenstherapeutischen Termin plant, sollten für diesen Termin maximal 30 bis 40 Minuten vorgesehen werden. Sonst besteht die Gefahr, dass sich die negative Einstellung des Kindes verfestigt, weil es zeitlich überfordert wurde. Wenn jedoch Medikamente zur

Sedierung eingesetzt werden sollen, ist für den individuellen Patientenfall zu entscheiden, welche Behandlungszeit benötigt wird und wie terminiert werden soll.

Man kann davon ausgehen, dass ein normales Kind im Alter zwischen drei und fünf Jahren ungefähr 15 Minuten wirklich behandelbar ist. Zwischen sechs und neun Jahren sind bis zu 30 Minuten und ab zehn Jahren bis zu 45 Minuten Behandlungszeit möglich.

Als Faustregel für die Berechnung der möglichen reinen Behandlungszeit bei Kindern gilt: 5 Minuten pro Lebensjahr beginnend mit dem dritten Geburtstag (15 Minuten).

Zusätzlich dazu rechnet man Begrüßung, Einleitung und Verabschiedung, so dass sich pro Termin eine Basisbehandlungszeit von ca. 30 Minuten pro Patient (ab drei Jahre) ergibt.

Für andere Behandlungsarten, die häufig in der Kinderzahnheilkunde vorkommen, wie z.B. Abdrucknahmen, Eingliederung von Platzhaltern, Extraktionen, endodontische Maßnahmen oder Zahnreinigung und Untersuchungen, sollten diese Basiseinheit sowie die altersgerechte Zeitbeschränkung berücksichtigt werden.

22.4 Praxisablauf und Wartezeiten

Geht man bei einem kooperativen Kind von einer Behandlungsdauer von 30 Minuten aus, so unterliegen die Abläufe, die in der Behandlung stattfinden, bestimmten Regeln, um die Behandlung zu optimieren. Sind viele kurze Behandlungssitzungen nacheinander eingeteilt, so muss sich der Behandler innerhalb kürzester Zeit – ohne ständige Rückfragen bei der Rezeption – orientieren können, welcher Patient da ist, welche Behandlung ansteht und welche Gesichtspunkte dabei besonders zu beachten sind. Im Behandlungszimmer muss unbedingt – entweder per PC oder handschriftlich – ein **Tagesplan** vorliegen. Am günstigsten ist es, wenn schon in der Zeit vor dem Intensiv-Behandlungsblock (in der Regel Morgens und/oder vor dem Nachmittagsblock) die Helferin mit dem behandelnden Zahnarzt die Patientenakten durchsieht und sich notiert, wo besondere Maßnahmen notwendig sind. So haben Zahnarzt und Helferin die Möglichkeit, sich auf den ungefähren Tagesablauf einzustellen. Falls spezielle Materialien oder Instrumente benötigt werden, gibt diese kurze Besprechungszeit die Gelegenheit, diese vorzubereiten.

Im Tagesplan werden notiert: Uhrzeit des Termins, Name des Patienten, welche Quadranten behandelt werden (mit genauer Bezeichnung des zu behandelnden Zahnes und der Maßnahmen, die durchgeführt werden sollen) und u.U. Besonderheiten des Patienten. Bestimmte Computerprogramme (z.B. Dampsoft, Solutio) bieten die Option, den Patienten vom Augenblick seiner Ankunft an elektronisch zu kennzeichnen (ins elektronische Wartezimmer zu setzen) und seine Verweildauer im Wartezimmer und in der Behandlung zu erfassen. Auf diese Weise wird eine Kontrolle über den Wartezeitfaktor möglich. Steht kein Computer zur Verfügung, sollten zumindest die angekommenen Patienten und die fertig behandelten Patienten mit einer Markierung (z.B. Pfeil und Haken) gekennzeichnet werden.

Wartezeiten in einer Zahnarztpraxis sind ein altes, leidiges Thema, mit dem sich viele Praxisberater eingehend befasst haben. In der Kinderpraxis ist eine effiziente, gut funktionierende Termingestaltung ohne Wartezeiten möglich. Landläufig besteht die Auffassung, dass Wartezeiten in der Zahnarztpraxis für Kinder wegen der großen Patientenmenge und der wenig vorhersehbaren Behandlungsverläufe nicht zu vermeiden seien. Auch kann der Behandler schon einmal versucht sein , jetzt doch noch ein bisschen mehr Zeit zu investieren als ursprünglich geplant wurde. Diese Reaktion geht eigentlich auf Kosten der noch wartenden Kinder, die ihrerseits durch zu langes Warten unter Umständen dann auch behandlungsunwillig werden.

Es ist dringend zu empfehlen, Wartezeiten auf ein Minimum zu beschränken, jedoch sind weniger als 10 Minuten Eingewöhnungszeit für Kinder auch nicht optimal. Besonders kleine Kinder sollten nicht direkt, wenn sie von der Straße gekommen sind, auf den Behandlungsstuhl gesetzt werden.

22.5 Behandlungsarten

Ein Behandler wird schnell ermüden, wenn viele gleichartige Behandlungen hintereinander geplant sind. Besonders **sprechintensive Behandlungen** von mehreren behandlungsunwilligen oder sehr jungen Kindern hintereinander oder **Sedierungstermine**, bei denen man sich sehr intensiv mit der Patientenbehandlung und dem Patientenmonitoring beschäftigen muss, sollten in festgelegte Behandlungsblöcke verlegt werden. Auch muss für ausreichendes Personal bei diesen intensiven Behandlungen gesorgt werden.

In Abhängigkeit von der Konzeption der Praxis, ob mit OP-Bereich oder mit getrennten Räumen für bestimmte Behandlungsarten, kann man spezielle Behandlungsplätze wählen, die dann vom jeweiligen Behandler für begrenzte Zeitblöcke besetzt werden. Danach kann er auf eine andere Behandlungseinheit wechseln. Existiert bereits seit längerem eine bestimmte Raumaufteilung, wird der Praxisinhaber oft betriebsblind für eine sinnvollere Gestaltung der Betriebsabläufe und Räumlichkeiten. Deshalb kann es sinnvoll sein, externe Berater um Hilfe zu bitten und bezüglich der Aufteilung der Räume und Aufgabenbereiche zu befragen.

Wenn alle Behandlungen eines Schwierigkeitsgrades nacheinander im gleichen Zimmer stattfinden, fällt es dem Arzt nach einem schwierigen Kind schwerer, einen „Neuanfang" oder eine psychologische „Pause" zu gestalten, ohne die Arbeit zu unterbrechen. Wenn zwischen den schwierigeren Fällen etwas weniger anstrengende Aufgaben eingeteilt werden, wie z.B. eine Kontrolle oder Dokumentationsarbeit, kann sich der Behandler wieder etwas erholen, obwohl er weiterarbeitet.

Sinnvoll ist es, die verschiedenen Behandlungstypen mit ihren räumlichen und personellen Erfordernissen und Ausstattungsbedürfnissen zu definieren. In der Praxis mit Schwerpunkt Kinderzahnheilkunde kann man verschiedene Behandlungsbereiche unterscheiden, die einer spezifischen Ausstattung und Personaleinteilung bedürfen. Sie werden in den nachfolgenden Kapiteln beschrieben.

22.5.1 Untersuchung und Beratung

Aufwand: Rezeptionistin, eine Beratungsassistenz (für Aufklärung und Unterstützung bei der Beratung), ein Zahnarzt, eine Helferin, Anschauungsmaterial, Modelle, u.U. Anästhesist bei Narkoseaufklärungen, u.U. Verwaltungshelferin bei Kostenberatungen, Terminvergabe.

Zielsetzungen des Beratungstermins sind:

- Erhebung der medizinischen Anamnese, Feststellung möglicher Risiken und Erfassen der Behandlungsvorgeschichte in zahnheilkundlicher und psychologischer Hinsicht
- Einschätzung der Familiensituation und deren Auswirkung auf das Kind in Bezug auf Behandlungsbedarf und Behandlungsfähigkeit
- Einschätzung der Persönlichkeit des Kindes („Temperament", Charaktereigenschaften)
- Untersuchung des Zahn-, Mund- und Kieferbereichs (Entwicklungsstand, intraoral, extraoral, Weichgewebe, Hartgewebe, Funktion, Pflegezustand)
- Einschätzung des Kariesrisikos
- Beurteilung der häuslichen Zahnpflege
- Bewertung der Ernährung und Feststellung eventuell vorliegender Ernährungsfehler im Hinblick auf die Auswirkungen auf Zähne, Mund und Zungenmotorik
- Diagnose oraler Habits.

Besucht ein Kind mit Begleitperson erstmalig die Praxis, werden in der Regel eine Rezeptionistin, ein Zahnarzt und eine Stuhlassistentin benötigt. Zusätzlich eine so genannte Beratungsassistentin oder Dentalberaterin einzusetzen, die den Zahnarzt in seiner Beratungstätigkeit unterstützt, hat sich als günstig erwiesen. Es müssen eine Vielzahl von Informationen vermittelt werden, bevor gemeinsam mit den Eltern die Behandlung geplant werden kann.

Die erste Behandlungssitzung kann bereits am Telefon vorbereitet werden. Die **Rezeptionistin** fragt nach dem Alter des Kindes und kann aus der Antwort ableiten, ob die Behandlung am Vormittag stattfinden sollte oder ob die Untersuchung schwierig sein könnte (wenn das Kind sehr jung ist). Außerdem fragt sie danach, ob bereits Schwierigkeiten bei zahnärztlichen Behandlungen aufgetreten sind. Wenn der Termin dringlich ist, sollte gleich ein Schmerz- oder Unfallprotokoll ausgefüllt werden. Es enthält die wichtigsten Informationen, sodass sich der Zahnarzt später bei der Behandlung schneller um das eigentliche Problem kümmern kann.

Die Aufgabe der **Beratungsassistentin** ist es, wichtige Fakten so zusammenzufassen, dass der Arzt die Bedürfnisse des Kindes und der Eltern schneller erfassen kann. Gleichzeitig soll sie den Eltern wichtige Basisinformationen aus der Praxis geben, sodass der Arzt weniger Zeit für die Aufklärung benötigt und sich auf die zahnmedizinische Untersuchung konzentrieren kann. Dabei steht die umfassende klinische Untersuchung inklusive kieferorthopädischer Erstbeurteilung im Vordergrund. Für diese Aufgabe benötigt der Zahnarzt einen Untersuchungsstuhl, Untersuchungslampe und Stühle für die Begleitperson bzw. die Eltern. Bei dieser ersten Begegnung sollte dem Patienten Wärme und Geborgenheit vermittelt werden, damit er sich entspannen kann. Dieses Ziel kann man erreichen, wenn das Zimmer nicht wie ein typischer zahnärztlicher Behandlungsplatz aussieht, u.U. kann man auch ohne richtigen Zahnarztstuhl auskommen.

Als Basis für die richtigen Entscheidungen über Behandlungsbedarf, Therapiemaßnahmen und Behandlungsart benötigt man eine Fülle von Informationen. Deshalb ist es extrem wichtig, dass gute Unterlagen in Form von Karteikarten, Formularen oder Software-

Anwendungen zur Verfügung stehen. Nur so lassen sich wichtige Daten in kürzester Zeit effizient festhalten. Diese Formulare sollten in der Reihenfolge zusammengestellt sein, in der der Behandler auch konkret vorgeht.

22.5.2 Behandlungsplanung

Aufwand: eine Helferin bzw. Prophylaxe-Helferin, ein Zahnarzt, eine Behandlungseinheit, um Zahnreinigungen zu ermöglichen, Besprechungsräume sowie sämtliche Materialien und Geräte für eine umfassende klinische, röntgenologische und ggf. mikrobiologische Diagnostik.

Liegen umfangreichere Gebissschäden vor, so ist eine Basis-Röntgendiagnostik zwingend erforderlich, damit als Voraussetzung für eine mit den Eltern abgestimmte Behandlungsplanung alle pathologischen Prozesse aufgedeckt werden können. Anhand von OPG-Aufnahmen lassen sich bei Kindern ab fünf Jahren die Entwicklung und das Wachstum des Gebisses und der Kiefer beurteilen.

Diagnostische Maßnahmen mit technischer Unterstützung (Röntgen, Transillumination, Laserfluoreszenz, Speicheldiagnostik) erfordern weiteres Personal und häufig viel Zeit.

Manche Kinder sind beim ersten Zahnarztbesuch erst einmal damit beschäftigt, die vielen neuen und ungewohnten Eindrücke zu verarbeiten. Diese Kinder wären nicht in der Lage, selbst eine einfache Behandlung im Mund zuzulassen. Unabhängig davon, ob es sich um das Anfertigen von Röntgenaufnahmen, Karies- bzw. Speicheldiagnostik oder eine Abdrucknahme handelt, können Eltern und Kinder die Zeit bis zum Folgetermin nutzen, um über das Besprochene nachzudenken und Eindrücke zu verarbeiten. Beim nächsten Mal lässt sich die erforderliche Diagnostik in der Regel dann erfolgreich durchführen.

Für die Zahnreinigung mit anschließender Diagnostik braucht man eine Hygienikerin oder Prophylaxehelferin, die in der Kinderbehandlung erfahren ist, und eine Stuhlassistentin. Der Zahnarzt wird dann die Unterlagen auswerten und die Ergebnisse mit dem Kind und den Eltern besprechen. Diese Beratung ist mit Hilfe gut vorbereiteter Unterlagen zu dokumentieren. Einige Leistungen in der Kinderzahnheilkunde sind nicht alltäglich und werden außervertraglich erbracht. Speziell diese Maßnahmen müssen sehr genau erklärt und dokumentiert werden.

Während der Behandlung von Kindern sollte man sich immer wieder vergewissern, dass die Eltern alles verstanden haben und dass sie mit den durchgeführten Maßnahmen auch einverstanden sind. Dies geschieht am besten durch direktes Nachfragen: „Haben Sie noch Fragen zu diesem oder jenem Thema?", „Akzeptieren Sie diesen Behandlungsvorschlag?", „Sind Sie einverstanden mit einem Sedierungstermin?" „Welcher Behandlungsweg, glauben Sie, wäre für Ihr Kind der Beste?"

Es gibt wenige Menschen, die von sich aus, ohne Aufforderung vom Arzt, äußern, sie seien mit einem ihnen präsentierten Vorschlag nicht einverstanden. Bewährt hat sich auch, wenn die Eltern von „neutraler" Seite, also von der Verwaltungshelferin, Beratungsassistentin oder Rezeptionistin, nochmals gefragt werden, ob sie mit dem Behandlungsplan zufrieden sind oder ob sie noch Fragen haben. Bei unklarer Körpersprache, also, wenn der Mund sagt „ja, alles klar Frau Doktor", aber Augen, Gesicht und Körper sagen „nein, nicht alles klar", sollte man lieber noch einmal darauf eingehen: „Frau Müller, Sie sehen mich noch so fragend an, ist noch irgendwas?", „Frau Müller, Sie sehen irgendwie nicht so einverstanden aus mit meinem Vorschlag, was denken Sie darüber?".

Es hat sich bewährt, während des Aufklärungsgespräches zur Demonstration Plexiglasmodelle des Milchgebisses einzusetzen, die nicht nur die Milchzähne zeigen, sondern auch die darunter sitzenden Zahnkeime. Die Eltern können sich mit solchen Modellen oder Zeichnungen visuell meistens noch viel besser orientieren, als wenn sie nur mündlich eine fachlich fundierte Aufklärung erhalten.

Nachdem die Eltern verstanden haben, warum eine Behandlung notwendig ist, welche Maßnahmen geplant sind und nachdem sie über die Risiken der Behandlung aufgeklärt wurden und die Einwilligungserklärung unterschrieben haben, kann die Terminvergabe erfolgen.

Termine sollen immer sofort vergeben werden und zwar am besten in dem Zimmer, in dem die Entscheidung für die Behandlung gerade gefallen ist.

Zu häufig gehen Informationen auf dem Weg zur Rezeption „verloren".

Hier zwei Beispiele: Der Zahnarzt erklärt, dass das Kind erweiterte Versiegelungen an allen Sechsjahrmolaren braucht. Die Mutter erklärt der Rezeptionistin, dass sie für ihr Kind einen Versiegelungstermin brauche und ein Termin wird bei einer Prophylaxe-Helferin statt bei einem Arzt vergeben. Der Zahnarzt möchte bei einem sehr jungen Kind (mit Beruhigungsmittel) zur Extraktion der OK-Frontzähne einen Termin vormittags. Die Mutter erklärt an der Rezeption, ihr Kind brauche einen Extraktionstermin, am besten nach 16:00 Uhr, weil sie bis 15:00 Uhr arbeite.

Wenn die Möglichkeit besteht (PC), sollten im Behandlungszimmer noch im Beisein des Zahnarztes ein Termin oder mehrere Termine angeboten werden. Am besten von einer zweiten Stuhlassistentin noch während der Zahnarzt und die erste Stuhlassistentin das Kind zu Ende behandeln. Die Frage soll lauten „Darf (nicht soll) ich Ihnen einen (mehrere) Termin(e) anbieten?" oder „Die Termine bekommen Sie jetzt gleich hier bei mir". Wenn die Termine nicht gleich gegeben werden können, müssen Systeme erarbeitet werden, um zu gewährleisten, dass die Rezeption wirklich die richtigen Informationen bekommt. Folgende Informationen sind wichtig:

- **Art der Behandlung:** Sind besondere Vorgaben zu berücksichtigen wie Nüchternheit, kein Husten, kein Schnupfen, kein Fieber, präoperative Maßnahmen wie Anästhesieaufklärung, Keimreduktion durch CHX vor der Sanierung, Uhrzeit der Behandlung (nicht zu spät am Tag wegen Alter, bei Risikokindern vor 12:00 Uhr mittags wegen postoperativer Überwachung)
- **Behandlungsmaßnahmen:** Anwesenheit einer Zahnarzt- oder Prophylaxe-Helferin, notwendige Laborarbeiten; Muss der Patient etwas mitbringen?

22.5.3 Mundhygiene

Aufwand: Prophylaxe-Helferin, Anschauungsmaterial, Aufklärungsmaterial, Behandlungseinheit, Terminvergabe.

Die **Zielsetzung** einer Mundhygienesitzung für Kinder kann unterschiedlich sein:

- Abklärung des Kariesrisikos eines Kindes (Hygiene-Indizes, Vorgeschichte, Fluoridanamnese, Diätanalyse, Speicheltests)
- Aufklärung der Eltern und/oder Kinder, wobei unter Umständen die Kinder nur kurz anwesend sein müssen
- Behandlung eines Kindes (Belagentfernung, Zahnsteinentfernung, Fluoridierung, Behandlung mit CHX, Versiegelung der Zähne)
- Einschätzung der Kooperationsbereitschaft (Probelauf einer „echten" Behandlung) oder psychologische Betreuung.

Die Dauer dieses Termins richtet sich nach der Zielsetzung unter Berücksichtigung der allgemeinen Altersregelung (s. S. 365). So kann er je nach Maßnahme zwischen 15 Minuten und einer Stunde dauern. Bei diagnostischen Maßnahmen stehen Patientenkomfort und Zeiteffizienz im Vordergrund. So wird man Speicheltests, zu denen der Patient nüchtern erscheinen sollte, früh morgens terminieren, vielleicht so früh, dass das Kind anschließend noch rechtzeitig zum Unterrichtsbeginn in der Schule ankommt. Auf CHX- oder eine Fluorid-Applikation sollte in diesem Fall verzichtet werden, da das Kind hinterher hungrig sein wird.

Wird eine Behandlung durchgeführt, nach deren Beendigung ein Kind keine Nahrung aufnehmen darf, sollten die Eltern darauf hingewiesen werden, dass das Kind vorher eine Kleinigkeit essen sollte. Auf nüchternen Magen reagieren Kinder häufig mit Übelkeit, wenn intensiv schmeckende Mittel im Mund angewendet werden. Dazu zählen CHX-Behandlungen, Fluorid-Applikationen, Anfärben der Beläge, unter Umständen auch Versiegelungen. Auch wenn Termine am späten Vormittag vergeben werden, sollten die Eltern darauf hingewiesen werden, dass die Kinder vorher etwas essen sollten. Hungrige Kinder sind oft schlechter gelaunt und weniger zugänglich als satte.

Wird eine **Aufklärung** durchgeführt, müssen sich Eltern (in der Regel die Mutter) und Patient voll konzentrieren können. In diesem Fall sind ein Fernseher über dem Patientenkopf, Kopfhörer mit Musik, Geschichten oder sonstige Ablenkungsmaßnahmen im Behandlungszimmer nicht erwünscht. Hier ist es sehr wichtig, die altersentsprechenden Zeitbudgets einzuhalten. Sie sind individuell anzupassen, falls ein Kind oder seine Eltern durch ihre Körpersprache signalisieren, dass sie nicht (mehr) aufnahmefähig sind.

Individualprophylaktische Aufklärungen sollten für Kinder ab dem siebten oder achten Lebensjahr, falls die Beteiligten das wünschen, so angeboten werden, dass die Eltern nicht dabei sind. Oft erkennen Eltern selbst, dass sie ihre Sprösslinge nicht mehr zum Zähneputzen motivieren können. Je mehr sie in einer solchen Situation die Kinder zur Zahnpflege drängen, umso mehr verlieren diese die Motivation.

Sowohl Kinder als auch Erwachsene möchten nicht gelangweilt werden. Je witziger, temperamentvoller und auffälliger die „Vorstellung" ist, desto besser kommt sie bei den unter der Reizüberflutung leidenden Kindern an.

Statt viel zu reden, sollte bei der Prophylaxearbeit mit Kindern anschauliches Aufklärungsmaterial verwendet werden, das das Kind in die Hand nehmen und später nach Hause mitnehmen kann (optimal sind spezielle, mit dem Kind und für das Kind hergestellte Materialien). Bei sehr jungen Kindern hat es sich als hilfreich erwiesen, wenn die Eltern **Zahnputzrituale** (mit rhythmischen Bewegungen, Reimen, Liedern, usw.) lernen, die sie dann zu Hause anwenden können. Dies ist genauso wichtig wie die richtige Zahnputztechnik. Extrem wirksam ist es, wenn nach ein paar Tagen die Prophylaxe-Helferin das Kind am Abend zu Hause anruft (Zeitpunkt mit der Mutter abstimmen), um abzufragen, ob es sich daran erinnere, die Zähne so und so zu putzen.

Nach eingehender Mundhygiene-Aufklärung eines Kindes und seiner Eltern sollte bei Kindern mit moderatem Kariesrisiko nur noch von Zeit zu Zeit die Mundhygiene kontrolliert und bei Bedarf eine Remotivation durchgeführt werden. Dann kann die Belagentfernung, die Fluoridanwendung sowie die Füllungs- und Versiegelungs-Kontrolle im Vordergrund stehen. Dabei ist dem Kind und den Eltern eingehend zu suggerieren, wie schön es ist, sich selbst und seine Zähne zu pflegen und wie angenehm es ist, saubere Zähne zu haben.

Bei kariesaktiven Kindern kann die **Intensivprophylaxe** (siehe Kapitel Prophylaxe)zusätzlich zur Basisprophylaxe starke Anreize für die Motivation bieten. Dabei lassen wir von den Eltern zu bestimmten Punkten Nachweise führen (z.B. Trinkmenge-Tagebuch) und bestimmen Speichelparameter (z.B. pH-Wert, Speichelfließrate, gelegentlich SM- oder LB-Nachweis). Man sollte mit den Eltern besprechen, wie lange eine solche intensive präventive Betreuung dauern kann, damit sie nicht das Gefühl haben, man handele „ins Blaue hinein". Finden sich bei einem Kind zahlreiche kariöse Defekte, so kann meist erst zwei Jahre nach der vollständigen Sanierung definitiv festgestellt werden, ob sich unter intensiver häuslicher Pflege und präventiver Betreuung in der Zahnarztpraxis das Mundmilieu verbessert hat.

Manchmal kann man nach der ersten Untersuchung und Beratung nicht verlässlich einschätzen, ob sich ein Kind auf „normalem" Weg behandeln lassen wird. In anderen Fällen ist dem Behandler vollkommen klar, dass das Kind nicht behandlungsfähig ist, aber den Eltern nicht. In diesen Fällen sollte man zunächst einen **Probelauf** bei einer erfahrenen Prophylaxe-Helferin vorsehen. Sie soll genau prüfen, ob das Kind die Belastungen aushalten kann, die auftreten, wenn die Behandlung erfolgreich durchgeführt werden soll. Das Kind muss sich 20 Minuten lang hinlegen, Wasser sowie die (große) Absaugung im Mund ertragen, schlechten Geschmack hinnehmen und das Vibrieren rotierender Instrumente am Zahn (in diesem Fall Gummi-Kelche zur Zahnbelagsentfernung).

Manchmal lässt sich das Kind beim Probelauf wider Erwarten alles gefallen. Dann kann man ohne weiteres normale Termine vergeben, ohne zu riskieren, dass es zu einem Behandlungsabbruch kommen wird. In anderen Fällen hat es zunächst keinen Sinn reguläre Termine zu vergeben, weil das Kind die einfachsten Maßnahmen verweigert. Dann sind meistens auch die Eltern überzeugt, dass sich die Behandlung ihres „Lieblings" nicht ganz einfach gestalten wird.

Wenn die Prophylaxe-Helferinnen ausreichend in Desensibilisierungstechniken ausgebildet sind, hypnotische Sprachmuster anwenden (suggestiv sprechen) können und die verhaltenstherapeutischen Grundsätze kennen, können sie wertvolle Vorarbeit für den Zahnarzt leisten. Dennoch muss der Zahnarzt selbst den überwiegenden Teil der psychologischen Betreuung übernehmen. Derjenige, der die invasiven Maßnahmen durchführt, muss die Beziehung zum Kind aufbauen und erhalten.

22.5.4 Anlernphase und Verhaltensbeeinflussung

Aufwand: Zahnarzt, ein bis zwei Helferinnen, Behandlungseinheit, Terminvergabe.

Zielsetzung des Termins:

- Feststellen, inwieweit ein Kind sich behandeln lassen wird
- das Kind in vordefinierten Schritten an die zahnärztliche Behandlung zu gewöhnen
- u.U. zu behandeln
- Vorbereitung für zukünftige Behandlungen.

Bei diesem Termin wird die Arbeit der Prophylaxe-Helferin fortgesetzt. Der Zahnarzt muss schon vor der Behandlung ungefähr einschätzen können, wie viel ein Kind mitmachen wird und dies als Ziel definieren. Das kann für das eine Kind das Hinsetzen im zahnärztlichen Stuhl sein und das Zähneputzen durch Zahnarzt oder Helferin, u. U. nur mit einer Handzahnbürste. Für ein anderes Kind kann dies die Versiegelung der Sechsjahrmolaren sein oder eine Füllungstherapie an Zähnen, die ohne Lokalanästhesie behandelbar sind. Es gibt Kinder, die sich problemlos einen Zahn ziehen lassen, aber das Vibrieren der rotierenden Instrumente nicht ertragen können. Der Behandler erstellt eine Art Fahrplan für das betreffende Kind und wertet jeden Schritt darin als Erfolg , solange dem Plan entsprechend Fortschritte gemacht werden.

Welche Techniken zur Anwendung kommen, hängt von der Ausbildung des Behandlers, seiner Persönlichkeit und dem Alter des Kindes ab, aber auch von den Wünschen seiner Eltern. Kinder, die von zu Hause gewohnt sind, Probleme verbal zu verarbeiten und mit rationalen Argumenten umgehen können, kommen auch im jungen Alter gut mit **„Tell, Show, Do"** und logischen Erklärungen zurecht. (Abb. 22-6a bis e). Andere Kinder, die fantasievoll, eher verspielt und ängstlich sind, kommen besser mit hypnotischen Techniken zurecht, die auf einer emotionalen Ebene ablaufen, als mit „Kopfarbeit". Je jünger ein Kind ist, desto eher kann mit Ablenkung, Trancezuständen und Gefühlen durch „Ego aufbauende" Techniken und positiver Wortwahl gearbeitet werden. Manche Kinder brauchen absolute Kontrolle über die Situation, um sich wohl zu fühlen. Sie mögen

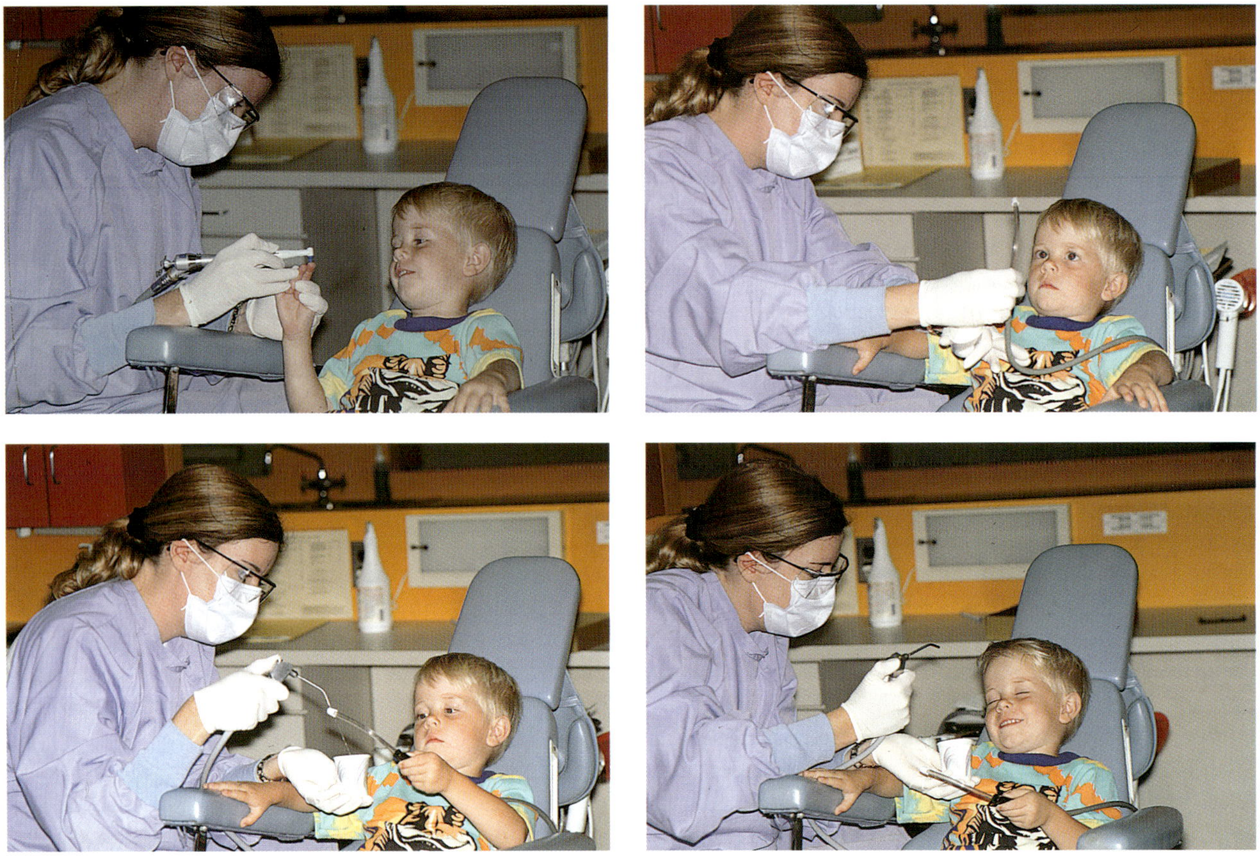

a b c d

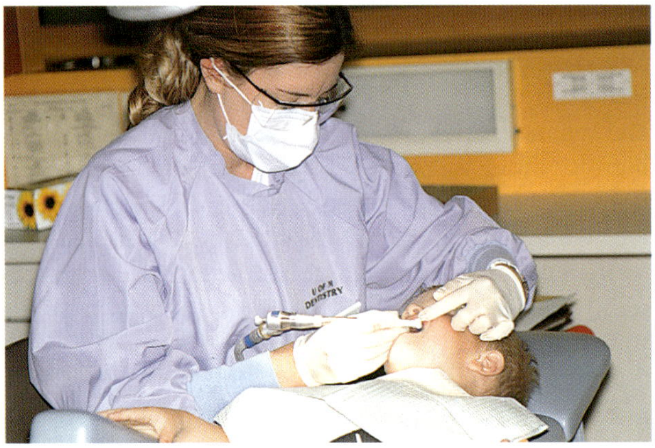

e

Abb. 22-6a bis e Die Tell-Show-Do-Methode ist ein meist erfolgreiches Verfahren, um die Kinder mit der Behandlung vertraut zu machen und ihnen die Angst zu nehmen (Dr. Tania Roloff, Hamburg).

gern mit einem Spiegel die Behandlung anschauen (Abb. 22-7), sie wollen gefragt werden, auch wenn es nur „Scheinfragen" sind. Zwei Beispiele: „Möchtest Du lieber eine weiße Füllung oder eine zahnfarbene Füllung?", „Bist Du einverstanden, wenn wir gleich fertig sind?"

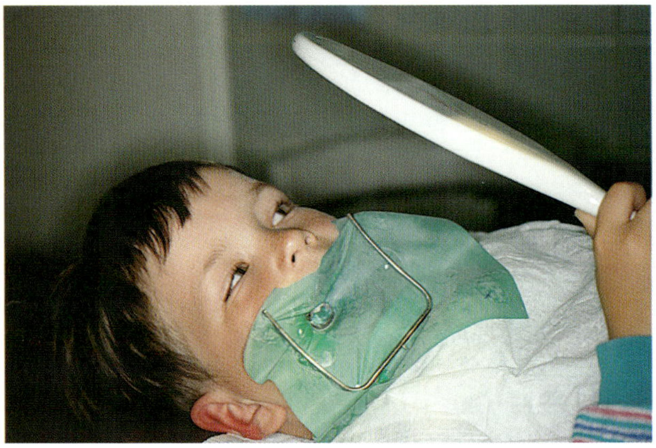

Abb. 22-7 Die Behandlung nicht nur zu spüren sondern auch zwischendurch immer wieder betrachten zu können, vermittelt dem Kind das Gefühl, dass es trotzdem noch die Kontrolle über das Geschehen hat und vermindert so den Eindruck des Ausgeliefertseins (Dr. Tania Roloff, Hamburg).

Posthypnotische Suggestion liefert einen wesentlichen Beitrag zur Fortsetzung der Behandlung. Ein Beispiel: „Ist es nicht schön, dass Du Dich hier einfach hinlegen kannst, Dich ausruhen kannst und dass alles wie ganz von alleine fertig wird. Wenn Du nachher aufstehst, wirst Du sicher ganz stolz sein darauf, dass Du so ein guter Patient sein kannst. Und die Mama wird stolz sein, und der Papa wird stolz sein, und nächstes Mal wirst Du noch mehr können, genau so wie beim Fahrrad fahren (Fußballspielen, Schwimmen usw.) – je mehr man übt, desto besser wird man".

Unabhängig davon, welche verhaltensführenden Maßnahmen angewendet werden, spielt das **Reden** die zentrale Rolle. Ohne intensive Kommunikation kommt man in der Kinderbehandlung nicht weit. Die Stimme ist das Hauptinstrument zur Beruhigung eines Kindes. Ruhe, Gelassenheit, Souveränität müssen dem Kind vermittelt werden, damit es Vertrauen in den Behandler entwickelt.

Die Stimmlage, der Klang der Stimme und das Sprachtempo sind entscheidend für die Überwindung schwieriger Situationen in der Kinderbehandlung.

Verloren hat man bei Eingewöhnungsterminen, wenn keinerlei Fortschritt stattfindet. In diesem Fall ist es sogar schädlich, weiter zu machen, da ein negatives Verhaltensmuster umso mehr eingeprägt wird, je häufiger es wiederholt wird. Wenn dieser Stillstand eingetreten ist, muss man entweder einen alternativen Behandlungsweg suchen oder mindestens sechs Monate abwarten, um die mentalen und emotionalen Reifungsprozesse beim Kind auszunutzen. Natürlich ist vorher sorgfältig abzuwägen, ob der zahnmedizinische Befund diese abwartende Haltung zulässt.

22.5.5 Behandlung unter Lokalanästhesie (Quadrantenbehandlung)

Aufwand: Zahnarzt, ein bis zwei Helferinnen, Behandlungseinheit, Notfallkoffer, Terminvergabe.

Zielsetzung: Die Behandlung eines Quadranten beim kooperativen Kind, bzw. bei einem Kind, das in der Beratung als kooperationsfähig und -willig beurteilt wurde.

Einige Punkte sollen bei der Kinderbehandlung immer berücksichtigt werden:

- Es sollen nur erfahrene Helferinnen am Stuhl eingesetzt werden (ab dem vierten Berufsjahr, keine Lehrlinge!)
- Ein Helferinnentausch während einer Behandlung sollte vermieden werden (Aufregung und Störung des Kindes; Kommunikationsprobleme, da die neue Helferin nicht im Bilde ist und vor dem Kind nicht immer ganz offen gesprochen werden kann)
- Durch gute Vorbereitung ist zu vermeiden, dass während der Behandlung Instrumente oder Materialien geholt werden müssen (das stört den Behandler, verlangsamt den Behandlungsfluss und kann das Kind stören)
- Auf keinen Fall soll vor dem Kind eine angeregte Diskussion mit der Mutter, den Eltern oder mit einer Mitarbeiterin stattfinden. Besonders schädlich ist es, vor dem Kind Meinungsverschiedenheiten mit den Eltern auszudiskutieren. Das Vertrauen des Kindes zum Zahnarzt kann dadurch empfindlich gestört werden.

Einem reibungslosen Ablauf der Behandlung dient alles, was zu einer Beschleunigung beiträgt, den Komfort des Kindes erhöht und die Qualität der Versorgung verbessert. Unbedingt dazu gehören ein gut schmeckendes Oberflächengel, Kofferdam, lichthärtende Füllungsmaterialien und Matrizen, die schnelles und komfortables Handling bieten (z.B. T-Bands, Kunststoffstreifen, Metallmatrizen mit Ringhalterung).

Bei allem Streben nach Schnelligkeit muss aber auch die langfristige Planung berücksichtigt werden.

Ein **Beispiel:** Auf den ersten Blick könnte es sinnvoller erscheinen, an einem Milchzahn mit ausgedehnter Karies eine Füllung zu legen und keine Milchzahnkrone anzufertigen, da dies „schneller" geht. Diese Entscheidung wäre aber falsch, weil:

- die Wahrscheinlichkeit des Füllungsversagens zu hoch ist und damit ein Termin für eine Erneuerung fällig würde
- ein routiniertes Zahnarzt/Helferinnen-Team die Milchzahnkrone genau so schnell oder eigentlich noch schneller anfertigt als eine dreiflächige Füllung.

Wichtiger als Materialien, Geräte oder die Instrumente, die man verwendet, ist jedoch die Ausbildung des Zahnarztes und der Helferin in der so genannten **„Four Handed Dentistry".** Diese Vorgehensweise bedeutet eine wesentliche Beschleunigung und Erleichterung der Behandlung.

Kurz zusammengefasst lässt sich diese Methode so darstellen:

- Der Zahnarzt hat seine Unterarme und Hände immer sehr eng um den Kopf des Kindes gelegt
- Seine **Augen sind immer auf den Mund** des Patienten gerichtet.
- Er deutet ohne Worte einen Instrumentenwechsel durch eine kleine Bewegung („winken") seines Instruments in der rechten Hand an.
- Die Helferin nimmt die Instrumente vom Behand-

ler mit dem kleinen Finger der linken Hand auf und dreht das neue Instrument mit derselben Hand in die Finger des Behandlers.

- Dadurch muss der Behandler **seine Hände nie weiter als ein paar Zentimeter vom Mund entfernen.**
- Die Helferin muss sich immer darauf verlassen können, dass der Zahnarzt die gleiche Reihenfolge der Instrumente verlangen wird, wie sie einmal besprochen und festgelegt wurde (bis auf Ausnahmen, bei denen der Behandler dann individuell anfordern muss).
- Man muss somit meistens die Geräte und **Instrumente nicht laut benennen.**

22.5.6 Behandlung unter Lokalanästhesie (Quadrantenbehandlung) mit medikamentöser Unterstützung

Aufwand: Zahnarzt, zwei Helferinnen, u.U. ein Anästhesist, Behandlungseinheit, Monitoring (Pulsoximeter), Notfallkoffer, Terminvergabe

Mit dem optimalen Einsatz von verhaltensführenden Maßnahmen vor, während und nach einer Behandlung dürfte der Bedarf für pharmakologische Interventionen in der Kinderzahnheilkunde eingeschränkt sein. Es wird aber sicherlich immer einige Kinder geben, die eine Zahnbehandlung ohne Pharmaka nicht zulassen. Bei diesen Kindern ist neben der normalen Überwachung der körperlichen Verfassung (Kreislauf, Puls, Sauerstoffsättigung usw.) auch eine psychologische Überwachung angebracht. Diese findet in der Regel visuell und verbal statt. Die Anmerkungen zur Behandlung von Kindern mit Lokalanästhesie gelten genauso für ein Kind, das für die Zahnbehandlung sediert werden muss. Ergänzend wird man eher Techniken anwenden, die für ängstliche Kinder geeignet sind und sich schnell durchführen lassen. Hier bieten sich u.a. hypnotische Sprachanwendungen (Suggestion) an, da sie ohne Übungsphasen Sofortwirkung zeigen. Um diese Verfahren zu erlernen, kann hier nur auf entsprechende Lehrbücher verwiesen bzw. der Besuch eines Lehrgangs empfohlen werden.

22.5.7 Behandlung in allgemeiner Anästhesie (Narkosebehandlung)

Während einer Sanierung der Milchzähne unter Vollnarkose benötigt der Patient keine psychologische Führung, jedoch davor und danach. Auch die Eltern bedürfen an so einem Behandlungstag besonderer Betreuung. Sie müssen über die geplante Behandlung anlässlich eines vorhergehenden Beratungstermins besonders ausführlich aufgeklärt worden sein (schriftliche Einverständniserklärung der Erziehungs- bzw. Sorgeberechtigten)!

Der Behandler sollte sich dennoch **unmittelbar vor der Behandlung nochmals** vergewissern,

- dass die Eltern aufgeklärt wurden und keine weiteren Fragen oder Wünsche haben (Cave: Verständnisprobleme bei fremdsprachigen Eltern!)
- ob (das ist nicht immer möglich) in der Zeit seit der Untersuchung Veränderungen der Befunde aufgetreten sind. Dazu gehören neue Schmerzen, Schäden durch Unfälle, schwere Erkrankungen, neu durchgebrochene Zähne, abgebrochene Zahnstücke, Schwellungen usw.

Auch das Kind sollte darauf vorbereitet sein, was am Behandlungstag passieren wird. Es ist außerordentlich schädlich, ein Kind, das älter als 18 Monate ist, nicht mit dem Geschehen vertraut zu machen. Die Kinder können zwar keine Entscheidungen treffen, sie können sich jedoch darauf vorbereiten. So kann ein Kind zu Hause die „Narkose" an seinen Puppen und Teddybären üben und für sie in Fantasiespielen neue Zähne „machen". Kleinen Kindern hilft es, wenn das Vorgehen in kindgerechten Schemata dargestellt wird. Eine orale Prämedikation lässt sich mit dem „Zaubertrank" wie bei Asterix und Obelix vergleichen, der mutig und stark macht (Abb. 22-8a bis c).

Es ist auch wichtig, Kind und Eltern zu erklären, wie das Kind sich nach der Narkose fühlen wird. Dabei muss man die richtigen Worte finden. Es ist z.B. immer besser, die Eltern darauf vorzubereiten, dass das Kind sich nicht gut fühlen und unter Umständen nach der Narkose weinen wird. Dies kann nach der Einleitung der Narkose erklärt werden, während der Behandler sein letztes Gespräch mit den Eltern vor der Behandlung führt.

Für die Behandlung selbst gilt:

- Die besten Helferinnen einteilen, da die Narkosedauer entscheidend davon abhängt, wie gut das Instrumenten-Handling beherrscht wird.
- Eine Helferin wird direkt am Stuhl gebraucht, eine zweite zum Anrühren und Anreichen von Materialien.

Nach der Behandlung wollen die Kinder (und die Eltern) meistens möglichst schnell nach Hause gehen. Ist der Anästhesist mit der Entlassung des Patienten einverstanden, sollten sie die Praxis möglichst verlassen, ohne in Kontakt mit anderen Kindern zu kommen. Ein Erholungsbedarf muss von allen Seiten anerkannt und respektiert werden. Eine Kontrolluntersuchung ist am besten sieben bis 14 Tage nach der OP zu empfehlen.

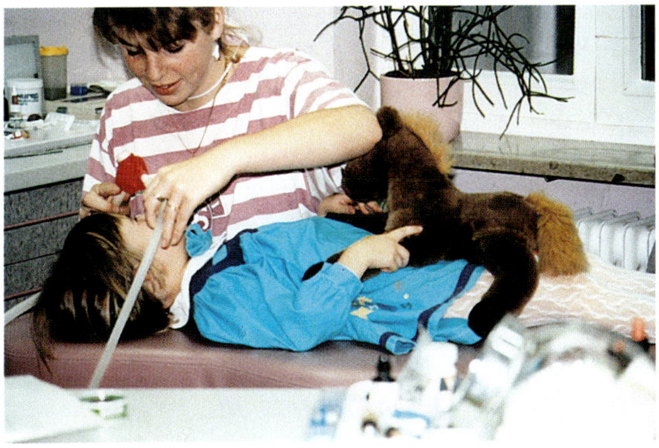
a

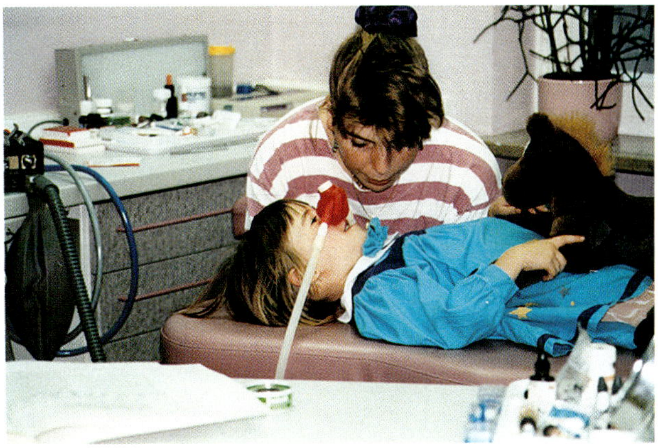
b

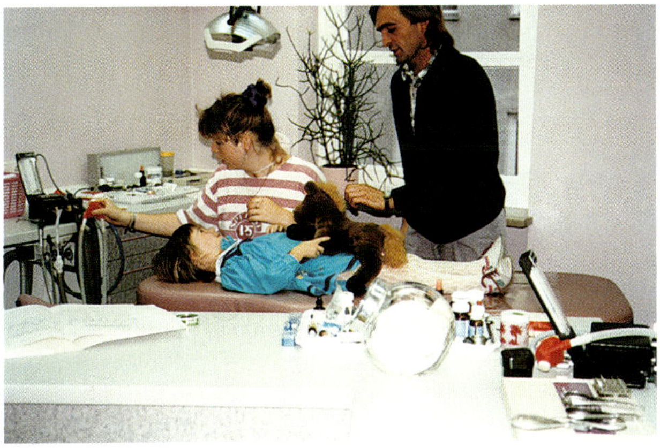
c

Abb. 22-8a bis c Narkosebehandlung. Das Kind sollte auf jeden Fall in einem vorhergehenden Gespräch intensiv auf das Geschehen vorbereitet worden sein. Die Anwesenheit des geliebten Kuscheltieres kann wichtig für das Wohlbefinden des Kindes sein und sollte auf keinen Fall unterbunden werden.

Danksagung

Die Abbildungen 22-2a und b sind freundlicherweise von Dr. Bob Offut, San Antonio, Texas, die Abbildungen 22-6a bis e von Dr. Tania Roloff, Hamburg zur Verfügung gestellt worden.

Literatur

[1] Hennessen, G., Groß, C., Steiner, A.: Erfolg im Unternehmen Zahnarztpraxis. Urban & Schwarzenberg, München 1998.

[2] Hypnose und Kognition. Zeitschrift für die Grundlagen und klinische Anwendung von Hypnose und kognitiver Psychologie 16, (Doppel-)Heft 1 und 2, Leitthema: Zahnärztliche Hypnose (1999).

[3] Olness, K., Kohen, D.: Hypnosis and Hypnotherapy with Children. Guilford Press, New York 1996.

[4] Tambaur, B.: Weißer geht's nicht. ZM 89, Nr. 13, S. 58–61. (1999).

[5] Sergl, H. G. (Hrsg.): Psychologie und Psychosomatik in der Zahnheilkunde. PdZ-Spezial, Urban & Schwarzenberg, München–Wien–Baltimore 1996.

23 Rechtliche Aspekte bei der zahnärztlichen Behandlung minderjähriger Patienten

von Axel Maag

Inhaltsübersicht

23.1 Einleitung

Aufgrund der fortschreitenden und immer früher eintretenden Verselbständigung und der damit verbundenen zunehmenden Selbstbestimmungsfähigkeit der heutigen Jugend, gewinnen die rechtlichen Gesichtspunkte der zahnärztlichen Behandlung minderjähriger Patienten zusehends an Bedeutung. Im folgenden Beitrag sollen die im Rahmen der Behandlung minderjähriger Patienten sich ergebenden Unterschiede im Vergleich zur Behandlung volljähriger Patienten aufgezeigt werden.

23.2 Behandlungsvertrag

Rechtlich relevante Unterschiede gegenüber der Behandlung volljähriger Patienten ergeben sich zunächst in Bezug auf den Abschluss des Behandlungsvertrages selbst. Der Behandlungsvertrag kommt grundsätzlich zwischen den Vertragsparteien zustande. Die Ansprüche (zahnärztliche Leistung ⟷ Honorar dafür) aus dem Vertragsverhältnis stehen den jeweiligen Vertragsparteien zu. Wer Vertragspartei ist, bzw. wem welche Rechte aus dem Vertragsverhältnis zustehen, unterscheidet sich danach, ob der Patient geschäftsunfähig oder zumindest beschränkt geschäftsfähig ist.

23.2.1 Geschäftsunfähige Personen

> Personen, die das siebte Lebensjahr noch nicht vollendet haben, können keinen Behandlungsvertrag abschließen.

Sie sind aufgrund § 104 Nr. 1 BGB und der daraus resultierenden Nichtigkeit ihrer Willenserklärung geschäftsunfähig. Das heißt, sie können weder rechtsverbindliche Willenserklärungen abgeben, noch Rechtshandlungen vornehmen und mithin auch keinen Behandlungsvertrag abschließen. Der notwendige Behandlungsvertrag muss **unmittelbar** mit den **gesetzlichen Vertretern,** in der Regel mit den Eltern, abgeschlossen werden.

Dritte Personen – in diesem Falle die Eltern – können als Vertragspartner einen Behandlungsvertrag im eigenen Namen zugunsten des Patienten – dem minderjährigen Kind – abschließen. In diesem Fall sind sie für die Aufwendungen (z. B. Honorar) zuständig, der minderjährige Patient hingegen erhält ausschließlich die Leistungen. Ein solcher Vertrag zugunsten Dritter kommt regelmäßig dann zustande, wenn Eltern ihr minderjähriges Kind in (zahn-)ärztliche Behandlung geben [4].

23.2.2 Beschränkt geschäftsfähige Minderjährige

> Mit Vollendung des siebten Lebensjahres bis zur Vollendung des 18. Lebensjahres, also bis zum Eintritt der Volljährigkeit, sind Minderjährige gemäß § 106 BGB beschränkt geschäftsfähig.

Diese Minderjährigen dürfen zwar **Willenserklärungen** abgeben, also auch Verträge abschließen. Für diese Willenserklärungen, durch die sie nicht nur einen rechtlichen Vorteil erlangen, benötigen sie aber die **Einwilligung ihrer gesetzlichen Vertreter** (§ 107 BGB). Trotzdem können auch beschränkt geschäftsfähige Minderjährige Vertragspartner werden.

Minderjährige als Vertragspartner

Minderjähriger. Tritt der Minderjährige als Vertragspartner auf, so hängt die Rechtswirksamkeit des zahnärztlichen Behandlungsvertrages mit den daran anknüpfenden zivilrechtlichen Folgen von der Einwilligung der gesetzlichen Vertreter ab. Die gesetzliche Norm fordert immer dann, wenn ein rechtlicher Nachteil für den Minderjährigen auftreten könnte, die Einwilligung der Erziehungsberechtigten zum Vertrag.

Der Bundesgerichtshof (BGH) hat bereits im Jahr 1974 [2] entschieden, dass die Rücksicht auf die Persönlichkeit des Minderjährigen es gebiete, ihm für gewisse eng begrenzte Teilbereiche schon vor Eintritt der Volljährigkeit einen eigenen Verantwortungsbereich einzuräumen.

Der Behandlungsvertrag darf ohne Zustimmung des Minderjährigen geschlossen werden. Seine Grundrechte werden damit noch nicht beeinträchtigt. Seine Grundrechte werden erst durch die Einwilligung zu einem Eingriff in sein Persönlichkeitsrecht verletzt, z.B. durch die Entbindung von der Schweigepflicht oder durch den ärztlichen Heileingriff.

> Auf der vermögensrechtlichen Seite können nur die Sorgeberechtigten den Abschluss des Behandlungsvertrages vornehmen.

Sozialversicherter Minderjähriger. Ist der Minderjährige sozialversichert, so ändert sich die Rechtslage. Dieser benötigt mit Erreichen des 15. Lebensjahres für die Inanspruchnahme (zahn-)ärztlicher Leistungen nicht mehr die Einwilligung der gesetzlichen Vertreter.

Der Grund hierfür ist der, dass zwischen dem Minderjährigen und dem Arzt bzw. Zahnarzt kein Vertrag zustande kommt, der den Minderjährigen nach § 107 BGB benachteiligen würde. Nach herrschender Meinung kommt mit Abgabe der Krankenversicherungskarte ein Vertrag zwischen der Krankenkasse und dem Arzt zustande, der die nachteiligen Folgen (Honorar) für den Minderjährigen ausschließt.

Dem Minderjährigen obliegen jedoch auch Mitwirkungspflichten bezüglich der Begleichung des Honorars [1]. Er muss die Krankenversicherungskarte beibringen und in Zweifelsfällen den Behandler über mögliche negative Folgen informieren. Das heißt, eine ihm bekannte Verweigerung der Behandlungszustimmung von Seiten der Erziehungsberechtigten muss er dem Arzt mitteilen.

Seit dem 01.01.89 hat nicht nur der Versicherungsnehmer selbst, sondern auch der über die Familie mitversicherte Minderjährige einen eigenen Leistungsanspruch nach § 10 SGB V. Diesen Leistungsanspruch kann der Minderjährige mit Vollendung des 15. Lebensjahres nach § 36 Abs. 1 Satz 1 SGB I selbstständig stellen und verfolgen. Er kann so Sozialleistungen entgegen nehmen.

Die Handlungsfähigkeit des Minderjährigen kann jedoch vom gesetzlichen Vertreter durch schriftliche Erklärung gegenüber dem Leistungsträger eingeschränkt werden.

Nicht notwendige Einwilligung der Erziehungsberechtigten. Die Einwilligung der gesetzlichen Vertreter ist nicht erforderlich bei Verträgen, deren Gegenleistung vom Minderjährigen aus eigenen Mitteln beglichen wird. Diese Mittel müssen ihm zu diesem Zweck oder frei zur Verfügung stehen („Taschengeldparagraph" – § 110 BGB). Bei Behandlungsverträgen wird diese Regelung aufgrund des finanziellen Umfangs jedoch meist nicht greifen.

Ebenfalls entbehrlich ist die Einwilligung, wenn die Voraussetzungen einer „partiellen Geschäftsfähigkeit" nach den §§ 112, 113 BGB vorliegen. Betreibt der Minderjährige ein genehmigtes eigenes Geschäft, bzw. ist er in einem genehmigten Dienst- oder Arbeitsverhältnis, so ist er für die Geschäfte, die sich aus dieser Tätigkeit ergeben, unbeschränkt geschäftsfähig.

Legt ein solcher Minderjähriger seine Krankenversicherungskarte vor, so wird er als unbeschränkt geschäftsfähig betrachtet, speziell dann, wenn die verlangte Behandlung der Erhaltung oder Wiederherstellung der Arbeitskraft dient [11].

Nachträgliche Genehmigung des Behandlungsvertrages. Schließt nun z.B. ein Minderjähriger einen Behandlungsvertrag ohne die erforderliche Einwilligung seiner gesetzlichen Vertreter ab, so hängt die Wirksamkeit des Vertrages von deren nachträglicher Genehmigung ab (§ 108 Abs. 1 BGB).

Der Zahnarzt muss die gesetzlichen Vertreter zur Genehmigung auffordern. Erfolgt dann die zustimmende Erklärung gegenüber dem betreffenden Zahnarzt, wird der Behandlungsvertrag rückwirkend für den Zeitpunkt seines Abschlusses wirksam. Die Genehmigung der Eltern braucht hierbei nicht ausdrücklich erteilt zu werden, es genügt vielmehr auch eine konkludente, also eine stillschweigende, Einwilligung durch entsprechendes Verhalten. Wird die Genehmigung versagt, kommt ein Behandlungsvertrag nicht zustande, mit der Folge, dass der Behandler keinen Anspruch auf Honorierung seiner Leistungen hat.

Kind erscheint in Begleitung der gesetzlichen Vertreter in der Praxis

Erscheint ein Kind in Begleitung seiner gesetzlichen Vertreter zur Behandlung, so kommt in aller Regel der Vertrag mit den Sorgeberechtigten zustande. Das Gleiche gilt, wenn nur ein Elternteil das gemeinsame Kind begleitet.

Wird das Kind nur von **einem** Elternteil zur Behandlung begleitet, so kann im Fall einer bestehenden Ehe davon ausgegangen werden, dass der anwesende Elternteil im Rahmen der sog. **Schlüsselgewalt** (§ 1357 BGB) entscheidungsfähig ist. Dieser Paragraph besagt, dass jeder Ehegatte selbstständig Geschäfte tätigen darf, die dem familiär üblichen Lebensstil angemessen sind. Diese Geschäfte sind auch für den anderen, abwesenden Ehepartner bindend.

Im Fall des Zahnarztbesuches wird der Vertrag somit zwischen beiden Ehepartnern und dem Zahnarzt geschlossen. Nur wenn die Umstände im Einzelfall etwas anderes ergeben, kann der Vertrag nur zwischen dem anwesenden Ehepartner und dem Zahnarzt geschlossen sein. Dies ist immer dann der Fall, wenn die Rechte eines Ehegatten durch den anderen eingeschränkt oder ausgeschlossen sind.

Die Mitverpflichtung des anderen Ehegatten findet dort ihre Grenze, wo der Rahmen der angemessenen Unterhaltspflicht (§ 1360 BGB) überschritten wird. Nach der Rechtsprechung bestimmt sich diese Frage familienindividuell nach den finanziellen Verhältnissen. Allerdings ist es weder üblich noch zumutbar, dass der Zahnarzt bei der Übernahme der Behandlung eines Kindes Nachforschungen über die Einkommensverhältnisse der Eltern anzustellen hat. Für die

Anwendung des § 1357 BGB kommt es deshalb auf den äußeren Anschein des Lebensstil der Familie an [5].

Handelt es sich um eine besonders kostenaufwändige Behandlung, sollte sich der Zahnarzt der Einwilligung bzw. der Mitverpflichtung des anderen Ehegatten in jedem Fall versichern.

Die Bestimmung dieses Paragraphen (§ 1357 BGB) gilt jedoch nur dann, wenn die Ehepartner nicht dauernd getrennt leben oder geschieden sind. Maßgeblich für die Rechtswirksamkeit ist der Zeitpunkt des Vertragsabschlusses über die zahnärztliche Behandlung. Bei getrennt lebenden oder geschiedenen Eltern kann nur derjenige Elternteil rechtswirksam einwilligen, dem die elterliche Gewalt oder Pflegesorge übertragen wurde.

Führt ein Zahnarzt eine Behandlung aufgrund der Einwilligung eines Elternteils durch und widerspricht der andere Elternteil nachträglich der Behandlung mit der Begründung, die eheliche Lebensgemeinschaft habe nicht bestanden, ist der Zahnarzt darlegungs- und beweispflichtig für die Tatsache, dass die eheliche Lebensgemeinschaft doch bestanden hat.

Bei „Routinefällen" darf sich der Zahnarzt im Allgemeinen ungefragt auf die Ermächtigung des mit dem Kind erschienenen Elternteils zum Handeln für den anderen Elternteil verlassen. Dies gilt selbstverständlich auch für notwendige Behandlungen (Eil- und Notfallmaßnahmen). Die Rechtsprechung gesteht dem Behandler hier die Vermutung zu, dass ein Elternteil durch den anderen Elternteil zur Erteilung der Einwilligung in die Behandlung bevollmächtigt ist [7].

Bei (zahn-)ärztlichen Eingriffen schwerer Art mit nicht unbedeutenden Risiken hat sich der Behandler über die Ermächtigung des erschienenen Elternteils zu vergewissern, darf aber insoweit grundsätzlich von dessen wahrheitsgemäßer Auskunft ausgehen [3]. Dabei kann es sinnvoll sein, auf den erschienenen Elternteil einzuwirken, die ausdrückliche Zustimmung des anderen beizubringen.

Bei schwierigen und weit reichenden Entscheidungen mit erheblichen Risiken – diese dürften im Rahmen der zahnärztlichen Behandlung größtenteils auszuschließen sein – muss sich der Behandler die Gewissheit verschaffen, dass der nicht erschienene Elternteil mit der vorgesehenen Behandlung einverstanden ist. Der Behandler darf sich in diesem Fall nicht darauf verlassen, dass der das Kind begleitende Elternteil eine umfassende Vollmacht für den Nichterschienenen hat. In diesen Fällen ist eine Zustimmung des anderen Elternteils einzuholen [10].

Das Gleiche gilt, wenn im Vorfeld der Behandlung sich beide Elternteile wegen desselben Krankheitsbildes mit dem Zahnarzt in Verbindung gesetzt haben. In einem solchen Fall ist dringend anzuraten, die ausdrückliche Einwilligung beider Elternteile einzuholen.

Kind erscheint allein in der Praxis

Erscheint ein Kind allein zur Behandlung in der Praxis, so kann gleichwohl der Vertrag mit den gesetzlichen Vertretern zustande kommen. Dies muss im Einzelfall nach den Umständen entschieden werden (Äußerungen des Kindes, früheres Verhalten der Beteiligten, erkennbare Interessenlage). In der Regel ist das Kind als Bote der Eltern anzusehen und deren Einverständnis zur Behandlung wird durch das anwesende Kind übermittelt. In diesem Fall kommt der Vertrag zwischen dem Zahnarzt und den gesetzlichen Vertretern des Patienten zustande. Der Minderjährige ist in diesem Fall als Vertreter der Vertragspartner (Eltern) anzusehen. Er schließt im Namen der Eltern für sich einen Vertrag mit dem Zahnarzt (§ 328 BGB).

Erscheint z.B. ein 13-Jähriger in der Zahnarztpraxis mit einer Krankenversichertenkarte, so kann der Zahnarzt die Einwilligung der Eltern zur Behandlung unterstellen, denn sie haben ihm ja die Krankenversichertenkarte zum Besuch in der Zahnarztpraxis ausgehändigt.

Zu berücksichtigen ist in diesem Zusammenhang allerdings auch, welche zahnärztlichen Behandlungsmaßnahmen nach entsprechender Befunderhebung erforderlich sind. Des Weiteren muss geprüft werden, ob der Jugendliche die geistige und sittliche Reife hat, um die Tragweite der Behandlung zu erkennen, sprich, ob er die Einsichtsfähigkeit besitzt.

Die **Einsichtsfähigkeit** ist einerseits vom Alter abhängig – ein Jugendlicher im Alter von 17 Jahren wird sicher einsichtsfähiger sein als ein 12-Jähriger – wovon sich der Zahnarzt individuell zu überzeugen hat. Andererseits ist maßgeblich, welche Eingriffe geplant sind. Einfache konservierende Behandlungsmaßnahmen werden in der Regel zulässig sein, da hier keine besonderen Einwirkungen auf den Körper des Jugendlichen stattfinden. Anders verhält es sich hingegen bei Extraktionen, sonstigen chirurgischen Eingriffen oder der Anfertigung von Röntgenaufnahmen, die einen wesentlich höheren Eingriff in die körperliche Integrität bedeuten. Hier ist stets die Einwilligung der Eltern erforderlich.

Als **Beispiel** mag die Entscheidung des AG Freiburg (Az: 3 C 2354/93) dienen, das die Honorierung für die Behandlung zweier Minderjährigen abgelehnt hat, da kein Behandlungsvertrag zustande gekommen sei.

Die beiden, die seit Jahren mit Zustimmung der Eltern in zahnärztlicher Behandlung waren, erschienen in der Praxis mit der Aufforderung der Schule zur zahnärztlichen Untersuchung. Bei der 17-Jährigen wurde eine Röntgenaufnahme und bei ihrem Bruder eine Fluoridierung und Fissurenversiegelung durchgeführt. Im Urteil heißt es hierzu, die Röntgenaufnahme habe nicht ohne Einwilligung der Eltern erfolgen dürfen, da es sich hierbei um einen nicht ganz unerheblichen körperlichen Eingriff handle, der vom Auftrag zur zahnärztlichen Untersuchung nicht gedeckt sei. Auch hinsichtlich der Fluoridierung und Fissurenversiegelung bemängelte das Gericht das Fehlen eines Auftrages. Es spiele keine Rolle, dass diese Maßnahmen zur Prophylaxe sinnvoll seien, denn es bliebe jedem selbst überlassen, inwieweit er solche Vorsorgemaßnahmen bei sich durchführen lassen wolle. Nach der Auffassung des Gerichts könne allenfalls dann etwas anderes gelten, wenn ein Kind jahrelang bei einem Zahnarzt in Behandlung sei und diese Maßnahmen routinemäßig durchgeführt und nie beanstandet worden wären.

Auf der rechtlich sicheren Seite befindet sich der Zahnarzt, wenn er sich, insbesondere vor **schweren Eingriffen** oder **aufwändigeren Maßnahmen,** Klarheit darüber verschafft, ob eine Einwilligung vorliegt und mit wem der Behandlungsvertrag zustande kommen soll. Das kann sowohl schriftlich als auch telefonisch geschehen, sollte aus forensischen Gründen jedoch in jedem Fall in der Patientenkartei dokumentiert werden.

Sind die gesetzlichen Vertreter des Minderjährigen nicht erreichbar und handelt es sich um aufschiebbare Behandlungsmaßnahmen, sollte der Zahnarzt im eigenen Interesse von deren Durchführung Abstand nehmen und zunächst die Einwilligung der gesetzlichen Vertreter einholen. Handelt es sich um eine unaufschiebbare Notfallmaßnahme, kann diese auch ohne vorherige Einwilligung durchgeführt werden, sie bedarf allerdings nachträglich der Genehmigung.

23.3 Aufklärung und Einwilligungsbefugnis

Ein weiterer rechtlich relevanter Aspekt bei der Behandlung Minderjähriger ergibt sich aus der Frage, wer **Aufklärungsadressat** und mithin **Träger der Einwilligungsbefugnis** ist. Grundsätzlich soll die Aufklärung mit demjenigen besprochen werden, der die Einwilligung in den Eingriff zu geben hat.

Anders als beim Abschluss eines Behandlungsvertrages wird diese Frage nicht eindeutig durch die Gesetze geklärt. Die einfache Einwilligung zu einer Behandlung gilt nicht als rechtsgeschäftlich wirksame Willenserklärung. Auch die Fähigkeit, die Aufklärung anzuhören und in die Behandlung einzuwilligen, bedingt nicht unbedingt die bürgerlich-rechtliche Geschäftsfähigkeit. Die Einwilligungsfähigkeit wird von der geistigen und sittlichen Reife abhängig gemacht, von der natürlichen Einsichts- und Urteilsfähigkeit des Minderjährigen [6].

Die **Einwilligungsfähigkeit** zu prüfen ist Sache des Zahnarztes, wobei er die gesamten Umstände wie Alter, physische und psychische Konstitution, Grad der Verständnisfähigkeit, Herkunft, kulturelle Tradition usw. zu berücksichtigen hat. Eine feste Altersgrenze, ab der eine geistige und sittliche Reife anzunehmen ist, besteht nicht [8].

Unter 14 Jahren, die die Grenze der strafrechtlichen Schuldfähigkeit des Kindes nach § 19 StGB darstellen, wird man eine rechtswirksame Einwilligungsfähigkeit des Minderjährigen in aller Regel nicht annehmen können. Aufklärungsadressat und Träger der Einwilligungsbefugnis sind in diesem Fall die gesetzlichen Vertreter.

Je weiter sich der Minderjährige der Volljährigkeit nähert, desto eher wird man von seiner Einwilligungsfähigkeit ausgehen können. Hierbei müssen die individuellen Gegebenheiten, die Bedeutung und die Tragweite der geplanten Behandlung sowie ihrer Risiken und Auswirkungen auf das weitere Leben berücksichtig werden. Je einschneidender die Auswirkungen, desto weniger ist von einer Einwilligungsfähigkeit auszugehen.

Inwieweit die Einwilligung des dazu fähigen Minderjährigen ausreicht oder ob neben deren Vorliegen gleichwohl auch die der gesetzlichen Vertreter einzuholen ist, wurde bisher von der Rechtsprechung nicht entschieden. Auch hier gilt analog die oben im Rahmen des Behandlungsvertrages ausgesprochene Empfehlung, dass sich der von Minderjährigen konsultierte Zahnarzt in Zweifelsfällen, insbesondere vor risikobehafteten oder in sonstiger Weise für das weitere Leben des Minderjährigen bedeutsamen Maßnahmen, an die gesetzlichen Vertreter wenden sollte.

Probleme treten dann auf, wenn die gesetzlichen Vertreter einer Behandlung zustimmen, der noch Minderjährige – jedoch einwilligungsfähige Patient – der Behandlung indessen widerspricht. In diesen Fällen sollte der Zahnarzt den Willen des Minderjährigen respektieren. Dies gilt besonders dann, wenn der Widerspruch im Streitfall auch als rechtlich verbindlich anzusehen ist.

Diese Praxis sollte jedenfalls so lange beibehalten werden, wie nicht eine absolut indizierte Behandlung in Frage steht. Nur bei Behandlungen, deren Unterlassung zu erheblichen, für den minderjährigen Patienten aufgrund seiner mangelnden Lebenserfahrung noch nicht abschätzbaren, Risiken und Folgen für das weitere Leben führen kann, sollte sich der Zahnarzt über den Widerspruch des Minderjährigen hinwegsetzen [6].

Ist die Einsichtsfähigkeit beim Minderjährigen gegeben und ist er mithin Adressat der Aufklärung und Träger der Einwilligungsbefugnis, so steht die Aufklärung an sich einer Aufklärung von volljährigen Patienten in nichts nach. Die Aufklärung hat in jedem Fall in für den Minderjährigen leicht verständlicher Weise zu erfolgen.

23.4 Schweigepflicht

Hinsichtlich der Schweigepflicht bei der Behandlung minderjähriger Patienten tritt immer wieder die Frage auf, ob die Verschwiegenheitsverpflichtung des behandelnden Arztes/Zahnarztes auch gegenüber den gesetzlichen Vertretern einzuhalten ist.

Unter die Schweigepflicht fallen neben den medizinischen Erkenntnissen auch die aus dem Privatleben des Patienten, dazu gehören die beruflichen und wirtschaftlichen Verhältnisse. Eine Entbindung von der Schweigepflicht wird nicht der Vermögenssorge zugeordnet.

Die zivilrechtliche Schweigepflicht des Arztes hat zwei Funktionen: Ihr obliegt zunächst der medizinische Zweck, die individuelle Gesundheit des jeweiligen minderjährigen Patienten wieder herzustellen oder zumindest dessen Heilungschancen zu wahren. Daneben zielt sie, aufgrund ihrer verfassungsrechtlichen Wurzeln, auf den **Schutz des allgemeinen Persönlichkeitsrechts** des Minderjährigen. Aufgrund dieses Schutzzwecks fällt die Disposition des Sorgeberechtigten über die Verpflichtung des Arztes zum Schweigen ausschließlich unter die Personensorge.

Bei der Behandlung Minderjähriger hat jeder Behandler auf das Sorgfältigste abzuwägen und gewissenhaft zu prüfen, wessen Interessen vorrangig sind: das Geheimhaltungsinteresse des heranwachsenden minderjährigen Patienten oder das auf „elterlicher Sorge" (§ 1626 BGB) begründete Interesse der Eltern, zu erfahren, wie es um den Gesundheitszustand ihres Kindes bestellt ist. Das Wohl des Minderjährigen erfordert jedenfalls dann eine Mitteilung an die Eltern, wenn eine erfolgreiche Behandlung und Heilung des Kindes nur im Zusammenhang mit den Eltern gewährleistet ist [12]. Etwas anderes gilt dann, wenn der Minderjährige wirksam mit dem Zahnarzt einen Behandlungsvertrag abgeschlossen hat – weil z.B. eine partielle Geschäftsfähigkeit besteht – und er mithin alleiniger Vertragspartner geworden ist.

Bei Minderjährigen **über 14 Jahren** muss in der Regel deren Geheimhaltungsinteresse respektiert werden.

Ab diesem Alter setzt eine abnehmende Pflege- und Erziehungsbedürftigkeit auf der Elternseite und eine zunehmende Selbstbestimmungsfähigkeit auf der Kindesseite ein [9].

23.5 Dokumentation

Die Dokumentation birgt bei der Behandlung minderjähriger Patienten keine Besonderheiten. Die Dokumentationspflicht ist Teil der ärztlichen Aufklärungspflicht und resultiert aus der berufsrechtlichen Pflicht zur Führung von Behandlungsunterlagen sowie als selbstständige vertragliche Nebenpflicht aus dem Behandlungsvertrag. Art, Inhalt und Umfang der (zahn-)ärztlichen Dokumentationspflicht bestimmen sich weitgehend nach den Dokumentationszwecken (Therapiesicherung, Beweissicherung und Rechnungslegung), die jedoch bei minderjährigen Patienten mit den Dokumentationszwecken bei volljährigen Patienten identisch sind.

Aus Beweissicherungsgründen wird empfohlen, dass gegebenenfalls die Einwilligung der gesetzlichen Vertreter in die Behandlung des Minderjährigen – obwohl diese nicht formbedürftig ist, also auch mündlich wirksam erklärt werden kann – schriftlich eingeholt und in der Patientenkartei festgehalten wird.

In diesem Zusammenhang ist zu beachten, dass eine schriftlich erteilte Einwilligungserklärung, deren Inhalt nur ganz allgemein gehalten und daher nicht aussagekräftig ist, nicht ausreichend ist. Um späteren Missverständnissen vorzubeugen, müssen die besonderen Umstände des Einzelfalls, der Zeitpunkt und die wesentlichen Inhalte des Aufklärungsgesprächs, die Ergebnisse der Untersuchung sowie die erforderlichen Behandlungsmaßnahmen bezeichnet werden.

23.6 Ergebnis

Zusammengefasst lässt sich sagen, dass sich die Behandlung minderjähriger Patienten hinsichtlich der Rechtspflichten nicht von einer Behandlung volljähriger Patienten unterscheidet. Lediglich beim Abschluss des Behandlungsvertrages sowie der Aufklärung und Einwilligungsbefugnis sind bei der (zahn-)ärztlichen Behandlung minderjähriger Patienten einige Besonderheiten und Modifikationen zu beachten.

Abkürzungsverzeichnis

Abs. = Absatz
AG = Amtsgericht
Az: = Aktenzeichen
BGB = Bürgerliches Gesetzbuch
BGH = Bundesgerichtshof
f = folgende
ff = fortfolgende
LG = Landgericht
MedR = Medizinrecht *(Zeitschrift)*
OLG = Oberlandesgericht
RN = Randnummer
SGB = Sozialgesetzbuch
StGB = Strafgesetzbuch
VersR = Versicherungsrecht *(Zeitschrift)*

Literatur

[1] Bender, A.: Das Verhältnis von ärztlicher Schweigepflicht und Informationsanspruch bei der Behandlung Minderjähriger. Medizinrecht 1, 7 ff (1997).
[2] BGH in Neue Juristische Wochenzeitschrift, 1947, 1949 f (1974).
[3] BGH in VersR, 145 f (1989).
[4] Entscheidungen des BGH in Zivilsachen 47, 75, 81; 89, 263, abgedruckt in Neue Juristische Wochenzeitschrift, 1400 (1984); Entscheidungen des BGH in Zivilsachen 106, 153, abgedruckt in Neue Juristische Wochenzeitschrift, 1538 (1989).
[5] Entscheidungen des BGH in Zivilsachen 94, 1, 6; 116, 184, abgedruckt in Neue Juristische Wochenzeitschrift, 909 (1992).
[6] Figgener, L.: Zahnarzt und Recht. Zahnärztliche Mitteilungen (1979), 1662, 1781, 2076.
[7] Laufs, A., Uhlenbruck, W.: Handbuch des Arztrechts. § 45 RN 4, § 161 RN 1 ff. C.H. Beck, München 1999.
[8] Ebenda, § 139 RN 29.
[9] Narr, H.: Ärztliches Berufsrecht. Bd. 2. Loseblattsammlung, Deutscher Ärzte-Verlag, Köln (14. Ergänzungslieferung Januar 2000), RN B 239.
[10] Narr, H.: Ärztliches Berufsrecht, Bd. 2, RN B 156.
[11] Rieger, H.-J.: Lexikon des Arztrechts. de Gruyter, Berlin–New York 1984, RN 216.
[12] Ebenda, RN 1656.

Register

F

L

M

N

O

P

X

Z